# HANDBUCH DER HAUT= UND GESCHLECHTSKRANKHEITEN

BEARBEITET VON

A. ALEXANDER · G. ALEXANDER · J. ALMKVIST · K. ALTMANN · L. ARZT · J. BARNEWITZ
S. C. BECK · F. BERING · S. BETTMANN · H. BIBERSTEIN · K. BIERBAUM · G. BIRNBAUM · A. BITTORF
B. BLOCH · FR. BLUMENTHAL · H. BOAS · H. BOEMINGHAUS · R. BRANDT · F. BREINL · C. BRUCK
C. BRUHNS · ST. R. BRÜNAUER · A. BUSCHKE · F. CALLOMON · E. CHRISTELLER† · E. DELBANCO
F. DIETEL · O. DITTRICH · J. DÖRFFEL · S. EHRMANN† · J. FABRY · O. FEHR · J. v. FICK†
E. FINGER · H. FISCHER · F. FISCHL · P. FRANGENHEIM · R. FRANZ · W. FREI · W. FREUDENTHAL
M. v. FREY · R. FRÜHWALD · D. FUCHS · H. FUHS · F. FÜLLEBORN · E. GALEWSKY · O. GANS
A. GIGON · H. GOTTRON · A. GROENOUW · K. GRÖN · K. GRÜNBERG · O. GRÜTZ · H. GUHRAUER
J. GUSZMAN · R. HABERMANN · L. HALBERSTAEDTER · F. HAMMER · L. HAUCK · H. HAUSTEIN
H. HECHT · J. HELLER · G. HERXHEIMER · K. HERXHEIMER · W. HEUCK · W. HILGERS
R. HIRSCHFELD · C. HOCHSINGER · H. HOEPKE · C. A. HOFFMANN · E. HOFFMANN
H. HOFFMANN · V. HOFFMANN · E. HOFMANN · J. IGERSHEIMER · F. JACOBI · F. JACOBSOHN
E. JACOBSTHAL · H. JACOBY · J. JADASSOHN · F. JAHNEL · A. JESIONEK · M. JESSNER
S. JESSNER · A. JOSEPH · F. JULIUSBERG · V. KAFKA · C. KAISERLING · C. KARRENBERG
PH. KELLER · W. KERL · O. KIESS · L. KLEEBERG · W. KLESTADT · V. KLINGMÜLLER · FR. KOGOJ
A. KOLLMANN · H. KÖNIGSTEIN · P. KRANZ · A. KRAUS † · C. KREIBICH · L. KUMER
E. KUZNITZKY · E. LANGER · R. LEDERMANN · C. LEINER · F. LESSER · A. LIEVEN
P. LINSER · B. LIPSCHÜTZ · H. LÖHE · K. LÖWENTHAL · S. LOMHOLT · O. LÜNING · W. LUTZ
A. v. MALLINCKRODT-HAUPT · P. MANTEUFEL · H. MARTENSTEIN · H. MARTIN · E. MARTINI
R. MATZENAUER · M. MAYER · J. K. MAYR · E. MEIROWSKY · L. MERK † · M. MICHAEL
G. MIESCHER · C. MONCORPS · G. MORAWETZ · A. MORGENSTERN · F. MRAS · V. MUCHA
ERICH MÜLLER · HUGO MÜLLER · RUDOLF MÜLLER · P. MULZER · O. NAEGELI · G. NOBL
M. OPPENHEIM · K. ORZECHOWSKI · E. PASCHEN · B. PEISER · A. PERUTZ · E. PICK
W. PICK · F. PINKUS · H. v. PLANNER · K. PLATZER · F. PLAUT · A. POEHLMANN · J. POHL
R. POLLAND · C. POSNER† · L. PULVERMACHER† · H. REIN · P. RICHTER · E. RIECKE · G. RIEHL
H. RIETSCHEL · H. RITTER · H. DA ROCHA LIMA · K. ROSCHER · O. ROSENTHAL · R. ROSNER
G. A. ROST · ST. ROTHMAN · A. RUETE · P. RUSCH · E. SAALFELD · U. SAALFELD · H. SACHS
O. SACHS † · F. SCHAAF · G. SCHERBER · H. SCHLESINGER · E. SCHMIDT · S. SCHOENHOF
W. SCHOLTZ · W. SCHÖNFELD · H. TH. SCHREUS · R. SIEBECK · C. SIEBERT · H. W. SIEMENS
B. SKLAREK · G. SOBERNHEIM · W. SPALTEHOLZ · R. SPITZER · O. SPRINZ · R. O. STEIN
G. STEINER · G. STICKER · J. STRANDBERG · H. STREIT · A. STÜHMER · G. STÜMPKE · P. TACHAU
L. TÖRÖK · K. TOUTON · K. ULLMANN · P. G. UNNA† · P. UNNA · E. URBACH · F. VEIEL
R. VOLK · C. WEGELIN · W. WEISE · L. WERTHEIM · J. WERTHER · P. WICHMANN · F. WINKLER
M. WINKLER · R. WINTERNITZ · F. WIRZ · W. WORMS · H. ZIEMANN · F. ZINSSER
L. v. ZUMBUSCH · E. ZURHELLE

## IM AUFTRAGE
## DER DEUTSCHEN DERMATOLOGISCHEN GESELLSCHAFT

HERAUSGEGEBEN GEMEINSAM MIT

B. BLOCH · A. BUSCHKE · E. FINGER · E. HOFFMANN · C. KREIBICH
F. PINKUS · G. RIEHL · L. v. ZUMBUSCH

VON

# J. JADASSOHN

SCHRIFTLEITUNG: O. SPRINZ

## ERSTER BAND · ZWEITER TEIL

BERLIN

VERLAG VON JULIUS SPRINGER

1929

# PHYSIOLOGIE DER HAUT · CHEMIE HISTOLOGISCHE TECHNIK P. G. UNNAs FÄRBEMETHODEN

BEARBEITET VON

M. v. FREY · H. HOEPKE · H. REIN
ST. ROTHMAN · FR. SCHAAF
P. G. UNNA† · P. UNNA

MIT 133 ZUM TEIL FARBIGEN ABBILDUNGEN

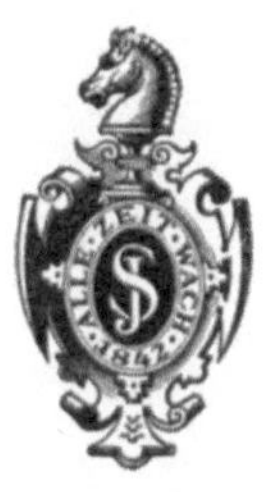

BERLIN
VERLAG VON JULIUS SPRINGER
1929

ISBN 978-3-7091-5970-5    ISBN 978-3-7091-6004-6 (eBook)
DOI 10.1007/978-3-7091-6004-6

# Inhaltsverzeichnis.

## Physiologie der Haut.

Von Geheimer Rat Prof. Dr. M. v. Frey-Würzburg und Prof. Dr. H. Rein-Freiburg i. Br.
(Mit 68 Abbildungen.)

# Chemie der Haut.

Von Professor Dr. St. Rothman-Budapest und Dr. phil. Fr. Schaaf-Zürich.
(Mit 1 Abbildung.)

# Histologische Technik der Haut.

Von Professor Dr. Hermann Hoepke-Heidelberg. (Mit 64 Abbildungen.)

## P. G. UNNAs Färbemethoden [1].

Von Professor Dr. P. G. UNNA †-Hamburg und Dr. P. UNNA-Hamburg.



---

[1] Die Zahlen in den eckigen Klammern beziehen sich auf die am Rande des Textes angegebene fortlaufende Numerierung der einzelnen Färbemethoden.

---

## Inhalt von Band I/1.

**Die normale Anatomie der Haut.** Von Professor Dr. FELIX PINKUS-Berlin.

**Blutgefäße der Haut.** Von Professor Dr. WERNER SPALTEHOLZ-Leipzig.

**Das Pigment.** Von Professor Dr. BRUNO BLOCH-Zürich.

# Physiologie der Haut.

Von

**M. v. FREY**-Würzburg und **H. REIN**-Freiburg i. Br.

Mit 68 Abbildungen.

## I. Allgemeiner Teil.

Von

**M. v. FREY** - Würzburg.

### Vorbemerkung.

Die Bedeutung der Haut für die Gesamtheit der menschlichen Lebensvorgänge läßt sich so wenig wie die irgend eines anderen Organs mit wenigen Worten auseinandersetzen. Es liegt das einerseits in der innigen Verflechtung der intermediären Stoffwechselvorgänge, wodurch alle Organe des Körpers von einander abhängig und zugleich für einander bestimmend werden, andererseits in dem verwickelten Bau der Haut, in welcher verschiedene Lagen oder Schichten und in diesen wiederum eine Vielheit von Bauelementen zu unterscheiden sind. Endlich finden sich eingesprengt in die Haut Drüsen und andere verhältnismäßig selbständige Gewebsbildungen, die eine gesonderte Betrachtung erlauben und erheischen.

Die Physiologie ist noch weit davon entfernt, für jedes dieser Bestandstücke die ihrem Sonderleben wie ihrem Anteil am Gemeinschaftsleben zukommende Bedeutung erschöpfend aufzeigen zu können, ganz abgesehen von der Frage, ob die Katalogisierung der Bestandteile bereits als eine lückenlose betrachtet werden kann. Für die Darstellung bleibt daher nur der Weg an Hand der Erfahrung zu schildern, wie die Haut als Ganzes sich gegenüber den Einwirkungen verhält, denen sie von außen wie von innen ausgesetzt ist. Es wird sich dann vielfach die Möglichkeit ergeben, aus dem Gesamtverhalten zurückzuschließen auf den Anteil, der den einzelnen Bestandteilen zukommt.

### Die Haut als Schutz gegen mechanische Einwirkungen.

Die mechanischen Eigenschaften der Haut treten bei jeder Deformation zutage, die ihr von außen oder innen aufgezwungen wird. Innerhalb gewisser Grenzen, bei geringen und namentlich bei kurz dauernden Deformationen ist die Elastizität der Haut eine vollkommene, d. h. sie kehrt nach dem Schwinden der deformierenden Kraft sogleich in die ursprüngliche Form zurück. Bei stärkerer, namentlich länger dauernder Beanspruchung bleibt dagegen ein als „Druckbild" bezeichneter Rest zurück, der nur langsam schwindet. Deutlicher als auf normaler Haut zeigt sich diese Erscheinung auf ödematöser. Der Vorgang beruht auf einer Verdrängung von Gewebssaft nach den Seiten sowie in die Lymph- und Blutgefäße, das Schwinden des Druckbildes auf dem Ersatz der verdrängten Flüssigkeit, vor allem aus dem Blute. Die Langsamkeit, mit der diese Vorgänge sich vollziehen, deutet auf die Enge der Wege, die für den Verkehr des Gewebssaftes zur Verfügung stehen, die Wiederherstellung der ursprünglichen Verteilung auf das Bestehen eines Gleichgewichtszustandes der in dem konstanten Gewebsdruck, dem Turgor, seinen Ausdruck findet.

Wie A. Landerer zuerst gezeigt hat, beträgt der Gewebsdruck die Hälfte bis zwei Drittel des Capillardruckes. Daß es zwischen beiden nicht zu einem Ausgleich kommt, beruht nach E. H. Starling auf dem höheren Eiweißgehalt des Blutplasmas im Vergleich zum Gewebssaft. Der Unterschied der Konzentrationen würde durch Übertritt von Wasser aus dem Gewebssaft in das Blut aufgehoben werden, wenn nicht die hydrostatische Druckdifferenz im umgekehrten Sinne wirkte. So stellt sich ein Gleichgewicht zwischen den wasserbewegenden Kräften, den osmotischen und hydrostatischen, her, das erhalten bleibt, solange keine Änderungen in der Eiweißkonzentration bzw. in den Drücken auftreten. Störung des Gleichgewichts findet ferner statt, wenn die Durchlässigkeit der Gefäße (Capillaren) sich ändert.

Die Spannung der Haut bekundet sich u. a. auch darin, daß bei jedem Schnitt die Wundränder klaffen (C. Langer). Das Stützgewebe der Haut, die kollagenen und elastischen Fasern des Coriums, sind also ständig über ihre „natürliche Länge"[1] gedehnt. Das in den histologischen Darstellungen (so z. B. Kyrle) übliche Bild der Lederhaut in Form von Zügen wellig verflochtener Fasern dürfte daher kaum dem Zustand im Leben entsprechen. Zunächst erfährt die Haut beim Tode durch Schwinden des Blutdruckes eine erste Entspannung. Eine weitere bei der Entnahme des zur Untersuchung gewählten Stückchens; daran schließt sich die Schrumpfung durch die zur Härtung und Schnittführung verwendeten Reagenzien. Den natürlichen Verhältnissen besser entsprechende Bilder scheinen Schnitte zu geben, die aus Körperteilen stammen, deren Härtung in toto, durch Injektion formolhaltiger Lösungen, möglichst rasch nach dem Tode erfolgt. Vielleicht ist es möglich, durch plötzliches Gefrieren von tierischen Gliedmaßen in flüssiger Luft und Verdunstung des Eises im Vakuum unterhalb des Gefrierpunktes noch wahrheitsgetreuere Bilder zu gewinnen. Zur Zeit läßt sich nur vermuten, daß die Faserzüge im allgemeinen gestreckt verlaufen und Richtungsänderungen nur dort aufweisen, wo sie sich mit anderen kreuzen und verschränken. Vermutlich gibt die Struktur eines frischen, im Ultramikroskop betrachteten Blutgerinnsels (Stübel) eine einigermaßen zutreffende Vorstellung von dem Bau der lebensfrischen Lederhaut: Die zwischen den Thrombocytenhaufen ausgespannten elastischen Fibrinfäden, die alle körperlichen Elemente samt der Flüssigkeit festhalten, auf Druckflüssigkeit langsam austreten lassen und bei Einschnitten klaffende Wundränder zeigen. Der Vergleich hinkt freilich in mehrfacher Hinsicht. Zu einem Netz verbunden sind in der Haut nur das elastische Bindegewebe, nicht die in dasselbe eingelagerten fibrillenreichen Bündel des kollagenen. Dieselben krystallisieren auch nicht gleich den Fibrinnadeln aus einer Lösung, sondern sind Abscheidungen der Bindegewebszellen (Fibroblasten), denen sie angeschmiegt bleiben. Endlich ist die Festigkeit des Coriums unvergleichlich größer als die eines Gerinnsels. Da die kollagenen Faserbündel durch sehr hohen Dehnungswiderstand (= großen Wert des Elastizitätsmoduls) ausgezeichnet sind und sich nur durchflechten ohne an den Kreuzungsstellen miteinander in Verbindung zu treten, müssen sie sich bei jeder Deformation der Haut gleitend gegeneinander verschieben, verwinden und abrollen, wobei die das Gewebe durchtränkende Eiweißlösung als Schmiermittel dient. Es handelt sich also bei

---

[1] Der Ausdruck stammt aus der Muskelphysiologie und bedeutet dort die Länge des aufgehängten, nur durch sein eigenes Gewicht gespannten Muskels.

dem der Masse nach überwiegenden kollagenen Anteil der Lederhaut in der Regel nicht um Dehnung des Gewebes, sondern um Verschränkungen desselben, Änderungen der Gitterwinkel, unter denen sich die Fasern kreuzen. Die Beschränkung der Deformation und die Rückführung in die Ausgangslage dürfte im wesentlichen dem Netz der elastischen Fasern zufallen, die im Gegensatz zu dem kollagenen einen weit geringen Dehnungswiderstand entwickeln (PETERSEN). Durch die eigentümliche Zusammenfügung und Durchflechtung der beiden Arten von Bindegewebe gewinnt die Lederhaut, trotz fehlender Homogenität und trotz Einlagerung von Drüsen, Haaren, Blutgefäßen und Nerven, doch als Ganzes betrachtet die Eigenschaft einer elastischen Deckplatte, deren Spannungsgleichgewicht durch jede von außen gesetzte Deformation in der Weise gestört wird, daß die am Einwirkungsorte gesetzten Zug- und Druckspannungen sich nach der Tiefe wie nach den Seiten ausbreiten unter stetiger Verringerung des Störungsgrades (v. FREY l. c. S 224 ff.) Dieses Verhalten wird weiter gefördert durch die zwischen Lederhaut und Unterlage (Muskel, Fascie, Knochen) fast überall eingeschobene Fettschicht, die, durch bindegewebige Stränge zu Läppchen aufgeteilt, mit Flüssigkeit gefüllte Räume darstellt, die unzusammendrückbar, aber deformierbar sind. Eben diese Stränge befestigen zugleich die Lederhaut an den Unterlagen (Fascie, Periost, Sehnenscheiden usw.) und gestatten ihr Parallelverschiebungen zu denselben, wobei die Fettläppchen wie Kugellager oder Flüssigkeitskissen wirken. Nur an wenigen Stellen, äußerlich als Grübchen und Furchen kenntlich, ist die Haut fester mit der Unterlage, besonders mit Knochen, verbunden.

Der Abschluß der Lederhaut nach außen wird durch ein vielschichtiges Epithel, die Oberhaut, gebildet, dessen Zellen zwar in den einzelnen Lagen morphologisch und chemisch verschieden, aber überall durch sog. Brückenfasern (Tonofibrillen) miteinander fest verbunden sind [H. HOEPKE (a), (b)]. Auf diese Weise entsteht ein verhältnismäßig homogenes Häutchen von durchschnittlich $1/_{10}$ mm Dicke, das nach Art eines Firnisüberzuges der Lederhaut wesentlichen Schutz gewährt. WÖHLISCH, DU MESNIL DE ROCHEMONT und GERSCHLER haben bei ihren Untersuchungen über die elastischen Eigenschaften tierischer Gewebe auch versucht, das Verhalten der Epidermis festzustellen, indem sie die Lederhaut soweit wie möglich entfernten. Da aber auf diesem Wege eine befriedigende Übereinstimmung der Ergebnisse nicht zu erzielen war, haben sie das Verhalten der Lederhaut mit und ohne Epidermis verglichen. Berücksichtigt man dann noch das Mengenverhältnis der beiden Schichten im Querschnitt des untersuchten Hautstreifens (etwa 1 : 8), so lassen sich die elastischen Eigenschaften der Epidermis ungefähr berechnen. Die genannten Forscher fanden:

| | | Dehnungs-Widerstand (Elast.-modul) | | Festigkeit (Spannung beim Riß) |
| --- | --- | --- | --- | --- |
| | Versuchszahl | Anfangswert | Endwert | |
| | | kg/qmm | kg/qmm | kg/qcm |
| Haut (Leder- + Oberhaut) | 16 | 2,5 | 8,8 | 180 |
| Lederhaut allein . . . . . | 15 | 2,5 | 4,3 | 100 |
| Epidermis . . . . . . . . | berechnet | 2,5 | 40 | 810 |
| Menschensehne . . . . . | 6 | 28 | 69 | 450 |

Die Zahlen besagen, daß der Dehnungswiderstand der Oberhaut zunächst gering und kaum verschieden ist von dem der Lederhaut mit zunehmender Beanspruchung, aber rasch wächst und schließlich 8—9 mal so groß wird, wie der der Lederhaut. In bezug auf diesen Wert wie in der Festigkeit (Spannung beim Riß) steht die Oberhaut der Sehne nahe. Die Befunde werden gestützt durch die alltägliche Erfahrung, daß stumpfe Einwirkungen auf die Haut leichter zu Zerreißungen der Lederhaut und zu Blutaustritten in ihr führen als zum Bersten der Oberhaut.

Ein sehr bemerkenswerter Versuch dem biologischen Verständnis der Zellbrücken auf experimentellem Wege näher zu kommen, ist von S. Garten ausgeführt worden. Er untersuchte das Epithel an Wundflächen, die in Überhäutung begriffen waren und weiter an Stellen, an welche starke dehnende und scherende Kräfte wirken wie am Stimmband und auf der Innenfläche des Magens. Er kommt zu dem Schlusse, daß den Epithel- und Brückenfasern nicht nur eine hohe Bedeutung für die elastische Anpassung des Epithels an die wechselnde Form und Dehnung seiner Unterlage zukommt, sondern daß sie außerdem aktiv an den Überhäutungsvorgängen beteiligt sind, indem sie die konzentrisch zur Wundfläche angeordneten Zellreihen sphincterartig gegen den Mittelpunkt vorschieben. Es hat sonach den Anschein, als ob die zunächst zart und locker angelegten Brückenfasern mit dem Alter der Zelle an Festigkeit und Spannung zunehmen.

Von großer Bedeutung für den Schutz, den die Oberhaut der Lederhaut gewährt, ist endlich die außerordentlich feste Verbindung zwischen beiden. Sie wird hergestellt einerseits durch eine besonders dichte Verflechtung feiner kollagener und elastischer Fasern unmittelbar unter dem Epithel, die häufig als Basalmembran von der übrigen Lederhaut anatomisch abgegrenzt wird, und andererseits dadurch, daß die Zellen der untersten Lage des Epithels, der sog. Keimschicht, durch zahlreiche wurzelartige Fortsätze mit der Basalmembran verzahnt sind (Patzelt, l. c. S. 381). Die Verbindung ist so fest, daß bei Blasenbildungen, wie sie unter der Wirkung hoher Temperaturen, durch mechanische Beanspruchungen oder krankhafte Veränderungen der Haut entstehen, die Wurzelfüßchen in der Regel am Corium haften bleiben und die Trennung des Zusammenhanges im Epithel selbst vor sich geht.

## Die Haut als Schutz gegen chemische Einwirkungen.

Trotz ihres dichten Gefüges stellt die Oberhaut keinen völlig stoffdichten Abschluß dar. Ein Zeichen hierfür ist der beständige sog. unmerkliche Gewichtsverlust (Perspiratio insensibilis) des Menschen, der zwar zum Teil auf Rechnung der Lunge geht (die ausgeatmete Luftmenge ist schwerer als die eingeatmete), im übrigen aber durch die Haut geschieht. Durch weitgehende Vervollkommnung des zuerst von Sanctorius 1614 in Anwendung gezogenen Wägeverfahrens ist es F. G. und C. G. Benedict gelungen, den Gewichtsverlust durch die Haut des ganzen Körpers unter verschiedenen Versuchsbedingungen gesondert zu bestimmen. Bei ruhigem Verhalten der Versuchsperson verläuft der Verlust sehr gleichmäßig und beträgt durchschnittlich 0,2 g pro Minute = 12 g pro Stunde, rund 300 g im Tag oder, bezogen auf die Oberfläche des Körpers, 1 mg pro Quadratdezimeter und Minute. Der Gewichtsverlust durch die Lunge ist ungefähr ebenso groß. Der Verlust durch die Haut zeigt sich, so weit die Erfahrungen reichen, nicht deutlich abhängig von der Temperatur und Bewegung der Luft und auch nicht davon, ob die Versuchsperson bekleidet oder nackt ist. Der Gewichtsverlust ist im wesentlichen auf Wasser zu beziehen, der Gaswechsel durch die Haut (Aufnahme von Sauerstoff, Abgabe von Kohlensäure) spielt dabei eine ganz untergeordnete Rolle.

Die Wasserabgabe kann in zweierlei Weise erfolgen: Physikalisch als Diffusion des Gewebswassers durch die dünne Decke der verhornten Oberhaut, physiologisch als Absonderung durch die Schweißdrüsen. Nach den Beobachtungen von A. Loewy und W. Wechlelmann und H. B. Richardson an Personen ohne Schweißdrüsen ist der Wasserverlust durch die Haut bis zu einer Lufttemperatur von etwa 30° von derselben Größenordnung wie beim Normalen. Oberhalb dieser kritischen Temperatur fehlt dagegen dem Drüsenlosen die rasche Zunahme der Wasserausscheidung, die sich beim Normalen einstellt. Die Körpertemperatur steigt daher bei ersterem leicht auf übernormale Werte. Das gleiche tritt bei körperlicher Anstrengung auf.

Das annähernd gleiche Verhalten unterhalb der kritischen Temperatur beweist natürlich nicht, daß die Wasserabgabe in beiden Fällen auf gleiche Weise geschieht. Die in der Drüsenlosigkeit gegebene Anomalie kann sich sehr wohl noch auf andere Eigenschaften der Haut erstrecken. Überdies kann es als sichergestellt gelten, daß die Schweißdrüsen des Normalen sich örtlich verschieden verhalten, insbesondere, daß es Hautflächen gibt (Hohlhand, Finger, Fußsohle, Achselhöhle), deren Drüsen ununterbrochen, aber anscheinend wechselweise in Tätigkeit sind (E. JÜRGENSEN, MOOG und BUCHHEISTER). Die rasche Zunahme der Wasserausscheidung oberhalb der kritischen Temperatur würde dann bedeuten, daß eine immer größere Zahl von Drüsen, schließlich alle in Erregung geraten. Auch an eine Steigerung des Erregungsgrades ist zu denken.

Im Sinne dieser Deutung spricht auch die immer wieder bestätigte Erfahrung, daß Atropin, in den am Menschen anwendbaren Dosen, die Wasserabgabe durch die Haut herabsetzt, obwohl ihre Durchblutung zunimmt (O. MOOG). Die damit verbundene Herabsetzung bzw. Unterdrückung der Schweißabsonderung hat sich mit dem Hautmikroskop feststellen lassen (O. MOOG). Außerdem verschwindet der galvanische Hautreflex (LEVA).

Das diffusorisch abgegebene Wasser kann sowohl den Zellen des Epithels, wie auch der Flüssigkeit bzw. der Kittsubstanz entstammen, welche die Spalträume zwischen ihnen ausfüllen. Wahrscheinlich stellt die die verhornten Epithelschichten durchtränkende Feuchtigkeit eine ziemlich konzentrierte Lösung dar, welche die Wasserbewegung gegen die Oberfläche osmotisch fördert. Wasserverlust der lebenden Zellschichten erhöht ihren osmotischen Druck und befähigt sie, Wasser mit großer Kraft aus den tiefer gelegenen Schichten anzuziehen. So ist für den Nachschub der Flüssigkeit stets gesorgt. Andererseits wirkt der osmotische Druck der Zellen der Verdunstung entgegen und sie wird weiter eingeschränkt durch die Enge der Spalträume, wie durch die Bedeckung der lebenden Zellschichten durch die abgestorbenen verhornten. So erklärt sich wohl der verhältnismäßig geringe Verlust für die Gesamtheit der Körperoberfläche.

Eine reinliche Aufteilung des unmerklichen Wasserverlustes in den diffusorischen und sekretorischen Anteil ist zur Zeit nicht möglich. Es ist auch nicht anzunehmen, daß ersterer konstant bzw. nur von physikalischen Veränderlichen anhängig ist. Er zeigt sich vielmehr in vielfacher Weise beeinflußt von der Durchblutung der Haut (Anämie, Hyperämie, Stauung), von ihrer Temperatur, dem Flüssigkeitsgehalt (Ödeme), von chemischer Reizung der Oberhaut (z. B. durch Chloroform) u. a. [SCHWENKENBECHER (a), (b)]. Im gleichen Sinne spricht die Veränderlichkeit, die Eigenpotentiale und Gleichstromwiderstand der Haut aufweisen (s. u. im Abschnitt Elektrophysiologie).

Der Schutz, den die Haut insbesondere die Oberhaut, dem Körper gegen Substanzverluste gewährt, kommt auch als Widerstand gegen das Eindringen fremder Stoffe zur Geltung. Man könnte vielleicht erwarten, daß infolge des Vorhandenseins der Spalträume zwischen den Epithelzellen in Wasser gelöste Stoffe durch Diffusion ohne weiteres, wenn auch langsam in den Körper gelangen könnten. Die Versuche von OVERTON an Amphibien haben indessen gezeigt, daß dem nicht so ist, daß vielmehr die Haut dieser Tiere sich gegen Alkalisalze, Kohlenhydrate, Aminosäuren und andere Stoffe wie eine halbdurchlässige Membran verhält. Es müssen daher nicht nur den Zellen der Epidermis, sondern auch der die Spalträume erfüllenden (kolloiden ?) Kittsubstanz die Eigenschaften eines Ultrafilters zugeschrieben werden. Daß die Oberhaut der höheren Wirbeltiere sich im wesentlichen ebenso verhält, ist sehr wahrscheinlich. Man wird also annehmen dürfen, daß wie bei den Amphibien, so auch beim Menschen lang dauernder Aufenthalt im Wasser zu einer Aufnahme desselben in merklichen Mengen führt, die natürlich durch die Nieren wieder zur Ausscheidung gelangen. Die Geschwindigkeit der Aufnahme pro Flächeneinheit ist bei konstanter Differenz der osmotischen Drücke außen und innen in hohem Maße von der Beschaffenheit des Epithels abhängig. So nimmt z. B. ein Laubfrosch Wasser 25 mal schneller auf als ein gleichschwerer Triton oder eine Unke (OVERTON, l. c. S. 284).

Anders als die vorhin genannten Stoffe verhalten sich die lipoidlöslichen: Ihnen steht der Weg durch das Epithel offen (E. OVERTON). Der Übertritt erfolgt in Abhängigkeit von der Wasserlöslichkeit, dem Teilungskoeffizienten und der Temperatur. Wie die ausgedehnten und sorgfältigen Versuche von SCHWENKENBECHER (a) gezeigt haben, werden alle Narkotica aus wäßriger Lösung aufgenommen und gelangen zur Wirkung, vorausgesetzt, daß genügend konzentrierte Lösungen herstellbar sind. Es versteht sich, daß der Versuch nur beweisend ist, wenn das Epithel nirgends geschädigt ist. Wie die Narkotica werden auch zahlreiche andere lipoidlösliche Substanzen aufgenommen. Die Aufnahme erfolgt beim Warmblüter wesentlich langsamer als bei den Amphibien, deren Haut feucht, deren Epithel schichtenarm und deren Oberfläche, bezogen auf die Körpermasse, sehr groß ist. Außer der Trockenheit der äußeren Schichten der Epidermis spielt für die Schnelligkeit der Aufnahme sicherlich auch ihre Imprägnation mit den fett- und wachsartigen Abscheidungen der Haut eine wichtige Rolle. Dies ergibt sich in überzeugender Weise aus jenen Versuchen SCHWENKENBECHERs [(a), l. c. S. 131], in denen er dasselbe Narkoticum einmal in wässriger, das andere Mal in öliger Lösung einwirken ließ. Um denselben Grad der Narkose zu erreichen, ist im letzteren Falle eine weit höhere Konzentration und längere Versuchsdauer erforderlich. Man wird kaum fehlgehen, wenn man die geringe Wirksamkeit öliger Lösungen und ebenso die geringe Fähigkeit der menschlichen Haut zur Aufnahme von Stoffen der mehrhundertfach größeren inneren Reibung zuschreibt, durch die sich Glycerin, Öle, Fette u. dgl. Lösungsmittel vom Wasser unterscheiden. Der diffusorische Ausgleich der Konzentrationen wird dadurch aufs äußerste erschwert, das Eindringen der Stoffe entsprechend verzögert. Gute Beispiele für das langsame Eindringen von Stoffen aus öliger Lösung liefern die Versuche von PH. O. SÜSSMANN, in denen Bleisalben auf enthaarte Haut aufgetragen bzw. eingeknetet und, durch gutschließenden Verband geschützt, mehrere Tage getragen wurden. Die Bleiausscheidung in Harn und Kot belief sich vom Beginn des Versuches täglich abnehmend durchschnittlich auf $^1/_2$ mg pro Quadratdezimeter Haut in 24 Stunden.

Die aufgezählten Erfahrungen lassen erkennen, daß es nicht zweckmäßig ist, von dem Eindringen gewisser lipoidlöslicher Stoffe durch die Haut als *Resorption* zu sprechen, solange nicht nachgewiesen ist, daß eine Arbeitsleistung von seiten des Epithels vorliegt. In sehr vielen Fällen dürfte für die Geschwindigkeit, mit der ein Stoff eindringt, lediglich seine Löslichkeit und Diffusion in dem mehrphasischem System der Oberhaut maßgebend sein. Etwas anderes ist es, wenn der Aufnahme erst eine Spaltung oder Umwandlung der an die Haut herangeführten Substanzen voraufgeht [SCHWENKENBECHER (a), l. c. S. 144]. Einen derartigen Vorgang beobachtete SCHWENKENBECHER als er Mäuse für 8 Stunden in 2%ige Lösungen von Lithium salicylicum setzte. Die Tiere nahmen aus der Lösung zwar die lipoidlösliche Salicylsäure, nicht aber das Lithium auf. Für zahlreiche, in der Literatur verzeichnete Fälle von Aufnahme nicht lipoidlöslicher Substanzen ist daher zu vermuten, daß eine vorbereitende Umwandlung stattgefunden hat. In manchen Fällen ist auch daran zu denken, daß die aufgebrachten bzw. eingeriebenen Stoffe nicht indifferent sind. Wird aber das Epithel chemisch angegriffen, so ändern sich die Versuchsbedingungen von Grund auf.

## Die Haut als Schutz gegen thermische Einwirkungen.

Während der Schutz, den die Haut gegen mechanische und chemische Einwirkungen gewährt, vorwiegend ein passiver ist, d. h. gegeben durch ihre mechanische und chemische Beschaffenheit, begegnet sie den thermischen Einflüssen durch Reaktionen, die dahin zielen, Störungen der eigenen Temperatur zu mildern oder ganz zu verhindern. Von einem passiven Schutz kann hier nur insofern die Rede sein, als sowohl der verhornte Teil der Oberhaut wie das Fett der tieferen Hautschichten im Vergleich zur Lederhaut schlechte Wärmeleiter sind und demgemäß den Ausgleich der Temperaturen zwischen außen und innen verzögern. Schwielige Haut ist wenig empfindlich gegen hohe Temperaturen.

Bei gegebener Temperaturdifferenz zwischen Körperinnerem und Umgebung ist das Temperaturgefälle in den einzelnen Schichten der Haut um so steiler, je schlechter deren Wärmeleitung. Man muß daher ein steiles Gefälle im Fettkörper und in der Oberhaut, ein weniger steiles innerhalb der Lederhaut annehmen. Bestimmungen der Wärmeleitungsfähigkeit (K) der Haut liegen nicht vor, offenbar weil es nicht lohnt, empfindliche Meßverfahren auf ein Material zu wenden, das nach Struktur und Wassergehalt starkem Wechsel unterworfen ist. Man kann sich aber eine ungefähre Vorstellung verschaffen durch Vergleich mit Stoffen, die chemische Verwandschaft haben mit einzelnen Baubestandteilen der Haut. So findet man in den Tabulae Biologicae für Haarfilz, der, wie die verhornte Epidermis, im wesentlichen aus Keratin besteht, den Wert $K =$ 0,000125 cal/cm sec und Grad, gegenüber 1,006 für Silber. Haarfilz leitet demnach 8000 mal schlechter als letzteres Metall, wofür allerdings zu einem nicht unerheblichen Teil die Luft verantwortlich zu machen ist, welche den Filz durchsetzt und mit einem $K = 0,000048$ zu den schlechtesten Leitern gehört. Das Hautfett läßt sich mit dem Olivenöl vergleichen, dessen $K = 0,00033$ beträgt. Am wenigsten läßt sich der Wert für die Lederhaut schätzen. Er muß kleiner sein als der für Wasser ($K = 0,0014$), weil $30\%$ derselben aus Eiweiß und leimgebender Substanz bestehen; er kann auf 0,0011 geschätzt werden. Die Unterschiede sind demnach recht bedeutend. Innerhalb jeder der genannten drei Lagen gibt es aber noch weitere Unstetigkeiten, selbst die dünne Oberhaut kann in bezug auf Wärmeleitung nicht einheitlich sein, weil von der Keimschicht nach außen gehend Wassergehalt und chemische Zusammensetzung der Zellschichten sich ununterbrochen ändern, namentlich noch eine Schicht mit fettartigen Umwandlungsprodukten (Eleidin) eingeschoben ist. Zur qualitativen Vergleichung verschiedener Membranen in bezug auf ihre durchschnittliche Wärmeleitung hat A. Kreidl, l. c. S. 205 ff.) sie über die Quecksilbergefäße zweier gleicher Thermometer gezogen und in einem Wärmeschrank oder ein Wasserbad konstanter Temperatur gebracht. Frische menschliche Haut leitet z. B. weit schlechter als eine gleich dicke Gummimembran, trockene Haut schlechter als feuchte usw. Man findet auch Unterschiede in der Wärmeleitung zwischen Hautstücken verschiedener Herkunft nach Körperstellen, Alter u. dgl.

Zu diesen Verschiedenheiten kommen in der lebenden Haut noch die Heizung durch das Blut, die großem Wechsel unterliegt und die Energieentwicklung in ihr selbst. An dieser sind in erster Linie beteiligt die Drüsen, aber auch die ganze Fläche der Epidermis, die gleich den Talgdrüsen fortwährend Zellen abscheidet, also zu den holokrinen Drüsen gerechnet werden kann. Energie- und wohl auch wärmeliefernd ist ferner der Fettkörper, der nicht als tote Masse angesehen werden darf, sondern als im beständigen Umbau begriffen. Je nach Ernährung und Leistung des Organismus wechseln Abbau und Absatz fort- während einander ab, ähnlich dem Schwinden und Stapeln des Glykogens in Leber und Muskeln. In den Gang des Temperaturabfalles in der Haut greifen demnach so viele Faktoren ein, daß es zur Zeit nicht möglich ist, ihn des genaueren zu verfolgen oder gar theoretisch abzuleiten. Es soll daher zunächst betrachtet werden, was über die Temperatur der Haut bisher auf experimen- tellem Wege festgestellt werden konnte.

### Literatur.
*Allgemeine Physiologie der Haut.*

Benedict, F. G. und C. G. Benedict: Biochem. Z. 186, 278 (1927).
Eimer, K.: Arch. f. exp. Path. 125, 150 (1927).
Frey, v.: Abh. Ges. Wiss. Leipzig 23, 175 (1896).
Garten, S.: Arch. f. (Anat. u.) Physiol. 1895, 401.
Hoepke, H.: (a) Z. Anat. 75, 469 (1925). (b) Handbuch der mikroskopischen Anatomie Bd. 3 I. Berlin 1927.
Jürgensen, E.: Dtsch. Arch. klin. Med. 144, 198 (1924).
Kreidl, A.: Handbuch der Hautkrankheiten. Bd. 1, S. 205 ff. Wien 1902. — Kyrle, J.: Histobiologie der Haut. Berlin u. Wien 1925.
Landerer, A.: Die Gewebsspannung. Leipzig 1884. — Langer, C.: Sitzgsber. Akad. Wiss. Wien. 44 I, 19 (1861). — Leva, J.: Münch. med. Wschr. 1913, Nr 43, 2386. — Loewy, A. und W. Wechselmann: Virchows Arch. 206, 79 (1911).
Moog, O.: Z. exper. Med. 42, 464 (1924). — Moog, O. und K. Buchheister: Münch. med. Wschr. 1926, Nr 22.
Overton: (a) Pflügers Arch. 92, 115 (1902). (b) Verh. physik.-med. Ges. Würzburg 36, 277 (1904).
Patzelt, V.: Z. mikrosk.-anat. Forschg 5, 371 (1925). — Petersen, H.: Histologie u. mikr. Anatomie. Abschn. 3. München 1924.
Richardson, H. B.: J. of biol. Chem. 67, 397 (1925).
Schwenkenbecher, A.: (a) Arch. f. (Anat. u.) Physiol. 1904, 121. (b) Klin. Wschr. 1925, Nr 4. (c) Sitzgsber. Ges. Naturwiss. Marburg 1925. — Starling, E. H.: J. of Physiol. 19, 312 (1896). — Stübel:, H. Pflügers Arch. 156, 361 (1914). — Süssmann, Ph. O.: Arch. f. Hyg. 90, 175 (1921).
Tabulae Biologicae. Bd. 1, p. 354. Berlin 1925.
Wöhlisch, E., R. du Mesnil de Rochemont und H. Gerschler: Z. Biol. 85, 325 (1926).

# II. Die Hauttemperatur des Menschen.

Von

## H. Rein-Freiburg i. Br.

### Die Technik der Hauttemperaturmessung.

Die Messung der Oberflächentemperatur mit gewöhnlichen Quecksilber- thermometern ist schwierig und stets ungenau. Die Thermometer können niemals mit dem zu messenden Medium so in Berührung gebracht werden, daß sie davon rings umschlossen sind. Gemessen wird daher stets nur die von der Berührungsfläche auf das Thermometer übergehende Wärme. Selbst bei kleinster Wärmekapazität des Thermometers und möglichst großer Berührungs- fläche zwischen Haut und Meßinstrument muß ein gewisser Wärmeentzug an der Hautoberfläche stattfinden. Die abgelesene Temperatur entspricht niemals der wirklichen initialen Oberflächentemperatur des Organes, sondern einem schließlich erreichten Temperaturgleichgewicht zwischen Hautoberfläche und Meßinstrument. Dieses Gleichgewicht stellt sich aber nur langsam ein, so daß man oft noch 20—30 Minuten nach Aufsetzen des Thermometers Veränderungen des Meniscusstandes beobachten kann. Wenn man bestrebt ist durch möglichste Ausdehnung der Berührungsfläche diesen Fehler zu beseitigen, besonders die Einstellungsgeschwindigkeit zu beschleunigen, gibt man notwendigerweise Anlaß zu neuen Fehlern. Vor allen Dingen wird durch jede Abdeckung die Abstrahlung von Wärme durch die Haut geändert und damit die Ausgangstemperatur der Oberfläche. Abgesehen von allen diesen rein physikalischen Fehlerquellen bedeutet jede noch so leichte Berührung der Haut eine Alteration ihres Gefäßapparates. Je nach der Art des mechanischen Reizes ist Kompression des obersten Capillarnetzes oder aber reaktive Erweiterung desselben zu erwarten. Wie weitgehend aber die Temperatur der Haut von der Durchblutung abhängt, wird später zu besprechen sein. Man sieht, daß genaue Messungen der Oberflächentemperatur durch einfache Thermometer praktisch nicht möglich sind.

Besonders für Oberflächenmessungen bestimmte Thermometer wurden von WINTERNITZ, MELCHIOR, SCHMIDT und WEISS u. a. angegeben.

Wie man trotz der erwähnten Fehlermöglichkeiten mit Hilfe von Hg-Thermometern genaue Oberflächenmessungen veranstalten kann, glaubte GÄRTNER zeigen zu können. Durch einfaches Aufsetzen des Thermometers überzeugt man sich zunächst von der ungefähren Temperatur der Haut. Dann kühlt man das Thermometer etwas unter die gemessene Temperatur ab und mißt bis halbwegs Stillstand des Meniscus vorhanden ist. Darauf erwärmt man das Thermometer über die gemessene Temperatur und mißt wiederum. Auf diese Weise läßt sich die wirkliche Temperatur der Oberfläche eingrenzen. Nach COBET beträgt die Genauigkeit dieser Messung 0,2°. Zu sagen ist, daß auch bei dieser Art der Messung die oben genannten Fehlerquellen nicht völlig ausgeschaltet sind. Genauer als die Messungen mit Hg-Thermometern sind thermoelektrische Untersuchungen, wie sie längst zu diesem Zwecke geübt werden. Neuerdings wurden sie besonders durch BENEDICT (e) und COBET methodisch vervollkommnet. Von den genannten Autoren wird die historische Entwicklung des Verfahrens ausführlich geschildert.

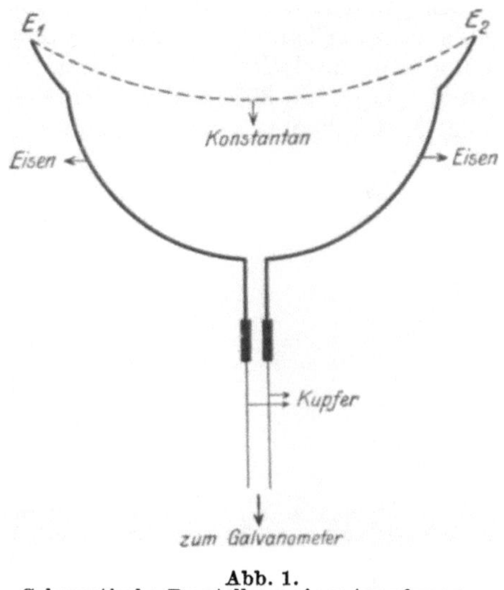

Das Prinzip ist aus Abb. 1 (nach COBET) ersichtlich.

An der Berührungsstelle zwischen zwei verschiedenen Metallen besteht ein sog. Kontaktpotential, das sich mit der Temperatur in gut definierbarer Weise ändert. Beispielsweise steigt das Potential der Kontaktstelle zwischen Kupfer und Konstantan bei Erwärmung um 1° um 0,000041 Volt, der Kontaktstelle zwischen Eisen und Konstantan unter gleichen Bedingungen um 0,000050 Volt.



Abb. 1.
Schematische Darstellung einer Anordnung zur thermoelektrischen Temperaturmessung. $E_1$ und $E_2$ Lötstellen Eisen - Konstantan. Die eine derselben wird künstlich auf stets gleicher Temperatur gehalten, die andere mit der Haut in Berührung gebracht. An die Eisendrähte sind die ableitenden Kupferdrähte angelötet. Diese Lötstellen müssen beide stets gleich temperiert sein. (Nach COBET.)

Man kann, wie in Abb. 1, zwei solcher Kontaktstellen $E_1$ und $E_2$, die man verlötet hat (Lötstellen) gegeneinander schalten. Dann wird bei gleicher Temperatur beider Lötstellen kein Strom von einem mit den freien Enden verbundenen Galvanometer angezeigt werden. Ist aber die eine Lötstelle um $1^0$ wärmer, so fließt ein Strom, dessen Stärke bei einer Kombination Kupfer-Konstantan (die übrigens allen anderen vorzuziehen ist) gegeben ist, durch den Ausdruck: $J = \dfrac{0,000041}{\text{Widerstand des Stromkreises}}$. Kennt man das Thermopotential der verwendeten Metallkombination, den Widerstand des Stromkreises (Thermoelemente + Leitung + Galvanometer) und den Ausschlagswert des Galvanometers, so ist es leicht, jederzeit aus dem Ausschlag die Temperaturdifferenz der Lötstellen zu berechnen.

Um mit einem solchen System absolute Temperaturen messen zu können, ist es erforderlich, die eine der Lötstellen auf einer konstanten bestimmten Temperatur zu halten, etwa durch Unterbringung in einem Dewargefäß mit Paraffin. liqu. von $36^0$ od. dgl. (Vergleichslötstelle). Die zweite Lötstelle (Meßlötstelle) muß mit dem zu untersuchenden Objekt in Berührung gebracht werden.

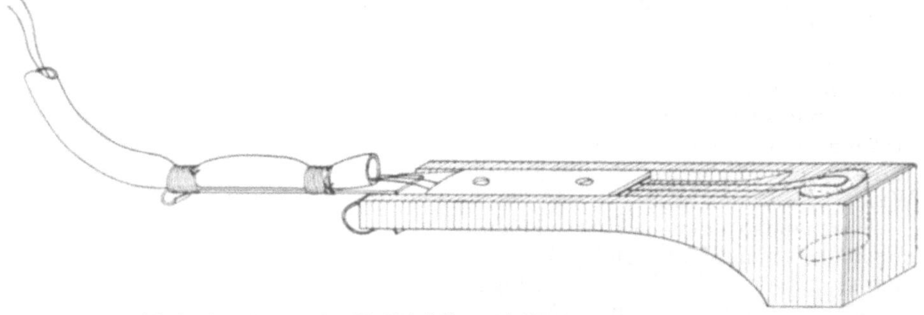

Abb. 2. Anordnung der Meßlötstelle nach BENEDICT.
Die Lötstelle liegt inmitten einer kreisrunden Bohrung des Hartgummiklotzes, der flach auf die Haut aufgesetzt wird.

Der Vorzug dieser Anordnung ist, daß die Meßlötstelle durch Verwendung feinster Drähte eine verschwindende Wärmekapazität erhalten kann, wodurch eine sehr rasche Einstellung des thermischen Gleichgewichtes zwischen Haut und Lötstelle zustande kommt. Die Feinheit der Lötstelle ermöglicht zudem Messungen an eng umschriebenem Ort sowohl der Fläche als auch der Tiefe nach. Sehr wesentlich ist eine Anordnung der Lötstelle in der Weise, daß Luftzug, Strahlung äußerer Wärmequellen u. dgl. als störende Momente ausgeschlossen bleiben.

Abb. 2 zeigt die Meßlötstelle der BENEDICTschen Anordnung. Die Lötstelle ist, wie ersichtlich, in einen Hartgummiblock montiert inmitten einer Bohrung, welche den Block durchsetzt, und einen normalen Wärmeabfluß von der Haut an die Umgebung gewährleisten soll. Die eigentliche Meßstelle auf der Haut ist also nicht an der Abstrahlung von Wärme behindert.

Als Nachteil derjenigen thermoelektrischen Meßmethoden, die mit direktem Kontakt zwischen Haut und Lötstelle arbeiten, wird von COBET die Unsicherheit dieses Kontaktes angesprochen, sowie die noch immer dabei nicht ausgeschaltete mechanische Reizung. COBET selbst sucht dem zu begegnen, indem er die Wärme der Haut nicht direkt mißt, sondern lediglich die von ihr abgestrahlte Wärme in bestimmter Höhe über der Haut. Durch empirische Eichung ist es möglich, aus der Strahlungswärme die Oberflächentemperatur der Haut zu erschließen. Die Anordnung nach COBET und BRAMIGK zeigt die Abb. 3.

Inmitten eines doppelwandigen Blechgefäßes liegt ein Thermoelement (Th.E.), auf welches die durch ein Fenster in der rechten Gehäusewand einfallenden Wärmestrahlen durch einen vergoldeten Hohlspiegel (Sp.) gesammelt werden. Das Thermoelement kann durch eine Klappe (V.Kl.) gegen die Strahlen abgeschlossen werden. Ein Winkelthermometer (W.Th.) gestattet mit $^1/_{10}$ Grad Genauigkeit, die initiale Eigentemperatur des Thermoelements vor der Messung abzulesen. Zur Messung wird das ganze Gehäuse mit den Holzfüßchen (H.F.) auf das Untersuchungsfeld leicht aufgesetzt und der Schieber (V.Kl.) geöffnet. Nach 10 Sekunden ist Konstanz des Thermopotentiales in den Lötstellen erreicht, was man an einem angeschlossenen Galvanometer feststellen kann.

COBET verwendet das von MECHAU konstruierte und von der Firma Zeiß gebaute Schleifengalvanometer, das wegen seines geringen inneren Widerstandes und seiner raschen sicheren Einstellung sowie Unempfindlichkeit gegen Stoß und Transport besonders für thermoelektrische Messungen außerhalb des Laboratoriums (etwa am Krankenbett) geeignet ist. Im allgemeinen verwendet man für alle thermoelektrischen Messungen mit Vorteil niederohmige, spannungsempfindliche Galvanometer, wie sie heute von zahlreichen Firmen angeboten werden (Göttinger Physikal. Werkstätten, Siemens & Halske, Hartmann & Braun). Man kann die auftretenden Thermopotentiale natürlich genau so gut mit Hilfe einer Kompensationsmethode direkt messen.

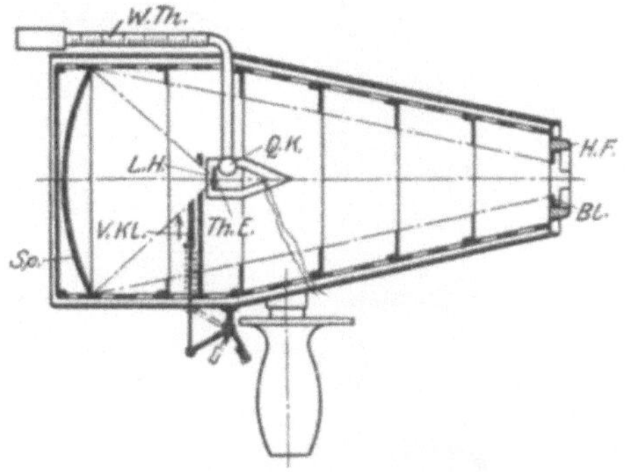

In manchen Fällen ist es erwünscht, die Temperatur in verschiedenen Schichten der Haut zu messen. Von ZONDEK (a) sind sehr kompendiöse Hg-Thermometer angegeben worden, die, in die Haut eingestochen, vergleichende Messungen in verschiedener Tiefe ermöglichen. Genauere Resultate erzielt man auch hier, weil die Messung „punktförmiger" ausfällt,

Abb. 3. Anordnung zur Messung der von der Haut abgestrahlten Wärme nach COBET und BRAMIGK. Th.E. Thermoelement. Sp. vergoldeter Hohlspiegel, welcher die durch das Fenster (verschließbar durch Blende Bl.) eintretenden Wärmestrahlen auf das Thermoelement vereinigt. W.Th. Winkelthermometer, das mit seiner Quecksilberkugel (Q.K.) den Vergleichslötstellen des Thermoelementes anliegt. V.Kl. Verschlußklappe, die bei Beginn der Messung eröffnet wird. H.F. sind Holzfüßchen, mit denen das ganze Blechgehäuse auf die Haut aufgesetzt wird.

mit thermoelektrischen Methoden. Die Meßlötstelle läßt sich unschwer in Nadelform umgestalten. Derartige Anordnungen kann man sich je nach Bedarf selbst herstellen. Eine recht zweckmäßige Form für Tiefenmessungen wurde neuerdings von R. WAGNER angegeben.

Die Frage nach dem *mittleren absoluten Normalwerte der Temperatur für die Hautoberfläche* läßt sich schwer mit einer einzigen, auf möglichst viele zuverlässige Messungen gestützten Zahl beantworten. Wie aus den späteren Mitteilungen ersichtlich ist, sind für die Oberflächentemperatur so viele Faktoren vitaler Natur und der Umwelt verantwortlich, daß an eine einfache Ermittlung schwerlich gedacht werden kann. Das reichlichste, geschlossen tabellarisch geordnete Zahlenmaterial liefert BENEDICT (e).

COBET kommt zu dem Schlusse: „Ein normal gebauter, wie üblich *gekleideter Mensch* hat in der Ruhe bei gewöhnlicher Zimmerwärme eine Hauttemperatur, die unter den Kleidern und stellenweise auch an den dauernd unbedeckten Partien des Kopfes durchschnittlich 34—35° beträgt. . . . . . Ein *nackter Mensch* hat bei einer Zimmertemperatur, bei der er sich noch behaglich fühlt (22—23°), eine durchschnittliche Hautwärme von 32—33°."

## Die Topographie der Hauttemperatur.

Daß unter gleichen Bedingungen — völlige Entkleidung und genügende Adaptation an die Umgebungstemperatur — durchaus nicht alle Orte der Körperoberfläche gleich temperiert sind, läßt sich leicht feststellen. Viele Orte sind so angeordnet, daß eine freie Abstrahlung der Wärme erschwert ist, so z. B. die Haut der Hohlhand und der Achselhöhlen. Diese Stellen werden genau

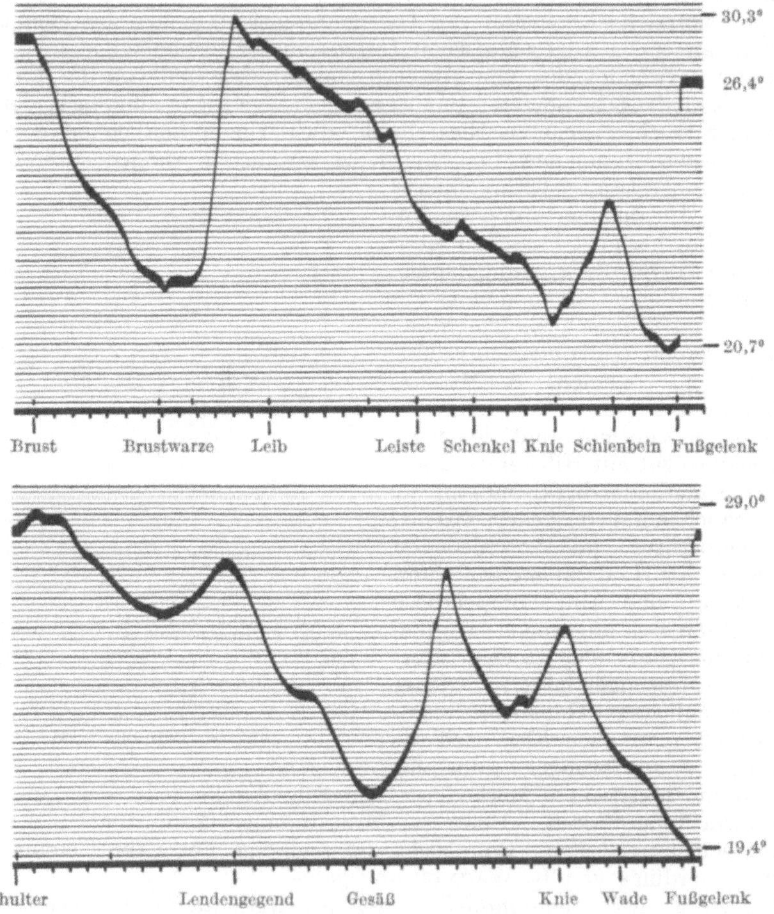


Abb. 4. Topographie der Hauttemperatur. (Nach Benedict.)

so wie diejenigen, welche im Bereiche großer subcutaner arterieller Gefäße, die nach Reichenbach und Heymann eine unverkennbare „Heizwirkung" entfalten, stets höher temperiert sein als die Umgebung. Im Gegensatz dazu ist nach den Untersuchungen von Burrows über den wenig durchbluteten Knochen und Sehnen regelmäßig die Hauttemperatur niedrig. Von größtem Einfluß ist ferner die Dicke des subcutanen Fettgewebes, welches als schlechter Wärmeleiter die Wärmeabgabe aus der Tiefe des Körpers erschwert. Aus diesem Grunde findet man nach den Angaben von Boye bei mageren Individuen stets eine um 2—3° höhere Oberflächentemperatur als bei fetten. H. Burows gibt an, daß man aus dem gleichen Grunde die Hauttemperatur zur Differentialdiagnose der Lipome verwenden könne, da über einem echten Lipom stets eine deutlich meßbare Minderung der Hauttemperatur sich feststellen lasse.

Aus dem Gesagten erhellt, daß die oberflächliche Hauttemperatur ein recht buntes Bild bieten muß. Als Beispiel seien die thermoelektrischen Meßresultate von BENEDICT (e) in Abb. 4 gegeben, die durch Abtasten der Körperoberfläche mit der in Abb. 2 wiedergegebenen Meßlötstelle unter photographischer Registrierung der resultierenden Thermoströme gewonnen wurden.

Verhältnismäßig gleichmäßig und am höchsten temperiert ist nach den Kurven von BENEDICT der Rumpf, niederer die Extremitäten, da deren Oberflächenentwicklung $\left( = \dfrac{\text{Oberfläche}}{\text{Masse}} \right)$ groß ist. Auffallend ist die niedere Temperatur der Brustwarzen und des Gesäßes, die übrigens von den verschiedensten Autoren übereinstimmend angegeben wird und zweifellos durch das an diesen Stellen besonders gut ausgebildete subcutane Fettpolster bedingt wird.

In Tabelle 1 sind die Meßresultate von OEHLER zusammengestellt:

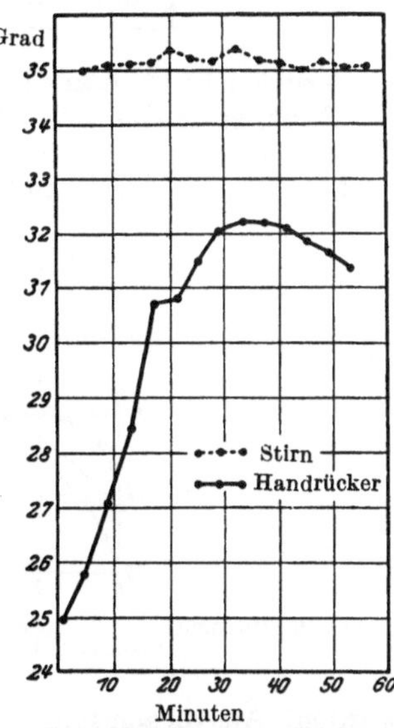



Abb. 5. Die Kurven zeigen wie verschieden konstant bei langdauernden Messungen sich die Hauttemperatur für Stirne und Handrücken verhält. (Nach COBET.)

Tabelle 1.

| Hautstelle | Hauttemperatur Grad C | |
|---|---|---|
| | maximal | minimal |
| Stirn . . . . . . . . . | 35,2 | 33,8 |
| Wange . . . . . . . . | 35,5 | 33,8 |
| Brust . . . . . . . . . | 35,3 | 33,8 |
| Bauch . . . . . . . . | 36,0 | 34,2 |
| Oberarm . . . . . . . | 34,7 | 33,1 |
| Vorderarm. . . . . . . | 34,8 | 31,7 |
| Handrücken . . . . . . | 34,8 | 32,5 |
| Oberschenkel . . . . . | 35,0 | 32,8 |
| Unterschenkel . . . . . | 35,1 | 32,4 |
| Fußrücken. . . . . . . | 35,2 | 29,3 |
| Außentemperatur war stets 20—21° C. | | |
| Rectaltemperatur etwa 37° C. | | |

Man sieht, daß sich die einzelnen Regionen nicht so sehr in ihren Maximaltemperaturen als vielmehr in den Minimalwerten voneinander unterscheiden. Stirn, Bauch, Brust weisen auch hier, wie oben bereits mitgeteilt wurde, die höchsten Werte auf.

LOEWY und DORNO (a) finden für die bekleideten Hautstellen des Rumpfes sehr konstant 35°, für die gewöhnlich entblösten Regionen stets niederere Werte mit einem Maximum (etwa 34°) an der Stirne, einem Minimum an den Extremitätenenden. Auch die Tabelle 1 läßt ersehen, daß unter den gewöhnlich entblößten Hautstellen die Stirne am höchsten temperiert zu sein pflegt. In gleichem Sinne äußern sich REICHENBACH und HEYMANN (a. a. O.).

*Die Konstanz der Hauttemperatur* ist nach den Befunden von OEHLER (siehe Tabelle 1), COBET (a. a. O.), LOEWY und DORNO (a. a. O.) am größten an der Stirne. Dies wird bereits aus der Tabelle 1 ersichtlich, kommt aber noch besser zum Ausdruck in der Kurve der Abb. 5.

Die Temperatur der Haut des Handrückens schwankt ständig in weitem Umfange, während die Temperatur der Stirnhaut kaum verändert wird. Dieses Verhalten der Stirne ist besonders interessant, weil auch elektrophysiologisch (s. das Kapitel „Elektrophysiologie" in diesem Bande S. 43) die Stirnhaut durch ihre Konstanz auffällt.

## Der Temperaturabfall innerhalb der Haut.

Schwieriger zu beantworten, aber keineswegs weniger wichtig als die Frage nach der Topographie der Hauttemperatur, ist die Frage nach dem Temperaturabfall innerhalb der Haut. Die Tabelle 2 gibt eine Reihe von Werten wieder, die von Zondek (a—d) mit seinen „Tiefenthermometern" gemessen wurden.

Tabelle 2.

| Lage des Thermometers | Temperatur Grad C |
|---|---|
| Musk. vast. lat. . . . . . . . | 36,6 |
| Unter der Fascie . . . . . . | 35,9 |
| Im Fettgewebe d. Subcutis  . | 35,6 |
| Intracutan . . . . . . . . | 35,2 |

Berücksichtigt man die in Tabelle 1 vorgetragenen Oberflächentemperaturen der Haut, so ergibt sich, daß innerhalb des Organes ein Temperaturabfall von 2—4⁰ C gewöhnlich vorhanden ist. Das gleiche lassen die Kurven der Abb. 6 ersehen, welche durch thermoelektrische Messungen von Ph. Keller gewonnen

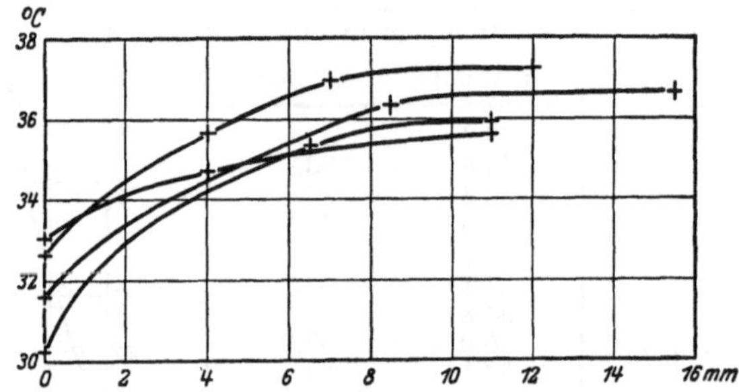


Abb. 6. Intracutaner Temperaturabfall nach thermoelektrischen Messungen von Ph. Keller. Abszisse: Tiefe der Meßstelle unter der Hautoberfläche.

wurden. Aus diesen Kurven ist weiterhin ersichtlich, daß die Maximaltemperatur stets in einer Tiefe von 6—8 mm unter der Hautoberfläche erreicht wird. Je niederer die Oberflächentemperatur ist, um so steiler wird der intracutane Abfall.

Die Tatsache eines dauernden so erheblichen Temperaturgefälles auf eine Strecke von wenigen Millimetern kann schon allein vom allgemein thermodynamischen Gesichtspunkte aus nicht belanglos sein für die Funktion des lebenden Organes, wird vielmehr eine Grundbedingung für seine normale Tätigkeit darstellen. Daß jede Änderung des Gefälles im Sinne einer Steigerung oder aber Minderung oder sogar Umkehr der Richtung einen erheblichen Reiz mit unmittelbar folgenden Funktionsänderungen darstellt, ist ohne weiteres verständlich und wird an anderer Stelle zu besprechen sein.

Die in Abb. 6 eingetragenen Tiefentemperaturen stellen Stichproben dar, aus denen nicht gefolgert werden kann, daß der Temperaturanstieg nach der Tiefe tatsächlich in Form der kontinuierlichen Kurven geschieht, die zur Verbindung der zusammengehörigen Messungen gezogen worden sind. In den einleitenden Ausführungen dieses Abschnittes ist bereits darauf hingewiesen, daß die einzelnen Schichten der Haut sich nach chemischer Zusammensetzung, Wassergehalt, Energielieferung wesentlich und in scharfer Abgrenzung voneinander unterscheiden, wodurch im Kurvenverlauf Unstetigkeiten entstehen müssen; insbesondere sind an der Grenze zwischen Oberhaut und Lederhaut und zwischen dieser und dem Fettgewebe ausgeprägte Knicke zu gewärtigen.

Über die biologische Bedeutung dieser Verhältnisse lassen sich vorläufig nur Vermutungen aufstellen. Vielleicht spielen sie bei dem Zustandekommen der Temperaturempfindungen eine Rolle.

## Die Ursachen der Hauttemperatur.

Es kann keinem Zweifel unterliegen, daß einer der wichtigsten ursächlichen Faktoren für die Hauttemperatur die Durchblutung ist. Wird doch die Hauttemperatur oft direkt als ein Kriterium für die Durchblutung herangezogen. Das an sich sehr schlechte Wärmeleitvermögen der tierischen Gewebe macht es verständlich, daß selbst bei schwacher Durchblutung die Wärmekonvektion durch das fließende Blut eine größere Rolle spielen muß als die Wärmeleitung aus der Tiefe. Das Blut kann sowohl Heiz- als auch Kühlwirkung entfalten. Taucht man z. B. die Hand in ein kaltes Bad, so wird man sehr bald die Haut im Verlaufe der großen Venen an den proximalen Teilen des Gliedes deutlich abgekühlt finden. Die Abb. 7 zeigt diese Tatsache, wie sie von TH. LEWIS (c) dargestellt wird.

Bei der Verwertung der Hauttemperatur zur Beurteilung der Durchblutung ist Vorsicht geboten. Aus den absoluten Werten läßt sich z. B. niemals eine

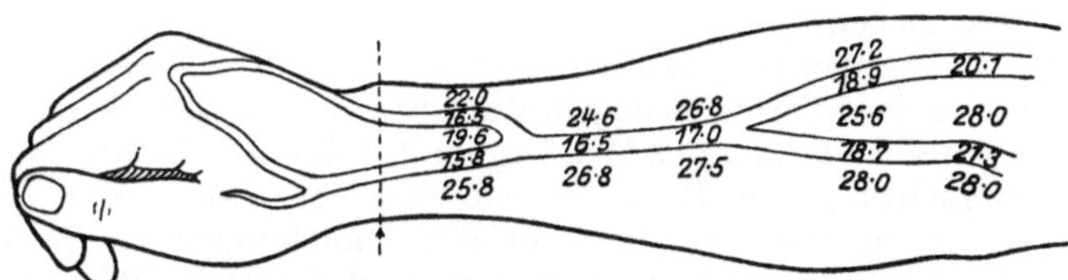

Abb. 7. (¹/₄ der natürlichen Größe.) Die Abbildung zeigt schematisch, wie das Eintauchen der Hand in eiskaltes Wasser auf die Temperaturen der Haut über den oberflächlichen Venen des nicht eingetauchten Armes wirkt.

diesbezügliche Folgerung ziehen, da sie weitgehend durch die Außentemperatur, Strahlung u. a. bestimmt werden. Lediglich Schwankungen und relative Werte kann man heranziehen.

Aus den Versuchen von HERZ geht hervor, daß die Haut der Extremitäten nach dem Zudrücken der Hauptarterien binnen weniger Minuten deutlich kälter wird. Venöse Stauung verursacht aber nicht, wie häufiger angegeben wird, eine Temperatursteigerung des gestauten Gliedes, abgesehen von einem ganz minimalen vorübergehenden Anstieg im Anfange der Stauung. Im Gegenteil neigt ein gestautes Glied dazu, möglichst die Temperatur der Umgebung anzunehmen, sei sie nun kälter oder wärmer als das Glied. Dieses Verhalten ist nach Wegfall der Heiz- und Kühlwirkung des Blutes ohne weiteres verständlich.

KOTHE fand bei künstlicher arterieller Hyperämisierung (ex vacuo!) einen regelmäßigen Anstieg der Hauttemperatur bis zu 35⁰, aber nie darüber. Entsprechend sind alle lokalen aktiven Hyperämien von erhöhter Hauttemperatur gefolgt, gleichgültig welche Ursache sie haben. Für Entzündungsherde ist dies täglich leicht festzustellen, für Hautreizmittel — Senföl, Jod u. dgl. — liegen Untersuchungen von COBET, KÖTSCHAU und RÖLOFFS vor. In gleichem Sinne ist die Steigerung der Hauttemperatur durch manche Gifte zu verstehen, so namentlich nach Aufnahme von *Alkohol* per os. Auch verschiedene Antipyretica, namentlich Antipyrin und Antifebrin wirken durch periphere Gefäßerweiterung (H. GESSLER). Die starke Hautdurchblutung geht mit einer Temperaturerhöhung des Organes und damit natürlich mit einer erhöhten Wärmeabgabe an die Umwelt einher (GEIGEL). Vom Organismus selbst wird die Möglichkeit eines erhöhten Wärmeabtransportes in die Haut durch gesteigerte Durchblutung derselben für die Zwecke der *Wärmeregulation* weitgehend ausgenützt. Beim Abklingen jeden Fiebers z. B. geht dem Schweißausbruch eine Steigerung der Hautdurchblutung und der Hauttemperatur voraus.

Endlich ist eine stark durchblutete Haut sehr viel schwerer durch äußere Maßnahmen in ihrer Temperatur zu verändern, und zwar erstreckt sich diese Schutzwirkung in ausgesprochenerem Maße auf die Abkühlung als auf die Erwärmung.

Alle Gefäßreaktionen der Haut sind also notwendigerweise mit Veränderungen der Hauttemperatur verbunden. Um Wiederholungen zu vermeiden, sei deshalb auf den entsprechenden Abschnitt dieses Handbuches verwiesen.

Ein weiterer wichtiger Faktor für die Größe der Hauttemperatur ist die Durchfeuchtung der Haut, namentlich ihres obersten verhornten Anteiles. Dies wird verständlich, wenn man sich vergegenwärtigt, daß die Wärmeleitzahl des Keratins 0,0001, die des Wassers aber 0,002 ist. Durchfeuchtung der Keratinschichte muß ihre Wärmeleitfähigkeit beträchtlich steigern. Es handelt sich hier um ein Analogon zu einem wichtigen Problem der Technik: die Veränderung von Wärme-Isoliermaterialien durch Feuchtigkeit im Sinne einer Verschlechterung ihrer Isolationsfähigkeit. Die Zunahme der Wärmeleitfähigkeit der menschlichen Haut mit steigender Durchfeuchtung wurde von A. Kreidl, von M. Herz und Verres beschrieben.

Die Form des Temperaturgefälles in der Haut muß sich notwendigerweise mit jeder Änderung der Wärmeleitung in der oberflächlichsten Schichte ändern, somit auch mit jeder Änderung des Wassergehaltes dieser Schichte. Gewöhnlich wird die Durchfeuchtung der Haut, sei sie passiver Natur oder aber aktiv (Schweiß!) bedingt, in anderer Weise zu der Hauttemperatur in Beziehung gebracht. Durch die Abdunstung von Wasser wird der Haut Wärme entzogen, die Hauttemperatur wird geringer. Vom Organismus wird diese Möglichkeit gleichfalls zur Wärmeregulation ausgenützt. Eine unerläßliche Vorbedingung für eine nennenswerte Wärmeabgabe auf diese Weise ist aber die eben besprochene Steigerung der Wärmedurchlässigkeit des verhornten Anteiles durch Steigerung seines Wassergehaltes.

Die Veränderung im Wärmeleitvermögen der Haut mit steigendem Wassergehalt muß sich natürlich auch bei Wärmezufuhr von außen her geltend machen. Dies zeigt sich in den Experimenten von Verres (a. a. O.) und H. Rein, die eine beträchtliche Erniedrigung der Reizschwellen für die Warmempfindung an durchfeuchteter Haut feststellen konnten.

Aus alledem ergibt sich eine wichtige praktische Folgerung: daß nämlich feuchte Temperaturreize sehr viel wirksamer sein müssen als trockene.

Die Frage, ob der Eigenstoffwechsel, der ja für die Temperierung anderer Organe die Hauptrolle spielt, für die Hauttemperatur wichtig ist, läßt sich zur Zeit noch nicht beantworten.

## Künstliche Veränderungen der Hauttemperatur und ihre Folgen.

Eine der wichtigsten Tatsachen ist die, daß einer willkürlichen künstlichen Temperaturveränderung der Haut von außen her gewisse Grenzen gesteckt sind. Es besteht ein gewisses Bestreben des Organes, seine Temperatur gegenüber solchen Maßnahmen konstant zu erhalten.

Eben noch erträglich sind an normaler, nicht anästhesierter Haut Temperaturreize von 45—50° (L. Fischer, Ph. Keller, Verres u. a.). Überschreitung dieser Reiztemperaturen setzt bereits irreversible Schädigungen der Haut [Th. Lewis (c)]. Versucht man durch Einwirkung von Temperaturreizen von etwa 50° über Minuten oder Stunden die Oberflächentemperatur der Haut zu

heben, so wird man selten höhere Werte als 37—39⁰ für dieselbe erreichen
können. ISELIN fand nach heißen Kataplasmen von 50—54⁰ durch thermoelektrische Messungen an den erwärmten Hautstellen (nach Abnahme der Kataplasmen) 36—37⁰, im Höchstfalle 38⁰. Die von LOEWY und DORNO (b) angegebenen Werte liegen bei Applikation von 45—50⁰, direkt unter dem Thermo-
phor gemessen, bei 39—42⁰. Es wird also offenbar in der Haut die Wärme sehr
rasch abtransportiert.

Jeder Wärmereiz bedingt Hyperämie der Haut und das Blut entfaltet eine
sehr starke Kühlwirkung durch konvektiven Wärmetransport. Aus diesem
Grund ist es nicht möglich, durch einfache konduktive Hitzeapplikation die Hauttemperatur wesentlich über die Bluttemperatur zu treiben. Die maximalen
so erreichten Temperaturen liegen in Höhe der Fiebertemperaturen (etwa bei
40⁰ nach ZONDECK). Gänzlich anders werden die Verhältnisse natürlich bei
Verwendung von Temperaturen, die Verbrennungen und somit schwere Funktionsstörungen des Organes verursachen. Eine Betrachtung dieser Dinge sei
unterlassen, da sie nicht ins Gebiet des Physiologischen gehören.

Um eine Hebung der Oberflächentemperatur hervorzubringen genügt andererseits bereits eine Einschränkung der Wärmeabgabe durch Abdeckung der Haut
mit schlechten Wärmeleitern (Kleidung). Dieser Prozeß der „Wärmestauung‘‘
ist wesentlich verschieden von der Erwärmung durch konduktive Wärmezufuhr
insoferne, als damit meist keinerlei Hyperämie verbunden ist. Im Gegenteil
ist bekanntermaßen die bekleidete Haut meist schlechter durchblutet als die
unbekleidete.

Die *Tiefenwirkung* der konduktiven Wärmezufuhr ist minimal. LOEWY
und DORNO (b) fanden bei stark erhöhter Oberflächentemperatur (etwa 12
bis 13⁰ +!) in der Tiefe der Subcutis nur eine Erhöhung um 3—4⁰. Das
Temperaturgefälle ist dabei stets von außen nach innen gerichtet.

Ganz anders liegen die Verhältnisse bei anderen Arten der Wärmezufuhr.
So z. B. bei Bestrahlung der Haut mit Wärmestrahlen oder bei Entwicklung
von JOULEscher Wärme durch Hochfrequenzströme (Diathermie).

Tritt bei Bestrahlung an der Oberfläche eine Erhöhung der Temperatur
auf 40—43⁰ ein, so ist meist auch eine ansehnliche Erwärmung der tieferen
Schichten zu beobachten und zwar in einem solchen Maße, daß ein Temperaturgefälle von innen nach außen entstehen kann. Die Größe der tiefen Erwärmung
hängt von der Wellenlänge der verwendeten Strahlen ab. Die sichtbaren Strahlen
sind sehr viel wirksamer als die ultraroten. Um Wiederholungen zu vermeiden,
sei auf die diesbezüglichen Ausführungen im Abschnitt über Strahlenbiologie
verwiesen [1].

Bei Heizung mit Hochfrequenzstrom endlich tritt praktisch homogene Erwärmung des Organs ein. Von Interesse ist an dieser Stelle nur, daß auch hierbei die auftretende Hyperämie in keinem Verhältnis zur Erwärmung steht.
Ferner, daß dabei ausgesprochene stärkere Warmempfindung selten zu beobachten ist, daß vielmehr als erste und einzige deutliche Empfindung ein schmerz-
betontes „Heiß‘‘ eintritt wenn die Grenztemperatur von etwa 46—50⁰ erreicht
wird.

Es ist also keineswegs gleichgültig, in welcher Weise eine Erwärmung vorgenommen wird.

In weit größerem Umfang läßt sich die Hauttemperatur künstlich verändern
durch Kälteapplikation. Unter Eiskompressen u. dgl. lassen sich nach 10 bis
15 Minuten bereits Temperaturen von 5—6⁰ beobachten (LOEWY und DORNO,
a. a. O.). Dies wird verständlich durch die in größerem oder geringerem Umfange

---

[1] G. A. ROST und PH. KELLER s. dieses Handbuch Bd. V/2.

eintretende Gefäßkontraktion, die einen Ausfall der Heizwirkung des Blutes bedingt. Die Tiefenwirkung ist dabei verständlicherweise sehr viel ausgeprägter als bei Wärmeverabfolgung, sie kann sich unter den Bauchdecken z. B. bis in die Darmschlingen geltend machen.

Alle künstlichen Veränderungen der Hautoberflächentemperatur, ob Abkühlung oder Erwärmung, bedingen eine Änderung des oben als normal beschriebenen intracutanen Temperaturgefälles. Jede Änderung desselben muß aber als Reiz wirken. Es kommt dabei zu einer Erregung der Thermo- und Schmerzrezeptoren [1]. Ferner zu einer Erregung der Hautgefäße [2], sowie zu Reaktionen des Drüsenapparates [3]. Über Reaktionen des eigentlichen parenchymatösen Anteiles der Haut ist wenig bekannt, doch sind solche mit Sicherheit anzunehmen. Die einzige Möglichkeit zur Untersuchung dieser letzteren bieten die elektrischen Erscheinungen.

Rein [4] fand eine Thermoreaktion der Haut, die sich durch das Auftreten eines positiven Potentiales an der erwärmten Hautstelle äußert. Dieser Befund weist ausdrücklich darauf hin, daß unter dem Einfluß von Temperaturreizen bzw. von Änderungen des normalen intracutanen Temperaturgefälles Dissoziationsänderungen im Innern der oberflächlichsten Epithellagen, sowie Permeabilitätsänderungen derselben stattfinden. Diese Möglichkeit einer willkürlichen Permeabilitätsänderung durch verschiedene Temperierung der Haut ist vielleicht von praktischer Bedeutung.

Wie überall im Organismus wird Steigerung der Hauttemperatur eine Erhöhung des Stoffwechsels bedingen müssen. Fehlen bisher genaue experimentelle Daten über die Größe des Stoffwechsels der Haut in situ überhaupt, so erst recht diesbezügliche Erfahrungen bei künstlich veränderten Temperaturverhältnissen. Von Interesse sind hier allerdings vielleicht Untersuchungen von L. Fischer. Dieser fand, daß elektrosmotisch erzeugte Adrenalinanämien der Haut in ihrer Dauer völlig von der Temperatur des Organes abhängen. Das Unwirksamwerden des Adrenalins muß man sich als durch oxydativen Abbau bedingt vorstellen. Während eine normal temperierte Haut für etwa 2 Stunden anämisch bleibt, gelingt es durch Abkühlung derselben auf etwa 25° eine Verlängerung der Anämie auf 8—10 Stunden zu erzielen. Umgekehrt beobachtet man bei Erwärmung der Haut eine wesentliche Verkürzung der Dauer der Anämie.

Die Fischerschen Befunde zeigt die Tabelle 3:

Tabelle 3. Adrenalinwirkung bei verschiedenen Temperaturen.

| Temperatur | | Dauer der Alkohol- anämie | Dauer der Adrenalin-Anämie | | | |
|---|---|---|---|---|---|---|
| des Wassers | der Haut | | Adrenalin 1 $^0/_{00}$ | Adrenalin 2 mg $^0/_0$ | Kokain- Adrenalin | Temperatur 2 mg $^0/_0$ Adrenalin |
| 45° | 43,7° | 6—8′ | 1h | $^1/_2$—$^3/_4$h | 1h | $^3/_4$h |
| 40° | 39,7° | 12—14′ | 2,5h | $1^1/_2$h | 2h | $1^3/_4$h |
| 35° | 35,9° | 20—25′ | 5h | $2^1/_2$h | 3—$3^1/_4$h | $2^1/_2$—$2^3/_4$h |
| 30° | 31,0° | 30—60′ | 7h | $(3^1/_2)$—4h | $4^1/_2$h | 4h |
| 25° | 25,9° | Kein Über- gang zur Hyperämie | 10h | $(4^1/_2$—5h | $5^1/_2$h | $4^1/_2$—5h |

[1] s. den Abschnitt über Sinnesphysiologie in diesem Bande, S. 91.

[2] s. darüber den Abschnitt über Gefäßreaktionen der Haut in diesem Handbuch, Bd. VII/2, L. Török.

[3] s. den Abschnitt über Sekretion in diesem Bande, S. 33.

[4] s. Abschnitt Elektrophysiologie in diesem Bande, S. 43.

Wie bedeutsam die Temperatur für das Unwirksamwerden des Adrenalins in der Haut ist, geht aus folgender von REIN erhobener und von L. FISCHER bestätigter Beobachtung hervor. Die Adrenalinanämie ist stets gefolgt von einer reaktiven Hyperämie, die vielleicht eine Folge der Reizwirkung der Adrenalinoxydationsprodukte ist. Diese reaktive Hyperämie setzt keineswegs in allen Schichten der Haut gleichzeitig ein, sondern sehr viel früher in den wärmeren tiefen Schichten. Diese reaktive Hyperämie des tiefen Capillarnetzes bei noch völlig anämisiertem oberflächigem ergibt das Bild der „lividen Verfärbung" oder „düsteren Röte" beim Abklingen einer elektrosmotisch erzeugten Adrenalinanämie.

Die FISCHERschen Befunde besitzen praktische Bedeutung insoferne, als man die elektrosmotische Cocain-Adrenalin-Anästhesie durch Unterkühlung der Haut recht wirksam unterstützen, vor allem zeitlich — bei gleicher Dosis — verschieden lang gestalten kann.

Die FISCHERschen Untersuchungen zeigen ferner die große Bedeutung der Hautdurchblutung für die Wirkung willkürlich veränderter Oberflächentemperaturen. Anämisierung der Haut bedingt Wegfall der Kühlwirkung des Blutes und stets viel größere Tiefenwirkung eines gesetzten Temperaturreizes. Dies kommt insbesondere im Verhalten der Sensibilität zum Ausdruck. Reize, die sonst angenehme Warmempfindungen machen, ergeben unangenehmen Schmerz.

Tabelle 4. Wärmeschmerz bei Adrenalin- und Cocain-Einführung in die Haut.

| Temperatur | Normale Haut | Adrenalin-anämische Haut | | Kokainvertaubte Haut |
|---|---|---|---|---|
| 60° | Sehr heiß, Brennen | Sehr heftiger, brennender Schmerz bis in die Hand | | Nach 4″ Brennen von gleicher Stärke wie in normaler Umgebung |
| 55° | Heiß, Brennen | Sehr heftiges Brennen | | Nach 7″ Brennen wie in normaler Umgebung |
| 50° | Heiß, geringes Brennen | Sehr starkes Brennen | | Nach 9″ brennender Schmerz wie in normaler Umgebung |
| 45° | Warm | Starkes Brennen | | Keine deutl. Empfindung |
| 40° | Warm | Mittelstark. Brennen | Manchmal 1—2″ verspätet | Keine Empfindung |
| 39° | Warm | Brennen bis warm | | Keine Empfindung |
| 38° | Warm | Brennen bis warm | | Keine Empfindung |
| 37° | Warm | Warm, manchmal schwaches Brennen | | Keine Empfindung |
| 36° | Warm | Warm | | Keine Empfindung |
| 35° | Lau | Lau bis warm | | Keine Empfindung |
| 30° | Lau | Lau | | Keine Empfindung |

Es sei darauf hingewiesen, daß das erste Auftreten von „Brennen" nach Ausschaltung des kühlenden Gefäßschutzes bei 36—38° auftritt. Dieses Temperaturgebiet ist aber nach LEWIS (c) auch dadurch ausgezeichnet, daß es die erste der zu beobachtenden Gefäßreaktionen hervorruft, die „lokale Rötung". Diese lokale Hyperämie ist also eine erste Schutzmaßnahme gegen Wärmeeinwirkungen von außen. Bei 43—44° folgt der sog. „rote Hof", der die Reizstelle umgibt. Nach den Untersuchungen von PH. KELLER ist es unzutreffend, in ihm nur eine Gefäßerweiterung in der Umgebung der Reizstelle zu sehen. Es handelt sich vielmehr um eine Hyperämie an der Reizstelle selber, welche der zuerst auftretenden „lokalen Röte" untergelagert ist (also tiefes Capillarnetz!), aber den Reizort überschreitet. Der Kühlerschutz durch das Blut wird also durch Eröffnung einer zweiten tieferen Capillarschichte noch weiter verstärkt.

Die Ursache der Gefäßerweiterung ist nach Th. Lewis nicht die direkte Einwirkung der Wärme, sondern das Freiwerden einer Substanz („H-Substanz"), die ihrerseits erst die Vasomotoren erregt.

Im Gegensatz dazu wird nach der Ansicht von Lewis die Reaktion der kleinsten Hautgefäße auf Kälte hin *direkt* bedingt. Kurze und mäßige Kältereize erhöhen den Gefäßtonus, führen zu einer Anämie, während starke Kältereize die Gefäßwände direkt lähmen, es tritt Dilatation ein. Es ist also letzten Endes so, daß auf Temperaturreize hin stets Reaktionen erfolgen, welche einer Temperaturänderung der Haut selbst entgegenwirken.

Endlich sei noch einer weiteren Folge willkürlicher Temperierung der Haut gedacht, welche den Gefäßreaktionen mehr oder weniger parallel geht. Nach H. Gessler ist jede Abkühlung der Haut nicht nur mit geringerer Durchblutung, sondern auch mit einer Abnahme ihres Wassergehaltes verbunden, während umgekehrt Erwärmung eine Anhäufung von Wasser im Organe bedingt. Der Übergang von Wasser ins Gewebe und umgekehrt findet nach Barbour und Tolstoi auch in der Muskulatur unter Temperatureinfluß statt, nur in entgegengesetztem Sinne wie in der Haut, also Wasserbindung bei Abkühlung. Daß aber Wasserablagerung bzw. Wasserentzug für das Wärmeleitvermögen der Haut von größter Bedeutung sein müssen, geht aus den oben gemachten Angaben hervor. Durch Wasserentzug gewinnt die Haut in ihrem Charakter als Wärme-Isolierschicht des Körpers beträchtlich.

Daß vermöge der beschriebenen Erscheinungen die Haut als *das* Organ der Wärmeregulation des Warmblüterorganismus gelten darf, ist verständlich. Eine Beschreibung der Haut als wärmeregulierendes Organ würde die diesem Abschnitte gesteckten Grenzen überschreiten und zudem eine Wiederholung vieler vorgehend beschriebener Einzelheiten darstellen.

## Literatur.
*Die Hauttemperatur des Menschen.*

*Letzte zusammenfassende Darstellung:* Cobet: Erg. Physiol. **25**, 440 (1926).

Azzi: Sperimentale **75**, 49 (1921).

Barbour: Physiologic. Rev. **1**, 295 (1921). — Benedict: (a) Arch. f. Physiol. **88**, 492 (1921). (b) Arch. f. Physiol. **90**, 33 (1902). (c) Amer. J. Physiol. **11**, 145 (1904). (d) Proc. Acad. Sci. **11**, 549 (1925). (e) Erg. Physiol. **24**, 549 (1925). — Boye: Zit. nach Cobet. — Burrows, H.: Lancet **205**, 1347 (1923).

Cobet: Erg. Physiol. **25**, 440 (1925). — Cobet und Bramigk: Dtsch. Arch. klin. Med. **144**, 45 (1924). — Cobet, Kötschau und Röloffs: Zit. nach Cobet.

Fischer, L.: Z. Biol. **86**, 351 (1928).

Gärtner: Münch. med. Wschr. **1905**, 1885. — Gessler, H.: Erg. Physiol. **26** I, 185 (1927).

Herz, M.: Untersuchungen über Wärme und Fieber. Wien 1893.

Iselin: Mitt. Grenzgeb. Med. u. Chir. **23**, 431 (1911).

Keller, Ph.: Nach unveröffentlichten Messungen, persönl. Mitteilung. — Keller, Ph. und Rost: Dieses Handbuch Bd. V/2. — Kothe: Münch. med. Wschr. **1904**, 1379. — Kreidl, A.: In Mraček, Handbuch der Hautkrankheiten. Bd. 1, S. 206.

Lewis, Th.: (a) Brit. med. J. **3304**, 737 (1924). (b) Heart **11**, 151 (1924). (c) Die Blutgefäße der menschlichen Haut. Berlin 1928. — Loewy und Dorno: (a) Ann. Schweiz. Ges. Baln. u. Klim. **1925**, H. 20, 14. (b) Strahlenther. **20**, 411 (1925).

Melchior und Wolf: Münch. med. Wschr. **1912**, 1039.

Oehler: Arch. klin. Med. **80**, 245 (1914).

Reichenbach und Heymann: Z. Hyg. **57**, 1 (1907). — Rein, H.: Z. Biol. **81**, 189 (1924). Schmidt und Weiss: Münch. med. Wschr. **1922**, 219. — Sluiter, E. und G. van Rijnbeck: Nederl. Tijdschr. Geneesk. **70**, 2496 (1926).

Talbot, F. B.: Amer. J. Dis. Childr. **30**, 483 (1925).

Verres, V.: Pflügers Arch. **89**, 33 (1902). — Viale, G.: Arch. Sci. med. **43**, 40 (1920).

Wagner, R.: Z. Biol. **84**, 557 (1926). — Winternitz: Physikalische Grundlagen der Hydro- und Thermotherapie 1906.

Zondek, B.: (a) Münch. med. Wschr. **1919**, 135. (b) Münch. med. Wschr. **1919**, 1379. (c) Münch. med. Wschr. **1920**, 255. (d) Münch. med. Wschr. **1920**, 811 und 1041. (e) Klin. Wschr. **1922**, 1745.

# III. Die Blutgefäße der Haut und die Änderungen ihres Tonus.

Von

## M. v. FREY-Würzburg.

Die Blutgefäße der Haut dienen einerseits der Ernährung des Gewebes, wozu auch die Heilung von Schädigungen gehört, andererseits der Erhaltung

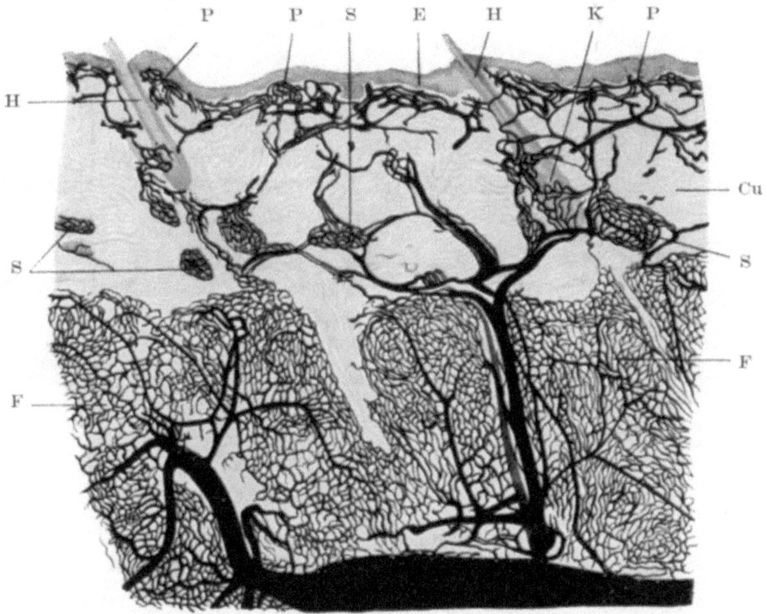


Abb. 8. Querschnitt der Haut vom Oberarm eines Kindes.
Die Gefäße mit Carminleim vollständig gefüllt. E Epidermis, P Papillen, Cu Lederhaut, F subcutanes Fettgewebe, H Haarschaft, K Haarkolben, S Schweißdrüsen. Man kann hier, abgesehen von den größeren Gefäßen, die Capillaren des Papillarkreislaufes, der Schweißdrüsen, Teile der Blutgefäße der Haare und jene des Fettgewebes unterscheiden. Der große Gefäßstamm an der unteren Grenze des Bildes verläuft in der horizontalen Bindegewebslage, durch welche das subcutane Fettgewebe in zwei übereinander geschichtete Teile geschieden wird. Es ist demnach nur die Hälfte des Panniculus adiposus zu sehen. (Vergrößerung 40.)
(Aus Handbuch der Haut- und Geschlechtskrankheiten v. Mraček Bd. 1.)

der Körpertemperatur. Nebenher geht noch ihr Einfluß auf die Hautfarbe, der, sei es als Schmuck, sei es als Ausdrucksmittel, eine nicht zu unterschätzende Bedeutung für den einzelnen wie für die Art zukommt. Die Anordnung der Gefäße ist unverkennbar diesen Aufgaben angepaßt: Das bindegewebige und elastische Gerüst der Haut ist als stabilster Teil verhältnismäßig gefäßarm, der Fettkörper und die Drüsen sind reichlich versorgt (Abb. 8). Zu den Drüsen, und zwar zu den apokrinen (bzw. holokrinen) kann auch die Keimschicht der Oberhaut gerechnet werden, die durch die Gefäße des Papillarkörpers ernährt wird. Es ist sehr bemerkenswert, daß die der Oberfläche parallele Schichtung, welche im papillaren Teil der Lederhaut die feinen Gefäße zeigen, sich im retikularen Teil für die Netze der stärkeren Arterien und Venen wiederholt. Hier

liegt wohl eine Einrichtung vor, die es ermöglicht, die Isotherme der Bluttemperatur im verschiedenen Abstand von der Oberfläche zu bringen. In
dieser Beziehung könnten auch die von den Anatomen wiederholt festgestellten
arteriovenösen Anastomosen [vgl. SPALTEHOLZ (c), l. c. S. 416] als Kurzschlüsse
des Blutstroms besondere Bedeutung gewinnen. Außerdem sichern zahlreiche
Anastomosen zwischen gleichnamigen Gefäßen den Kreislauf der Haut bei
den ständig wechselnden Beanspruchungen auf Druck und Zug.

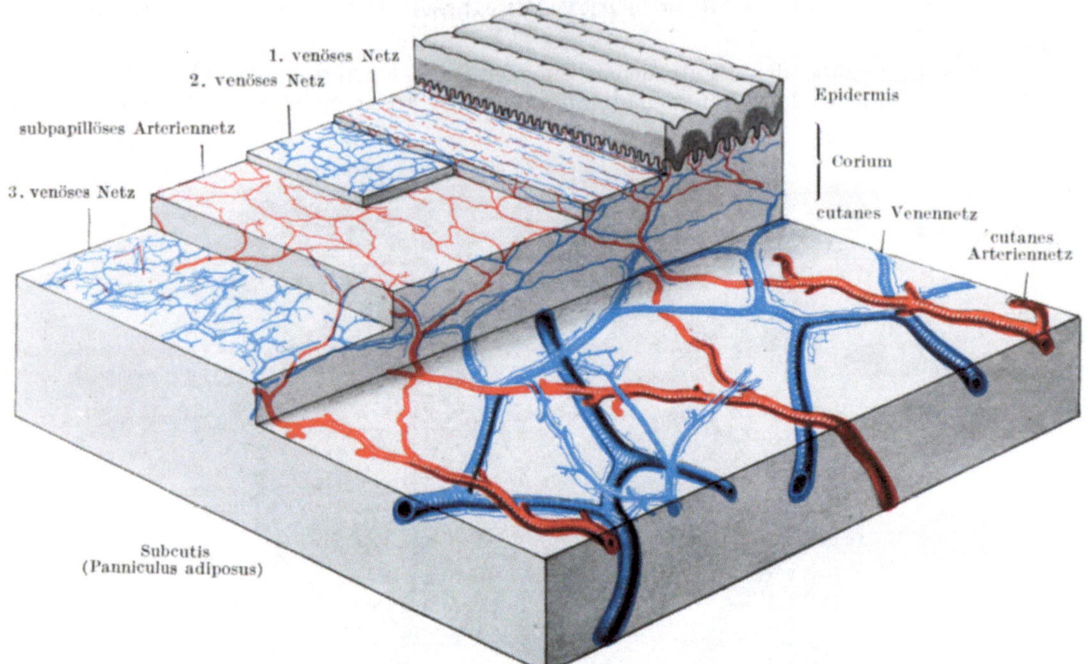


Abb. 9. Verteilung der Blutgefäße in der Haut der Fußsohle.
Die Zeichnung ist perspektivisch nach einem in 50facher Vergrößerung hergestellten treppenstufen-
artigen Modell angefertigt. Die Bilder wurden erhalten durch Kombination verschiedener Stücke
gleichwertiger Präparate (von der Ferse und dem Großenzehenballen) unter dauernder Kontrolle
von Flachschnitten durch Querschnitte, so daß von den Flächenbildern jede Einzelheit naturgetreu
ist, während eine genaue Darstellung der Beziehungen der verschiedenen Netze zum Querschnitt
nur auf der einen (Querschnitts-) Fläche möglich war. Im übrigen mußten die einzelnen Netze auf
Ebenen projiziert werden, die ungefähr ihrer mittleren Lage entsprechen; sie lassen deshalb die
Höhenunterschiede in ihren einzelnen Bestandteilen nicht erkennen. Der Übersichtlichkeit wegen
sind sämtliche Gefäße weggelassen worden, die offenbar mit den Knäueldrüsen in Zusammenhang
stehen. Vom Unterhautgewebe ist nur der oberste Teil gezeichnet. (Vergr. etwa 12:1.)
(Nach W. SPALTEHOLZ.)

Nach den Untersuchungen von SPALTEHOLZ [(a), (b), (b)] sind drei Arteriennetze zu
unterscheiden, ein fasciales unterhalb, ein cutanes oberhalb des Fettkörpers und das sub-
papillare an der Grenze zwischen Papillar- und Retikularschicht der Lederhaut, die durch
aufsteigende Äste überall miteinander in Verbindung treten. In den Ablauf des venösen
Blutes sind vier Netze eingelagert, zwei dicht übereinander in der Papillarschicht, eines
ungefähr in halber Höhe der Retikularschicht, das vierte an deren Grunde. Klappen
scheinen sich nur in den letzteren zu finden [SPALTEHOLZ (c), l. c. S. 420] (Abb. 9).
Was den feineren Bau dieser Gefäße betrifft, so sind die Arterien des cutanen Netzes
mit einer zusammenhängenden, mehrschichtigen Lage von Ringmuskeln ausgestattet,
die sich aber in den daraus entspringenden, gegen die Oberhaut strebenden Ästen mehr
und mehr verliert, so daß an der Basis der Papillen Muskelzellen nur vereinzelt, wenn überhaupt nachweisbar sind. Auch die Gefäße der beiden subpapillären venösen Netze sind
sehr einfach gebaut und können gleich den Papillaren als muskelfreie Endothelröhren
angesehen werden. Die von dem jeweiligen Blutdruck unabhängige „aktive" Änderung
ihres Durchmessers ist dann der amöboiden Beweglichkeit des Endothels zuzuschreiben,

die sich auch in der Fähigkeit, Sprossen zu treiben, verrät. Demgegenüber schreiben, anknüpfend an ältere Beobachtungen, VIMTRUP, PARKER und ZIMMERMANN dem Endothel lediglich eine passive Rolle zu und erblicken die Veranlassung zur Formänderung in gewissen verzweigten, das Epithelrohr spinnenartig umgreifenden Zellen, sog. Pericyten, die sie als Muskelzellen besonderer Art ansprechen. Nach anderen Forschern, MARCHAND, CLARK, handelt es sich bei den fraglichen Zellen um sog. Adventitialzellen, die als Abkömmlinge des Endothels (bzw. des Bindegewebes) gelten und gleich diesem contractil sein sollen.

Die Beobachtung am Lebenden stellt außer Zweifel, daß alle Gefäße der Haut, muskelführende wie muskellose, Contractilität besitzen, d. h. daß sie befähigt sind, ihren Dehnungswiderstand unabhängig von der jeweiligen Füllung zu verändern. Diese Veränderungen werden veranlaßt entweder durch am Orte angreifende Reize, unter denen besonders die chemischen und thermischen zu nennen sind, oder infolge von Erregungen, die auf dem Wege der Nerven zu den Gefäßen gelangen. Durch diese Nerven wird die Haut zahlreichen reflektorischen Einwirkungen zugänglich, außerdem aber auch ein den Gemütsbewegungen dienendes Erfolgsorgan.

## Die Gefäßnerven der Haut

sind zu unterscheiden in verengernde (constrictorische, pressorische) und in erweiternde (dilatatorische, depressorische). Außerdem erhalten die Gefäße noch afferente (sensible) Fasern, von denen unten noch die Rede sein wird.

*Die verengernden Gefäßnerven* für die Haut des ganzen Körpers werden seit GASKELLs grundlegendem Versuch einer Ordnung der Nerven für die vegetabilischen Funktionen zu den sympathischen gerechnet, welche die eine Hälfte des sog. autonomen Systems darstellen [LANGLEY (a)], ein Name der andeuten soll, daß dieses System eine gewisse, wenn auch beschränkte Unabhängigkeit vom zentralen oder somatischen Nervensystem besitzt. Ihr Ursprung ist auf das Brustmark und die ersten vier Segmente des Lendenmarks beschränkt, die verhältnismäßig kleinen Ursprungszellen liegen in den seitlichen Teilen der grauen Substanz (Seitenhorn). Die Achsenfortsätze derselben treten mit den zentralen Wurzeln nach außen, verlassen aber jenseits der Spinalganglien die zugehörigen Nerven und treten auf dem Wege der Rami communicantes albi in den sympathischen Grenzstrang über, den sie nach aufwärts oder abwärts eine Strecke verfolgen, bis sie in einem seiner Ganglien endigen (präganglionäre Fasern). Hier entspringen dann die postganglionären Leitungswege für die Gefäße, glatten Muskeln und Drüsen der Haut, die über die Rami communicantes grisei zu den Spinalnerven und mit diesen zur Peripherie gelangen. Die für die Gefäße bestimmten Fasern zweigen von Strecke zu Strecke an diese ab.

Im Gegensatz hierzu verfügen die erweiternden Gefäßnerven über ein weit größeres Ursprungsgebiet und sehr verschiedene Leitungswege. Ein großer Teil der Kopfhaut und der angrenzenden Schleimhautfläche erhält seine gefäßerweiternden Nerven auf dem Wege von Gehirnnerven (Trigeminus, Facialis bzw. Portio intermedia, Glossopharyngeus, Laryngeus vagi), außerdem soll der Halssympathicus erweiternde Fasern für die Haut des Ohres, der Wangen, der Lippen und benachbarter Teile führen, die aus dem obersten Brustmark stammen und dasselbe über die ventralen Wurzeln verlassen (DASTRE und MORAT). Diese Angabe wird neuerdings angezweifelt (FELDBERG und SCHILF). Die fraglichen Fasern werden als sekretorische und die Gefäßerweiterung als eine sekundäre gedeutet, hervorgerufen durch Stoffwechselprodukte (s. auch SCHILF).

In auffälliger Abweichung von dem eben geschilderten Verhalten verlassen die gefäßerweiternden Nerven für die Haut des Rumpfes und der Glieder das Rückenmark zwischen den unteren Halssegmenten und dem ersten Sakralsegment durch die hinteren Wurzeln und ziehen ohne mit dem Grenzstrang Verbindungen einzugehen, mit den spinalen Nerven nach der Peripherie. Ihr Austritt durch die hinteren Wurzeln ist für die untere Extremität zuerst von Stricker beschrieben und später von Morat und Werziloff bestätigt worden. Ein gleiches Verhalten der erweiternden Gefäßnerven der vorderen Extremität hat Bayliss (a) festgestellt. Über den Ursprung des gefäßerweiternden Nerven für die Haut des Rumpfes liegen Experimente an Tieren nicht vor, offenbar deshalb, weil die Feststellung des Reizerfolges bei diesen erhebliche Schwierigkeiten bietet (dichte Behaarung!). Hier liefern die Beobachtungen von O. Foerster an Patienten, bei denen er wegen unerträglicher Schmerzen dorsale Wurzeln durchtrennte, eine überaus wertvolle Ergänzung. Bei Reizung des peripheren Stumpfes solcher Wurzeln sah Foerster Gefäßerweiterung auftreten in Hautgebieten, welche annähernd übereinstimmen (sie sind meist etwas größer) mit den von Head auf Grund trophischer Erkrankungen bestimmten Zonen (Dermatomen) (H. Head).

Die obenerwähnte Untersuchung von Bayliss führte weiter zu der Feststellung, daß die „trophischen" Zentren des gefäßerweiterten Nerven in den Spinalganglien gelegen sind. Nach Durchtrennung einer hinteren Wurzel bleiben nämlich diese Nerven erregbar, wenn das Ganglion geschont wird. Bayliss schließt hieraus, daß diese Nerven identisch sind mit den afferenten Fasern der hinteren Wurzeln und gleich diesen Erregungen von der Haut nach dem Rückenmark leitet, daß sie aber, soweit sie mit Gefäßen in Verbindung treten, zugleich befähigt sind, Veränderungen in der Peripherie hervorzurufen, die zur Erweiterung der Gefäße führen. Bayliss spricht von einer *antidromen* Leitung [W. M. Bayliss (a), l. c. S. 194]. Dieser Auffassung ist weiterhin auch Langley (b) beigetreten und sie gilt in der neueren Literatur der Gefäßinnervation als ziemlich gesichert. Nun liegen aber aus letzter Zeit anatomische Nachrichten vor, besonders von A. Hirt, denen zufolge die Spinalganglien neben den Zellen somatischer Art auch eine große Zahl autonomer enthalten, darunter solche, die lange Fortsätze in die Peripherie senden. Da diesen mit großer Wahrscheinlichkeit efferente Leitung zugeschrieben werden darf, liegt keine Nötigung vor, die erwähnten Reizergebnisse auf antidrome Erfolge afferenter Nerven zu beziehen, ganz abgesehen davon, daß diese Annahme durch keinerlei sonstige Erfahrungen aus dem Gebiete der Nervenphysiologie gestützt wird.

Es steht wohl im Zusammenhang mit dem, geläufigen Anschauungen über Nervenleitung widersprechenden Verhalten der Vasodilatatoren, daß in neuerer Zeit ihre Existenz überhaupt in Frage gestellt und erwogen worden ist, ob nicht den auf Nervenreizung zu beobachtenden Gefäßerweiterungen ein sekretorischer Vorgang zugrunde liegt. Barcroft (a) hat diesen Gedanken erörtert in bezug auf die Hyperämie, welche die Absonderung der Speicheldrüsen begleitet. Es ist sehr wahrscheinlich, daß der gesteigerte Stoffwechsel der Drüse die Gefäßerweiterung begünstigt; daß er für sie allein verantwortlich zu machen sei, ist kaum anzunehmen. Gegen eine solche Deutung spricht, daß Reizung der Chorda auch dann noch Gefäßerweiterung hervorruft, wenn die Absonderung der Drüse durch Atropin gelähmt ist. Jedenfalls kann die auf Reizung von hinteren Wurzeln entstehende Erweiterung von Hautgefäßen nicht durch Drüsentätigkeit vermittelt sein, weil die einzige vom Nervensystem beherrschte Absonderung der Haut, die des Schweißes, wie oben erwähnt, durch sympathische Nerven veranlaßt wird, die das Rückenmark nicht über die dorsalen, sondern über die ventralen Wurzeln, gemeinsam mit den gefäßverengernden Nerven verlassen.

Trotzdem könnte die oben erwähnte Vermutung einen richtigen Kern enthalten. Gleichwie der Nervus vagus seine hemmenden Wirkungen auf das Herz auf hormonalem Wege entfaltet, könnte auch die Erschlaffung der Gefäßwand auf dem Umwege über eine chemische Umstimmung erreicht werden. Es ist seit langem bekannt, daß verengernde und erweiternde Nerven nicht Antagonisten sind in dem Sinne, daß ihre Wirkungen sich gegenseitig aufheben bzw. algebraisch addieren (VON FREY). Sie treten vielmehr bei gleichzeitiger Reizung beider Nerven auch beide in Erscheinung in der Weise, daß die erweiternde Wirkung zeitlich der verengernden folgt. Die große Trägheit im Ablauf der ersteren spricht zugunsten der Einschaltung eines hormonalen Zwischengliedes.

Die verengernden wie die erweiternden Gefäßnerven stehen unter einem nervösen Tonus, der durch Reflexe sowie durch chemische Einflüsse auf ihre Ursprungskerne, bzw. auf die sog. Gefäßzentren in der Medulla oblongata und anderen Hirnteilen unterhalten wird. Änderungen des nervösen Tonus vollziehen sich wahrscheinlich immer unter Beteiligung beider Arten von Gefäßnerven in der Weise, daß mit der Tonussteigerung der einen Art die Tonusminderung der anderen einhergeht, sog. reziproke Innervation [W. M. BAYLISS (c)]. Bei stärkeren Änderungen in der Blutfülle der Haut mit ihrem großen Aufnahmevermögen bedarf es einer kompensatorischen Verschiebung der ganzen Blutmenge des Körpers, wenn der normale Druck in den großen Gefäßen erhalten bleiben soll. Dies kann wohl nur durch eine regulierende Einrichtung geschehen, die alle Gefäßgebiete, insbesondere die reich innervierten der Haut und der Baucheingeweide (Splanchnici), zusammenfaßt, und die wahrscheinlich in dem bereits erwähnten sog. Gefäßzentrum des Kopfmarkes zu suchen ist. Die ausgedehnten plethysmographischen Untersuchungen OTFRIED MÜLLERs (a), sowie ERNST WEBERs liefern zahlreiche Belege für solche Verschiebungen.

Über die näheren Veranlassungen zu denselben ist noch wenig Sicheres bekannt. Einerseits kommen Reflexe in Frage, die durch die verschiedenen Sinnesnerven der Haut vermittelt werden. Von ihnen wird unten noch die Rede sein (S. 29 u. 32). Ob die afferenten Nerven der Blutgefäße lediglich als schmerzempfindliche anzusprechen sind oder ob sie nebenbei bzw. ob besondere afferente Nerven regulatorisch nach Art des N. depressor wirken, ist zur Zeit nicht geklärt. Die letztere Vorstellung wird nahegelegt durch die von L. HILL studierten Gefäßreflexe, die den durch die Schwere bewirkten Kreislaufstörungen entgegenarbeiten.

Man kann annehmen, daß der N. depressor für die Aufrechterhaltung des normalen Blutdrucks allein zuständig ist, und daß die Verteilung des Blutes auf die einzelnen Organe den Reflexen überlassen bleibt, die von eben diesen selbst ausgelöst werden. Eine solche Selbständigkeit erscheint indessen mit einer dauernden Sicherung des Kreislaufes kaum verträglich, so daß irgendein Ausgleich der verschiedenartigen und zeitlich wechselnden Ansprüche erforderlich erscheint. Ob hierzu die chemische Reizwirkung genügt, der die Nervenkerne des Rückenmarks und der Oblongata unterstehen, wenn das ihnen zuströmende Blut venöse Beschaffenheit annimmt, ist wohl sehr fraglich. Man wird also noch an weitere und verwickelte Sicherungen denken müssen.

## Das Verhalten der Hautgefäße bei örtlichen Einwirkungen.

Im Gegensatz zur quergestreiften Skeletmuskulatur zeigen die glatten Muskeln der Gefäße, wie auch andere glattmuskelige Hautorgane, nach Durchtrennung ihrer Nerven noch einen eigenständigen Tonus. Sehr wertvolle Einblicke in die hier maßgebenden Bedingungen sind durch Versuche an isolierten Stücken und Streifen von Gefäßen (Arterien wie Venen) gewonnen worden. Besonders lehrreich sind in dieser Richtung die Untersuchungen von WALTER

Schmitt an den Placentararterien, die als nervenlos gelten müssen. In gepufferter Ringerlösung von einer Wasserstoffzahl gleich der des Blutes wirken Sauerstoff stark verkürzend, Stickstoff, Wasserstoff und Kohlensäure stark erschlaffend. Die Verkürzungen, 30—40% der Ausgangslänge, sind größer als sie durch Bariumchlorid (1,7%), durch Histamin (1: 20 000) oder durch elektrischen Reiz erreicht werden können; Adrenalin ist auf diese Gefäße so gut wie ohne Wirkung. Versenkt man die Gefäße in Serum und wartet die dabei auftretende Verkürzung (Laugencontractur) ab, so wird die Wirkung des Sauerstoffs sichtbar bei Durchleitung eines Gasgemisches von 5% Sauerstoff und erreicht ihren höchsten Wert bei etwa 20% Sauerstoff. Innerhalb dieser Grenzen stellt sich der Tonus dieser Gefäße nach Maßgabe der Sauerstoffspannung ein.

Sehr fein reagieren ferner die Blutgefäße sowohl in isolierten Stücken, wie innerhalb des Gewebes auf die Wasserstoffzahl des Serums bzw. der gepufferten Ringerlösungen in dem Sinne, daß Erhöhung dieser Zahl zur Erschlaffung, Verminderung zur Verkürzung führt [Atzler und Lehmann, W. Schmitt (b)]. Immerhin erfolgen die auf diesem Wege erzielten Formänderungen nicht so rasch wie bei Zuleitung von Sauerstoff bzw. Wasserstoff, wahrscheinlich aus dem Grunde, weil der Tonus im höheren Grade als von der Reaktion der Spülflüssigkeit, von der im Muskel selbst herrschenden beeinflußt wird. Wird Sauerstoff zugeführt, der leicht in das Gewebe eindringt, so können die saueren Stoffwechselprodukte zerstört, vielleicht auch wieder aufgebaut werden, wobei sich die Reaktion des Gewebes auf eine niedrigere Wasserstoffzahl einstellt. Hierbei tritt Tonuserhöhung auf. So läßt sich das Verhalten der Gefäße unter wechselnder Sauerstoffspannung und wechselnder Reaktion der Spülflüssigkeit, sowie unter der wechselnden „Pufferungspotenz" des Gewebes selbst, unter einem einheitlichen Gesichtspunkt begreifen. Auf die letztere Bedingung bezieht sich offenbar die Vermutung von W. R. Hess, daß eine gegebene Reaktionsänderung, die dem Gefäße von außen her, d. h. vom Gewebe aufgezwungen wird, stärker wirkt als eine in der durchströmenden Flüssigkeit auftretende.

Ohne Zweifel sind die für den Tonus der Arterien und Venen als maßgebend erkannten Bedingungen im wesentlichen auch gültig für die Capillaren, doch stehen diese infolge der Dünnheit ihrer Wände in noch höherem Grade unter dem Einfluß des Gewebsstoffwechsels als die dickeren Gefäße. Die Erscheinungen sind daher von großer Mannigfaltigkeit. Sie sind an der Haut des Menschen besonders eingehend studiert worden, zuerst von U. Ebbecke [(a) und (b)] und unabhängig von diesem von Th. Lewis und seinen Mitarbeitern.

So verschieden die auf die Haut einwirkenden Reize sein mögen, so kommt es letzten Endes doch immer auf eine Vierheit von Reaktionen hinaus, die unter den Bezeichnungen Nachblassen, Nachröten, Roter Hof und Quaddel bekannt sind. Wechselnd ist die Stärke ihres Auftretens, örtliche Ausbreitung und zeitlicher Ablauf, die teils von der Beschaffenheit des Reizes, teils von der Ansprechbarkeit der Haut, ihrer Temperatur u. a. abhängen. Es brauchen auch nicht immer alle vier Formen der Reaktion in Erscheinung zu treten.

Die schwächsten wirksamen Reize, am einfachsten Strichreize auf warmer Haut, führen nur zu einem *Nachblassen* (Dermographia alba der Kliniker, Weißreaktion nach Lewis), das 15—20 Sekunden nach dem Reize einsetzt, in einer halben oder ganzen Minute voll ausgebildet und nach einigen weiteren Minuten wieder verschwunden ist. Die Ausdehnung des Nachblassens entspricht genau der Ausdehnung des Reizes, der offenbar ein Schrumpfen der kleinen Gefäße durch unmittelbar mechanische Erregung hervorbringt. Die scharfe örtliche Begrenzung schließt die Deutung als Gefäßreflex aus. Der

Vorgang ist unabhängig von Blutstrom und Blutdruck. Er entsteht auch dann, wenn der Kreislauf durch Umschnüren des Armes unterbrochen ist.

Stärkere mechanische Reize führen zum *Nachröten* (Rotreaktion nach LEWIS), dessen Latenz kürzer ist wie die des Nachblassens, in ungefähr derselben Zeit wie dieses zur vollen Entwicklung kommt und dann allmählich, nach starken Reizen sehr langsam, schwindet. Die zunächst hellrote Farbe nimmt später einen bläulichen Ton an. Auch diese Reaktion beschränkt sich, sogar noch schärfer als das Nachblassen, auf die vom Reize unmittelbar getroffenen Hautstellen oder überschreitet sie nur sehr wenig, so daß die Bahn des Strichreizes als rote Spur, seitlich begrenzt von blassen Rändern, sichtbar bleibt (Dermographia rubra). Es ist daher auch für diese Reaktion die reflektorische Entstehung auszuschließen, die, wie sogleich zu besprechen sein wird, zu so scharfer Begrenzung nicht befähigt ist. Überdies gelingt der Versuch in gleicher Weise an anästhetischer Haut. Die verschiedenen Reizarten, die EBBECKE und LEWIS zur Auslösung der Reaktion verwendet haben, mechanische, thermische, elektrische, chemische, bedürfen stets eines Intensitätsgrades, der wahrscheinlich eine vorübergehende Schädigung der Haut setzt und daher vermuten läßt, daß diese Reize nicht als solche, sondern durch Vermittlung eines chemischen Zwischenprozesses zu ihrer gleichartigen Wirkung gelangen. Diese Deutung liegt um so näher, als die Reize häufig, wenn auch nicht ausnahmslos, nebenbei noch schmerzhaft, d. h. von einer nervösen Erregung begleitet sind, für die ebenfalls ein chemischer Zwischenprozeß als auslösende Veranlassung anzunehmen ist (s. unten).

Das für das Nachröten verantwortlich zu machende Reaktionsprodukt muß dadurch gekennzeichnet sein, daß es auf die feinen Gefäße erweiternd wirkt, eine Eigenschaft, die sehr vielen Substanzen zukommt. Man wird zunächst an Kohlensäure denken, deren gefäßerweiternde Wirkung von BAYLISS [(a) und (b), l. c. S. 821] nachgewiesen worden ist, oder an andere organische Säuren, die regelmäßige Produkte des Zellstoffwechsels, namentlich des anaeroben sind. Nach A. FLEISCH bedarf es nicht einmal einer Überschreitung des Neutralpunktes; schon die Verminderung der alkalischen Reaktion der Körperflüssigkeiten genügt, um Gefäßerweiterung hervorzurufen. TH. LEWIS (l. c. S. 99 und 234) vermutet, daß die schädigenden Reize aus den Geweben Histamin frei machen, eine Annahme, die durch neuere Untersuchungen von HARRIS und F. ELLINGER und P. TRENDELENBURG gestützt wird. Histamin besitzt bekanntlich neben einer verengernden Wirkung auf die Arterien eine kräftig erweiternde auf die feinen Gefäße (DALE und RICHARDS) (s. Abb. 10).

Mit der Erweiterung der kleinen Hautgefäße ist bei stärkeren Reizen bzw. bei Personen mit empfindlicher Haut weiterhin auch das Auftreten einer *Quaddel* verbunden, wiederum genau begrenzt durch die Ausdehnung des Reizes. Sie zeigt, daß der fragliche Stoff auch die Durchlässigkeit der Gefäße erhöht.

Der zur Erklärung des Nachrötens hier angenommene Vorgang kann betrachtet werden als Sonderfall der unausgesetzt stattfindenden Schwankungen der Gefäßweite, die bedingt sind durch die nach Menge und Beschaffenheit wechselnden Stoffwechselprodukte. In diesem Sinne muß den Geweben die Fähigkeit zugesprochen werden, ihren Anteil an dem Blutstrom in gewissen Grenzen selbsttätig zu regeln, insbesondere in Zeiten der Tätigkeit eine genügende Zufuhr zu sichern. Zweifellos spielen diese Tonusschwankungen auch bei den Umsetzungen im Fettkörper und in den Drüsen eine Rolle. Auf ihre ungeheure Bedeutung für die Muskeltätigkeit hat namentlich A. KROGH (b) die Aufmerksamkeit gelenkt.

Aber auch in ruhenden Organen und Geweben ist von den Beobachtern immer wieder das eigenartige Verhalten der kleineren arteriellen Gefäße und

der Capillaren bemerkt worden, darin bestehend, daß von einer Anzahl einander
benachbarter gleichartiger Gefäße die einen offen, die anderen geschlossen
oder doch verengt sind und daß diese Zustände ständig wechseln, von Ort zu
Ort in scheinbar ganz unabhängiger Weise. Ob hier wirklich nach Ort und Zeit
genügend große Unterschiede des Gewebsstoffwechsels vorliegen, oder ob es
sich um einen mehr oder weniger regelmäßigen automatischen Rhythmus
handelt, wie er für die Arterien sichergestellt ist (O. B. MEYER, E. ROTHLIN),
kann zur Zeit nicht entschieden werden. Soweit solche Rhythmen vorkommen,
besteht keine Nötigung, sie als neurogene aufzufassen, nachdem W. SCHMITT (a)
sie an den nervenlosen Gefäßen der menschlichen Nabelschnur gesehen hat.

Im bezug auf den Wechsel in der Weite der Capillaren, der in der ruhenden
Haut sich abspielt, gehen die neuerdings mitgeteilten Beobachtungen einigermaßen auseinander. Während KROGH [(b), l. c. S. 142] in der Haut des Handrückens offene Capillaren bald da, bald dort auftreten und verschwinden sah,

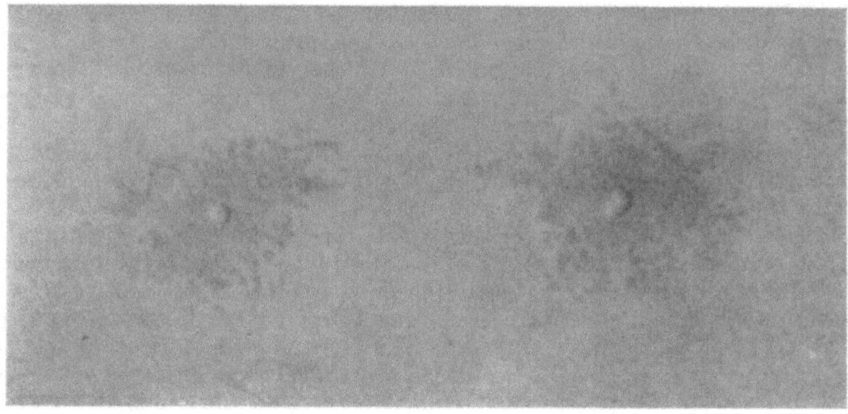

Abb. 10. Nesselstich und Histaminreaktion.
Ein Stück eines Brennesselblattes, das 2 Haare trägt, wird mit der Unterarmhaut in Berührung
gebracht; ein scharfer, brennender Schmerz tritt auf. In einer geringen Entfernung wird sofort ein
Histamineinstich (1 : 3000) vorgenommen. Ein roter Hof umgibt nach kurzer Zeit beide Reiz-
punkte und an beiden Stellen entwickeln sich Quaddeln. Die Abbildung wurde nach 10 Minuten
aufgenommen. (Nach TH. LEWIS: Die Blutgefäße der menschlichen Haut, übersetzt von E. SCHILF.)

findet LEWIS (l. c. S. 186), daß die der menschlichen Haut eigentümliche, an
Marmorierung erinnernde fleckige Färbung von großer Beständigkeit ist und
abgesehen von unbedeutenden Schwankungen durch Tage und Wochen unverändert bleibt. Von den Capillaren des Nagelfalzes ist bekannt, daß sie sich
unter konstanten Bedingungen durch gleichmäßige Sichtbarkeit auszeichnen
[OTFRIED MÜLLER (b)].

Ein weiterer Erfolg von Hautreizen verschiedener Art ist das Auftreten
des sog. „Roten Hofes". Er ist von dem Nachröten wohl zu unterscheiden.
Während das letztere auf die unmittelbar gereizte Stelle beschränkt bleibt,
greift ersterer bis zu Durchmessern von einigen Zentimetern auf die Umgebung
über. Der Hof hat unscharfe, häufig unregelmäßig gezackte Ränder, hellrote
Farbe, er tritt etwas später auf als das Nachröten, verschwindet aber früher
als dieses. Er ist abhängig von dem Erhaltensein des Kreislaufes, fehlt daher
am umschnürten Gliede, während das Nachröten auch an diesem, mit etwas
anderem Farbton, zustande kommt. Die Temperatur der Haut ist am Orte
des roten Hofes deutlich erhöht. Es handelt sich hier um eine arterielle Hyperämie, und zwar weist die Größe des Hofes auf jene Arteriolen hin, die aus dem
cutanen Netz zum subpapillaren aufsteigen (Verbindungsarteriolen nach LEWIS).

Lassen die aufgezählten Besonderheiten des Roten Hofes bereits mit großer Wahrscheinlichkeit auf seine reflektorische Entstehung schließen, so wird diese Deutung gesichert durch sein Ausbleiben an Hautstellen mit gestörter Innervation. Lehrreiche Beispiele für den Zusammenhang zwischen Querschnittserkrankung des Rückenmarks und Ausbleiben des „Reflexerythems" sind von L. R. MÜLLER beschrieben. Die hieraus abgeleitete Folgerung, daß es sich um einen spinalen Reflex handle, ist aber nicht zwingend und bei der begrenzten Ausdehnung der Hyperämie nicht wahrscheinlich. Ausgeschlossen wird diese Deutung durch das Fortbestehen der Reaktion nach Unterbrechung der peripheren Leitungsbahn, sei es infolge einer Durchtrennung oder Umspritzung des Nerven (LEWIS und GRANT). Im ersten Falle bleibt indessen der Reflex nur kurze Zeit nach dem Eingriff erhalten. Untersucht man 7 Tage nach der Durchtrennung, so ist der Reflex verschwunden, augenscheinlich, weil nun der Nerv degeneriert ist. Es handelt sich demnach um einen Reflex auf kurzem Wege, einen sog. Axonreflex, der, wie man gewöhnlich annimmt, durch afferente Nerven vermittelt wird. Die Deutung wird nahegelegt durch die enge Beziehung, die zwischen dem Auftreten des Roten Hofes und schmerzhafter Erregung besteht, eine Beziehung, die EBBECKE durch die Bezeichnung „Reizröte" kennzeichnet. Reize, die sie hervorrufen, sind in der Regel schmerzhaft [EBBECKE (a), l. c. S. 14]. Man stellt sich vor im Anschluß an eine von A. N. BRUCE versuchte Deutung, daß die Erregung in dem vom Reize getroffenen Aste eines afferenten Nerven bis zur Gabelungsstelle, gegebenenfalls auch weiter zentripetal verläuft, hier aber auf die anderen Zweige der Gabelung übergreift und in ihnen nach der Peripherie zurückläuft, wo sie die Reizröte hervorruft. Es wäre dies der ins sensible Gebiet übersetzte KÜHNEsche Versuch zur Demonstration des doppelsinnigen Leitungsvermögens des Nerven. Der Vergleich ist indessen ein hinkender. In dem Versuch von KÜHNE wird die rückläufige Erregung eines efferenten Nervenastes benützt, um sie in die normale Leistung der aus der gleichen Stammfaser entspringenden Nebenäste umzubiegen; hier soll der Ast einer afferenten Faser effektorische Wirkung gewinnen. Zugunsten dieser etwas fremdartig anmutenden Vorstellung können zur Zeit wohl nur die Versuche von BAYLISS (a) angeführt werden, die ergaben, daß die Vasodilatatoren der Extremitäten und der Rumpfhaut den Weg durch die dorsalen Wurzeln des Rückenmarks nehmen und in den zugehörigen Spinalganglien ihre Ursprungszellen haben. Nicht erbracht ist aber der Beweis, daß es sich um receptorische Neuronen handelt und der Zweifel hieran ist um so mehr berechtigt, als von anatomischer Seite (s. o. S. 24) in Spinalganglien nicht nur Zellen des somatischen Systems, sondern auch solche des autonomen nachgewiesen sind (HIRT).

Die besprochene Deutung für das Auftreten der Reizröte ist auch nicht die einzig mögliche. Warum sollte der auf die Haut wirkende Reiz nicht imstande sein, die Enden gefäßerweiternder Nerven unmittelbar zu erregen? Räumt man dies ein, so ist die Ausbreitung der Erregung auf alle Zweige der zugehörigen Stammfaser eine Selbstverständlichkeit. A. N. BRUCE spricht sich selbst am Schluß seiner Ausführungen dahin aus, daß seine Auffassung zwar wahrscheinlich, aber nicht bewiesen sei, und daß man annehmen könne, „daß sowohl durch die nachoperative Degeneration wie die chemische Betäubung und ebenso durch entzündungserregende Mittel jedesmal sowohl die sensiblen, wie *auch* die vasodilatatorischen Nervenendigungen *gleichzeitig* betroffen würden".

Die oben als Nachblassen und Nachröten beschriebenen örtlichen Reaktionen sind auf die oberflächlichsten Gefäße beschränkt, betreffen also im wesentlichsten die Capillaren des Papillarkörpers mit ihren arteriellen und venösen Schenkeln. Ob die Reize an den contractilen Elementen der Gefäße direkt angreifen oder indirekt über Nerven, ist zur Zeit nicht zu entscheiden. Die anatomischen Untersuchungen mit den neuen Silbermethoden (Stöhr) haben das Vorhandensein von feinsten Nervenfäden ergeben, welche die Gefäße einschließlich der Capillaren, streckenweise begleiten und umspinnen, dann aber zu anderen Capillaren abbiegen und so eine Art nervöser Querverbindung für eine Gruppe solcher Gefäße darstellen. Von Strecke zu Strecke sind diesen Fasernetzen Schwannsche Kerne eingegliedert, die ihrerseits wieder der Capillarwand aufzuliegen scheinen. Diese Zusammenhänge stellen vielleicht den Weg dar, den die Erregungen in der einen oder anderen Richtung zu durchmessen haben. Über die Funktion dieser Nervenfäden, ob afferent oder efferent, verengernd oder erschlaffend, ist Näheres nicht bekannt. Es ist aber mit großer Wahrscheinlichkeit anzunehmen, daß der Tonus der Capillaren und kleinen Venen unabhängig von den dazu gehörigen Arteriolen auf nervösem Wege geändert werden kann. Ein Reihe dahin deutender Beobachtungen sind von D. R. Hooker und A. Krogh (a) mitgeteilt worden. Das Verständnis der Erscheinungen wird dadurch erschwert, daß in den einzelnen Geweben die Reaktion der Capillaren auf den gleichen Reiz verschieden sein kann und daß die für die Froschhaut ermittelten Ergebnisse mechanischer Reizung nicht für die menschliche Haut gelten.

## Die Durchblutung der Haut in ihrer Abhängigkeit von der äußeren Temperatur.

Neben der Hebung und Senkung des Stoffwechsels (chemische Regulation) ist es die Mehrung oder Minderung der Wärmeabgabe (physikalische Regulation), durch die der Mensch seine Körpertemperatur innerhalb der normalen Grenzen hält. Der Stoffwechsel der Haut, an sich nicht erheblich, ist kaum einer Steigerung fähig, die für die chemische Regulation ins Gewicht fällt. Um so wichtiger ist ihr Anteil an der physikalischen Regulation, da sowohl die Steilheit des Temperaturgefälles in ihr, wie die Größe der Wasserverdunstung von der Oberfläche in weiten Grenzen geändert werden kann.

Die Wirkung der Temperatur auf isolierte Gefäße ist wiederholt geprüft worden ohne zu durchsichtigen Ergebnissen geführt zu haben. Namentlich fehlen Feststellungen, welche Änderungen reversibel sind und welche nicht. O. B. Meyer (l. c. S. 357) und W. Schmitt [(a), l. c. S. 53] haben übereinstimmend, ersterer an der nervenhaltigen Carotis des Rindes, letzterer an den nervenlosen Placentargefäßen des Menschen, bei allmählicher Erwärmung von 15 auf 30⁰ Verkürzung, von da ab Verlängerung, oberhalb 45⁰ wieder Verkürzung gesehen. Die Ausschläge sind gering, d. h. sie betragen nur wenige Prozent der Gefäßlänge. Es ist nicht zu entscheiden, wieweit an diesen Längenänderungen die Temperatur als solche, inwieweit chemische Tonusänderungen beteiligt sind. So ist z. B. die Annahme zulässig, daß oberhalb 30⁰ der anaerobe Eigenstoffwechsel die Reaktion des Gefäßstückes soweit ansäuert, daß es zu einem Nachlassen des Tonus kommt. Zu beachten ist ferner, daß ein vorher gedehnter Gefäßstreifen mehr oder weniger das Bestreben hat in seine Ausgangslänge zurückzukehren, eine Nachwirkung, die äußerst langsam bei niederen, rascher bei höheren Temperaturen in Gang kommt. Bringt man, wie dies Meyer (l. c. S. 358) getan hat, einen Gefäßstreifen von der Temperatur 14⁰ plötzlich auf 38⁰, so ist die zunächst einsetzende (weiterhin in Verlängerung übergehende) Verkürzung nicht notwendig als eine „Wärmereizung" aufzufassen, sie kann auch der Ausdruck einer nun rasch einsetzenden Bewegung in der Richtung gegen den Gleichgewichtszustand sein. Im ganzen sind diese thermischen Längenänderungen geringfügig, d. h. sie betragen nur wenige Prozent der Gefäßlänge.

Über den Erfolg örtlicher Wärmewirkung auf die menschliche Haut berichtet H. Gessler (a): Eintauchen des Armes für 3 Minuten in Wasser von 42⁰ führt zu einer leichten Rötung, die 1 Minute sichtbar bleibt. 44⁰ führen zu stärkerer Rötung von 10 Minuten Dauer; bei 48⁰ tritt Schmerz auf, die Rötung hat einen leicht lividen Ton und hinterbleibt für etwa $1^1/_2$ Stunden. Außerdem bemerkt man nach Herausnahme des Armes aus dem Wasser eine deutliche, streng auf den eingetauchten Bezirk beschränkte Schweißbildung. Bei 52⁰ ist der Schmerz heftig, Hyperämie und Schwellung dauern 1 Tag und sind von Abschilferung der Epidermis gefolgt. Hier kann wohl bereits von Entzündung gesprochen werden.

Bis etwa 44⁰ bleibt also die Reaktion gering und flüchtig zum Zeichen, daß der Blutstrom bis zu dieser Temperatur noch imstande ist soweit zu kühlen, daß länger dauernde Schädigung unterbleibt. Die Rötung ist hier wohl im wesentlichen der Ausdruck des gesteigerten Eigenstoffwechsels der Haut, der (durch Säuerung) zum Nachlassen des Tonus führt.

Umgekehrt fällt in gekühlter Haut der Stoffwechsel auf einen sehr niederen Wert, das Pufferungsvermögen des Blutes reicht aus, eine Reaktionsänderung zu verhüten, vielleicht sogar die Alkalescenz zu verstärken, was mit einer Tonuserhöhung in den Gefäßen verknüpft ist. Wahrscheinlich gibt es einen gewissen Grenzwert für die gekühlte Fläche, über den hinaus zu der örtlichen Reaktion noch die reflektorische Umsteuerung des Blutstroms kommt, wodurch er von der Haut des Rumpfes und der Glieder ab und zu den Muskeln und Baucheingeweiden hingelenkt wird.

Diese Vorgänge haben Otfried Müller (a) und seine Mitarbeiter eingehend untersucht. Die Versuchsperson nimmt in einer Wanne Platz, die Volumina eines Armes und eines Beines werden fortlaufend verzeichnet. Beim Einströmen des Wassers von 30⁰, das in $^1/_2$ Minute beendigt ist, erfolgt zunächst innerhalb 1 Minute eine tiefe Senkung der beiden Volumina, an die sich eine über mehrere Minuten ausgezogene geringe Zunahme anschließt; endlich wird unter allmählichem Sinken der Kurve gegen Ende der $^1/_2$stündigen Versuchszeit ein Wert erreicht, der um 3⁰/₀ (30 ccm) kleiner ist als das Ausgangsvolum. Die Neuverteilung der Blutmenge kommt also unter Schwankungen zustande und beansprucht geraume Zeit. Der anfängliche Sturz der Volumina geht mit einer Blutdrucksteigerung einher.

Bei 37⁰ Wassertemperatur ist die anfängliche Senkung der Gliedervolumina geringer und es schließt sich daran ein allmähliches Wachsen derselben bis zu einem um 3⁰/₀ höher liegenden Wert. Ohne wesentlich dauernde Volumänderungen verlaufen die Versuche bei 34—35⁰, die unter den obwaltenden Umständen etwa der normalen Hauttemperatur entsprechen.

Die anfängliche Senkung des Gliedervolums, die sich bei jeder Wassertemperatur findet, ist der Ausdruck eines Gefäßreflexes, wie er bei allen Arten von Hautreizen auftritt, seien sie thermisch, taktil, kitzelnd oder schmerzhaft (Uhlenbruck). Hierzu ist schon der mechanische Reiz des strömenden Wassers genügend, das die Körperhaare ergreift und ablenkt. Der Blutdruck steigt, die Durchblutung des Gehirns nimmt zu. E. Weber erblickt darin eine Art Alarmeinrichtung, dazu bestimmt, die Wahrnehmung des Reizes zu begünstigen und zugleich die Empfindlichkeit der Haut herabzusetzen. Die weiteren Schwankungen des Gliedervolums sind dagegen die Folgen des thermischen Reizes.

Zur Umsteuerung des Blutstroms stehen dem Organismus mehrere Wege zu Gebote. Die dem Wärmehaushalt vorstehenden Teile des Gehirns (Oblongata, Zwischenhirn, Hypothalamus, R. Isenschmid) können die über die Nerven des Temperatursinns einlaufenden Erregungen auf das Gefäßzentrum und die Ursprünge der Gefäßnerven weitergeben; es kann zweitens dasselbe statt durch afferente Nerven unmittelbar durch das gekühlte oder gewärmte aus der Haut in das Gehirn dringende Blut geschehen [H. G. Barbour (a)] und endlich kann die auf dem einen oder anderen Wege ausgelöste Erregung des Gehirns auf die Nebennieren weitergegeben werden, was (im Falle von Kältereizung) zur Ausschüttung von Adrenalin und zu den Erscheinungen sympathischer Erregung führt (W. B. Cannon). Es ist auch möglich, daß alle diese Wege gleichzeitig beschritten werden.

In einer kritischen Erörterung aller gesicherten Erfahrungen kommt H. Gessler (b) zu dem Schlusse, daß die feinere „Kontrolle und Regulierung der Körpertemperatur" durch die thermisch erregbaren Hautnerven vermittelt wird und daß die Reaktion des Zwischenhirns auf die Bluttemperatur mit einem viel zu großen toten Gang behaftet ist, als daß die rasch einsetzenden Umlenkungen des Blutstroms hierauf bezogen werden könnten. Vielleicht könnte eine Schwierigkeit für diese Auffassung darin gesehen werden, daß die thermisch reizbaren Nerven der Haut, wie E. H. Weber zuerst gezeigt hat, bei einem Wechsel der Außentemperatur nur solange in Erregung bleiben, als die Temperatur ihre Empfänger (Receptoren) sich ändert. Man muß indessen berücksichtigen, daß die Einstellung der Haut auf ein neues Temperaturgefälle nicht nur an sich infolge der schlechten Wärmeleitung in Epidermis und Fett langsam vor sich geht, sondern weiter verzögert wird durch die vasomotorische Reaktion. So wird z. B. bei Kühlung der Haut die Erniedrigung der Hauttemperatur und die Herabsetzung ihres Eigenstoffwechsels zunächst nur die oberflächlichsten Schichten betreffen und dort zu erhöhtem Gefäßtonus führen. Damit ist ein neuer Anlaß zum Sinken der Temperatur und zum Fortschreiten der Kühlwirkung nach innen gegeben, die dann ihrerseits wieder in gleicher Weise in die Tiefe wirkt. So kann sich sehr wohl dort, wo die Receptoren der Kältenerven liegen, ein über lange Zeit fortschreitendes Sinken der Temperatur einstellen, das, wie die Versuche von E. Gertz (l. c. S. 26) gezeigt haben, zur Erzeugung lang dauernder Temperaturempfindungen geeignet ist.

Von nicht geringer Bedeutung für den Wärmehaushalt des Körpers, besonders auf dem Wege der physikalischen Regulation, sind endlich die Änderungen des Gewebsturgors, die mit der wechselnden Durchblutung Hand in Hand gehen. Da der Flüssigkeitsverkehr zwischen Blut und Gewebe u. a. auf der Differenz zwischen hydrostatischem und osmotischem Druck beruht, so ist zu erwarten, daß in der Wärme, entsprechend der besseren Durchblutung der Haut, die Menge des Gewebssaftes in ihr zunimmt, in der Kälte abnimmt. Allerdings darf die erhöhte Spannung der warmen Haut nicht ausschließlich auf diesen Umstand bezogen werden, sie ist zum Teil bedingt durch die stärkere Füllung der Blutgefäße.

Neben dem eben besprochenen auf die Haut beschränkten Vorgang scheint aber, in der Wärme, noch eine Herabsetzung des Hämoglobingehaltes im Gesamtblute einzutreten durch Einströmen einer Lösung von ungefähr demselben Trockenrückstand wie das ursprüngliche Plasma [Barbour (b)]. Über derartige Beobachtungen berichtet auch Barcroft (b). Der Zusammenhang der Erscheinungen ist noch dunkel. Sicherlich bedeutet aber erhöhte Durchtränkung des Gewebes eine bessere Wärmeleitung und Bereitschaft zur Wasserausscheidung [vgl. hierzu H. Gessler (b)].

### Literatur.

*Die Blutgefäße der Haut und die Änderungen ihres Tonus.*

Atzler, E. und G. Lehmann: Pflügers Arch. **190**, 118; **193**, 463; **197**, 228 (1921/22).

Barbour, H. G.: (a) Arch. f. exper. Path. **70**, 1 (1912). (b) J. of Physiol. **59**, 300 (1924). —

Barcroft, J.: (a) J. of Physiol. **36**, LIII (1908). (b) Philos. Trans. roy. Soc., Ser. B, **211**,

455 (1923). — Bayliss, W. M.: (a) J. of Physiol. **26**, 173 (1901). (b) J. of Physiol. **26**, XXXII (1901). (c) Proc. roy. Soc. Ser. B, **80**, 339 (1908). (d) Allgemeine Physiologie, übersetzt von Maass und Lesser. Berlin 1926. — Bruce, A. N.: Arch. f. exper. Path. **63**, 424 (1910). Cannon, W. B.: Erg. Physiol. **27**, 380 (1928). — Clark, E. R. und E. L. Clark: Amer. J. Anat. **35** (1925).

Dale, H. H. und A. N. Richards: J. of Physiol. **52**, 110 (1918). — Dastre et Morat: Rech. exp. sur le syst. nerv. vaso-moteur. p. 132, 188, 205. Paris 1884.

Ebbecke, U.: (a) Pflügers Arch. **169**, 1 (1917). (b) Erg. Physiol. **22**, 401 (1923). — Ellinger, F. und P. Trendelenburg: Arch. f. exper. Path. **136**, 129 (1928).

Feldberg und Schilf: Pflügers Arch. **212**, 365 (1926). — Fleisch, A.: Z. Physiol. **19**, 268 (1921). — Foerster, O.: Leitungsbahnen des Schmerzgefühls. S. 53. Berlin u. Wien 1927. — Frey, M. v.: Arb. physiol. Anstalt Leipzig **11**, 89 (1877).

Gaskell, W. H.: J. of Physiol. 7, 1 (1886). — Gertz, E.: Z. Sinnesphysiol. **52**, 1 u. 105 (1921). — Gessler, H.: (a) Arch. f. exp. Path. **92**, 273 (1922). (b) Erg. Physiol. **26**, 185, 205 (1928).

Harris, K. E.: Heart 14, 161 (1927). — Head, H.: Brain **23**, 353 (1900). — Hess, W. R.: Erg. inn. Med. **23**, 1 (1923). — Hill, L.: J. of Physiol. 18, 15 (1895). — Hirt, A.: Z. Anat. **87**, 275 (1928). — Hooker, D. R.: Amer. J. Physiol. 54, 30 (1920).

Isenschmid, R.: Handbuch der normalen und pathologischen Physiologie. Bd. 17 III, S. 52. 1926.

Krogh, A.: (a) J. of Physiol. **55**, 42 (1921); **56**, 181 (1922). (b) Anatomie und Physiologie der Capillaren, übersetzt von Ebbecke. Berlin 1924. — Kühne, W.: Z. Biol. **22**, 314 (1886).

Langley, J. N.: (a) Erg. Physiol. **2** II, 818 (1903). (b) J. of Physiol. 57, 428; 58, 49 (1923). — Lewis, Th.: Blutgefäße der menschlichen Haut, übersetzt von E. Schilf. Berlin 1928. — Lewis, Th. und T. R. Grant: Heart 11, 209 (1924).

Marchand, F.: Münch. med. Wschr. **1923**. — Meyer, O. B.: Z. Biol. 48, 352 (1906); **61**, 275 (1913). — Morat, J. P.: Arch. de Physiol. **1892**, 689. — Müller, L. R.: Dtsch. Z. Nervenheilk. **47/48**, 413 (1913). — Müller Otfr.: (a) Volkmanns Slg klin. Vortr. N. F. Nr 606/608. Leipzig 1910. (b) Die Capillaren der menschlichen Körperoberfläche. Stuttgart 1922.

Parker, G. H.: Anat. Rec. **26**, (1923).

Rothlin, E.: Biochem. Z. **111**, 219 (1920).

Schilf, E.: Das autonome Nervensystem. Leipzig 1926. — Schmitt, W.: (a) Z. Biol. **75**, 19 (1922). (b) Z. Biol. 79, 45 (1923). — Spalteholz, W.: (a) Arch. f. Anat. (u. Physiol.) **1893**, 1. (b) Die Arterien der menschlichen Haut. Leipzig 1895. (c) Dieses Handbuch Bd. 1, Teil 1. — Stricker, S.: Sitzgsber. Akad. Wiss. Wien **74** III, 173 (1876). — Stöhr, Ph. jun.: Handbuch der mikroskopischen Anatomie Bd. 4 I, 1928.

Uhlenbruck, P.: Z. Biol. **80**, 35 (1923).

Vimtrup, B.: Z. Anat. **65**, 150 u. **68**, 469 (1922/23).

Weber, E.: Einfluß psychischer Vorgänge auf den menschlichen Körper. Berlin 1910. — Weber, E. H.: Handwörterbuch der Physiologie. Bd. 3 II, S. 481—588. Braunschweig 1846. — Werziloff, N. M.: Zbl. Physiol. **10**, 194 (1896).

Zimmermann, K. W.: Z. Anat. **68**, 29 (1923).

# IV. Die Drüsen der menschlichen Haut.

Von

## M. v. Frey-Würzburg.

Es ist schon oben bei Schilderung der Gefäßversorgung der Haut auf die Spärlichkeit der Capillaren in dem Stützgewebe des Coriums hingewiesen worden, im Gegensatz zu dem Reichtum an jenen Orten, wo lebhafte Neubildung und Umbildung stattfindet: Epidermis, Haarbälge, Knäueldrüsen, Fettkörper. Man kann die Dichte des Capillarnetzes geradezu als Wegweiser zu den absondernden und aufbauenden Gewebsteilen ansehen.

Zur Einteilung der Drüsen benutzt man teils das morphologische Verhalten ihrer Drüsenschläuche und Ausführungsgänge, teils die Veränderungen, welche die absondernden Zellen erleiden [1]. Unter *ekkrinen* Drüsen (kurz e-Drüsen) versteht man solche, die eine wässerige Ausscheidung herstellen, ohne daß die Zellen zerfallen oder geformte Teile abstoßen. Von dieser Art sind die nahezu über die ganze Oberfläche des Körpers verbreiteten Schweißdrüsen. *Apokrine* Drüsen (kurz a-Drüsen) heißen jene, deren Epithel gegen das Lumen zungenförmige Fortsätze vortreibt, die schließlich abgeschnürt und dem Sekret beigemischt werden. Zu diesen gehören gewisse Drüsen der Haut, die gleich den Schweißdrüsen aus einer einfachen aufgeknäuelten Röhre bestehen, sich aber dadurch von letzteren unterscheiden, daß ihr Bau derber und ihr Vorkommen auf wenige Körperstellen beschränkt ist, nämlich auf Achselhöhle, Warzenhof, Leistenbeuge, Aftergegend, Mons veneris, Labia majora und einige andere Orte (HOEPKE, l. c. S. 57). Im Gegensatz zu den in ihrer Lage von den Haaren unabhängigen Schweißdrüsen sind die apokrinen an die Haarbälge gebunden. Über die Bestandteile ihres Sekretes ist noch sehr wenig bekannt, da ein Verfahren zur Sammlung desselben nicht bekannt ist. Mikrochemisch ist die Anwesenheit von fettartigen Stoffen, sowie ionisiertem Eisen (Berlinerblaureaktion) nachgewiesen.

Als *holokrine* Drüsen werden endlich solche bezeichnet, deren Sekret aus den Zerfallsprodukten ihres in steter Neubildung begriffenen Epithels besteht. Zu dieser Drüsenart sind die Talgdrüsen und die gesamte Epidermis zu rechnen. Erstere bilden den Hauttalg, eine wachsartige Masse von Salbenkonsistenz, die neben spärlichem Fett (Triglycerid) vorwiegend die Ester hochmolekularer Alkohole und Fettsäuren enthält. Cholesterin ist, wenn überhaupt, nur in geringer Menge enthalten. Größere Mengen Talg untersuchte B. LINSER (l. c. S. 210) aus Talgdrüsencysten. Die Menge des in 24 Stunden abgesonderten Talges ist zu etwa 2 g für die ganze Oberfläche gefunden worden (KUZNITZKY). Dieselbe erfährt übrigens unter verschiedenen physiologischen Bedingungen wesentliche Änderungen [SCHWENKENBECHER (c)].

Das absondernde Epithel der Epidermis wird durch die basale Keimschicht, Stratum germinativum, dargestellt. Die in ihr ständig stattfindenden mitotischen Teilungen drängen die älteren Zellgenerationen nach außen, wobei sie fortlaufend Umwandlungen erfahren, die einerseits mit der Bildung einer wachsartigen Substanz (Keratohyalin, Eleidin, Hornfett), andererseits mit der Umwandlung der Zellreste in das Horngewebe der äußersten, sich abschilfernden Schicht der Epidermis ihr Ende finden. Der charakteristische Bestandteil des Horngewebes, ebenso der Haare und Nägel, ist das Keratin, ein Protein, das durch seinen hohen Gehalt an Cystin und durch seine chemische wie mechanische Widerstandsfähigkeit ausgezeichnet ist. Das Hornfett ist gleich dem Hauttalg ein wachsartiger Körper, unterscheidet sich aber von letzterem durch seinen reichen Gehalt an Cholesterinestern und freiem Cholesterin. Es gewinnt dadurch Beziehungen zu dem Wollfett der Schafe, das indessen ein Gemisch verschiedener Sekrete darstellt. Zur Darstellung des Hornfettes in größeren Mengen hat P. LINSER (l. c. S. 213) aus der Kopfhaut entfernte Geschwülste benützt, die nahezu ausschließlich aus verhornten Massen bestanden.

Hauttalg und Hornfett haben gleich dem Lecithin und Lanolin die wichtige Eigenschaft, Wasser in erheblicher Menge festzuhalten (feste Lösung ? Quellung ?). Wird diese Schutzschicht durch häufiges Waschen mit Seife entfernt, so wird die Haut trocken, rauh und rissig, die Haare spröde und brüchig. Hauttalg und Hornfett erhalten somit die Geschmeidigkeit der Hautoberfläche wie die Glätte ihres Haarkleides und erschweren zugleich die Aufnahme und Abgabe von Wasser durch die Haut, ohne sie völlig zu verhindern (s. o. die Haut als Schutz gegen chemische Einwirkungen S. 4).

---

[1] Man vgl. hierzu Band I/1 dieses Handbuches, S. 290.

Die ekkrinen Knäueldrüsen liefern den Schweiß, eine substanzarme, wässerige Lösung, der allerdings Hautfett aus dem verhornten Epithel der Ausführungsgänge beigemengt sein kann (HOEPKE, l. c. S. 24). Die gelösten Stoffe sind hauptsächlich Kochsalz und Harnstoff. Wenn auch die Konzentration stets gering bleibt, z. B. für das Kochsalz bei hoher Absonderungsgeschwindigkeit den Wert von 0,3% kaum jemals übersteigt, so kann doch bei lebhafter Schweißbildung die im Tage abgeschiedene Menge so groß werden, daß der Körper an Chlor verarmt und die Erscheinungen des Chlorhungers eintreten (O. COHNHEIM und KREGLINGER, E. BERRY, L. BOGENDÖRFER).

Ausscheidung großer Mengen von Schweiß ist trotz Kleinheit der einzelnen Drüse durch ihre außerordentlich dichte Häufung ermöglicht. Die innerhalb eines Tages unter mittleren Versuchsbedingungen abgesonderte Schweißmenge ist von SCHWENKENBECHER (a) zu etwas mehr als $^1/_2$ Liter gefunden worden. Bei hohen Temperaturen und bei kräftigen Arbeitsleistungen können Mengen bis zu 10 Liter als wahrscheinlich gelten [SCHWENKENBECHER (c)].

Zur Bestimmung der Zahl der Schweißdrüsen bedarf es vieler Stichproben, da die Dichte derselben an verschiedenen Körperstellen in erheblichem Maße schwankt. Derartige Messungen liegen nur sehr spärlich vor. W. KRAUSE entnahm der Haut von Leichen an verschiedenen Körperstellen Stücke von bekanntem Flächeninhalt, härtete sie mit verdünnter Salpetersäure und zählte in den angefertigten Schnitten die an der gelben Färbung leicht kenntlichen Drüsenknäuel. Seine Zahlen schwanken zwischen einem Maximum von 2736 im Quadratzoll auf der Handfläche und einem Minimum von 417 auf Nacken, Rücken und Gesäß. Angenommen, daß es sich um preußisches Maß handelt, dessen Zoll gleich 2,655 cm, so ist der Quadratzoll = 7 qcm, was für die vorstehend angegebenen Orte die Dichten 391 und 60 im qcm ergibt. F. PINKUS führt auf S. 307 seines Abschnittes im vorliegenden Handbuch einige der KRAUSEschen Zahlen an und setzt irrtümlich 1 Quadratzoll = 2,5 qcm. E. HÖRSCHELMANN macerierte die Haut durch Fäulnis bis er die Epidermis mit den anhängenden Ausführungsgängen abziehen konnte und errechnete aus den mittleren Abständen der Gänge ihre Dichte. Da er sich aber an jedem Hautstück nur mit wenigen (10—15) Messungen begnügte und „soviel wie möglich die am nächsten zueinander gelegenen Drüsen berücksichtigte“, müssen, wie er selbst zugibt, seine Zahlen zu hoch ausgefallen sein. Er findet auf diese Weise an der Handfläche 1111, am Nacken und Rücken 670 im qcm, das ist das 3—11 fache der KRAUSEschen Zahlen. Besser in Übereinstimmung mit KRAUSE steht eine Angabe von H. RABL (l. c. S. 110), der für die Ferse 438 im qcm berechnet, gegen 384 von KRAUSE an der Fußsohle gezählte Drüsen. Vom Standpunkt der Methotik betrachtet, dürften die KRAUSEschen Zahlen noch immer die zuverlässigsten sein. Die Mittelzahl von KRAUSES 14 Daten ist 167,5, was für die ganze Körperoberfläche von 2 qm 3,5 Millionen geben würde. Da die spärlicher ausgestatteten Hautflächen indessen überwiegen, wird eine Schätzung auf 2 Millionen dem wahren Werte näherkommen. Nimmt man mit PINKUS (l. c. S. 303) an, daß der aufgeknäuelte Teil der Drüse ebenso lang ist wie der Ausführungsgang, so würde bei einer mittleren Länge des letzteren von 2 mm der ganze Schlauch 4 mm und die Gesamtheit aller Drüsen = $4 \times 2 \cdot 10^6$ mm = 8 km lang sein.

Eine Abhängigkeit der Drüsentätigkeit vom Nervensystem ist nur für die ekkrinen Schweißdrüsen bekannt; sie ist hier, wie es scheint, eine unbedingte. Nach Durchtrennung der Nerven versiegt früher oder später die Schweißabsonderung und kehrt auch nicht wieder, wenn Regeneration ausbleibt [LANGLEY (a)]. Ob weiterhin die Drüsen selbst veröden, scheint nicht untersucht zu sein, ist aber anzunehmen. Bekannt ist das Vorkommen vereinzelter Menschen ohne Schweißdrüsen (A. Loewy und W. Wechselmann, H. B. Richardson).

Durch die Schweißabsonderung greift die Haut ein in den Wasser- und Salzhaushalt des Körpers und lenkt beide im Verein mit einer Anzahl anderer Organe derart, daß Konzentration und Zusammensetzung des Blutes im wesentlichen konstant bleiben. Bei den großen Schwankungen in Aufnahme und Abgabe von Wasser und Salzen, die durch die wechselnden Lebensbedingungen veranlaßt sind, ist diese Konstanz nur zu erreichen durch die Fähigkeit der Gewebe ohne Störung ihrer Leistungen sowohl Wasser wie Salze in wechselnden Mengen zu beherbergen. Die von R. Magnus und Mitarbeitern in dieser Richtung ausgeführten Untersuchungen haben ergeben, daß die Gewebe diese Fähigkeit in sehr ungleichem Maße besitzen, daß als hauptsächlicher Wasserspeicher die Muskulatur, als Salz- bzw. Chlorspeicher die Haut zu gelten hat. Engels fand, daß die nach Infusion von $0,6^0/_0$ Kochsalzlösung im Tierkörper (Hund) zurückgehaltene Flüssigkeitsmenge zu $78^0/_0$ in den Muskeln, zu $18^0/_0$ in der Haut und zu $14^0/_0$ in den übrigen Organen steckt, d. h. in Geweben, die bzw. 43, 16 und $41^0/_0$ der Körpermasse ausmachen. Die Verteilung des Kochsalzes bzw. des Chlors ist dagegen eine durchaus andere, indem, bezogen auf die Einheit des Organgewichtes, Lunge, Darm, Blut und Haut die größte, die Muskeln die kleinste Zunahme an Chlor zeigen. Wird Kochsalz in hochkonzentrierter Lösung infundiert (Padtberg), so finden sich $31$—$76^0/_0$ von dem in den Geweben gespeicherten Chlor in der Haut.

Unter allen Umständen ist die Haut das chlorreichste Gewebe, das je nach dem Chlorgehalt der Nahrung $^1/_4$—$^1/_3$ des gesamten Körperchlors enthält. Sie ist auch dasjenige Gewebe, welches bei Chlorentziehung den stärksten Verlust erleidet $(60$—$90^0/_0)$, obwohl ihr Anteil am Körpergewicht nur $16^0/_0$ ausmacht.

Es versteht sich, daß die Ungleichheit in der Verteilung des Chlors nur aus einer verschiedenen Affinität der Gewebe zu diesem Stoff erklärlich ist, gleichgültig, ob man sich die Aufnahme als chemische Bindung, Adsorption oder als sog. feste Lösung vorstellt. Es braucht hier nur daran erinnert zu werden, daß die quellbaren Gele, und zu diesem gehören wohl alle im Tierkörper vorkommenden, ein sehr verschiedenes Aufnahmevermögen für Wasser und ebenso für Salze haben (positive und negative Adsorption) und daß dieses wieder in hohem Grade abhängig ist von der Reaktion (H. Freundlich). Änderungen im Stoffwechsel eines Gewebes können daher einhergehen mit großen Schwankungen in seiner Fähigkeit, Wasser oder Salze festzuhalten. Die Quellung von Gelatine in verschiedenen Salzlösungen ist von F. Hofmeister, die von Fibrin von M. H. Fischer untersucht worden. Ein hierher gehöriges, besonders eindrucksvolles Beispiel ist seinerzeit von H. Buchner mitgeteilt worden. Er legte frische Hornhäute des Rindes in konzentrierte Lösungen (Harnstoff, Kochsalz, Chlorkalium) und verfolgte an einzelnen Quadranten der Stücke die Änderungen des Gesamtgewichtes und des Wassergehaltes, woraus sich als Differenz die Adsorption der gelösten Stoffe ergab. Bei Kochsalz und Kaliumchlorid überwiegt die Wasserentziehung, beim Harnstoff die Adsorption, so daß in letzterer Lösung das Gewicht der Hornhaut nach 48 Stunden mehr als das Doppelte des Anfangswertes erreicht. Sehr bemerkenswert sind ferner die Formänderungen, welche die Hornhäute in den Lösungen erfahren. In Kochsalzlösung behalten sie im wesentlichen ihre normale Gestalt, d. h. ungefähr Umfang und Dicke eines Markstückes, in Harnstofflösung werden sie dick unter Schrumpfung aller Querdurchmesser. In Chlorkaliumlösung quellen die Randabschnitte besonders stark, so daß die Scheibe die Form einer Konkavlinse annimmt. Es ist zu schließen, daß die das Gewebe der Hornhaut bildenden Fasern nicht gleichartig sind und sich in verschiedener Weise mit den Salzen beladen.

## Die Innervation der Schweißdrüsen.

Die Nerven der Schweißdrüsen gehören zur sympathischen Hälfte des autonomen Systems. Sie entspringen aus dem thorakalen und obersten lumbalen Abschnitt des Rückenmarkes und verlassen es in der Höhe ihres Ursprungs mit den ventralen Wurzeln $D_1$—$D_{12}$ und $L_1$—$L_3$. Die Ursprungszellen liegen zusammen mit den übrigen sympathischen Zellen dieser Rückenmarksabschnitte vorwiegend im Seitenhorn der grauen Substanz. Die Schweißnerven treten jenseits der Spinalganglien durch die Rami communicantes albi in den Grenzstrang über, in dessen Ganglien sie als präganglionäre Fasern enden. Die dort entspringenden postganglionären Schweißnerven gelangen dann teils auf dem Wege des Halssympathicus zu den Schweißdrüsen des Kopfes, teils im Anschluß an die peripheren somatischen zur Haut der Glieder und des Rumpfes (E. A. SPIEGEL).

Wie die über größere Strecken des Rückenmarkes verteilten Nervenursprünge für die Atemmuskulatur oder für die Blutgefäße, so werden auch die Ursprünge der Schweißnerven durch gewisse Stellen des Gehirns zu einer einheitlichen,

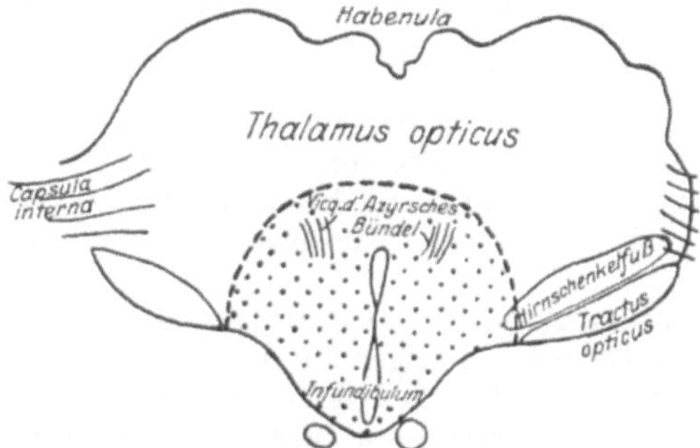


Abb. 11. Schematischer Querschnitt durch das Zwischenhirn des Kaninchens in der Höhe des Tuber cinereum. Das Wärmeregulationszentrum liegt innerhalb des punktierten Bezirkes.

geregelten Tätigkeit zusammengefaßt, die hier hauptsächlich im Dienste der Erhaltung der Körpertemperatur steht. Mit Sicherheit ist eine solche zusammenfassende Rolle zuzuerkennen den basalen und medialen Teilen des Zwischenhirns. Die Abtragungsversuche von R. ISENSCHMID und L. KREHL, ISENSCHMID und SCHNITZLER haben ergeben, daß die Fähigkeit des Kaninchens, seine Körpertemperatur zu behaupten, nur solange besteht, als der in beistehender Abb. 11 punktierte Gehirnteil erhalten ist. KARPLUS und KREIDL erhielten auf Reizungen der Gegend um das Infundibulum bei Katzen reichlichen Schweißerguß an allen vier Pfoten. Dasselbe sah F. WINKLER bei Reizung der Regio subthalamica. Es folgt daraus nicht, daß die genannten Teile des Zwischenhirns die einzigen sind, die auf die Schweißnerven einzuwirken vermögen. Sowohl WINKLER wie KARPLUS und KREIDL beobachteten Schweißausbruch auf Reizung des Stirnhirns. Bekannt ist das Auftreten von Schweiß infolge von Gemütserregungen. Von ausschließender Bedeutung kann indessen das Großhirn (Vorderhirn) nicht sein, da Tiere ohne dasselbe ihre normale Körpertemperatur zu behaupten imstande sind, wie schon F. GOLTZ am Hunde gezeigt hat.

Neben der eben besprochenen, die gesamten Schweißnerven des Körpers beherrschende Stellung des Zwischenhirns kommen aber auch örtliche Einflüsse zur Geltung [SCHWENKENBECHER (b)]. DIEDEN (a) beobachtete bei Einlegen eines Armes in einen Heißluftkasten einen auf dieses Glied beschränkten Schweißausbruch, der ausbleibt, wenn die Nervenleitung im Arm unterbrochen ist. Man

vergleiche hierzu die oben mitgeteilte Beobachtung von H. Gessler (a). Hier
handelt es sich vermutlich um eine durch das Rückenmark vermittelte reflektorische Erregung, wobei receptorisches und effektorisches Hautfeld zusammenfallen oder doch nicht wesentlich gegeneinander verschoben sind. Dies ist um so
bemerkenswerter, als die Schweißnerven eines Gliederabschnittes im allgemeinen
aus höheren Rückenmarkssegmenten kommen als die afferenten. Man muß
also annehmen, daß die für dasselbe Hautgebiet bestimmten afferenten und
sekretorischen Nerven sich auf ihrem Wege nach der Peripherie irgendwie zu-
sammenfinden. Welche Flächenausdehnung der auslösende Wärmereiz bzw.
welche Stärke derselbe zum mindesten haben muß, um örtliches Schwitzen
herbeizuführen, ist nicht genauer bekannt, ebensowenig die Ausdehnung des
segmentalen effektorischen Hautfeldes und die Überlagerung, die es von seiten
benachbarter Felder erfährt. Daß Überlagerungen stattfinden, ist zu erwarten,
da Langley (a, c) bei Reizung irgendeines der grauen Rami communicantes
von $L_6$, $L_7$, $S_1$ und $S_2$ an der Katze alle 5 Ballen der Pfote schwitzen sah,
doch mit deutlich zunehmender Verschiebung des Haupterfolges von medial
nach lateral.

Die Möglichkeit am spinalen Tier, selbst bei verstümmeltem Rückenmark
(Brust- und oberstes Lendenmark müssen erhalten sein), reflektorisches Schwitzen
hervorzurufen, war schon B. Luchsinger bekannt (a). Derselbe sah ferner
Schweißabsonderung auf Reizung des Ischiadicus am frisch amputierten blut-
leeren Bein. H. Dieden (c) brachte seine beiden Arme in den Heißluftkasten,
nachdem der eine unter Esmarchsche Blutleere gesetzt war. Beide schwitzten
in gleicher Weise. Die Arbeit der Drüsen ist also nicht unmittelbar abhängig
vom Kreislauf.

Doppelte und antagonistische Innervationen der Schweißdrüsen vermutete
Dieden (b) u. a. auf Grund des folgenden Versuchs: Er durchschnitt an einer
Katze die dorsalen Wurzeln des unteren Brust- und des Lendenmarks und in-
jizierte Adrenalin in die Hinterpfoten, worauf es zu starker Schweißabsonderung kam. Bei Reizung (des peripheren Stumpfes) der hinteren Wurzel schien
der Schweiß zu versiegen. Dem Versuche liegt die Annahme zugrunde, daß
im Ischiadicus sowohl sekretionsfördernde (sympathische), wie hemmende
(parasympathische) Fasern verlaufen und daß letztere, gleich den Vasodilatatoren, den Weg der dorsalen Wurzel einschlagen. J. N. Langley (d) und
ebenso E. Schilf und J. Mandur haben den Versuch wiederholt und den
Befund von Dieden nicht bestätigen können.

Über das Vorkommen von Axonreflexen auf die Schweißdrüsen nach Art
der Reizröte (Roter Hof) bei örtlicher Hautreizung liegen gesicherte Beobachtungen nicht vor.

Da es leicht gelingt, die unter der Haut liegenden Skeletmuskeln und ihre
Nerven, ferner die in der Haut verstreuten glatten Muskeln (Mm. obliqui, arrectores pilorum) faradisch zu erregen, sollte man auch eine direkte Erregung der
Schweißdrüsen bzw. ihrer Nerven für möglich halten. Etwas Derartiges scheint
aber noch nicht beobachtet zu sein. Die Schweißnerven endigen, entsprechend
der Lage der Drüsenknäuel, in tiefen Hautebenen. Ist ihre Erregbarkeit gering,
so mag der Versuch an der Schmerzhaftigkeit der erforderlichen Stromdichten
scheitern. Als direkte (chemische) Erregung der Schweißdrüsen kann vielleicht
die Beobachtung O. Moogs gelten, daß bei langdauernder Blutstauung neben
Cyanose und Ödem auch vermehrte Wasserabgabe einsetzt.

Allgemeine Schweißabsonderung als Mittel zur Aufrechterhaltung der
Körpertemperatur kann entstehen infolge von Erregung des Gehirns durch
überwarmes Blut oder als Reflex, vermittelt durch die warmempfindlichen
Nerven. So sah Kittsteiner Schwitzen des ganzen Körpers, wenn ein Strom

heißer Luft das Gesicht traf. Über den Umfang, in welchem der menschliche Körper von diesen beiden Möglichkeiten Gebrauch macht, sind die Meinungen geteilt, bis zu einem gewissen Grade auch beeinflußt durch die Bedeutung, die der chemischen Regulation für die menschliche Wärmeökonomie zuerkannt wird. In der neuesten eingehenden Erörterung der Frage durch H. GESSLER (b) wird die Wirksamkeit der chemischen Regulation auch bei Menschen als erwiesen betrachtet, ihr aber mehr die Rolle eines Sicherheitsventiles zuerkannt, während für die feinere Ausgleichung die reflektorische Steuerung der Wärmeabgabe verantwortlich gemacht wird. Inwieweit der Temperatursinn als afferenter Faktor des Reflexes dieser Aufgabe zu genügen imstande ist, wird besser gelegentlich der Darstellung des letzteren besprochen. Auch von den Schweißausbrüchen, die durch körperlichen Schmerz, sowie durch seelische Stimmungen (Angst, Verlegenheit, Scham) ausgelöst werden, soll an dieser Stelle abgesehen werden (s. unten S. 91).

In bezug auf die pharmakologische Beeinflussung der Schweißabsonderung zeigt der Mensch (und die Katze) ein Verhalten, das zu dem der sonstigen sympathisch innervierten Organe im Gegensatz steht, indem Adrenalin nicht Erregung hervorruft. Injektion in die Haut kann eine schwache Absonderung veranlassen, die aber nicht als beweisend anzusehen ist, weil auch indifferente Lösungen mehr oder weniger wirksam befunden werden (LANGLEY und UYENO, LANGLEY). Beim Pferd hat allerdings Adrenalin am Orte der Einspritzung unzweifelhaft erregende Wirkung (LANGLEY). Reichliche Absonderungen werden durch Muscarin und Pilocarpin hervorgerufen. Die Wirkung ist eine periphere, wird also bei Durchtrennung der Nerven nicht aufgehoben, verliert sich aber mit ihrer Degeneration [LUCHSINGER (b)]. Atropin unterdrückt die Absonderung. Die Unwirksamkeit oder geringe Wirksamkeit des Adrenalins könnte vielleicht aus dessen anämisierenden Einfluß Erklärung finden. Die regelwidrige Erregung durch Pilocarpin und Muscarin und die Hemmung durch Atropin hat zu der Vermutung geführt, daß die Innervation der Schweißdrüsen eine parasympathische sei. Die bisher vorliegenden anatomischen Feststellungen, namentlich die von LANGLEY an der Katze, geben indessen einer solcher Annahme keine Stütze.

Bekanntlich gehört der Schweiß mit dem Speichel und der Tränenflüssigkeit zu den substanzärmsten Ausscheidungen des menschlichen Körpers. Seine Gefrierpunktserniedrigung schwankt nach BOGDAN zwischen 0,24 und 0,34°. Nimmt man dieselbe im Mittel für Schweiß von 0,3° und für Blut zu 0,56° an, so beträgt die osmotische Druckdifferenz zwischen den beiden Lösungen 3,1 Atm. Für jeden Liter Schweiß ist eine osmotische Arbeitsleistung von rund 1,5 Liter-Atm. = 15 kg/m = 35 g Cal. erforderlich, die der Körper aufwenden muß, um durch Verdunstung des Liters sich einer überschüssigen Wärmemenge von 600 g Cal. zu entledigen. Der erstrebte Erfolg wird durch den erforderlichen Arbeitsaufwand um 6% geschmälert, wobei allerdings auf die mit der Schweißabsonderung möglicherweise verbundene Wärmeentwicklung nicht Rücksicht genommen ist.

Die Änderungen in der Konzentration des Schweißes sind in bezug auf das Kochsalz genauer untersucht worden, wobei sich zeigte, daß ähnlich wie in den Speicheldrüsen (HEIDENHAIN) mit der Stärke der Erregung der Salzgehalt steigt und erst bei längerer Dauer des Schwitzens etwas sinkt (KITTSTEINER). Anreicherung des Organismus mit Kochsalz erhöht auch in geringem Maße den Salzgehalt des Schweißes (SCHWENKENBECHER und SPITTA).

Abgesehen von der Bedeutung, die der Schweißabsonderung für die Aufrechterhaltung der Körpertemperatur zukommt, und auf die noch mehrfach einzugehen sein wird, steht sie auch im Dienste zahlreicher Gemütsbewegungen, wie Verlegenheit, Scham, Angst, Furcht und anderen Zuständen unangenehmer und schmerzlicher Erwartung. Man beobachtet sie daher an Patienten, die einer Operation entgegengehen und auch während derselben, wenn diese mit Schmerzen verbunden und das Bewußtsein bzw. die Nervenleitung nicht ausgeschaltet ist. Ob Erregung von Schmerznerven für sich allein ohne Mitwirkung des Sensoriums auf ausschließlich reflektorischem Wege Schweißausbruch hervorrufen kann, ist am Menschen kaum zu entscheiden. Auch an Tieren scheinen eindeutige Versuche in dieser Richtung nicht vorzuliegen. Die Absonderungen verschiedenster Art, welche die Tiere im Augenblick des Ergriffenwerdens von sich zu geben pflegen, können als durch Angst vermittelt gedeutet werden. Soweit diese Absonderungen stark riechende (stinkende) oder für Schleimhäute reizende Stoffe enthalten, sind sie als Abwehrreaktionen bzw. -reflexe zu betrachten. Sie können dem Angegriffenen aber auch insoferne zum Vorteil gereichen, als sie seine Haut befeuchten und damit die Ergreifung erschweren, das Entschlüpfen begünstigen.

Über die Beziehungen der Schweißabsonderung zum galvanischen Hautreflex siehe den Abschnitt Elektrophysiologie der Haut.


## Literatur.

### Die Drüsen der menschlichen Haut.

BERRY, E.: Biochem. Z. **72**, 285 (1914). — BOGDAN, ST.: J. Physiol. et Path. gén. **6**, 1006 (1905). — BOGENDÖRFER, L.: Arch. f. exper. Path. **89**, 252 (1921). — BUCHNER, H.: Z. Biol. **15**, 142 (1876).

COHNHEIM, O. und KREGLINGER: Z. physiol. Chem. **63**, 413 (1909).

DIEDEN, H.: (a) Dtsch. Arch. klin. Med. **117**, 180 (1915). (b) Z. Biol. **66**, 387 (1916). (c) Dtsch. med. Wschr. **1918**, Nr 38.

ENGELS, W.: Arch. f. exp. Path. **51**, 346 (1904).

FISCHER, M. H.: Amer. J. Physiol. **20**, 330 (1907). — FREUNDLICH, H.: Capillarchemie S. 944. Leipzig 1923.

GESSLER, H.: (a) Arch. f. exp. Path. **92**, 273 (1922). (b) Erg. Physiol. **26**, 185 (1928). — GOLTZ, F.: Pflügers Arch. **51**, 570 (1892).

HEIDENHAIN, R.: Handbuch der Physiologie. Bd. 5 I, S. 49. 1883. — HOEPKE, H.: Handbuch der mikroskopischen Anatomie. Bd. 3 I, S. 57. Berlin 1927. — HÖRSCHELMANN, E.: Diss. Dorpat 1875. — HOFMEISTER, F.: Arch. f. exp. Path. **28**, 210 (1891).

ISENSCHMID, R. und L. KREHL: Arch. f. exp. Path. **70**, 109 (1912). — ISENSCHMID, R. und W. SCHNITZLER: Arch. f. exp. Path. **76**, 202 (1914).

KARPLUS, J. P. und A. KREIDL: Pflügers Arch. **129, 135, 143, 203** (1909—1924). — KITTSTEINER, C.: Arch. Hyg. **78**, 284 (1923). — KRAUSE, W.: Handwörterbuch der Physiologie Bd. 2, S. 31. Braunschweig 1844. — KUZNITZKY, E.: Arch. f. Dermat. **114**, 69 (1914).

LANGLEY, J. N.: (a) J. of Physiol. **12**, 347 (1891), Plate XIII, Abb. 5. (b) Textb. of Physiol. Vol. 2, p. 658. Edinburgh u. London 1900. (c) Erg. Physiol. **2** II, 838, Abb. 5 (1903). (d) J. of Physiol. **56**, 111 (1922). (e) Das autonome Nervensystem, übersetzt von E. SCHILF. S. 24. Berlin 1922. — LANGLEY, J. N. und K. UYENO: J. of Physiol. **56**, 206 (1922). — LANGLEY, J. N. und S. BENNETT: J. of Physiol. **57**, LXXI (1923). — LINSER, P.: Dtsch. klin. Med. **80**, 210 (1904). — LOEWY, A. und W. WECHSELMANN: Virchows Arch. **206**, 79 (1911). — LUCHSINGER, B.: (a) Pflügers Arch. **14**, 369 (1876). (b) Pflügers Arch. **15**, 482 (1877).

MAGNUS, R. und V. WAHLGREN: Arch. f. exper. Path. **61**, 97 (1909). — MOOG, O.: Z. exper. Med. **42**, 452 (1924).

PADTBERG, J. H.: Arch. f. exper. Path. **63**, 60 (1910). — PINKUS, F.: Dieses Handbuch Bd. I, Teil 1.

RABL, H.: Handbuch der Hautkrankheiten. Bd. 1, S. 110. Wien 1902. — RICHARDSON, H. B.: J. of biol. Chem. **67**, 397 (1925).

SCHILF, E. und J. MANDUR: Pflügers Arch. **196**, 345 (1922). — SCHULZ, FR. N.: Handbuch der Biochemie. 2. Aufl. Bd. 5, S. 393. 1925. — SCHWENKENBECHER, A.: (a) Dtsch. Arch. klin. Med. **79**, 29 (1903). (b) Handbuch der allgemeinen Pathologie. Bd. 2 II, S. 444. 1913. (c) Handbuch der normalen und pathologischen Physiologie. — SCHWENKENBECHER, A. und SPITTA: Arch. f. exper. Path. **56**, 291 (1907). — SPIEGEL, E. A.: Handbuch der normalen und pathologischen Physiologie. Bd. 10, S. 1053. 1927.

WINKLER, F.: Pflügers Arch. **125**, 584 (1908).

# V. Abhängigkeit der Haut vom Nervensystem.

Von

## M. v. FREY-Würzburg.

Das Vermögen zur selbständigen Regelung der Lebensvorgänge ist Teilstücken von Zellen, Geweben und Organen in sehr verschiedenem Grade zu eigen. Bei einer Reihe pflanzlicher und tierischer Zellen von verhältnismäßig einfachem Bau, wie Algenzellen, Protozoen, Eizellen, ist der Fortbestand von Teilstücken und ihre Regeneration zu vollständigen Zellen abhängig von dem Vorhandensein eines Kerns oder Kernstückes. In ganz entsprechender Weise ist die Erhaltung und Wiederherstellung einer durchschnittlichen Nervenfaser beschränkt auf das mit der Zelle und ihrem Kern noch in Verbindung stehende Stück. Man schreibt daher dem Zellkern einen trophischen Einfluß auf den übrigen Zelleib zu, einen Einfluß, der wohl so zu verstehen ist, daß der Kern allein befähigt ist, gewisse chemische Reaktionen (Synthesen?) auszuführen, die für das Leben der Zelle unentbehrlich sind.

Je verwickelter der Bau eines Lebewesens und je weiter ausgebildet die Arbeitsteilung unter seinen Bauelementen und Geweben, desto größer ist auch ihre gegenseitige Abhängigkeit voneinander, die in dem rätselvollen Zusammenspiel der Korrelationen zum Ausdruck kommt. Es genügt dann die Ausschaltung auch nur eines Teils dieser ständig obwaltenden Einflüsse, um die normale Lebensführung, wo nicht gar den Bestand des Ganzen zu gefährden. So ist der quergestreifte Skeletmuskel, so sind gewisse Verdauungsdrüsen nicht länger lebensfähig, wenn ihre nervöse Verbindung mit dem übrigen Körper dauernd unterbrochen wird. Es handelt sich hier um Nerven, die eine ganz bestimmte, als Erregung bezeichnete erhöhte Form des Stoffwechsels hervorrufen.

Für die Haut ist die Abhängigkeit vom Nervensystem keine so weitgehende. Immerhin zeigt sie unverkennbare Störungen, wenn der Einfluß desselben in Fortfall kommt. Wenn auch genauere Ermittlungen nicht vorzuliegen scheinen, stimmen doch die Nachrichten darin überein, daß solche Haut verfärbt zu sein pflegt, d. h. gerötet, oder noch häufiger cyanotisch, dabei glatt, glänzend (glossy skin), dünn und leicht verletzlich (H. OPPENHEIM, R. CASSIRER, l. c. S. 120). Schweißbildung ist übermäßig oder fehlend, das Wachstum der Haare und Nägel oft gestört. Alle Beobachter erkennen an, daß diese Veränderungen mehr oder weniger verständlich sind aus dem Fortfall der spezifischen Nervenverrichtungen receptorischer und effektorischer Art, also aus dem Fehlen von Empfindung, Reflex und Bewegung, wodurch das betroffene Gebiet schädigenden Einflüssen leichter zugänglich und bei erfolgter Schädigung weniger geschont wird. Ob daneben noch der Einfluß besonderer efferenter Nerven, der sog. trophischen, anzunehmen ist, der auf die Erhaltung des normalen Stoffwechsels und seine Rückführung bei gelegentlichen Störungen gerichtet ist, oder ob diese Regelungen durch die Gewebe selbst vollzogen werden können, sind trotz vieler Erörterungen noch offene Fragen. Ein sicherer experimenteller Nachweis solcher Nerven, nach den Methoden der Reizphysiologie, ist bisher jedenfalls nicht erbracht. Das Für und Wider solcher Überlegungen ist in jüngster Zeit von H. FLEISCHHACKER in übersichtlicher und kritischer Weise zusammengefaßt worden. Die Berechtigung zu skeptischer Beurteilung wird in dem Maße zunehmen, als die Einsicht in die stofflichen Zusammenhänge der Gewebe untereinander wächst. Man darf annehmen, daß alle Teile des lebenden Körpers nicht nur ihren eigenen Stoffwechsel treiben, sondern durch diesen auch Stoffe liefern, die für andere Teile bedeutungsvoll sind. Ein entnervter Körperteil wird als Lieferant, wie als Konsument minderwertig. Dazu kommt, daß die Verwertung der zur Verfügung stehenden Stoffe auch zur rechten Zeit und im ausreichenden Umfange geschehen muß, wenn aus ihnen Nutzen gezogen werden soll. U. Ebbecke und Th. Lewis haben sich eingehend mit der Reizröte befaßt, die sich bei allen stärkeren Einwirkungen auf die Haut in der Umgebung des Reizortes einstellt. So flüchtig die Erscheinung ist, so wird man ihr doch eine wesentliche Rolle in der Summe der Vorgänge zubilligen, die dem Ausgleich der Störung dienen, zu der der Reiz geführt hat. Sind die Nerven durch Degeneration geschwunden, so wird die als Axonreflex aufgefaßte Reizröte fehlen und die Wiederherstellung des Gewebes voraussichtlich erschwert sein. Dies ist aus den klinischen Beobachtungen in der Tat zu entnehmen. So berichtet z. B. F. Krause (l. c. S. 68) über zwei Fälle mit verödetem Trigeminus, bei denen Keratitiden, das eine Mal in sehr schwerer Form, auftraten, die aber doch, wenn auch sehr langsam, ausheilten. H. Head beschreibt in seinem Selbstversuch das Verhalten einer kleinen Excoriation im entnervten Gebiet der Hand, die zwar Heilungstendenzen zeigte, aber stets wieder aufbrach, wenn bei Benutzung der Hand zum Rudern oder Radfahren die Haut stärkeren Spannungen ausgesetzt wurde. Die Beobachtungen lassen erkennen, daß Heilung und Regeneration auch ohne Nerven möglich sind, daß sie aber zögernd vonstatten gehen und leicht gestört werden. Die Fähigkeit zur Neubildung von Gewebe ohne Mitwirkung des Nervensystems scheint somit dem ausgebildeten Individuum nicht verloren gegangen zu sein, wenn es auch dieselbe nicht im gleichem Maße besitzt wie der Embryo. R. G. Harrison hat an Kaulquappen die caudale Hälfte des Medullarrohres entfernt, bevor die histologische Differenzierung sowohl des Muskel- wie des Nervensystems begonnen hatte. Die hintere Körperhälfte ergänzte sich aus dem Stumpf, die Nerven fehlten; dagegen fand die Ausbildung der Muskeln in normaler Weise statt, ebenso die Anordnung der Fasern zu Muskelindividuen. Sie ließen nur jede spontane Bewegung vermissen.

H. Oppenheim und R. Cassirer finden Ernährungsstörungen trophischer Art besonders häufig bei partiellen Läsionen peripherer Nerven, die mit heftigen Schmerzen einhergehen, z. B. bei Glassplitterverletzungen des Medianus oder Ulnaris. Abgesehen von der unter solchen Bedingungen wohl besonders weitgehenden Schonung (Nichtgebrauch) des Gliedes kann hier auch an Entzündungsvorgänge gedacht werden, die entlang der Nerven bis in die Haut fortschreiten.

Unter den Erkrankungen der Haut, die auf nervöser Grundlage entstehen, ist der Herpes zoster insofern der wichtigste, als hier die Beziehungen zum Nervensystem am durchsichtigsten sind. Einerseits ist der Zusammenhang zwischen nervöser und Hauterkrankung klinisch und pathologisch-anatomisch, besonders durch die mustergültige Untersuchung von H. Head und A. W. Campbell, gesichert; andererseits haben die Impfungen von B. Lipschütz u. a. (vgl. J. Kyrle) ergeben, daß in den Zosterbläschen ein spezifischer Erreger vorhanden sein kann. Die Vermutung liegt nahe, daß es sich um eine Erkrankung handelt, deren Erreger in ähnlicher Weise wie die entsprechenden der Lyssa und des Tetanus, die Nervenbahnen zur Ausbreitung benutzt und dessen Stoffwechselprodukte besondere Affinität zu den Zellen der Spinalganglien besitzen. Für eine solche Auffassung wären die Veränderungen in der Haut keine trophisch-neurotischen Störungen im strengen Wortsinn, sondern eine der Lokalisationen des Krankheitsprozesses. Head und Campbell (l. c. S. 395) beziehen das Auftreten des Herpes nicht auf die Schädigung trophischer Nerven, sondern auf die von Schmerznerven, besonders solchen aus den Eingeweiden, denen die kleinen Zellen der Spinalganglien zugehören sollen. Wie es scheint, denken sie an eine Art antidromer Auswirkung der Veränderungen im Spinalganglion. Wenn darunter verstanden sein soll, daß die schmerzhaften Erregungen, die dort entstehen, indem sie sich zentrifugal wie zentripetal ausbreiten, Veränderungen in der Haut hervorrufen, so müßte eine solche Erklärung wohl als eine recht gezwungene bezeichnet werden (vgl. darüber das oben S. 24 über antidrome Erregungen Gesagte). Eher könnte man sich vorstellen, daß der Zerfall der erkrankten Nervenbahnen zu Abbauprodukten führt, die auf die Haut toxisch wirken. Es wäre dann nur verwunderlich, daß bei dem doch recht häufigen Ausfall afferenter Nervenbahnen herpetische Veränderungen der Haut nicht eine viel häufiger zu beobachtende Erscheinung ist. Es dürfte somit die Annahme einer durch den Krankheitserreger gesetzten, entlang der receptorischen Nerven in die Haut vordringenden spezifischen Schädigung die größere Wahrscheinlichkeit für sich haben.

Literatur.

*Abhängigkeit der Haut vom Nervensystem.*

CASSIRER, R.: Die vasomotorisch-trophischen Neurosen. 2. Aufl. S. 120. Berlin 1912.

EBBECKE, U.: Pflügers Arch. **169**, 1 (1917); Erg. Physiol. **22**, 401 (1923).

FLEISCHHACKER, H.: Handbuch der normalen und pathologischen Physiologie. Bd. 10, S. 1149. 1927.

HARRISON, R. G.: Amer. J. Anat. **3**, 197 (1904). — HEAD, H.: Brain **31**, 323, 404 (1908). — HEAD, H. und A. W. CAMPBELL: Brain **23**, 353 (1900).

KRAUSE, F.: Die Neuralgie des Trigeminus. S. 68. Berlin 1896. — KYRLE, J.: Histo-Biologie der Haut. Bd. 2, S. 57. Wien-Berlin 1927.

LEWIS, TH.: Die Blutgefäße der menschlichen Haut, übersetzt von E. SCHILF. Berlin 1928.

OPPENHEIM, H.: Lehrbuch der Nervenkrankheiten. Bd. 1, S. 535. 1913.


# VI. Die Elektrophysiologie der Haut.

Von

H. REIN-Freiburg i. Br.

Obwohl die Haut zu den klassischen Untersuchungsobjekten der Elektrophysiologie zählt (DU BOIS-REYMOND, BIEDERMANN, LUCHSINGER), enthalten frühere dermatologische Handbücher (MRAČEK) sonderbarerweise kein eigenes Kapitel über die Elektrophysiologie der Haut. Ursache dafür mag sein, daß die vielen längst bekannten Tatsachen in Arbeiten enthalten sind, die mehr allgemeinphysiologisches als speziell hautphysiologisches Interesse wecken. Immerhin wäre auch früher schon eine Beachtung des experimentell ermittelten Tatsachenmaterials für die Dermatologie recht nützlich gewesen. Beispielsweise wäre die Gleichstromtherapie von manchen Irrwegen abgehalten worden. In den letzten Jahren haben sich nun die Untersuchungen über elektrische Vorgänge an der Haut sowohl unter allgemeinphysiologischen als auch unter speziell organphysiologischen Gesichtspunkten so gemehrt und eine solche Reihe neuer beachtenswerter Tatsachen zutage gefördert, daß eine ausführliche

Behandlung dieses Gebietes in einem Handbuche der Dermatologie geboten erscheint.

Die *Anwendung der Elektrizität zu therapeutischen Zwecken* wird hier vielleicht ein neues wissenschaftliches Fundament finden können. Vor allem aber werden die *Erkennungsmöglichkeiten für normale und abnorme Funktionszustände des Organes*, die ja gerade bei der Haut wegen der geringen Zahl sicher wahrnehmbarer Lebensäußerungen des eigentlichen parenchymatösen Anteils recht spärliche sind, durch die zahlreichen elektrophysiologischen Erscheinungen beträchtlich vermehrt werden.

Es kann keinem Zweifel unterliegen, daß Hyperämie, Elastizitätsveränderungen usw. Prozesse sind, die vielfach erst sekundär im Anschluß an unsichtbare Vorgänge im Epithel zustande kommen (Th. Lewis). Der diagnostische Wert dieser sekundären Vorgänge soll nicht bezweifelt werden. Immerhin wäre ein Einblick in die primären epithelialen Prozesse doch recht wertvoll. Einen solchen vermögen viele elektrische Vorgänge an der Haut zu vermitteln. Diese bieten in vielen Fällen sicherlich überhaupt die einzige Möglichkeit, bestimmte Funktionsänderungen momentan zu erkennen.

Als Grundlage für eine wissenschaftliche Gleichstromtherapie und als Quelle neuer diagnostischer Möglichkeiten mag die Elektrophysiologie der Haut heute in solchem Grade den Dermatologen interessieren, daß die nachfolgende ausführliche Darstellung gerechtfertigt erscheint.

Als „Elektrophysiologie" seien nicht nur die Vorgänge in der Haut besprochen, welche zum Auftreten von bioelektrischen Strömen Veranlassung geben, sondern auch alle Erscheinungen, die eintreten, wenn von außen her elektrische Ströme verschiedenster Art an die Haut angelegt werden. Die Betrachtung der *Haut als Elektrizitätsleiter* ist zum Verständnis der *Haut als Stromquelle* nicht mehr zu entbehren. Die elektrischen Leitereigenschaften der Haut aber wiederum sind nicht zu trennen von einer Reihe anderer Erscheinungen, die unter der Bezeichnung der *Elektrokinese* zusammengefaßt werden sollen. Da es sich in den spontanen „*elektrischen Reaktionen*" der Haut stets um ein kompliziertes Gemisch der genannten Vorgänge handelt, werden sie erst an letzter Stelle zur Darstellung kommen können.

## Die Haut als Elektrizitätsleiter.

Wenn noch St. Leduc sagt: „Der Körper der lebenden Wesen ist ein Elektrolyt", so müssen wir heute vorziehen zu sagen: Die Haut, bzw. der gesamte tierische Körper, stellt, *als Elektrizitätsleiter betrachtet, ein System von Leitern zweiter Klasse und Nichtleitern dar.* Daraus geht ohne weiteres hervor, daß jede Beanspruchung des Leiters mit chemischen Veränderungen einhergeht, die nicht nur die Elektrolyte, sondern in hohem Maße auch die Nichtleiter des Systems betreffen. Man weiß ja, daß die physikalischen Eigenschaften der letzteren weitgehend von den gleichzeitig vorhandenen Elektrolyten abhängen und umgekehrt die Elektrolyte durch gleichzeitig vorhandene Nichtleiter stark beeinflußt werden können. Jede Betrachtung des lebenden Organismus oder aber auch der Haut als freie wässerige Elektrolytlösung wäre von vornherein irreführend.

Jede Zu- und Ableitung von Elektrizität zum bzw. vom Körper macht die Verwendung von Leitern erster Klasse, von Metallen nötig (Elektroden). Die Berührungsstelle zwischen Körper und Metallelektroden ist, wie alle Grenzflächen zwischen Metallen und Elektrolyten, Sitz intensiver elektrolytischer Prozesse. Dadurch erleidet sowohl die Elektrodenoberfläche als auch die

Haut unter der Elektrode starke chemische Veränderungen. An den metallischen Elektroden kommt es zur Ausbildung einer elektromotorischen Kraft, die dem primär fließenden Strom entgegengesetzt gerichtet ist, ihn also erheblich schwächt. Während dieser Vorgang, die „Polarisation" der metallischen Elektroden, in Bruchteilen von Sekunden in Erscheinung tritt, macht sich die Veränderung der Haut durch die Elektrolyseprodukte erst sekundär, entsprechend der langsamen Anhäufung derselben in und auf der Epidermis, bemerkbar. Eine Stromabnahme bzw. Zuleitung mit einfachen Metallelektroden würde also keineswegs die wirklichen Leitereigenschaften der Haut ersehen lassen, die uns zunächst ausschließlich interessieren. Es würden sich uns vielmehr künstlich entstellte, durch die „polarisierbaren" Elektroden bedingte Verhältnisse darbieten.

Wie überall in der Elektrophysiologie muß man sich sog. „*Unpolarisierbarer Elektroden*" bedienen, um die wirklichen Verhältnisse erkennen zu können [1]. Unpolarisierbare Systeme stellen alle Metalle dar, wenn sie in eine Salzlösung

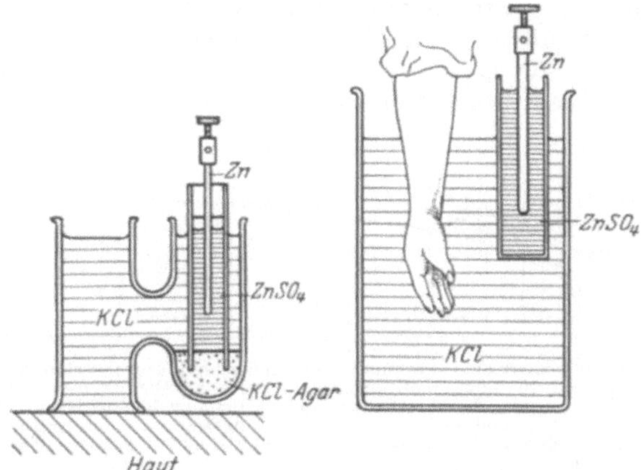



Abb. 12. Links: kleine „differente" Elektrode (nat. Größe) bestimmter Wirkungsfläche, sitzt mit breitem geschliffenem unterem Rand mit gelindem Druck der Hautoberfläche dicht genug auf, um sie nach dem Aufsetzen mit verschiedenen Elektrolytlösungen zu beschicken. Namentlich zur Untersuchung des Gleichstromwiderstandes und seiner Veränderungen geeignet. Rechts: unpolarisierbares Extremitätenbad, zur Ableitung großer Hautflächen („indifferente" Elektrode). (Nach H. REIN.)

tauchen, welche das jeweils verwendete Metall als positives Ion enthält (also z. B. Cu in $CuSO_4$, Ag in $AgCl$, Zn in $ZnSO_4$ usw.). Jeder fließende Strom schlägt gleiches Metall auf gleichem Metall nieder (an der Stromaustrittstelle!) oder aber löst das Metall in Form des schon vorhandenen Salzes auf (Stromeintrittsstelle). Das System bleibt durch den Stromfluß also unverändert und ist anodisch und kathodisch „symmetrisch". Richtet man die Anordnung so ein, daß die zu untersuchende Haut lediglich mit der Salzlösung in Berührung kommt und nur diese mit dem ableitenden Metall, so liegt eine in sich unpolarisierbare Ableitung vor. Einige für Ableitung der Haut besonders geeignete unpolarisierbare Elektroden zeigt die Abb. 12. Die zweite Form ist zur Ableitung ganzer Gliedteile, also großer Flächen geeignet (Hand, Fuß usw.), wird mit Vorteil als sog. „indifferente Elektrode" verwendet (s. unten S. 55—56). Für manche Untersuchungen vorzüglich geeignet ist die OSTWALDsche Quecksilber-Kalomel-Elektrode, evtl. in entsprechender Abänderung, z. B. nach

---

[1] Über die allgemeine Technik und Theorie der unpolarisierbaren Elektroden s. TIGERSTEDT, Handbuch der physiologischen Methoden II, und POHL, Einführung in die Elektrizitätslehre. Berlin 1926.

Ph. Keller [(b) s. unten S. 86]. Die Elektroden in ihrer allgemein bekannten Ausführung sind mit einem Glasheber versehen, der zum Einhängen in flüssige Systeme aller Art dienen soll. Ph. Keller läßt diese Verbindungsheber in einen kleinen Trog einhängen, dessen Boden durch die Hautoberfläche gebildet wird. Die Wände desselben bestehen aus einem auf die Haut aufgeklebten ganz leichten Gummiring. Er kann mit den verschiedensten Ableitungslösungen beschickt werden. Diese Art der Ableitung ist Druckfrei, was namentlich für die Ableitung der Eigenpotentiale der Haut von Wichtigkeit ist, da bereits leichte Berührung diese Potentiale beträchtlich verändert.

Jeder Gleichstromfluß durch die lebende Haut bringt bei unpolarisierbarer Ableitung zwei eigenartige Erscheinungen hervor:

1. Legt man an den Körper eine konstante Spannung an und beobachtet mit einem der landläufigen medizinischen Galvanometer hinlänglicher Empfindlichkeit die resultierende Stromstärke, so wächst diese in den nächsten Minuten nach dem Stromschluß stark an. Bei niederen Spannungen beträgt dieser Anstieg oft das 10—100 fache des Ausgangswertes. Diese Tatsache ist den Physiologen und Elektrotherapeuten längst bekannt und wird am besten

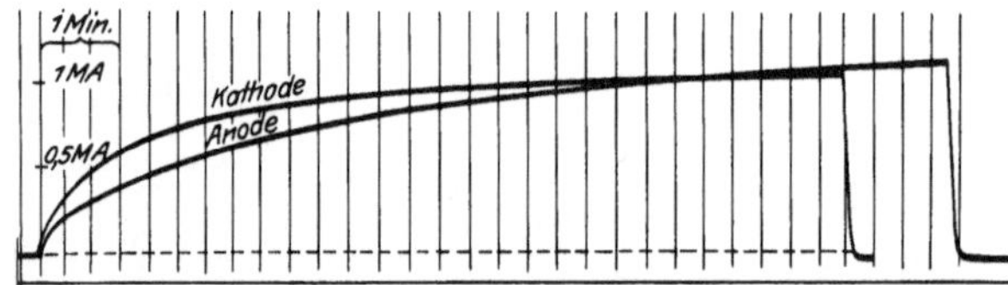


Abb. 13. Photographisch registrierte Stromstärkenkurven bei Durchströmung der menschlichen Haut mit Gleichstrom von 10 Volt Spannung. Die Stromzuführung bzw. Abnahme erfolgt mit den beiden in Abb. 12 wiedergegebenen Elektroden. Ableitungslösung ist n/100 KCl-Lösung. Es sind zwei Durchströmungen nacheinander auf ein und dasselbe Papier registriert worden, wobei einmal die Anode, einmal die Kathode differente Elektrode war. (Nach H. Rein.)

ersichtlich aus der Abb. 13, welche photographische Originalaufnahmen der zeitlichen Stromstärkenveränderungen zeigt.

2. Legt man an den menschlichen Körper eine konstante Spannung an und beobachtet mit einem Galvanometer, dessen Einstellzeit wenige $^1/_{1000}$ Sek. beträgt, den Ablauf der Stromstärke, so ergibt sich innerhalb der ersten $^1/_{100}$ Sek. die sog. „Initialzacke" (Garten). Die Beobachtung gelingt wegen des raschen Ablaufes nur auf photographischem Weg. Dem Anstieg der Stromstärke auf einen recht erheblichen Wert folgt sofort ein rascher Abfall auf einen Minimalwert, der oft weniger als $^1/_{10}$ des Maximalwertes der Initialzacke ausmacht. Der ganze Vorgang spielt sich in weniger als $^1/_{100}$ Sek. ab. Eine Aufnahme des Prozesses nach Einthoven zeigt die Abb. 14.

Der rapid ablaufende Vorgang konnte erst zur Beobachtung kommen nach Schaffung entsprechend rasch sich einstellender Galvanometer. Nach den neueren Untersuchungen von A. Strohl und Hozawa ist der Hauptteil der „Initialzacke" bereits nach etwa $^1/_{10000}$ Sek. abgelaufen. Da es selbst mit den frequentesten Saiten des Saitengalvonometers nicht gelingt, so rasch ablaufende Prozesse richtig aufzunehmen, muß man annehmen, daß die Einthovenschen Kurven (Abb. 14) die wirklichen Verhältnisse entstellt wiedergeben. Die „Initialzacke" muß also in Wirklichkeit noch erheblich höher, schätzungsweise 5—10 mal so hoch ausfallen als in den aufgenommenen Kurven. Dies besagt, daß in der ersten $^1/_{10000}$ Sekunde die den Körper durchfließende Stromstärke 50—100 mal so groß sein kann als die Stromstärke, die man etwa bei Messung eines den Körper durchströmenden Gleichstromes mit den üblichen Zeiger-Amperemetern wenige Sekunden nach dem Einschalten abliest. So wird verständlich, daß nach den landläufigen medizinischen Methoden gemessene Gleichströme schon bei verhältnismäßig geringen Stromstärken tödlich wirken können.

Die Abb. 13 zeigt im Grunde genommen den gleichen Vorgang wie die Abb. 14, jedoch erfolgt die Aufnahme mit einem sehr langsam schwingenden Galvanometer und auf langsam laufendem Film, entspricht also etwa den Galvanometer-Angaben der medizinischen Praxis. Den Zusammenhang der in Abb. 13 und 14 wiedergegebenen Vorgänge hat man sich folgendermaßen zu denken:

Sofort nach Einschaltung eines konstanten Stromes — bei unpoliarsierbarer Zuleitung zur Haut — stellt sich eine sehr hohe Stromstärke ein, die aber innerhalb weniger $^1/_{1000}$ Sek. auf einen kleinen Bruchteil wieder abfällt

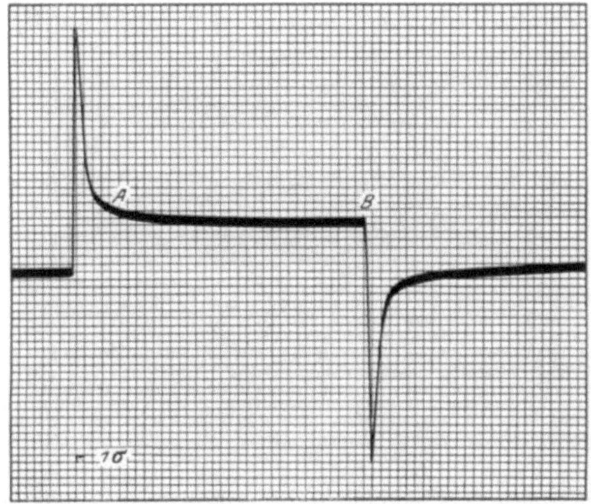


Abb. 14. Photographisch registrierte Saitengalvanometerkurve der Ein- und Ausschaltung eines Gleichstromes an menschlicher Haut. Nach einem sehr steilen, über eine Zeit von nur 1 σ sich erstreckenden Stromstärkenanstieg steiler Abfall derselben bis auf einen konstanten „Reststrom" (von A bis B). (Nach EINTHOVEN.)

(„Initialzacke"), um dann bei länger fließendem Strom in den nächsten Minuten wieder zuzunehmen (Abb. 13). Es kann bei hinlänglicher Versuchsdauer der Wert der Initialzacke nahezu wieder erreicht werden. Die Vorwegnahme des letzteren Prozesses in Abbildung und Text erfolgte lediglich, weil dieser den jedem Praktiker bekannteren Vorgang darstellt.

Das geschilderte Verhalten des Durchströmungsstromes ist eigenartig. Man sollte annehmen, daß bei Anlegen eines konstanten Stromes die Stromstärke entsprechend dem OHMschen Gesetz sich einstellen und konstant sein müßte, also:

$$\frac{\text{Spannung}}{\text{Körperwiderstand}} = \text{Stromstärke}.$$

Ersetzt man den Körper durch eine einfache Elektrolytlösung, durchströmt also ein System: unpolarisierbare Elektrode—Elektrolytlösung—unpolarisierbare Elektrode, so ergibt sich ohne weiteres ein dem OHMschen Gesetz entsprechendes Resultat, also eine konstante Stromstärke nach Maßgabe der angelegten

Spannung und des Widerstandes der durchströmten Elektrolytsäule. *Dasselbe ist
der Fall, wenn man den Körper durchströmt und vorher die Haut ganz oberflächlich durch Ritzen mit einer Lanzette verletzt hat.* Der mit intakter Haut bekleidete
Körper jedoch zeigt das in Abb. 13 und 14 wiedergegebene Verhalten, wirkt
also keinesfalls wie ein einfacher Ohmscher Widerstand. Aus dem eben Gesagten
wird klar, daß *eine Gleichsetzung des Körpers mit einer einfachen Elektrolytlösung
unzulässig* ist, und daß die Ursache hierfür in den elektrischen Eigenschaften
der Haut gesucht werden muß.

Zur Erklärung der Erscheinungen wird man am ehesten an eine Widerstands-
änderung der Haut im Verlaufe der Durchströmung denken. Diese Ansicht
wurde beispielsweise von Munk und Meissner vertreten, welche eine Veränderung des Hautwiderstandes durch mit dem elektrischen Strom einwandernde
Flüssigkeit für das Verhalten der Stromstärke verantwortlich machen wollten.
Spätere Untersucher, vor allem Gildemeister und seine Mitarbeiter (Galler
und Kaufhold) zeigten aber, daß reelle Widerstandsänderungen gar nicht
vorliegen. Die Stromstärkenveränderungen sind vielmehr nur für Gleichströme

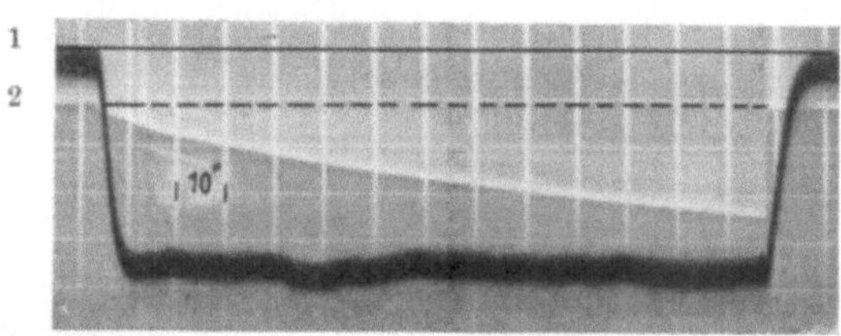

Abb. 15. Verhalten der Stromstärken eines Gleichstromes (2 Schattenkurve!) und eines hochfrequenten Wechselstromes (1 schwarze Kurve) bei Durchströmung der Haut. Die Nullinien der
Galvanometer liegen oben, der Ausschlag erfolgt nach unten und bedeutet Zunahme der Stromstärke bzw. Abnahme des Widerstandes. Die Kurven sind von links nach rechts zu lesen. Während
die Stromstärke des Gleichstromes nach wenigen Sekunden bereits das Mehrhundertfache des
Initialwertes erreicht hat, verläuft die Stromstärkenkurve des hochfrequenten Stromes nahezu
horizontal. Da die Durchströmung mit beiden Stromarten gleichzeitig erfolgt, kann die Zunahme
des Gleichstromes nicht einer Widerstandsabnahme zuzuschreiben sein. In diesem Falle müßte
auch die Hochfrequenzkurve verändert werden. (Nach H. Rein, unveröffentlichte Versuche.)

vorhanden. Gleichzeitig vorgenommene Wechselstrom-Widerstandsmessungen
zeigen völliges Gleichbleiben des Wechselstromwiderstandes während der Gleichstromdurchströmung. Diese Tatsache wird um so ausgeprägter, je höher die
Frequenz des zur Messung verwendeten Wechselstromes ist (Gildemeister).
Die Abb. 15 zeigt eine vom Verfasser registrierte Kurve, aus der das Verhalten
der Stromstärke eines fließenden Gleichstromes und gleichzeitig das Verhalten
des Widerstandes der durchströmten Haut gegen einen hochfrequenten Wechselstrom (1 000 000 Perioden!) ersichtlich ist. Der letztere bleibt praktisch völlig
gleich, während der scheinbare Gleichstromwiderstand ganz erheblich abnimmt.
Die registrierten Kurven sind Stromstärkenkurven. Ein Absteigen derselben,
bzw. Vergrößerung der Amplitude bedeutet Zunahme der Stromstärken, also
Abnahme des Widerstandes.

*Es kann sich also keinesfalls um die von Munk angenommene Widerstands-
änderung durch elektrosmotische Flüssigkeitsverschiebungen handeln.* Die Messung
des Hautwiderstandes mit Wechselströmen ergab weiterhin die auffallende
Tatsache, daß dieser um so niederer erschien, je höher die Frequenz des messenden Stromes war [Einthoven und Bijtel, Gildemeister (e), (g), (o)].
Messungen mit niederfrequenten Wechselströmen ergaben bei Ausführung der
Messung in Wheatstonescher Brückenanordnung vor allen Dingen kein
scharfes Minimum ohne besondere später zu besprechende Maßnahmen.
Tabelle 1 mag die erste Tatsache belegen.

Tabelle 1.

| Frequenz Per./Sek. | Widerstand (Ohm) | Beobachter |
|---|---|---|
| 365 | 830 | |
| 236 | 1050 | GILDEMEISTER (g) |
| 100 000 | 100 | |
| 365 | 1320 | |
| 2 110 | 450 | GILDEMEISTER (o) |
| 100 000 | 165 | |
| 960 | 725 | |
| 3 400 | 389 | EINTHOVEN |
| 6 800 | 323 | |

Diese Eigenschaft des *mit steigender Frequenz der Meßströme abnehmenden Widerstandes* ist *typisch für* eine Art physikalischer Systeme: für *Polarisationszellen* (POHL, l. c. S. 204). Die zweite erwähnte Tatsache, daß bei Messungen mit niederfrequenten Wechselströmen in WHEATSTONEscher Anordnung kein scharfes Minimum zu erzielen ist, wird hingegen bedingt durch im Stromkreise vorhandene Kapazität[1], welche eine Phasenverschiebung[2] des messenden Wechselstromes verursacht. Eine solche im zu messenden Widerstand enthaltene Kapazität läßt sich in ihren störenden Eigenschaften beseitigen durch Einschaltung entsprechender Selbstinduktionen vor das zu messende System oder aber durch Einschaltung entsprechender Kapazitäten parallel zum Vergleichswiderstand. GILDEMEISTER (h) zeigte, daß in der Tat durch solche Maßnahmen scharfe Minima erzielbar sind und zeigte dabei zugleich, wie die Größe der Kapazität der untersuchten Hautstellen gemessen werden kann (s. Tabelle 3).

Die Haut muß nach dem eben Gesagten also

1. ein *polarisierbares Gebilde* darstellen, welches bei der Durchströmung mit Gleichstrom erhebliche Gegenpotentiale entwickelt (desgleichen bei Durchströmung mit niederfrequentem Wechselstrom) und

2. über *nennenswerte Kapazität* verfügen.

Anmerkung zu 2. Es handelt sich hier um Kapazität im Sinne der Kapazität eines Kondensators. Als Kondensator ganz allgemein wirken stets zwei Leiter, die so zueinander angeordnet sind, daß zwischen ihnen ein elektrisches Feld bestehen kann. Dies ist aber nur möglich, wenn zwischen ihnen ein Nichtleiter liegt. Ersetzt man den die beiden (meist plattenförmigen) Leiter trennenden Nichtleiter durch einen schlechten Leiter oder unvollkommenen Isolator, so liegt ein „unvollkommener Kondensator" vor. Die Wirkung eines solchen unvollkommenen Kondensators gleicht der eines vollkommenen mit einem hohen parallel geschalteten Widerstand. Wird der eine Leiter des unvollkommenen Kondensators mit Elektrizität beschickt, so entsteht induktiv auf dem gegenüberliegenden zweiten Leiter die gleiche Elektrizitätsmenge entgegengesetzten Vorzeichens. Die Elektrizitätsmenge, die von einer solchen Anordnung aufgenommen werden kann, ist abhängig von der Spannung, mit der man die Elektrizität dem einen der beiden Leiter aufdrückt. Es ist einfach:

$Q = C \times P$. ($Q$ = Elektrizitätsmenge in Amperesekunden, $C$ = Kapazität des Kondensators und $P$ = Spannung in Volt.)

Die Kapazität eines Kondensators ist also gegeben durch die Gleichung:

$C = \dfrac{Q}{P}$, welche besagt, daß man unter Kapazität die pro Volt aufpressender Spannung gebundene Elektrizitätsmenge (in Amperesekunden) versteht. Die Maßeinheit: Ampere/sek./Volt wird als „Farad" bezeichnet. 1 Mikrofarad = $^1/_{1000}{}^2$ dieser Größe (= $10^{-6}$ Farad).

Im „unvollkommenen" Kondensator ist eine volle Aufladung und ihr längerer Bestand unmöglich, da der unvollkommene Isolator zwischen den beiden Leitern einen

---

[1] Siehe POHL: Einführung in die Elektrizitätslehre. S. 29. Berlin: Julius Springer 1927.
[2] Ebenda, S. 124.

Ausgleich der beiden entgegengesetzten Ladungen ermöglicht, der um so rascher erfolgt, je „unvollkommener" der Kondensator ist.

Die beiden oben erzielten Folgerungen machen nunmehr das Verhalten der Stromstärke bei Gleichstromfluß durch die Haut verständlich. Die kontinuierliche Zunahme der Gleichstrom-Stromstärke, wie sie aus Abb. 13 ersichtlich ist, kann nur auf dem langsamen Schwinden eines gleich nach dem Einschalten des Durchströmungsstromes sich ausbildenden Gegenpotentiales beruhen[1].

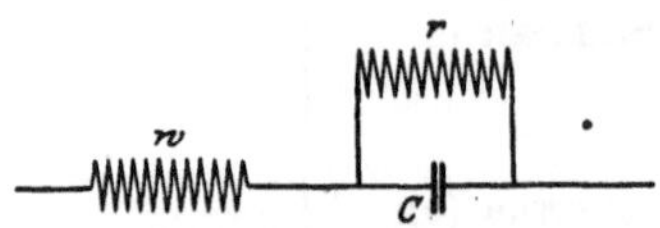

Abb. 16. Schema nach EINTHOVEN. Ähnliche Einschaltephänomene wie bei der Durchströmung der Haut (s. Abb. 14) ergaben sich bei Durchströmung eines Modelles, bestehend aus einem hohen Widerstand w, einem dahinter geschalteten Kondensator C und einem zweiten sehr hohen Widerstand r, der zum Kondensator parallel geschaltet wird. (Unvollkommener Kondensator.)

Die „Initialzacke" (GARTEN), die in Abb. 14 dargestellt ist und in wenigen $^1/_{1000}$ Sekunden abläuft, kann zweierlei Ursachen haben: sie kann entweder bedingt sein durch die Aufladung der Kapazität der Haut — stellt also gleichsam eine Kondensatoraufladung dar — oder aber das polarisatorische Gegenpotential, welches in den Kurven der Abb. 13 schwindet, kommt innerhalb dieser ganz kurzen Zeit zur Ausbildung und schwächt im Maße seines Anwachsens den Durchströmungsstrom.

Entsprechend den feststellbaren Tatsachen: *Polarisierbarkeit* und *Kapazität* der Haut, hatten sich im Verlaufe der letzten Jahre zwei Anschauungen über die Haut als Elektrizitätsleiter herausgebildet: EINTHOVEN und seine Mitarbeiter (BIJTEL) stellten in den Vordergrund die Kapazität und betrachteten die Haut als „unvollkommenen Kondensator" (s. oben) oder besser als Kondensator mit parallel geschaltetem Widerstand (s. Schema Abb. 16 nach EINTHOVEN!). Je nach der Größe des Parallelwiderstandes und der Kapazität ändert sich hierbei Höhe und zeitliche Ausdehnung der „Initialzacke" (s. Abb. 17 und 18). Die Polarisation spielt nach EINT-HOVENs Ansicht eine untergeordnete Rolle, da er als Art der Kapazität

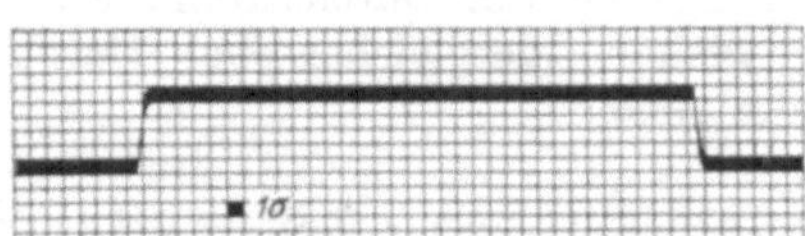

Abb. 17. Nachahmung mit dem in Abb. 16 gegebenen Modell, r = 2000 Ohm. (Nach W. EINTHOVEN und J. BIJTEL.)

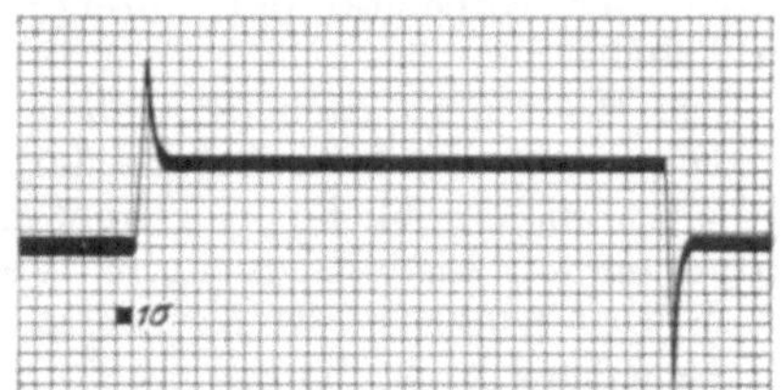

Abb. 18. Nachahmung mit der in Abb. 16 dargestellten Anordnung, C = 0,12 $\mu$ F, w = 1000 Ohm, r = 10 000 Ohm, V = 0,9 Volt. (Aus Pflügers Arch. 198). (Nach W. EINTHOVEN und J. BIJTEL.)

wirkliche „dielektrische Kapazität" annahm (als Dielektricum wirkt die schlechtleitende Epidermis, als Kondensatorbeläge die gut leitende Elektroden- und Gewebsflüssigkeit).

Im Gegensatze dazu wurde von anderen Autoren, namentlich von GILDE-MEISTER, von STROHL und JODKA, LIBERT und EBBECKE (a) die Polarisation in den Vordergrund gestellt und in erster Linie für das Verhalten der Haut als Leiter verantwortlich gemacht.

Es kann keinem Zweifel unterliegen, daß *beides*, Polarisation *und* Kapazität an der Haut vorhanden sind. Dementsprechend werden sie auch *beide* für die Eigenschaften der Haut als Elektrizitätsleiter verantwortlich zu machen sein. Die Erscheinung der Abb. 15 und 13 ist durch das EINTHOVENsche Modell,

---

[1] Die Messung des wirklichen Widerstandes mit Gleichstrom ist an Systemen mit Polarisation und Kapazität nicht möglich. Die Gleichstrommessung ergibt nur „Scheinwiderstände".

also allein durch Kapazität, nicht erklärbar. STROHL, JODKA und LIBERT fanden außerdem, daß nach Unterbrechung des durchströmenden Stromes der Potentialabfall an der Haut keineswegs wie eine Kondensatorentladung einer Exponentialfunktion folgt. EINTHOVEN selbst hat endlich festgestellt, daß die Initialzacke um so niederer wird, je größer die untersuchte durchströmte Hautfläche ist. Gerade der letzte Umstand spricht ebenfalls sehr gegen die Deutung der Initialzacke als Aufladungserscheinung nach Art einer Kondensatorladung. Ein Kondensator müßte sich bei Änderung der Plattengröße ja gerade umgekehrt verhalten. Daß die Haut meßbare Kapazität besitzt, steht fest und ist neuerdings wieder von GILDEMEISTER [(n), (o)] bestätigt worden, aber die oben beschriebenen als „Initialzacke" sich äußernden Besonderheiten im Verhalten der Durchströmungs-Stromstärke sprechen dafür, daß sie nicht im Vordergrunde des Geschehens steht, daß vielmehr die Polarisationserscheinungen ausschlaggebend sein müssen.

Die beste Betrachtungsweise scheint vorläufig die von GILDEMEISTER [(n), (o)] auf Grund seiner letzten Untersuchungen gewonnene zu sein: Die Haut verfügt über ein beträchtliches Speicherungsvermögen für Elektrizität (Kapazität). Es handelt sich dabei aber nicht — wie von GARTEN und von EINTHOVEN angenommen wurde — um einfache dielektrische Kapazität, sondern um „Polarisationskapazität", eine Kapazität, die mit den polarisatorischen Prozessen in der Haut untrennbar verknüpft ist.

Eine eingehende theoretische Darlegung des Wesens der „Polarisationskapazität" ist hier nicht am Platze. Für metallische Grenzflächen wurde das Problem von F. KRÜGER[1] theoretisch entwickelt, worauf hier verwiesen sei. Wie weiter unten auseinandergesetzt wird (s. S. 54 und 60), ist die Ursache der Polarisationspotentiale in einer Veränderung der Elektrolytkonzentration an den Zellmembranen zu suchen. Eine solche kommt, entgegen dem Diffusionsbestreben der Elektrolyte zustande nur unter Aufwand einer bestimmten Menge elektrischer Energie. Diese kann nach dem Sistieren des „polarisierenden" Stromes bei Umkehr des Prozesses — also eintretender Diffusion der angehäuften Elektrolyte — teilweise wiedergewonnen werden. Dieser Teil des Speicherungsvermögens polarisierbarer Gebilde wird als „Diffusionskapazität" bezeichnet. Gleichzeitig soll es aber auch zu einer Aufladung der an allen polarisierbaren Gebilden vorhandenen „HELMHOLTZschen Doppelschichten" kommen (s. diese Abb. 23). Die Ionenschichten dienen dabei als Beläge, das dazwischen befindliche Wasser aber als Dielektricum eines Kondensators. Diese Komponente der Polarisationskapazität wird als „Doppelschichtkapazität" bezeichnet. Nach GILDEMEISTER spielt sowohl die letztere als auch die Diffusionskapazität an der menschlichen Haut eine gewisse Rolle. So würde die verhältnismäßig große Kapazität der Haut verständlich, die man bei allen Messungen bisher fand (s. Tabelle 3), für die man aber bei Betrachtung der Haut als einfachen Kondensator mit der schlecht leitenden Hornschicht als Dielektricum, da deren Dicke viel kleinere Werte erwarten ließ, keine Erklärung fand.

Nach GILDEMEISTER tritt an der menschlichen Haut die Doppelschichtkapazität oft in den Vordergrund gegenüber der Diffusionskapazität. Es liegt in der Natur beider Vorgänge, daß sie für Auf- bzw. Entladung zeitlich beträchtlich differieren müssen. Die Diffusionskapazität ist an die Wanderung der Ionen geknüpft. Diesen aber eignet eine gewisse Trägheit, da sie „Masse" haben und Reibung im Lösungsmittel überwinden müssen. Aufladungs- und Entladungsvorgänge müssen daher verhältnismäßig träge verlaufen, brauchen unter Umständen Sekunden bis zum Endgleichgewicht. Auch wird sich die Diffusionskapazität erst bei Stromfluß von einer bestimmten Dauer bemerkbar

---

[1] KRÜGER, F.: Z. physik. Chem. **45**, 1 (1903).

machen können. Bei sehr kurzen Stromstößen und hochfrequenten Wechselströmen kann daher diese Komponente der Polarisationskapazität keine Rolle
spielen. Anders die Doppelschichtkapazität. Hier handelt es sich um die Auf-
bzw. Umladung bereits lokalisierter Ladungsträger, wobei keine nennenswerte
Lokomotion dieser trägen Gebilde nötig ist. Der Prozeß der Auf- und Entladung
wird sehr rapid verlaufen. Daher muß diese Komponente der Polarisationskapazität bei sehr kurzen Stromstößen und hochfrequenten Wechselströmen
eine große Rolle spielen. Der erste steilste Teil der „Initialzacke" wird wohl
ausschließlich auf sie zurückzuführen sein, während der anschließende, flacher
verlaufende auf Rechnung der Diffusionskapazität geht.

Bezüglich der Beziehung zwischen Kapazität der Haut, ihrer Polarisierbarkeit
und ihrem Gleichstromwiderstand gilt: *Je höher der Gleichstromwiderstand der
Haut ist, um so stärker ist sie polarisierbar.* Eine stark polarisierbare Haut wird
aber sofort ein starkes Gegenpotential entwickeln, welches den hineingeschickten
polarisierenden Strom sehr rasch bis auf einen geringen „Reststrom" schwächt.
Die Initialzacke fällt dann, absolut betrachtet, niedrig aus, im Vergleich zum
Reststrom aber hoch. Die Haut verhält sich mit den landläufigen Methoden
zur Kapazitätsbestimmung untersucht, dann ähnlich wie ein Kondensator
kleiner Kapazität (ausgenommen die Erscheinung des Reststromes, die beim
echten Kondensator natürlich nicht vorhanden sein darf!), der sehr rasch
aufgeladen, nach ganz kurzen Fluß des Ladestromes („Verschiebungsstrom")
diesen durch die rasch wachsende Gegenspannung unterbindet. Eine weniger
gut polarisierbare Haut aber wird nur langsam ein Gegenpotential entwickeln. Die Initialzacke erreicht, absolut betrachtet, eine sehr große Höhe
und fällt relativ langsam zu einem größeren Reststrom ab, der im Verhältnis
zur Höhe der Initialzacke beträchtlich sein kann. Das Verhalten erinnert
— wiederum bis auf die Erscheinung des Reststromes — an die Aufladung eines
Kondensators großer Kapazität.

Bei vergleichenden Untersuchungen ist also zu beobachten, daß *eine Haut
mit niederem Gleichstromwiderstand (= geringer Polarisierbarkeit) eine hohe
Kapazität zu besitzen scheint und umgekehrt.*

*Die Größe der polarisatorischen Gegenpotentiale* ist abhängig von der primär
an die Haut angelegten Spannung und wird im Verhältnis zu dieser um so
kleiner, je höher diese ist. Die Tabelle 2 mag eine Reihe von Werten aus der
Literatur wiedergeben:

Tabelle 2.

| Primäre angelegte Spannung in Volt | Gemessenes Gegenpotential | Beobachter |
|---|---|---|
| 10 | 8 | |
| 20 | 14 | |
| 30 | 20 | Strohl |
| 40 | 23 | |
| 50 | 24,5 | |
| 60 | 26 | |
| Die Fläche der Elektroden war 3 qcm! | | |
| 2 | 1,6 | |
| 10 | 5,7 | David |
| 2 | 1,8 | |
| 4 | 3,18 | |
| 6 | 4 | |
| 8 | 4,4 | Gildemeister (h) |
| 12 | 5,1 | |
| 14 | 5,0 | |

Man sieht, daß die gegenelektromotorische Kraft recht beträchtlich werden kann, und die an metallischen Grenzflächen erreichbare erheblich übertrifft. Die Erscheinungen zu Beginn und im weiteren Verlaufe von Gleichstromdurchströmungen werden so ohne weiteres verständlich. Auf die Abhängigkeit der Polarisation von der Durchströmungszeit und der Stromdichte wird bei Besprechung der Theorie der Polarisation zurückzukommen sein.

Auch über die Größe der Kapazität möge eine Tabelle berichten, welche die wichtigsten Werte aus der Literatur enthält.

Tabelle 3.

| Kapazität in Mikrofarad pro 1 qcm Hautfläche | Körperregion | Beobachter |
|---|---|---|
| 0,013—0,050<br>0,013—0,025<br>0,013—0,018 | verschieden<br>Unterarm<br>Hand | GILDEMEISTER (h) |
| 0,018—0,023 | Unterarm | HOZAWA (a) |
| 0,013 | Unterarm | BALLIN |
| 0,008—0,010<br>0,011—0,015 | Hand<br>Unterarm | EINTHOVEN und BIJTEL |

Interessant ist, daß für verschiedene Körperstellen offenbar Unterschiede in der Kapazität bestehen. So sei namentlich auf die niederen Werte an der Hand hingewiesen. Ferner erscheint wichtig die Tatsache, daß die Kapazität sich enorm ändert mit der Temperatur. GILDEMEISTER fand, daß in Eiswasser die Kapazität für die Haut der Hand nahezu auf das Doppelte des Wertes bei 45° ansteigt. Man darf hierin einen Beweis dafür sehen, daß es sich um ionale, also stark temperaturabhängige Prozesse handelt, um Polarisationskapazität.

Das Auftreten erheblicher polarisatorischer Gegenpotentiale und das Vorhandensein meßbarer Kapazität erklärt weitgehend das Verhalten der Haut als Elektrizitätsleiter. Wirklichen Wert für den Kliniker und Biologen gewinnen diese beiden Feststellungen aber erst mit der Klärung der Ursache für beide Phänomene. Es fragt sich: *wofür ist die Polarisation, die Kapazität, oder besser gleich direkt: das Verhalten der Haut als Elektrizitätsleiter ein Ausdruck?*

Das Zustandekommen elektrischer Gegen- oder Polarisationspotentiale an der Grenzfläche Metall-Elektrolyt ist längst bekannt und weitgehend geklärt. Daß auch ohne Metalle, in reinen Elektrolytsystemen entsprechende Erscheinungen möglich sind, ist ebenfalls bekannt. Nach den klassischen Untersuchungen von WI. OSTWALD und den Befunden von NERNST und RIESENFELD ist dies aber nur möglich, wenn innerhalb des Systemes an einer Stelle nennenswerte Veränderungen in der Konzentration der vorhandenen Ionen durch den polarisierenden Strom zustande kommen können. In freien homogenen Elektrolytlösungen ist dies unmöglich und aus diesem Grunde das Auftreten von Polarisation nicht zu erwarten. Sobald man aber die untersuchte Elektrolytsäule durch ein Diaphragma unterbricht, welches die Eigenschaft hat, eines der beiden jeweils vorhandenen Ionen nicht oder aber schlechter als das andere durchwandern zu lassen, müssen notwendigerweise bei Fluß eines Stromes im System Ionen-Konzentrationsänderungen zu beiden Seiten des Diaphragmas eintreten. Da jedes Ion eine ganz bestimmte Ladung trägt, muß das jeweils durchgelassene Ion die gesamte Leitung des Stromes durch das Diaphragma hindurch übernehmen. Die Wanderungsgeschwindigkeit desselben muß daher in dem Diaphragma selbst größer werden als sie in der angrenzenden freien

Elektrolytlösung ist. Es wird daher nicht nur zu einer Anhäufung des zurück-
gehaltenen Ions auf der einen Seite, sondern unter allen Umständen zu einer
entsprechenden Verarmung an entgegengesetztem Ion auf der anderen Seite
des Diaphragmas kommen müssen. Genau wie ein Diaphragma verhalten sich
die Grenzflächen zwischen zwei Lösungen in verschiedenen Lösungsmitteln,
in deren jedem die Ionen-Wanderungsgeschwindigkeiten für ein und dasselbe
Ion verschiedene sind. Jede Anhäufung von Ionen ist aber notwendigerweise
zugleich eine Anhäufung elektrischer Ladungen. Jede Anhäufung von Ladungen
wiederum führt zur Ausbildung eines Potentiales. Dieses Potential ist aber
demjenigen entgegengerichtet, welches die Ionenverschiebungen verursacht
hat. Der polarisierende Strom wird daher mit steigender Konzentrationsänderung
geschwächt (Initialzacke). Sobald der polarisierende Strom unterbrochen wird,
wird die entstandene Konzentrationsänderung sich auszugleichen suchen. Es
kommt durch die rückläufige Abwanderung der Ionen mit ihren Ladungen
zu einer entgegengesetzten Strömung von Elektrizität.

Daß im Verlaufe einer Gleichstromdurchströmung Konzentrationsänderungen
der Ionen in den die Haut bespülenden Elektrodenlösungen in der Tat vorkommen,
wurde von REIN (e) experimentell erwiesen. Zum Nachweis der Konzentrationsänderungen wurde die spezifische Leitfähigkeit der Elektrodenlösungen vor und
nach der Durchströmung gemessen. Außer einer Veränderung der Neutralsalzkonzentration fand sich stets auch eine erhebliche Veränderung der absoluten
Reaktion. Es sind also auch die Ionen des Wassers bei den Konzentrationsveränderungen mitbeteiligt. Die Haut verhält sich im Grunde genommen wie
die von BETHE und TOROPOFF[1] untersuchten Modellmembranen, an denen
ebenfalls bei Durchströmung mit Gleichstrom zu beiden Seiten der Membran
Veränderungen der Neutralsalz- und der Wasserstoffionen-Konzentration zu
beobachten waren.

*Die Tatsache der Polarisierbarkeit im Verein mit den direkt nachgewiesenen
Konzentrationsänderungen in den der Haut aufliegenden Elektrodenlösungen ist
also ein Beweis dafür, daß die normale Haut des Menschen für An- und Kationen
keineswegs in gleichem Maße durchlässig sein kann. Die enorme Höhe der Polarisationspotentiale* (s. Tabelle 2) *legt sogar nahe, daß für eines der beiden Ionen-
arten die Durchlässigkeit nahezu Null sein muß.* Für welches der beiden Ionen die
Durchlässigkeit geringer ist, soll später ausführlich erwiesen werden. Weiterhin
kann man nunmehr folgern, daß *das Verhalten der Polarisation ein direktes
Kriterium für die Elektrolytdurchlässigkeit der Haut sein muß.* Jede Veränderung
dieser letzteren — etwa im Gefolge von intraepithelialen Funktionsänderungen —
muß sich in einer Änderung der Polarisierbarkeit und — nach dem eingangs
Gesagten — in einer Änderung des scheinbaren *Gleichstrom*-Widerstandes der
Haut offenbaren.

Nachdem erwiesen scheint, daß die hohen Polarisationspotentiale der Haut
durch Änderung der Ionenkonzentration in Grenzflächen bedingt sind, werden
einige weitere Experimentalbefunde verständlich, die nachfolgend noch mitgeteilt seien. Da die Menge der in die Grenzfläche eingeführten und an den
genannten Konzentrationsänderungen beteiligten Ionen nur von der Elektrizitätsmenge, welche fließt, abhängt (jedem Ion kommt eine ganz bestimmte
Ladung zu), wird die Gleichgewichtsstörung um so merklicher werden, bzw.
die Polarisation um so höher, je kleiner die Hautfläche ist, durch welche eine
bestimmte Elektrizitätsmenge fließt. Mit anderen Worten: Die Polarisation
steigt an mit steigender „Stromdichte" (= Stromstärke in Amp. pro Quadratzentimeter). Umgekehrt wird ein und dieselbe Stromstärke um so weniger

---

[1] BETHE und TOROPOFF: Z. f. physikal. Chem. 88, 686 u. 89, 597.

polarisierend wirken können, je größer die durchströmte Hautfläche ist je kleiner die „Stromdichte"). Diese Feststellung hat praktische Bedeutung. Bei allen Gleichstromuntersuchungen ergibt sich die Notwendigkeit einer Zu- und einer Ableitung. *Untersuchungen mit zwei Elektroden gleicher Fläche lassen nicht ersehen, unter welcher der beiden, unter der zu- oder abführenden, die beobachteten Erscheinungen zustande kommen.* Gibt man aber den beiden Elektroden sehr verschieden große Oberflächen, so wird, da ja die Stromstärke im geschlossenen Stromkreis unter beiden Elektroden die gleiche sein muß, die Stromdichte unter der größeren sehr viel geringer sein und dementsprechend auch die Polarisation. Man wird bei entsprechenden Flächenunterschieden der Elektroden ohne einen erheblichen Fehler zu machen, die gesamte Polarisation unter die kleinere Elektrode lokalisieren dürfen.

Durch die Verwendung einer großflächigen „*indifferenten*" und einer klein-flächigen „*differenten*" Elektrode ist die Möglichkeit gegeben, die Vorgänge an der Strom-Eintritts- und -Austrittsstelle getrennt zu untersuchen. Dies ist wichtig, weil schon normalerweise, aber in noch viel ausgeprägterem Maße bei bestimmten Funktionsänderungen der Haut, die anodischen und kathodischen Polarisationsvorgänge voneinander verschieden sind.

Außer der Fläche, bzw. der Stromdichte, ist für die Größe der Polarisation die *Zeit* maßgebend, über welche der polarisierende Strom fließt.

In welch kurzer Zeit die gegenelektromotorische Kraft nach Stromschluß zustande kommt, zeigt die Kurve der Abb. 19.

Läßt man den Strom länger fließen als zur Erreichung des Maximums der gegenelektromotorischen Kraft nötig ist, so nimmt diese wieder ab. Diese Abnahme wird um so merklicher, je

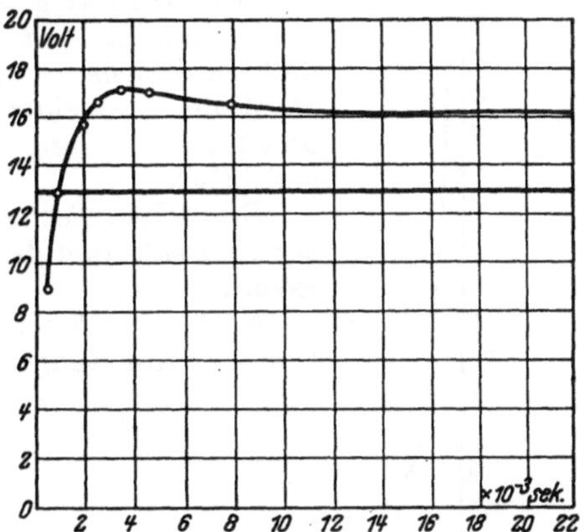


Abb. 19. Entwicklung des polisatorischen Gegenpotentiales. (Nach Strohl.)

länger man durchströmt und je höher die Spannung des Durchströmungs-stromes ist. Genau umgekehrt wie das Polarisationspotential verhält sich die Stromstärke des polarisierenden Stromes. Sie erreicht ein Minimum, um bei längerem Stromfluß wieder anzusteigen (s. Abb. 20).

Wie sich die Stromstärke bei lang dauerndem Stromfluß verhält, ist aus den Abb. 13 und 14 ersichtlich.

Die Wiederabnahme der gegenelektromotorischen Kraft bei lang dauernder Durchströmung will zunächst ebensowenig verständlich erscheinen wie die relative Abnahme derselben bei Anstieg der polarisierenden Spannung (s. Tab. 2). Man sollte ja meinen, daß mit zunehmender Durchströmungzeit die ursächlichen Konzentrationsänderungen zunehmen müßten. Es gibt zwei Möglichkeiten, die zur Erklärung herangezogen werden können.

1. Entweder reagiert die Haut als lebendes Gebilde sehr bald auf die Durchströmung mit einer Änderung ihrer Ionendurchlässigkeit, oder aber

2. Die für die Polarisation verantwortlichen Grenzflächen werden durch die eintretenden Elektrolytkonzentrationsveränderungen sekundär selbst verändert.

An die zweite Möglichkeit muß man unter allen Umständen denken, da die fraglichen Grenzflächen ja als Zellmembranen Eiweißkörper sein werden und

darum Ampholytnatur haben, d. h. durch die umgebenden Elektrolyte stark
verändert werden können. Bevor man an die erste Möglichkeit, also einen
reaktiven vitalen Prozeß, denken darf, ist unter allen Umständen zunächst die
zweite Möglichkeit nachzuprüfen.

*Die Veränderung des Scheinwiderstandes bei längerer Gleichstromdurchströmungen
durch den Durchströmungsstrom selbst* wurde von Rein [(e), (g)] untersucht.
Nachdem er erwiesen hatte, daß an der Hautoberfläche im Verlaufe von Gleichstromdurchströmungen in der Tat Konzentrations- und Reaktionsveränderungen
auftreten, lag nahe zu prüfen, in welcher Weise eine willkürlich gesetzte *Konzentrationsänderung* in der ableitenden Lösung den Scheinwiderstand der Haut
von vornherein beeinflußt. Daß die ableitende Elektrodenlösung ihrer Zusammensetzung nach die Hautpolarisation beträchtlich beeinflußt, war durch die Experimente von Leduc und
Belouss erwiesen worden. Jedoch wurde von beiden Autoren
die Wirkung der Konzentration ein und derselben Lösung
unberücksichtigt gelassen.

Verwendet man KCl oder NaCl-Lösungen, so zeigt sich,
daß bei Gleichstromdurchströmung der Scheinwiderstand der
Haut um so kleiner wird, je höher die Konzentration der
ableitenden Lösungen ist. Diese Tatsache wird aus Abb. 21
ersichtlich.

*Der Scheinwiderstand der Haut kann also durch Änderung
der Konzentration der Ableitungslösungen willkürlich verändert
werden.*

Nächst der Konzentration interessiert die absolute Reaktion der Ableitungslösungen. Wie oben erwähnt, treten ja

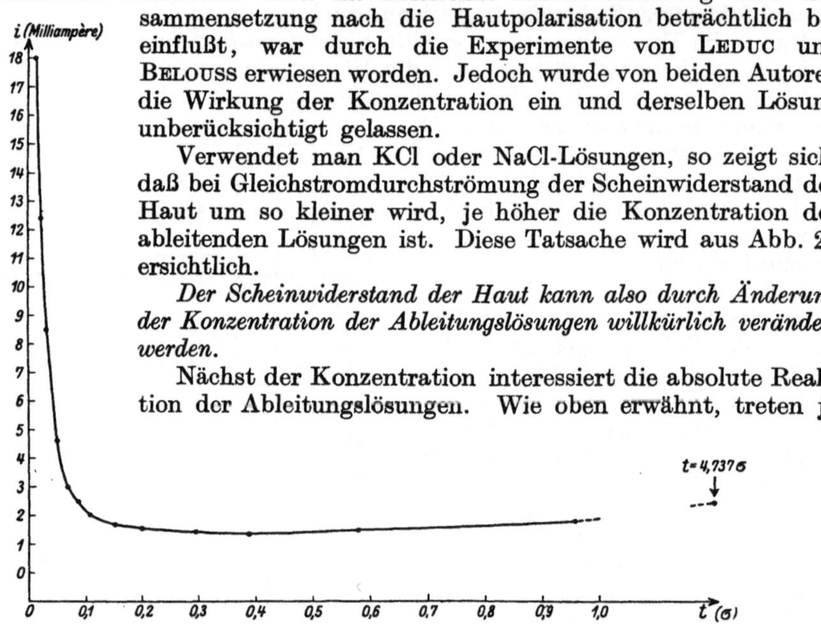


Abb. 20. Verlauf der Stromstärken, wenn 18,9 Volt an die menschliche Haut angelegt werden.
Zeiteinheit: 1 σ (Millisekunde). (Nach A. Hozawa.)

bei jeder Gleichstromdurchströmung Reaktionsänderungen an der Hautoberfläche auf. Bei Ableitung mit Neutralsalzlösungen findet sich an der anodischen
Hautfläche schwache Säuerung, an der kathodischen stets starke Alkalisierung
neben einer stets beträchtlichen Vermehrung der Neutralsalzkonzentration.

*Alkalisierung der Elektrodenlösung wirkt,* wie Rein (g) zeigte, *stets im Sinne
einer Steigerung der Polarisierbarkeit der Haut. Hingegen macht Säuerung bis
zu einem gewissen Grad starke Entpolarisierung.*

Die Reaktionsänderungen sind auf die Höhe des Scheinwiderstandes stets
von sehr viel größerem Einfluß als die Konzentrationsveränderungen.

Genau so wie willkürlich gesetzte Konzentrations- und Reaktionsänderungen
in den ableitenden Lösungen müssen die im Verlaufe einer Gleichstromdurchströmung auftretenden (s. oben) Veränderungen der Lösungen auf den Scheinwiderstand der Haut einwirken. Es muß danach sowohl unter der Anode als
auch unter der Kathode zu einer *Entpolarisierung* kommen, und zwar unter
der ersteren durch Säuerung, unter der letzteren durch die Steigerung der Neutralsalzkonzentration. Jedoch muß, da stets nach geraumer Zeit unter der Kathode

die Alkalisierung erheblich wird, allmählich wieder eine Steigerung der Polarisierung eintreten. Die Konzentrations- und Reaktionsänderungen unter den Elektroden lassen also die Veränderungen des Scheinwiderstandes der Haut im Verlaufe einer Gleichstromdurchströmung durchaus verständlich erscheinen. Das resultierende verschiedene Verhalten von Anode und Kathode ist aus den Abb. 13 und 21 ersichtlich. Besonders deutlich kommt der Unterschied zwischen Anode und Kathode zur Geltung, wenn man die Stromstärke des Durchströmungsstromes beobachtet und die Richtung des Stromes periodisch wendet. Die Abb. 22 gibt die photographische Originalkurve eines solchen Versuches wieder. Das registrierende Galvanometer ist dabei so geschaltet, daß nicht die Richtung des Stromes, sondern jeweils nur seine Stärke angezeigt wird.

Beginnt man, wie in der Abbildung, die Durchströmung so, daß die differente Elektrode Kathode ist, so muß bei Wendung auf die Anode ein Abfallen der Stromstärke eintreten. Bei entsprechend langer Dauer des Versuches wird zunächst der Unterschied zwischen Anode und Kathode immer kleiner werden und sich schließlich umkehren, d. h. die Stromstärke der Anode wird schließlich größer als die der Kathode.

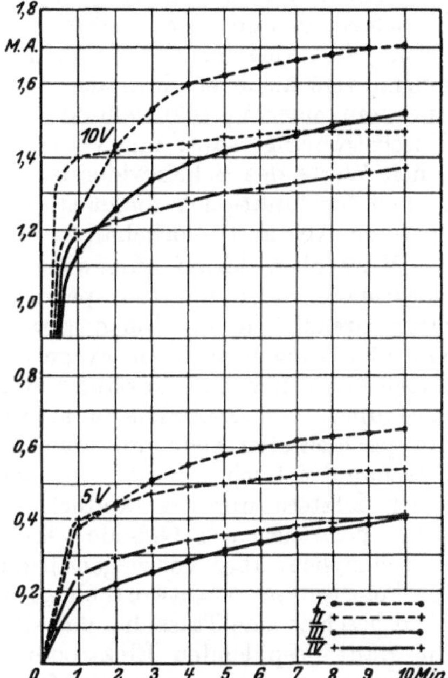


Abb. 21. Zeitstromkurven. Oberes Bündel für Versuchsspannung von 10 Volt, unteres von 5 Volt.
I Anodisch für n/10 KCl-Lösung,
II Kathodisch für n/10 KCl-Lösung,
III Anodisch für n/100 KCl-Lösung,
IV Kathodisch für n/100 KCl-Lösung.
(Nach H. Rein.)

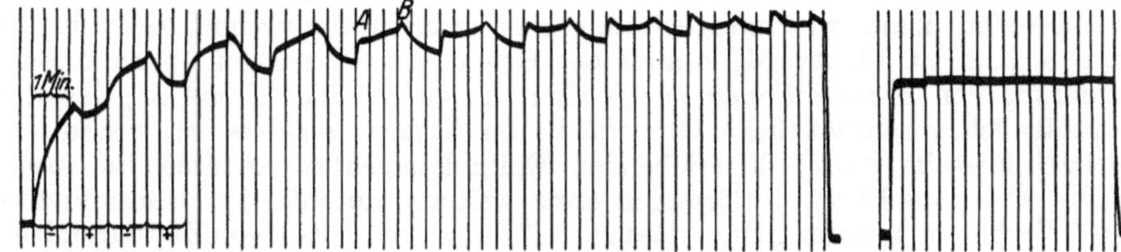


Abb. 22. Stromstärkenverlauf für gewendeten Gleichstrom. Elektrodenlösung = n/100 KCl. Beginn mit Kathode als differenter Elektrode. Wendung alle Minuten. Senkrechte Striche = Zeitsignale! Alle 20 Sekunden! Rechts Leerversuch, d. h. Durchströmung der beiden Elektroden allein direkt ineinandergesteckt ohne Zwischenschaltung des Körpers. (Nach H. Rein.)

*Die Größe des Scheinwiderstandes bei einer Gleichstromdurchströmung der Haut hängt somit von einer Reihe willkürlich wählbarer Faktoren ab. Die wichtigsten dieser sind:*

1. die Größe der *angelegten Spannung,*
2. die *Richtung des Meßstromes,*
3. die *Konzentration der ableitenden Lösungen,*
4. die *absolute Reaktion der ableitenden Lösungen.*

*Nur bei völlig einwandfreier Definition dieser Größen ist es erlaubt, vergleichende Messungen des Scheinwiderstandes der Haut durchzuführen.* Differenzen, die

dann zwischen verschiedenen Hautstellen oder aber zwischen verschiedenen
Individuen auftreten oder aber auch bei ein und demselben Objekt zu verschiedenen Zeiten sich geltend machen, müssen *biologisch* bedingt sein, auf
Verschiedenheiten der Elektrolytdurchlässigkeit der Haut beruhen. Jede
solche Verschiedenheit des Scheinwiderstandes geht dann aber nicht nur mit
einem verschiedenen initialen Gleichstromwiderstand einher, sondern meist
auch mit einer Verschiedenheit der Entpolarisierungsprozesse im Verlaufe der
Durchströmung, sowie mit Verschiedenheiten für die anodischen und kathodischen Werte des Scheinwiderstandes. Zu zeigen, in welcher Weise diese Tatsachen für funktionell diagnostische Zwecke auswertbar sind, das mag einem
späteren Abschnitt vorbehalten bleiben.

Wenn oben darauf hingewiesen wurde, daß für das Auftreten von Polari-
sationspotentialen nur die spezifische Durchlässigkeit bzw. Undurchlässigkeit
einer Grenzfläche für Ionen verantwortlich gemacht werden kann, so bleibt
vor allen Dingen noch die Frage zu beantworten, *wo* in der Haut diese Grenzfläche zu suchen ist. Vorläufig stehen sich in dieser Hinsicht zwei Ansichten
gegenüber. Gildemeister (a. a. O.) macht für die Polarisation die Gesamtheit
der geschichteten Zellmembranen der Epidermis verantwortlich und begründet
dies hauptsächlich mit der enormen Höhe der beobachteten Gegenpotentiale,
welch letztere nur verständlich sei durch das Hintereinandergeschaltetsein
vieler polarisierbarer Gebilde. Rein (a. a. O.) dagegen nimmt an, daß (nicht
ausschließlich, aber vorwiegend) eine einzige sehr oberflächliche Membran für
die Polarisation verantwortlich zu machen sei und stützt seine Ansicht auf die
oben beschriebene Tatsache, daß durch eine bloße Veränderung der ableitenden
die Haut bespülenden Elektrodenlösung Veränderungen der Polarisierbarkeit
verursacht werden können, die oft mehr als $100^0/_0$ der ursprünglichen ausmachen.
Dies ist aber nur denkbar an einer Membran, die unmittelbar mit der Lösung
in Berührung kommt. Für die tieferen Zellschichten ist dies aber unter keinen
Umständen möglich, sondern stets nur für eine einzige. Daß der oberflächlichsten,
verhornten Epidermis keinerlei Bedeutung für die Polarisation zukommt,
geht aus vielen Experimenten der beiden Autoren hervor, sowie aus der Tatsache, daß die Polarisierbarkeit der Haut unter nervösem Einflusse sich weitgehend ändern kann, was natürlich an der praktisch toten verhornten Schichte
nicht möglich ist. Rein (d) nimmt auf Grund von Versuchen über die Einwanderung von Farbstoffionen in die Haut im elektrischen Felde an, daß die
hauptsächlich verantwortliche Grenzfläche im *Stratum lucidum* zu suchen ist,
welches einerseits direkt dem lebenden Epithel zugehört, andererseits durch
die für wässerige Elektrolytlösungen ohne weiteres durchlässige Hornschichte
(deren Verhalten s. unter „Durchlässigkeit!") hindurch leicht von den bespülenden Lösungen verändert werden kann. Daneben ist aber sicherlich auch mit
einer gewissen Polarisierbarkeit der tieferen Zellschichten im Sinne Gildemeisters zu rechnen.

Im Gegensatz zu den beiden genannten Autoren wird von Th. Lewis und
Zotterman die Ansicht vertreten, daß vorwiegend die verhornte Epidermis
für den hohen Gleichstromwiderstand verantwortlich zu machen sei. Da jedoch
ihre Untersuchungen methodisch unzulänglich sind, kann nicht näher darauf
eingegangen werden.

## Elektrokinetische Vorgänge bei der Gleichstromdurchströmung der Haut.

Außer den Prozessen, die durch die Kapazität und die Polarisierbarkeit
der Haut bedingt sind, spielt sich noch ein wichtiger Vorgang bei Gleichstrom-

fluß durch die Haut hindurch ab: der Transport von Flüssigkeitsfäden in den capillären Poren der Haut durch den Strom, die Elektrosendomose oder *Elektrosmose*. Diese kommt nur an solchen Diaphragmen vor, welche im oben definierten Sinne polarisierbar sind. Durch nicht polarisierbare Diaphragmen hindurch (z. B. durch Filterpapierdiaphragmen) kommt auch keine Elektrosmose zustande. Beide Vorgänge scheinen irgendwie ursächlich miteinander verknüpft zu sein. Bedingung für beide ist, daß

1. ein Diaphragma mit hinlänglich engen Poren vorliegt und

2. ein Diaphragma, das an seiner Oberfläche sehr energische elektrische Aufladung trägt.

Beim Gegebensein dieser beiden Bedingungen kommt es bei einer Gleich-

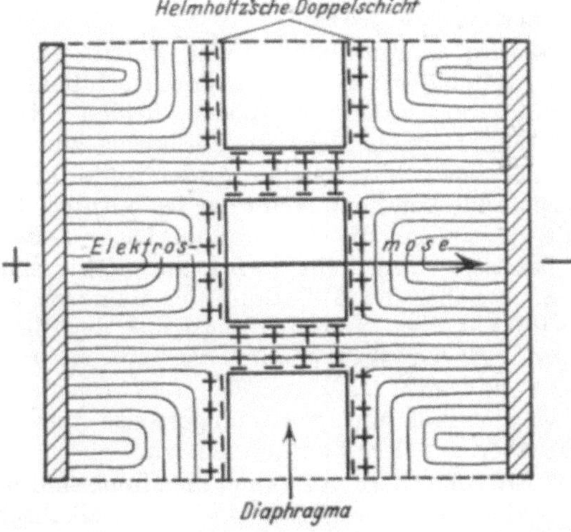


Abb. 23. Schema des Zustandekommens der Elektrosmose durch ein Diaphragma hindurch. Das Diaphragma wird von Elektrolytlösung bespült, seine Poren sind damit erfüllt. Rechts und links außen sind die stromzuführenden Elektroden angedeutet. Auch ohne daß ein Strom fließt, bildet sich an der Oberfläche des Diaphragmas und an den Wänden seiner Poren eine am Diaphragma festsitzende Schichte negativer Ladungen aus, welcher gegenüber innerhalb der Flüssigkeit, also beweglich, eine entgegengesetzt geladene Schichte sich ausbildet (+ + + +). Es entsteht eine sog. HELMHOLTZsche Doppelschicht. Sobald ein Strom an die Elektroden angelegt wird, werden in den Poren die an der Oberfläche positiv aufgeladenen Flüssigkeitsfäden nach dem negativen Pole zu wandern.

stromdurchströmung im Diapragma zu Erscheinungen, wie sie im Schema der Abb. 23 dargestellt sind.

An der im Schema negativ aufgeladenen Oberfläche, zu der auch die Wandung der Membranporen zu rechnen ist, kommt eine sog. HELMHOLTZ*sche Doppelschichte* zustande. Die Ladung der Membranoberfläche denkt man sich als durch Adsorption negativer Ionen zustande kommend. Sie bildet den sog. „festen" oder fixen Anteil der Doppelschicht. Dieser gegenüber lagert sich im Inneren der bespülenden Lösung eine entgegengesetzte (in unserem Falle positive) Ionenschichte an, der sog. „bewegliche" Teil der Doppelschicht. Die in den capillären Membranporen befindlichen Flüssigkeitsfäden grenzen mit einer positiv geladenen Oberfläche an die Porenwandung, welche entgegengesetzte Ladung trägt. Sobald man ein elektrisches Feld durch das Diaphragma hindurch entstehen läßt, so wird die HELMHOLTZsche Doppelschicht in den Poren an der Grenze zwischen beweglichem und fixem Teil eine tangentiale Zerrung erleiden und der Flüssigkeitsfaden sich nach demjenigen Pole zu bewegen, welcher entgegengesetzt geladen ist wie die beweglichen Anteile der Doppelschicht. Dabei wird aber nicht nur die Flüssigkeit durch die Capillaren bewegt, sondern auch jeweils dasjenige Ion, welches den beweglichen Anteil der Doppelschicht bildet, im Überschuß durch das Diaphragma hindurchgetrieben werden. Außer der elektrosmotischen Flüssigkeitsverschiebung muß sich auch jeweils noch eine Veränderung der Ionenkonzentration zu beiden Seiten des Diaphragmas ergeben. Und zwar in der Weise, daß auf derjenigen Seite, nach welcher hin die Elektrosmose gerichtet ist, eine Anhäufung von Elektrolyten zustande kommt, während die andere Seite an solchen verarmt. Da natürlich auch die Ionen des Wassers an diesen Bewegungen mitbeteiligt sind, ergibt sich zugleich eine Veränderung der Reaktion, welche stets so verläuft, daß bei kathodisch gerichteter Elektrosmose auf der Anodenseite des Diaphragmas Alkalisierung, auf der Kathodenseite aber Säuerung eintritt.

*Diese Konzentrations- und Reaktionsänderungen haben wir aber oben als Ursache der Polarisation kennen gelernt.*

Die Elektrosmose wird minimal bei großer Porenweite, weil dann ganz einfach in den Flüssigkeitsfäden, welche die Poren erfüllen, einfache elektrolytische Leitung mit Ionenwanderung nach beiden Richtungen erfolgt und die HELMHOLTZsche Doppelschicht im Verhältnis zur einfachen elektrolytischen Leitung kaum eine Rolle spielt. Andererseits kann natürlich eine Elektrosmose nicht zustande kommen, wenn der feste Anteil der Doppelschichte von vornherein fehlt, d. h. wenn die Membranoberfläche keine bestimmte elektrische Aufladung besitzt. Umgekehrt wird die Elektrosmose um so ausgesprochener werden, je höher die Aufladung der Membran ist. Die Richtung der Elektrosmose wird natürlich vom Ladungssinne der Membran abhängen. *Größe und Richtung der Elektrosmose können also ein ausgezeichneter Maßstab für den Ladungssinn und die Ladungsgröße eines Diaphragmas sein.* Die Polarisierbarkeit dagegen läßt uns notwendigerweise nur Schlüsse auf die Ladungsgröße, nicht aber auf den Ladungssinn zu.

Diaphragmen aus Eiweißkörpern, also auch die Haut, sind meist in neutralen Lösungen negativ geladen, in sauren aber positiv, in alkalischen endlich wird die negative Ladung noch ausgeprägter. Die Ionen des Wassers werden offenbar in erster Linie zur Bildung des fixen Anteiles der Doppelschicht herangezogen. Für jeden Eiweißkörper, so auch für die Haut, gibt es aber eine Reaktion der Lösung (meist im Sauren gelegen), bei welcher das Diaphragma überhaupt nicht geladen ist. Dieser Punkt entspricht praktisch dem ,,isoelektrischen Punkt" des untersuchten Eiweißkörpers. *Neben dem Fehlen der Elektrosmose beobachtet man ein Minimum der Polarisation des betreffenden Diaphragmas.* Durch diese Tatsache werden nunmehr auch die Polarisationsveränderungen der Haut durch Änderung der bespülenden Elektrodenlösungen verständlich.

Die in der Sekunde durch Elektrosmose geförderte Flüssigkeitsmenge hängt ab:

1. von der angelegten Stromstärke (i),

2. von der Größe des Potentialsprunges, der zwischen fixem und beweglichem Anteil der Doppelschicht besteht ($\zeta$),

3. von der Dielektrizitätskonstanten des verwendeten Lösungsmittels im Inneren der Membran (D),

4. von der Viscosität der Lösung ($\eta$), sowie endlich

5. von der spezifischen Leitfähigkeit derselben ($\lambda$).

Es ist, wenn $v$ die sekundlich geförderte Flüssigkeitsmenge bedeutet,

$$v = \frac{\zeta \cdot i \cdot D}{4\pi \cdot \eta \cdot \lambda}$$

Die Möglichkeit einer beträchtlichen Elektrosmose durch die menschliche Haut hindurch wurde von REIN (a) nachgewiesen. Nach dem oben Gesagten war mit einer solchen beim Vorhandensein einer beträchtlichen Polarisation zu rechnen. Die Größe der an menschlicher Haut beobachteten Elektrosmose, sowie ihre Abhängigkeit von der Beschaffenheit der Ableitungslösungen mag aus der Tabelle 4 ersehen werden.

Tabelle 4.

| Lösung | Durch Elektrosmose geförderte Menge in cmm | |
|---|---|---|
| Wasser . . . . . . . . . . . | 1,594 | |
| NaCl, 0,5% . . . . . . . . | 1,050 | |
| NaCl, 5,0% . . . . . . . . | 0,860 | In 1 Minute pro 1 qcm Haut |
| Ringerlösung. . . . . . . . | 1,200 | durch 1 Milliampere pro qcm |
| Rohrzucker, 10% . . . . . | 2,410 | |
| Äthyl-Alkohol, 80% . . . . | 2,840 | |

Die Elektrosmose erfolgt an der Haut unter den in der Tabelle gegebenen Umständen nach der Kathode hin. Entsprechend der oben gegebenen Formel nimmt mit abnehmender Leitfähigkeit der Lösungen die Elektrosmose stetig zu. Die Werte gelten für normale Haut. An atrophischer oder narbiger Haut wurden stets viel kleinere Werte gefunden. Aus den vorhergehenden Erörterungen ergibt sich, daß Polarisation der Haut und Elektrosmose stets einen gewissen Parallelismus aufweisen müssen. Die zur Elektrosmose führenden Vorgänge (Doppelschicht, Konzentrationsänderungen) sind ja auch die Ursache der polarisatorischen Gegenpotentiale. In Übereinstimmung mit der Feststellung von REIN, daß an Narbenhaut keine nennenswerte Elektrosmose möglich ist, fand PH. KELLER (s. S. 84), daß im Vergleich zu normaler Haut die Polarisierbarkeit von Narbenhaut stark vermindert ist.

Mit Hilfe der Elektrosmose konnte der *isoelektrische Punkt der menschlichen Haut bei einem $p_H$ der bespülenden Lösungen von 3—4 ermittelt werden.* Die Variationsbreite desselben ist also beträchtlich, seine Lage stark im saueren.

Weiterhin ist zu ersehen, daß die Haut gewöhnlich stark negativ aufgeladen ist. Nach den oben gemachten Ausführungen müßte sie demnach undurchlässig sein für das Anion (s. oben S. 60).

Die Ermittlung der Bedingungen für die Elektrosmose an menschlicher Haut hat auch praktische Bedeutung insoferne, als es dadurch gelungen ist und leicht gelingen wird, die elektrosmotische Einführung von Arzneimitteln in die unversehrte Haut möglichst zweckmäßig zu gestalten. Vor allem ist dadurch auch die Möglichkeit erwiesen worden, Nichtelektrolyte in die intakte Haut elektrosmotisch einzuführen [1].

# Vitale Reaktionen der Haut bei elektrischer Durchströmung.

## Subjektive Empfindungen.

Durchströmt man mit einer Stromdichte von 0,2—0,4 Milliampere pro 1 qcm die menschliche Haut, so entsteht bei Stromschluß ein kurzer, dumpfer, leichter Schlag im Augenblicke der Schließung. Muskelkontraktionen treten bei so geringer Reizintensität noch nicht auf. Die genannte Empfindung wird unter die Kathode lokalisiert. Bei etwa 1 Milliampere pro 1 qcm ergibt sich unter der Anode eine Öffnungsempfindung, die meist als feiner „Stich" angegeben wird. Oberhalb einer Stromdichte von 1 Milliampere pro 1 qcm pflegt auch an der Anode eine Schließungsempfindung zustande zu kommen. Nach den Befunden von U. EBBECKE (b) stimmen die Schließungs- und Öffnungs-

---

[1] Diesbezügliche Untersuchungen siehe REIN: Z. Biol. 81, 141 (1924). Verh. Physikal.-med. Ges. Würzburg 40, 105 (1924), Klin. Wschr. 4, H. 33, Dermat. Z. 49, 134 (1926).

erscheinungen weitgehend mit dem bekannten Pflügerschen Zuckungsgesetz überein.

Dazu kommt bei länger dauernden Durchströmungen mit Strömen über 0,5 Milliampere pro 1 qcm während des Stromflusses ein deutliches „Schwirren", nicht unähnlich der Empfindung, die als „Eingeschlafensein" einer Extremität bezeichnet wird. Dieses Schwirren wird nicht streng unter eine der Elektroden lokalisiert, sondern strahlt meist peripherwärts aus. Dieses Schwirren pflegt nach der Unterbrechung des Stromes noch kurze Zeit anzudauern.

Neben diesen Symptomen, die zweifellos auf der direkten Reizung von Hautnerven und ihren Endigungen beruhen, werden stets noch andere Erscheinungen bemerkbar, welche von Ebbecke als durch allgemeine Gewebsreizung zustande kommend gedeutet werden. Das Charakteristische dieser zweiten Art von Erscheinungen ist, daß sie mit einer sehr erheblichen Latenzzeit auftreten und bereits bei so schwachen Strömen, daß die oben beschriebenen Öffnungs- und Schließungssensationen noch nicht in Erscheinung treten. Diese erst nach mehrminutlicher Durchströmung auftretenden Empfindungen tragen den Charakter des „Kribbelns", und können über ein deutliches „Jucken" in ein „Brennen" übergehen [1].

Im Gegensatz zu den ersterwähnten Öffnungs- und Schließungserregungen sind diese Erscheinungen unabhängig von der momentanen Intensität des Reizstromes, dagegen abhängig von der Elektrizitätsmenge, die geflossen ist. Außerdem zeigt sich — ebenfalls im Gegensatz zu den Öffnungs- und Schließungsempfindungen —, daß die Erscheinungen weitgehend abhängen von der Art der die Haut bespülenden Elektrodenlösungen. Namentlich hängt der Ort des Auftretens — ob unter der Anode oder unter der Kathode — gänzlich von den letzteren ab. Rein (b) konnte feststellen, daß das Jucken unter der Anode um so merklicher und unangenehmer wird (bei gleichbleibender Stromdichte!), je höher — bei Verwendung von Alkali-Neutralsalzen — die Konzentration der Elektrodenlösungen ist. Umgekehrt wird die Empfindung unter der Kathode mit steigender Konzentration immer geringer. Hingegen steigt die Intensität bei Verwendung von reinem Wasser unter der Kathode merklich an, während sie unter der Anode fast ganz verschwindet. Ebbecke [(b), (c), (d)] zeigte, daß die sensiblen Erscheinungen bei Verwendung saurer Elektrodenlösungen unter der Kathode fast ganz wegfallen, aber unter der Anode um so heftiger werden. Umgekehrt ist die Reizung maximal unter der Kathode bei Verwendung alkalischer Lösungen. Diese Befunde wurden später in ähnlicher Weise von Rein (h) erhoben. Die unbedingte Abhängigkeit der Erscheinungen von den verwendeten Lösungen und von der Strommenge läßt den Schluß berechtigt erscheinen, daß es sich hier nicht um direkte Reizwirkungen des Stromes handeln kann, daß vielmehr sekundäre Prozesse, Elektrolyse und Elektrosmose im Gewebe, sowie die Einwanderung von Stoffen aus den Elektrodenlösungen in die Haut als ursächliche Momente der sensiblen Erscheinungen anzusprechen sein werden. Namentlich das starke Jucken unter der Anode bei Verwendung konzentrierter Lösungen kann auf Wasserverschiebung aus den oberflächlichen Epithelzellen in die Tiefe der Gewebe bezogen werden. Das besondere Verhalten von alkalischen und sauren Elektroden wird von Ebbecke auf die spzifische Wirkung der einwandernden H- und OH-Ionen geschoben. Er spricht direkt von Ätzwirkungen dieser Ionen. Unter dem Einflusse des fließenden Gleichstromes kommt es sicherlich auch zu Stoffwechseländerungen im Gewebe. Inwieweit diese letzteren für die besprochenen Erscheinungen verantwortlich zu machen sind, ist zur Zeit nicht zu entscheiden.

---

[1] Über die sensiblen Erscheinungen s. Abschnitt VII über Hautsinne, dieser Band S. 91.

Wichtig ist vor allem die Tatsache, daß man es je nach der Wahl der Ableitungslösungen ganz in der Hand hat, die sensiblen Erscheinungen, soweit sie nicht der an erster Stelle besprochenen Gruppe angehören, völlig zu unterdrücken.

### Objektive Gewebsreaktionen.

An erster Stelle stehen die Reaktionen des Gefäßapparates der Haut.

Als wichtigstes Merkmal für diese Reaktionen wird von EBBECKE [(a), (b), (c), (d)] angegeben, daß sie nicht so sehr von der momentan bestehenden Reizintensität als vielmehr von der geflossenen Elektrizitätsmenge abhängen. In zweiter Linie wird von diesem Autor, sowie von REIN (b) darauf hingewiesen, daß für das Auftreten oder Nichtauftreten, sowie für den Erscheinungsort (unter der Anode oder der Kathode) genau wie bei den zuletzt besprochenen sensiblen Vorgängen die Art der in den Elektroden verwendeten Lösungen verantwortlich ist. Aus diesem Grunde wird man noch von vornherein schließen dürfen, daß es sich nicht um direkte elektrische Reizung der Gefäße oder ihrer Nerven handelt, sondern um sekundäre Prozesse, wahrscheinlich im Anschluß an im Gewebe ablaufende elektrolytische Vorgänge, also Veränderungen der Salzkonzentration, der absoluten Reaktion und wohl auch elektrosmotische Wasserverschiebungen.

Sowohl Anode wie Kathode sind als hyperämisierender Reiz wirksam. Innerhalb der nach kurzen Durchströmungen leicht hyperämischen Felder zeigen sich für beide jedoch recht charakteristische Unterschiede.

An der *Anode* erscheint das mehr oder weniger hyperämische Feld leicht eingesunken gegenüber der umgebenden, nicht unter der Elektrode befindlichen Haut. Inmitten des Feldes findet man unregelmäßig verteilt nach Abhebung der Elektrode mehrere blasse Flecke von $^1/_2$ bis 2 mm Durchmesser, meist kreisrund eingesunken, wie „ausgestanzt", die den Eindruck des Vertrocknetseins machen. Sehr oft sind diese Flecken um Haarfollikel angeordnet. Nach wenigen Minuten beginnt sich die unmittelbare Umgebung dieser Stellen stärker zu röten und bildet quaddelförmige erhabene Ränder um die Vertrocknungsstellen. Währenddessen nimmt auch die Hyperämie des gesamten anodisch durchströmt gewesenen Hautfeldes weiter zu und es tritt Gänsehaut auf. Noch nach 24 Stunden kann eine ihrem ganzen Charakter nach passive — d. h. durch Lähmung der Capillaren bedingte — Hyperämie bestehen. An den besprochenen Vertrocknungsstellen kommt es je nach der Intensität der vorausgegangenen Durchströmung zu Verschorfung und Nekrosen oder aber diese Stellen heben sich in dem schließlich wieder erblassenden Gesamtfeld stark hyperämisch hervor und können noch mehrere Tage nach dem Schwinden aller anderen Erscheinungen als stark hyperämische Flecke bestehen bleiben. Gewöhnlich bildet sich mit der Zeit an diesen Stellen ein dunkler Pigmentfleck aus. Zuweilen zeigt die ganze anodisch durchströmte Hautstelle noch wochenlang eine zarte Pigmentierung. Zur Hervorrufung der genannten Erscheinungen genügen Stromdichten von 0,3—0,4 Milliampere pro Quadratzentimeter bei einer Durchströmungsdauer von nur 3—4 Minuten.

An der *Kathode* zeigt sich sofort nach Abheben der Elektroden eine sehr viel ausgesprochenere Hyperämie als an der Anode und das gesamte Feld hebt sich im Gegensatze zu dieser deutlich aus der nicht durchströmten Haut hervor. In dem ödematös-hyperämischen Feld heben sich — meist um Haarfollikel angeordnet — quaddelartige Erhebungen vor, die in wenigen Minuten zu großflächigen blassen Quaddeln zusammenfließen. Zuletzt kann (ungefähr $^1/_2$ Stunde nach Abhebung der Elektrode) das ganze Versuchsfeld eine einzige Quaddel bilden. Nach etwa einer Stunde ist von der ganzen Erscheinung meist nichts mehr wahrzunehmen bis auf einige noch leicht hyperämische Follikelmündungen. Zu Pigmentierung und lang dauernder Hyperämie kommt es an der Kathode nie.

Die Kathode hat sozusagen eine sehr viel ausgesprochenere unmittelbare Wirkung, während die Anode in der Nachwirkung unvergleichlich viel wirksamer zu sein pflegt (L. NEU). Diese Nachwirkung zeigt sich übrigens auch in Sensibilitätsveränderungen, die von EBBECKE und von REIN beschrieben wurden. Die anodisch durchströmte Haut ist deutlich überempfindlich für verschiedene sensible Reize, namentlich aber für Wärmereize. Für den Wärmeschmerz besteht eine sehr ansgesprochene subjektive und objektive Hyperästhesie. Wärmereize von 36—39⁰ werden bereits als deutlich schmerzhaft empfunden. Dieser Zustand bleibt unter Umständen über einen ganzen Tag bestehen. Im Gegensatz dazu weist die kathodisch durchströmte Haut eher eine gewisse Hypästhesie auf. Diese ist nach wenigen Minuten gewöhnlich wieder abgeklungen.

Das eben für Anode und Kathode als typisch beschriebene Verhalten der Haut kann nach den Befunden von EBBECKE [(b), (c), (d)] direkt umgekehrt werden durch Änderung der absoluten Reaktion der Elektrodenflüssigkeit. Die oben beschriebenen Erscheinungen gelten bei neutraler und noch ausgesprochener bei sauerer Reaktion. Bei alkalischer Elektrode jedoch zeigen sich alle für die Anode geschilderten Vorgänge unter der Kathode.

Die Abhängigkeit der Reizerscheinungen von der absoluten Reaktion spricht sehr eindringlich dafür, daß sie nicht die Folge einer direkten elektrischen Erregung sein können, sondern ausschließlich durch elektrolytische und durch elektrosmotische Prozesse in der Haut bedingt werden. Besonders heftig reizend scheint dabei die elektrosmotische Vertrocknung in der Haut, wie sie an der Anode bei hohen Salzkonzentrationen in den Ableitungslösungen oder in der alkalischen Kathode auftreten muß, zu wirken.

Unter dem Einflusse sehr starker Ströme kommt es in der Haut zu Nekrosen. Der Haut — namentlich der kathodisch durchströmten — wohnt dann eine auffallend geringe Heilungstendenz inne, sowie eine eigentümliche Neigung zur Keloidbildung bei der Vernarbung. Die Wirkung so starker Ströme gehört jedoch ins Gebiet der experimentellen Pathologie, weshalb von einer Besprechung an dieser Stelle abgesehen werden muß.

Die histologische Untersuchung der Versuchsfelder unmittelbar nach der Durchströmung [REIN (d)] ergab, daß unter der Kathode im Gewebe ein Vorgang sich abspielt, der kaum zu unterscheiden ist vom Initialstadium einer echten Entzündung. Die Zellen erscheinen leicht gequollen, alle Capillaren sind strotzend gefüllt, die interstitiellen Räume mit Sekret durchsetzt. Außerdem zeigt sich, namentlich bei Untersuchung mit der GRÄFFschen Oxydasereaktion eine enorme Anwanderung von Leukocyten der myeloischen Reihe. Im anodischen Felde dagegen zeigt sich Schrumpfung aller Zellen, mäßige Hyperämie, keinerlei Infiltrationserscheinungen. Leukocyten liegen nirgends im Gewebe.

Nach vorgehender Beschreibung sieht man, daß man in der Galvanisierung der Haut ein einfaches Mittel in der Hand hat, entzündungsähnliche Prozesse in der Haut willkürlich hervorzurufen. Wie namentlich EBBECKE (d) zeigte, bieten sich bei Verwendung verschiedener Elektrodenlösungen der Forschung — namentlich der Pharmakologie der Haut — in dieser Richtung noch die reichsten Möglichkeiten.

Der Umstand, daß die zu beobachtenden vitalen Reaktionen der Haut gänzlich von der Art der verwendeten Elektrodenlösungen abhängen, erlaubte aus der großen Zahl diesbezüglicher Untersuchungen, namentlich von klinischer Seite, nur die wenigen zu berücksichtigen, bei denen diesem Umstande Rechnung getragen war. In den meisten Fällen sind die Ableitungsverhältnisse nicht konstant gehalten oder überhaupt nicht näher definiert.

Es mag am Platze sein, zum Schlusse noch in Form einer Tabelle eine Übersicht zu geben über die Stromdichten, welche man der intakten Haut eben noch zuführen darf, ohne sie dauernd zu schädigen. Nach dem Vorgehenden ist es verständlich, daß diese wiederum ganz von der Art der Ableitungslösungen abhängen müssen.

Tabelle 5.

| Art der differenten Zuleitung | Stromdichten, die eben noch keine Schädigung der Haut machen | |
|---|---|---|
| Neutrale Anode . . . . . . . . . . | 1,8 | Milliamp./1 qcm |
| Neutrale Kathode . . . . . . . . . . | 0,4 | ,,　　　,, |
| Sauere Anode . . . . . . . . . . . | 0,05—0,1 | ,,　　　,, |
| Alkalische Kathode. . . . . . . . . | 0,05—0,1 | ,,　　　,, |
| Sauere Kathode . . . . . . . . . . | 1,0 —1,5 | ,,　　　,, |
| Alkalische Anode. . . . . . . . . | 1,5 —2,0 | ,,　　　,, |

# Die Haut als Stromerzeuger.

Bereits Du Bois Reymond berichtet, daß die tierische und menschliche Haut Sitz elektromotorischer Kräfte sein kann. Aus seinen Briefen an den Physiologen Ludwig [1] kann man ersehen, welche enormen Schwierigkeiten ihm offenbar dieses Gebiet bereitet hat. Trotz der Deutungsversuche Hermanns (Luchsinger) ist eine klare Einsicht in das Wesen der Eigenströme der menschlichen Haut bis in die letzte Zeit nicht erzielt worden. Man hatte sich mehr dem Studium der Erscheinungen an der Froschhaut zugewandt. Es erscheint aber bei der gänzlichen Verschiedenheit der Warmblüter- und der Froschhaut völlig ungerechtfertigt, Parallelen zwischen beiden Organen zu ziehen. Die sehr ausführliche Literatur zur Froschhaut darf aus diesem Grunde vielleicht nur gelegentlich berücksichtigt werden, während die Verhältnisse an der menschlichen Haut ganz in den Vordergrund gestellt werden sollen.

Das Auftreten von elektromotorischen Kräften in einem System, das nur aus Leitern 2. Klasse und Nichtleitern besteht, ist verständlich geworden durch die Theorie der Diffusionspotentiale von Nernst. Wi. Ostwald und seine Schüler zeigten, daß in einem solchen System Potentialgefälle nur eintreten können, wenn es zur Verschiebung der darin enthaltenen elektrischen Ladungen kommt. Als Ladungsträger sind aber nur die Ionen zu betrachten. Ungleiche Verteilung von negativen und positiven Ionen müßte also die Ursache für das Auftreten einer elektromotorischen Kraft in einer Elektrolytlösung sein. In einer homogenen Elektrolytlösung sind aber die Mengen der negativen und positiven Ionen gleich und stets so angeordnet, daß an keinem Orte eines von beiden an Menge überwiegt.

Läßt man zwei Lösungen ein und desselben Elektrolyten von verschiedener Konzentration frei aneinandergrenzen (etwa durch Überschichtung), so wird in der Grenzschichte Diffusion einsetzen, d. h. es wird aus der konzentrierteren Lösung Salz in die verdünntere Lösung hineinzuwandern beginnen. Die meisten Elektrolyte sind weitgehend in An- und Kationen dissoziiert. Die beiden dissoziierten Anteile haben aber nicht nur, wie bekannt, im elektrischen Felde verschiedene Wanderungsgeschwindigkeiten, sondern auch verschiedene Diffusionsgeschwindigkeiten im Konzentrationsgefälle. Das rascher wandernde Ion wird dem trägeren in die verdünntere Lösung hinein vorauseilen. Da aber jedem

---

[1] Briefwechsel zwischen C. Ludwig und du Bois-Reymond. Akad. Verl.-Ges. 1927.

Ion eine ganz bestimmte Ladung innewohnt, wird der verdünnteren Lösung durch das rascher diffundierende Ion ein Überschuß der diesem zukommenden elektrischen Ladung mitgeteilt werden. *Die verdünntere Lösung lädt sich im Sinne des rascher wandernden Ions* auf. Auf diese Weise wird es zu einer Potential-differenz zwischen konzentrierter und verdünnter Lösung kommen.

Das Zustandekommen von elektromotorischen Kräften in derartigen Systemen ist demnach gebunden

1. an das Vorhandensein eines Konzentrationsgefälles für Elektrolyte und

2. an das Bestehen verschiedener Diffusionsgeschwindigkeiten für die An- und Kationen.

Die Größe des Potentialgefälles wird bestimmt durch die Größe des Konzentrationsgefälles und die Differenz der Wanderungsgeschwindigkeiten der beteiligten Ionen. Ferner geht das Potential stets direkt proportional der absoluten Temperatur. Da die Ladungsgröße der Ionen von ihrer Wertigkeit abhängt, wird auch diese entsprechend zu berücksichtigen sein. Die Ladung eines Grammäquivalentes jedes Ions beträgt 96 450 Coulomb (FARADAYsche Zahl (F.).

Bezeichnet man das auftretende Potential mit E, die Diffusionsgeschwindig-keit des positiven (Kat-) Ions mit $\lambda_K$, die des negativen (An-) Ions mit $\lambda_A$, das Konzentrationsgefälle mit $\frac{c}{c_1}$, die absolute Temperatur mit T, die FARADAY-sche Zahl mit F und die Gaskonstante mit R, so ist ein Flüssigkeitspotential nach NERNST definiert durch den Ausdruck:

$$E = \frac{\lambda_K - \lambda_A}{\lambda_K + \lambda_A} \cdot \frac{R \cdot T}{F} \cdot \log \text{ nat. } \frac{c}{c_1} \text{ Volt.}$$

Nach Einführung der Zahlenwerte für F, T ($= 20^0$ C) und R und des dekadischen Logarithmus:

$$E = \frac{\lambda_K - \lambda_A}{\lambda_K - \lambda_A} \cdot 0{,}058 \cdot \log \frac{c}{c_1} \text{ Volt.}$$

Diese strenge Formulierung läßt am allerklarsten die oben gegebenen Tat-sachen ersehen. E wird stets Null sein, wenn $\lambda_K = \lambda_A$ oder aber wenn $\frac{c}{c_1} = 1$ (log 1 = 0!). Die Tatsache $\lambda_K = \lambda_A$ besteht z. B. für KCl-Lösungen. Ist für eines der beiden Ionen die Wanderungsgeschwindigkeit $= 0$, so wird jede Änderung des Konzentrationsgefälles um eine Zehnerpotenz eine Änderung des Potentiales um 0,058 Volt ergeben.

Die Potentiale im lebenden Gewebe und auch an der Haut können ihrer ganzen Natur nach nichts anderes sein als Flüssigkeitspotentiale im eben erörterten Sinne. Ein kleiner Unterschied besteht bei ihnen nur insoferne, als es sich nie um zwei frei aneinandergrenzende Elektrolytlösungen handelt, sondern um Elektrolytmassen, die durch Membranen voneinander getrennt sind, durch welche hindurch die Diffusion erfolgen muß. Es ändert sich dadurch im Grunde genommen nichts an der oben gegebenen Theorie.

Man glaubte früher in den „Membran-Potentialen" etwas grundsätzlich anderes vor sich zu haben als freie Flüssigkeitspotentiale. Durch die neueren Untersuchungen von MICHAELIS [1] aber wissen wir, daß es sich in der Tat um nichts anderes handelt. Die meisten tierischen Membranen haben die Eigen-schaft, die Ionen zu hemmen. Hemmung der Diffusion der Ionen durch eine Membran bedeutet aber nichts anderes als Verlangsamung der Ionen-Diffusions-Geschwindigkeit innerhalb der Membran gegenüber der Diffusion in freier Lösung. Für das Zustandekommen der Membran-Potentiale gelten daher in

---

[1] Biochem. Z. **162**, 258; **164**, 23 (1925). Naturwissensch. **1926**, 34.

den oben gegebenen Formeln nicht die Wanderungsgeschwindigkeiten in freier wässeriger Lösung, sondern andere meist unbekannte. Auffallend ist, daß tierische Membranen vorwiegend die Diffusion des Anions hemmen.

Nach den oben gemachten Mitteilungen kann man aus einem gemessenen Potential E bei bekanntem Konzentrationsgefälle $\frac{c}{c_1}$ die Diffisionsgeschwindigkeit der Ionen durch Membranen ermitteln, also die Durchlässigkeit einer Membran für Elektrolyte. Oder aber man kann bei bekannter Diffusionsgeschwindigkeit der beiden in Frage stehenden Ionen das vorhandene Konzentrationsgefälle aus dem gemessenen Potential ermitteln.

Ferner lassen die obigen Formeln ersehen, daß die Flüssigkeitsketten Anordnungen sind, welche Energie auf Kosten der Umgebungstemperatur liefern. Jede willkürliche Temperaturänderung muß also ganz bestimmte Potentialänderungen hervorrufen. BERNSTEIN versuchte auf diese Weise, die Gültigkeit der oben gegebenen NERNSTschen Theorie für die vitalen Potentiale zu erweisen.

Die mitgeteilten Fortschritte in der Kenntnis der reinen Flüssigkeitspotentiale brachten es mit sich, daß die zunächst rein qualitativen Untersuchungen der Zell- und Gewebspotentiale durch quantitative Forschung abgelöst wurden. Doch erstreckte sich diese eigentümlicherweise nur in ganz geringem Maße auf die schon lang bekannten Potentiale der menschlichen Haut. JAQUES LOEB und BEUTNER versuchten die logarithmische Abhängigkeit der vitalen Potentiale vom Konzentrationsgefälle, deren Nachweis an physikalischen Modellen und Pflanzen ihnen sehr gut gelang, für die menschliche Haut zu ermitteln. Der Weg, der dabei eingeschlagen wurde, war der folgende: Die Haut zweier Finger wurde in zwei Gefäße mit NaCl-Lösung eingetaucht, und zwar so, daß jeweils die eine Lösung konzentrierter war als die andere. Die beiden Lösungen wurden unpolarisierbar zu einem Potentiometer abgeleitet. Während die Lösung in der einen der beiden Elektroden konstant gehalten wurde, wurde die Lösung der anderen nach jeder Messung verändert. Die Differenz zweier in dieser Weise gemessener Potentiale ist gleichbedeutend dem Potential, welches sich ergeben würde, wenn gleichzeitig die beiden gewechselten Elektrodenlösungen in den beiden Elektroden enthalten wären.

JAQUES LOEB fand an der Haut der beiden mit NaCl-Lösung abgeleiteten Finger je nach der Konzentration der Ableitungslösung Potentiale von 3 bis 37 Millivolt. *Die jeweils mit der verdünnteren Ableitungslösung bespülte Haut war positiv gegen die mit der konzentrierteren Lösung abgeleitete.* LOEB gab die Versuche jedoch schon nach wenigen Messungen auf mit dem Urteil: „Wir haben es an der menschlichen Haut mit einer leicht veränderlichen Membran zu tun, die für die Ermittlung der logarithmischen Abhängigkeit der elektromotorischen Kraft von der Konzentration schon kein gutes Objekt mehr ist."

Trotz alledem geht aus den Versuchen LOEBs hervor, daß Größe und Richtung der Potentiale, die an der Haut zu beobachten sind, gänzlich abhängen von der Art der Ableitungslösungen, namentlich ihrer Konzentration.

Als nächster veranstaltete REIN (f) Messungen der Hautpotentiale mit verfeinerter Methodik und unter gänzlich anderen Gesichtspunkten. Es sollten aus den gemessenen Potentialen Schlüsse auf die Elektrolyt-Durchlässigkeit der Haut in der oben angegebenen Weise gezogen werden, um ein Verständnis für die Polarisation der Haut durch Gleichströme zu gewinnen. Methodik und Ergebnisse seien näher besprochen.

Leitet man zwei benachbarte Hautstellen mit gleichen Elektrolytlösungen ab, so müßten, wenn man in den oberflächlichsten Membranen der Haut an beiden Ableitungsstellen gleiche Diffusionsgeschwindigkeiten für die verwendeten Ionen sowie gleiche Konzentration der Elektrolyte innerhalb der Zellen annimmt, an beiden Ableitungsstellen gleich große, aber entgegengesetzt gerichtete Potentiale entstehen. Zwischen den beiden Ableitungsstellen müßte sonach das Potential Null zu beobachten sein. Tatsächlich ist dies aber in den seltensten Fällen so. Trotz beidseitiger gleicher Ableitung besteht meist ein Potential. Ein deutliches Zeichen dafür, daß selbst unmittelbar benachbarte Hautgebiete funktionell recht verschieden sein können. Dehnt man die Beobachtung über lange Zeit aus, so sieht man, wie das beobachtete Potential in ständiger Veränderung begriffen ist, ein Zeichen dafür, daß nicht nur zwei benachbarte Hautstellen niemals völlig gleichartig sind, sondern daß beide überdies ständig ihre Beschaffenheit ändern. Zerstört man die Haut unter den beiden Elektroden, so schwindet momentan jedes Potential und außerdem bleiben die Verhältnisse selbst bei längerer Beobachtung fast völlig konstant. Nach dieser Feststellung wurde die Haut unter der einen Elektrode oberflächlich verletzt und zudem die Ableitungslösung in dieser (indifferenten) Elektrode stets konstant gehalten, während die Ableitungslösungen in der zweiten Elektrode nach einem bestimmten Versuchsplan verändert wurden. Veränderungen der Potentiale konnten so mit Sicherheit nur auf die intakte abgeleitete Hautstelle bezogen werden und es war möglich, die Einwirkung der Ableitungslösungen auf das Potential ein und derselben Hautstelle zu untersuchen. Die Messung erfolgte nach der heute überall und zu den verschiedensten Zwecken geübten (daher als bekannt vorausgesetzten) Kompensationsmethode nach Poggendorf, aber mit 10 fach verlängertem Meßdraht[1]. Als Ableitungslösungen wurden KCl-Lösungen verschiedener Konzentration verwendet. Die Verwendung gerade dieser Lösungen war zu fordern, da es sich um „isophoretische" Lösungen handelt, d. h. um Lösungen mit gleich rasch wanderndem An- und Kation. Nach den oben gegebenen Erörterungen sind solche Lösungen nicht geeignet, bei freier Diffusion ein Diffusionspotential zu erzeugen. Treten an einer Membran jedoch bei Verwendung dieser Lösungen Potentiale auf, so ist zu folgern, daß innerhalb der Membran die Lösung eben nicht mehr isophoretisch ist, daß vielmehr die Wanderungsgeschwindigkeit der beiden Ionen dort verschieden und damit natürlich auch gegenüber der in freier wässeriger Lösung verändert sein muß. Kennt man das Konzentrationsgefälle in der Anordnung: Elektrodenlösung-Haut-Zellinneres, so kann bei isophoretischer Ableitungslösung auch ohne weiteres aus der Richtung des auftretenden Potentiales die Veränderung der Ionen-Wanderungsgeschwindigkeit innerhalb der Membran erkannt werden. Die jeweils verdünntere Lösung muß ja stets die Ladung der rascher wandernden Ions zeigen. Das rascher wandernde Ion ist aber gleichbedeutend mit dem besser durchgelassenen. Für eine 1 n KCl-Lösung in der differenten Elektrode z. B. kann man mit Bestimmtheit sagen, daß das Konzentrationsgefälle von außen nach innen gerichtet ist. Bestünde auch innerhalb der obersten Hautschichten Isophorie für die Lösung, so könnte überhaupt kein Potential auftreten. Dies ist aber nicht der Fall. Die in der genannten Weise abgeleitete Hautstelle zeigt an der Außenfläche vielmehr ein deutlich negatives Potential. Man darf daraus schließen, daß das positive K-Ion rascher in die Haut diffundiert als das negative Cl. Mit anderen Worten: die Haut ist offenbar undurchlässiger für die negativen Anionen.

Die Art der Messungen wird am besten an Hand der Tabelle 6 klar. Die erste Kolumne zeigt die Art der konstant gehaltenen (indifferenten) Ableitung, die zweite die jeweils verwendete Ableitung der indifferenten Elektrode. Die letzte endlich den Ladungssinn der unverletzten Hautstelle.

---

[1] Siehe die vorzüglichen Anleitungen in Ostwald-Luther: Physiko-chemische Messungen. Leipzig 1926.

Tabelle 6. Beispiel einer Potentialmessung an menschlicher Haut der Finger. (Nach REIN.)

| Konstante Elektrode | Variable Elektrode | Potential der variablen Elektrode |
|---|---|---|
| 1 n KCl | 0,01 n KCl | + 21 Milliv. |
| ,, | 0,1 ,, | + 6 ,, |
| ,, | 1,00 ,, | − 2 ,, |
| ,, | 2,00 ,, | − 8 ,, |
| ,, | 0,01 ,, | + 20 ,, |

Man sieht, daß die abgeleitete Hautstelle an ihrer Oberfläche um so positiver erscheint, je verdünnter die Ableitungslösung ist. Weiterhin sieht man — die Folge der Tabelle entspricht der zeitlichen Folge der Messungen —, daß zum Schlusse Ableitung mit der ersten Lösung nahezu das erste Potential ergibt. Die Haut wird also durch die Bespülung mit den konzentrierten Lösungen nicht dauernd verändert. Die verschiedenen Potentiale bei Ableitung mit verschiedenen Lösungen müssen also bedingt sein durch reversible, rein physikalische Vorgänge. Die Tabelle ergibt weiterhin durch Vergleich der im zweiten Stab untereinander stehenden Zahlen, daß zwischen Hautstellen, die mit 0,01 und 0,1 n KCl abgeleitet sind, ein Potential von 15 Millivolt besteht, hingegen zwischen Haut, die mit 0,1 und 1,0 n KCl abgeleitet wird, nur ein Potential von 8 Millivolt. Diese Tatsache muß nach den oben angegebenen theoretischen Vorstellungen verwunderlich erscheinen. In beiden Fällen ist das Konzentrationsgefälle 1 : 10, also wäre das gleiche Potential zu erwarten. Nachdem dies nicht der Fall ist, darf man folgern, daß in beiden Fällen die Diffusionsgeschwindigkeit in die Haut für beide Ableitungsfälle nicht die gleiche ist. Die bei Ableitung mit den verdünnteren Lösungen deutlich für Anion schlechter durchlässige Haut muß offenbar bei Ableitung mit konzentrierteren Lösungen durchlässiger werden. Diese Tatsache wurde auch bereits von J. LOEB beobachtet. Er deutet sie so, *daß bei Ableitung mit konzentrierten Lösungen die Haut „salzdurchlässiger"* *wird* und bezeichnet diese Erscheinung als „Konzentrationseffekt". Oben wurde die von REIN festgestellte Tatsache mitgeteilt, daß bei Ableitung mit konzentrierten Salzlösungen die Polarisierbarkeit der Haut geringer wird. Dieser Befund bestätigt das Verhalten der Hautpotentiale insoferne, als eine Abnahme der Polarisierbarkeit der Haut nur durch eine Permeabilitätssteigerung derselben sich erklären läßt. Auf zwei gänzlich verschiedenen Wegen kann man also den Befund erheben, daß die Ionen-Durchlässigkeit der Haut gänzlich von der Art der die Haut bespülenden Lösungen abhängig ist. Damit ist aber auch ohne weiteres bestimmt, daß *alle an der Haut auftretenden Potentiale von den Ableitungslösungen abhängen müssen.* Von REIN (a. a. O.) war durch Elektrosmoseversuche (s. oben S. 59) ermittelt worden, daß durch die bespülenden Elektrolytlösungen die Aufladung der in den Hautporen vorhandenen Doppelschichten verändert wird. Er vermutete, daß diese Änderung der Ladung auch die Ursache für die Permeabilitätsänderungen sein müsse. Diese Vermutung konnte experimentell als Tatsache erwiesen werden, und zwar so, daß *die Haut jeweils dasjenige Ion schlechter diffundieren läßt, welches in gleichem Sinne wie die in den Hautporen vorhandenen Doppelschichten geladen ist.* Es ist danach nicht mehr verwunderlich, daß mit steigender Konzentration des KCl, die ja eine zunehmende Entladung der in verdünnter KCl negativ geladenen Haut bedingt, die Haut „salzdurchlässiger" wird. Da außer durch Säuren die Haut auch durch mehrwertige Kationen sich stark positiv aufladen läßt, war zu vermuten, daß außer der Konzentration auch noch die Wertigkeit des Kations eine bedeutsame

Rolle für Größe und Richtung der Hautpotentiale spielen muß. Diese Vermutung bestätigt sich in Versuchen mit $AlCl_3$ als Ableitungslösung (s. Rein, a. a. O.). Bei einer Cl-Konzentration von 1 n findet man dabei die abgeleitete Hautstelle nicht mehr negativ wie bei Ableitung mit 1 n KCl, sondern deutlich positiv. Mit abnehmender Konzentration nimmt bis zu einer gewissen Konzentration die Haut immer negativere Werte an. Also genau umgekehrte Verhältnisse wie bei Ableitung mit KCl. Da selbstverständlich die „Umladung" der Haut erst von einer bestimmten Konzentration an merklich wird, ist bei den höchsten Verdünnungen wieder ein Verhalten zu erwarten, welches an die bei KCl gefundenen Resultate erinnert. Die Tabelle 7 zeigt die Ergebnisse bei Ableitung mit Lösungen mehrwertiger Kationen. Zu bemerken bleibt, daß die dabei auftretenden Erscheinungen bei Verwendung höherer Konzentrationen nicht ohne weiteres umkehrbar sind.

Tabelle 7.

| Konstante Elektrode | Variable Elektrode | Potential der var. Elektrode (Millivolt) | Beobachter |
|---|---|---|---|
| KCl gesättigt | 0,0001 n $AlCl_3$ | + 6,0 | |
| ,, | 0,001 ,, | − 34,0 | |
| ,, | 0,01 ,, | − 25,0 | Rein |
| ,, | 0,1 ,, | − 7,0 | |
| ,, | 1,0 ,, | + 13,0 | |
| $CeCl_3$ 0,1 n | 0,0001 n $CeCl_3$ | + 20,6 | |
| ,, | 0,001 ,, | − 7,8 | |
| ,, | 0,01 ,, | − 10,1 | Bücking |
| ,, | 0,1 ,, | + 13,0 | |
| ,, | 1,0 ,, | + 17,5 | |

Von W. Bücking wurden am Gildemeisterschen Institut noch eine Reihe anderer mehrwertiger Kationen in ihrer Wirkung auf die Hautpotentiale untersucht. Dabei wurden die Befunde Reins bestätigt und seine Folgerungen über die Bedeutung der mehrwertigen Kationen als richtig anerkannt. Die Bückingschen Versuche sind in den Kurven der Abb. 24 und 25 zusammengestellt.

Nach den Untersuchungen von J. Loeb, Rein und Bücking ist erwiesen:

1. Daß alle Hautpotentiale in Richtung und Größe gänzlich von der Ableitungslösung abhängen.

2. Daß die Ursache hierfür in einer verschiedenen Elektrolytdurchlässigkeit der Haut bei Bespülung mit den verschiedenen Lösungen zu suchen ist.

Nach den Befunden und Folgerungen von Rein ist die Haut an ihrer Oberfläche durch verschiedene Elektrolyte umladbar und die Ionendurchlässigkeit ist so bestellt, daß jeweils dasjenige Ion nicht oder schlechter in die Haut diffundieren kann, welches im gleichen Sinne wie die Haut aufgeladen ist. In gleicher Weise wie der durch Elektrosmose zu ermittelnde Ladungssinn der Haut wird die Ionendurchlässigkeit bzw. das Hautpotential beeinflußt 1. durch die Konzentration der Lösungen, 2. durch ihre Reaktion, 3. durch die Wertigkeit des Kations.

*Alle Messungen von Hautpotentialen sind deshalb sinnlos, wenn sie ohne gut definierte Ableitungsbedingungen vorgenommen werden. Zur Ableitung empfiehlt sich ausschließlich KCl, da es allein, wie die Bückingschen Kurven (s. Abb. 24 und 25) ersehen lassen, einigermaßen reversible Resultate ergibt. Die „physiologische" Ringersche Lösung ist absolut ungeeignet.*

Soll die Messung von Hautpotentialen zur Untersuchung von Funktionsänderungen der Haut angewendet werden, so ist es zweckmäßig, ein und dieselbe

Reaktion mit möglichst verschieden konzentrierten Ableitungslösungen zu untersuchen. Es ist unter Umständen eine Reaktion nur bei einer ganz bestimmten
Art der Ableitung als Potentialänderung zu erkennen. Diese für alle elektrophysiologischen Untersuchungen der Haut fundamentalen Tatsachen wurden
neuerdings bestärkt durch die neuen Befunde von Ph. Keller (b). Dieser
untersuchte als erster die Bedeutung der Konzentration und Zusammensetzung
der Ableitungslösungen für die Hautpotentiale an anderen Hautstellen als den
Fingern. Die oben angeführten Befunde von J. Loeb, H. Rein und Bücking
wurden ja sämtliche an der Fingerhaut erhoben. Die von diesen Autoren einheitlich gemachte Angabe, daß mit steigender Verdünnung der ableitenden KCl-
Lösungen die beobachteten Potentiale
immer positiver werden, hat für viele
andere Hautstellen keine Gültigkeit. Nach
Keller verläuft der „Konzentrations-

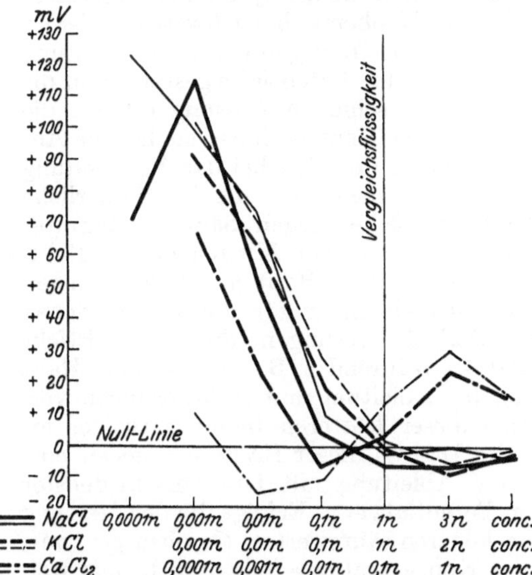


Abb. 24. Versuche mit KCl, NaCl und CaCl₂;
dick gezeichnet: Versuche von niedrigster Konzentration zu höchster; dünn gezeichnet: Reversibilitätsversuche von höchster Konzentration zu
niedrigster. (Nach W. Bücking.)

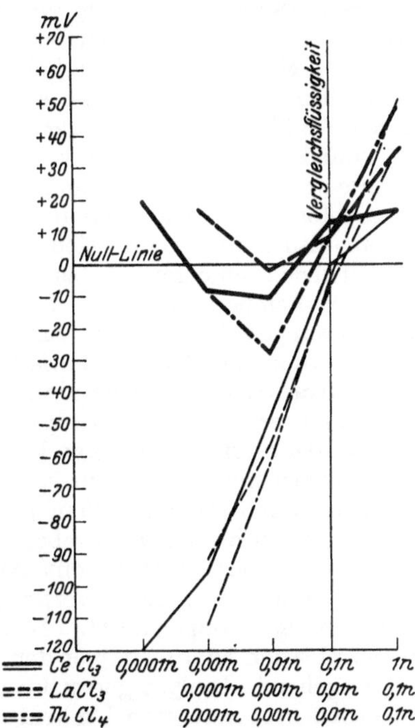


Abb. 25. Versuche mit CeCL₃, LaCl₃ und
ThCl₄; dick gezeichnet: Versuche von niedrigster Konzentration zu höchster; dünn
gezeichnet; Reversibilitätsversuche von
höchster Konzentration zu niedrigster.
(Nach W. Bücking.)

effekt" an manchen Hautstellen gerade umgekehrt, d. h. es wird mit fortschreitender Verdünnung der ableitenden Lösungen sogar eine fortschreitende Negativierung des beobachteten Potentiales festgestellt. Man sieht aber gerade aus
diesem Befunde, wie durch die oben geforderte systematische Untersuchung
mit Lösungen verschiedener Konzentration schon zur Feststellung von grundlegenden Unterschieden im elektrophysiologischen Verhalten der Haut verschiedener Körperregionen Nutzen gezogen wurde.

Durch die Kellerschen Befunde wurde aber auch noch eine weiterer Punkt
geklärt, der für die Untersuchung der Eigenpotentiale der Haut mindestens
genau so wichtig ist, wie die Untersuchung mit Lösungen verschiedener Konzentration. Eine der auffallendsten Tatsachen bei allen Messungen der Hautpotentiale ist die, daß diese Potentiale keineswegs konstant, sondern in ständiger
Veränderung begriffen sind. Diese Veränderung der Potentiale zeigt sowohl

unter verschiedenen Ableitungsbedingungen für ein und dieselbe Hautstelle als auch unter ein und derselben Ableitungsbedingung für verschiedene Haut-regionen einen charakterisctischen „Gang". Es kommt also ganz darauf an, in welchem Zeitpunkte nach Beginn der Ableitung die Messung des Potentiales erfolgt. Neben der Erfüllung der Forderung: Ableitung mit KCl-Lösungen verschiedener Konzentration nacheinander wird man daher in Zukunft auch noch die Forderung der mehrmaligen Ablesung der Potentiale in bestimmten Zeitintervallen zu erfüllen haben.

Durch die bespülenden Ableitungs-Elektrolytlösung wird, so konnte Keller ermitteln, eine ständige Veränderung der Haut bedingt. Auch die von Rein und Bücking zur Reinigung vorgenommene Dialyse der Haut mit destilliertem Wasser verändert ihre elektrischen Eigenschaften je nach der Dauer der Dialyse. Da Bücking diese Dialyse erheblich länger ausdehnte als Rein, fand er durch-schnittlich höhere Potentiale als dieser. Nach Keller wird die Veränderung durch Abdiffusion von in der Haut enthaltenen Elektrolyten hervorgerufen. Er konnte die Abdiffusion von Ca, Na und K chemisch nachweisen. Ferner konnte er zeigen, daß es Lösungen gibt, die auf die Haut gebracht, die Ableitung eines sofort konstanten, sich also nicht verändernden Potentiales gestatten, in die hinein also keine Abdiffusion von Ionen nach seiner Auffassung erfolgt, die also vielleicht eine gewisse Isoionie gegenüber der Haut besitzen, so daß die Ab-diffusion kompensiert wird. Dies ist namentlich der Fall bei der Verwendung von Lösungen bestimmten Säuregrades. Aber nicht nur die kontinuierliche Veränderung des Ruhepotentiales bleibt an solcher gegen Säure bestimmter Konzentration dialysierter Haut aus, sondern auch der Konzentrationseffekt, d. h. man erhält bei nachträglicher Ableitung dieser Haut mit KCl-Lösungen verschiedener Konzentration keine Unterschiede mehr für die verschiedenen Konzentrationen. Die Säurewerte der Dialysier-Lösungen, die diesen Effekt zeitigen, liegen stets zwischen $p_H$ 3 und 4. Während z. B. eine normale Haut der Finger, wie oben angegeben wurde, bei Ableitung mit KCl-Lösungen ver-schiedener Konzentration mit Abnahme dieser letzteren immer positiver er-scheint, findet man nach vorhergehender Dialyse dieser Hautstelle gegen eine Säurelösung obengenannter Acidität bei Ableitung mit KCl verschiedenster Konzentration nahezu immer denselben Potentialwert. Erfolgt die der Messung vorhergehende Dialyse gegen Lösungen höheren Säurewertes, als oben genannt, so beobachtet man eine Umkehrung des Konzentrationseffektes, d.h. mit stei-gender Verdünnung der ableitenden KCl-Lösung eine zunehmende Negativität der Haut Potentiale. Umgekehrt findet man bei vorhergehender Dialyse gegen Lösungen alkalischer oder aber auch nur weniger saurer Reaktion als oben genannt, den Konzentrationseffekt in sehr ausgeprägter Weise so verlaufen, daß mit steigender Verdünnung der ableitenden KCl-Lösung die eintretenden Potentiale immer positiver erscheinen. In ähnlicher Weise läßt sich die Haut verändern durch Dialyse gegen Elektrolytlösungen mit mehrwertigem Kat-Ion, beispielsweise Ca oder La, während die An-Ionen offenbar nicht in diesem Sinne zu wirken vermögen.

Man kann auf diese Weise, d. h. durch Dialyse der Haut gegen Lösungen verschiedenen Säurewertes künstlich alle an nicht vorbehandelter normaler und kranker Haut überhaupt auffindbaren Potentialverhältnisse herstellen. Daraus wird von Keller gefolgert, daß an den Differenzen, die man in dieser Hinsicht ohne vorhergehende Dialyse an der Haut auffinden kann, ein ver-schiedener Kat-Ionen-Gehalt der Haut schuld sei.

Auffallend ist die Größe der Acidität, die, wie oben gesagt zur Aufhebung des Konzentrationseffektes führt. Sie liegt bei einem $p_H$ von 3—4. Dieser Wert wird aber auch nach ganz verschiedenen Methoden gemessen von Marchionini und von REIN (s. S. 61) als der isoelektrische Punkt der Haut gefunden. Der isoelektrische Punkt stellt aber ja für eine Membran den Punkt maximaler Durchlässigkeit für Ionen beiderlei Ladungssinnes dar. Man hat also zweifellos bei der oben beschriebenen Dialyse der Haut gegen Säuren deren Ladung verändert und zwar durch solche über dem isoelektrischen Punkte der Haut im Sinne einer Positivierung, durch solche unter dem isoelektrischen Punkt der Haut im Sinne einer Negativierung. Leidet man nun mit einer isophoretischen Lösung ab — also mit KCl verschiedener Konzentration, wie dies PH. KELLER tat, so kann an Haut, die völlig entladen ist nach den obengenannten Formeln für Diffusionspotentiale auch bei vorhandenen Konzentrationsgefällen kein Potential eintreten. Der Konzentrationseffekt muß ausbleiben. Mit beginnender Aufladung im positiven Sinne beginnt die Haut immer undurchlässiger zu werden für das Kat-Ion, bei umgekehrter Aufladung aber für das An-Ion, woraus sich der auch von KELLER gefundene umgekehrte Sinn des Konzentrationseffektes ergeben muß. Die Betrachtung der Hautpotentiale als Konzentrationspotentiale im NERNSTschen Sinne ist also dadurch weitgehend gerechtfertigt worden. Als Beispiel sei endlich eine kleine Tabelle gegeben, aus welcher das gesagte zu ersehen ist.

| Nach Vorbehandlung mit | Potentialdifferenzen in Millivolt zwischen Elektrolytkonzentrationen von | | |
|---|---|---|---|
| | 1-n u. $^1/_{10}$-n-KCl | $^1/_{10}$ u. $^1/_{100}$-n-KCl | $^1/_{100}$ u. $^1/_{1000}$-n-KCl |
| $^1/_{100}$-n-NaOH . . . . | + 15 mV | + 30 mV | + 27 mV |
| $^1/_{100}$-n-HCl . . . . . | + 6 mV | − 27 mV | − 18 mV |

## Veränderungen des Gleichstromwiderstandes und des Eigenpotentiales der menschlichen Haut als Ausdruck für Lebensvorgänge (elektrische Hautreaktionen).

Jede Schwankung des Gleichstromwiderstandes (Scheinwiderstandes!) der Haut durch vitale intracutane Prozesse muß notwendigerweise mit einer Schwankung des unter gleichen Ableitungsbedingungen zu beobachtenden Eigenpotentiales der untersuchten Hautstelle einhergehen (EINTHOVEN und ROOS). Diese Forderung wird verständlich aus den oben gegebenen physikalischen Grundlagen. Ursache für beide Vorgänge ist Änderung der Elektrolytdurchlässigkeit der Haut. Ein und dieselbe Änderung des Gleichstromwiderstandes (also entweder Zu- oder Abnahme) kann aber mit verschieden gerichteten Potentialänderungen einhergehen (Positivierung oder aber Negativierung!). Umgekehrt müssen nicht alle Änderungen des Eigenpotentiales der Haut von Änderungen des Gleichstromwiderstandes gefolgt sein. Für das Eigenpotential der Haut ist ja neben der Durchlässigkeit der Haut für Elektrolyte auch die Binnen-Konzentration der Ionen in den Hautzellen maßgebend. Diese braucht sich im Gleichstromwiderstand oder besser in der Gleichstrompolarisation der Haut aber nicht unmittelbar geltend zu machen. Veränderungen der Binnen-Ionenkonzentration also werden sich vorwiegend im Eigenpotential der Haut äußern bei nahezu gleichbleibendem Gleichstromwiderstand. Um über die Natur einer elektrischen Hautreaktion Klarheit zu bekommen, wird es daher nötig sein, sowohl den Gleichstromwiderstand als auch das Eigenpotential zu messen.

Nach Ermittlung der oben gegebenen physikalischen Grundlagen für Polarisation und Potentiale der Haut ist eine unerläßliche Forderung genaueste Definition der Ableitungsverhältnisse. In der bisher vorliegenden Literatur über elektrische Hautreaktionen ist dies nur in den wenigsten Fällen beachtet worden. Hierin mögen die oft recht widerstreitenden Angaben der verschiedenen Untersucher für ein und dieselbe Hautreaktion ihre Ursache haben. Um ein volles Verständnis der bisher bekannten elektrischen Hautreaktionen zu erlangen, wird der Forschung der nächsten Zeit die Aufgabe erwachsen, alle diese Reaktionen unter den oben beschriebenen Ableitungsbedingungen nachzuuntersuchen.

## Vitale Veränderungen des Gleichstromwiderstandes der Haut.

Zur Untersuchung des Gleichstromwiderstandes bedient man sich am besten einer der in Abb. 26 gegebenen Schaltungen. Abb. 26 a zeigt die einfache WHEATSTONEsche Brückenschaltung. Diese gibt die Schwankungen mit großer Empfindlichkeit wider, setzt jedoch ein sehr empfindliches Galvanometer (am besten das Saitengalvanometer nach EINTHOVEN) voraus. Die meisten Reaktionen sind in der direkten Schaltung der Abb. 26 b gut zu erkennen.

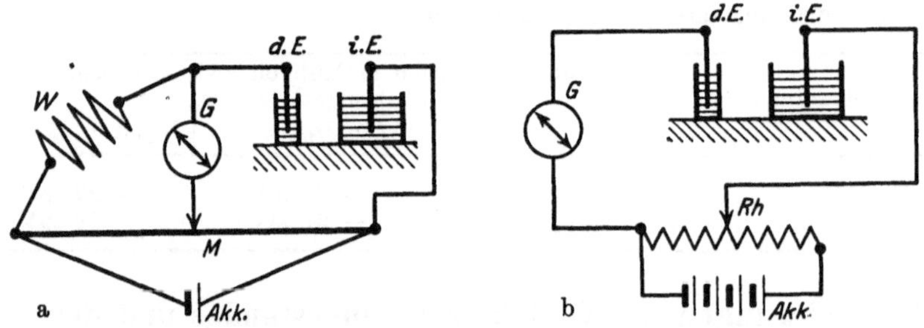


Abb. 26. Ableitungsschemata zur Untersuchung von Gleichstromreaktionen der Haut.
a Brückenschaltung. b direkte Potentiometerschaltung.
d.E. differente Elektrode. i.E. indifferente Elektrode. G Galvanometer. M Meßdraht.
W Widerstand. Rh Schiebewiderstand. Akk. Akkumulator.

Diese gestattet eine leichte Veränderung des angelegten Potentiales in weiten Grenzen.

Als Elektroden kommen lediglich unpolarisierbare in Frage (s. Abb. 12). Als Ableitungslösungen wird man nach den oben gemachten Mitteilungen am zweckmäßigsten KCl-Lösungen verschiedener Konzentration verwenden, soferne an einem durchsichtigen Resultat gelegen ist. Alle Elektroden, welche mit Gelatinegallerten, Ton, Schweinsblase oder dergleichen die Haut berühren, sind nicht einwandfrei und gestatten nie reproduzierbare Ergebnisse. Nur die frei mit reinster Elektrodenlösung bespülte Haut sollte zur Untersuchung kommen.

## Bedeutung der Konstitution, der Lage der Untersuchungsstelle, der Umweltfaktoren für den Gleichstromwiderstand der menschlichen Haut.

Um beurteilen zu können, ob der Gleichstromwiderstand einer zu untersuchenden Hautstelle als „normal" anzusehen ist oder nicht, wäre erforderlich, die diesbezüglichen „Normalwerte" zu kennen. Es gibt aber kaum ein Gebiet in der experimentellen Medizin, wo man so vielen Widersprüchen begegnet wie hier. Während die über den Wechselstromwiderstand gemachten Angaben der Literatur recht gut übereinstimmen (BORUTTAU und MANN), differieren die Angaben über den Gleichstromwiderstand um mehrere hundert Prozent. Eine der Hauptursachen ist die, daß in den meisten Fällen die Ableitungsverhältnisse in keiner Weise beachtet und konstant gehalten wurden. Außerdem wurde meist mit zwei gleichartigen Elektroden untersucht statt mit einer differenten und mit einer indifferenten, wie es nach der Einsicht der Verschiedenheit von anodischer und kathodischer Polarisierbarkeit heute unbedingt gefordert werden muß. Die große Bedeutung der Natur der Ableitungslösungen ist oben deutlich genug gezeigt worden.

Da in einer ganzen Reihe der in der Literatur mitgeteilten Messungen überhaupt jegliche Angabe über die Ableitungsbedingungen fehlt, wäre es sinnlos, aus den angegebenen Werten „Normalwerte" ableiten zu wollen. Der Forschung erwächst also in erster Linie die Aufgabe, unter Beachtung der oben gegebenen Regeln Standardwerte für die menschliche Haut zu ermitteln.

Diesbezügliche Versuche wurden vom Verfasser eingeleitet. Wenn dabei auch nicht zahlenmäßig nennbare Normalwerte ermittelt werden konnten, so konnten doch im Verlaufe dieser Untersuchungen die Schwierigkeiten erkannt werden, welche einer solchen Ermittlung von Normalwerten im Wege stehen. Es zeigte sich, daß die Werte je nach der Konstitution der Versuchsperson, nach Alter und Geschlecht, nach der Lage des Versuchsfeldes, nach Tages- und Jahreszeiten erheblich differieren, jedoch bei Einhaltung der gleichen physikalischen und biologischen Bedingungen an ein und derselben Versuchsperson recht gut übereinstimmen.

Unter solchen Umständen trat als eindringlichster Befund zunächst ein deutlicher Unterschied zwischen den untersuchten männlichen und weiblichen Individuen hervor. Bei Ableitung mit n/100 KCl-Lösungen wurde der Scheinwiderstand an männlicher Haut am Unterarm stets viel höher gefunden als an weiblicher. An weiblichen Individuen war dieser Unterschied oft nicht ganz leicht zu erkennen, wenn sie nur ein oder zweimal zur Untersuchung kamen und die Sitzung unter psychischer Erregung (Mißtrauen, Angst, Schüchternheit und dergl.) stattfinden mußte. Der Befund veranlaßte Rein (e), einen typischen Unterschied zwischen männlicher und weiblicher Haut anzunehmen. Weitere Untersuchungen ergaben, daß diese Typisierung insoferne noch nicht befriedigen kann, als sowohl männliche Individuen mit ausgesprochenem weiblichen Widerstandstyp vorkommen als auch umgekehrt. Man darf vielleicht vorerst nur sagen, daß konstitutionelle Unterschiede bestehen, daß an bestimmten Hautstellen für weibliche Individuen bei Ableitung mit n/100 KCl offenbar ein geringerer Haut-Gleichstromwiderstand anzunehmen ist als für männliche. Der Unterschied kommt in weit ausgeprägterem Maße zum Ausdruck bei anodischer als bei kathodischer Durchströmung. Bei einer Durchströmungsdauer von weniger als 1 Minute und konzentrierter Ableitungslösung ist oft noch kein merklicher Unterschied zu beobachten. Neben der bloßen Tatsache geringerer Widerstände nach gewissen Durchströmungszeiten müßte auch die Form der Zeit-Stromstärkenkurven berücksichtigt werden.

Nächst der Konstitution kommt die Lage der Ableitungsstellen in Frage. In dieser Hinsicht liegt ebensowenig wie für die Konstitution befriedigendes Untersuchungsmaterial vor. Auch hier steht nur die Tatsache fest, *daß* verschiedene Hautstellen hinsichtlich des absoluten mittleren Wertes ihres Gleichstromwiderstandes und der Form der Zeit-Stromstärkenkurve an ein und demselben Individuum recht erheblich differieren können. In der Literatur findet man die nach unseren Erfahrungen nicht zutreffende Angabe, daß der Haut der Hohlhand und der Fußsohle ein sehr viel höherer Gleichstromwiderstand zukomme als der übrigen Körperoberfläche. Die Annahme von Albrecht, daß der Gleichstromwiderstand über der gesamten Körperoberfläche weitgehend konstant sei, ist recht unwahrscheinlich.

Dem liebenswürdigen Entgegenkommen von Herrn Ph. Keller verdanke ich eine Reihe von Zahlenwerten, die unter den von Rein (a. a. O.) gegebenen Gesichtspunkten gewonnen wurden und einen Versuch darstellen, eine Topographie des Gleichstromwiderstandes zu schaffen. Eine ausführliche Mitteilung der Zahlenwerte erfolgt durch Herrn Ph. Keller im Archiv für Dermatologie und Syphilis.

Die Tabelle 8 gibt eine Zusammenstellung von Gleichstromwiderstandswerten an vier Individuen verschiedenster Konstitution, verschiedensten Alters und Geschlechtes nach Ph. Keller wieder.

Tabelle 8. Topographie des Gleichstromwiderstandes.
(Nach Ph. Keller.)

Angelegte Spannung: 0,5 Volt.
Ableitungslösung: 1,0 n KCl.
Widerstand berechnet aus der Stromstärke, 10 Sekunden nach Stromschluß.
Aktive Elektrodenfläche: 1 qcm.

| Körperegion | Widerstand in Ohm | | | Kind (weiblich) |
|---|---|---|---|---|
| | weiblich | weiblich | männlich | |
| Stirn . . . . . + | 520 | 4 800 | 5 150 | 18 500 |
| — | 140 | 4 490 | 4 650 | 9 500 |
| Brust . . . . . + | 104 000 | 142 000 | 47 300 | 156 000 |
| — | 89 000 | 122 000 | 50 000 | 102 000 |
| Oberschenkel . + | 276 000 | 96 000 | 125 000 | 119 000 |
| — | 236 000 | 96 000 | 131 000 | 84 000 |
| Hohlhand . . . + | 141 000 | 45 000 | 73 000 | 50 000 |
| — | 183 000 | 42 000 | 75 500 | 56 000 |
| Rücken . . . . + | | 2 500 000 | | |
| — | | 1 515 000 | | |
| Fußsohle . . . + | | 454 000 | | |
| — | | 417 000 | | |

+ bei anodischer Durchströmung. — bei kathodischer Durchströmung.

Die Tabelle zeigt vor allen Dingen sehr eindrucksvoll, daß die Höhe des Scheinwiderstandes *in keiner Weise vom Grade der Verhornung der untersuchten Hautstellen abhängt.* Es müßte, wenn diese Ansicht richtig wäre, einerseits der Hohlhand der höchste Widerstand zukommen, andererseits müßte die zarte kindliche Haut weit geringere Widerstände ergeben als etwa die Haut der erwachsenen Versuchspersonen. Dies ist durchaus nicht der Fall. Der Erwartung entsprechend erscheint in der Zusammenstellung einzig und allein der *abnorm niedere Wert* des Widerstandes der *Stirnhaut.* Dieser Tatbestand ist wichtig, weil die Stirnhaut auch in anderer Hinsicht sich erheblich von der übrigen Haut unterscheidet. Vor allen Dingen ergibt sie nie einen psychogalvanischen Hautreflex. Dies erscheint nunmehr nicht verwunderlich. Wie unten mitgeteilt wird, stellt der psychogalvanische Hautreflex nichts anderes dar als eine vorübergehende Herabminderung eines an der Haut bestehenden polarisatorischen Gegenpotentiales. Der hier gefundene geringe Gleichstromwiderstand der Stirnhaut läßt aber ohne weiteres den Schluß zu, daß dort die Polarisation minimal sein muß, folglich auch kein Schwinden derselben durch den psychogalvanischen Reflex erwartet werden kann. Auch hinsichtlich ihrer Temperatur zeichnet sich die Stirnhaut aus. Während die Haut der meisten Körperregionen sehr erheblichen Temperaturschwankungen ausgesetzt ist, hält sich die Temperatur dieser Hautregion auffallend konstant (siehe dieses Handbuch Abschnitt über

Hauttemperatur). Es wäre interessant zu erfahren, ob diese Hautstelle auch in ihrer Disposition für Erkrankungen u. dgl. eine Sonderstellung einnimmt.

Der Einfluß der *Tages- und Jahreszeiten* wurde neuerdings von RICHTER (b) untersucht und bei ein und demselben Individuum so konstante Schwankungen mit der Tageszeit gefunden, daß der Autor den Versuch macht aus dem typischen Verlauf der Widerstandsschwankungen mit der Tageszeit verschiedene konstitutionelle Typen zu ermitteln. Auffallen muß in seinen Befunden, daß für die Normalpersonen in der Regel in den Morgenstunden geringere Widerstände gefunden werden als zu den übrigen Tageszeiten. Viel erheblicher findet er die Widerstandsunterschiede zu verschiedenen Tageszeiten in Fällen von Katatonie, Schizophrenie und Hysterie.

Beziehungen zwischen *Hautwiderstand und Witterung*, namentlich dem Luftdruck, wurden neuerdings, leider ebenfalls noch nicht mit befriedigender Untersuchungstechnik, von M. DUGGE festgestellt. Es zeigte sich, daß der Hautwiderstand gegen Gleichstrom bei rasch abfallendem Luftdruck stark ansteigt, während er bei konstantem Hochdruck relativ konstant und nieder ist. Der hohe Widerstand soll mit einer universellen Vagotonisierung einhergehen. Bei Patienten, deren gesamte vegetative Reaktionsfähigkeit völlig darniederliegt (schwere Phthisen), sollen diese Schwankungen, die dem Luftdruck synchron gehen, fehlen.

Daß der Hautwiderstand sich notwendigerweise mit der jeweiligen psychischen Verfassung ändern muß, ferner mit der Tätigkeit der Schweißdrüsen wird aus den nachfolgenden Mitteilungen über den psychogalvanischen Reflex verständlich, desgleichen aus späteren Erörterungen über die Abhängigkeit des Hautwiderstandes von der Bestrahlung mit verschiedenen Strahlen. Es muß die Frage offen gelasssen werden, ob nicht die erwähnten Schwankungen des Hautwiderstandes mit der Tageszeit auf derartige Dinge zurückzuführen sind.

# Der sog. psychogalvanische Hautreflex.

TARCHANOFF beobachtete, daß auf Sinnesreize verschiedenster Art der Gleichstromwiderstand der Haut mehr oder weniger plötzlich absinkt, um sehr viel langsamer wieder zu seiner alten Höhe anzusteigen. Da die gleiche Erscheinung auch eintritt, wenn die Versuchsperson psychisch erregt ist, oder aber sich einen Sinnesreiz nur vorstellt, wurde die Erscheinung als „psychogalvanischer Reflex" bezeichnet. Am deutlichsten ist die Erscheinung zu beobachten bei Ableitung von den Händen. Die Größe der Widerstandsschwankung, bzw. der Schwankung eines die Haut durchströmenden Gleichstromes, hängt ganz von der Wahl der Ableitungsstelle ab. Sie ist um so erheblicher, je reicher die Haut an Schweißdrüsen ist (M. LEWA). Dieser Umstand, sowie die Tatsache, daß durch Atropingaben der Reflex unterdrückt werden kann, sprechen dafür, daß es sich um eine Reaktion der Schweißdrüsen handelt. REIN (d) zeigte, daß die Gleichstromleitung in der Haut namentlich durch die Drüsenausführungsgänge erfolgt. Andererseits ist bekannt, daß jede noch so kleine psychische Erregung mit minimalen Schweißausbrüchen einhergeht. Damit erscheint die Erklärung des psychogalvanischen Hautreflexes als eine Schweißdrüsenreaktion durchaus verständlich.

GILDEMEISTER [(f), (g), (h)] konnte feststellen, daß es sich nicht um eine isolierte Reaktion der Schweißdrüsen handelt, sondern um Mitbeteiligung derselben an einem universellen autonomen Reflex, der von der Psyche völlig unabhängig verlaufen kann. Bei Eintritt des Reflexes ist z. B. stets auch eine Veränderung der Pupillenweite zu beobachten.

Uhlenbruck untersuchte den Reflex bei gleichzeitiger Plethysmographie der Extremitäten und fand stets gleichzeitig eine Vasomotorenreaktion ablaufend. Außerdem fand man, daß auch andere das autonome System beeinflussende Vorgänge, z. B. die Atmung oder aber die Injektion blutdrucksteigernder Mittel (H. Straub) den psychogalvanischen Reflex hervorrufen können. Es wäre vielleicht daher angebrachter, wie auch wiederholt vorgeschlagen wurde, von einem „autonomen" Reflex zu sprechen. H. Straub (a. a. O.) fand bei Untersuchungen über das Elektrokardiogramm nach Injektionen von Strophantin und Adrenalin synchron mit den Blutdruckveränderungen verlaufend eine Ablenkung der Nullinie des Saitengalvanometers, welche erst mit dem Schwinden der Blutdruckänderung zurückging. Er sah darin einen „wahrscheinlichen Nachweis von Aktionsströmen der Gefäße". Es handelt sich hier aber um nichts anderes als um Mitbeteiligungen der Haut der Ableitungsstellen an einer autonomen Reaktion des Organismus.

Vielfach wurde vermutet, daß eine bessere Durchfeuchtung der Haut bei einer plötzlich einsetzenden besseren Durchblutung die Ursache der Erscheinung

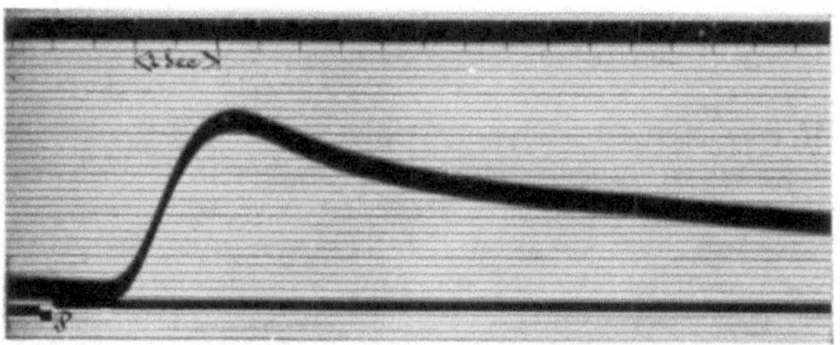

Abb. 27. Psychogalvanischer Hautreflex als Widerstandsschwankung aufgenommen mit Saitengalvanometer. Ableitungsstelle: Volarfläche eines Unterarmes mit 2 gleichen Elektroden. Bei Abnahme des Scheinwiderstandes schlägt die Saite nach oben aus. 1 mm Ausschlag entspricht einer Widerstandsabnahme von etwa 20 Ohm. Unten Reizmarkierung. Latenzzeit etwa 2 Sek. Oben Zeitmarken. (Nach Einthoven.)

sei. Daß dies nicht so ist, wurde bereits von Veraguth gezeigt, sowie von Einthoven und Roos, welche den Reflex unverändert am abgeschnürten anämisierten Gliede fanden. Danach müssen wir auch die neuerdings geäußerte Ansicht von Aveling und Mc. Dowall als unhaltbar bezeichnen, daß nämlich der Gleichstromwiderstand der Haut ein guter Maßstab für die Hautdurchblutung sei. Wenn bei einer Durchblutungsänderung Widerstandsänderungen der Haut auftreten, so sind sie nicht eine Folge der Durchblutungsänderung, sondern ein durch den gleichen autonomen Impuls bedingter parallel ablaufender Prozeß. Durch die Untersuchungen von Richter (a) an einem Falle von einseitiger Zerstörung des Halssympathicus konnte einwandfrei nachgewiesen werden, daß sympathische Fasern dem Reflex als efferente Bahn dienen. Auf der Seite des fehlenden Sympathicus bleibt der Reflex aus.

Abb. 27 zeigt den photographisch mit dem Saitengalvanometer registrierten Ablauf eines typischen psychogalvanischen Reflexes. Anstieg bedeutet Abnahme des Scheinwiderstandes der Haut. Ableitungsstelle ist die Haut eines Unterarmes.

Abb. 28 zeigt den Reflex bei Ableitung von beiden Unterarmen. Auf diese Weise wird gleichzeitig das Elektrokardiogramm wiedergegeben und man sieht, wie mit dem Einsetzen des Reflexes eine Pulsverlangsamung eintritt. Es ist dies ein Zeichen dafür, daß es sich um einen universellen autonomen Reflex handelt.

Aus den Kurven ist zugleich zu ersehen, daß die Latenzzeit des Reflexes etwa 2 Sekunden beträgt. Von Gildenmeister und Ellinghaus wurden spezielle Untersuchungen zur Ermittlung der Latenzzeit angestellt. Er fand sie stark von der Temperatur der abgeleiteten Hautstelle abhängig. Sie bewegt sich zwischen 1,5 und 4,5 Sekunden bei 45—50 Grad. Dabei entfallen auf die nervösen Zentren sehr konstant etwa 1 Sekunde, auf die efferente sympathische Bahn etwa 0,15 Sekunden auf die Synapse zwischen Hautzellen und sympathischer Faser je nach der Temperatur 0,45—3,45 Sekunden.

Gildemeister [(b), (c), (d), (e)] untersuchte gleichzeitig mit dem Gleichstromwiderstand den Wechselstromwiderstand und fand letzteren während des Ablaufes des Reflexes völlig unverändert. Die Ursache des Reflexes kann sonach nicht eine reelle Widerstandsschwankung sein, sondern eine starke Herabsetzung der Polarisation der Haut an der Oberfläche der Drüsenepithelien.

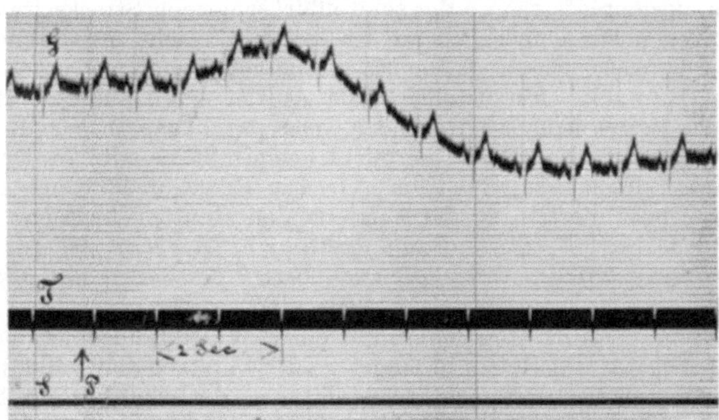

Abb. 28. Psychogalvanischer Reflex. Ableitung von beiden Unterarmen. Dadurch wird gleichzeitig das Elektrokardiogramm aufgezeichnet. Während des Reflexes deutliche Pulsverlangsamung, als Zeichen dafür, daß der psychogalvanische Reflex ein universeller autonomer Reflex im Sinne Gildemeisters ist. (Nach Einthoven.)

Dem Dermatologen bietet sich im psychogalvanischen Reflex zweifellos ein ausgezeichnetes Mittel zur Prüfung der funktionellen Intaktheit der autonomen Innervation der Haut.

## Die lokale galvanische Hautreaktion von Ebbecke.

Im Jahre 1921 beschrieb Ebbecke (a) eine Reaktion der Haut auf lokale Reizung, die sich durch eine reversible starke Herabsetzung des Hautwiderstandes bemerkbar macht. Diese Widerstands-Herabsetzung ist nicht reflektorischer Natur und unabhängig von den Drüsen der Haut also etwas grundsätzlich anderes als etwa der sog. „psychogalvanische Hautreflex". Da diese Reaktion wahrscheinlich identisch ist mit den später zu beschreibenden Reaktionen der Haut auf lokale Licht-, Wärme- und chemische Reize, sei sie ausführlicher besprochen.

Bei Messungen des Gleichstromwiderstandes der Haut mit Hilfe unpolarisierbarer Elektroden — verwendet wurden Zink-Zinksulfatgelatine-Elektroden —, ergab sich, daß der Scheinwiderstand nach Reiben der Haut mit einer Bürste u. dgl. ganz erheblich niedriger war als vor dieser lokalen mechanischen Reizung und im Verlaufe längerer oder kürzerer Zeit wieder auf den Ausgangswert zurückging. Durch Messung des Hochfrequenzwiderstandes wurde festgestellt, daß es sich nicht um eine Herabsetzung des tatsächlichen Widerstandes handeln konnte, denn dieser blieb durch die Reizung völlig unverändert. Die Deutung der Widerstandsherabsetzung in der Weise, daß durch den mechanischen Reiz in die verhornte Hautschicht hinein etwa Flüssigkeitsfäden aus den tieferen Schichten der Haut emporgepreßt würden und dadurch die Leitfähigkeit der Hornschichte erhöht würde, ist durch diesen Tatbestand als ungerechtfertigt erwiesen. Es kann sich notwendigerweise nur um Minderung der hohen polarisatorischen Gegenpotentiale in der Haut handeln.

Die genauere Untersuchung der Reaktion wurde in direkter Schaltung mit Hilfe eines einfachen Zeigergalvanometers vorgenommen.

Dabei ergab sich, daß die Reaktion nicht durch eine Vasomotorenreaktion bedingt sein kann. Ebensowenig sind die Schweißdrüsen und ihre Innervation dafür verantwortlich. Im Gegensatz zum psychogalvanischen Reflex ist die Reaktion am ausgeprägtesten an der schweißdrüsenarmen Streckseite des Oberschenkels, dagegen kaum merklich an der Hohlhandfläche mit ihrem enormen Reichtum an Drüsen. Die Reaktion ist streng lokal und nur unmittelbar an der gereizten Hautstelle festzustellen, jede Ableitung an anderen Stellen der Hautoberfläche ergibt negative Resultate. Der psychogalvanische Reflex wird durch die lokale galvanische Reaktion nicht beeinflußt, er tritt an der gereizten Hautstelle *neben* der lokalen Reaktion auf. Die Reaktion läßt sich auch noch einige Stunden post mortem an der überlebenden Haut nachweisen. Ebbecke kommt zu dem Schluß: *„Die lokale galvanische Reaktion ist eine Epithelreaktion, die streng auf den direkt gereizten Bezirk beschränkt und nicht nervös bedingt ist.“*

Die Reaktion verläuft stets im Sinne einer Widerstandsabnahme und ist je nach der Intensität des Reizes in längerer oder kürzerer Zeit völlig reversibel. Ebbecke deutet sie als Permeabilitätssteigerung des Epithels im Sinne der Höber-Bernsteinschen Membrantheorie.

Die Reaktion weist in den Bedingungen ihres Zustandekommens weitgehende Ähnlichkeit mit der „lokalen vasomotorischen Reaktion“ auf, nur tritt sie viel rascher ein als diese und man darf sie wohl als ein Manifestwerden der jeder lokalen vasomotorischen Reaktion vorausgehenden Epithelerregung betrachten, die sich sonst in keiner Weise beobachten läßt.

Die Reaktion kommt zustande durch mechanischen Reiz, durch chemische Reize, durch Reizung der Haut mit galvanischen Strömen. Ebbecke deutet in dieser Weise auch die im Verlaufe jeder Gleichstromdurchströmung auftretende allmählich fortschreitende Widerstandsabnahme. Fast wirkungslos sind eigentümlicherweise thermische Reize und Reizung mit dem faradischen Strom. Für letztere kommt ein Erfolg nur dann zustande, wenn sie sehr intensiv ist. Die letzte Erscheinung kann man übrigens auch für die lokale vasomotorische Reaktion feststellen.

Charakteristisch ist das Verhalten des Scheinwiderstandes bei lokaler Verabfolgung von *Narkoticis*. Bei Reizung mit Chloroform z. B. tritt *trotz einer intensiven Hyperämie eine deutliche Widerstandssteigerung ein*, welche nach geraumer Zeit in eine Widerstandserniedrigung sich umkehrt. Man sieht daraus deutlich, *daß die Hautdurchblutung ursächlich mit der Herabsetzung des Scheinwiderstandes nichts zu tun hat.*

Über die klinische Bedeutung der Reaktion äußert sich Ebbecke selbst folgendermaßen: Nach der üblichen Betrachtungsweise ist die Haut mechanische Schutzdecke des Körpers, Sinnesorgan, Sekretionsorgan und Organ zur Regulierung der Körpertemperatur. Wenn nun aber der Blick geschärft wird für das Eigenleben der Epidermiszellen, denen man die mechanische Schutzfunktion zuzuschreiben gewohnt war, so ist das dem Kliniker gewiß willkommen, der seit langem die merkwürdigen individuellen Empfindlichkeitsunterschiede der Haut beachtet, konstitutionell bedingte Unterschiede, wie sie sich im Verhalten der Haut gegenüber äußeren Reizen, eingenommenen Medikamenten oder allerlei Krankheiten äußern. Insbesondere dem Dermatologen ist die Haut mit ihren „Idiosynkrasien" immer mehr ein Beispiel geworden, an dem sich die moderne Lehre von Immunität, Anaphylaxie, Allergie bewährt. Für ihn verspricht die verhältnismäßig einfache und weiter auszubauende Methode, die mit elektrischen Messungen in das Leben der Hautzellen hineinleuchtet, einen Weg zur Funktionsprüfung der Haut.

Einen gewichtigen Gegner fand Ebbecke in letzter Zeit leider in Th. Lewis. Dieser stellte Nachuntersuchungen über die Ebbeckesche Reaktion an in der Absicht, sie als Indicator für die Strahlenwirkung zu verwerten. Er kommt zu dem Schlusse, daß der Hautwiderstand in erster Linie bedingt sei durch die verhornte Epidermis und die von Ebbecke beschriebene Reaktion lediglich als Verletzung dieser Schichte zu deuten wäre. Am besten ist es die eigenen Worte von Th. Lewis anzuführen: „These observations seem clearly to etablish that the profound changes in the skin resistance (to galvanic currents) described by Ebbecke are not due to stimulation of the living cells, nor to consequent change in the permeability of their walls. The high resistance found in the uninjured skin resides *in the superficial and horny layers* of the skin *and not in the living cells*; and the profound changes of resistance occuring in response to the passage of the galvanic current itself, to vigorous friktion and to superfical needle pricks, are due to breaks in the continuity of this horny layer" usw.

Es ist nicht recht verständlich wie Lewis zu solchen Ergebnissen kommt, aber sehr wahrscheinlich, daß die Ursache seiner Befunde in einer nicht einwandfreien Untersuchungstechnik liegt. Gegen seine Befunde sprechen viele leicht feststellbare Tatsachen.

Vor allen Dingen die unbedingte rasche Reversibilität der Ebbeckeschen Reaktion. (Eine Hautverletzung gibt wohl auch eine Widerstandsherabsetzung, die aber irreversibel ist.) Ferner die Tatsache, daß auch nach weitgehender Abtragung der Hornschichte die Reaktion auslösbar ist. Vor allen Dingen aber scheint Lewis unbekannt zu sein, daß von deutschen und französischen Autoren festgestellt wurde, daß der Hauptwiderstand der menschlichen Haut gar nicht in der Hornschichte zu suchen ist. Diese verhält sich vielmehr bei Verwendung von Flüssigkeitselektroden — und nur solche kommen für die Untersuchung der Reaktion in Betracht — wie ein poröser Körper, der bald mit den Elektrolyten durchtränkt ist. Endlich ist reichlich oft in streng geführten Experimenten gezeigt worden, daß es sich nicht um hohe *wirkliche* Widerstände handelt, die den Gleichstromfluß durch die Haut so stark schwächen, sondern um polarisatorische Gegenkräfte, die nur durch Elektrolytundurchlässigkeit einer obersten Grenzschichte gedeutet werden können. Als diese oberste Grenzschichte spricht Rein (g) nach seinen Experimenten das Stratum lucidum und nicht die oberen Hornschichten an. Schließlich wären auch die Ergebnisse bei der Verwendung von Narcoticis nicht durch Veränderungen der Hornschichte zu deuten. Ebbecke selbst maß gleichzeitig mit der Reaktion den Hautwiderstand gegen Hochfrequenzströme und fand diesen unverändert. Handelte es sich um wirkliche grobe Verletzungen der Haut, so müßte auch eine Wechselstromwiderstandsveränderung nachweisbar sein. Man wird also in den Lewisschen Befunden nichts anderes sehen dürfen als eine wahrscheinlich durch die Technik bedingte Täuschung.

## Strahlenwirkung und Gleichstromwiderstand der Haut.

(Siehe auch G. A. ROST und PH. KELLER, Die Wirkungen des Lichtes auf die gesunde und kranke Haut, dieses Handbuch Bd. V/2.)

Die Ergebnisse von EBBECKE [(a), (b), (c), (d)] mußten ohne weiteres dazu anregen die Strahlenwirkung auf die Haut zu untersuchen. Besteht doch kaum auf einem anderen Gebiet ein so dringendes Bedürfnis unmittelbar während der Verabfolgung den Wirkungsgrad des gesetzten Reizes bei den stets recht verschieden reagierenden Individuen zu kontrollieren. Man ist bisher lediglich auf Sekundärerscheinungen bei der Beurteilung des Reizerfolges angewiesen. Die Setzung des Reizes selbst verläuft meist ohne merkliche subjektive und objektive Symptome.

Als erster suchte REGELSBERGER das Problem der „biologischen Strahlendosis" mit Hilfe der Messung des Hautwiderstandes gegen Gleichstrom anzugehen. Er fand während der Bestrahlung mit der Quecksilberlampe keine merklichen Veränderungen des Hautwiderstandes. Während des Erythems jedoch war eine wesentliche Herabsetzung desselben an der bestrahlten Stelle die Regel. Das gewünschte Ziel: eine zahlenmäßige Beziehung zwischen elektrischer Reaktion und individueller Strahlenempfindlichkeit, konnte er nicht finden.

PH. KELLER und REIN untersuchten die Hautpolarisation während UV-Bestrahlung nach den von REIN gegebenen Grundsätzen (a. a. O.) und fanden in Übereinstimmung mit REGELSBERGER keine nennenswerte Reaktion während der Bestrahlung. Unmittelbar vor und während des Einsetzens des Erythems jedoch zeigte sich deutliche Polarisationserhöhung bzw. Widerstandserhöhung, die auf dem Höhepunkt des Erythems in starke Widerstandserniedrigung umschlug. Mit dem Schwinden des Erythems setzte in der Regel ein Wiederanstieg des Widerstandes zu übernormalen Werten ein (das Mehrfache des Normalwiderstandes). Diese Widerstandserhöhung blieb bis zu 20 Tagen nach völligem Abklingen des Erythems bestehen, wobei die Haut oft keinerlei objektive Veränderungen außer höchstens einer minimalen Pigmentation zeigte. Die starke Herabsetzung der Polarisation auf der Höhe des Erythems wird von den Autoren als Membranschädigung im Sinne erhöhter Durchlässigkeit der obersten Epidermiszellen gedeutet. Eine solche ist von GANS-SCHLOSSMANN ja auch histologisch nachgewiesen worden. Die Phase der Widerstandssteigerung nach dem Abklingen des Erythems fällt zusammen mit der Phase der erhöhten Resistenz gegen chemische Reize und des erhöhten Lichtschutzes (PH. KELLER).

Kurze Zeit später wurden die KELLERschen Befunde durch Untersuchungen von DIEHL am GILDEMEISTERschen Institut bestätigt. DIEHL untersuchte die nach UNNA mit Natriumsulfhydrat enthornte Haut. Die dem Erythem vorhergehende Widerstands- bzw. Polarisationserhöhung konnte er in dieser Weise schon sehr bald nach der Bestrahlung feststellen. Auf der Höhe des Erythems fand er ebenfalls Polarisationsminderung und mit dem Abklingen des Erythems deutlichen Anstieg der Polarisation, der sich über lange Zeit erstreckte.

Im Gegensatz zu den vorgenannten Autoren konnten LEWIS und ZOTTERMANN (a. a. O.) weder während, noch nach der Bestrahlung etwas anderes feststellen als eine Widerstandsherabsetzung im Verlaufe der Abstoßung der verhornten Epidermis. Sie verlegen, wie oben bereits erwähnt, den gesamten Hautwiderstand in die verhornte Epidermis. Da, wie oben gezeigt wurde, die gesamten Hautwiderstandsmessungen dieser Forscher im Gegensatz zu den Befunden aller anderen Untersucher stehen, selbst da, wo es sich um unbedingt geklärte Fragen handelt, wird man ihre Befunde mit Zurückhaltung bewerten müssen.

# Lokale chemische und mechanische Reize und Veränderungen des Gleichstromwiderstandes der Haut.

Die diesbezüglichen Versuche von Ebbecke wurden bereits oben angeführt. An dieser Stelle verdienen besondere Hervorhebung die Untersuchungen von Lueg und Cobet über die Wirkung von chemischen Hautreizmitteln. Lueg untersuchte systematisch Mittel, die sich in ihrer erythembildenden Wirkung voneinander unterscheiden, vor allem Senföl und Jodtinktur. Ersteres wirkt bekanntermaßen nicht unmittelbar erythemerregend, sondern reflektorisch mit beträchtlicher Latenzzeit, wobei offenbar sensible Fasern als afferente Bahn dienen (reflektorisches Reizerythem). Letztere jedoch ergibt unmittelbare nichtreflektorische Erythembildung. Die Versuche ergaben, daß lediglich eine Reizung mit Jodtinktur sich in einer beträchtlichen Herabsetzung des Hautwiderstandes äußert, und zwar noch vor dem Auftreten des Erythems. Die Reizung mit Senföl dagegen bewirkt auch nach Auftreten eines Erythems keine nennenswerte Veränderung des Hautwiderstandes.

Durch die Versuche ist zweierlei bewiesen:

1. daß für den Hautwiderstand in keiner Weise ein Erythem oder allgemein die Hautdurchblutung verantwortlich gemacht werden darf. Damit ist sie Ansicht von Aveling und Mc. Dowall widerlegt, daß der Hautwiderstand ein Indicator für die Hautdurchblutung sei,

2. daß bei dem Zustandekommen der rein lokalen nicht reflektorischen Erytheme eine Reizung der obersten epithelialen Epidermiszellen das Primäre ist. Vielleicht sind sie der Bildungsort der von Lewis angenommenen gefäßerweiternden Substanz.

Man wird sich also nunmehr jederzeit beim Vorhandensein eines Erythems durch eine Hautwiderstandsmessung von der Natur des Erythems überzeugen können. Reflexerytheme werden nicht mit Widerstandsveränderungen einhergehen können. Andererseits wird man Reize, welche direkte lokale Reizerytheme verursachen, schon vor Eintritt des Erythems an der Widerstandsveränderung erkennen können.

Von den auf mechanische Reizung hin auftretenden Widerstands-Reaktionen der Haut sei vor allem die Druckreaktion berücksichtigt.

# Gleichstromwiderstand, Kapazität und Polarisation der Haut bei Erkrankungen.

Da die Haut, wie bekannt, nicht nur durch lokale Erkrankungen, sondern auch durch Allgemeinerkrankungen oder Erkrankungen innerer Organe sichtlich verändert werden kann, ist zu vermuten daß nicht nur bei Hauterkrankungen, sondern auch bei Allgemeinerkrankungen oder Erkrankungen bestimmter Organe allgemeine oder lokale Veränderungen der elektrischen Verhältnisse der Haut auftreten werden und durch Widerstandsmessungen wahrscheinlich schon lange vor dem Eintreten sichtbarer anderer Symptome festzustellen sind. Diesbezügliche Untersuchungen wurden schon längst mit gewissem Erfolg durchgeführt (Boruttau und Mann) für myxödematöse und basedowische Erkrankungen. Neuerdings wurden Versuche in dieser Richtung von Lueg [(a), (b)], aufgenommen, der feststellen konnte, daß bei Basedowikern stets eine beträchtliche Steigerung der Hautkapazität, bzw. Minderung des Gleichstromwiderstandes die Regel und umgekehrt stets eine Kapazitätserniedrigung, bzw. Gleichstromwiderstandserhöhung bei Unterfunktion der Schilddrüse zu beobachten ist.

Ein direktes Parallelgehen von Grundumsatz und Hautkapazität, bzw. Gleichstromwiderstand der Haut wurde von Lueg und Grassheim gefunden in der Weise, daß hohe Kapazitäten mit hohem Grundumsatz und niedere mit niederem Grundumsatz einhergehen.

Lokale umschriebene Herabsetzungen des Gleichstromwiderstandes bei Erkrankungen des weiblichen Genitalapparates im Gebiete der dem unteren Lumbal- und Sakralmark zugehörenden Dermatome beobachtete Albrecht. Er versuchte, darauf ein neues diagnostisches Verfahren aufzubauen.

Wenn auch seine Ansicht, daß die auftretenden Widerstandsherabsetzungen durch Hyperämien bedingt seien, nicht haltbar ist, so liegt doch in der Idee, die Headschen Zonen bei inneren Erkrankungen „elektropalpatorisch" zu erfassen, eine neue wertvolle diagnostische Möglichkeit.

Über die Norm erhöhten Gleichstromwiderstand der Haut fand Minor bei *traumatischer Affektion des Halssympathicus.* Richter (a) stellte fest, daß im Falle einer einseitigen *Zerstörung des Halssympathicus* auf der verletzten Seite der psychogalvanische Reflex nicht mehr auslösbar war.

*Hauterkrankungen* sind nur in geringem Umfange mit elektrophysiologischen Mitteln untersucht. In dem mit modernsten Mitteln ausgestatteten elektrophysiologischen Laboratorium der Rostschen Klinik in Freiburg i. B. sind umfangreiche diesbezügliche Untersuchungen im Gange, die für die Frage der Reaktionsbereitschaft auf bestimmte Reize, die Frage des latenten Ekzems u. dgl. wichtige Ergebnisse erhoffen lassen. Einige wenige der dort von Ph. Keller (a) ermittelten Befunde seien hier angeführt:

*Zerstörung der obersten nicht verhornten Epitheldecke* bewirkt Herabsetzung des Gleichstromwiderstandes auf ein Minimum. Es genügt ein winziger Nadelstich an einer einzigen Stelle des Untersuchungsfeldes. Bei kathodischer Durchströmung auch mit schwächsten Strömen intensives Brennen an der verletzten Stelle. *Zerstörung allein der verhornten Schichte macht keinerlei Erscheinungen.*

*Blasendecke:* Relativ geringer Gleichstromwiderstand, bei längerem Stromfluß kein nennenswerter weiterer Anstieg der Durchströmungsstromstärke.

*Narbe:* Polarisationsverminderung. Dieser Befund steht in gutem Einklang mit den Befunden von Rein (a und b), daß die elektrosmotische Wasser-Förderung durch Narben-Haut minimal ist (siehe oben). Elektrosmose und Polarisation stehen aber in direktem ursächlichem Zusammenhang (s. Abb. 23).

*Psoriasis, Ekzem, Trichophytie:* Polarisationsherabsetzung.

*Alopecia areata:* Die Polarisation ist normal, der Ablauf der Stromstärken-Zeitkurve aber charakteristisch verändert.

Weitere Ausführungen würden das Gebiet der Physiologie überschreiten, handelt es sich doch hier um Fragen der Pathologie und der Diagnostik, die vielleicht in absehbarer Zeit von berufenerer Hand beschrieben werden.

# Vitale Veränderungen des Hautruhepotentiales.

Aus dem physikalischen Teil unserer obigen Ausführungen geht ohne weiteres hervor, daß jede Veränderung des Gleichstromwiderstandes der Haut auch mit Veränderungen des Haut-Ruhepotentiales einhergehen muß. Umgekehrt aber braucht durchaus nicht jede Potentialänderung an der Haut mit merklichen Änderungen des Hautwiderstandes gegen Gleichstrom einherzugehen. Alle vorgehend beschriebenen Reaktionen, die sich in Änderungen des Gleichstromwiderstandes, also der Polarisation und der Kapazität der Haut äußern, müssen darum auch als Potentialschwankung zu bemerken sein. Die Polarisationsschwankungen gestatten wohl den Schluß, daß eine Permeabilitätsänderung der Haut für Elektrolyte eingetreten ist, aber nicht ob diese Durchlässigkeitsänderung das An- oder Kation betrifft. Bei gut definierten Ableitungsbedingungen ist dieses ohne weiteres aus der Richtung der auftretenden Potentiale zu ersehen. Ferner wird man in vielen Fällen ausschließlich Potentialschwankungen bemerken können, in denen die Gleichstromleitereigenschaften der Haut absolut nicht verändert gefunden werden.

Man kann aus alle dem folgern, daß *die Untersuchung der Eigenpotentiale der Haut in vieler Hinsicht aussichtsreicher erscheint als die Messung des Scheinwiderstandes mit Gleichströmen, die Messung der Polarisation oder der Kapazität.*

Noch wichtiger als bei der Beobachtung des Gleichstromwiderstandes ist dabei die Art der Ableitung (s. o.). Als indifferente Ableitungsstelle kommt dabei nicht etwa das Handbad in Frage, sondern *ausschließlich eine Hautstelle, deren Epidermis durch mehrere feine Risse mit einer Lanzette o. dgl. verletzt ist.* Die Ableitung dieser Stelle hat ausschließlich mit einer konzentrierten isophoretischen Lösung zu erfolgen zur Vernichtung von freien Diffusionspotentialen. Es hat sich gezeigt, daß diese von REIN eingeführte Art der indifferenten Ableitung keinerlei Schwankungen des Potentiales an der Indifferenzstelle zuläßt, daß auch Konzentrationsänderungen in der Ableitungslösung, soferne sie isophoretisch ist, keine Potentialänderungen bedingen können. Zur Ableitung kommen nur unpolarisierbare Elektroden in Frage, am besten von der Zusammensetzung Hg : HgCl : KCl bestimmter Normalität. Bei Ableitung von den Fingern empfiehlt sich einfaches Eintauchen in Tröge mit KCl-Lösungen, in welche die Heber der OSTWALDschen Kalomelelektrode einhängen. An anderen Stellen hat sich nach den Untersuchungen von PH. KELLER (b) am besten bewährt auf die Hautstelle, die untersucht werden soll, kleine Gummiringe mit Gummilösung oder Celluloidlösung aufzukleben, welche mit der Haut als Boden kleine Trögchen bilden, in welche dann die KCl-Ableitungslösung eingefüllt und der Heber einer modifizierten OSTWALDschen Kalomelelektrode eingehängt wird. Diese Art der Ableitung verdient unbedingt den Vorzug vor solchen, bei denen ein Glasgefäß od. dgl. auf die Haut aufgedrückt wird, da schon der Druck der Elektrode beträchtliche Potentiale an der Haut verursacht (s. Abb. 31).

Jede Potentialmessung an der Haut soll nach den Forderungen von REIN (f) stets mit KCl-Lösungen verschiedener Konzentration nacheinander vorgenommen werden.

Die Messung der auftretenden Potentiale geschieht am besten mit Hilfe der sog. POGGENDORFschen Kompensationsmethode, wie sie heute in allen klinischen Instituten zu Messungen von Potentialen ($P_h$-Messungen u. dgl.) gebraucht wird. Da in vielen Fällen die auftretenden Potentiale sehr klein sind, empfiehlt sich die Verwendung eines 10fach verlängerten Meßdrahtes und Messung nach der von REIN (f) beschriebenen Differentialmethode. Man kann natürlich die Potentialschwankung auch direkt, ohne Kompensation mit einem hochohmigen empfindlichen Galvanometer (Saitengalvanometer) beobachten oder besser photographisch registrieren.

## Der sog. psychogalvanische Reflex der Haut als Schwankung des Eigenpotentiales der Haut.

Daß neben einer Veränderung des Gleichstromwiderstandes beim psychogalvanischen Hautreflex auch Schwankungen des Eigenpotentiales der Haut auftreten ist oft beschrieben worden [TARCHANOFF, VERAGUTH (a), s. besonders die reichen Literaturangaben bei GRÜNBAUM (a), (b)]. Die Abb. 29 gibt diese Potentialschwankungen wieder, wie sie von EINTHOVEN und ROOS mit dem Saitengalvanometer beobachtet wurden. EINTHOVEN betont, daß die Potentialschwankung mit größerer Regelmäßigkeit zu beobachten ist als die oben beschriebene Widerstandsschwankung. Er bezeichnet die Widerstandsschwankung als W-Effekt, die elektromotorische Schwankung aber als E-Effekt. Während der W-Effekt stets nur im Sinne einer Widerstandsabnahme verläuft, ergibt

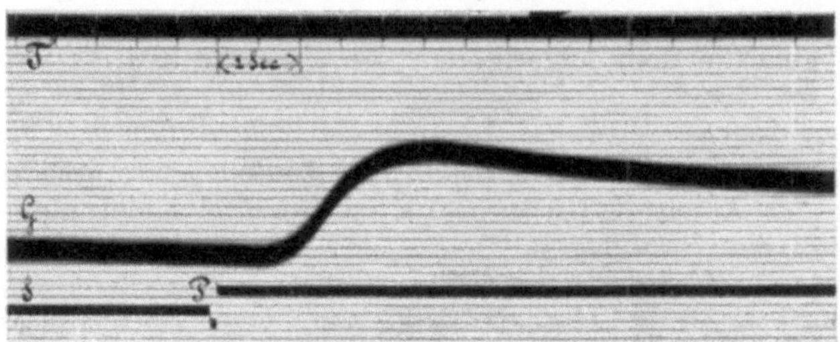

Abb. 29. Psychogalvanischer Reflex als Schwankung des Eigenpotentiales der Haut. Aufnahme mit Saitengalvanometer.
Oben Zeitmarken, unten Reizsignal. Eine Elektrode am Daumen, die andere am Ringfinger und kleinen Finger. Aufwärtsbewegung der Saite bedeutet Negativierung des Daumens. Als Reiz dient ein akustischer Reiz. 1 mm Ausschlag der Saite entspricht 1/10000 Volt. (Nach EINTHOVEN.)

der E-Effekt Potentialschwankungen nach verschiedenen Richtungen. Manchmal stellt er eine Verstärkung des zwischen den (bei EINTHOVEN unverletzten) Ableitungsstellen bestehenden Ruhepotentiales dar, manchmal eine Schwächung. In manchen Fällen ist auch eine zunächst positive und nachher ins Negative

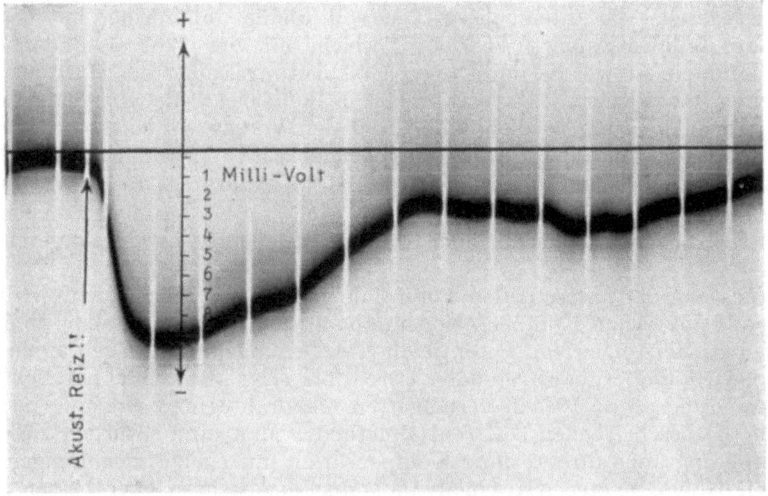


Abb. 30. Psychogalvanischer Reflex als Schwankung des Eigenpotentiales.
Ableitung mit einer differenten Elektrode (1 n KCl) druckfrei nach PH. KELLER. Indifferente Elektrode verletzte Hautstelle. Radiale Fläche des rechten Unterarmes. Akustischer Reiz. Ausschlag nach oben bedeutet Positivierung der differenten Hautstelle, nach unten Negativierung. Zeitmarken = 10 Sek. (Nach H. REIN, unveröffentlichte Versuche.)

umschlagende Schwankung festzustellen. Diese Verschiedenheit beruht darauf, daß mit 2 differenten Elektroden abgeleitet wird. Es kommt also ganz darauf an, welche der beiden abgeleiteten Hautstellen intensiver und zeitlich früher an der Reaktion sich beteiligt. Der Galvanometerausschlag stellt ja nichts anderes dar als die Differenz der an beiden Ableitungsstellen sich ergebenden Potentiale. Um die wirklichen Prozesse im psychogalvanischen Hautreflex darzustellen ist es nötig, nur mit einer differenten Ableitungsstelle zu untersuchen. Dies geschah durch Rein nach den von ihm gegebenen Grundsätzen.

Bei Ableitung mit 1n KCl-Lösungen an zwei Hautstellen, die durch ein Netz von Lanzettschnitten bis ins Stratum germinativum hinein verletzt sind, ist keinerlei elektrische Reaktion bei Sinneserregung irgendwelcher Art festzustellen. Verletzt man nur die eine Ableitungsstelle als indifferente Elektrode, so ergibt jede noch so geringe Sinneserregung eine sehr ausgesprochene Schwankung des bestehenden Ruhepotentiales im Sinne einer Verstärkung des an sich negativen Potentiales der unverletzten abgeleiteten Hautstelle. Es resultiert *stets ein einsteigender Strom* ohne Rücksicht auf die Lage der untersuchten Hautstelle. Dieser Befund ist nichts weiter als eine Bestätigung längst bekannter Tatsachen. Luchsinger und auch Hermann stellten fest, daß die Ströme der sezernierenden menschlichen Schweißdrüsen stets einsteigend gerichtet sind, d. h. mit einer Negativierung der äußeren Drüsenoberfläche einhergehen. Nach den oben gemachten Mitteilungen darf man aber den psychogalvanischen Reflex als eine reflektorische Innervation der Schweißdrüsen betrachten.

Die Abb. 30 zeigt einen psychogalvanischen Reflex bei Ableitung von der radialen Oberfläche des Unterarmes nach den von Rein gegebenen Grundsätzen (indifferente Elektrode verletzt, mit 1n KCl abgeleitet, differente Elektrode unverletzt mit 1n KCl abgeleitet) mit Ph. Kellerschen druckfreien Elektroden abgenommen (s. diese Seite 46).

## Einfluß der Lage des untersuchten Hautfeldes auf die Höhe und Richtung des Eigenpotentiales.

Der Einfluß der Lage des Untersuchungsfeldes auf Höhe und Richtung des Eigenpotentiales der Haut wurde von Alvarez, Waller, Clark und Freedländer untersucht. Sie kamen dabei zu wenig durchsichtigen Resultaten. Die Ursache dafür muß darin gesucht werden, daß sie ohne indifferente Elektrode ableiteten, d. h. jeweils nur die Differenz der Potentiale an zwei verschiedenen Stellen der Körperoberfläche maßen.

Ph. Keller (noch unveröffentlichte Untersuchungen, die demnächst im Arch. f. Dermatologie und Syphilis erscheinen) stellte Messungen unter physikalisch einwandfreien Ableitungsbedingungen an. Als indifferente Elektrode eine verletzte Hautstelle unter Ableitung mit 1 n KCl-Lösung. Die Elektroden gestatten völlig druckfreie Ableitung. Die Tab. 9 zeigt eine Reihe seiner Werte an verschiedenen Individuen verschiedenen Geschlechtes, Alters und Berufes.

Tabelle 9. Topographie der Haut-Ruhe-Potentiale. (Nach Ph. Keller.)

Ableitung mit 1 n KCl-Lösung. Druckfreie Elektroden.
Indifferente Elektrode: Verletzte Haut, 1 n KCl-Lösung.

| Körperregion | Potential in Millivolt an verschiedenen Versuchspersonen | | | | |
|---|---|---|---|---|---|
| | weibl. | weibl. | weibl. | männl. | Kind (weibl.) |
| Stirn . . . . . . | — 17 | — 26,5 | — 25 | — 10 | — 5 |
| Brust . . . . . . | — 20 | — 17,5 | — 22 | — 28 | — 21 |
| Oberschenkel . . . | — 14 | — 35 | — 30 | — 29 | — 17 |
| Hohlhand . . . . | — 49 | — 56,5 | — 36 | — 55 | — 46 |
| Rücken . . . . . | | | — 21 | | |
| Fußsohle . . . . . | | | — 33,5 | | |
| Achselhöhle . . . | | | — 29 | | |

Das Vorzeichen deutet jeweils den Ladungssinn der differenten Elektrode an.

Irgendwelche typischen Unterschiede bezüglich des Alters und Geschlechtes sind nicht zu ersehen. Auffallend ist nur die sehr ausgesprochene Negativität der Hohlhand gegenüber den übrigen Körperregionen. Diese Tatsache trifft bei allen untersuchten Individuen zu. Die Ursache für dieses abweichende Verhalten der Hohlhand muß im Vorhandensein tätiger Schweißdrüsen gesehen werden. Es sei an die oben gemachten Mitteilungen über den psychogalvanischen Reflex erinnert. Daß in der Tat die Schweißdrüsen die Ursache der starken Negativität sind, konnte PH. KELLER (b) durch die Wirkung von intravenösen Atropininjektionen zeigen. Nach der Injektion zeigt die Haut nach einer anfänglichen negativen Schwankung deutlich positivere Werte. Diese Beobachtung läßt sich nicht nur für die Hohlhand, sondern auch für andere Hautstellen machen.

Nach dem eben Mitgeteilten wird man schließen dürfen, *daß alle Hautreaktionen, die mit einer Negativierung des vorhandenen Ruhepotentiales der Haut einhergehen, reflektorischer Natur, und zwar Reaktionen der Schweißdrüsen sein werden.* Es seien besonders die Potentialschwankungen bei Hyperpnoe und Apnoe erwähnt, die stets im Sinne einer Negativierung der Haut bei Ableitung mit 1n KCl verlaufen.

## Die EBBECKEsche lokale galvanische Reaktion als Schwankung des Eigenpotentiales der Haut.

„Dieselben mechanischen, thermischen, chemischen und elektrischen Einwirkungen, die zur lokalen Widerstandsherabsetzung der Haut führen, rufen auch Eigenströme der Haut hervor" [EBBECKE (a)]. Diese Eigenströme haben nichts zu tun mit den Drüsenströmen, wie sie im psychogalvanischen Reflex auftreten. Im Gegensatz zu diesen lassen sie sich an allen Stellen der Körperoberfläche hervorrufen und sind auch nach Atropinisierung noch vorhanden. Daß auch nichtsezernierende Epithelien Eigenströme auf lokalen Reiz hervorbringen, wissen wir durch die Untersuchungen von REID und speziell für die Haut von WALLER [(a), (b), (c)]. Dieser nannte die an lebender oder aber auch an losgelöster überlebender Haut ausgelösten (durch Induktionsschläge!) Ströme „Flamm-Ströme" (blaze currents). Im Gegensatz zu den Drüsenströmen, die stets einsteigend gerichtet sind, hängt die Richtung und Größe der durch das Hautepithel bedingten Ströme ganz von der Zusammensetzung der ableitenden Lösungen ab. Diese Tatsache war bereits den alten Autoren bekannt (vgl. LUCHSINGER bzw. HERMANN). Man hat also eine einfache Möglichkeit, die Art der auf lokalen Reiz hin auftretenden Potentiale zu prüfen. Systematisch ist dies für die bekannten Reaktionen noch nicht geschehen. Jedoch ist aus den vorliegenden Berichten der Literatur ohne weiteres zu ersehen, daß die EBBECKE-schen nicht von den Drüsen ausgehenden *Epithelreaktionen* im Gegensatz zu den Drüsenreaktionen stets mit einer *Positivierung* einhergehen.

## Mechanische und thermische Reize.

Jede noch so geringfügige Berührung der menschlichen Haut ergibt eine einwandfreie Positivierung der gereizten Hautstelle, die völlig reversibel ist. Die Abb. 31 zeigt derartige Druck- oder Berührungsreaktionen der Haut des Unterarmes, bei Ableitung mit 1n KCl-Lösung. Die Rückbildung der Positivierung erfordert eine Dauer von mehr wie 40 Sekunden. Man beachte die völlige Gleichheit der beiden Reaktionen bei Setzung zweier streng gleichwertiger Reize. Diese Tatsache läßt die Deutung der Erscheinung als rein physikalisches Phänomen, etwa Auspressung von Flüssigkeit aus den Poren der Haut als ausgeschlossen erscheinen.

Sehr eindrucksvoll ist die Wirkung von thermischenReizen auf die menschliche Haut. Die jeweils wärmere Stelle der Haut ist bei zwei intakten Ableitungsfeldern bei Ableitung mit 1n KCl-Lösungen stets positiv gegen die nicht erwärmte Hautstelle.

Nach der oben gegebenen Theorie von NERNST ist das Potential reiner Flüssigkeitsketten annähernd gegeben durch den Ausdruck:

$$E = \frac{(\lambda_K - \lambda_A)\, R\, T}{(\lambda_K - \lambda_A)\, F} \cdot \log \text{nat}\ \frac{c}{c_1}.$$

Da die Haut Ruhepotentiale, wie oben ausgeführt, zweifellos als Flüssigkeitsketten aufzufassen sind, müßte natürlich auch jede Temperaturänderung die Höhe des Potentiales verändern. Mit steigender Temperatur müßte das negative Potential der Hautoberfläche noch stärker negativ werden. Aber gerade das Umgekehrte ist der Fall. Die erwärmte Stelle wird positiv. Die Ursache der Potentialänderung ist also keine einfache physikalische, wie man zunächst vielleicht denken möchte. In zweiter Linie wird man an eine Erregung der Schweißdrüsen denken. Eine solche ist gleichfalls auszuschließen, da, wie oben gezeigt wurde, die Drüsenströme gerade umgekehrte Richtung haben müßten. Daß es sich offenbar um vitale Prozesse als Ursache handelt, geht aus der in Abb. 20 gegebenen Originalkurve hervor. Eine stärkere Erwärmung als bis zu 36 Grad ist sinn-

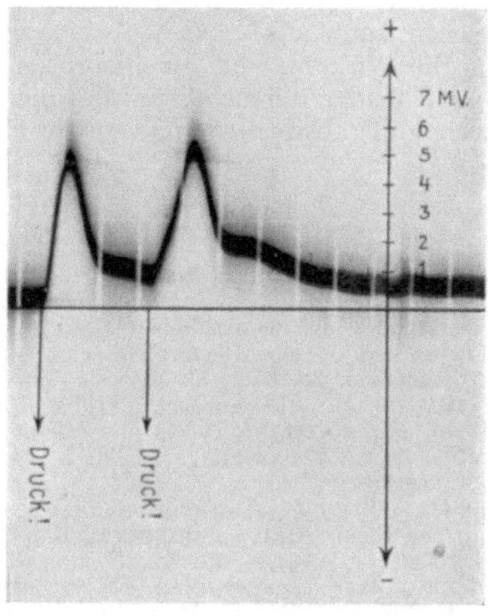



Abb. 31. EBBEKEs lokale galvanische Reaktion der Haut des Unterarmes auf Druckreiz (2 mal genau 20 g/mm!) bei Ableitung mit druckfreien Elektroden mit 1 n KCl. Indifferente Elektrode auf verletzter Haut. Zeitmarken = 10 Sek. Ausschlag nach oben = +. (Nach H. REIN, unveröffentlichte Versuche.)

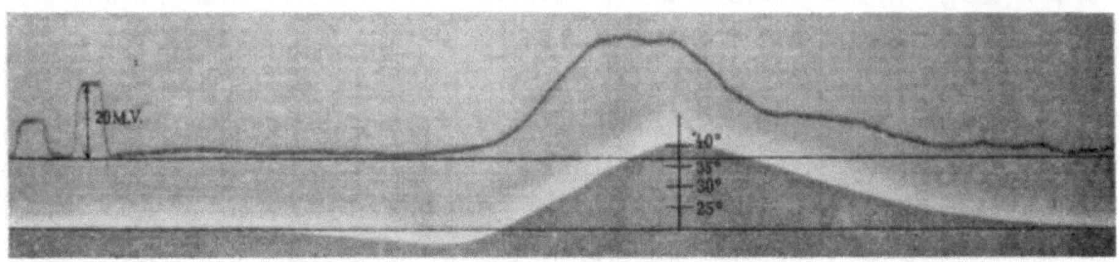



Abb. 32. Ablauf der elektromotorischen Thermoreaktion der menschlichen Haut nach REIN. Obere Kurve: Potentialveränderung der erwärmten Hautstelle. Die Haut an der zweiten Elektrode wird konstant auf 20° C gehalten. Untere Kurve (Schattenkurve) zeigt, thermoelektrisch gemessen, die Temperatur der untersuchten Hautstelle an. Potentialkurve und Temperaturkurve gehören in genau untereinanderliegenden Punkten zeitlich zusammen. Links Eichung. Ableitung von zwei Fingern mit 1n KCl-Lösung. Langsame Abkühlung der Haut ist, wie man zunächst sieht ohne Wirkung. Sobald aber Erwärmung beginnt, setzt Positivierung der erwärmten Hautstelle ein, die bei etwa 36° ein Maximum erreicht. Dieses Maximum bleibt auch bei weiterer Erwärmung bestehen. Sofort mit Beginn der Temperaturabnahme beginnt Abnahme des Potentiales. (Nach H. REIN.)

los. Das Potential steigt nicht weiter an, wenn diese Temperaturgrenze erreicht ist. Dieser Befund spricht gleichfalls sehr eindringlich gegen einen rein physikalischen Vorgang als Ursache. *Polarisationsänderungen* sind während des Ablaufes der Reaktion nicht zu erkennen. Je verdünnter die Ableitungslösung ist, um so undeutlicher wird die Reaktion. Man sieht daraus, wie notwendig zur Erkennung von Hautreaktionen die Verwendung von mehreren Ableitungslösungen verschiedener Konzentration ist und wie niemals die Untersuchung der Polarisation *oder* des Gleichstromwiderstandes allein ausreichen kann (Abb. 32).

Die Wirkung von Strahlenreizen, chemischen Reizen u. dgl. ist noch nicht hinreichend untersucht, um darüber berichten zu können. Desgleichen fehlen noch völlig Untersuchungen über Haut-Eigenpotentiale bei Erkrankungen.

## Literatur[1].

### *Elektrophysiologie der Haut.*

AEBLY: Zur Analyse der Vorbedingungen der psychogalvanischen Reflexion. Inaug.-Diss. Zürich 1910. — ALBRECHT, H.: Die umschriebene Herabsetzung des Gleichstromwiderstandes der menschlichen Haut usw. Leipzig 1921. — ALVAREZ, WALLER, FREEDLÄNDER and CLARK: J. Labor. a. clin. Med. **11**, 83 (1925). — AVELING and Mc DOWALL: J. of Physiol. **60**, 316.

BALLIN, H.: Pflügers Arch. **213**, 816 (1926). — BELOUSS, A.: Pflügers Arch. **149**, 156 (1913). — BERNSTEIN: Elektrophyeiologie. 1912. — BEUTNER: Die Entstehung elektrischer Ströme im Gewebe. Stuttgart 1920. — BEUTNER und J. LOEB: Biochem. Z. **41**, 1 (1912). — BIEDERMANN: Elektrophysiologie. Jena 1895. — BIJTEL: Arch. néerl. Physiol. **9**, 386 (1924). — BIJTEL und EINTHOVEN: s. diesen. — DU BOIS REYMOND: Untersuchungen über tierische Elektrizität. — BORUTTAU und MANN: Handbuch der gesamten Anwendung der Elektrizität. 1909. — BRUNS, G. und H. VOLLMER: Z. exper. Med. **55**, 602 (1927). — BÜCKING, W.: Z. exper. Med. **59**, 448 (1927).

DAVID, E.: Pflügers Arch. **195**, 101 (1922). — DIEHL: Ber. Physiol. **42**, 593 (1928) (Kongreßber.). — DUGGE: Pflügers Arch. **218**, 291 (1928).

EBBECKE, U.: (a) Pflügers Arch. **190**, 230 (1921). (b) Pflügers Arch. **195**, 300 (1923). (c) Pflügers Arch. **211**, 761 (1926). (d) Pflügers Arch. **211**, 773 (1926). — EINTHOVEN und BIJTEL: Pflügers Arch. **198**, 439 (1923). — EINTHOVEN und ROOS: Pflügers Arch. **189**, 126 (1920.

FRANKENHÄUSER: Die physiologischen Grundlagen und die Technik der Elektrotherapie. Stuttgart 1906.

GALLER, H.: Pflügers Arch. **149**, 156 (1913). — GARTEN, S.: Z. Biol. **32**, 534 (1909). — GILDEMEISTER, M.: (a) Zbl. Physiol. **25**, 1093 (1912). (b) Pflügers Arch. **149**, 389 (1913). (c) Münch. med. Wschr. 1913, Nr 43. (d) Pflügers Arch. **162**, 489 (1915). (e) Pflügers Arch. **176**, 84 (1919). (f) Elektrotechnische Z. **1919**, H. 38. (g) Pflügers Arch. **194**, 323 (1922). (h) Pflügers Arch. **195**, 112 (1922). (i) Pflügers Arch. **200**, 251 (1923). (k) Pflügers Arch. **200**, 254 (1923). (l) Pflügers Arch. **200**, 254 (1923). (m) Pflügers Arch. **200**, 278 (1923). (n) Pflügers Arch. **219**, 82 (1928). o) Pflügerss Arch. **219**, 89 (1928). — GILDEMEISTER, M. und ELLINGHAUS: Pflügers Arch. **200**, 262 (1923). — GILDEMEISTER, M. und KAUFHOLD: Pflügers Arch. **179**, 154 (1920). — GRÜNBAUM, A. A.: (a) Nederl. Tijdschr. Geneesk. 1, 1044 (1920). (b) Arch. néerl. Physiol. **5**, 1 (1920).

HOZAWA, SUSUMI: (a) J. Biophysics 1, 185 (1925). (b) Pflügers Arch. **219**, 141 (1928). (c) Pflügers Arch. **219**, 111 (1928).

KAUFHOLD, H.: Arch. Anat. u. Physiol. **1919**, 189. — KELLER, PH. und H. REIN: (a) Arch. f. Dermat. **155**, 67 (1928). (b) Klin. Wschr. 2, 1081 (1929).

LEDUC, ST.: Die Ionen- oder elektrolytische Therapie. Leipzig 1905. — LEWA: Münch. med. Wschr. 1913, 43. — LEWIS, TH.: Die Blutgefäße der menschlichen Haut. Berlin 1928. — LEWIS, TH. and ZOTTERMAN: J. of Physiol. **62**, 280 (1927). — LOEB, J.: Biochem. Z. **41**, 1 (1912). — LUCHSINGER: HERMANNs Handb. d. Physiologie. Bd. 5, I, S. 144. 1883. LUEG, W.: (a) Pflügers Arch. **212**, 649 (1926). (b) Z. klin. Med. **106**, 21 (1927). — LUEG, W. und COBET: Arch. f. exper. Path. **125**, 343 (1927). — LUEG, W. und GRASHEIM: Klin. Wschr. **1927**, 647.

MARCHIONINI, A.: Münch. med. Wschr. **1927**, 1435. — MEISSNER: Arch. Anat. u. Physiol. **1899**, 11. — MINOR, L.: Z. Neur. **85**, 482. — MUNK: Arch. Anat. u. Physiol. **1873**, 241 u. 505. — MRAČEK: Handbuch für Hautkrankheiten. Bd. 1, S. 176.

NEU, L.: J. Radiol. et Électrol. **10**, 219 (1926).

REGELSBERGER, H.: Z. exper. Med. **42**, 159 (1924). — REID, E. W.: J. of Physiol. **16**, 360. — REIN, H.: (a) Z. Biol. **81**, 125 (1924). (b) Z. Biol. **81**, 141 u. 190 (1924). (c) Verh. physik.-med. Ges. Würzburg **40**, 105 (1924). (d) Z. Biol. **84**, 41 (1925). (e) Z. Biol. **84**, 118 (1925). (f) Z. Biol. **85**, 195 (1926). (g) Z. Biol. **85**, 217 (1926). (h) Z. Biol. **85**, 232 (1926). (i) Z. Biol. **85**, 236 (1926). (k) Klin. Wschr. **1925**, H. 33. (l) Dermat. Z. **49**, 137 (1926).


---

[1] Rein physikalische und physikalisch-chemische Literatur in Fußnoten des Textes.

(m) Dermat. Z. **49**, 134 (1926). — RICHTER, C. P.: (a) Brain **50** II, 216 (1927). (b) Arch. of Neur. **19**, 488 (1928).

STRAUB, H.: Z. Biol. **53**. — STROHL, A.: La conductibilité électr. du corps humain. Paris 1925. — STROHL, A. und JODKA: C. r. Soc. Biol. Paris **90**, 1461 (1924). — STROHL, A., LIBERT et JODKA: C. r. Soc. Biol. Paris **91**, 1007 (1924).

TARCHANOFF: Pflügers Arch. **46**, 46 (1923).

UHLENBRUCK, P.: Z. Biol. **81**, 51 (1923).

VERAGUTH: (a) Mschr. Psychiatr. **31** u. **33** (1907 u. 1909). (b) Das psychogalvanische Reflexphänomen. Berlin 1909.

WALLER, A.: Proc. roy. Soc. **68**, 488. (b) Proc. roy. Soc. **70**, 374. (c) Proc. roy. Soc. **73** (1904).

# VII. Die Haut als Sinnesfläche.

Von

## M. v. FREY-Würzburg.

Die beim Greifen oder Tasten entstehenden Erregungen afferenter Nerven stammen zum allergrößten Teil aus der Haut, gehen aber fast immer zusammen mit solchen aus den unterliegenden Geweben. Die Erregungen verschmelzen im Bewußtsein zu Eindrücken, die man als Tastwahrnehmungen bezeichnet und die sich bis zu einem gewissen Grade in einfachere Bestandteile, in Empfindungen auflösen lassen. Die Eigenart der letzteren steht in Abhängigkeit von Art und Ort der Reizung, also auch davon, wieweit der Reiz in die Tiefe greift. Temperatur und Druckempfindungen werden in der Haut, Kraft- und Stellempfindungen in den tiefen Geweben ausgelöst. Eine weit gleichmäßigere Verteilung zeigt der Schmerz, dessen Erregung so gut wie überall möglich ist. Immerhin besteht auch hier ein Unterschied insofern, als der tiefe Schmerz dumpf, der oberflächliche hell zu sein pflegt.

Man kann darüber im Zweifel sein, ob man die aufgezählten Empfindungsqualitäten dem Tastsinn eingliedern oder als Leistungen besonderer Sinne auffassen soll. Insbesondere ließen sich für die Verselbständigung der Temperaturempfindungen und des Schmerzes gute Gründe vorbringen. Indessen dürfte es im Hinblick auf die innige Verschmelzung, welche diese Erregungen bei der Bildung der Tasteindrücke eingehen, richtiger sein, sie zu einem gemeinschaftlichen Sinnesgebiete, eben dem des Tastsinnes zusammenzufassen. Daß für die einzelnen Qualitäten verschiedene Reizempfänger (Receptoren) nachgewiesen sind, kann ebensowenig als Ablehnungsgrund gelten wie die morphologischen und funktionellen Unterschiede zwischen den Zapfen und Stäbchen der Netzhaut oder der Sinnesepithelien in den Maculae und Cristae des Labyrinths hindern, sie dem Gesichtssinn bzw. dem statischen zuzuordnen.

## 1. Der Temperatursinn.

Die Gegenstände des täglichen Gebrauchs fühlen sich je nach Umständen kalt, warm oder indifferent an, ein Verhalten, das als Ausdruck ihres Wärmezustandes oder ihrer Temperatur betrachtet wird und scheinbar eine selbständig veränderliche Eigenschaft derselben darstellt. Bei genauerem Zusehen zeigt sich freilich, daß eine völlige Unabhängigkeit nicht besteht, daß vielmehr mit der Temperatur auch andere Eigenschaften der Dinge sich ändern. Am leichtesten aufzeigbar sind die Volumänderungen, besonders bei Gasen und Flüssigkeiten, die daher zur Herstellung von Temperaturmessern oder Thermometern dienen. Unter Zugrundelegung einer willkürlich gewählten, als Grad bezeichneten, Einheit läßt sich mit diesen Instrumenten der Wärmezustand beliebiger

Stoffe eindeutig kennzeichnen, vorausgesetzt, daß die Masse des Thermometers praktisch verschwindet gegen die des zu messenden Stoffes.

Ganz anders arbeitet der Temperatursinn der Haut. Wird sie von einem Gegenstand berührt, dessen Temperatur von der ihrigen verschieden ist, so tritt zwischen beiden ein Temperaturausgleich ein und weiter, durch Vermittlung des Blutes, ein solcher zwischen Haut und Körperinnerem, dessen Temperatur als annähernd konstant anzusehen ist. Man kann auch sagen, das nach außen gerichtete Temperaturgefälle, in dem sich die Nervenenden der Haut in der Regel befinden, erfährt eine Änderung, wobei die Temperatur der Enden steigt oder sinkt.

Aus der Tatsache, daß Temperaturempfindungen häufig fehlen, obwohl die Nervenenden sich stets in einem zeitlich wechselnden Temperaturgefälle befinden, folgt, daß dieses Gefälle, bzw. der hierdurch bedingte Wärmestrom, an sich nicht die Veranlassung von Temperaturempfindungen sein kann. Ebensowenig ist die Temperatur der berührenden Gegenstände dafür verantwortlich zu machen. Zwar werden hochtemperierte Gegenstände im allgemeinen als warm oder heiß, nieder temperierte als kühl oder kalt empfunden. Berührt man aber die Haut nacheinander mit Gegenständen verschiedenen Materials wie Metall, Glas, Holz, Kork, Watte, deren Temperatur mit der Zimmertemperatur übereinstimmt, so erscheinen sie nicht gleich dieser indifferent, auch nicht unter sich thermisch gleichwertig, sondern teils warm (Watte), teils kalt (Metall, Glas) oder auch zuerst kühl, dann lau bis warm (Kork, Holz).

Der ungleiche Erfolg dieses zuerst von E. H. WEBER (l. c. S. 551) beschriebenen Versuchs hängt offenbar zusammen mit den Verschiebungen, welche die Hauttemperatur erleidet, sobald sie anstatt an Luft an Stoffe von anderer Wärmeleitung und Wärmefassung (= spezifische Wärme, Wärmekapazität) grenzt. Metall z. B. entzieht infolge seiner guten Wärmeleitung in der Zeiteinheit mehr Wärme als Luft, die Temperatur der Haut sinkt, es entsteht die Empfindung kalt. Watte leitet die Wärme kaum besser als Luft, verhindert aber das Abströmen der erwärmten Luftteilchen. Sie staut daher den aus der Haut fließenden Wärmestrom und erhöht die Hauttemperatur, es entsteht die Empfindung warm. Andere Stoffe erscheinen aus entsprechenden Gründen zuerst kühl, später warm.

Eine zweite Eigentümlichkeit der thermisch erregbaren Nervenenden besteht darin, daß die Erregung, in die sie bei Berührung mit einem Gegenstand abweichender und konstanter Temperatur gelangen, keine dauernde ist, sondern bald verblaßt und schließlich schwindet. Dem Vorgang entspricht objektiv die zunehmende Angleichung der Hauttemperatur an die des berührenden Gegenstandes, wobei die Geschwindigkeit, mit der die Temperatur der Nervenenden sich ändert, fortschreitend abnimmt.

Beide Eigentümlichkeiten zeigen mit aller Deutlichkeit, daß die Erregung ($\varepsilon$) der thermisch reizbaren Nervenenden nicht eine Funktion der Temperatur ($\vartheta$) ist, die sie im Augenblick der Beobachtung besitzen, sondern der Änderung der Temperatur in der Zeit (t) oder in Zeichen

$$\varepsilon = f\left(\pm \frac{d\vartheta}{dt}\right).$$

Das Vorzeichen des Differentialquotienten ist für den Erfolg insofern von Bedeutung, als positive Werte, d. h. Steigen der Temperatur der Nervenenden, zu Warmempfindungen führen, negative, d. h. sinkende Temperatur zu Kaltempfindungen.

Das hiermit umschriebene, von E. H. WEBER aufgestellte Erregungsgesetz des Temperatursinnes ist innerhalb der Temperaturen gültig, durch die ausschließlich thermische Erregungen hervorgerufen werden, also etwa zwischen

16 und 43⁰. Bei Überschreitung dieser Grenzen wird der Versuch durch die Unmöglichkeit, den Reiz auf eine bestimmte Fläche zu beschränken, bzw. durch Hinzutreten von Schmerzempfindungen unrein.

Eine weitere Beschränkung ist dadurch gegeben, daß sehr kleine Werte des Differentialquotienten wirkungslos bleiben. Es ist also möglich, die Temperatur der Haut zu ändern, ohne daß es zu einer Erregung kommt, was man als *Einschleichen* in eine Temperatur bezeichnet. E. GERTZ (l. c. S. 37) hat untersucht (Volarfläche des Unterarms, Reizfläche 3 qcm), welche Geschwindigkeit die Temperaturänderung zum mindesten haben muß, wenn sie bemerkt werden soll und hat sie zu rund 0,2⁰/Min. für Kaltempfindung, zu 0,3⁰/Min. für Warmempfindung gefunden. In der Verschiedenheit der beiden Schwellen liegt ein Hinweis auf die zwiespältige Einrichtung des Temperatursinns.

Auf dem Gegebenensein unterschwelliger Temperaturänderungen beruht die im allgemeinen nur kurze Wirksamkeit von Reizen konstanter Temperatur. K. G. HOLM hat unter Bedingungen, die eine Fortleitung des Reizes auf die Umgebung möglichst erschwerten (Schutzring), für eine Reizfläche von 5 qcm die Reizwirkung erlöschen sehen, bei 5⁰ in 3¹/₂ Minuten, bei 45⁰ in 2¹/₂ Minuten und bei allen zwischenliegenden Temperaturen um so eher, je näher sie 35⁰ lagen.

Das Schwinden der Temperaturempfindung trotz dauerndem Reiz pflegt als *Adaptation* bezeichnet und als eine Art nervöser Reaktion auf oder gegen den Reiz betrachtet zu werden. Notwendig ist diese Auffassung nicht. Wie das Einschleichen in einen elektrischen Reizstrom, d. h. die Unwirksamkeit sehr langsam ansteigender Ströme auf diffusorische Herabsetzung der Konzentration der Polarisationsprodukte unter den Schwellenwert bezogen werden kann, so ist auch für die Endorgane des Temperatursinnes die Annahme möglich, daß die physikalischen Folgen der Temperaturänderungen, etwa in Gestalt einer Änderung des Quellungszustandes im Transformator, durch sekundäre Prozesse gemindert bzw. unter dem Schwellenwert gehalten werden.

Jedenfalls ist das Verblassen der Temperaturempfindungen *keine Ermüdungserscheinung*. Wie E. GERTZ (l. c. S. 26) zeigte, läßt sich eine durch 45 Minuten und länger dauernde Empfindung erzielen, wenn man dafür sorgt, daß die Temperatur der Haut stetig steigt oder fällt, mit einer den oben angegebenen Schwellenwerten entsprechenden oder etwas größeren Geschwindigkeit.

Über sehr verzögertes Verblassen der Empfindungen hat E. GERTZ bei niederen Temperaturen berichtet. Hier gesellt sich zu der oberflächlich lokalisierten Kaltempfindung noch eine weitere, die aus der Tiefe zu kommen scheint und bei beliebiger Ausdehnung der Versuchsdauer nicht völlig schwindet (E. GERTZ, l. c. S. 113). Die Lokalisation derselben in die Tiefe hat selbstverständlich nur die Bedeutung einer Vermutung. Vielleicht ist das Andauern der Empfindung so zu verstehen, daß bei den niederen Temperaturen (12—16⁰) die Kühlung nicht mehr auf die eingetauchten Gliederabschnitte (2.—5. Finger) beschränkt bleibt, sondern sich teils durch Leitung, vor allem aber durch Konvektion auf dem Blutwege auf proximal gelegene Hautgebiete erstreckt. Daß letzteres in sehr erheblichem Maße und auf weite Strecken stattfindet, hat TH. LEWIS (l. c. S. 143) mittels thermoelektrischer Messungen nachgewiesen (Abb. 33). Nicht ausgeschlossen erscheint ferner, daß der bei diesen Temperaturen fast immer auftretende dumpfe Schmerz als Kaltempfindung bzw. als Verstärkung einer solchen aufgefaßt wird [v. FREY (d)]. Die Beobachtung verlangt weitere Verfolgung.

Das Schwinden jeder Temperaturempfindung, sobald die Temperatur der Empfänger annähernd konstant geworden ist, gibt auch die Erklärung für die auf den ersten Blick verwunderliche Tatsache, daß die großen örtlichen Unterschiede in der Hauttemperatur (s. den Abschnitt über diese), die 10 und mehr Grade betragen können, im allgemeinen unbemerkt bleiben (Cobet).

Bilden nun auch die Temperaturen als solche nicht den Reiz oder die Bedingung für das Auftreten von Temperaturempfindungen, so sind sie doch von Bedeutung für die *Erregbarkeit des Temperatursinnes*. Wie oben ausgeführt, läßt sich die Haut innerhalb gewisser Grenzen auf jede Temperatur erregungsfrei einstellen, erst Änderungen dieser Temperatur führen zu den Empfindungen kalt oder warm. Die Größe des hierzu nötigen Schrittes ist aber nicht konstant. E. Gertz (l. c. S. 147) und A. Pütter (a und b) haben übereinstimmend gefunden, daß in der Nähe der normalen Hauttemperatur kleinere Schritte zur Erregung genügen als bei Temperaturen, die weiter nach oben oder unten abliegen. Da der Übergang von der Einstellung zu der Prüfungstemperatur in jeder der beiden Versuchsreihen mit konstanter Geschwindigkeit erfolgte, können die Versuche als Beweise dafür dienen, daß es zur Erregung einer um so größeren Änderungsgeschwindigkeit bedarf, je weiter die Hauttemperatur sich von der Norm entfernt. Dieses Verhalten darf nicht außer Betracht bleiben bei der Würdigung neuerer Bestrebungen, als thermischen Reiz die Temperatur selbst, nicht ihre

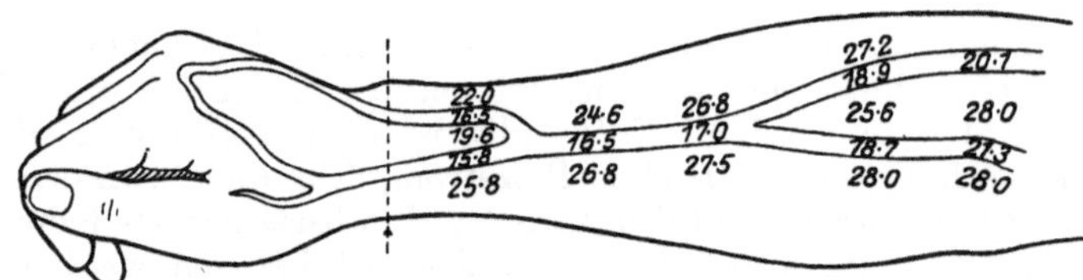


Abb. 33. Die Abbildung zeigt schematisch, wie das Eintauchen der Hand in eiskaltes Wasser auf die Temperaturen der Haut über den oberflächlichen Venen des nicht eingetauchten Armes wirkt. (¹/₄ der natürlichen Größe.)

Bewegung hinzustellen. Weiteres hierüber siehe unten in dem Abschnitt zur Theorie des Temperatursinnes.

Beide vorgenannten Untersuchungen befassen sich mit der Ermittlung von Unterschiedsschwellen, was auch insofern zutreffend ist, als mit (Gertz) oder ohne (Pütter) vorhergehende Einstellung der Haut auf konstante Temperatur zwei wirksame Reize rasch hintereinander an derselben Stelle gegeben wurden, wobei die Gleichheit oder Ungleichheit zu beurteilen war. Als Maß für die Reize diente ihre Temperatur, die wie oben gezeigt, an sich gar nicht erregt. In Wirklichkeit bestanden die Reize in Steigerungen der Hauttemperatur von stetig sinkender Geschwindigkeit. Man sieht ohne weiteres, daß es nicht leicht ist, die Stärke des ersten Reizes zu definieren und noch weniger die des zweiten, der die Haut noch im Wärmeausgleich mit dem ersten trifft. Glücklicherweise wird das wesentliche Ergebnis der beiden Untersuchungen, die optimale Unterscheidbarkeit von thermischen Reizen in der Nähe der Normaltemperatur, durch diese Bedenken kaum berührt, wenn auch zugegeben werden muß, daß eine zur Messung von Unterschiedsschwellen ausreichende Methodik zur Zeit noch aussteht.

Die vorstehenden Ausführungen lassen keinen Zweifel, daß der Temperatursinn seinen Namen insofern mit Unrecht trägt, als er nicht über Temperaturen, sondern über deren Bewegung unterrichtet. Eine Beziehung zu den auf Volumetrie fußenden physikalischen Temperaturskalen ist nur dadurch gegeben, daß bei einer gewissen mittleren (Haut-) Temperatur seine Empfänger die größte Empfindlichkeit für Änderungen besitzen. Und dennoch erfahren die thermischen Empfindungen eine verhältnismäßig feste Eingliederung in den Rahmen der physikalischen Temperaturen, weil sie überhaupt nur innerhalb einer gewissen eng begrenzten Spanne von Hauttemperaturen möglich sind. Die Grenzen sind bestimmt durch jene Temperaturen, bei deren Überschreitung nach oben oder unten zu den thermischen Empfindungen im eigentlichen Sinne noch Schmerz tritt, der weiterhin dermaßen an Stärke gewinnt, daß er alles andere verdrängt. Die Lage der Grenzen scheint, wie unten noch näher zu zeigen sein wird, durch physiologische Geschehnisse, Änderungen des Stoffwechsels und des Aggregatzustandes, für jeden Ort der Körperoberfläche ziemlich fest bestimmt zu sein, während die hierzu erforderlichen physikalischen Reiztemperaturen einigermaßen schwanken, da sie abhängig sind von Fläche und Dauer des Reizes, Masse und Material des Reizkörpers u. a. m. Bei Annäherung an die Schmerzgrenzen erhalten die Temperaturempfindungen eine eigentümliche Färbung und geben damit einen Hinweis auf bestimmte physikalische Temperaturen. Man kann also sagen, daß die Schmerzempfindungen die thermischen Wahrnehmungen in wichtigen und wesentlichen Stücken ergänzen und vervollständigen.

## Die zwei Arten der Temperaturempfindungen.

Während die Temperaturen im Sinne der Physik eine einfach ausgedehnte Mannigfaltigkeit darstellen, indem man durch stetige Änderung einer beliebigen Temperatur nur zu einer höheren oder tieferen gelangen kann (absolute Temperaturen) müssen die Temperaturempfindungen mindestens in zwei qualitativ verschiedene Gruppen, die Kalt- und Warmempfindungen, unterschieden werden, die ihrerseits wieder in wechselnder Stärke auftreten können. Die hierfür zur Verfügung stehenden Benennungen kühl, kalt, frostig, schneidend kalt, lau, warm, heiß, brennend usw. bedeuten nicht nur Intensitätsstufen, sondern stellen Empfindungskomplexe wechselnder Zusammensetzung und Verschmelzung dar. So sind die Ausdrücke kühl und lau wohl für Luft oder Wasser gebräuchlich, kaum aber für feste Stoffe. Sie werden gebraucht, wenn es sich um schwache und gleichmäßig ausgedehnte Reize handelt. Starke thermische Reize ergreifen in der Regel auch den Schmerzsinn und führen zu den als schneidend und brennend oder ähnlich benannten Empfindungen. Weiteres hierüber siehe unten.

Die subjektive Ungleichartigkeit der Kalt- und Warmempfindungen hat in der Temperaturmessung nach positiven und negativen Graden der gebräuchlichen Skalen ihren objektiven Ausdruck gefunden. Kalte und warme Empfindungen schließen sich indessen nicht gegenseitig aus, sie können sehr wohl nebeneinander bestehen, aber nicht am gleichen Orte. Dies heißt, daß die Qualität der Empfindungen nicht nur abhängt von der Art des Reizes, sondern auch von der Stelle, an der er angreift und der Größe der Fläche, auf die er wirkt.

## Einfluß der Reizfläche.

Ihre Bedeutung zeigt sich zunächst darin, daß eine gegebene Änderung der Hauttemperatur im allgemeinen um so stärker empfunden wird, je größer die betroffene Fläche. Man kann auch sagen, daß mit Verkleinerung der Fläche die Schwellen steigen, d. h. es bedarf dann zur Erregung einer größeren bzw. rascheren Temperaturänderung. Zu einem Teile ist dieses Verhalten rein physikalisch bedingt, da bei kleiner Reizfläche die thermische Störung mit der Entfernung vom Reizorte rasch an Wirksamkeit verliert. Von größerem Einfluß ist aber ein physiologisches Moment, nämlich die Zahl der vom Reize getroffenen Nervenenden, weil deren Erregungen sich gegenseitig unterstützen oder verstärken, worauf schon E. H. WEBER (l. c. S. 553) aufmerksam gemacht hat. Eine genauere Untersuchung der Verstärkungserscheinungen steht für die Temperaturempfindungen noch aus. Es darf aber angenommen werden, daß sie in allen wesentlichen Punkten übereinstimmen mit dem, was darüber von den Druckempfindungen [v. FREY (b)] und neuerdings auch von den Schmerzempfindungen (H. SCHRIEVER) bekannt geworden ist. Hierauf wird bei der Besprechung des Ortswertes dieser Empfindungen zurückzukommen sein.

## Der Einfluß des Reizortes.

Die örtlich verschiedene Empfindlichkeit der Haut gegen thermische Reizung hat schon E. H. WEBER (l. c. S. 553) beschäftigt und er erörtert, inwieweit hierfür die wechselnde Dicke der Epidermis bzw. die Ausstattung mit temperaturempfindlichen Nerven verantwortlich zu machen ist. Besonders auffallend wird die Verschiedenheit bei Anwendung sehr kleinflächiger, sog. punktförmiger, Reize von schwellenmäßiger oder nur wenig überschwelliger Stärke. MAGNUS BLIX (a und b) hat als erster derartige Reize in Anwendung gezogen, in der richtigen Voraussicht, daß sich mit ihnen der von JOHANNES MÜLLER aufgestellte Satz von der spezifischen Leistung (Energie) der Sinnesnerven am ehesten werde prüfen lassen. In der Tat fand er, daß nur gewisse in ihrer Lage unveränderliche, im Vergleich mit der Dichte des Haarkleides spärlich verteilte Orte der Haut (Kaltpunkte) auf Abkühlung, andere noch spärlicher gesäte auf Erwärmung ansprechen (Warmpunkte), während die zwischenliegenden Flächenstücke sich für solche Reize als unempfindlich erweisen. Diese Befunde sind seitdem oft bestätigt und in mehreren Richtungen ergänzt worden. In Körpergegenden, die sich durch eine hohe Temperaturempfindlichkeit auszeichnen, wie Gesichtshaut, Mamilla, äußere Genitalïen, stehen die Punkte dichter als anderwärts. Im Gegensatz zu den Empfängern des Drucksinnes, die an die Haarbälge gebunden sind und daher eine regelmäßige Verteilung und (quincunxiale) Anordnung aufweisen, lassen die Kalt- und Warmpunkte eine gleichmäßige Verteilung vermissen. Sie sind dichter gestellt an Stellen, wo Nervenzweige, die Fascie durchbohrend, in die Haut eintreten. So entstehen Gruppen von Sinnespunkten, voneinander getrennt durch oft recht ansehnliche Grenzbezirke und Lücken, auf denen kleinflächige und schwellenmäßige Reize unwirksam sind. Sehr bemerkenswert ist, daß die beiden Arten temperaturempfindlicher Sinnespunkte nirgend derart miteinander verkuppelt sind, daß dort, wo die eine Art eine dichte Anhäufung aufweist, dies auch für die andere Art zutrifft. Man findet daher beim Vergleich verschiedener Körpergegenden kein konstantes Verhältnis zwischen den Dichten der Kalt- und Warmpunkte, wenn auch die ersteren in der Regel weit überwiegen.

Tabelle 1. Mittlere Dichte der Kaltpunkte nach PORZ und STRUGHOLD [1].

| | |
|---|---|
| Gesichtshaut | 11,3/qcm |
| Schädelhaut und Nacken | 9,0/qcm |
| Rumpf | 9,7/qcm |
| Obere Extremität ohne Hand | 6,0/qcm |
| Hand | 4,3/qcm |
| Obere Extremität + Hand | 5,6/qcm |
| Untere Extremität | 5,0/qcm |

[1] Noch nicht veröffentlichte Versuche.

Tabelle 2. Mittlere Dichte der Warmpunkte in verschiedenen
Körperregionen nach H. REIN.

| Körperregion | Dichte | Körperregion | Dichte |
|---|---|---|---|
| Stirne . . . . . . . . . | 0,62/qcm | Vorderarm, volar . . . . | 0,4 /qcm |
| Nase . . . . . . . . . . | 1,0 /qcm | Dorsum manus . . . . . | 0,54/qcm |
| Übriges Gesicht . . . . | 1,7 /qcm | Vola manus . . . . . . | 0,45/qcm |
| Brust . . . . . . . . . | 0,3 /qcm | Finger, dorsal . . . . . | 1,75/qcm |
| Oberarm, medial . . . . | 0,2 /qcm | Finger, seitlich . . . . . | 2,0 /qcm |
| Oberarm, Beugefläche . . | 0,3 /qcm | Finger, volar . . . . . . | 1,6 /qcm |
| Ellenbeuge . . . . . . . | 0,7 /qcm | Oberschenkel . . . . . . | 0,39/qcm |
| Vorderarm, dorsal . . . | 0,33/qcm | | |

Die Unabhängigkeit in der Verteilung geht sogar so
weit, daß es Flächen von ansehnlicher Ausdehnung gibt
(Auge, Genitalien), auf welchen bei großer Dichte der
Kaltpunkte Warmpunkte überhaupt fehlen [v. FREY (a),
STRUGHOLD und M. KARBE (a), HAUER]. Statistische
Erhebungen über die Dichte der Sinnespunkte auf einer
größeren Zahl von Hautflächen liegen vor von PORZ
und STRUGHOLD für die Kaltpunkte, von H. REIN (c)
für die Warmpunkte. Auf Grund derselben schätzen
erstere die Gesamtzahl der Kaltpunkte auf der Körperoberfläche zu $^1/_7$ Million, REIN die der Warmpunkte
auf 16000 (Abb. 34).

Abbildungen, welche die Verteilung der Kalt- und
Warmpunkte auf einer Anzahl von Hautstellen aufzeigen sollen, finden sich ferner bei A. GOLDSCHEIDER
(l. c. Taf. I). Die Punkte erscheinen auf derselben
überall in so dichter Häufung, wie sie von keinem
der späteren Untersucher bestätigt werden konnte.
Ein Beispiel sei herausgegriffen: GOLDSCHEIDER bildet
auf einer Fläche von 4 qcm des Handrückens 208 Warmpunkte ab = 52 im Quadratzentimeter. Die Untersuchung REINs [(c), l. c. S. 530] ergibt dagegen an
dem gleichen Orte 0,45 im Quadratzentimeter, d. h.
eine hundertfach geringere Dichte. Der Unterschied
wird verständlich, wenn man die von den beiden
Untersuchern benutzten Reizverfahren berücksichtigt.
GOLDSCHEIDER verwendet konisch abgedrehte Messingzylinder, die über einer Spiritusflamme erhitzt werden.
REIN benutzte einen Temperator nach THUNBERG

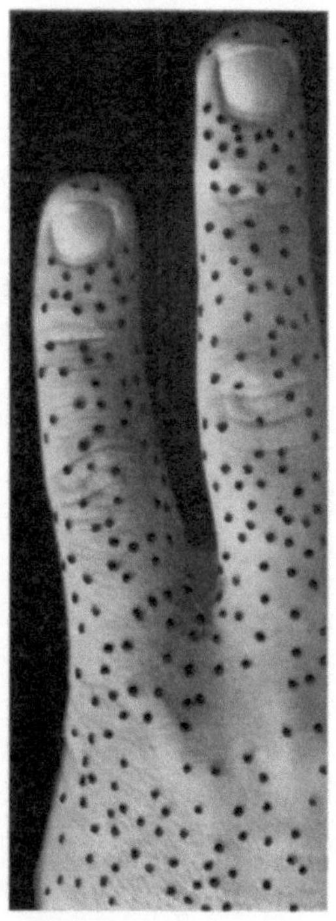

Abb. 34. Kaltpunkte auf
der Rückseite des 4. und
5. Fingers nach PORZ und
STRUGHOLD (unveröffentl.
Versuche).

(Reizfläche 0,2 qcm), der auf einer Temperatur gehalten wurde, die 2 Grade
tiefer lag als die für den betreffenden Ort vorher bestimmte Heißschwelle. Die
Frage, welches Verfahren größere Sicherheit bietet, bedarf keiner Erörterung.
Die von GOLDSCHEIDER ermittelte Zahl reizbarer Punkte im Quadratzentimeter
entspricht nach ihrer Größenordnung der Dichte der Schmerzpunkte auf dem
Handrücken, die sich nach STRUGHOLD (a) auf 188/qcm beläuft. Es ist daher
sehr wahrscheinlich, daß GOLDSCHEIDER Orte gezeichnet hat, die mit brennenden
Empfindungen antworteten. Als stark überschwellige Reize müßten seine
Messingzylinder auch dann gelten, wenn sie bei Zimmertemperatur oder in
Wasser gekühlt zur Aufsuchung der Kaltpunkte dienen. Die hier gestellte
Aufgabe ist ohne meßbar abstufbare Reize überhaupt nicht durchführbar.

Aufsuchung und Bezeichnung der Temperaturpunkte in einzelnen Hautgebieten von gleichförmiger Beschaffenheit ist eine unumgängliche Voraussetzung für die Behandlung einer Reihe von physiologischen, neurologischen und psychologischen Fragestellungen. Sie haben sich in den wenigen in dieser Richtung bisher unternommenen Versuchen als sehr aufschlußreich erwiesen. Zunächst konnte Rein (c) zeigen, daß die Warmpunkte in eigentümlicher Weise zusammengedrängt sind an den Orten, wo Nervenstämme nach Durchbrechung der Fascie in die Haut eintreten, ebenso längs den aus dem Stamm entspringenden gröberen Ästen. Die Abb. 35 zeigt die dichte Häufung der Warmpunkte an den Stämmen der Nn. supraorbitales, frontales, zygomatico-temporales und Rami nasales der Nn. ethmoidales ant. Weiter gegen die Peripherie hinaus nimmt ihre Dichte rasch ab und die letzten feinen Verzweigungen der Nerven entbehren meistens der Warmpunkte vollständig. Umspritzt man den Nervenstamm mit einer lähmenden Lösung, so kommt die Warmempfindung im ganzen Versorgungsgebiet desselben in Fortfall, woraus zu schließen ist, daß eine gegenseitige Überdeckung der Versorgungsgebiete (Dermatome) benachbarter Nerven, im Gegensatz zu den übrigen Sinnesqualitäten der Haut, für den Wärmesinn nicht statthat. Dieser Umstand, im Zusammenhalt mit dem eben erwähnten Fehlen der Warmpunkte in den Randzonen der Versorgungsgebiete, führt dazu, daß letztere durch wärmetaube (d. h. durch Wärmereize nicht erregbare) Zwischengebiete voneinander getrennt sind, die zusammen einen recht ansehnlichen Bruchteil (Rein schätzt ihn auf ein Drittel) der Körperoberfläche ausmachen.

Eine weitere bemerkenswerte Besonderheit der zu einem Versorgungsgebiet gehörigen Warmpunkte besteht nach Rein (d) darin, daß ihre subjektive Empfindlichkeit von distal nach proximal zunimmt, nicht nur innerhalb eines Versorgungsgebietes, sondern ganz allgemein von den peripheren

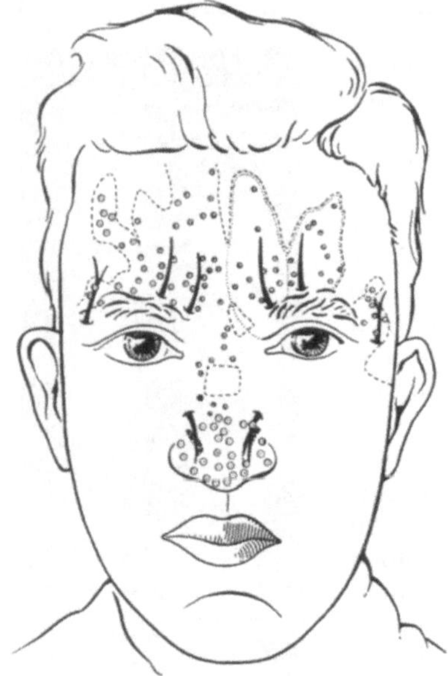

Abb. 35. Verteilung der Warmrezeptoren im Gebiete des Trigeminus. Die Grenzlinien bezeichnen das Ausfallsgebiet für Warmempfindung bei Umspritzung der einzelnen Nervenstämme mit Novocain. Die Stirn-Haargrenze ist praktisch rezeptorenfrei, nach H. Rein.

Körperteilen gegen den Rumpf und Kopf. In gleicher Richtung nimmt auch die „Adaptationsgeschwindigkeit" ab oder anders ausgedrückt, die zur Erregung erforderliche Änderungsschwelle der Temperatur ist für die zentral gelegenen Warmpunkte wesentlich kleiner als für die peripheren. Aus diesem Grunde dauert die durch einen gegebenen konstanten Warmreiz ausgelöste Empfindung am Oberarm fünfmal länger als am Daumen.

Für den Kältesinn liegen die Dinge insofern ähnlich, als auch hier die Zusammendrängung der Kaltpunkte an den Nerveneintrittsstellen mit Wahrscheinlichkeit anzunehmen ist. Nach Strughold [b], l. c. S. 534] gilt dies mit Sicherheit für die Kaltempfindlichkeit der Mundhöhlenschleimhaut. Auf der äußeren Haut ist die Frage noch nicht des genaueren untersucht und wohl auch nicht so einfach gelegen, weil die Versorgungsgebiete nicht so scharf wie beim Wärmesinn voneinander geschieden sind, sondern sich in nicht näher bekanntem Umfange überschneiden. Dies ist zu folgern aus den Beobachtungen an entnervten Gebieten, soweit die hierzu gebrauchten Prüfungsverfahren Vertrauen verdienen [BARKER, v. FREY (c)]. Es ist leider üblich, solche Gebiete mit weit überschwelligen Reizen zu prüfen (für Kaltempfindung mit Eis, für Warmempfindung mit Temperaturen von 50° und höher), die notwendigerweise auf die Nachbarschaft stark übergreifen und außerdem schmerzerregend sind. Auf dieseWeise sind unzähligeTäuschungen entstanden, die im Schrifttum weiterleben.

Lage, Ausdehnung und gegenseitige Überdeckung der Versorgungsgebiete der einzelnen Hautnerven verdienen schon deshalb eine eingehende Untersuchung, weil sie in enger Beziehung stehen zu der Fähigkeit räumlicher Unterscheidung, wovon unten noch die Rede sein wird.

## Die den Temperaturempfindungen dienenden Empfänger (Rezeptoren).

Die als Kalt- und Warmpunkte bezeichneten Orte der Haut sind aufzufassen als Projektionen von Nervenenden, die für Temperaturänderungen empfindlich sind und in zunächst unbekanntem Abstand unter der Oberfläche liegen. Der Erfolg ihrer Erregung ist insofern unabänderlich, als beliebige Reize, soweit sie überhaupt wirksam sind, von der einen Art von Punkten als kalt, von der anderen als warm empfunden werden. Dies ist sichergestellt für thermische, elektrische und mechanische Reize [BLIX (a und b), GOLDSCHEIDER, l. c. S. 118, ALRUTZ (a)]. Kaltpunkte lassen sich auch durch hohe Temperaturen erregen (über 40°) und antworten mit Kaltempfindung, „paradoxe Kaltempfindung" [LEHMANN, v. FREY (a), l. c. S. 172, THUNBERG]. Es ist für diese noch nicht näher untersucht, inwieweit die Größe und Geschwindigkeit der Temperaturänderung oder aber die hohen Temperaturen als solche den Reiz bilden.

Das Vorhandensein einer paradoxen Warmempfindung ist, obwohl wiederholt behauptet, noch nicht einwandfrei erwiesen [REIN (b)] und vorläufig durchaus zweifelhaft.

Was den Abstand von der Oberfläche betrifft, so kann die längere Reaktionszeit der Warmempfindung betrachtet werden als Hinweis auf eine tiefere Lage ihrer Empfänger im Vergleich mit denen der Kaltempfindung (GOLDSCHEIDER, l. c. S. 312, v. VINTSCHGAU und STEINACH, TANZI). Zwingend ist der Schluß nicht, weil die Reaktionszeiten der verschiedenen Sinnesorgane bekanntlich recht erhebliche Unterschiede aufweisen, die in keiner ersichtlichen Beziehung stehen zu der Entfernung ihrer Empfänger von der Oberfläche. Mit größerer Wahrscheinlichkeit deuten Versuche von THUNBERG (l. c. S. 382) auf eine tiefere Lage der Empfänger für Warmreize. Er fand, daß sehr dünne, auf 60—70° erwärmte Silberlamellen als ersten Erfolg (paradoxe) Kaltempfindung hervorrufen, Warmempfindung tritt später ein oder kommt überhaupt nicht zustande. Solche Lamellen liefern auf die Haut gebracht eine plötzlich einsetzende und rasch schwindende Erwärmung, einen Wärmestoß, der um so weiter in die Tiefe dringt, je dicker die Lamelle, d. h. je größer ihr Wärmegehalt. Da es nun gerade die dünnen Lamellen sind, die als kalt empfunden werden, so ist zu folgern, daß die zuständigen Empfänger näher der Oberfläche liegen. Der Einwand, daß sie empfindlicher sind, ist hier nicht triftig, denn es handelt sich um eine fremdartige (nicht adäquate) Form der Reizung, für die an sich ein höherer Energieaufwand zu gewärtigen ist. Da der Versuch das Gegenteil ergibt, erscheint die obige Folgerung berechtigt.

THUNBERGs Ergebnisse scheinen indessen nicht nur für fremdartige, sondern auch für die zuständige (adäquate) Reizform zu gelten. E. GERTZ (l. c. S. 48) hat nämlich gefunden, daß zur Erregung langdauernder Kaltempfindung eine Senkung der Temperatur um $^1/_6$° pro Minute genügt, während die Steigerung für dauernde Warmempfindung mindestens $^1/_4{}^0$/Min. betragen muß. Dies heißt, daß die Wärmemenge, die minutlich entzogen eben genügt, dauernde Kaltempfindung hervorzurufen, geringer sein darf als die für dauernde Warmempfindung zuzuführende. Da an der Oberfläche gesetzte Temperaturänderungen durch die ausgleichende Wirkung des Blutstroms nach der Tiefe fortschreitend an Größe abnehmen, so würde die scheinbar größere Unterschiedsempfindlichkeit der Empfänger der Kaltreize aus ihrer Anordnung nahe der Oberfläche eine ausreichende Erklärung finden. Hier sind auch die Erfahrungen heranzuziehen, die bei elektrosmotischer Einführung von lähmenden Lösungen in die Haut gewonnen worden sind [H. Rein (a)]. Schwellenerhöhung und schließlich Unerregbarkeit stellen sich dabei für die einzelnen Empfindungsarten in einer gesetzmäßigen Reihenfolge ein, insbesondere schwindet im Hinblick auf die gegenwärtige Fragestellung die Kaltempfindung früher als die Warmempfindung, während ihre Wiederkehr in umgekehrter Reihenfolge geschieht. Auch hier erscheint die Annahme einer tieferen Lage der Receptoren für Warmempfindung als die nächstliegende.

## Anatomische Bemerkungen.

Die Frage nach Beschaffenheit und Lage der Empfänger für Temperaturempfindungen wird nicht vorbeigehen können an den Ergebnissen der anatomischen Forschung betreffend die in der Haut vorhandenen receptorischen Nervenenden. Besonders wegweisend sind hier diejenigen Bezirke der Körperoberfläche, die sich durch eine unvollständige Ausstattung in sinnesphysiologischer Hinsicht auszeichnen. Zu diesen gehören die mit Ektoderm bekleideten Flächen des Auges [v. Frey und Webels, Strughold (c), Strughold und Karbe (a)], die Schleimhaut des Mundes und der Nase [Schriever und Strughold, Strughold (b), Rein (c), Ornstein], die äußeren Genitalien (Hauer). Am Auge finden sich Druck- und Warmempfindung auf der Außenfläche der Lider und auf der Caruncula, sie fehlen auf der Binde- und Hornhaut.

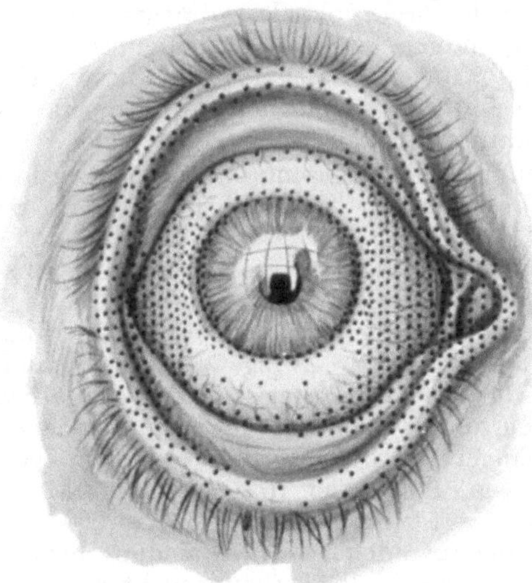

Abb. 36. Die Punktierung bezeichnet durch ihre verschiedene Dichte den Grad der Kaltempfindlichkeit in den einzelnen Regionen der Horn- und Bindehaut. (Nach Strughold und Karbe.)

Auf letzteren sind nur noch auslösbar Schmerz- und Kaltempfindung, doch mit großen örtlichen Unterschieden der Schwellenwerte. Die Kaltempfindlichkeit der Bindehaut beschränkt sich fast ganz auf die von den Lidern nicht bedeckten Teile und steigt hier gegen den Cornealrand besonders außen und innen stark an. Auf die Hornhaut übergehend, findet sich eine 1—2 mm breite Zone von hoher Kaltempfindlichkeit, der wohl höchsten auf der ganzen Körperoberfläche. Die übrige Hornhaut ist völlig kältetaub. Die Abb. 36 gibt eine schematische Darstellung der obwaltenden Verhältnisse. Je dichter die Punktierung, desto höher die Kaltempfindlichkeit.

In der Hornhaut sind zweierlei als Nervenenden anzusehende Bildungen anatomisch sichergestellt.

1. In der Substantia propria, und zwar ausschließlich im Randteil derselben,

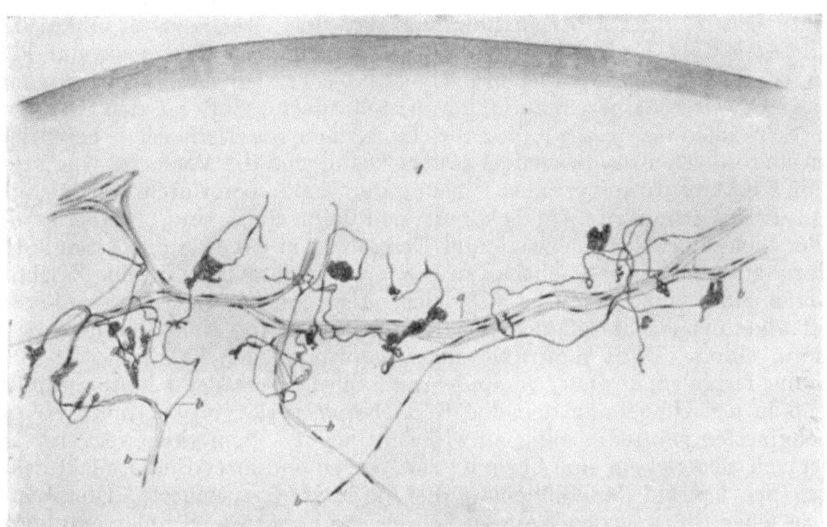

Abb. 37. Nervengeflecht und Endigungen in dem kaltempfindlichen Randbezirk der Hornhaut des Auges. (Nach DOGIEL.) Die schattierte Bogenlinie gibt die Grenze zwischen Hornhaut und Sehnenhaut. 1 Substantia propria. a markloser Plexus. b abzweigende Fäserchen.

finden sich in großer Zahl Aufknäuelungen feinster Fäserchen, die aus dem dort vorhandenen marklosen Plexus abzweigen (DOGIEL) (Abb. 37).

2. Ins Epithel eintretende und bis an dessen Oberfläche vorstoßende, wenig oder nicht verzweigte Fäden (CAJAL und BOEKE), sie finden sich besonders zahlreich in dem mittleren Teil der Hornhaut, der durch hohe Schmerzempfindlichkeit ausgezeichnet ist, und sind daher zu dieser in Beziehung zu setzen. Die Nervenknäuel des Hornhautrandes dürfen dagegen für die Kaltempfindlichkeit in Anspruch genommen werden, denn ihr Fundort entspricht genau der kaltempfindlichen Zone. Diese Deutung wird gestützt durch die Beobachtung, daß die Kaltempfindlichkeit der Hornhaut bei schwacher Cocainisierung sich widerständiger erweist als die Schmerzempfindlichkeit, wie es bei der weniger oberflächlichen Lage der Knäuel zu erwarten ist (DONALDSON, v. FREY und WEBELS).

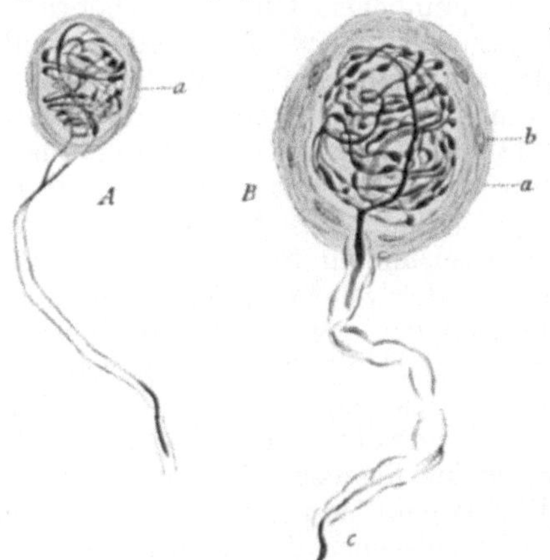

Abb. 38. KRAUSEsche Endkolben. (DOGIEL.) Nach STRUGHOLD und KARBE wahrscheinlich die Empfänger für Kaltempfindungen. a bindegewebige Hülle mit Kernen (b).

Nervenknäuel finden sich außer in der Hornhaut auch in der Schleimhaut der Conjunctiva, wo sie von W. KRAUSE (Abb. 38) entdeckt und als Endkolben bezeichnet worden sind. Sie unterscheiden sich von denen der Hornhaut durch ihre bindegewebige Hülle. Ihre Verteilung und ihre Lage in der Schleimhaut ist von zahlreichen Forschern sehr eingehend studiert worden. Ihre Beziehung zur

Kaltempfindung ist durch die Untersuchungen von Strughold und Karbe (a) sehr gut gestützt. Dieselben haben die Bindehaut in ihrer ganzen Ausdehnung auf das Vorkommen und die Dichte der Kaltpunkte untersucht und ihre experimentellen Ergebnisse denen der anatomischen Forschung gegenübergestellt. Es zeigte sich in guter Übereinstimmung, daß dort, wo die Kaltpunkte dicht stehen, regelmäßig Endkolben gefunden worden sind, während sie auf kältetauben oder wenig empfindlichen Gebieten bisher dem Nachweis entgangen sind  Eine weitere Übereinstimmung besteht darin, daß an den Orten mit hohen Schwellen der Kaltpunkte die Endkolben als tiefliegend beschrieben werden und umgekehrt. Besonders eindrucksvoll sind die Versuche von Strughold und Karbe (b) mit vitaler Färbung der Endkolben durch Methylenblau. Obwohl diese Färbungen, wie bekannt, sehr launenhaft sind, gelang es doch mit aller Sicherheit Nervenzweige und Endkolben in der Conjunctiva mit Hilfe des Hornhautmikroskopes sichtbar zu machen und ihre Lage in eine Zeichnung des Gefäßnetzes einzutragen. Eine gleichzeitige Prüfung auf Kaltempfindlichkeit ist allerdings nicht möglich, weil der Farbstoff die Nervenenden, die ihn speichern, lähmt. Prüft man aber nach Schwinden der Lähmung die in der Zeichnung festgelegten Orte, so findet man sie hervorragend kaltempfindlich, während in der Umgebung derselbe Reiz (Kupferperle von 0,1 mm³ Volumen und Zimmertemperatur) völlig unwirksam bleibt. Bemerkenswert ist auch der Versuch, in welchem eine Färbung der Nerven und ihrer Enden nicht gelang, dagegen das Epithel der Bindehaut die Farbe stark speicherte. Hier kam es nicht zu einer Störung der Kaltempfindung, während die Schmerzempfindung für mehrere Tage aufgehoben blieb [H. Strughold und M. Karbe (b), l. c. S. 303 und 308]. Man vergleiche hiermit die oben beschriebenen Erfolge schwacher Cocainisierung der Hornhaut.

Ähnlich wie das Auge besitzen auch die äußeren Genitalien Flächen, die sinnesphysiologisch unvollständig ausgerüstet sind. Der größte Teil der Eichel des männlichen Gliedes entbehrt der Druck- und Warmempfindung, besitzt dagegen Schmerz- und Kaltempfindung [v. Frey (a), l. c. S. 176, H. Head]. An den weiblichen Genitalien sind nur jene Gebiete kaltempfindlich, die sich vom Ektoderm ableiten, die größte Kaltempfindlichkeit zeigt die Clitoris (Hauer). Die Durchsicht der anatomischen Literatur ergibt eine auffallende topographische Übereinstimmung zwischen Kaltempfindung und Vorkommen von Endkolben, insbesondere sind diese an den durch hohe Kaltempfindlichkeit ausgezeichneten Stellen (inneres Blatt der Vorhaut, Cornea glandis, Clitoris) mehr oder weniger reichlich gefunden worden. Dieselben Orte sind auch die Fundstellen der sog. Genitalnerven- oder Wollustkörperchen, die in ihrem Bau den Endkolben sehr gleichen und als vergrößerte oder als agglomerierte Endkolben betrachtet werden. Man wird sie daher gleich den Endkolben als Empfänger der Kältereize auffassen können. Die Bezeichnung Wollustkörperchen erscheint demgegenüber nicht als genügend gestützt, um so weniger als die Wollustempfindungen wahrscheinlich nicht aus der Haut, sondern aus den tiefer gelegenen Teilen des Gliedes stammen [v. Frey (f)].

Was nun den übrigen und größten Teil der Körperoberfläche anbelangt, so sind die Meinungen über die Nervenenden, die der Kaltempfindung dienen, ungeklärt und einander widersprechend. Als sehr unwahrscheinlich muß die Ansicht G. Häggquists bezeichnet werden, nach welcher die fraglichen Empfänger Bündel glatter Muskeln sein sollen, die ohne zu Haarbälgen in Beziehung zu treten, das Stratum reticulare durchziehen. Demnach würde es sich um Bündel der sog. Musculi cutis diagonalis handeln, die unregelmäßig über die Haut verteilt und individuell wechselnd beschrieben werden (Hoepke). Wenn derselbe Autor andererseits angibt, daß die Kaltpunkte ihrer Lage nach den

Erhebungen der Gänsehaut entsprechen, so würde dies entgegen der obigen
Annahme gerade auf die Mm. arectores hinweisen. Eine solche Verteilung der
Kaltpunkte steht aber ganz außer Frage. Genaue, durch vielfache Kontrollen
gesicherte topographische Aufnahmen umgrenzter Hautgebiete zeigen vielmehr
mit aller Deutlichkeit, daß die Kaltpunkte nichts mit den Haarbälgen zu tun
haben. Ein weiteres gewichtiges Bedenken besteht darin, daß nach Maßgabe
der Vertaubungsversuche den Empfängern für Kältereize unter allen im Corium
enthaltenen die oberflächlichste Lage zuerkannt werden muß. Nach F. HACKER(b)
führt wasserfreie Carbolsäure, in kleiner Menge auf die Haut gebracht, innerhalb
einer Minute zu einer Anästhesie, die sich nur auf den (oberflächlichen) Schmerz
und die Kaltempfindung erstreckt, Druck- und Warmempfindung dagegen
unberührt läßt. Noch weniger tief dringt nach demselben Beobachter Cocain
(freie Base), wenn es zu 5% in Ölsäure gelöst, in die Haut eingerieben wird.
Hier wird nur der oberflächliche Schmerz aufgehoben, dessen Empfänger in der
Epithelschicht gelegen sind.

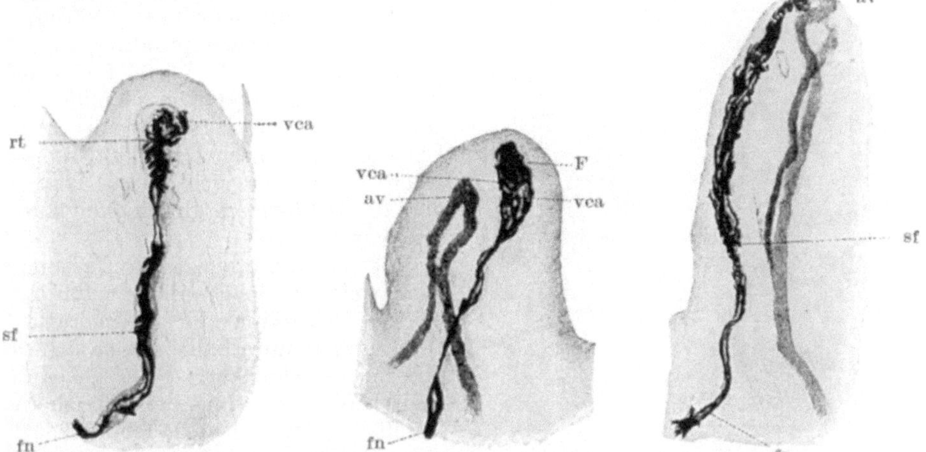


Abb. 39. Von RUFFINI als „Fiochetti" bezeichnete Nervenendigungen, die wohl der Kaltempfindung
als Rezeptoren dienen. av Gefäßschlinge. F Flöckchen. fn Nervenfaser. rt Endanschwellung.
sf Auflockerung. vca Anschwellung des Achsenfadens.

Nach diesen Erfahrungen dürften die Empfänger für Kältereize im Stratum
papillare des Coriums dicht unter dem Epithel zu suchen sein. Nervenenden,
die dieser Erwartung entsprechen, sind auf den haartragenden Hautflächen noch
nicht mit Sicherheit nachgewiesen. Dagegen hat A. RUFFINI (b) aus der Haut
des Zeigefingers Nervenenden beschrieben, die wie die MEISSNERschen Körperchen nahe an das Epithel herantreten, sich aber durch ihre schlanke Spindelform
von diesen unterscheiden. Durch Vergoldung lassen sie sich in ein mehr oder
minder dichtes Gespinst von marklosen Fäden und Anschwellungen solcher
auflösen. Die spiralige oder korkzieherartige Aufwindung mit annähernd normal
zur Hautoberfläche gerichteter Achse, die für die MEISSNERschen Körperchen
kennzeichnend ist, fehlt diesen Gebilden, die daher wohl mit Recht als eine
„neue Form" angesprochen werden. RUFFINI nennt sie Fiochetti (Sc. papillari),
also Flökchen. Auch der Vergleich mit einer Ähre wäre passend (Abb. 39).

Die Angaben von RUFFINI sind von CECCHERELLI und F. SIMONELLI bestätigt und zum Teil erweitert worden. Eine gewisse Ähnlichkeit der Nerven-
flocken mit den KRAUSEschen Endkolben ist gegeben durch die unregelmäßige
Aufknäuelung der feinsten Nervenfäden und durch ihre Umhüllung von einer
(nicht immer deutlich sichtbaren) bindegewebigen Kapsel.

Die der Warmempfindung dienenden Empfänger müssen nach den Ergebnissen der percutanen Vertaubung in größerem Abstand von der Oberfläche liegen als die der Kaltempfindung. Sie werden, gleichgültig welches Anästheticum eingeführt wird [Cocain, Alypin, Stovain, Anästhesin, Rein (a), l. c. S. 141; (b), l. c. S. 200], später gelähmt als diese und erweisen sich früher als wieder erregbar. Bei kurzer Dauer der Elektrosmose entgehen sie überhaupt der Lähmung (vgl. oben den Versuch Hackers mit Carbolsäure). Fast genau die gleichen zeitlichen Abhängigkeiten gelten (auf den behaarten Flächen) für die Lähmung der Druckempfindung, woraus zu schließen ist, daß deren Empfänger und die der Warmempfindung in ungefähr der gleichen Tiefe liegen, d. h. im

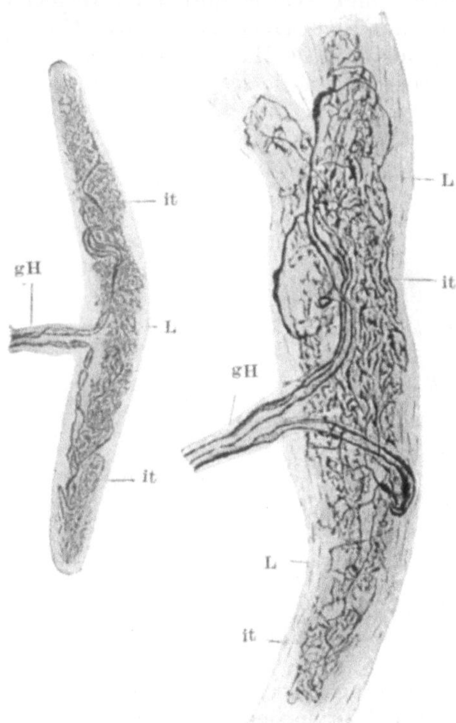


Abb. 40. Ruffinis neue Formen von Nervenenden aus der Lederhaut. Atti dei Lincei 1894. gH Henlesche Scheide. L bindegewebige Hülle. it Endgeflechte.

Stratum reticulare des Coriums. Dort hat A. Ruffini (a) große spindelige und zylindrische Formen von Nervenenden gefunden, die nach ihm benannt zu werden pflegen (Abb. 40). Die Auffassung derselben als Empfänger für Warmempfindung wird wesentlich gestützt durch die Auffindung eines derartigen Gebildes in einer Serie von Schnitten aus dem Unterlid des Menschen (Goldfärbung), einem Orte, der sich durch besonders große Warmempfindlichkeit auszeichnet.

Die eben dargelegte Auffassung, nach welcher die Empfänger für die beiden Qualitäten der Temperaturempfindung unterhalb des Epithels und in verschiedener Tiefe gelagert sind, wird nicht von allen Forschern geteilt. A. Pütter [(a), l. c. S. 285)] verwertete die von ihm an einer Anzahl von Versuchspersonen gemessenen Unterschiedsschwellen des Temperatursinnes, um die Tiefenlage der Receptoren auf rechnerischem Wege zu ermitteln. Er erörtert die Temperaturverteilung in der Haut bzw. die Änderung derselben infolge eines Reizes an Hand des von Fr. Goldscheider aufgestellten Schemas. Die Haut oder doch jene Schicht derselben, in der die fraglichen Nervenenden liegen sollen, wird als eine homogene Platte betrachtet mit einem Wärmeleitungsvermögen, das sich additiv aus den Werten für Wasser, Haare und Leder zusammensetzt. Daß diese Aufstellung die wirklichen Verhältnisse in wichtigen Stücken verkennt, ergibt sich aus den neueren histologischen Untersuchungen der Haut (vgl. H. Hoepke, l. c. S. 22), die zeigen, daß beide Teile derselben, Oberhaut wie Lederhaut, sich aus Reihen von Schichten aufbauen, die nach Wassergehalt, chemischem und morphologischem Gefüge wesentliche Verschiedenheiten aufweisen (s. oben). Dadurch erwachsen freilich einer Theorie der Temperaturverteilung zur Zeit nicht überwindbare Schwierigkeiten. Es dürfte indessen letzten Endes doch weiter führen, die Grenzen der rechnerischen Behandlung einzugestehen, als sie mit willkürlichen Annahmen erkaufen zu wollen. Außerdem wird wohl auch der Haut selbst, besonders der Keimschicht der Epidermis, eine gewisse Wärmebildung zuzuerkennen sein.

Die gleichen Bedenken gelten gegenüber den von H. HAHN [(b), l. c. S. 42] durchgeführten Rechnungen. In gemeinsam mit H. HAHN und G. JOACHIMMOGLU ausgeführten Untersuchungen kommt GOLDSCHEIDER zu der Ansicht, daß die Endigungen beider Arten von Temperaturnerven in der gleichen Schicht liegen, und zwar an der Grenze von Cutis und Epidermis. Zum Beweise dieses Satzes werden überraschenderweise nicht thermische Reize, sondern chemische verwendet, welche die Deutung der Ergebnisse dadurch äußerst erschweren, daß reizende, lähmende und zerstörende Wirkungen in unübersehbarer Weise nebeneinander herlaufen und daß die Reizung der thermischen Nerven ganz zurücktritt gegen die der schmerzempfindlichen. Wie GOLDSCHEIDER bei Aufsuchung der Sinnespunkte achtlos die Schmerzschwelle überschritten hat, so auch hier. Für die Lösung dieser Aufgabe hätten unzweckmäßigere Verfahren kaum gewählt werden können. Die Versuchsergebnisse gestalten sich demgemäß äußerst wechselnd und regellos. Wenn trotzdem die Verfasser aus ihnen weittragende Schlußfolgerungen mit großer Bestimmtheit ableiten, so können diese nicht hinwegtäuschen über die Unsicherheit der Grundlagen.

H. HAHN [(b), l. c. S. 49] hat versucht, die Frage nach der Tiefenlage der thermisch reizbaren Nervenenden in der Weise zum Austrag zu bringen, daß er an Hautflächen von 2 cm Durchmesser die Epidermis mittels Bariumsulfids wegätzte. Die Prüfung mit thermischen Reizen, wozu ein Temperator von 1,5 cm Durchmesser diente, ließ sich wegen Schmerzhaftigkeit erst vom 3. Tage ab durchführen und ergab zunächst nur brennende Empfindungen. Am 6. Tage konnte an einer Stelle bei Abkühlung auf 5° deutliche Kaltempfindung, bei Erwärmung auf 39° Warmempfindung erzielt werden. Diese Grenzen engten sich weiterhin ein, am 10. Tage bis auf 18° und 36,5°.

Nach der Ansicht HAHNs waren die fraglichen Empfänger, die er an der Grenze von Epidermis und Corium vermutet, durch die Ätzung zerstört. Ist dies zutreffend, so würde der Versuch die Neubildung derselben, wenn auch zunächst mit beschränkter Erregbarkeit, innerhalb 6 Tagen ergeben. Ein derartig rascher Ersatz zerstörter Nervenenden grenzt nach den bisherigen neurologischen Erfahrungen an das Wunderbare. In Narben pflegen die Empfänger des Tastsinnes zu fehlen, ausgenommen die des oberflächlichen oder hellen Schmerzes. Waren aber die Nervenenden nicht zerstört, so beweist der Versuch kaum mehr, als daß sie durch die entzündliche Reaktion des Gewebes vorübergehend ihre Leistungsfähigkeit eingebüßt haben. Ein Schluß auf die Tiefenlage wäre nur möglich, wenn über die Ausdehnung der Entzündung Angaben gemacht werden könnten.

Es ist weiterhin die Frage berechtigt, ob die im Heilungsverlauf beobachteten hochschwelligen Temperaturempfindungen wirklich aus der verätzten Fläche und nicht etwa aus ihrer Umgebung stammen. HOLM und E. GERTZ (l. c. S. 21) haben es seinerzeit für nötig befunden, sich gegen derartige Täuschungen zu sichern durch Schutzzonen (ringförmige Temperatoren, anästhetische Flächen). Es wäre sicherlich nützlich gewesen, dies auch im vorliegenden Falle zu tun, denn die verätzte Fläche überragte an den Rändern den zur Prüfung benutzten Temperator nur um 0,25 cm.

## Räumliche Unterschiede der Temperaturempfindungen.

Die Unterscheidung thermischer Reize je nach dem Körperteil, auf den sie treffen, ist, wie bekannt, auch dann möglich, wenn sie aus der Ferne wirken, also nicht mit Berührung verbunden sind. Zur genaueren Prüfung dieses

Vermögens bedarf es kleinflächiger Reize, die dann selbstverständlich auf vorher bezeichnete Sinnespunkte zu richten sind. Dabei kann Berührung der Haut, d. h. Erregung des Drucksinns nicht vermieden werden, der von allen Sinneseinrichtungen der Haut die größte räumliche Unterschiedsempfindlichkeit besitzt. Man hat versucht, die daraus sich ergebenden Bedenken dadurch zu beseitigen, daß man gleichzeitig zwei verschiedenartige Temperaturreize, einen kalten und einen warmen, verwendete (Czermak, v. Skramlik). Hierbei zeigten sich indessen neue noch nicht geklärte Schwierigkeiten in der Beurteilung des Eindrucks, so daß die Deutung der Ergebnisse fraglich ist. Erst Rein und Strughold (a und b) haben Prüfungsverfahren benutzt, die dem genannten Einwand nicht unterliegen, indem sie sich das rasche Verblassen schwacher Druckempfindungen zunutze machten. Sie gebrauchten Thermoden wechselnder Reizfläche, die unter sehr geringem und konstantem Druck auf die zur Reizung ausgewählten Orte gesetzt, zunächst auf indifferenter Temperatur gehalten wurden. Erst wenn die Druck- bzw. Berührungsempfindung geschwunden war, setzte der Wärmereiz ein, der so gewählt wurde, daß er ausschließlich warm, weder heiß noch brennend erschien.

Geprüft wurden hauptsächlich die simultanen Raumschwellen (SRS), d. h. diejenigen kleinsten Abstände zweier gleichartiger thermischer Reize, die noch mit Sicherheit getrennt wahrgenommen werden können. Dieselben fanden sich ceteris paribus stets größer für Warm- als für Kaltreize und beide größer als die für Druckreize. Besonders klar ließen sich für den Wärmesinn die Beziehungen herausarbeiten, die zwischen Größe der SRS und Innervation der Haut bestehen, dank der oben (S. 98) erwähnten guten Abgrenzung ihrer Versorgungsgebiete. Es ergab sich, daß „zwei simultane Warmreize nur dann als zwei erkannt werden, wenn die gereizten Warmpunkte zu zwei verschiedenen Segmenten (des Rückenmarks) gehören, und wahrscheinlich muß zwischen diesen beiden Segmenten noch ein drittes, sie trennendes, unerregtes Segment liegen". Diese Regel findet nur im Gebiet des Trigeminus eine Ausnahme, indem hier auch auf benachbarten Ästen dieses Nerven liegende Warmpunkte bei gleichzeitiger Reizung unterschieden werden können.

Entsprechend den in der Richtung des Nervenverlaufs ausgezogenen Versorgungsgebieten oder Dermatomen der afferenten Hautnerven sind alle SRS in der Richtung des Verlaufs größer als quer zu ihm, am kleinsten aber für zwei symmetrisch zur Medianebene gesetzte Reize. Es besteht somit eine ausgesprochene Rechts-Links-Empfindungskomponente. Die Größenunterschiede sind recht erheblich. So betragen z. B. die SRS auf dem Rücken in Richtung der Intercostalnerven 16 cm, quer hierzu 9 cm, beidseitig horizontal 3,5 cm. Dieselben Gesetzmäßigkeiten haben die genannten Forscher auch für die SRS des Kältesinns im wesentlichen gültig befunden (H. Rein und H. Strughold), wobei zu bemerken, daß hier die Werte nur rund $^2/_5$ der vorstehenden betragen.

Neben den hier beschriebenen zeigen sich unabhängig davon, ob die Reize unterschieden werden können oder nicht, noch weitere gegenseitige Beeinflussungen gleichzeitig oder ungleichzeitig gesetzter thermischer Erregungen, wie sie ähnlich vom Drucksinn bekannt sind und bei diesem Erwähnung finden werden.

## Zur Theorie des Temperatursinnes.

E. H. Weber (l. c. S. 549) äußert seine Ansicht über die Erregungsbedingungen des Temperatursinnes in den Worten: „Es scheint als ob wir vielmehr den Akt des Steigens oder Sinkens der Temperatur unserer Haut als den Grad wahrnehmen könnten, bis zu welchem die Temperatur gestiegen oder gesunken ist." Er führt zwar selbst einen Versuch an, der dieser Ansicht zu widersprechen scheint: ,,Wenn man einen Teil der Haut des Gesichts, z. B. die Stirn, mit einem $+2^0$ R kalten Metallstabe einige Zeit, z. B. 30 Sekunden in Berührung bringt und denselben dann entfernt, so fühlt man ungefähr 21 Sekunden lang die Kälte an jenem Teile der Haut." Da nach Entfernung des Reizes die abgekühlte Haut sich langsam erwärmt, sollte man Warmempfindung erwarten. WEBER vermutet, daß die Kaltempfindung herrührt von den angrenzenden Hautteilen, die ihre Wärme an die abgekühlte Haut abgeben und dadurch sich selbst abkühlen.

E. HERING bestätigt die Beobachtung WEBERs, hält aber dessen Erklärung für unzureichend. Er entwirft daher eine neue Theorie, welche die Erregung von zwei Variablen abhängig macht: erstens von der jeweiligen Hauttemperatur und zweitens von dem Abstand derselben von dem physiologischen Nullpunkte, der bestimmt wird durch jene Temperatur, die weder kalt noch warm erscheint. Da nun diese Nullpunkttemperatur nicht konstant ist, sondern an einem Orte zu verschiedener Zeit, an verschiedenen Orten zu gleicher Zeit verschieden gefunden wird, bedarf die Theorie einer Ergänzung durch die Annahme eines Adaptationsvorganges, darin bestehend, daß jeder als warm empfundene Reiz den Nullpunkt nach oben, jeder kalt empfundene nach unten verschiebt, bis schließlich Reiz- und Nullpunktstemperatur zusammenfallen und damit die Erregung erlischt. Folgt beispielsweise auf einen Wärmereiz ein Kältereiz, so findet er den Nullpunkt nach oben verschoben und damit günstige Verhältnisse für seine Wirkung, da sein Abstand von dem physiologischen Nullpunkt größer geworden ist. HERING verlegt die als Adaptation bezeichnete Verschiebung des Nullpunktes in das Nervensystem, das er sich je nach der Art des Reizes assimilatorisch oder dissimilatorisch aus seiner Gleichgewichtslage herausgedrängt vorstellt. Jede Ausweichung in einer bestimmten Richtung erweckt Kräfte, die den Stoffwechsel gegen die Gleichgewichtslage zurückzuführen suchen und die Ausweichung nach der Gegenseite begünstigen.

Es bedarf keiner näheren Ausführung, daß mit der Entdeckung besonderer Empfänger für Kalt- und Warmreize durch BLIX die Theorie von HERING in ihren grundsätzlichen Gedanken nicht entkräftet wird, wenn sie auch einer Modifikation bedürfte. Die gegensätzliche Einflußnahme der beiden Empfindungsarten aufeinander und die Verschiebung des Nullpunktes könnte in einem zentralen Zusammenhang der beiden Leitungssysteme (,,gegenseitige alterative Wechselwirkung" nach A. v. TSCHERMAK) gesucht werden. Für diesen Teil des Nervensystems hält ja auch J. v. KRIES (l. c. S. 93) ein Pendeln des Stoffwechsels zwischen gegensätzlichen Phasen, verbunden mit entsprechenden Erregungserscheinungen in gewisser Begrenzung für denkbar.

Man wird aber vor allem fragen müssen, ob die theoretisch angenommene Begünstigung etwa der Kaltempfindung durch vorgängige Wärmereizung tatsächlich nachweisbar ist. Darauf geben nun Versuche über die Grenzen der Adaptation von E. GERTZ (l. c. S. 124) eine ganz klare, und zwar verneinende Antwort. Während bei Einstellung der Haut auf $24^0$ bereits eine Erhöhung der Temperatur um $0,1-0,2^0$ genügt, um eine Warmempfindung auszulösen, erhöht sich die Unterschiedsschwelle bei sinkender Einstellungstemperatur in zunehmendem Maße, so daß bei $8^0$ bereits eine Temperaturzunahme von 2 und mehr Grad zu dem genannten Erfolge erforderlich ist. Ähnliches, ja noch deutlicheres Wachsen der Schwellen für die gegensätzliche Empfindung zeigt sich bei der Einstellung der Haut auf hohe Temperaturen. Dies ist das gerade Gegenteil von dem, was nach HERINGs Adaptationstheorie geschehen sollte.

Weiter läßt sich zeigen, daß der oben beschriebene, zu überdauernder Kaltempfindung führende Versuch nicht, wie HERING meinte, in Widerspruch steht zu WEBERs Theorie, sondern aus ihr sehr wohl erklärbar ist in der Weise, wie Weber selbst bereits vermutete. Entsteht nämlich die den Reiz überdauernde Kaltempfindung dadurch, daß die Umgebung Wärme nach der gekühlten Stelle abgibt und damit selbst unter den Einfluß fallender Temperaturen gerät, so muß die Nachwirkung undeutlich werden oder ganz fehlen, wenn die Umgebung auf möglichst konstanter Temperatur gehalten wird.

Dies trifft nun in der Tat zu. Die Aufrechterhaltung der Ausgangstemperatur in der Umgebung der gekühlten Fläche geschieht am einfachsten durch den von Holm eingeführten, auf indifferente Temperatur eingestellten Schutzring, während der kühlende Temperator die Öffnung des Ringes ausfüllt. Wird der Temperator entfernt, während der Schutzring liegen bleibt, so hört die Kaltempfindung, wie Holm gefunden hat, sofort auf, wenn nicht sehr niedere Reiztemperaturen (5⁰ oder weniger) zur Anwendung kommen. Es findet eben im letzteren Falle trotz des Schutzringes immer noch ein beschränkter Wärmeausgleich durch die tieferen Hautschichten statt, wie die Versuche von Gertz (l. c. S. 27), besonders der Vergleich von thermischem und anästhetischem Schutzring ergeben haben. Immerhin ist selbst bei einer Reiztemperatur von 5⁰ die Nachwirkung sehr flüchtig und nur nach einer Kühldauer von weniger als 10 Sekunden bemerkbar, d. h. bei einer Reizdauer, die zu kurz ist, um ein einigermaßen konstantes Temperaturgefälle entstehen zu lassen. Dasselbe lehren übrigens auch die Versuche Holms *ohne* Schutzring, die eine Nachwirkung nur bei sehr niederen Reiztemperaturen und *kurzer* Reizdauer ergeben haben. Warmreize von 40 und 45⁰ liefern überhaupt keine nachdauernde Warmempfindung. Bei 15⁰ positiver oder negativer Temperaturdifferenz zwischen Haut und Reizkörper genügt demnach schon eine Reizdauer von weniger als 1 Minute, um das Temperaturgefälle aus der Umgebung soweit zu stabilisieren, daß es seine reizende Wirkung einbüßt.

Damit schwindet das von Hering für entscheidend gehaltene Bedenken gegen die Webersche Theorie, denn die sonstigen Einwände, die er gegen sie vorbringt, fußen nur auf Variationen des Weberschen Versuches. Kann demnach die Webersche Theorie noch immer als die beste Zusammenfassung der Erregungsbedingungen gelten, so bedarf es auch nicht mehr der Annahme einer in nervösen Vorgängen verankerten Adaptation. Die schwindende Wirksamkeit konstanter thermischer Reize erscheint als notwendige Folge des fortschreitenden Temperaturausgleiches. Es ist natürlich möglich, daß hinter der physikalischen Adaptation noch eine physiologische oder nervöse versteckt liegt; nachgewiesen ist sie aber bis jetzt nicht.

Für eine eigenartige Umgestaltung der Weberschen Theorie ist U. Ebbecke eingetreten, ausgehend von den Temperaturempfindungen, die entstehen, wenn in gekühlten Gliederabschnitten der Blutstrom vorübergehend unterbrochen und dann wieder freigegeben wird. So tritt z. B. am gestauten Unterarm, der durch einige Zeit in Wasser von 15⁰ getaucht war, nach Lösung der Binde eine durch Minuten andauernde Kaltempfindung auf, die als paradoxe Erregung des Kältesinnes durch das einströmende Blut aufgefaßt wird. Eine ähnliche Beobachtung an der Stirne wird in der oben besprochenen Untersuchung von Holm (l. c. S. 253) mitgeteilt und in gleicher Weise gedeutet. Er beruft sich dabei auf gewisse Erfahrungen Thunbergs (l. c. S. 425), die eine paradoxe Reizung des Kältesinns durch die Bluttemperatur als möglich erscheinen lassen.

Neben dem Einströmen des warmen Blutes in den gekühlten Gliederabschnitt kann indessen für die thermischen Empfindungen auch das Abströmen von kaltem Blut aus dem gestauten und wieder freigegebenen Gliederabschnitt von Bedeutung sein, eine Möglichkeit, die nach den oben S. 94 bereits angezogenen Temperaturmessungen von Lewis (l. c. S. 143) nicht unterschätzt werden darf. Zu beachten ist hierbei, daß die das kalte Blut aufnehmenden

Gliederabschnitte in ihrer Erregbarkeit nicht durch vorgängige Kühlung beeinträchtigt worden sind, sowie der weitere Umstand, daß thermische Reize, die sich auf größere und unscharf begrenzte Flächen erstrecken, schwankend und unsicher lokalisiert werden. Demnach erscheint die von EBBECKE vorgeschlagene Fassung der WEBERschen Theorie, dahingehend, daß jedes am Orte der Receptoren herrschende, genügend große Temperaturgefälle, gleichgültig welcher Richtung, die Erregungsbedingung darstelle, vorerst noch nicht ausreichend gestützt, ganz abgesehen davon, daß ihrer Durchführung noch andere Schwierigkeiten erwachsen.

Aus jüngster Zeit stammen zwei Versuche, die Theorie HERINGs zu stützen. H. HAHN hat teils allein, teils in Verbindung mit anderen in einer Reihe von Abhandlungen den Beweis anzutreten gesucht, daß für die Erregung der Temperaturnerven nicht die Temperaturveränderung, sondern die tatsächliche Temperatur bestimmend ist. Als entscheidend betrachtet er eine Versuchsanordnung, die er unter der Bezeichnung Grundversuch wiederholt beschrieben hat [H. HAHN (a—d)]. Sie besteht darin, daß die beiden Hände der Versuchsperson kurz nacheinander (in zeitlichem Abstand von etwa 3 Sekunden) in Wasser von 36⁰ getaucht werden, die linke nach einem Aufenthalt von 3 Minuten in Wasser von 16⁰, die rechte nach einem entsprechend langen in Wasser von 35⁰. In beiden Händen entsteht eine ungefähr gleichstarke Warmempfindung, aber nicht zu gleicher Zeit. Die linke erreicht das Maximum in etwa 3 Sekunden, d. h. im Moment des Eintauchens der rechten Hand, deren maximale Erregung schon in etwa 1 Sekunde eintritt.

Die Folgerung, daß die Empfindungen in linker und rechter Hand gleichstark sind, weil beide der gleichen Temperatur ausgesetzt sind, dürfte kaum zwingend sein. Ebensowenig ist die WEBERsche Theorie dadurch als widerlegt zu betrachten, daß das Empfindungsmaximum rechts früher auftritt, obwohl hier die gebotene Temperaturdifferenz nur 1⁰ beträgt gegen 20⁰ links. Der Aufenthalt der linken Hand in Wasser von 16⁰ für 3 Minuten ist keineswegs eine für den späteren Versuchsgang gleichgültige Maßnahme. Dies verrät sich schon dadurch, daß dumpfer Schmerz entsteht, der die Kühlung längere Zeit überdauert. Bei 19⁰ fehlt in der Regel dieser Schmerz, und doch ist die Haut in mehrfacher Beziehung verändert. Zunächst ist sie samt den unterliegenden Geweben stark gekühlt, ihre arteriellen Gefäße verengt, weshalb die Rückkehr in die Normaltemperatur geraume Zeit in Anspruch nimmt. Dann ist, wie der Gang der Unterschiedsschwellen bei wechselnder Hauttemperatur lehrt, ihre Erregbarkeit durch die Kühlung herabgesetzt, so daß es größerer Änderungen ihrer Temperatur bedarf, um einen bestimmten Erfolg zu erzielen und endlich treten starke reaktive Veränderungen auf: Hyperämie mit klopfendem Puls, ein Gefühl von Schwellung der Haut, Prickeln u. dgl. Der links und rechts gebotene Reiz darf demnach nicht nur nach der Temperaturdifferenz der netzenden Flüssigkeiten bemessen werden, es verlangen auch die verschiedenen physiologischen Zustände der beiden Hautflächen Berücksichtigung. Eine gewisse Vorsicht in der Deutung solcher Versuche erscheint daher geboten. Vom Standpunkt der psychologischen Methodik wäre zu sagen, daß es eine einigermaßen mißliche Aufgabe ist, die Intensität zweier Empfindungen zu vergleichen, die beide in fortschreitender Änderung begriffen sind und ihren Höhepunkt zu verschiedener Zeit erreichten. Man wird daher sagen können, daß die am Eingang dieses Abschnittes geschilderten einfachen Versuchsanordnungen als Beweise für die WEBERsche Theorie schwerer wiegen als der eben erwähnte wenig durchsichtige Grundversuch gegen dieselbe.

Endlich ist gegen diesen wie gegen jeden anderen der HERINGschen Theorie nachgebildeten Erklärungsversuch der grundsätzliche Einwand berechtigt, daß nicht recht einzusehen ist, wie Temperaturen als solche reizend wirken sollen, solange sie innerhalb der schmerzerregenden Grenzen bleiben. Zu jeder Art von Reizung bedarf es einer Arbeitsleistung an der nervösen Substanz bzw. an dem vorgeschalteten Transformator, die zwar meist äußerst klein, aber nicht Null sein kann. Temperaturen stellen so wenig eine Arbeitsleistung dar, wie Schwingungszahlen von Stimmgabeln oder wie Geschwindigkeiten, wenn sie auch als Faktoren in Energiemaße eingehen. A. Pütter [(a), l. c. S. 290] hat zwar die Vermutung ausgesprochen, die Temperatur wirke als Reiz dadurch, daß sie die Geschwindigkeit der chemischen Umsetzungen in den Sinnesorganen in positivem oder negativem Sinne beschleunigt; diese Auffassung ist indessen kaum mit der Erfahrung zu vereinigen, daß die Unterschiedsempfindlichkeit des Temperatursinnes am größten ist bei 28° und bei höheren wie tieferen Temperaturen abnimmt.

W. Heilbrun hat Thermonadeln in die Haut eingestochen und bei thermischer Reizung die zu erwartenden Ausschläge des Galvanometers beobachtet. Die Empfindungen setzten später ein als der galvanische Ausschlag und erloschen früher als dieser, hielten aber auch einige Zeit an bei Konstanz des Ausschlages. Die Folgerungen des Verfassers, daß Temperaturänderung nicht der adäquate Reiz sein kann, ist damit wohl noch nicht über allen Zweifeln gesichert. Bei sehr kleinflächigen Reizen, wie sie im vorliegenden Falle gebraucht wurden, ist die Störung des normalen Wärmestroms und die Ausbreitung des Reizes nach den Seiten und der Tiefe eine so verwickelte, daß es schwer sein dürfte, zu bindenden Schlüssen zu gelangen.

Ein gewisses Interesse für die Theorie besitzen auch die durch fremdartige (inadäquate) Reize hervorgerufenen Temperaturempfindungen, weil sie in Beziehung stehen zu den sog. *perversen Temperaturempfindungen,* über die von Zeit zu Zeit in der klinischen Literatur berichtet wird. Man versteht darunter ein Verhalten, bei dem Kältereize warm oder umgekehrt Wärmereize kalt empfunden werden (Strümpell). Die zweite Abnormität (perverse Kaltempfindung) findet sich nach Alrutz (b) bei herabgesetzter oder fehlender Warmempfindung, wenn die schon beim Normalen auslösbare paradoxe Kaltempfindung erhöhte Deutlichkeit gewinnt. Für die perverse Warmempfindung hat dagegen Alrutz ein physiologisches Analogon, d. h. paradoxe Warmempfindung nicht nachweisen können und sie wird wie oben (S. 99) bemerkt wurde, auch zur Zeit noch sehr bezweifelt. Sie wäre demnach eine rein pathologische Erscheinung. Es ist indessen zu beachten, daß nicht nur von Ungeübten brennender Schmerz leicht mit Warm- bzw. Heißempfindung verwechselt wird. Bei herabgesetzter oder fehlender Kaltempfindung können daher intensive Kältereize, z. B. Auflegen von Eisstückchen, sehr wohl den Eindruck von Wärmereizen machen. Eine weitere Quelle für Täuschungen ist dadurch gegeben, daß die Endigungen der Wärmenerven verhältnismäßig leicht mechanisch erregbar sind. Dies gilt besonders für Hautflächen, in denen infolge von Hyperämie, Entzündung oder chemischer Reizung bereits spontane Warm- oder Heißempfindung besteht [F. Hacker (a), H. Rein (b)]. Jeder Reizkörper, insbesondere auch ein kalter, wird dann als warm empfunden. Die Untersuchung derartiger Fälle geschieht meist in so primitiver Weise, daß aus den Aussagen der Versuchspersonen nichts Sicheres zu entnehmen ist. Eine Prüfung mit Reizkörpern, die nach Reizfläche, Druckwirkung und Temperatur definiert sind, würde wesentlich zur Klärung der Erscheinungen beitragen. Jedenfalls liegen bisher keine Beobachtungen vor, die dazu zwingen, in den perversen Temperaturempfindungen eine Durchbrechung des Satzes von der spezifischen Leistung (Energie) der beiden Nervenarten des Temperatursinns zu sehen.

## Literatur.
### Der Temperatursinn.

ALRUTZ, S.: (a) Skand. Arch. Physiol. (Berl. u. Lpz.) **17**, 94 (1905).  (b) Upsala Läk. för Förh. **3** (1897/98).

BARKER, L. F.: Dtsch. Z. Nervenheilk. **8**, 348 (1895). — BLIX, M.: (a) Upsala Läk. för Förh. **18**, 87 (1883).  (b) Z. Biol. **20**, 153 (1884). — BOEKE: s. CAJAL.

CAJAL, R. y.: Histologie du syst. nerveux. Paris 1909. — CECHERELLI: Internat. Mschr. Anat. u. Physiol. **25**. — COBET, R.: Erg. Physiol. **25**, 439 (1926). — CZERMAK, J.: Sitzgsber. Akad. Wiss. Wien **15**, 500 (1855).

DOGIEL, A. S.: Arch. mikrosk. Anat. **37**, 602 (1891). — DONALDSON, H. H.: Mind **10**, 399 (1885).

EBBECKE, U.: Pflügers Arch. **169**, 395 (1917).

FREY, V.: (a) Ber. Ges. Wiss. Leipzig **47**, 166 (1895).  (b) Z. Biol. **59**, 516 (1912).  (c) Z. Biol. **63**, 335 (1913).  (d) Z. Biol. **66**, 411 (1916).  (e) Sitzgsber. Physik.-med. Ges. Würzburg 18. Mai 1916.  (f) Z. Geburtsh. **87**, 256 (1923). — FREY, V. und W. WEBELS: Z. Biol. **74**, 173 (1921).

GERTZ, E.: Z. Sinnesphysiol. **52**, 1 u. 105 (1921). — GOLDSCHEIDER, A.: Ges. Abh. Bd. 1. Leipzig 1898. — GOLDSCHEIDER, A. und H. HAHN: Pflügers Arch. **206**, 308 (1924). — GOLDSCHEIDER, A. und G. JOACHIMOGLU: Pflügers Arch. **206**, 325 (1924). — GOLDSCHEIDER, FR und A. GOLDSCHEIDER: Ges. Abh. Bd. 1, S. 355. Leipzig 1898.

HACKER, F.: (a) Z. Biol. **61**, 243 (1913).  (b) Z. Biol. **64**, 214 (1914). — HÄGGQUIST, G.: Anat. Anz. **45**, 46 (1913); Handl. Akad. Stockholm **53**, Nr 2 (1915). — HAHN, H.: (a) Pflügers Arch. **215**, 133 (1926).  (b) Pflügers Arch. **217**, 36 (1927).  (c) Dtsch. med. Wschr. **1927**, Nr 13.  (d) Arch. f. Psychol. **65**, 41 (1928). — HAUER, P.: Z. Biol. **85**, 265 (1926). — HEAD, H.: Brain **31**, 380 (1908). — HEILBRUN, W.: Dtsch. Z. Nervenheilk. **101**, 290 (1928). — HERING, E.: Sitzgsber. Akad. Wiss. Wien, III, **75**, 1 (1877). — HOEPKE, H.: Handbuch mikr. Anat. Bd. 3 I, S. 41. 1927. — HOLM, K. G.: Skand. Arch. Physiol. (Berl. u. Lpz.) **14**, 242 u. 249 (1902).

KRAUSE, W.: Z. ration. Med. III. R., **5**, 28 (1858). — KRIES, J. v.: Allgemeine Sinnesphysiologie S. 93. Leipzig 1923.

LEHMANN, A.: Hauptgesetze des menschlichen Gefühlslebens. S. 35. Leipzig 1892. — LEWIS, TH.: Die Blutgefäße der menschlichen Haut, übersetzt von E. SCHILF. S. 143. Berlin 1928.

ORNSTEIN S.: Passow-Schaefers Beitr. **26**, 153 (1927).

PORZ, R. und H. STRUGHOLDs noch nicht veröffentlichte Versuche. — PÜTTER, A.: (a) Z. Biol. **74**, 247 (1921).  (b) Z. Biol. **81**, 309 (1924). — REIN, H.: (a) Z. Biol. **81**, 125 u. 141 (1924).  (b) Z. Biol. **82**, 189 (1924).  (c) Z. Biol. **82**, 513 (1924).  (d) Dtsch. Z. Nervenheilk. **101**, 284 (1928). — REIN, H. und H. STRUGHOLD: (a) Z. Biol. **82**, 553 (1924). (b) Z. Biol. **87**, 599 (1928). — RUFFINI, A.: (a) Mem. roy. Accad. Lincei IV, 7 (1894). (b) Sulla presenza etc. Siena 1898.

SCHRIEVER, H.: Z. Biol. **88**, 487 (1928). — SCHRIEVER, H. und H. STRUGHOLD: Z. Biol. **84**, 193 (1926). — SIMONELLI, F.: Internat. Mschr. Anat u. Physiol. **31**, 287 (1915). — SKRAMLIK, E. v.: Z. Sinnesphysiol. **56**, 123 (1925). — STRUGHOLD, H.: (a) Z. Biol. **80**, 371 (1923).  (b) Z. Biol. **83**, 515 (1925).  (c) Z. Biol. **84**, 311 (1926).  (d) Zbl. Ophthalm. **19**, 353 (1928). — STRUGHOLD, H. und M. KARBE: (a) Z. Biol. **83**, 189 (1925).  (b) Z. Biol. **83**, 297 (1925). — STRÜMPELL, A.: Dtsch. Arch. klin. Med. **28**, 45 (1881).

TANZI, E.: Riv. sper. Freniatr. **16** (1890). — THUNBERG, T.: Skand. Arch. Physiol. (Berl. u. Lpz.) **11**, 391 (1901). — TSCHERMAK, A. v.: Pflügers Arch. **122**, 115 (1908).

VINTSCHGAU, M. V. und E. STEINACH: Pflügers Arch. **41**, 367; **43**, 152 (1888).

WEBER, E. H.: d. WAGNERs Handwörterbuch der Physiologie Bd. 3 II, S. 481. Braunschweig 1844.

## 2. Der Drucksinn.

Wie bei dem Temperatursinn der Name nicht bezeichnend ist für dessen Leistung, so auch beim Drucksinn. Er sollte Deformationssinn heißen. Druck an sich ist kein Reiz. Der Luftdruck und dessen Änderungen, die bei Gewitterböen häufig sehr ausgiebig und rasch erfolgen, der Gewebsdruck, der Druck, dem der menschliche Körper unter Wasser ausgesetzt ist u. a. m. werden nicht wahrgenommen. Das gleiche gilt für örtliche Unterschiede des auf die Haut wirkenden Druckes, vorausgesetzt, daß das Gefälle einen gewissen Schwellenwert nicht übersteigt. Taucht man z. B. einen Finger bis zu seiner Basis in Quecksilber [G. Meissner (b)], so wächst der Druck gegen die Fingerspitze von dem Werte des Luftdrucks bis zu einem fast um $^1/_{10}$ Atmosphäre höheren stetig an und doch kommt es nicht zu einer Erregung, solange der Finger ruhig gehalten wird. Das gesamte Druckgefälle längs einer Strecke von 7 cm ist also unterschwellig. (Bei dem Versuche wird das Quecksilber zweckmäßig auf indifferente Temperatur erwärmt.) Dagegen besitzt ein sprunghafter Wechsel des Druckes von Ort zu Ort mehr oder weniger hohen Reizwert. Er führt zur Deformation der Haut und zu einer Änderung der Druck- und Spannungsverteilung im Innern derselben, wobei die hierfür empfindlichen Nervenenden in Mitleidenschaft gezogen werden. Die zur Erregung erforderliche Deformationsarbeit ist gegeben, wenn die Tiefe der Deformation und die jeweils einwirkenden Kräfte bekannt sind. Für kleine Deformationen genügt die Hälfte der maximalen Kraft.

Sieht man ab von örtlichen Verschiedenheiten im Bau der Haut, so könnte man vielleicht vermuten, daß der zur Erregung erforderliche Schwellenwert der Kraft nur von der Größe der deformierten Fläche abhängt und etwa proportional derselben wächst. Der Versuch bestätigt diese Erwartung nicht; die Abhängigkeit von der Fläche ist verwickelter und weiter zeigt sich die Geschwindigkeit der Deformation von maßgebendem Einfluß. Immer aber bedarf es einer Deformation von endlicher Größe, wenn ein Erfolg zustande kommen soll. Wie man sieht, sind die Reizbedingungen grundsätzlich die gleichen wie bei der mechanischen Reizung eines freiliegenden Nerven [Oinuma, v. Frey(f)]. Auch dort bedarf es zur Erregung einer Deformation und der Betrag derselben nimmt mit wachsender Geschwindigkeit ab bis zu einem nicht mehr unterschreitbaren Grenzwert, entsprechend wenigen Prozenten des Nervendurchmessers. Der Unterschied besteht nur darin, daß das Minimum der Deformationsarbeit für die Erregung des Drucksinnes von anderer Größenordnung ist als beim Nerven (etwa 10 000 mal kleiner). Die Wirksamkeit derart schwacher Reize ist nur verständlich, wenn zwischen ihnen und den Nerven Transformatoren eingeschaltet sind, die sog. Receptoren oder Empfänger des Drucksinnes.

## Bedeutung der Deformationsgeschwindigkeit.

Der Einfluß derselben auf die Reizwirkung ist von v. Frey [l. c. S. 189 (c)], mit Hilfe einer kleinen Federwage (Schwellenwage) näher untersucht worden, wobei für eine Reizfläche von 21 qmm folgende Werte gefunden worden sind:

| Belastungsgeschwindigkeit in g/sek | Schwellengewicht in g |
|---|---|
| 0,75 | 2,50 |
| 1,2 | — |
| 1,7 | 1,25 |
| 2,6 | 0,50 |
| 3,5 | 0,41 |
| 4,4 | 0,33 |
| 5,3 | 0,25 |
| 6,25 | 0,25 |

Vier dieser Werte sind in Abb. 41 dargestellt, wobei die Zeiten nach rechts, die deformierenden Kräfte nach oben aufgetragen sind. Setzt man, was für geringe Deformationen zulässig ist, die Tiefe der Deformation den Kräften proportional, so entspricht die Neigung der vom Anfangspunkt des Koordinatensystems ausgehenden Geraden der Deformationsgeschwindigkeit, die Höhe, bis zu der sie ansteigen, der Deformationstiefe. Sinkt die erstere auf ein Achtel

des höchsten Wertes, so wächst letztere auf das Zehnfache. Endlich gibt es
Deformationsgeschwindigkeiten von so kleinem Werte, daß sie, trotz einer an
sich genügenden Deformationstiefe, nicht zur Erregung ausreichen. So können
z. B. sog. passive oder geführte Gliederbewegungen, bei denen die Haut Span-
nungsänderungen erleidet, unbemerkt bleiben, wenn sie mit genügender Langsamkeit erfolgen. Für den peripheren Nerven ist der entsprechende Fall gegeben

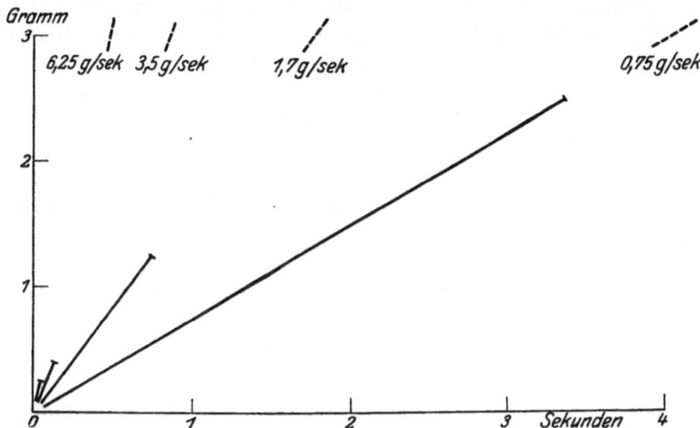


Abb. 41. Abhängigkeit des Schwellengewichtes (in g) von der Belastungsgeschwindigkeit (in g/sek).
Reizfläche 21 qmm.

bei dem „Einschlafen“ der Glieder. Die unter Verdrängung von Gewebssaft
allmählich wachsende Deformation des Nerven lähmt ihn ohne vorgängige
Erregung.

## Verblassen der Druckempfindungen
## (sog. Anpassung oder Einstellung).

Setzt man ein Gewicht auf die Haut, oder läßt man einen Körperteil mit
seiner eigenen Schwere auf einer starren Unterlage ruhen, so ist die entstehende
Empfindung nur anfangs deutlich. Sie schwächt sich weiterhin ab und schwindet
schließlich ganz. Bringt man einen leichten Fühlhebel, an dessen Achse ein
Spiegelchen befestigt ist, mit der oberen Fläche des Gewichtes in Berührung,
so sieht man das auf die Zimmerwand geworfene Bild der Lichtquelle mehr und
mehr nach abwärts rücken, zuerst rasch, später langsamer. Die durch das
Gewicht hervorgerufene Deformation erreicht die endgültige Tiefe, die dem
Gleichgewicht zwischen Belastung und elastischer Gegenkraft entspricht, nicht
sofort, sondern in asymptotischer Annäherung. Die Verzögerung ist hauptsächlich bedingt durch den Reibungswiderstand, den der Gewebssaft bei seiner
Verdrängung zu überwinden hat. Nach dem Abheben des Gewichtes hinterbleibt ein negativer Abdruck seiner Grundfläche, der als Nachbild des Druckes,
kurz *Druckbild*, beschrieben worden ist [v. FREY (c), 1. c. S. 184]. Dasselbe
schwindet allmählich wieder unter Herstellung des ursprünglichen Turgor.

Solange das Einsinken des Gewichtes dauert, erfährt auch die Spannungs-
und Druckverteilung im Innern der Haut Änderungen, die als Reize wirken,
soweit sie mit genügender Geschwindigkeit geschehen. Da sich nun das Sinken
des Gewichtes mehr und mehr verlangsamt, muß schließlich die Geschwindig-
keitsschwelle unterschritten werden, womit die Empfindung aufhört.

Daß diese Deutung des Verblassens zutreffend ist, ergibt sich aus den Versuchen von v. FREY und A. GOLDMAN, in denen der zeitliche Verlauf des Verblassens näher verfolgt worden ist. Sie setzten einen Dauerreiz von solcher

Stärke, daß er länger als 4 Sek. bemerkbar blieb und ließen während dieser Zeit bald früher, bald später einen abstufbaren Momentanreiz (Stoßreiz) als Vergleichsreiz einfallen, der die Haut an anderer Stelle traf. Auf diese Weise war es möglich, das Verblassen der dem Dauerreiz entsprechenden Empfindung messend abzutasten.

Abb. 42 gibt die Darstellung eines derartigen Versuchsganges für drei Reizflächen, 0,2—1,8 qcm, und 3 Belastungen 19—43 g. Vergleichende Prüfungen wurden ausgeführt in Abständen von $^1/_8$—3 Sek. nach Beginn des Dauerreizes. Jede der drei Kurven fällt innerhalb dieser Zeit zu niedrigeren Empfindungsstärken ab (bis zur Hälfte und weniger des ursprünglichen Wertes), am wenigsten die oberste (große Reizfläche und Belastung).

In guter Übereinstimmung mit dem psychologischen Erfolg hat sich auch objektiv zeigen lassen, daß von zwei subjektiv gleich starken Reizen der mit größerer Fläche später die endgültige Gleichgewichtslage erreicht (v. Frey und A. Goldman, l. c. S. 197).

Wie der zeitliche Verlauf des Verblassens lehrt, hat die Erscheinung keine Ähnlichkeit mit den Erregbarkeitsschwankungen, die unter dem Namen des Refraktärzustandes bekannt sind und darin bestehen, daß in unmittelbarer Folge des Reizes die Erregbarkeit auf Null sinkt, um allmählich wieder zu voller Höhe aufzusteigen. Näher liegt die Auffassung als Ermüdung, doch ist auch diese auszuschließen, weil nach einer Belastungsdauer, die zum Schwinden der Druckempfindung geführt hat, die Entlastung gefühlt wird, wenn auch im allgemeinen schwächer als die Belastung. Weiter unten wird gezeigt werden, daß hierfür dieselben Empfänger verantwortlich zu machen sind, wie für die Belastungsempfindung. Ferner ist bekannt, daß vibrierende mechanische Reize von 100 und mehr Schwingungen in der Sekunde nahezu unbegrenzt lange wirksam bleiben können.

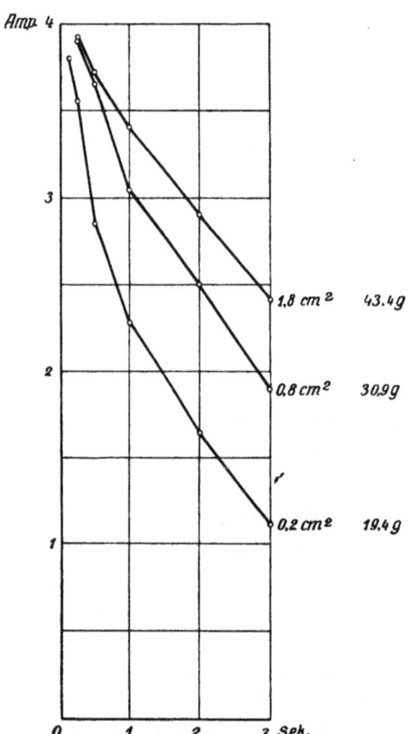


Abb. 42. Verblassen der Druckempfindungen während (3 Sek.) andauernder Reizung in ihrer Abhängigkeit von Reizfläche und Reizstärke.

Es hat somit den Anschein, als ob das Verblassen der Druckempfindungen nichts weiter sei, als der subjektive Ausdruck der sinkenden Deformationsgeschwindigkeit. Wäre dies richtig, so müßte nach Unterbrechung einer Dauerbelastung sofort wieder die volle Anspruchsfähigkeit vorhanden sein. Dies ist indessen nicht der Fall. Stärkere und namentlich länger dauernde Deformationen hinterlassen an ihrem Orte einen Zustand herabgesetzter Erregbarkeit, der sich erst allmählich in Sekunden oder Minuten verliert. Da nach dem oben Gesagten von einer durch übermäßige Erregung bedingten nervösen Erschöpfung nicht die Rede sein kann, besteht eine gewisse Wahrscheinlichkeit, daß der Reiz noch andere als nur erregende Wirkungen entfaltet. Vor allem wird daran zu denken sein, daß die mit der Deformation verbundene Drucksteigerung die

Blutversorgung der Haut örtlich beeinträchtigt, was sich in den oberflächlichen Schichten derselben, wo die Empfänger des Drucksinnes liegen, am meisten bemerkbar machen wird und zu einer unzureichenden Ernährung derselben führen kann. Diese Vermutung wird gestützt durch die wohlbekannte Erfahrung, daß Versuche über die Leistungen des Drucksinnes nur bei guter Durchblutung der Haut brauchbare Ergebnisse liefern, dagegen bei blasser Haut, z. B. in kühlen Räumen, wenig ergiebig sind.

Aus dem Vorstehenden ist zu folgern, daß es nicht angebracht ist, das Verblassen der Druckempfindungen als eine Erscheinung aufzufassen, die „zu der Gruppe der Einstellungs-, Anpassungs- oder Adaptationsvorgängen" gehört (v. Frey und A. Goldman, l. c. S. 184). Insbesondere besteht keine ersichtliche Ähnlichkeit mit den Vorgängen, für die im Gebiete des Gesichtssinnes der Ausdruck Adaptation geschaffen worden ist.

Das sinnesphysiologische Ergebnis jeder dauernden Deformation der Haut bestünde somit in zwei streng zu trennenden Vorgängen. Erstens in einer sofort auftretenden mehr oder weniger rasch abklingenden Erregung, entsprechend der dem Werte Null zustrebenden Deformationsgeschwindigkeit und zweitens in einer Herabsetzung der Erregbarkeit, vermutlich infolge ungenügender Ernährung der betroffenen Empfänger.

Unter pathologischen Verhältnissen kann diese Erregbarkeitsabnahme so beträchtlich und namentlich so nachhaltig sein, daß der Schwellenermittlung und anderen messenden Prüfungen ernstliche Schwierigkeiten erwachsen. Es ist dies die von H. Stein entdeckte, als *Schwellenlabilität* bezeichnete Abnormität. Ungeklärt ist zur Zeit, ob es sich bei ihr um mangelhafte Ernährung der Haut, um eine ungewöhnlich leichte Erschöpfbarkeit der Empfänger oder um zentrales Versagen handelt.

## Druck und Zug.

In den einleitenden Bemerkungen über den Drucksinn ist auf die Bedeutung der Deformation als auslösenden Reiz hingewiesen und erwähnt worden, daß mit ihr Änderungen in der Spannungsverteilung im Innern der Haut einhergehen. Das bindegewebige Gitterwerk, aus dem das Corium besteht, wird wie eine Brückenkonstruktion teils auf Druck, teils auf Zug beansprucht bzw. in seiner natürlichen Spannung teils erhöht, teils erniedrigt. Man könnte vermuten, daß für die Wahrnehmung dieser entgegengesetzten Beanspruchungen auch verschiedene Empfänger vorgesehen sind. Die Versuche von M. v. Frey (d) und G. P. Clark sprechen aber nicht in diesem Sinne. Dieselben haben nämlich gelehrt, daß für eine gegebene, beliebig zu wählende Hautstelle die Schwellen für Druck und Zug praktisch übereinstimmen, daß für Druckreize hoch-, gering-, bzw. nicht empfindliche Stellen sich ebenso gegen Zugreize verhalten, daß die Wirkung von Druck- und Zugreizen in gleicher Weise von der Deformationsgeschwindigkeit abhängt und endlich, daß Druck- und Zugreize, namentlich solche von kleiner Fläche, kurzer Dauer und geringer Stärke subjektiv nicht unterscheidbar sind. Gelingt die Unterscheidung bei stärkeren usw. Reizen, so bedarf es dazu längerer Zeit als für die einfache Feststellung, daß eine Reizung erfolgt ist. Die Unterscheidungsurteile werden außerdem durch Übung sicherer, weil die Versuchsperson lernt auf, örtliche Verschiedenheiten in der Ausbreitung der Deformation in den beiden Fällen zu achten.

Endlich ist auch die Entlastungsempfindung [v. Frey (a), l. c. S. 98] ein Beweis für den gleichen Reizwert der beiden entgegengesetzten Beanspruchungen, Das Schwinden einer Deformation ist ja die völlige Umkehrung der Vorgänge bei ihrer Entstehung und doch ist der subjektive Eindruck beider, besonders bei kleinflächigen und schwachen Reizen, qualitativ genau der gleiche und höchstens in intensiver Hinsicht verschieden insofern, als die Entlastung meist, aber nicht immer, den schwächeren Reiz darstellt. Letzteres erklärt sich aus der Langsamkeit, mit der die Haut nach länger dauernden Deformationen in ihre ursprüngliche Gleichgewichtslage zurückzukehren pflegt.

## Der Einfluß des Reizortes.

Unterschiede in der Druckempfindlichkeit der Körperteile sind einer der Gründe, warum gewisse unter ihnen beim Tasten bevorzugt werden. H. E. Weber [(b), l. c. S. 548] versuchte auf zweierlei Weise zu einer Messung dieser Unterschiede zu gelangen. Er legte gleichzeitig auf die Enden der Finger und auf den Unterarm Gewichte, die der Versuchsperson gleich schwer erschienen und fand, daß dies eintrat, wenn die Gewichte sich zueinander verhielten wie 6 : 7. Demnach wäre die Empfindlichkeit der Finger um $17\%$ höher als die des Unterarms. Ein anderes Verfahren bestand darin, daß er die relative Unterschiedsschwelle (siehe unten) für Gewichte einmal an den Fingern, dann in der Mitte des Unterarms bestimmte. Sie betrug im ersten Falle $4\%$ des Grundgewichtes, im zweiten $9\%$. Demnach wäre die Empfindlichkeit der Finger mehr als doppelt so groß als die des Unterarms.

Diese Versuche lassen bereits die ganze Schwierigkeit der Fragestellung erkennen. Auf das Ergebnis einer solchen Prüfung haben Einfluß außer der wechselnden Dicke der Epidermis, die ebene oder gewölbte Gestalt der Haut, Behaarung oder Haarlosigkeit, die Dichte ihrer Innervation, die Größe der gewählten Reizfläche, die Wahl des Maßstabes zur Messung der Empfindlichkeit, endlich, und nicht im geringsten Maße, die Art der Vergleichung, d. h. die Fragestellung im Sinne der psychologischen Methodik.

Die von so vielen Vorfragen umzäunte Aufgabe harrt auch heute noch der Lösung. Immerhin sind in neuerer Zeit eine Anzahl von Erfahrungen gewonnen, die erkennen lassen, in welcher Richtung eine Klärung zu suchen sein wird. Die wichtigste Förderung erhielt die Frage durch M. Blix (a), der, von ganz anderen Überlegungen ausgehend, veranlaßt wurde, sehr kleinflächige Reize von abstufbarer Stärke anzuwenden. Dies führte zur Entdeckung der dem Drucksinn zugehörigen Sinnespunkte, der Druckpunkte, d. h. jener Orte auf der Haut, welche auf schwellenmäßige deformierende Reize kleinster Fläche allein noch ansprechen.

## Aufsuchen der Druckpunkte mit meßbaren Reizen.

M. Blix (b) verwendete zu diesem Zwecke einen Fallapparat, bestehend aus einem sehr leichten Hebel, Strohhalm, an dessen freiem Ende ein nach abwärts gerichtetes Stück eines Pferdehaares geklebt war. Es konnte sowohl das Drehmoment der Schwere an dem Hebel, wie der Fallwinkel auf bestimmte Werte eingestellt werden. Die Kraft des Stoßes wurde dynamometrisch gemessen und in Gewichtsmaß ausgedrückt. Hat auch die geringe Handlichkeit der Einrichtung nicht zu ihrer weiteren Verwendung geführt, so ist sie doch insofern bemerkenswert, als schon bei diesem ersten Versuche einer kleinflächigen Reizung der Forderung nach einer objektiven Reizmessung in echt wissenschaftlicher Weise Rechnung getragen worden ist. Durch spätere Untersucher, welche glaubten, diese Forderung vernachlässigen zu können, sind vielerlei ungereimte und verwirrende Angaben in das Schrifttum gelangt (Goldscheider, Bd. 1).

Größere Bequemlichkeit und Verwendbarkeit auf allen zugänglichen Körperstellen bieten die durch v. Frey (a) eingeführten „Reizhaare" (Abb. 43).

Ein Haar, für starke Reize eine Borste, wird in stumpfem Winkel an das Ende eines leichten Holzgriffes geklebt, so daß die konkave Seite der Krümmung dem Griffe zugekehrt ist. Die Brauchbarkeit des Haares als Reizmittel besteht darin, daß es, gegen die Haut gestoßen, einen Druck ausübt, der einen gewissen Grenzwert nicht übersteigt. Derselbe wird auf einer kleinen Wage bestimmt und behält bei richtiger Behandlung seine Gültigkeit auf Jahre hinaus. Das Auftreten dieses *maximalen Kraftwertes* hängt damit zusammen, daß von einer gewissen Gegenkraft ab das Haar nicht nur seine Krümmung erhöht, sondern sich aus seiner Krümmungsebene herausdreht und gewissermaßen spiralig aufrollt [Frey (c), l. c. S. 210]. Es wird dann nicht mehr auf seinen Biegungs- oder Stauchungswiderstand, sondern auf den geringeren Torsionswiderstand beansprucht. Wichtig ist, daß mindestens $90^0/_0$ dieses maximalen Kraftwertes bereits *ohne wesentliche Verbiegung* des Haares erreicht werden, also auch ohne Kanten der dem Haarquerschnitt gleichen Reizfläche (vgl. hierzu Foucault, l. c. S. 27). Bei solchem Gebrauch des Haares ist man sicher, daß es stets mit seinem vollen Querschnitt auf die Haut drückt. Ein Satz Reizhaare, der in wenigen passend gewählten Stufen von einigen Zentigramm bis etwa 1 g aufsteigt, wird für die meisten Untersuchungen ausreichen.

Es ist nicht möglich, einen solchen Satz von Reizhaaren gleicher Dicke herzustellen; es würde sonst, wenn die Haare dünn sind, nötig sein, für die hohen Reizstufen Stücke von wenigen Millimeter Länge zu verwenden, oder aber, wenn sie dick sind, für die niederen Reizstufen sehr lange Stücke. Beides ist unhandlich und erschwert Eichung und Gebrauch. Nimmt man aber, wie es sich empfiehlt, Haare verschiedener Stärke (Frauenhaare, Barthaare, feine Schweinsborsten, Schwanzhaare des Pferdes), so fallen die Querschnitte sehr

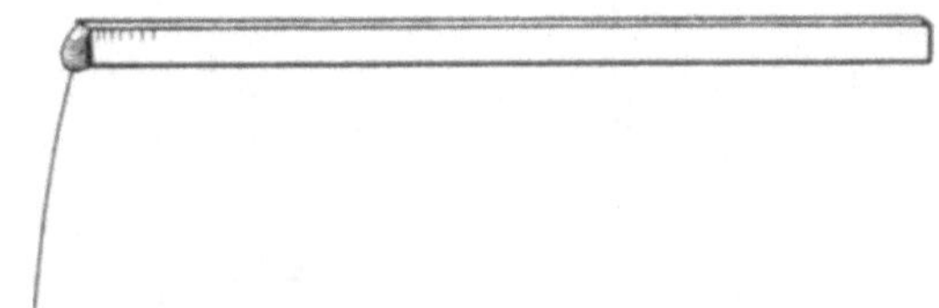

Abb. 43. Reizhaar zur Aufsuchung der Druckpunkte und Bestimmung ihrer Reizschwellen.

verschieden aus und Reize gleicher Kraft sind dann nicht mehr als gleichwertig zu betrachten. Nach den Abbildungen in Sobottas Histologie und J. Kyrles Vorlesungen kommt den Meissnerschen Körperchen ein Querschnitt von 0,0007—0,0008 qmm zu. Die Querschnitte der Reizhaare bewegen sich dagegen zwischen etwa 0,01 und 0,05 qmm, also zwischen dem 12- und 60-fachen der obigen Werte. Man kann unmöglich annehmen, daß es für die Wirkung auf das Nervenende gleichgültig ist, ob die eine oder andere Reizfläche zur Anwendung kommt und der Versuch bestätigt die Ungleichheit ihrer Wirkung (s. unten S. 124). Die Berücksichtigung der Reizfläche bzw. des Halbmessers des Haares gewährt aber noch den weiteren Vorteil, daß die von verschiedenen Beobachtern mit Reizhaaren erhobenen Befunde vergleichbar werden, sowohl untereinander wie auch mit den Wirkungen großflächiger Reize.

v. Frey hat in seinen ersten Mitteilungen [v. Frey (a u. b)] die Kräfte durch die Flächen dividiert, den Reizwert also in spezifischem oder hydrostatischem Druck gemessen. In besonders darauf gerichteten Versuchen hat es sich indessen herausgestellt, daß diese Bezugsetzung weder für Schwellenbestimmungen mit Reizhaaren, noch für solche mit großen Flächen zu vergleichbaren Werten führt, daß dies dagegen in befriedigender Weise gelingt, wenn die Kraft auf den Radius der Reizfläche bezogen wird [v. Frey (c), l. c. S. 228]. Da dieser Quotient, gleich einer Spannung, die Dimension m t$^{-2}$ besitzt, möge er der *Spannungswert* des Reizes heißen. Wird die Kraft in Gramm und der Radius in Millimeter bestimmt, so wird man mit den Reizen 1—20 g pro Millimeter (g/mm) wohl in fast allen Fällen das Auskommen finden.

## Lage und Dichte der Druckpunkte.

Führt man mit einem Reizhaar von 5 g/mm Spannungswert kurze Stöße gegen eine Hautstelle, wobei man die Haare (wenn sie solche trägt) zweckmäßig vorher entfernt, so findet man neben Orten, die ansprechen, zahlreiche andere, die das nicht tun. Die Empfindung bald deutlich, bald weniger so, kann als Berührung, als Stoß, zuweilen leicht oszillierend oder auch als Kitzel gelten.

Geht man mit der Reizstärke herab, so nehmen die nicht erregbaren Flächenstücke an Größe zu, während die erregbaren mehr und mehr zu punktartiger
Enge zusammenschrumpfen. Die Einengung des Wirkungsbereiches bei sin-
kendem Reiz erfolgt in annähernd konzentrischen Kreisen, um die Orte niedrigster Schwelle und umgekehrt breitet sich der Wirkungsbereich konzentrisch
aus, wenn die Reizstärken wachsen. Wird nur ein einziges, wenig überschwelliges
Reizhaar benützt, so ist seine Wirkung am deutlichsten im Mittelpunkt dieser
konzentrischen Zonen und nimmt mit der Entfernung von denselben rasch bis
zum Schwinden ab. Die Orte höchster bzw. letzter Reizwirkung sind als die
Druckpunkte anzusprechen.

Auf den behaarten Hautflächen finden sie sich regelmäßig auf der Luvseite
der Haare [v. FREY (a), l. c. S. 287], über den Haarbälgen, und zwar gehört
i. a. zu jedem Haar ein Druckpunkt. Fertigt man von einer Hautstelle in etwa
fünffacher linearer Vergrößerung eine Karte der vorher mit schwellenmäßigen

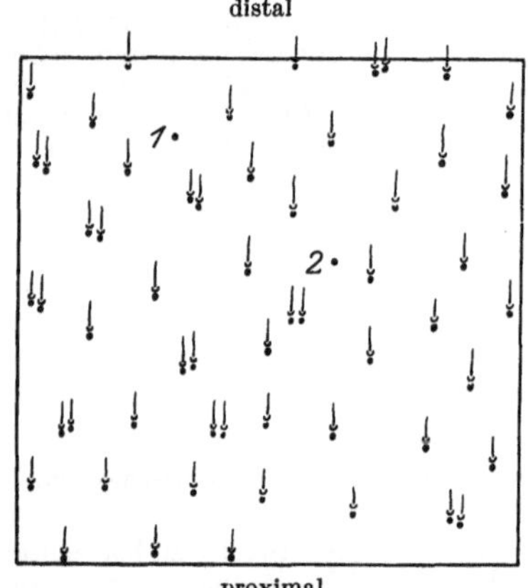


Abb. 44. Unterarm, Volarseite Mitte. Anordnung
der Druckpunkte (Haare), einzeln und paarweise
innerhalb einer Fläche von 2 qcm.    Lineare
Vergrößerung 3¹/₃ mal.
◡ Austrittsstelle des Haares,
● Druckpunkt,
1 und 2 anscheinend haarlose Druckpunkte.

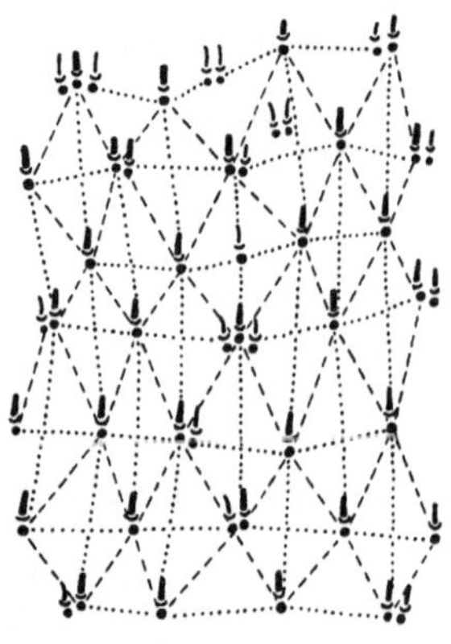

Abb. 45.
Es bedeuten:
● Druckpunkt
◡ Austrittsstelle des Haares.
❘ Haar gekürzt.
(Nach H. STRUGHOLD.)

Reizen bestimmten und bezeichneten Druckpunkte, so zeigen diese die den
Haarbälgen entsprechende sog. quincunxiale Anordnung in alternierend gestellten Reihen (Abb. 44). Bei Verbindung der Punkte, wie in Abb. 45 durch
gestrichelte Linien, entsteht ein Netz mit rhomboidalen Maschen. Häufig stehen
an den Verknüpfungsstellen des Netzes die Haare paarweise oder zu dritt,
wobei dann in der Regel jedes derselben einen Druckpunkt aufweist. Beim
menschlichem Fetus stehen die Haare in Büscheln oder Gruppen, abwechselnd
zu drei und fünf, von welchen das Mittelhaar das stärkste und am frühesten
entwickelte ist (Abb. 46). Im Laufe des Lebens findet also eine Verminderung
des Haarkleides statt, teils als Ausdruck des Alterns, teils infolge von Ver-
schwärungen und anderen verödenden Einwirkungen. Fällt das Haar aus,
ohne nachzuwachsen oder wird es entfernt, so ist damit nicht notwendig der
Verlust des zugehörigen Sinnesapparates verknüpft (STETSON).

Aus dem Vorstehenden folgt, daß die Dichte der Haare und die der Druckpunkte sich i. a. decken. *Bestimmungen der Haardichte* sind mehrfach in Form
von Stichproben auf einer größeren Zahl von Hautstellen ausgeführt worden,
wobei nur die Mittelhaare Berücksichtigung gefunden haben [v. BRUNN, EXNER,

v. Frey (y), Kiesow (c) u. a.]. Die gefundenen Zahlen bewegen sich zwischen einem Maximum von 300/qcm am Scheitel und 7/qcm am Unterschenkel. Andererseits liegen auch Untersuchungen vor, die sich die *Aufsuchung und Bezeichnung aller Druckpunkte* innerhalb abgegrenzter Gebiete zur Aufgabe stellen [Strughold (b)]. Die hierbei ermittelten Werte bewegen sich in denselben Grenzen wie die der Haardichte, so daß auch auf diesem Wege die Zusammengehörigkeit von beiden sichergestellt ist.

An den unbehaarten Hautflächen, die rund $5\%$ der Körperoberfläche ausmachen, gibt es kein äußerlich sichtbares anatomisches Merkmal für die Lage der Druckpunkte. Man ist hier auf die experimentelle Feststellung angewiesen, die zweckmäßig zunächst im Selbstversuch erfolgt und nach Bezeichnung der Punkte von einer zweiten Person zu überprüfen ist. Dabei zeigt sich an den

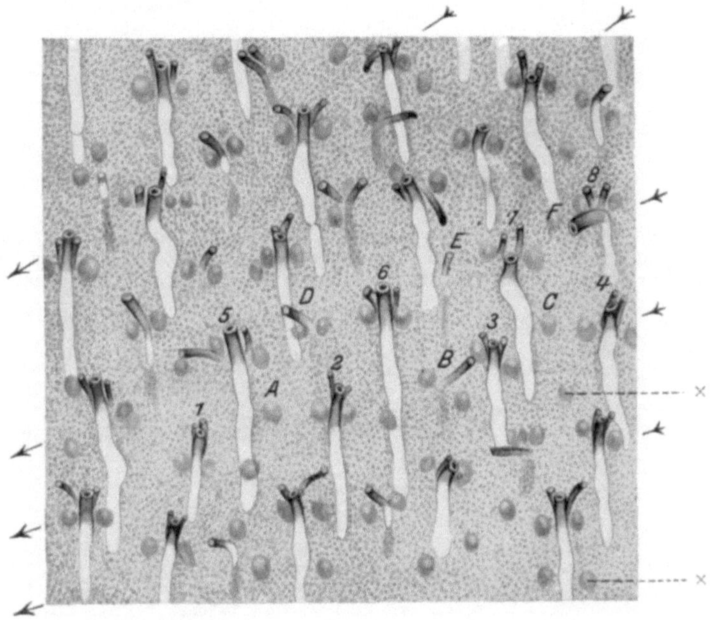

Abb. 46. Flächenbild eines Stückes abgelöster Epidermis von unten her betrachtet. Fet. hum. 4 menses. 40 mal vergr. Die hellen Streifen sind die durchschimmernden Haarkanäle. In den Pfeilrichtungen stehen abwechselnd Dreier- und Fünfergruppen, erstere z. T. mit Buchstaben, letztere mit Zahlen bezeichnet. × überzählige Keime. (Nach Ph. Stöhr sen.)

Gliedern beim Übergang von behaartem auf das unbehaarte Gebiet zunächst eine annähernd gleiche Anordnung und Dichte der Punkte, wie auf ersterem. Mit der Annäherung an die Gliederenden rücken sie aber immer näher zusammen, so daß z. B. an der Volarseite des Armes ihre Zahl von 15 pro Quadratzentimeter in der Mitte des Unterarms auf 40 am Handgelenk und auf über 100 am Daumenballen wie am ulnaren Rand der Hohlhand steigt. An den Fingern endlich, insbesondere an deren Enden, ist es überhaupt kaum noch möglich, eine sichere Aufnahme zu erzielen, weil die dichte Häufung der Punkte und zugleich die Mächtigkeit der Epidermis die isolierte Reizung einzelner verhindern.

Auf Grund der zur Zeit vorliegenden statistischen Erhebungen hat v. Frey die auf der Haut des Rumpfes und der Glieder vorhandenen Druckpunkte auf eine halbe Million geschätzt [v. Frey (c), l. c. S. 222]. Wollte man außer den Mittel- oder Haupthaaren auch Neben- und Beihaare mit ihren Druckpunkten einrechnen, endlich auch sämtliche Punkte des Kopfes, so würde sich die Zahl wesentlich erhöhen.

## Schwellenbestimmungen an Druckpunkten,
## mittlere Punktschwelle einer Hautfläche.

Bei Prüfung einer Hautstelle auf ihre normale, gesteigerte oder verminderte Druckempfindlichkeit genügen die gewöhnlich angewendeten Reize wie Berührung mit dem

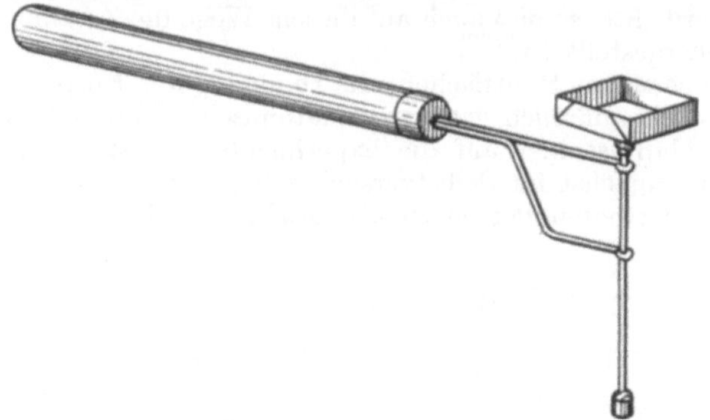

Abb. 47. Vorrichtung zur Schwellenbestimmung der Druckempfindung.

Finger oder einem Stecknadelkopf, nur im Falle grober Unterschiede. Besser ist ein feiner weicher Pinsel, mit dem sanft über die Haut gestrichen wird. Die Grenzen unter- bzw. unempfindlicher Gebiete lassen sich auf diese Weise rasch und ziemlich genau aufzeigen.

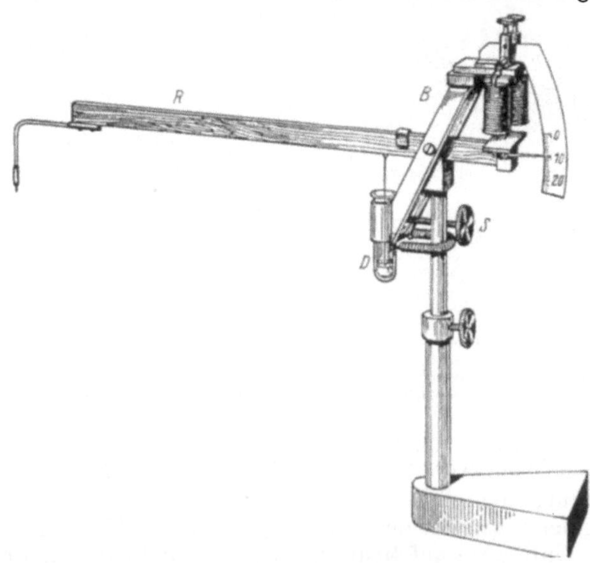


Abb. 48. v. Freys Ankerhebel.
R Reizhebel, fast äquilibriert, das nach abwärts gerichtete Drahtende auf der Haut ruhend gedacht. B drehbarer Bügel als Träger des Elektromagneten. S Schraube zur Einstellung des Bügels B, d. h. zur Annäherung oder Entfernung des Elektromagneten an bzw. von dem Anker. D Dämpfungsscheiben in einem Gefäß mit flüssigem Paraffin auf- und abgleitend.

Jeder stärkere Druck ist aber zu vermeiden, weil dadurch die Haut gespannt und verschoben, das deformierte Gebiet in unbekannter Ausdehnung vergrößert wird. Das Verfahren ist auch nicht zu einer Schwellenmessung geeignet.

Hiezu ist auf horizontal ausgerichteten Hautflächen ein Verfahren brauchbar, welches durch beistehende Abb. 47 erläutert wird. Ein leichter Stab, Draht, Holz, Strohhalm wird unten mit einer Korkscheibe, oben mit einem Papierkästchen versehen, das zur Aufnahme von Gewichten dient. Der Stab erhält eine Führung in zwei Ösen, die ihrerseits in einem Griffe befestigt sind. Beim Niedersetzen des Korkes auf die Haut gleiten die Ösen ohne merkliche Reibung an dem Stabe herab und geben das Gewicht frei, das mit seinem vollen Werte auf die Haut drückt (HACKER). Eine derartige Einrichtung wird auch von FOUCAULT (l. c. S. 34) empfohlen. Das Verfahren besticht durch seine Einfachheit, doch ist zu beachten, daß die Tiefe der Deformation nicht nur von der Größe des Gewichts abhängt, sondern auch von der lebendigen Kraft, mit der es auf die Haut trifft. Gleichförmige Geschwindigkeit des Aufsetzens ist daher zu verlangen, wenn die Reize vergleichbar sein sollen. Diesem Bedenken weniger ausgesetzt ist die Reizung mit Ankerhebel (HANSEN), bei dem das Überschreiten der Gleichgewichtslage durch Öldämpfung verhindert ist (Abb. 48). Der Wechsel der Reizfläche geschieht hierbei in der Weise, daß Messingscheibchen von der gewünschten Größe auf die Haut geklebt werden. Das nach unten gebogene Drahtende des Ankerhebels greift mit einer leicht zu bestimmenden Kraft im Mittelpunkt der Scheibe und senkrecht zu ihrer Fläche an. Eine noch vielseitigere Verwendung zur Schwellenbestimmung gestatten aber Reizhaare, wenn sie nach der oben (S. 117) angegebenen Anweisung geeicht sind. Ihre Masse ist so gering, daß Trägheitsschwingungen nicht zu befürchten sind.

Es gibt zwei Wege des Vorgehens: der *eine* verzichtet auf das Aufsuchen der Druckpunkte und begnügt sich damit, eine abgegrenzte Hautfläche mit Reizen verschiedener Stärke in systematischer Weise abzusuchen (FRANZ und v. WEIZSÄCKER). Ermittelt wird der Prozentsatz wirksamer Reize. Man kann das Ergebnis darstellen durch Kurven nach Art der Abb. 49, die sich um so steiler

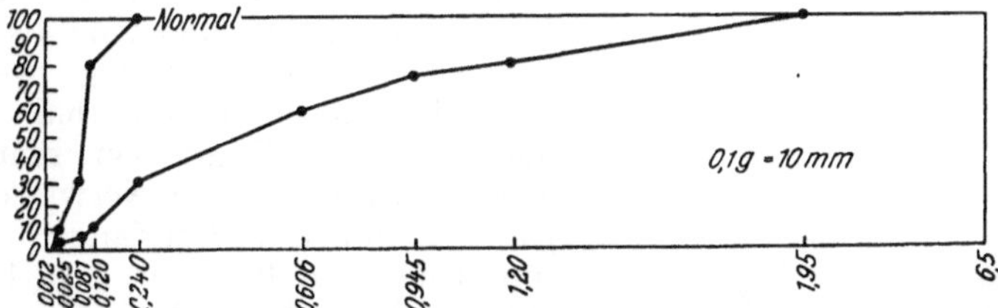


Abb. 49. Prozentische Häufigkeit der Reizerfolge bei Prüfung von 4 qcm großen Hautstellen mit je 300 Reizen verschiedener Stärke. Die Abszissen entsprechen den Reizstärken, die Ordinaten den Prozentzahlen wirksamer Reize. Die sanft aufsteigende Kurve stammt von einem Fall mit peripherer Sensibilitätsstörung. (Nach K. FRANZ.)

von der Abszisse erheben, je geringer der Unterschied ist zwischen dem Schwellenreiz und jenem, der zu 100%igem Erfolge genügt. Der *andere* Weg beginnt mit der Aufsuchung und Bezeichnung der Druckpunkte, worauf ihre Schwellen bestimmt, addiert und die Summe durch die Zahl der Punkte dividiert wird. Man erhält so die *mittlere Punktschwelle* für die untersuchte Fläche [v. FREY (c), l. c. S. 232].

Die Wahl zwischen den beiden Arten des Vorgehens hängt hauptsächlich ab von der Eignung der Versuchsperson. Die Anforderungen an die Beobachtungsgabe sind beim ersten Verfahren geringer. Das zweite Verfahren, das übrigens bei Verwendung kleiner Flächen — etwa $^1/_4$ qcm — keineswegs zeitraubend ist, gewährt den Vorteil, daß der mit ihm gefundene mittlere Schwellenwert sofort mit dem Normalwert für die untersuchte Stelle verglichen werden kann, wofür durch die Untersuchungen STRUGHOLDs (b) die Unterlagen gegeben sind. Seine an 4 Personen durchgeführten Bestimmungen haben in guter Übereinstimmung mit älteren Ermittlungen von v. FREY [(c,), l. c. S. 235] und F. KIESOW (b) ergeben, daß die auf die angegebene Weise gewonnenen mittleren Punktschwellen auf der ganzen Körperoberfläche nur in engen Grenzen, zwischen 1 und 3 g/mm, schwanken und individuell kaum Verschiedenheiten aufweisen. Nicht anwendbar ist das beschriebene Verfahren an jenen Teilen der Tastflächen, wo, wie an den Fingerenden, die Empfänger so dicht stehen und von einer so mächtigen Hornschicht überdeckt sind, daß die Reizung einzelner Druckpunkte ausgeschlossen ist.

Unter den mit Schleimhaut überzogenen, druckempfindlichen Flächen zeichnet sich die Zungenspitze durch besonders hohe Empfindlichkeit aus; ihre Schwelle ist mit 0,3 g/mm die niedrigste des ganzen Körpers. F. Kiesow [(a), l. c. S. 574] hat dort sogar ein Reizhaar von 0,05 g/mm noch überschwellig gefunden. Neuere Untersuchungen von Hirsch und Schriever haben indessen gezeigt, daß die Schwelle nicht tiefer liegt als 0,3 g/mm, vorausgesetzt, daß man als Reiz nur das *Aufstoßen* des Haares gelten läßt. Beim *Abheben* können weit schwächere Haare wirksam werden, da sie an dem zähen, die Zungenoberfläche überziehenden Schleim haften bleiben und sozusagen erst losgerissen werden müssen. Es versteht sich, daß unter solchen Bedingungen der Stauchungswiderstand des Haares seine Bedeutung als Maß des Reizes verliert. Unter Anwendung schwellenmäßiger Reize hat H. Rein feststellen können, daß die Empfänger des Drucksinns in den Pilzpapillen der Zunge lokalisiert sind.

## Dem Drucksinn zugehörige Nervenenden.

Die enge topographische Beziehung zwischen Haarbälgen und Druckpunkten lenkt die Aufmerksamkeit auf die an ersteren bisher nachgewiesenen Innervationen. Man kennt zwei Stellen, an welchen Nerven an das Haar treten: Die Papille des Haares und jene als Haarhals beschriebene Einschnürung des Balges, die sich unmittelbar unterhalb der Einmündung der Talgdrüsen findet. Die noch wenig studierten Nerven der Haarpapille kommen als Empfänger des Drucksinnes nicht in Betracht, ihre Projektion auf die Hautoberfläche liegt weiter ab von der Austrittsstelle des Haares aus der Epidermis als der Druckpunkt. Außerdem haben die Versuche von Stetson gezeigt, daß der unterste Teil de Balges, etwa ein Drittel der ganzen Länge, samt der Papille operativ entfernt werden kann, ohne jede Beeinträchtigung der Druckempfindlichkeit.

Bleibt somit das obere Nervenende oder genauer das Endorgan, das nach Szymonowicz in drei Formen auftritt: 1. Axialgerichtete Spieße, die in großer Zahl (bis zu 50) der Glashaut aufliegen und sie wie ein Lattenzaun umgeben. 2. Ein nach außen davon gelegenes zirkuläres Nervengeflecht oder Nervenring und endlich 3. Endigungen nach Art der Merkelschen Tastzellen im Zusammenhang mit feinen marklosen Fäserchen, die die Glashaut durchbrechen und in die äußere Wurzelscheide eindringen. Abb. 50 ergibt nach demselben Autor eine übersichtliche Darstellung der drei Formen.

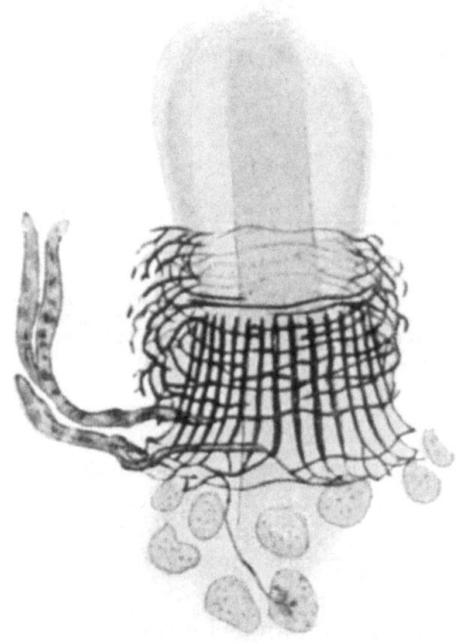

Abb. 50. Die dem Drucksinn dienende, jedem Haare eigentümliche Nervenendigung (hier von einem Mausehaar). (Nach Szymonowicz, Histologie, 1. Aufl. Taf. 40.) (Ungefähr 900/1.)

Die Berechtigung, das Organ als das dem Drucksinn (auf den behaarten Flächen) zugehörige aufzufassen, ergibt sich aus dem regelmäßigen Vorkommen desselben an jedem Haare (Bonnet). Vor allem aber aus seiner Lage, die, auf die Hautoberfläche projiziert, mit dem Ort des Druckpunktes zusammenfällt [v. Frey (a), l. c. S. 104]. Morphologischer und experimenteller Befund stehen demnach in befriedigender Übereinstimmung.

In der bereits oben erwähnten Untersuchung hat R. H. Stetson auch die obere Innervation des Haarbalges oder aber den ganzen Balg entfernt (Scrotum, Unterarm) und nur geringe, wenn überhaupt eine Abnahme der Empfindlichkeit der Haut feststellen können. Die Prüfungen sind mit einer Modifikation eines von v. Frey [(c), l. c. S. 214] seinerzeit angegebenen Ästhesimeters ausgeführt. Die Modifikation besteht darin, daß an Stelle des Pferdehaares des Originals eine feine Stahlfeder eingeschoben und deren freies Ende mit einer Schmelzperle oder einem Kittkügelchen versehen wurde. Das Verfahren muß zu ausgedehnten Deformationen führen, so daß der Ausfall des einen oder anderen Druckpunktes sich dem Nachweis entzieht. Dazu kommt, daß die Schwellen weder in Kraftmaß noch in anderen nachprüfbaren Werten angegeben sind. Ein Urteil über die Tragweite der Versuche ist nicht möglich und die Folgerung Stetsons, daß neben den Nervenringen der Haare auch noch andere an der Hautoberfläche gelegene Nervenenden als Empfänger des Drucksinnes zu gelten hätten, entbehrt der nötigen experimentellen Sicherung.

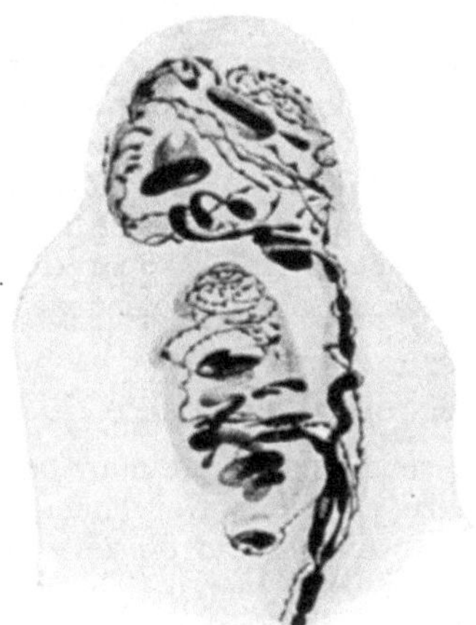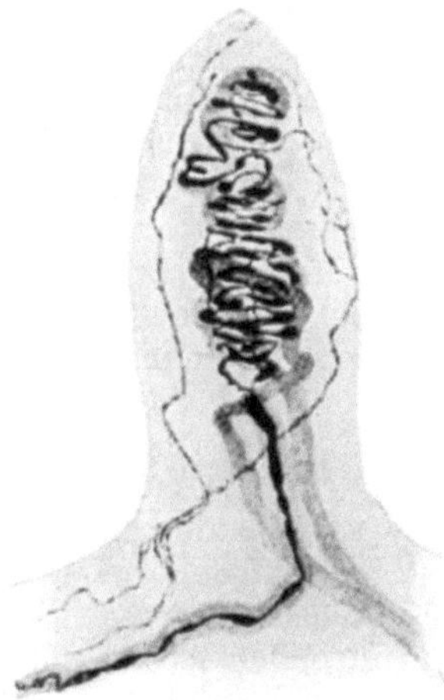

Abb. 51. Meissnersche Körperchen nach F. Simonelli, Internat. Mschr. Anat. u. Physiol. 31, 292 (1914).

An den nicht behaarten Hautflächen werden als Empfänger des Drucksinnes solche Nervenenden anzusprechen sein, welche nach ihrer Verbreitung und Dichte der Verteilung der Druckpunkte entsprechen. Dies ist, soweit die bisherigen Feststellungen reichten, nur für die Meissnerschen Körperchen der Fall. Der Entdecker derselben [G. Meissner (a)] fand über dem Metacarpus des kleinen Fingers 100—200 Körperchen im Quadratzentimeter, was gut zusammengeht mit den Zahlen, die v. Frey für die Dichte der Druckpunkte angibt, nämlich 111 bzw. 135 auf dem Daumenballen, 119 auf dem Metacarpus des kleinen Fingers. Eine weitere Übereinstimmung besteht darin, daß Meissnersche Körperchen wie Druckpunkte von dem Handgelenk gegen die Fingerspitzen rasch an Dichte zunehmen.

Die Folgerung, zu der die experimentellen und statistischen Erhebungen führen, daß sowohl die Nervenkränze der Haare wie die Meissnerschen Körperchen als Empfänger des Drucksinnes wirken, muß den Morphologen befremden, da zwischen den beiden Formen keine Ähnlichkeit zu bestehen scheint. Ob in vergleichend anatomischer Hinsicht eine Verwandtschaft besteht, ist eine Frage, die wohl noch nicht aufgeworfen worden ist. Vielleicht ist aber doch die Wesensverschiedenheit nicht so groß, als man auf den ersten Blick glauben möchte.

In neueren Darstellungen der Meissnerschen Körperchen (Simonelli) (Abb. 51) bemerkt man verhältnismäßig grobe, faden- und schlauchförmige Gebilde, die zu engen Spiralen aufgewunden und von feinsten Nervengeflechten umsponnen sind. Dadurch entsteht eine gewisse äußere Ähnlichkeit mit Bildungen, die man auf behaarten Hautflächen an Orten beobachten kann, die einem ständigen Druck durch die Kleidung u. a. ausgesetzt sind. Es finden sich dort sehr kleine, nicht gerötete Erhebungen, bestehend aus einem Epidermisschüppchen, unter dem sich ein aufgerolltes Haar verbirgt. Entfernt man die Schuppe, so kommt das Haar unter Streckung der Spirale zum Vorschein. Es ist immerhin denkbar, daß auf Hautflächen, die beim Tiere ständig durch das Körpergewicht belastet werden, die ursprünglich vorhandenen Epidermisanhänge (Haare) überwuchert und schließlich umgewandelt werden.

Aber selbst in dem Falle, daß sich eine morphologische Verwandtschaft nicht erweisen läßt, ist die Gleichheit der Leistung nicht ausgeschlossen. Sie kann sehr wohl beruhen auf Baubestandteilen, die bisher dem Nachweis entgangen sind. Die Darstellung der Sinnesapparate ist vorwiegend auf Färbung der nervösen Bestandteile gerichtet, d. h. auf Teile, die der Erregungsleitung dienen. Die Aufnahme der (äußerst schwachen) Reize und die Verwertung ihrer Energie zur Auslösung des Erregungsvorganges ist Sache besonderer Einrichtungen, die man als Umwandler oder Transformatoren bezeichnen kann. Kein Nerv antwortet auf die Energiemengen, die genügen, das Auge, das Ohr, Temperatursinn, oder Drucksinn zu erregen. Die Struktur dieser Transformatoren ist nicht bekannt. Sie kann übereinstimmen in Sinnesapparaten, die für die gegenwärtig verfügbaren Darstellungsmittel ein sehr verschiedenes Gesicht zeigen.

## Energie der schwellenmäßigen Druckreize.

Ihre Messung kann auf verschiedene Weise erfolgen und man erhält entsprechend verschiedene Werte. Schwellenreize einzelner Nervenenden lassen sich nur auf behaarten Körperflächen messen, weil nur auf diesen die Druckpunkte genügenden Abstand voneinander haben. Hier bieten sich wieder zwei Wege: Einwirkung auf den vorher bestimmten und bezeichneten Druckpunkt, wobei der Reiz senkrecht gegen die Hautoberfläche zu richten ist, oder Belastung des zugehörigen Haares durch Aufsetzen von Gewichtchen in gemessenem Abstande von der Austrittsstelle desselben aus der Epidermis [v. Frey (r)].

Im ersten Falle kommt man bei einer Reizfläche von 0,2 qmm auf etwa 0,4 erg entsprechend einer Belastung von 160 mg und einer Deformationstiefe von 0,005 cm. Im zweiten Falle stellen sich die Werte wesentlich niedriger. Das horizontal ausgerichtete Haar wird in 0,7 cm Abstand von der Hautoberfläche mit 0,6 mg belastet, d. h. einem Drehmoment von 0,42 mg/cm unterworfen. Die Spitze des 1 cm langen Haares schlägt dabei um 1 mm aus, der Reiz ist überschwellig, die Reizenergie 0,02 erg. Die Reizenergie wird nur zu einem kleinen Teil verbraucht zur Deformation der Haut, zum größten Teil zur Durchbiegung (Krümmung) des Haares. Die zur Einwirkung auf den Haarbalg gelangende Energie ist etwa 0,002 erg. In diesen Daten spiegelt sich die Bedeutung des Haares als eines Reizüberträgers unter gewaltiger Verstärkung der Wirkung. Es gewinnt diese Bedeutung in seiner Eigenschaft als Krafthebel, dessen Drehpunkt in der äußerst wenig dehnbaren Epidermis liegt, dessen langer Arm zur Reizaufnahme dient, während der kurze Arm das den Haarbalg umgebende Nervengespinst bzw. den zugehörigen Umwandler deformiert.

Wird die Reizfläche vergrößert, so nimmt auch die aufzuwendende Energie zu, weil größere Massen unerregbaren Gewebes in die Deformation einbezogen werden. Es ist lehrreich, hierbei spärlich innervierte Hautflächen mit reich innervierten zu vergleichen, z. B. Volarseite des Unterarms und Daumenballen. Man erhält für eine Reizfläche von stets 0,8 qcm dort 1,73 erg, hier 0,3 erg. Das Verhältnis dieser beiden Werte ist der Dichte der Druckpunkte dort und hier (20 : 100) ungefähr reziprok. Man kann also sagen, daß an einer 5 mal dichter innervierten Hautfläche der Reizaufwand zur Erreichung des gleichen Erfolges (Schwellenwert) auf $^1/_5$ verkleinert werden darf. Die gegenseitige Verstärkung gleichzeitiger Erregungen scheint demnach (innerhalb derartig kleiner Flächen) streng additiv ohne Abzug zu geschehen. Niedrige Schwellen und verstärkende Wirkungen machen auch begreiflich, daß tiefe Töne befähigt sind, den Drucksinn stark zu erregen.

Von besonderem Interesse ist es, die hier angegebenen Energiemengen zu vergleichen mit den zur Erregung bloßliegender Nerven erforderlichen. TIGER-STEDT, der kleine Gewichte auf Froschnerven fallen ließ, fand für die schwächsten wirksamen Reize (bei besonders empfindlichen Präparaten) 20 erg, d. i. das 10 000 fache des zur Reizung vom Haar aus genügenden. Die Wichtigkeit der durch den Umwandler (Transformator) vermittelten Auslösung der Erregung, tritt hier deutlich zutage.

## Unterschiedsschwellen.

Wächst der Reiz über den Schwellenwert hinaus, so wächst i. a. auch die Empfindung; es bedarf jedoch stets einer Steigerung des Reizes von endlicher Größe, bevor ein eben merklicher Unterschied der Empfindung auftritt. Die Differenz der eben unterscheidbaren Reize heißt nach FECHNER die (absolute) Unterschiedsschwelle, ihr Verhältnis zu dem schwächeren Reize, dem Haupt- oder Grundreiz, die relative Unterschiedsschwelle. Da die Unterschiedsempfind-lichkeit dem Sinne nach um so größer ist, je kleiner die Unterschiedsschwelle, so ist Unterschiedsempfindlichkeit = 1/Unterschiedsschwelle und die relative Unterschiedsempfindlichkeit = 1/relative Unterschiedsschwelle.

E. H. WEBER [(a), l. c. S. 91 und 163], der sich zuerst mit der Ermittlung von Unterschiedsschwellen des Tastsinnes beschäftigte, hat hauptsächlich zwei Verfahrungsweisen verwendet: Gewichtsvergleichungen, die entweder durch Auflegen auf die unterstützte Hand oder durch Hebung vorgenommen wurden. Für die vorliegende Darstellung kommt nur die erste Art des Vorgehens in Betracht. Von seinen Versuchen sind besonders jene berühmt geworden, in denen abwechselnd die Grundgewichte 32 Unzen und 32 Drachmen (rund 920 und 115 g) zur Verwendung kamen. Er fand in beiden Fällen die Unterschieds-schwelle = $^1/_{29}$ oder 3,4$^0/_0$ des Grundgewichtes und leitete daraus den Satz ab, daß das *Verhältnis der unterscheidbaren Gewichte unabhängig ist von der Größe des Grundgewichtes.* FECHNER, der den Satz zur Grundlage seiner psycho-physischen Maßlehre machte und zu seiner Stütze zahlreiche anderweitige Erfahrungen und neue eigene Versuche heranzog, hat ihm den Namen des WEBERschen Gesetzes gegeben.

Die meisten späteren Untersuchungen auf diesem Gebiete beschäftigen sich vorwiegend oder ausschließlich mit der Frage nach den Grenzen der Gültigkeit des Gesetzes. Besonders wertvolle Aufschlüsse liefert die durch gute Methodik ausgezeichnete Untersuchung von STRATTON. Er belastete eine Fläche von $^1/_8$ qcm der Fingerspitze mit Grundgewichten von 10—200 g und fand die relative Unterschiedsschwelle zwischen 75 und 200 g annähernd konstant, von 75 abwärts rasch wachsend. Innerhalb des Gebietes konstanter relativer Unterschieds-schwelle fand er ihren Wert für Gewichtszunahme wie WEBER zu $^1/_{29} = 3,45^0/_0$, für Abnahme zu $^1/_{18} = 6,52^0/_0$, was einen Mittelwert von rund $^1/_{25} = 4^0/_0$ ergibt. Da Entlastung der Haut einen weniger wirksamen Reiz darstellt als ihre

Belastung (s. o. S. 115), ist die Verschiedenheit der beiden Schwellen verständlich. Außerdem können in dieser Richtung psychologische Faktoren wirken, wie von Borak (Unterschiedsempfindlichkeit des Kraftsinnes) und von Fodor und Happisch (Unterschiedsempfindlichkeit des Geschmackssinnes) ausgeführt worden ist. Die nochmalige Aufteilung jeder der beiden Schwellen in eine niedriger gelegene Änderungs- und eine höhere Richtungsschwelle, für die Stratton eine psychologische Erklärung zu geben sucht, dürfte auf eine hier nicht näher auszuführende Weise durch das Versuchsverfahren veranlaßt gewesen sein (Hansen, l. c. S. 185). Sie ist bei späteren derartigen Untersuchungen nicht wiedergefunden worden.

Stratton hat ferner den Einfluß der Belastungsgeschwindigkeit auf die relative Unterschiedsschwelle geprüft und gefunden, daß große Belastungsgeschwindigkeiten kleinen Werten der relativen Unterschiedsschwelle und umgekehrt entsprechen. Das Ergebnis ist nach dem, was oben über die Bedeutung der Belastungsgeschwindigkeit gesagt worden ist, verständlich.

Der Einfluß des Reizortes auf die Unterschiedsschwelle ist mehrfach geprüft worden. Die im wesentlichen übereinstimmenden Erfahrungen lassen sich dahin zusammenfassen, daß die größten Werte am Rumpf gefunden werden, daß sie am Kopf erheblich kleiner sind und an den Gliedern in distaler Richtung rasch sinken. Ein gleiches Verhalten zeigen die Raumschwellen dieser Stellen (Simultanschwellen, gemessen mit dem Weberschen Zirkel oder analogen Werkzeugen), so daß der innere Zusammenhang der beiden Leistungen nicht zu bezweifeln ist. Es kann dies nur so verstanden werden, daß bei der Reizunterscheidung die Ausbreitung der Deformation oder die extensive Reizänderung eine wichtige Rolle spielen. Nachstehende Tabelle gibt eine Anzahl hierher gehöriger Werte aus einer Untersuchung von Dohrn, die zwar methodisch nicht auf derselben Höhe steht wie die von Stratton, aber durch ihre Ausdehnung über den ganzen Körper wichtig ist. Dohrn findet für die in Prozenten des Grundreizes ausgedrückte relative Unterschiedsschwelle folgende Werte:

Tabelle 3.

| Körperstelle | Mittlerer Wert der r. U.S. in Prozent | Körperstelle | Mittlerer Wert der r. U.S. in Prozent | |
|---|---|---|---|---|
| **I. Rumpf:** | | **III. Obere Extremität:** | | |
| Rücken, Mittellinie . . . | 340 | Oberarm . . . . . . . . . | 225 | |
| Bauch . . . . . . . . . | 325 | Unterarm . . . . . . . . | 195 | |
| Schulter und Hals . . . . | 275 | Mittelhand vola, dorsum | 77 | 115 |
| Brust . . . . . . . . . | 200 | 1. Fingerglied vola, dors. | 63 | 80 |
| | | 2.    ,,     ,,   ,, | 55 | 57 |
| | | 3.    ,,     ,,   ,, | 37 | 42 |
| **II. Kopf:** | | **IV. Untere Extremität:** | | |
| Hinterhaupt . . . . . . | 225 | Oberschenkel . . . . . . | 125 | |
| Pfeilnaht . . . . . . . . | 125 | Kniescheibe . . . . . . . | 100 | |
| Glabella . . . . . . . . | 185 | Unterschenkel . . . . . . | 75 | |
| Nasenwurzel . . . . . . | 85 | Fußrücken . . . . . . . | 40 | |
| Schläfe . . . . . . . . | 57 | Medialer Fußrand . . . . | 35 | |
| Unterlippe, Mitte . . . . | 45 | | | |

Zum Verständnis dieser durchwegs sehr hohen Werte muß gesagt werden, daß Dohrn die Unterschiedsschwelle erst dann für erreicht ansah, wenn 10 richtige Urteile aufeinander folgten. Eine so strenge Forderung muß die Werte hochtreiben, ihre Verhältnisse werden hierdurch aber nicht geändert. Von Bedeutung für die Höhe der Werte ist ferner die recht kleine Reizfläche (anscheinend 4—5 qmm), worauf noch zurückzukommen ist.

STRATTON hat zuerst die Frage aufgeworfen, inwieweit intensive und extensive Reizänderung für die Unterschiedsschwelle von Bedeutung sind, d. h. ob die Unterscheidung im wesentlichen erfolgt, weil die zuvor vom Grundreiz getroffenen Empfänger nun stärker erregt werden, oder weil die Erregung sich auf neue, bis dahin verschonte Empfänger ausbreitet. HANSEN (l. c. S. 184) hat versucht, hier zu einer Entscheidung zu kommen, indem er teils durch Verkleinerung der Reizfläche, teils durch Wahl von Versuchsgebieten mit von vornherein bestehender oder auf operativem Wege bewirkter spärlicher Nervenversorgung die Ausbreitung des Reizes nach Möglichkeit verhinderte. Unter diesen Bedingungen fand er (am Unterarm und Oberschenkel) die relative Unterschiedsschwelle hoch (21—56%) und bei steigendem Grundreiz stetig fallend, so daß das WEBERsche Gesetz in keinem Belastungsgebiet zur Geltung kam. Er kommt zu der Folgerung, daß das durch das WEBERsche Gesetz gekennzeichnete

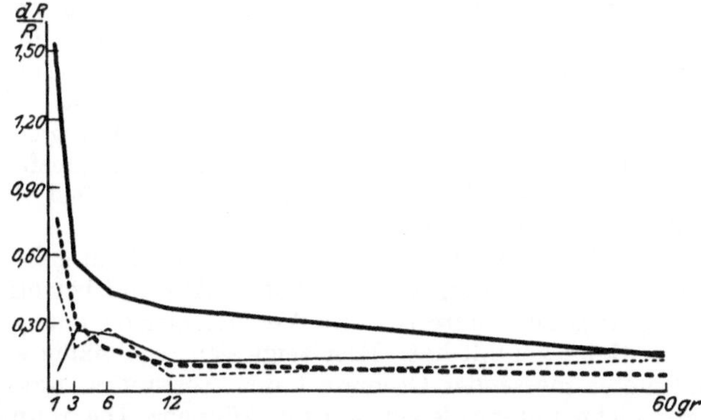

Abb. 52. Relative Unterschiedsschwellen. (Reizung eines Druckpunktes, Reizfläche 0,1 mm².)
—— Obere Unterschiedsschwellen ⎱ d. Vp. I.    ‑‑‑‑ Obere Unterschiedsschwellen ⎱ d. Vp. II.
—— Untere Unterschiedsschwellen ⎰         ⋯⋯ Untere Unterschiedsschwellen ⎰
(Nach H. SCHRIEVER.)

Verhalten wahrscheinlich bedingt ist durch die mit wachsender Reizstärke zunehmende Reizausbreitung. Ein nicht unwichtiges Nebenergebnis der Versuche von HANSEN liegt in der Feststellung, daß für den einzelnen Druckpunkt das Alles- oder Nichts-Gesetz keine Geltung hat, d. h. daß er befähigt ist, je nach der Reizstärke in wechselnde Erregungsintensitäten zu geraten. Er bestätigt damit die Ansicht, zu der schon v. FREY und A. GOLDMAN (l. c. S. 198) auf Grund der sog. Adaptationserscheinungen (Verblassen der Empfindung) gekommen sind.

Die Frage nach der Gültigkeit des WEBERschen Gesetzes bei möglichst verhinderter Reizausbreitung ist dann neuerdings von KIESOW und GATTI und von H. SCHRIEVER (a) aufgenommen worden, der in einer sehr sorgfältigen, zweckmäßig angeordneten Untersuchung zu Ergebnissen gelangte, die sich den von STRATTON gewonnenen sehr nahe anschließen. Gleich HANSEN findet er bei kleinflächiger Reizung für die relative Unterschiedsschwelle hohe Werte (15—30%) und bei schwellennaher Belastung stark steigend (Abb. 52) (bis 77%); bei mittleren und starken Belastungen sind sie dagegen merklich konstant. SCHRIEVER (b) hält daher das WEBERsche Gesetz im allgemeinen für gültig und schreibt die mehr oder weniger erheblichen Abweichungen methodischen Unvollkommenheiten bzw. sekundären Einflüssen zu (vgl. hierzu die Bestimmungen der Unterschiedsschwellen des Schmerzsinnes desselben Verfassers).

## Die räumliche Ordnung der Druckempfindungen.

Nächst der Netzhaut des Auges ist es die äußere Haut und gewisse Schleimhäute, welche die feinste Wahrnehmung und Unterscheidung von Ortswerten aufweisen. Unter ihren Sinneseinrichtungen überragt der Drucksinn in dieser Richtung die übrigen. Jede Erregung des Drucksinnes wird auf einen bestimmten Ort der Körperoberfläche bzw. auf einen dort einwirkenden Reiz bezogen, d. h. eingeordnet in die hauptsächlich mit Hilfe der Gesichtswahrnehmungen gewonnene Vorstellung von der Gestalt des eigenen Körpers (v. KRIES, l. c. S. 194) und damit auch von der Raumerfüllung in seiner unmittelbaren Umgebung. Die Genauigkeit mit der diese Einordnung geschieht und die Methoden zu ihrer Messung sind besonders eingehend von HENRI geprüft worden, der die stets vorhandenen Fehler geringer fand bei Berührungen in der Gegend der Gelenke oder anderen ausgezeichneten Hautstellen als an den übrigen Orten. Aufschlußreicher ist die Untersuchung von SPEARMAN, der ein Aufzeigeverfahren anwandte, das der Versuchsperson weniger Hilfen gewährte. Er fand, daß die systematischen Fehler von zweierlei Art sind. Erstens ist die Vorstellung von der augenblicklichen Gliederlage, von der wirklichen abweichend, in der Richtung gegen eine offenbar bevorzugte Mittellage, was auf Unvollkommenheit oder ungenügende Ausnutzung der Lagewahrnehmungen hinweist. Und zweitens zeigte sich die räumliche Einordnung der Berührungsempfindung stets beeinflußt von den vorhergegangenen, in dem Sinne, daß alle in dem Versuchsfelde gebotenen Reize gegen seine Mitte verschoben erscheinen, das Versuchsfeld also für kleiner gehalten wird als es in Wirklichkeit ist.

In eigentümlicher Weise macht sich letzterer Fehler dann geltend, wenn die Haut gleichzeitig von zwei Reizen in wechselndem Abstand betroffen wird und die von dem Vorgehen nicht unterrichtete Versuchsperson anzugeben hat, ob sie einen oder zwei Reize gefühlt hat. Hier zeigt sich regelmäßig ein nach Millimeter oder Zentimeter messender Grenzwert des Abstandes, unterhalb dessen die beiden Reize nicht unterschieden werden können: Die räumliche Unterschiedsschwelle oder die Raumschwelle des Drucksinnes nach FECHNER, Simultanschwelle nach v. FREY (e).

Die ersten Bestimmungen derselben sind von E. H. WEBER [(a) l. c. S. 45] mit Hilfe eines Zirkels ausgeführt worden. Er fand die Schwelle an den verschiedenen Körperstellen von sehr ungleicher, aber für jeden Ort charakteristischer Größe, und zwar zeigten die vorwiegend als Tastflächen benutzten Stellen die kleinsten, die proximalen Teile der Glieder und der Rumpf die größten Schwellen. Die Werte liegen zwischen 1 mm (Zungenspitze) und 68 mm (Rücken). Richtiger ist zu sagen, daß es an jedem Ort des Körpers eine Mehrheit von Schwellen gibt, unter denen die größte in der Richtung des Nervenverlaufes, die kleinste quer zu ihm gelegen ist. Außerdem gibt es Minimalschwellen, die dann gefunden werden, wenn die beiden Reize zu beiden Seiten der Medianebene gesetzt werden (Medianlinienphänomen REIN und STRUGHOLD, l. c. S. 607). Das Verhältnis der längs und quer gemessenen Schwellen entspricht an den Gliedern aber auch anderwärts sehr genau dem mittleren Abstand der Haare in den beiden Richtungen [H. STRUGHOLD (c)].

Auch sonst sind die Werte der Simultanschwellen von mancherlei Bedingungen abhängig. Sie nehmen z. B. ab bei Reizverstärkung, vorausgesetzt, daß die beiden Reize gleich stark sind; sind sie ungleich, so wird ihre Unterscheidung sehr erschwert, die Schwelle kann auf das Mehrfache wachsen (COOK und v. FREY). Daneben hat das Verhalten der Versuchsperson, insbesondere ihre Übung, Aufmerksamkeit, Ermüdung und anderes erheblichen Einfluß. Zum Studium dieser letzteren Einflüsse sind zahlreiche Prüfungen unternommen und Ästhesiometer konstruiert worden (GOLDSTEIN). Die Prüfung der Raumschwellen ist auch diagnostisch wichtig in allen Fällen unvollkommener Stereognose (abgestumpfte oder fehlerhafte Tastwahrnehmungen).

Bei einer Entfernung der beiden Reize, die kleiner ist als die Raumschwelle der untersuchten Hautstelle, können sie nicht mehr unterschieden werden; sie verschmelzen zu einem einfachen Eindruck, der aber linienförmig ausgedehnt erscheinen und dessen Richtung in bezug auf die Achse des Gliedes erkannt werden kann.

Erfolgt die Reizung der beiden Hautstellen nicht gleichzeitig, sondern nacheinander, so ist ihre Unterscheidung sehr viel leichter, wie schon aus gewissen Beobachtungen WEBERs (c) hervorging, aber von LOTZE und CZERMAK seinem Erklärungsversuch gegenüber besonders hervorgehoben wurde. Die Erscheinung wurde später von JUDD genauer verfolgt, der aber nicht zu bestimmten Schwellenwerten gelangte. v. FREY und METZNER fanden am Unterarm bei Verwendung kleinflächiger Reize, daß der von ihnen als *Sukzessivschwelle* bezeichnete Wert dem Abstand der Nervenenden (Druckpunkten) entspricht. Wird die Reizung zweier benachbarter Druckpunkte mehrmals wiederholt, so läßt sich schließlich auch die Richtung angeben, in der sie zur Achse des Gliedes stehen. Soll die Aussage schon bei der ersten Darbietung der Reize möglich sein, so muß ihr Abstand größer genommen werden, sog. *Richtungsschwelle*.

Um die Deutung dieser Erscheinungen, insbesondere der auffallenden Verschiedenheit der Simultan- und Sukzessivschwellen, haben sich COOK und v. FREY sowie PAULI bemüht. Sie verwandten bis zu 6 gleichzeitigen kleinflächigen Reizen, die in verschiedenem Abstande voneinander und mit wechselndem Stärkeverhältnis zur Einwirkung kamen. Hierbei zeigten sich sehr eigentümliche gegenseitige Beeinflussungen der Erregungen, die darin bestehen, daß die gleichzeitig gesetzten Erregungen sich verstärken, außerdem aber abstumpfen und einander nähern, gegebenenfalls bis zur Verschmelzung.

Wechselseitige Beeinflussung zweier räumlich benachbarter Erregungen kommen übrigens als scheinbare Annäherung und dergleichen auch bei sukzessiver Darbietung der Reize vor, wie jüngst Versuche von W. SCHOLZ gezeigt haben, und schon aus den Ergebnissen SPEARMANs gefolgert werden mußte.

E. H. WEBER [(b), l. c. S. 527] hat die große Verschiedenheit der Simultanschwellen bei allerorts ungefähr gleicher Empfindlichkeit der Haut zu erklären gesucht durch die Annahme, daß die Empfindlichkeit abhängt von der Dichte der Nervenenden, die Ortsunterscheidung aber von dem Grade der Verästelung der Nervenfasern. Von zwei Flächenstücken der Haut mit gleicher Dichte der Nervenenden würde nach ihm jenes die größere Raumschwelle haben, zu welchem eine geringere Zahl von Nervenfasern mit entsprechend reicherer Verästelung gelangen. Er setzt dabei voraus, daß innerhalb der Flächenstücke, die von einer einzigen Nervenfaser versorgt werden und die er *Empfindungskreise* nannte, Unterschiede des Ortswertes nicht gegeben sind, daß solche vielmehr erst auftreten, wenn die beiden gleichzeitig gesetzten Reize Flächenstücke treffen, die durch einen oder mehrere ungereizte Empfindungskreise getrennt sind.

Da WEBER die Größe seiner Empfindungskreise ausdrücklich offen gelassen hatte, steht nichts im Wege, seine Vorstellung auf die neuen Erfahrungen zu übertragen und die BLIXschen Druckpunkte als Mittelpunkte der Empfindungskreise anzusprechen. In einem solchen wären dann alle Flächenelemente einzubeziehen, von denen aus der zugehörige Druckpunkt isoliert erregt werden kann. Die Unterscheidbarkeit zweier benachbarter Druckpunkte bei sukzessiver Reizung und ihre Ununterscheidbarkeit bei simultaner ist dann natürlich nicht durch irgendwelche Besonderheiten der peripheren Einrichtungen zu erklären, sondern durch zentrale Vorgänge, insbesondere durch die eben aufgezählten Einwirkungen, die benachbarte Leitungsbahnen bei gleichzeitiger Betätigung aufeinander ausüben. Um nur *eine* Möglichkeit anzudeuten, sei auf die Irradiation oder Ausbreitung der Erregungen bei ihrem Eindringen in die Umschaltestellen (graue Massen) des Rückenmarks und Gehirns hingewiesen. Bekannte Erfahrungen aus der Sinnes- und Reflexphysiologie rechtfertigen die Annahme, daß innerhalb des Ausbreitungsgebietes einer Erregung die Intensität derselben vom Mittelpunkt gegen den Rand abnimmt und hier auch früher ausklingt. Dringt eine zweite, in einer benachbarten Bahn ablaufende Erregung verspätet in die gleiche Umschaltestelle ein, so sind störende Einwirkungen weniger zu gewärtigen als bei gleichzeitig gesetzten Erregungen, die Unterscheidung erscheint daher im ersteren Falle auch bei geringerem räumlichen Abstand möglich [v. Frey (e), l. c. S. 102].

Wird Sukzessivreizung benachbarter Hautstellen dadurch bewirkt, daß der (kleinflächige) Reiz über die Haut gleitet, so ist ein gewisser Bewegungsumfang (0,02—0,03 mm auf der Fingerkuppe) und eine gewisse Geschwindigkeit (0,06 mm/sek) erforderlich, wenn der Reiz als ein bewegter erkannt werden soll. Zur Erkennung der *Bewegungsrichtung* ist größere Geschwindigkeit bzw. größerer Bewegungsumfang nötig (Basler (a)].

Über die für die Verschmelzung von zwei gleichzeitigen Reizen maßgebenden zentralen Bedingungen hat v. Frey (i) Betrachtungen angestellt. Er findet, daß die Zurückführung der Verschmelzung auf Irradiation der Erregungen (Bernstein) zur Erklärung nicht ausreicht, da sie zu der Folgerung führt, daß die Raumschwelle unabhängig ist von der Reizstärke, während sie in Wirklichkeit abnimmt, wenn diese wächst. Besser wird den Tatsachen die Annahme gerecht, daß die Unterscheidung bzw. die Verschmelzung der beiden Erregungen davon abhängt, wie sich das Erregungsgefälle innerhalb der Umschaltestelle gestaltet.

## Bewegungs- und Lagewahrnehmungen durch den Drucksinn.

Infolge der räumlichen Ordnung seiner Empfindungen ist der Drucksinn imstande, neben der Beschaffenheit der äußeren Reize auch die Gestaltung und Bewegung des eigenen Körpers zum Bewußtsein zu bringen bzw. ihre Wahrnehmung zu unterstützen. Insoweit letztere durch innere oder Eigenkräfte bedingt ist, tritt der Drucksinn als propriozeptives, im anderen Falle als exterozeptives Empfangsorgan in Tätigkeit.

An dem Zustandekommen der genannten Wahrnehmungen ist allerdings der Drucksinn nicht allein beteiligt, die Vestibularapparate, Kraftsinn und Stellsinn, unter Umständen auch der Temperatur- und Schmerzsinn, können hierzu beitragen. Immer fällt aber auf ersteren ein wesentlicher Anteil. Wie groß derselbe im einzelnen Falle ist, läßt sich schwer abgrenzen, weil seine Empfindungen mit denen der anderen Sinne zu Komplexen verschmelzen, deren Zergliederung an die experimentelle Technik sehr hohe Anforderungen stellt und auch psychologisch keineswegs leicht ist. Es ist eine Eigentümlichkeit der aus der Tiefe stammenden Empfindungen, im Gegensatz zu den aus der Haut kommenden, daß sie auf die zugehörigen Empfänger nicht oder nur sehr mittelbar hinweisen. (v. Kries, l. c. S. 19). So wird die Richtung der Schwerkraft oder anderer auf den menschlichen Körper einwirkender progressiv beschleunigender Kräfte zwar wahrgenommen, es fehlt aber jeder unmittelbare Hinweis auf das Labyrinth als Vermittler. Selbst die Empfindungen des Kraftsinnes sind nur schwer als selbständige Bestandteile der Komplexe erkennbar, in die sie eingehen, ihre „Somatisierung" (v. Kries, l. c. S. 19) ist unscharf, obwohl sie zu einer außerordentlich feinen Einschätzung der Bewegungswiderstände verhelfen.

*A. Bewegungswahrnehmungen.* Einfache Selbstbetrachtung lehrt, daß bei Beschleunigungen des ganzen Körpers, seien sie geradlinige oder Winkelbeschleunigungen, der Drucksinn zur Wahrnehmung beiträgt (MACH, l. c. S. 13, 23, 32). Sitzt man in einem Wagen, so erfahren die das Gewicht des Körpers tragenden Hautflächen bei jeder Geschwindigkeitsänderung eine Änderung ihrer Belastung oder eine tangentiale Verschiebung, d. h. es werden neue Hautflächen deformiert. Schwellenvergleichungen, d. h. Ermittlungen der kleinsten Beschleunigungen, bei welchen einerseits der Drucksinn, andererseits die Vestibularapparate ansprechen, stehen zur Zeit noch aus. Nach E. MACH (l. c. S. 32) ist eine Vertikalbeschleunigung des ganzen Körpers von $10\,\mathrm{cm/sek^2} = {}^1/_{100}$ der Schwerebeschleunigung noch merklich.

Handelt es sich um Bewegungen der Körperteile, insbesondere der Gliederabschnitte gegeneinander und gegen den Rumpf, so kommen neben den Nachrichten von seiten der Haut die aus den darunter liegenden Geweben in Frage. Von der Mitwirkung des Gesichtssinnes wird hier abgesehen. Es sind vor allem die Spannungen in der Muskulatur, seien sie durch innere oder äußere Kräfte herbeigeführt, die bei genügender Größe wahrgenommen werden. Die hierfür in Betracht kommenden Reizschwellen sind noch wenig bekannt. Für gewisse Muskeln fand RENQVIST sie zu $50\,\mathrm{g/qcm}$. Nur kraftvolle Bewegungen und auch diese nur in Zeiten maximaler Beschleunigung sind mit einer deutlichen Empfindung der Spannung verbunden [v. FREY (l,m)]. Damit ist nicht ausgeschlossen, daß schon geringe Muskelspannungen zu Eigenreflexen führen, namentlich in der Form des sog. Muskeltonus, doch werden die ihn unterhaltenden afferenten Erregungen nicht bewußt.

GOLDSCHEIDER (l. c. 2. Bd.) ist durch seine ausgedehnten Versuche zu der Auffassung gekommen, daß die Wahrnehmung der Gliederbewegung durch die Nerven der Gelenke geschehe. Er stützt sich hauptsächlich auf Versuche am ersten Fingergelenk, wobei die Empfindlichkeit der Haut über dem Gelenk durch Faradisation herabgesetzt wurde. Nachteilig ist hierbei, daß die Angriffspunkte des bewegenden Kräftepaares aus anatomischen Gründen so nahe dem geprüften Gelenk zu liegen kommen, daß sie der Vertaubung mit ausgesetzt sein mußten. Daß die Versuche nicht als beweisend gelten können, folgt schon aus der Tatsache, daß BOURDON bei im wesentlichen gleichem Verfahren zu entgegengesetzten Schlußfolgerungen gekommen ist. Endlich sind in neuerer Zeit wiederholt Befunde erhoben worden, aus denen die Unempfindlichkeit der Gelenkknorpel und des angrenzenden Knochengewebes gegen jede Art von Reiz hervorgeht (ÖHRWALL, NYSTRÖM).

v. FREY und MEYER haben die drohenden Fehlerquellen dadurch möglichst ausgeschaltet, daß sie die Versuche hauptsächlich am Ellenbogen ausführten, d. h. an einem lange Knochen verbindenden Gelenk, so daß für die Führung der beiden gegeneinander zu bewegenden Gliederabschnitte genügend große Angriffsflächen entfernt vom Gelenk zur Verfügung standen. Um die Gefahr einer Erregung des Drucksinnes durch den Bewegungsantrieb zu vermeiden, wurde der Bewegungsumfang klein und die Winkelgeschwindigkeit bzw. -beschleunigung gering gewählt. Unter solchen Bedingungen zeigte sich die vollwertige bzw. herabgesetzte Empfindlichkeit der Haut über dem Gelenke, ebenso ihre nach der Streck- und Beugeseite gleiche oder ungleiche Anfangsspannung von maßgebendem Einfluß auf die *„Führungsschwelle"*, wodurch die hohe Wichtigkeit des Drucksinnes für die Wahrnehmung der Gliederbewegungen erwiesen erscheint. Im gleichen Sinne spricht die Erfahrung, daß die Schwellen für die Erkennung der Bewegung schlechtweg und für die ihrer Richtung praktisch

(1987 mal unter 2000 Prüfungen) zusammenfallen, was ein so feines räumliches Unterscheidungsvermögen voraussetzt, wie es nur vom Drucksinn der Haut erwartet werden kann.

Endlich hat v. Frey (p) in der gleichen Anordnung die Führungsschwellen an kurz zuvor resezierten und mobilisierten Gelenken geprüft und mit den Normalwerten übereinstimmend gefunden. Damit sind in quantitativer Weise die Beobachtungen gestützt, die schon vorher von Strümpell und Payr erhoben worden sind.

*B. Lagewahrnehmungen.* Es ist selbstverständlich, daß bei Anerkennung der Druckempfindungen als eines wichtigen Bestandteiles der Bewegungswahrnehmungen auch ihre Bedeutung für die Wahrnehmung der Körper- und Gliederstellungen nicht in Zweifel gezogen werden kann. In diesem Sinne hat sich bereits Mach an den früher angeführten Stellen geäußert. Wiederum ist es nicht der Drucksinn allein, der hierfür aufzukommen hat, sondern er im Verein mit dem Otolithenapparat und anderen tiefliegenden Empfängern. Als Beispiel hierfür sei hingewiesen auf die Wahrnehmung der veränderten Gefäßfüllung bei herabhängendem Kopfe. Ebenso kann veränderte Spannung der Muskeln oder Verlagerung der Eingeweide zum Bewußtsein kommen. Immerhin ist die Rolle des Drucksinns bei diesen Wahrnehmungen eine andere als bei den Bewegungen, weil es sich um Dauerreize handelt, deren Wirkungen auf den Drucksinn bekanntlich rasch verblassen. Dem entspricht die bekannte Erfahrung, daß Täuschungen über Körperlage und Gliederstellung einzutreten pflegen, wenn bestimmte Stellungen längere Zeit unverändert festgehalten werden [v. Frey (q)]. Da dies in strenger Weise nur auf künstlichem Wege, nicht durch Muskeltätigkeit zu erreichen ist, bleibt die Gelegenheit zu solchen Täuschungen beschränkt.

Durch die Wahrnehmung der jeweiligen Gliederstellung erhält jedes Flächenstück der Haut außer seinem für die Normalstellung geltenden Ortswert noch einen zweiten durch die augenblickliche Körper- und Gliederstellung bedingten. Man kann auch sagen, diese letzteren führen zu einer beständigen Korrektur der Ortswerte (Stellungsfaktor nach v. Kries, l. c. S. 209). Nach der oben erwähnten Untersuchung von Spearman mußte bereits vermutet werden, daß die beiden Lokalisationsweisen sich gegenseitig stören, womit eine Quelle für zahlreiche Täuschungen gegeben ist. Diese sind in jüngster Zeit von v. Skramlik (a, b, c) eingehend untersucht worden, wobei sich in der Tat gezeigt hat, daß die Lokalisationsfehler sich im wesentlichen auf einen Ausgleich zwischen den widerstreitenden Ortswerten zurückführen lassen.

## Die Vielgestaltigkeit der durch den Drucksinn vermittelten Empfindungen: Berührung, Druck, Kitzel und Schwirren.

Die dem Drucksinn zugehörigen Erregungen sind nicht nur verschieden nach Stärke, Ortswert, räumlicher Ausdehnung und zeitlichem Verlauf, sie zeigen auch Unterschiede der Qualität oder Art [v. Frey (v, w, x)]. Der Erfolg hängt in erster Linie von der Reizgebung ab. Schwache, örtlich umschriebene Reize werden als Berührung, wenn sie sich auf der Haut bewegen als Kitzel, stärkere stetig anhaltende als Druck, oszillierende als Schwirren oder Vibrationsempfindung bezeichnet. Alle diese Empfindungen werden durch eine einzige Art von Nervenenden vermittelt, die in den Druckpunkten ihre Projektion auf die Oberfläche haben. Daß deformierende Reize durch ihre Einwirkung auf die Druckpunkte zur Wahrnehmung kommen, ist oben dargelegt worden. Eben diese Punkte sind auch die einzigen, die auf faradische Ströme und Stimmgabelschwingungen mit Schwirren antworten, vorausgesetzt, daß diese Reize auf schwellenmäßiger Stärke gehalten werden. Druck und Schwirren sind aber als

Erlebnisse so verschiedenartig, daß man lange Zeit der Meinung war, letzteres käme aus der Tiefe, insbesondere aus den Knochen [vgl. v. Frey (n)]. Führt man einen schwachen kleinflächigen Reiz langsam über die enthaarte Haut, so tritt kitzelartiges Berührungsgefühl nur auf, wenn der Reiz über einen Haarbalg gleitet. Es ist also auch der Kitzel, d. h. der oberflächliche oder Hautkitzel an die Empfänger des Drucksinnes gebunden [K. Felix und v. Frey (z)].

Zwischen Berührung und Kitzel bestehen ohne Zweifel nahe Zusammenhänge, nicht nur in bezug auf die auslösenden Reize, sondern auch nach ihrer subjektiven Erscheinungsweise. Beide sind schwache, flüchtige, in ihrer Ortsbestimmung unscharfe, gefühlsbetonte, mit ausgebreiteten Gefäßreflexen (Abb. 53) (Uhlenbruck) einhergehende Erlebnisse, die leicht ineinander übergeführt werden können. Andererseits gibt es aber auch wesentliche Unterschiede. *Berührung* wird in der Regel auf einen äußeren Reiz bezogen (objektiviert) und überdauert denselben nicht; schwache ortsbeständige Reize eignen

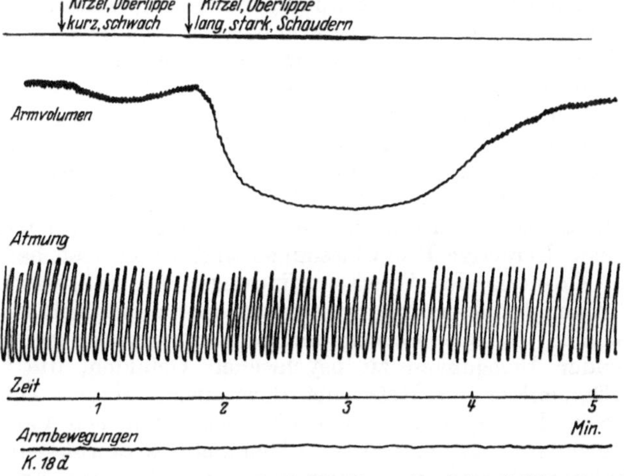


Abb. 53. Einwirkung sensibler Reizung der Haut (Berührung) auf das Gefäßsystem (Arm-Volumen!). (Nach Uhlenbruck, Z. Biol. 80.)

sich am besten zur Auslösung. *Kitzel* wird stets auf den Körper bezogen (somatisiert), wird am besten durch wandernde Reize erregt und überdauert denselben stets geraume Zeit. Gewisse Körperstellen sind zur Auslösung des Kitzels besonders geeignet, wie die Haut in der Umgebung der Körperöffnungen, Ohr, Auge, Nase, Mund, harter Gaumen, After. Hier genügt meist eine kurze, nicht wandernde Berührung, um eine langdauernde Erregung hervorzurufen, die als Kitzel bekannt ist.

Ob diese Bezeichnung zutreffend und erschöpfend ist, kann füglich bezweifelt werden. Die an den eben genannten, sehr kitzlichen Stellen auftretenden nachdauernden Erregungen sind genau besehen nichts Neues oder Besonderes, sondern juckende Empfindungen, die wie anderes Jucken zum Reiben, Kneten oder Kratzen der gereizten Stelle zwingen. Da nun Jucken, wie unten zu zeigen sein wird, eine Tätigkeitsform des Schmerzsinnes ist, so entsteht die Frage, wie man sich das Übergreifen der Erregungen von den Bahnen des Drucksinnes auf die des Schmerzsinnes (wenn es sich um eine solche handelt) erklären soll. Die in der Literatur noch immer fortgeführte Summationstheorie des Schmerzes, derzufolge wiederholte bzw. starke afferente Erregungen irgendwelcher Art im Rückenmark in Schmerzbahnen übergeleitet werden, kann hier nicht herangezogen werden, da es sich um einen momentanen, die Schwelle des Drucksinnes eben überschreitenden Reiz handelt. Eine irgendwie gesicherte Deutung ist zur Zeit nicht zu geben. Da aber an den genannten Stellen die Berührung eines Haares genügt, um nachdauerndes Jucken zu erregen, so dürfte zu erwägen sein, ob nicht an der receptorischen Innervation mancher Haare neben den Fasern des Drucksinnes noch solche des Schmerzsinnes beteiligt sind. In diesem Zusammenhang sei auf die schon oben (S. 122) erwähnten, in die Haarpapille eintretenden Nerven verwiesen, ferner auf die reiche und eigentümliche Innervation der Sinnes- oder Spürhaare vieler Säugetiere.

Wenn demnach der (Haut-) Kitzel vielleicht als eine eigentümliche Verquickung von Druck- und Schmerzerregung (Berührung + Jucken) aufzufassen ist, so müssen doch Berührung, Druck und Schwirren sicherlich als ausschließliche Leistungen des Drucksinnes gelten, da sie alle drei nicht mehr auslösbar sind, wenn die elektrosmotische Vertaubung einer Hautstelle soweit in die Tiefe gedrungen ist, daß die Druckempfindung schwindet. Die Vielgestaltigkeit des Erfolges bei Reizung einer Art von Empfängern verträgt sich nur dann mit dem in der Sinnesphysiologie allgemein als gültig betrachteten Satz von der Spezifität der Leistung (Energie), wenn man annimmt, daß der durch den Reiz bedingte periphere Erregungsvorgang nicht unverändert bis an die Orte des psychophysischen Geschehens geleitet wird, sondern auf dem Wege dahin Beeinflussungen und Überarbeitungen erfährt bzw. sie selbst ausübt. Gelegenheit hierzu ist, abgesehen von den allen Leitungsbahnen eigentümlichen Kollateralen, durch die grauen Massen gegeben, die in den Weg der Erregung im Rückenmark und Gehirn eingeschaltet sind und die Isolation der Erregung zwar nicht aufheben, aber beschränken. Derartige Beeinflussungen sind schon oben bei Besprechung der räumlichen Ordnung der Druckempfindungen (S. 128) erwähnt worden, hier treten sie in anderer Form in Erscheinung. Es handelt sich um urteilsartige Zusammenfassungen, Schematisierung und Ergänzung vieler gleichzeitiger oder einander folgender Erregungen zu psychischen Gebilden, die als scheinbar unverfälschte Ergebnisse der Reize ins Bewußtsein treten. Diese Vorgänge lehren, daß die in der psychologischen Literatur schon seit längerer Zeit als Gestaltung bezeichnete und viel erörterte Neigung des Bewußtseins zu funktioneller Verknüpfung elementarer Eindrücke schon bei der Entstehung sog. einfacher Empfindungen eine bestimmende Rolle spielt [v. Frey (w, x)].

## Schwirren (Vibrationsempfindung)
## durch adäquate und inadäquate Reize.

Von den vorgenannten Erregungsformen des Drucksinnes ist das Schwirren in mehrfacher Richtung bedeutungsvoll, so daß es eine besondere Besprechung verdient. In der medizinischen Literatur ist die Bezeichnung „Vibrationsempfindung" gebräuchlich. Zur Erzeugung derselben in reinster Form benutzt man Stimmgabeln, deren Schwingungen man auf die Haut überträgt, entweder durch Aufsetzen des Stieles oder durch eine Borste, die an einer der Zinken befestigt ist. Ähnlich wirken Einrichtungen für Vibrationsmassage. Die dabei auftretenden Empfindungen werden je nach ihrer Stärke als Kribbeln, Schwirren oder Hämmern bezeichnet.

Die Einführung der Stimmgabel in die neurologische Diagnostik geschah aus der zum Teil noch heute vertretenen Auffassung (C. Frank, K. Goldstein), daß die Vibrationsempfindung nicht eine Äußerung der oberflächlichen, sondern der tiefen Empfindlichkeit, insbesondere des Periosts und der Knochen darstelle: Pallästhesie nach Rydel und Seiffer. Wie bereits oben erwähnt, läßt sich zeigen [v. Frey (n, o)], daß von den verschiedenen afferenten Nerven der Haut nur die des Drucksinns imstande sind, einen aus etwa 100 Stößen in der Sekunde bestehenden Reiz als einen rhythmischen wahrzunehmen. Alle übrigen afferenten Nerven mit Einschluß jener für Muskeln und Knochen geraten in stetig andauernde Erregung. Die von TREITEL u. a. gemachte Feststellung, daß beim Aufsetzen der Stimmgabel auf Knochen das Schwirren besonders deutlich und ausgebreitet in Erscheinung tritt und selbst dann wahrgenommen werden kann, wenn die Haut am Ort der Reizung anästhetisch ist, erklärt sich aus der guten Schalleitung im Knochen, wodurch die Schwingungen auf weite Strecken und über die Grenzen eines anästhetischen Gebietes fortgeleitet werden können. Die Möglichkeit, mittels der Stimmgabel Schwirren durch lange Zeit in unverminderter Stärke hervorzurufen, zeigt, daß das Verblassen der Empfindung bei Belastung der Haut nicht auf Ermüdung oder „Adaptation" beruht, sondern in der Beschaffenheit des Reizes bzw. der Erregungsbedingungen begründet ist.

Es verdient ausdrücklich hervorgehoben zu werden, daß bei der Vibrationsempfindung der Rhythmus der Erregung nicht dem des Reizes zu entsprechen braucht, weil die Empfänger oder die Nerven des Drucksinnes schon an sich die Neigung haben, in intermittierende (tetanische) Erregung zu geraten, d. h. die Fähigkeit zur Entwicklung eines Eigenrhythmus zu besitzen.

Es ist sehr bemerkenswert, daß alle den Drucksinn erregenden *nicht adäquaten Reize* Schwirren hervorrufen, gleichgültig, ob sie die peripheren Empfänger oder deren Leitungsbahnen treffen. Hierher gehören der galvanische und der faradische Strom und gewisse chemische Stoffe, die entweder an die Nerven von außen herangeführt werden oder in ihnen selbst entstehen.´ Das Prickeln, Kribbeln, Zingern, Ameisenlaufen, wie die Empfindungen genannt werden, die nach Kompression der Nerven (eingeschlafene Glieder) oder nach länger dauernder starker Kältewirkung entstehen, können kaum anders denn als Äußerungen einer Stoffwechselstörung, sozusagen einer geringgradigen degenerativen Veränderung aufgefaßt werden [v. FREY (k), l. c. S. 103]. Diese Beurteilung liegt um so näher, als es durch Druck (ESMARCHsche Binde) recht wohl zu dauernder Lähmung mit anschließender Degeneration kommen kann. Entsteht nicht spontanes Kribbeln, so kann doch die Erregbarkeit der Organe des Drucksinns dermaßen gesteigert sein, daß schon die leiseste Berührung mit Kribbeln beantwortet wird. Derartige *Parästhesien* kommen ferner zur Beobachtung, wenn gewisse durch die Epidermis dringende Stoffe, wie z. B. Carbolsäure in stärkeren Lösungen einige Zeit mit der Haut in Berührung bleiben. Das gleiche gilt für die beiden Kampfstoffe Diphenylarsinchlorid und Äthylarsinchlorid, wenn sie auch in erster Linie auf die Schmerznerven einwirken [STRUGHOLD (a)]. Im allgemeinen ist nämlich im Gegensatz zum Verhalten des Schmerzsinnes die Empfänglichkeit der Nerven des Drucksinnes für chemische Reize gering. Die Möglichkeit durch chemische Umstimmung der Nerven des Drucksinnes langdauerndes Kribbeln hervorzurufen, zeigt, daß die Art, wie die Nerven des Drucksinnes auf Reize antworten, eine eigenartige, den übrigen Nerven der Haut fremde ist. Dies entspricht der Ansicht von E. HERING, daß die Spezifität des Erregungsvorganges nicht nur für die Nervenzellen, sondern auch für deren Ausläufer, die Nervenfasern, anzunehmen ist.

Über schwirrende Erregung der Nerven des Drucksinnes durch den *konstanten* Strom ist wiederholt berichtet worden [v. FREY (b), l. c. S. 173, ADRIAN, EBBECKE, DRECHSEL). Anschaulich zusammengefaßt ist dieselbe in einem von ADRIAN entworfenen Schema (Abb. 54), in welches neben der Erregung des Drucksinnes die des Schmerzsinnes eingezeichnet ist. Ausführlichere Schemata dieser Art gibt DRECHSEL. Sehr bekannt ist das entsprechende Verhalten gegenüber dem faradischen Strom, wobei es wieder dahingestellt bleibt, ob der Rhythmus der Erregung mit dem des Reizes übereinstimmt.

Bemerkenswert ist die große Empfindlichkeit der Empfänger und Nerven des Drucksinnes wie gegen den mechanischen, so gegen den elektrischen Reiz. Daher die Notwendigkeit besonderer Verwendungsweisen dieser Reizmittel (kleinste Reizflächen, Vermeidung der Druckpunkte, schwellennahe Stärke und kurze Dauer der Ströme), wenn ausschließlich schmerzhafte Wirkungen erzielt werden sollen [v. Frey (t, u)]. Mit den in der Elektrodiagnostik gebräuchlichen (differenten) Elektroden erhält man faradisch nur Schwirren, neben Tetanus der Muskeln. Durch faradische Reizung der Nervenstämme kann eine ungemein kräftige als Hämmern zu bezeichnende, große Innervationsgebiete ergreifende Vibrationsempfindung hervorgerufen werden [v. Frey (n), l. c. S.424].

Die Befähigung des Drucksinnes durch rasch sich folgende kurzdauernde Reize in intermittierende Erregung zu geraten, ist in verschiedenen Richtungen von Wichtigkeit. Zunächst hat man die Erscheinung benutzt, um Aufschluß

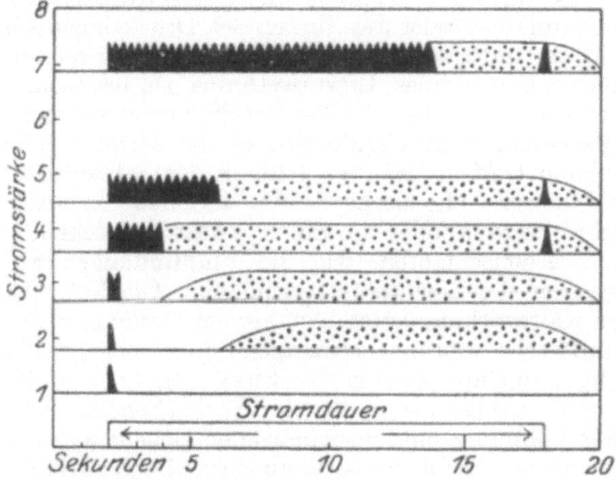


Abb. 54. Schematische Darstellung der durch den konstanten Strom hervorgerufenen Empfindungen. Die schwarz ausgefüllten Flächen sollen die diskontinuierlichen, nach der Peripherie verlegten Empfindungen andeuten, die getüpfelten Flächen die andauernden stechenden Empfindungen. (Nach E. D. Adrian.)

über die Nachdauer der Erregung zu erhalten, indem man annahm, daß die intermittierende Erregung sich in eine stetig andauernde verwandeln müsse, sobald die Trägheit der Empfänger den einzelnen Reizanstößen nicht mehr oder doch nicht in dem für die Unterscheidung nötigen Ausmaße zu folgen vermögen [vgl. v. Frey (g), l. c. S. 18]. In der Tat gibt Grandis an, bei faradischer Reizung den Übergang des Schwirrens in eine andauernde Berührungsempfindung beobachtet zu haben, ein Erfolg, der von anderer Seite bisher nicht bestätigt werden konnte. Bei vibratorischer mechanischer Reizung (Stimmgabel) dürfte das Aufhören des Schwirrens bei steigender Reizfrequenz in den meisten Fällen dadurch bedingt sein, daß die von dem schwingenden Körper der Haut erteilten Deformationen zu klein werden. Eine ähnliche Überlegung gilt wahrscheinlich auch für die Verschmelzung von nur zwei aufeinander folgenden taktilen Reizen, die nach Basler (b) schon bei einem Zeitabstand von $^1/_{20}$ Sekunde eintritt. Sergi hat zwar auf die Bedeutung der Amplitude des Reizes hingewiesen, doch ist diesem Umstande bisher noch nicht in messender Weise Rechnung getragen worden. Andererseits beweist die Fortdauer des Schwirrens noch nicht die Fähigkeit der Empfänger, den einzelnen Reizstößen zu folgen, da sie einen Eigenrhythmus besitzen. Ob dieser konstant oder veränderlich ist, ist nicht bekannt. Vielleicht liegen die Verhältnisse hier ähnlich wie bei der motorischen Innervation, bei welcher der Eigenrhythmus innerhalb gewisser Grenzen veränderlich und daher ein Zusammengehen der Erregung mit dem Reizrhythmus bedingungsweise möglich ist. In diesem Sinne sprechen die Erfahrungen, die auf eine beträchtliche Unterschiedsempfindlichkeit für Schwingungsfrequenzen hinweisen, worüber BRYANT und DUNLAP, in jüngster Zeit KATZ berichtet haben. Auch die Erfahrungen beim Unterricht der Taubstummen deuten auf ein solches Verhalten hin.

Da der Drucksinn durch verhältnismäßig schwache Reize in Schwirren versetzt werden kann, tritt er häufig zusammen mit dem Ohr in Tätigkeit, namentlich wird er durch die kräftigen, tiefen Töne der Orgel, der Trompete usw. erregt, wobei die Übertragung der Schwingungen durch den Fußboden, die Stuhllehne, unter Vermittlung der Haare wohl auch durch die Luft geschieht. Die hierzu nötigen Deformationen der Haut sind außerordentlich klein, so daß die Überlegenheit des Ohres, die für hohe Töne das billionenfache beträgt, für tiefe Töne auf etwa das 500fache zurückgeht [v. FREY (s)]. Durch die seinerzeit herrschende und auch jetzt noch sehr verbreitete Meinung, die Vibrationsempfindung stelle eine selbständige, dem Sinnesgebiet der Haut nicht zugehörige Modalität dar, ist ihr Anteil an den Tastleistungen ganz verkannt worden. Dies ist um so merkwürdiger, als sie im täglichen Gebrauch der Sinne weitgehend benutzt wird und im deutschen Taubstummenunterricht seit J. K. AMMANN und S. HEINECKE zu methodischer Verwertung gelangt ist. Man sieht hier wiederum, daß die Sinnestätigkeit ursprünglich auf den Erwerb nützlicher Erfahrungen gerichtet ist und daß die Frage nach den in den Wahrnehmungen steckenden physiologischen und psychischen Komponenten dem Unbefangenen fernliegt. Hier hat D. KATZ Wandel zu schaffen gesucht, indem er zeigte, daß jede Form des Tastens, bei welcher die Fingerspitzen über die Oberfläche der Dinge gleiten, zu einer vibratorischen Reizung der Hautleisten führt. Bei geeigneter Geschwindigkeit der Bewegung und richtigem Druck lassen sich auf diesem Wege erstaunlich geringe Unterschiede der Rauhigkeit erkennen. Werden dünne Lagen irgendwelcher Stoffe zwischen Daumen und Fingern gefaßt und sozusagen gewalkt, so sind auch Aussagen über Dicke, Härte, Biegsamkeit, Struktur, Gewebeart und anderes möglich. Die Bedeutung dieser Erkenntnisquelle für die Beurteilung der tastbaren Dinge wird an vielen Beispielen eingehend erläutert und auf ihre Verwertung im praktischen Leben, in der Medizin usw. hingewiesen.

Beim Aufbau der Tastwelt liefert nun freilich die Vibrationsempfindung nur einen Teil des gewonnenen Erfahrungsschatzes. Schon die Bedeutung die der Geschwindigkeit der Bewegung und dem ausgeübten Druck zukommt, weist darauf hin, daß auch diese Bestimmungsstücke irgendwie in die Wahrnehmung eingehen müssen, wenn die Erregung des Drucksinns von Nutzen sein soll. Man kommt demnach nicht darüber hinweg, daß zu der Entstehung der Tastwahrnehmungen eine Vielheit von Empfindungsqualitäten und Modalitäten beiträgt [vgl. v. FREY (a), l. c. S. 128], welche aufzuzeigen und womöglich quantitativ zu erfassen, auch für die Psychologie eine dankbare Aufgabe sein dürfte. Völlig abwegig aber ist es, wenn, unter Rückkehr zu bereits überwundenen Auffassungen, die Vibrationsempfindung von dem Qualitätenkreis des Drucksinnes abgetrennt und zur Leistung eines besonderen Sinnes, des Vibrationssinnes, gemacht wird. Geht man der Frage nach, wo die zugehörigen Empfänger und Leitungsbahnen zu suchen sind, so wird man auf die Empfänger und Nerven des Drucksinnes geführt.

## Literatur.
### *Der Drucksinn.*

ADRIAN, E. D.: J. of Physiol. **53**, 70 (1919).

BASLER, A.: (a) Pflügers Arch. **132**, 494; **136**, 368 (1910). (b) Pflügers Arch. **143**, 230 (1912). — BERNSTEIN, J.: Untersuchungen über den Erregungsvorgang. S. 172. Heidelberg 1871. — BLIX, M.: (a) Upsala Läkför. Förh. **18**, 427 (1883). (b) Z. Biol. **21**, 145 (1885). — BONNET, R.: Morph. Jb. **4**, 329 (1878). — BORAK, J.: Psychol. Forschg **1**, 374 (1922). — BOURDON, B.: Ann. de Psychol. **13**, 133 (1907). — BRUNN, A. v.: Handbuch der Anatomie. Bd. 5, I, S. 30. Jena 1897. — BRYANT, W. S : Arch. Ohrenheilk. **32**, 209 (1910).

CLARK, G. B.: Amer. J. Physiol. **1**, 346 (1898). — COOK, H. D. und v. FREY: Z. Biol. **56**, 537 (1911). — CZERMAK, J.: Sitzgsber. Akad. Wiss. Wien, II. **17**, 582 (1855).

DOHRN, R.: Z. ration. Med., 3. Reihe, **10**, 339 (1861). — DRECHSEL, J.: Z. Biol. **80**, 143 (1923). — DUNLAP, K.: Amer. J. Physiol. **29**, 108 (1911).

EBBECKE, U.: Pflügers Arch. **197**, 484 (1923). — EXNER, S.: Wien. klin. Wschr. **1896**, Nr 14.

FECHNER, G. TH.: Elemente der Psychophysik. Bd. 1, S. 50 u. 244. Leipzig 1860. — FELIX, K. und v. FREY: Z. Biol. **78**, 45 (1922). — FODOR, K. und L. HAPPISCH: Pflügers Arch. **197**, 337 (1922). — FOUCAULT, M.: Cours de psychologie, p. 27. Paris 1928. — FRANK, C.: Arch. f. Psychiatr. **62**, 626 (1921). — FRANZ, K. und V. v. WEIZSÄCKER: Dtsch. Z. Nervenheilk. **78**, 212 (1922). — v. FREY: (a) Ber. Ges. Wiss. Leipzig **46**, 185 u. 283 (1894). (b) Ber. Ges. Wiss. Leipzig **47**, 173 (1895). (c) Abh. Ges. Wiss. Leipzig **23**, 175 (1896). (d) Ber. Ges. Wiss. Leipzig **49**, 462 (1897). (e) Sitzgsber. physik.-med. Ges. Würzburg 9. Nov. 1899. (f) Sitzgsber. physik.-med. Ges. Würzburg 16. Dez. 1909. (g) In TIGERSTEDTS Handbuch der physiologischen Methodik. Bd. 3, I, S. 18. 1910. (h) Z. Biol. **56**, 574 (1911). (i) Z. Biol. **59**, 516 (1912). (k) Erg. Physiol. **13**, 103 (1913). (l) Z. Biol. **63**, 143 u. 151 (1913). (m) Z. Biol. **65**, 220 (1914). (n) Z. Biol. **65**, 424 (1915). (o) Sitzgsber. physik.-med. Ges. Würzburg 6. Mai 1915. (p) Z. Biol. **68**, 339; **69**, 322 (1917/18). (q) Sitzgsber. bayer. Akad. **1918**, 106. (r) Z. Biol. **70**, 333 (1919). (s) Sitzgsber. physik.-med. Ges. Würzburg 24. Juli 1919. (t) Z. Biol. **76**, 1 (1922). (u) Z. Neurol. **79**, 324 (1922). (v) Skand. Arch. Physiol. (Berl. u. Lpz.) **43**, 93 (1923). (w) Psychol. Forschg **3**, 209 (1923). (x) Z. Biol. **79**, 303 (1923). (y) Tabulae Biologicae, Berlin 1925. 2. Bd., S. 276. (z) Z. ärztl. Fortbildg **1925**, Nr 3. ($\alpha$) Handbuch der normalen und pathologischen Physiologie. Bd. 11, I, S. 98. 1926. ($\beta$) Z. Biol. **85**, 539 (1926). — v. FREY und A. GOLDMAN: Z. Biol. **65**, 183 (1914). — v. FREY und R. METZNER: Z. Psychol. **29**, 161 (1902). — v. FREY und O. B. MEYER: Z. Biol. **68**, 301 (1917). — v. FREY und R. PAULI: Z. Biol. **59**, 497 (1912).

GOLDSCHEIDER, A.: Ges. Abh. Leipzig 1898. 2 Bände. — GOLDSTEIN, K. in ABDERHALDENS biologischen Arbeitsmethoden VI A, 530. 1922. — GRANDIS, V.: Arch. di Biol. **37**, 96 (1902).

HACKER, F.: Z. Biol. **61**, 231 (1913). — HANSEN, K.: Z. Biol. **73**, 167 (1920). — HENRI, V.: Die Raumwahrnehmungen des Tastsinns. Berlin 1898. — HERING, E.: Zur Theorie der Nerventätigkeit. Leipzig 1899. — HIRSCH und H. SCHRIEVER: Z. Biol. **89**, 1 (1929).

JUDD, CH. H.: WUNDTS Philosophische Studien. Bd. 12, S. 409. 1896.

KATZ, D.: Der Aufbau der Tastwelt. Leipzig 1925. — KIESOW, F.: (a) WUNDTS Philosophische Studien Bd. 14, S. 567. 1898. (b) Z. Psychol. u. Physiol. Sinnesorg. **35**, 234 (1904). (c) WUNDTS Philosophische Studien. Bd. 19, S. 260. 1902. — KIESOW, F. und A. GATTI: Arch. f. Psychol. **43**, 11 (1922); **47**, 1 (1924). — KRIES, J. v.: Allg. Sinnesphysiol. Leipzig 1923. — KYRLE, J.: Histo-Biologie der menschlichen Haut. Bd. 1, S. 38. Wien u. Berlin 1925.

LOTZE, R. H.: Med. Psychol. 403. Leipzig 1852.

MACH, E.: Grundlinien der Lehre von der Bewegungsempfindung. Leipzig 1875. — MEISSNER, G.: (a) Beitr. Anat u. Physiol. Haut. 22. Leipzig 1853. (b) Z. ration. Med., 3. Reihe **7**, 92 (1859).

NYSTRÖM, G.: Z. Chir. **142**, 147 (1917).

ÖHRWALL, H.: Skand. Arch. f. Physiol. (Berl. u. Lpz.) **32**, 217 (1915). — OINUMA, S.: Z. Biol. **53**, 303 (1909).

PAYR, R.: Dtsch. Z. Chir. **129**, 354 (1914).

REIN, H.: Z. Biol. **82**, 545 (1924). — REIN, H. und H. STRUGHOLD, Z. Biol. **87**, 599 (1928). — RENQVIST, Y.: Z. Biol. **85**, 391 (1926). — RYDEL, A. und W. SEIFFER: Afrh. f. Psychiatr. **37**, 488 (1903).

SCHOLZ W.: Psychol. Forschg **5**, 209 (1924). — SCHRIEVER, H.: (a) Arch. f. Psychol. **51**, 137 (1925). (b) Z. Biol. **86**, 587 (1927). — SCHULTE, R. W.: WUNDTS Psychol. Studien. Bd. 10, S. 339. 1917. — SERGI, G.: Z. Psychol. **3**, 175 (1892). — SIMONELLI, F.: Internat. Mschr. Anat. u. Physiol. **31**, 292 (1915). — SKRAMLIK, E. v.: (a) Pflügers Arch.

**201**, 250 (1923). (b) Z. Sinnesphysiol. **56**, 241 (1925). (c) Erg. Physiol. **24**, 648 (1925). —
Sobotta, J.: Atlas und Lehrbuch der Histologie. 2. Aufl. München 1911. — Spearman, C.:
Wundts Psychologische Studien. Bd. 1, S. 388. 1906. — Stein, H.: Dtsch. Z. Nervenheilk.
**80**, 57 (1923). — Stetson, R. H.: Psychol. Monographs. Bd. 32, Nr 3. 1923. — Stöhr, Ph.,
d. Ä.: Anat. Anz. **30**, Erg.-H. 153 (1907). — Stratton, G. M.: Wundts Philosophische
Studien. Bd. 12, S. 525. 1896. — v. Strümpell: Dtsch. Z. Nervenheilk. **23**, 1 (1902). —
Strughold, H.: (a) Z. Biol. **78**, 217 (1923). (b) Z. Biol. **80**, 367 (1923). (c) Z. Biol. **82**, 249
(1924). — Szymonowicz, W.: Arch. mikr. Anat. **74**, 622 (1909). Taf. 29 u. 30.

Tigerstedt, R.: Studien über mechanische Nervenreizung. Helsingfors 1880. —
Treitel, L.: Arch. f. Psychiatr. **29**, 633 (1897).

Uhlenbruck, P.: Z. Biol. **80**, 35 (1923).

Weber, E. H.: (a) De pulsu etc. Lipsiae 1834. (b) Handwörterbuch der Physiologie.
Bd. 3, II, S. 481. Braunschweig 1846. (c) Ber. Ges. Wiss. Leipzig 88. 1852.

# 3. Der Schmerzsinn.

Wenn man von Schmerz spricht, bedarf es vorerst einer Verständigung,
was darunter gemeint sein soll. Es gibt Erlebnisse, die als schmerzlich bezeichnet
werden, weil sich der Betroffene durch dieselben beeinträchtigt, enttäuscht,
gekränkt usw. fühlt. Die Voraussetzungen für dieses Urteil, denn um ein solches
handelt es sich, brauchen nicht in allen Einzelheiten klar bewußt zu sein. Meist
entscheidet der beiläufige Eindruck (Auffassung). Durch Überlegung, geänderte
Betrachtungsweise oder durch Zuspruch gelingt es nicht selten, den Schmerz
zu mildern, unter Umständen sogar ihn in sein Gegenteil zu verkehren. Derartige Störungen des seelischen Geichgewichts pflegt man Gemütsbewegungen
zu nennen, die schmerzliche Form derselben *seelische Schmerzen*.

Es gibt aber auch Schmerzen, die nichts mit der Bewertung eines gegenwärtigen, vergangenen oder zukünftigen Ereignisses zu tun haben, sondern
ganz unabhängig von den augenblicklichen Gedankengängen, ja unter Störung
und Verdrängung derselben unerwartet kommen und gehen, ganz nach Art
von Sinnesempfindungen. Auch sonst zeigen sie mit diesen vielerlei Verwandtschaft durch ihr Verhalten gegen Reize und lähmende Mittel, durch ihre lokalisatorischen Leistungen, ihre Beziehungen zu gewissen Reflexen u. a., worauf
sogleich näher einzugehen sein wird. Diese Schmerzen sollen im Gegensatz
zu den seelischen *sinnliche Schmerzen* heißen. Von ihnen wird weiterhin die
Rede sein.

Zur Beschreibung sinnlicher Schmerzen verfügt die Sprache über einen
reichen Wortschatz, wie nachstehende, einem lesenswerten Aufsatz von A. Hoche
entnommene, hier etwas anders geordnete Zusammenstellung zeigt:

Hell, scharf, brennend, stechend, schneidend, reißend, kneifend, ausstrahlend,
dumpf, dunkel, drückend, bohrend, lastend, pochend, klopfend, wühlend,
zuckend, nagend, ziehend, wehend („die Wehen"). Man kann diese Formen
ordnen nach ihrem Hinweis auf Unterschiede im zeitlichen Ablauf oder in der
räumlichen Ausbreitung des Schmerzes, Unterschiede, die als formale bezeichnet
zu werden pflegen. Andere Ausdrücke betreffen Unterschiede qualitativer
Art, unter denen besonders der Gegensatz hell: dunkel oder dumpf hervorgehoben
sein möge. Es sind dies Färbungen, die so wenig wie andere Qualitäten oder
Modifikationen der Empfindung eine nähere Beschreibung zulassen oder fordern.
Manche Ausdrücke wie „spitz, schneidend, stechend" u. a. deuten dagegen
darauf hin, daß der Schmerz mit Druckempfindungen vergesellschaftet sein
kann und diesen eine räumliche Note verdankt. Endlich finden sich Bezeichnungen, die auf Empfindungsstärken hinweisen.

Auf die Möglichkeit, von der Haut sowohl hellen wie dumpfen Schmerz
hervorzurufen, hat Thunberg (b) als erster aufmerksam gemacht. Seine Verfahrungsweisen sind denkbar einfach. Klemmen einer möglichst oberflächlichen

Hautfalte mit einer Pinzette oder mit den Fingernägeln gibt stechenden, brennenden oder ätzenden Schmerz. Derselbe ist überall auslösbar, wo eine so schmale Falte aufgehoben werden kann. Druck auf die beiden Flächen einer breiten Hautfalte gibt dagegen dumpfen Schmerz. Er ist *nicht* überall auslösbar, z. B. nicht auf Falten der Scrotalhaut, über dem Olecranon, über den Köpfchen der Mittelhandknochen. Besonders geeignet hierzu sind dagegen die Hautfalten zwischen den Fingern. Über andere Verfahren zur Hervorrufung der beiden Schmerzarten siehe unten. Die in den oberflächlichsten Schichten der Haut auslösbaren Schmerzen werden jetzt allgemein, einem Vorschlage E. Bechers folgend, als *helle* Schmerzen zusammengefaßt.

Schmerzen können durch die verschiedensten Reize entstehen. Ein Vergleich ihrer Wirksamkeit auf Grund einer energetischen Messung ist zur Zeit nicht durchführbar. Sicher ist aber, daß mechanische, thermische und elektrische Reize im allgemeinen leichter Druck- und Temperaturempfindungen als Schmerz erregen. Dies hat zu der Meinung geführt, daß Schmerz die Form ist, in der beliebige afferente Nerven auf höhere Reizstärken antworten. Andererseits sind chemische Reize vorzugsweise befähigt, schmerzhaft zu wirken. Durch sie entsteht Schmerz am reinsten, in der Regel sogar als ausschließlicher Erfolg. Man wird daher chemische Reize als die dem Schmerzsinn angemessenen oder adäquaten bezeichnen. Die uralte Erfahrung, daß krankhafte Veränderungen im menschlichen Körper sich fast immer durch Schmerzen verraten, führt dann folgerichtig zu der Deutung, daß es Produkte des von der Norm abweichenden Stoffwechsels sind, die den Reiz darstellen. Der Kopfschmerz nach einem Alkoholexzeß oder einer Chloroformnarkose, das Jucken bei Urticaria, der Schmerz entzündeter Gewebe mögen als Beispiele angeführt sein.

## A. Helle Schmerzen.

Ein sehr charakteristisches Verhalten der Sinneseinrichtungen für den hellen Schmerz besteht darin, daß für sie die vorstehend erwähnte Regel von der vergleichsweise geringen Wirksamkeit der elektrischen mechanischen und thermischen Reize nur zutrifft bei der gewöhnlichen großflächigen Anwendung derselben. Wird die Reizfläche möglichst verkleinert, so nähern sich die Schmerzschwellen den unter gleichen Bedingungen für den Druck- und Temperatursinn zu ermittelnden Werten, ja sie können bei elektrischer Reizung die letzteren sogar unterschreiten.

### a) Elektrische Reizung

kann galvanisch oder faradisch geschehen. Als differente Elektrode des konstanten Stromes, bzw. der Öffnungsschläge des Induktoriums empfiehlt sich ein dünnes, am Ende gebogenes und rundgeschmolzenes Drähtchen oder noch besser eine Nadel, die mit stets gleicher Belastung auf die Haut gestellt wird [v. Frey (i), l. c. S. 16, J. Drechsel, Schriever (e)]. Auch ein spitzer, mit Salzlösung befeuchteter Pinsel ist brauchbar (Abb. 55, 56). Sie erregen bei möglichst niederer Reizstärke über den Haarbälgen, wie oben beschrieben, Schwirren, zwischen denselben entweder keinen Erfolg oder aber stechende Empfindungen, die weder bei galvanischer, noch faradischer Reizung Intermissionen aufweisen, sondern stetig andauern.

Da die Stromdichte infolge der kleinen Reizfläche groß ist, kommt es sehr rasch zur Schädigung des Epithels, zum Herabgehen des Widerstandes auf Bruchteile des Anfangswertes und entsprechendem Steigen der Stromstärke; der Reiz wird unerträglich. Nur bei sorgsamer Einhaltung der schwellenmäßigen Stromstärke, ganz leichtem Aufsetzen der Nadelelektroden und Einschaltung eines hohen Zusatzwiderstandes in den Reizkreis, gelingt es, die

Erregung längere Zeit zu beobachten und wenn nötig wiederholt hervorzurufen. Derartige Reize zeigen die Besonderheit, daß sie mit einer bis zu mehreren Sekunden betragenden Verspätung wirksam werden, die Erregung schwillt an und ab und erlischt wieder. Eine Deutung dieses Verhaltens soll unten versucht werden.

Da der Drucksinn, im Gegensatz zum Schmerzsinn, auf jeden überschwelligen Reiz ohne merkliche Verspätung antwortet, geschieht es sehr leicht, daß durch einen einmaligen kurzen Reiz zwei zeitlich getrennte Empfindungen entstehen,

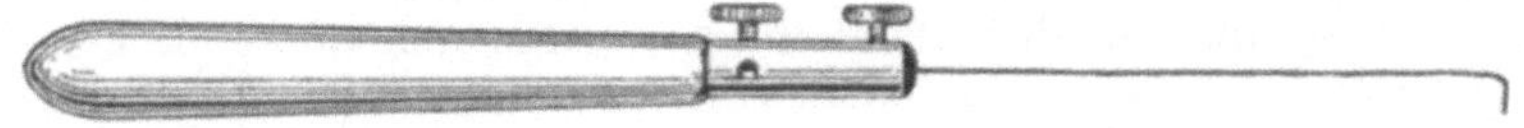

Abb. 55. Differente Elektrode zum Aufsuchen der Schmerzpunkte. (v. FREY, Z. Biol. 80.)

eine sofort auftretende Druck- und eine nachhinkende Schmerzempfindung [v. FREY (c), l. c. S. 243; (i), l. c. S. 13, DRECHSEL)]. Verschieden von dieser Erscheinung ist eine andere, zuerst von GOLDSCHEIDER beobachtete, darin bestehend, daß ein einmaliger kurzer Reiz *zwei* zeitlich getrennte Schmerzempfindungen hervorruft [GOLDSCHEIDER (a) l. c. S. 384]. Die Beobachtung ist von THUNBERG (b) bestätigt und unter Verwendung verschiedener Reizverfahren eingehend geprüft worden. Besonders gut eignen sich hierzu kurz dauernde thermische und mechanische Reize (s. unten). THUNBERG gelangte auf Grund von Bestimmungen der Reaktionszeiten zu der Auffassung, daß die verspätete bei schwachen Reizen allein auftretende sog. *sekundäre* Schmerzempfindung auf einer Reizung der Nervenenden bzw. der zugehörigen Empfänger beruht, die dem Reiz unmittelbar folgende (primäre) Empfindung auf direkter Reizung der Nerven.

Im allgemeinen sind elektrische Reize zu einer Vergleichung von Schwellenwerten wenig geeignet. Gibt man der differenten Elektrode eine Fläche von 1 qcm und darüber, so erhält man fast nur Schwirren, d. h. Erregung der Drucknerven, die in bezug auf Empfindlichkeit gegen elektrische Ströme alle anderen afferenten Nerven der Haut übertreffen. Ihre Erregung mischt sich dann immer in das Versuchsergebnis ein. Verwendet man aber eine der oben beschriebenen kleinflächigen Elektroden, so wechselt der Widerstand der Haut von Ort zu Ort und an demselben Orte in der Zeit derart, daß es schwierig ist, einen gegebenen Reizerfolg genau zu reproduzieren. Wie REIN gezeigt hat (b), muß für den durch Polarisation bedingten scheinbaren Widerstand der Epidermis eine verhältnis-

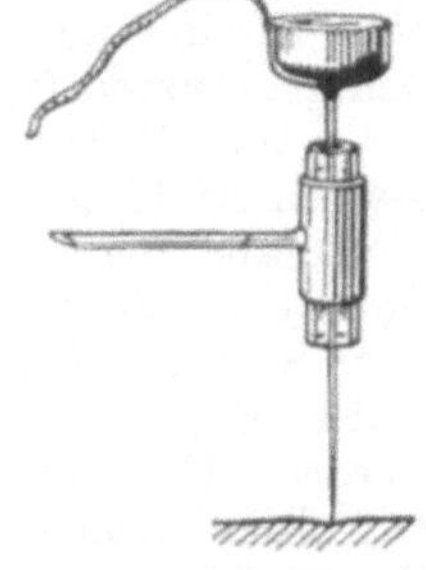

Abb. 56. Differente Elektrode zur Reizung der Schmerzpunkte. Die Elektrode sitzt stets mit gleichem Druck auf der Haut. Der Druck läßt sich durch Beladung der kleinen Schale mit Schrotkorn beliebig verändern. (v. FREY, Z. Biol. 76.)

mäßig oberflächlich gelegene, lebende, nicht verhornte Zellschicht verantwortlich gemacht werden, da dieser Widerstand je nach Wahl der Elektrodenflüssigkeit weitgehend verändert werden kann. Im gleichen Sinne wirken die durch den Strom hervorgerufenen Konzentrations- und Reaktionsänderungen. Es wird sich daher an der fraglichen Schicht, gleichgültig was sonst für Widerstände in den Reizkreis aufgenommen sein mögen, stets ein sehr steiles und rasch wechselndes Potentialgefälle ausbilden, Bedingungen, die für sichere Reizerfolge als ungünstig bezeichnet werden müssen. Immerhin läßt sich unter den aufgezählten Vorsichtsmaßregeln mit Sicherheit zeigen, daß auf den behaarten Hautflächen die Schmerzschwelle häufig tiefer liegt als die Druckschwelle [v. FREY (a), l. c. 290; (g), l. c. S. 420].

Nach GOLDSCHEIDER [(a), l. c. S. 386] führt ein einzelner Induktionsschlag niemals zu einer sekundären Empfindung, was THUNBERG und andere Untersucher allerdings nicht bestätigen konnten. GOLDSCHEIDER sieht in der sekundären Empfindung den Ausdruck der Summation, zu der am besten vier Reize im Abstand von etwa $^1/_{20}$ Sekunde verwendet werden sollen. Die Summation soll in der Weise zustande kommen, daß die im Hinterstrang aufsteigende Erregung auf zwei Wegen ins Großhirn gelangt, auf den Bahnen des Tastsinnes einerseits und andererseits auf einer durch die graue Substanz des Rückenmarks unterbrochenen Bahn. Diese Auffassung greift auf Versuche von M. SCHIFF zurück, die bei dem Fehlen einer genaueren anatomischen Nachprüfung vielerlei Deutungen zugänglich sind.

Gegen die Annahme einer zentralen Summation spricht folgender Befund: Man schickt durch die zu reizende Stelle in ständigem Wechsel einen Einzelschlag und einen Wechselstrom von 20 Schwingungen in der Sekunde, und hält die Reizstärke durch entsprechende Änderungen des Rollenabstandes ständig auf dem Schwellenwert. Liegt die oben beschriebene Nadelelektrode auf einem Schmerzpunkt, so erweist sich der Wechselstrom stets als der wirksamere Reiz, d. h. der Einzelschlag muß die doppelte bis mehrfache Stärke haben um wirksam zu sein. Liegt dagegen die Nadel auf einem Druckpunkt, so ist die Schwelle für beide Reizformen merklich die gleiche, eine Überlegenheit des Wechselstromes ist nicht festzustellen [v. FREY (m)].

Wäre Summierung taktiler Erregungen die Bedingung für das Auftreten von Schmerz, so ist nicht einzusehen, warum er im zweiten Falle fehlt, da doch ohne Zweifel die noch nicht genauer ermittelten Bahnen des Drucksinnes gleich den gekreuzten (spinothalamischen) Bahnen des Schmerzsinnes Kollateralen in die grauen Säulen der Rückenmarkes schicken und Unterbrechung durch graue Massen erfahren. Viel wahrscheinlicher ist es daher, daß der Schmerz entsteht, nicht aus der Summation von (andersartigen) Erregungen, sondern durch *Summation der Reize* in der Peripherie (v. FREY [(c), l. c. S. 261, THUNBERG (b), l. c. S. 431]. Wie weiter unten auszuführen ist, müssen die Empfänger des hellen Schmerzes ausschließlich oder doch vorwiegend im Epithel gesucht werden. Hier ist aber auch der wesentliche Sitz der elektrischen Polarisation mit ihren Konzentrations- und Reaktionsverschiebungen, die bei gehäuften Reizen stärkere Ausbildung und größere Reizwirkung gewinnen. Das saftreiche Gewebe des Coriums, in dem die Organe des Drucksinnes liegen, stellt nach Aussage der Widerstandsmessungen einen weit besseren Leiter dar, dessen Polarisierbarkeit gering ist und daher eine Summierung der Reizwirkungen nicht deutlich in Erscheinung treten läßt.

Für Summation der Reize in der Peripherie spricht ferner der neuerdings von SCHRIEVER erhobene Befund, daß unterschwellige Schmerzreize, die gleichzeitig auf *benachbarten* Hautstellen gesetzt werden, nicht befähigt sind sich gegenseitig in merklichem Grade zu unterstützen, d. h. überschwellig zu machen. Nach der Theorie der zentralen Summation der Erregungen sollte sie gerade bei dieser Art der Reizgebung besonders deutlich hervortreten [SCHRIEVER (h), l. c. S. 502].

Vor allem wäre aber zu verlangen, daß die als primärer Reizerfolg angeblich immer vorhandene Erregung des „mechanosensiblen Nervenapparates" in Gestalt „sehr matter Berührungsempfindung" [GOLDSCHEIDER (d), l. c. S. 182] sich auch wirklich nachweisen läßt. Dies ist aber bei richtigem Vorgehen niemals der Fall. Bei Verwendung der vorstehend beschriebenen kleinflächigen und schwellenmäßigen elektrischen Reize erhält man auf den Haarbälgen das für den Drucksinn typische Schwirren, zwischen ihnen reinen, stetig anhaltenden Schmerz. Es handelt sich also um die Reizung örtlich getrennter Empfänger, die sich nach ihrer Ansprechbarkeit, Trägheit des Erregungsablaufes und nach ihren Leitungsbahnen streng voneinander unterscheiden.

### b) Mechanische Reize,

deren Wirkung sich auf die Oberfläche beschränkt, erregen hellen Schmerz. Als Beispiel sei an den oben erwähnten Klemmversuch Thunbergs erinnert. Ähnlich wirken das Aufschlagen gespannter Drähte [Thunberg (b), l. c. S. 422], Peitschen- und Rutenschläge und alle Arten von Verletzungen der Oberhaut, während Schlag und Stoß durch stumpfe Massen auch ohne äußere Verletzungen vorwiegend dumpfen Schmerz erregen. Zu messenden Versuchen über hellen Schmerz, namentlich zu den unerläßlichen Schwellenvergleichungen, eignen sich Stachelborsten [v. Frey (e), l. c. S. 363; (i), l. c. S. 2], Reizhaare [v. Frey (f), l. c. S. 14] und für besonders empfindliche Flächen (Cornea) Reizfäden (v. Frey und H. Strughold). Es sind dies dieselben kleinflächigen Reize, die auch zur Prüfung des Drucksinnes Verwendung finden; sie sind aber in anderer Weise zu gebrauchen, wenn sie als Schmerzreize dienen sollen. Die für die Erregung des Drucksinnes maßgebende Geschwindigkeit der Deformation ist hier ohne wesentliche Bedeutung, um so mehr aber ihre Dauer, die wiederum für den Drucksinn nicht in Betracht kommt, da seine (eben merkliche) Erregung,

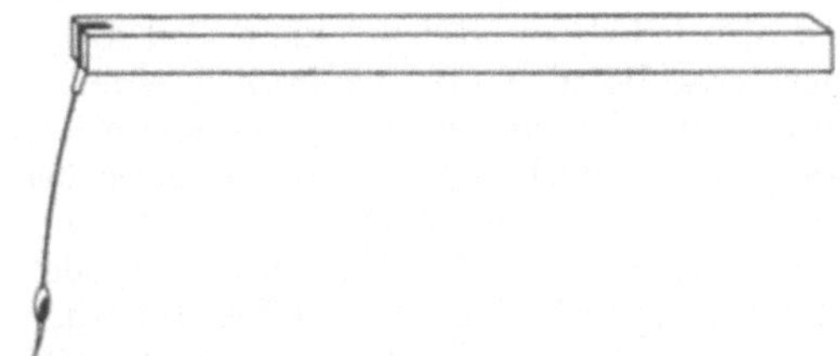

Abb. 57. Stachelborste zur Aufsuchung und Schwellenbestimmung der Schmerzpunkte. (Nach v. Frey.)

besonders durch kleinflächige Reize, doch sofort wieder schwindet. Für Schmerzreize gilt, daß sie um so länger einwirken müssen, je schwächer sie sind. So kommt es, daß anscheinend geringfügige Deformationen schließlich schmerzhaft werden können. Schlecht sitzende Kleidung, enges Schuhwerk pflegt sich in dieser Weise bemerkbar zu machen. Die schmerzhafte Erregung tritt, wie es scheint, dann ein, wenn der ausgeübte Druck oder die durch Bewegung hervorgerufene Reibung die Ernährung der Gewebe zu beeinträchtigen beginnt.

In Übereinstimmung mit dieser Annahme hat v. Frey [(c), l. c. 246] Reizhaare von verschiedenem Querschnitt (1—3), aber gleichem spezifischen Druck auf Schmerzpunkten gleich wirksam gefunden und daher vorgeschlagen, die Eichung derselben nach ihrem hydrostatischen Druck vorzunehmen, wenn sie als Schmerzreize verwendet werden sollen. Als Reiz-Einheit wird zweckmäßig der Wert 1 g/mm² gewählt.

Die Aufgabe, auf mechanischem Wege hellen Schmerz zu erzeugen, ohne die Erregung des Drucksinnes mit in Kauf nehmen zu müssen, hat dazu genötigt, die Reizfläche weiter herabzumindern, als es mit Reizhaaren möglich ist. Als zweckmäßigstes Verfahren hat sich der Gebrauch von sog. *Stachelborsten* erwiesen, d. h. einer Borste, die in einen Stachel (von Carduus acanthoides) ausläuft (Abb. 57). Die Kraft des Reizes wird in der bekannten Weise durch Länge und Steifigkeit der Borste bestimmt und auf einer kleinen Handwage ermittelt. Für die meisten Zwecke ist Reduktion auf spezifischen Druck nicht erforderlich, da die Stachelenden in ihrer Form und Dimension untereinander weitgehend übereinstimmen, die Reizfläche daher als konstant betrachtet werden darf.

Besteht das Bedürfnis zur Reduktion, so ist die Reizfläche zu $3 \cdot 10^{-4}$ qmm anzusetzen [H. Schriever (b), l. c. S. 354]. Ausdrücklich sei bemerkt, daß die Stachelenden zu stumpf sind, um innerhalb der zu den Reizungen erforderlichen Grenzen der Kraftwerte ($^1/_8$ bis 4 g) in die Haut einzudringen. Die Reizungen geschehen also ohne Verletzung der Epidermis.

Durch wenig überschwellige Reize von derartig kleiner Fläche ist es nun möglich, Empfindungen hervorzurufen, die alle für den hellen Schmerz typischen Merkmale aufweisen: schwaches diffuses Brennen, verspätet einsetzend, langsam an- und abschwellend, den Reiz lange überdauernd, in Jucken ausklingend oder überhaupt nur in der Form von Jucken auftretend. Die Empfindung ist, im Gegensatz zu den Druckempfindungen, in keiner Phase ihres Ablaufes schwirrend (oszillierend), Entfernung des Reizes wird niemals als ein neuer zweiter Reiz von gleicher Qualität wie der erste aufgefaßt, wie dies für die Entlastungsempfindung im Gebiete des Drucksinnes gilt. Sie ist ohne reizende Wirkung und wird nicht bemerkt.

Die schwächsten auf der Haut wirksamen Stachelborsten, entsprechend einer (maximalen) Kraft von $^1/_8$ g, erregen allerdings auch den Drucksinn, aber nur dann, wenn sie über den Haarbälgen aufgesetzt werden. Zwischen denselben entsteht, wenn überhaupt eine Empfindung, nur der helle Schmerz. Die bei großflächiger Reizung sehr weite Spanne zwischen mechanischer Druck- und Schmerzschwelle wird also bei dieser Reizart klein und das Schwellenverhältnis Druckschwelle/Schmerzschwelle, das für gewöhnlich einen sehr kleinen Bruch darstellt, nähert sich der Einheit, ohne sie aber, wie bei der elektrischen Reizung, zu erreichen oder sogar zu überschreiten [s. oben unter (a)].

Es gibt aber eine Stelle der Körperoberfläche, wo die mechanische Schwelle für Schmerz tatsächlich niedriger ist als die für Berührung oder Druckempfindung an irgend einem Teil der Körperoberfläche, nämlich die Mitte der Hornhaut des Auges. Hier wird das Aufsetzen eines Fadenendes, entsprechend einer Belastung mit 5 mg (Reizfläche $^1/_{40}$ qmm), deutlich, wenn auch verspätet gefühlt (v. Frey und Strughold, l. c. S. 327), während auf der Haut die Belastung der empfindlichsten Druckpunkte (durch Reizhaare) doppelt oder dreimal so groß genommen werden muß (v. Frey, L. Fischer und J. Grundig), wenn ein sicherer Erfolg erzielt werden soll. Natürlich gilt dieser Vergleichswert nur unter der Voraussetzung, daß die Reize lediglich nach ihrer Kraft in Rechnung gestellt werden. Würde man den schwellenmäßigen Schmerzreiz für die Hornhautmitte in Spannungseinheiten (g/mm) ausdrücken und den entsprechenden Werten für die Berührungsschwellen auf der Haut gegenüberstellen oder umgekehrt letztere in der Dimension des spezifischen Druckes (g/qmm) darstellen zum Vergleich mit dem entsprechenden Wert für die Hornhautmitte, so würde auch das Schwellenverhältnis andere Zahlenwerte annehmen, immer aber im Sinne einer größeren Empfindlichkeit der Hornhautmitte.

### Die Schmerzpunkte.

Magnus Blix und A. Goldscheider (g) war es bereits bekannt, daß man mit einer Nadel an manchen Stellen tief in die Haut eindringen kann ohne Schmerz zu erregen, während an anderen Stellen schon leises Drücken schmerzhaft ist. Letztere Orte hat Goldscheider als *Schmerzpunkte* bezeichnet. Man betrachtet sie als Orte, wo Schmerznerven bzw. deren Endigungen der Oberfläche am nächsten kommen.

Zur genaueren Einsicht in die Verteilung und die Schwellen dieser Punkte dienen Reize von bekannter abstufbarer Kraft und kleinster Fläche, am besten die bereits erwähnten Stachelborsten. Die Reize sind senkrecht gegen die Oberfläche der Haut zu richten, weil auf diesem Wege die Erregung mit dem geringsten Arbeitsaufwand gelingt und die unerwünschte Ausbreitung des Reizes auf benachbarte Empfänger möglichst vermieden wird.

Die Erfahrung hat gezeigt, daß die Schmerzpunkte in bezug auf die Dichte ihrer Verteilung alle anderen Sinnespunkte der Haut übertreffen und daß dieselbe zwar in den einzelnen Körpergebieten etwas wechselt, innerhalb eines Gebietes aber recht gleichmäßig ist. Auch die Schwellen der Punkte, die hauptsächlich von der Dicke der Epidermis abhängen, zeigen innerhalb eines Gebietes von gleichartigem Bau der Haut nur sehr geringe Schwankungen. Durch Untersuchung einer größeren Zahl passend gewählter, an sich kleiner Flächenstücke, läßt sich daher bereits ein guter Überblick über die Ausstattung des menschlichen Körpers mit Schmerzpunkten gewinnen, wobei Verteilung und Schwellen derselben gleichzeitig bestimmt werden können. Eine sehr umfassende derartige Aufnahme ist von STRUGHOLD (b) durchgeführt worden, aus der die nachstehende Tabelle entnommen ist.

Tabelle 4. Dichte und Schwellen der Schmerzpunkte in den verschiedenen Körperregionen nach STRUGHOLD.

| Hautstelle | Zahl / qcm | Schmerzpunkte. Mittlere Schwelle in g (Stachelborste) |
|---|---|---|
| Behaarte Kopfhaut | 144 | 1,35 |
| Regio frontalis | 184 | 0,53 |
| Dorsum nasi | 108 | 0,95 |
| Apex nasi | 44 | 1,00 |
| Regio mentalis | 196 | 0,55 |
| Wange | 180 | 0,58 |
| Ohr, Ohrläppchen | 168 | 0,48 |
| Ohr, Anthelix | 136 | 0,57 |
| Ohr, Rand, Gegend der DARWINschen Spitze | 76 | 0,78 |
| Augenlid | 172 | 0,18 |
| Regio hyoidea | 204 | 0,48 |
| Fossa jugularis | 228 | 0,26 |
| Fossa supraclavicularis | 212 | 0,28 |
| Nacken (Haargrenze) | 176 | 0,65 |
| Facies brachii medialis | 208 | 0,29 |
| Facies brachii lateralis | 200 | 0,46 |
| Fossa cubiti | 224 | 0,27 |
| Regio antibrachii volaris | 203 | 0,32 |
| Regio antibrachii dorsalis | 196 | 0,51 |
| Regio dorsalis manus | 188 | 0,66 |
| Torus pollicis | 60 | 2—4,0 |
| Regio inguinalis | 220 | 0,38 |
| Regio femoris ant. | 192 | 0,66 |
| Regio femoris post. | 176 | 0,60 |
| Fossa poplitea | 232 | 0,30 |
| Regio cruris ant. | 172 | 0,70 |
| Regio cruris post. | 160 | 0,56 |
| Regio dorsalis pedis | 168 | 0,68 |
| Regio plantaris pedis | 48 | 2—4,0 |

Sie zeigt die niedrigste Dichte der Schmerzpunkte auf der Nasenspitze mit 44/qcm. Die größten Dichten auf der Beugeseite der großen Gelenke (Regio inguinalis, Fossa poplitea, Fossa cubiti, ferner in der Fossa jugularis) mit 220, 232, 224, 228/qcm. Da hier zugleich die Schwellen niedrig sind, müssen diese Orte als besonders schmerzempfindlich gelten. Man kann vielleicht sagen, daß überall dort, wo große Nerven- und Gefäßstämme der Oberfläche nahe kommen, die Schmerzempfindlichkeit groß ist. Bemerkenswert ist ferner,

daß ganz im Gegensatz zum Verhalten des Drucksinnes die Dichte der Schmerzpunkte gegen die distalen Enden der Glieder abnimmt. Dies gilt besonders für
die eigentlichen Tastflächen der Hand und des Fußes.

Abb. 58 ist die vierfach lineare Vergrößerung eines Hautstreifens von der
Radialseite der ersten Phalange des Mittelfingers. Die natürliche Länge des
quer zur Längsachse des Fingers gerichteten Streifens ist 1 cm,
die Breite 0,25 cm, der Flächeninhalt 0,4 qcm. Der Streifen
ist zweimal nebeneinander abgebildet, links mit Eintragung
der Schmerzpunkte (als Punkte), rechts der Druckpunkte (als
kleine Dreiecke). Von dorsal (oben) nach volar (unten) fortschreitend nimmt die Zahl der Schmerzpunkte ab von 175
auf 5 pro Quadratzentimeter, die der Druckpunkte zu von
25 auf 125 pro Quadratzentimeter.

Innerhalt der großen Gliederabschnitte, wie etwa des
Unterarms, ist jedoch die Verteilung der Schmerzpunkte
eine recht gleichmäßige, wie die Abb. 59 und 60 von der
Volarseite erkennen lassen. Sie zeigen zugleich die im allgemeinen weit geringere Dichte der Druckpunkte.

Als Mittel aus allen untersuchten Flächen berechnet Strughold eine Dichte von 175/qcm, was $3,5 \cdot 10^6$ Schmerzpunkte
für die gesamte Körperoberfläche ergibt.

Was die Schwellen betrifft, so sind sie, wie schon erwähnt, in erster Linie abhängig von der Mächtigkeit der
Epidermis. Man findet daher höhere Werte auf der Dorsal-
als auf der Volarseite des Unterarms, höhere auf der vorderen
als auf der hinteren Seite des Unterschenkels und höchste auf
Hand- und Fußfläche. Auffallend hohe Werte zeigen die behaarte Kopfhaut,
Spitze und Rücken der Nase, Rand der Ohrmuscheln, während die Augenlider

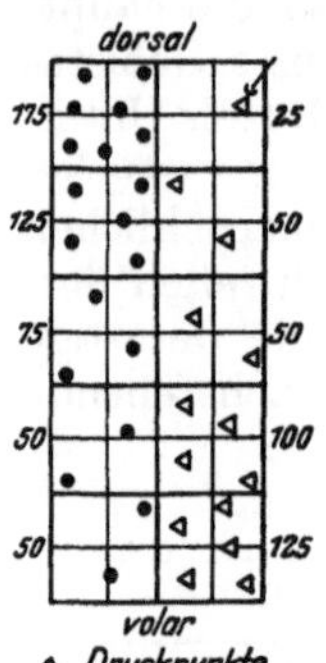



Abb. 58.
4 fache Vergröße-
rung einer Haut-
fläche = 40 mm²
an der Radialseite
der 1.Phalange des
Mittelfingers.
(Aus Z. Biol. 80,
Strughold.)

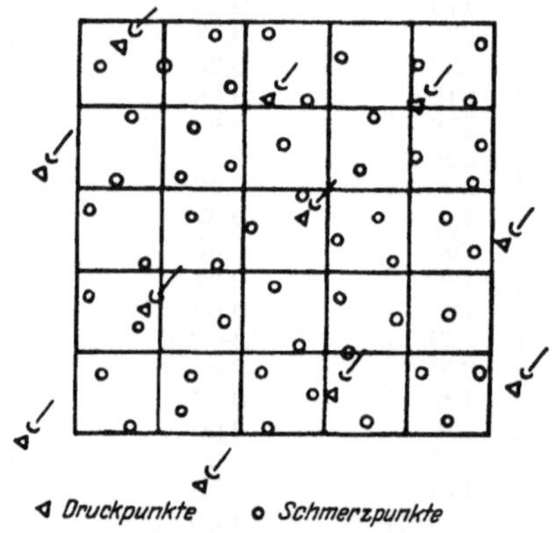



Abb. 59. 4 fache Vergrößerung eines qcm Haut
der Beugeseite des linken Unterarmes.
(Strughold, Z. Biol. 80.)

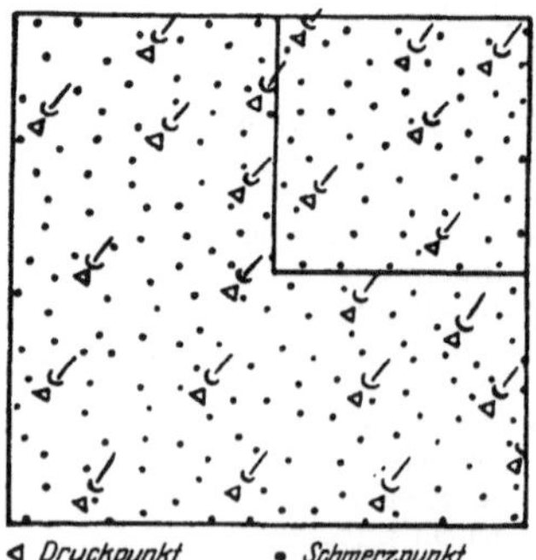



Abb. 60. 8 fache Vergrößerung des rechten
oberen Viertels der Abb. 59.
(Strughold, Z. Biol. 80.)

sich von allen behaarten Flächen durch die niedrigsten Schwellen auszeichnen.
Die ausgedehnten Flächen des Rumpfes mit ihrer gleichartigen Hautbeschaffen-
heit zeigen überall nahezu identische Schwellen.

An Hand dieser Erhebungen läßt sich mit Hilfe eines passend abgestuften
Satzes von Stachelborsten rasch ein Überblick gewinnen, ob innerhalb eines
zu untersuchenden Hautgebietes normale Schwellen vorliegen oder ob sie nach
oben oder unten abweichen. Man hat nur nötig, durch eine Anzahl von Prüfungen

die mittlere Schmerzschwelle zu bestimmen und sie mit der in der Tabelle angegebenen zu vergleichen. Die *mittlere Schwelle* ist gegeben durch jene schwächste Borste, die in mehr als $50\%$ der Prüfungen wirksam befunden wird. Es ist hierzu keineswegs nötig, Schmerzpunkte aufzusuchen und zu bezeichnen. Dieselben liegen so dicht gesät, daß ein überschwelliger Reiz selten wirkungslos bleiben wird. Es schadet auch nichts, wenn ein Druckpunkt (Haarbalg) getroffen wird, man muß nur die Versuchsperson unterrichten, daß sie nicht auf die schwache, mit dem Reiz einsetzende und sofort wieder schwindende Berührungs-empfindung achtet, sondern auf das Jucken und Brennen, das geraume Zeit nach Beginn des Reizes einsetzt, allmählich an- und abschwellend. Es ist daher nötig, daß der Reiz *mehrere Sekunden* auf der Haut verweilt, damit der Er-regungszustand sich ausbilden kann. Charakteristisch für den Erfolg ist das nachbleibende *Jucken*, das durch Reiben und Kneten der Haut behoben wird.

Im Gegensatz zu der äußeren Haut zeigen die Schleimhäute, besonders des Mundes hohe Schwellen und anscheinend auch geringe Dichte der schmerzhaft erregbaren Empfänger [SCHRIEVER [a)]. Von dem Lippenrot mit einer Schwelle von 1 g (Stachelborste) nach hinten gehend, sinkt die Schwelle an keiner Fläche der Mundhöhlen unter 2 g und ist vielerorts erheblich höher. Erst an den Gaumenbögen und auf der hinteren Rachenwand wird die Schwelle von 1 g wieder erreicht, ist aber immer noch 8mal höher als am Augenlid. Durch besonders hohe Schwellen sind ausgezeichnet die hinteren Teile des harten Gaumens und der Wangenschleimhaut und das gesamte Zahnfleisch, besonders auf der Zungenseite. Am allerunempfindlichsten ist aber jener unter dem Namen der KIESOWschen Zone in der Literatur bekannte Schleimhautbezirk, der in der Richtung der Zahnschlußlinie von dem Mundwinkel nach hinten zieht und als leicht erhabener und etwas blasserer Streifen ohne weiteres erkenn-bar ist. Seine Schmerzschwelle liegt, bei guter Druckempfindlichkeit, so hoch, daß sie mit *spitzen* Reizmitteln (Nadeln, Stachelborsten) überhaupt nicht bestimmt werden kann. Selbst eine Stachelborste von 12 g ist hier noch unter-schwellig. Verstärkt man den Reiz noch weiter, so dringen die Spitzen in die Schleimhaut ein und es ist mit der Möglichkeit zu rechnen, daß in der Tiefe verlaufende Nerven getroffen werden. Dadurch wird aber der Vergleich mit den auf der Haut ermittelten Schwellen hinfällig. Daß dieses Bedenken gerecht-fertigt ist, zeigt der durch H. SCHRIEVER bestätigte Befund von HAHN und HAJEN, daß durch Druck mit einem stumpfen Draht, Reizfläche 1,5 qmm, hier wie auch sonst in der Mundhöhle Schmerz erregt werden kann.

Der scheinbare Widerspruch der Ergebnisse klärt sich durch die Erwägung, daß die schädigende Wirkung der spitzen Reizmittel sich auf die oberfläch-lichsten Schichten der Schleimhaut beschränkt, so daß nur in diesen etwa vor-handene Empfänger erregt werden können. Im Gegensatz hierzu wirken stumpfe Reizmittel auch in die Tiefe. Die Deutung wird gesichert durch eine anschauliche Versuchsanordnung SCHRIEVERs [(a), l. c. S. 431], durch die es ihm gelang, das dem fraglichen Schleimhautbezirk eigentümliche Verhalten auch anderwärts herbeizuführen. Er konnte am weichen Gaumen durch Cocainisierung, auf der äußeren Haut durch kurz dauernde elektrosmotische Vertaubung die sonst vorhandene Empfindlichkeit gegen spitze Reize aufheben, ohne die Wirksamkeit der stumpfen zu beeinträchtigen.

Der Versuch lehrt, daß man auf der äußeren Haut wie auf der Schleimhaut zu unterscheiden hat zwischen einer oberflächlichen und einer tiefen Schmerz-empfindlichkeit, die durch geeignete Verfahrungsweisen getrennt untersucht werden können, und zwei unabhängig voneinander bestehenden Innervationen entsprechen. Hierauf wird in dem Abschnitt über den dumpfen Schmerz zurück-zukommen sein.

Empfindlicher für Schmerzreize als die Schleimhaut der Mundhöhle ist die der Nase. Schriever und Strughold fanden an keiner der Reizung durch Stachelborsten zugänglichen Stelle die Schwelle höher als 1 g, also eine Empfindlichkeit gleich der der hinteren Rachenwand. Nur in der Nähe der äußeren Nasenöffnung, etwa bis zur Höhe von 1 cm vom Naseneingang, fanden sie niedrigere Schwellen von $^1/_4$—$^1/_2$ g, in Übereinstimmung mit den Werten auf der benachbarten Gesichtshaut, mit welcher diese Zone auch in dem histologischen Bau und in der Ausstattung mit allen sinnlichen Qualitäten übereinstimmt. Jenseits des Vestibulums im Schleimhautgebiet der Nase sind Druck- und Temperaturempfindungen nicht mehr nachzuweisen, vielmehr wirken alle überschwelligen Reize schmerzhaft. Wird die Oberfläche der Schleimhaut durch Bepinselung mit Cocain vertaubt, „so steigt die Schwelle auf das mehr als Hundertfache, die Empfindung ist dumpf schmerzhaft und von großer Heftigkeit" (Ornstein).

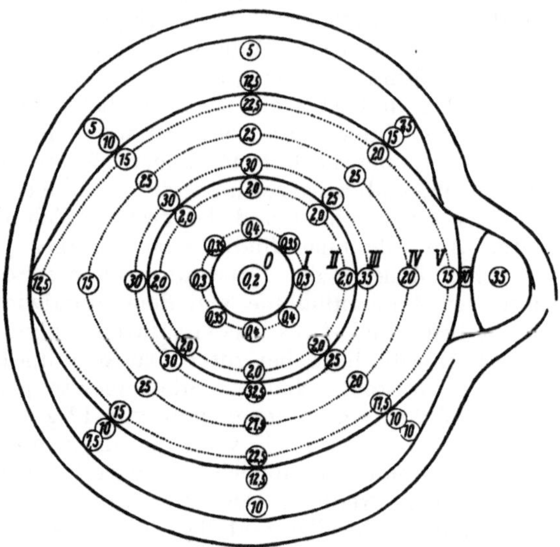

Abb. 61. Übersicht über die Schmerzschwellen der Hornhaut. Die Schmerzempfindlichkeit wächst von der Peripherie nach dem Pol um das 10fache an. (Nach Strughold.)

Der Schmerz ist hier wie im Rachen verschieden von dem hellen Schmerz der Haut, in schwer zu beschreibender Weise gefärbt, sehr unlustbetont, mit Nies- und Würgreflexen vergesellschaftet.

Endlich sei als abweichend von der Haut das Verhalten der freien Flächen des Auges gegen mechanische Reize erwähnt. Die außerordentlich große schmerzhafte Empfindlichkeit der Hornhaut, namentlich ihres zentralen Teiles, gegen Berührung ist schon oben besprochen und Vergleiche mit den Schmerzschwellen anderer Körperstellen gezogen worden. Die in der Literatur immer wieder verfochtene Ansicht, daß daneben auch noch eine sozusagen neutrale (dem Drucksinn zuzurechnende) Berührungsempfindung bestehe, hat sich in wiederholten, in verschiedener Weise angestellten Prüfungen durch v. Frey mit W. Webels und H. Strughold nicht bestätigen lassen. Vielmehr muß nach allen gesicherten Beobachtungen angenommen werden, daß der Hornhaut des Auges und ebenso der Bindehaut in ihrer gesamten Ausdehnung Druck- wie Warmempfindung fehlen und daß auf diesen Flächen nur Kaltempfindung und Schmerz vertreten sind, allerdings in sehr ungleicher Verteilung der zugehörigen Empfänger und Reizschwellen.

Eine übersichtliche Darstellung der Schmerzschwellen liefert die beistehende Abb. 61, welche den Gang der Werte in vier im vorderen Augenpol sich schneidenden Meridianen wiedergibt. Von der Hornhautmitte nach außen gehend, wachsen die Schwellen zuerst langsam, dann rasch auf das Zehnfache (2,0) des niedrigsten Wertes (0,2 g/qmm). Beim Übergang auf die Bindehaut erfolgt ein plötzlicher Sprung auf sehr hohe Werte (25—35), worauf beim Weiterschreiten auf die Conjunctiva orbitalis und tarsalis die Schwellen wieder sinken, um am Lidrande einen verhältnismäßig niederen Wert (5 g/qmm) anzunehmen. Eine Ausnahme hiervon macht die Caruncula lacrimalis, deren Schmerzschwelle von dem Werte 10 der Plica semilunaris auf 35 emporgeht.

Statt der Schwellen sucht Abb. 62 die Unterschiede der Empfindlichkeit darzustellen, indem sie die in Radien gestellten Punkte um so näher zusammenrückt, je größer die Empfindlichkeit. Auf Proportionalität zwischen Punktabstand und Empfindlichkeit mußte aus naheliegenden Gründen verzichtet werden. Bei richtiger Ausführung müßten in der Hornhautmitte die Punkte einander zehnmal näher stehen als am Hornhautrande.

**Die Rezeptoren des hellen Schmerzes** können nach den im vorstehenden mitgeteilten Versuchsergebnissen nur in den oberflächlichsten Lagen der Haut gesucht werden. Eine nähere Begrenzung erscheint möglich durch eine Beobachtung von F. HACKER (l. c. S. 214), dem es gelang, durch Einreiben einer Lösung von Cocain (freie Base) in Ölsäure den hellen Schmerz zu lähmen ohne Beeinträchtigung von Temperatur und Druckempfindung. Da sowohl die Ölsäure wie Cocain als lipoidlöslich in lebende Zellen eindringen können,

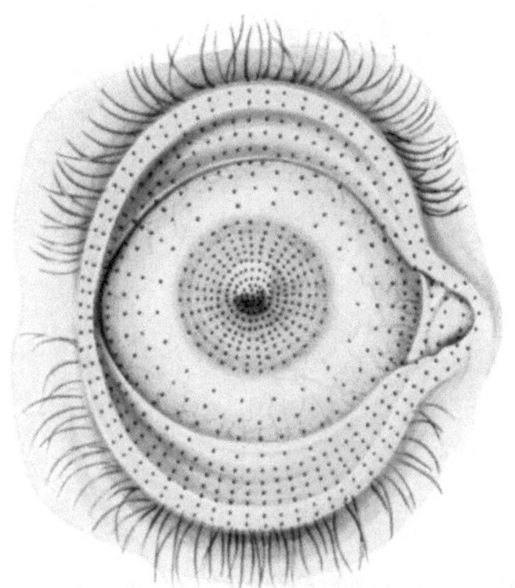

Abb. 62. Die Schmerzempfindlichkeit des menschlichen Auges. Je größer die Empfindlichkeit, um so dichter stehen die Punkte. (Nach H. STRUGHOLD.)

steht ihrer Diffusion durch die Epidermis nichts im Wege. Sie geschieht aber infolge der hohen inneren Reibung der Ölsäure äußerst langsam. Nach Schluß der Einreibung, die 10 Minuten dauerte, vergingen nochmals 10 Minuten, bevor eine Erhöhung der Schmerzschwelle nachweisbar wurde, und sie erhöhte sich weiter in der nächsten halben Stunde. Die im Corium liegenden Empfänger des Drucksinnes blieben unbeeinflußt und ebenso die des Kältesinns, die, wie oben (S. 100) ausgeführt worden ist, näher der Oberfläche liegen als jene. Es ist anzunehmen, daß das Cocain nach Passieren der Oberhaut (etwa 0,1 mm Dicke), auch in das Corium eindringt, aber in so geringer Menge pro Zeiteinheit, daß Blut und Lymphstrom die Konzentration immer unterschwellig halten können. So erklärt sich wohl, daß die lähmende Wirkung auf die in der Epidermis endigenden Nerven des hellen Schmerzes beschränkt bleibt.

Für eine besonders oberflächliche Lage der Empfänger für den hellen Schmerz spricht ferner seine niedrige Schwelle bei faradischer Reizung. Der Beweis ist um so zwingender, als bei Reizung mit einer Normalelektrode (1 qcm), wobei die Nervenstämme ansprechen, die Schmerznerven erheblich höhere Schwellen

als die Drucknerven zeigen. Die Umkehrung des Schwellenverhältnisses bei
Reizung mit der Nadel oder Punktelektrode kann also nur darauf beruhen,
daß die Stromdichte nach der Tiefe so rasch abnimmt, daß sie nur für die
oberflächlichsten Nervenenden über-
schwellig ist.

Die Annahme, daß die den hellen
Schmerz vermittelnden Nerven in
der Epidermis zu suchen sind, ist
demnach experimentell gut begründet,
und wird weiter gestützt durch den
Nachweis von solchen Nerven an
Orten, die Schmerzempfindlichkeit
besitzen, sei es ausschließlich oder
unter anderen [Lippe (Abb. 63), Hornhautmitte (Abb. 64), Nasenschleim-
haut (Abb. 65)]. Die Darstellung der

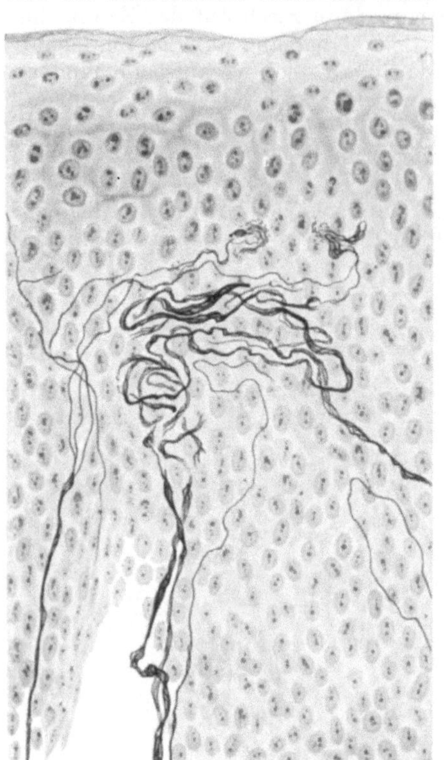

Abb. 63. Sensible Endigung aus der Lippe vom
Menschen. (Präparat von Dr. KADANOFF.)

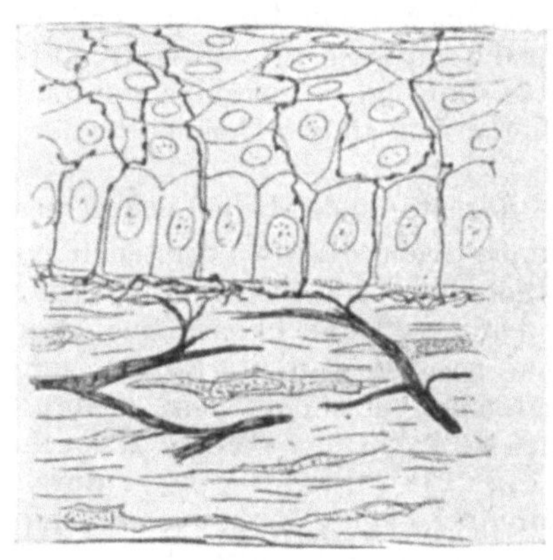

Abb. 64. Im Epithel der Hornhaut aufsteigende
Nerven. [CAJAL, Histologie du syst. nerv.,
Paris 1, 464 (1909).]

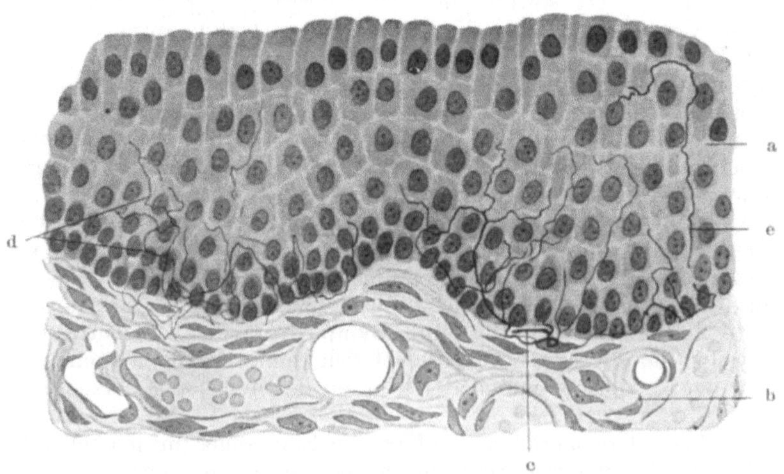

Abb. 65. Nerven im Epithel der Nasenscheidewand nach KADANOFF.
a Epithel, b Tunica propria, c dicke, d feine, e aufsteigende Nervenfasern.
[Z. Zellforschg 6, 345 (1927).]

intraepithelialen Nerven in der äußeren behaarten und unbehaarten Haut scheint bisher nur an Stücken von jugendlicher Haut gelungen zu sein (RANVIER, CAJAL) und setzt die Verwendung besonderer Imprägnationsverfahren voraus. Es dürfte daher nicht berechtigt sein, dem Versagen der Färbung an der Epidermis von Erwachsenen (FOERSTER, KADANOFF) entscheidendes Gewicht beizulegen.

### c) Thermische Reizung.

Es ist eine jedermann geläufige Erfahrung, daß von der Sonne beschienene oder sonstwie erhitzte Gegenstände der berührenden Hand nicht nur warm, sondern zugleich schmerzhaft erscheinen können. Daß es sich dabei um die gleichzeitige Erregung zweier verschiedener Empfänger handelt, wird dem Neurologen offenbar, wenn ihm Kranke begegnen, die zwar noch Wärme, aber keinen Schmerz empfinden, und daher ständig Gefahr laufen, ihre Haut zu verbrennen. Dasselbe kann man durch kurzdauernde elektrosmotische Einführung von Cocain beim Gesunden erreichen, kleinflächige Reizung vorausgesetzt.

Im schroffen Gegensatz zu den für die Wärmenerven geltenden Erregungsbedingungen besteht der wirksame thermische Reiz für die Erregung der Schmerznerven nicht in der Herstellung eines Temperaturanstieges von bestimmter Geschwindigkeit und Größe, sondern in der Herstellung einer bestimmten Temperatur am Orte der fraglichen Empfänger. Auch hier ist es, strenggenommen, nicht die Temperatur, die den Reiz bildet, sondern der ins Abnormale umschlagende Stoffwechsel. Die nötige Reizenergie wird somit von letzterem bestritten. Für den kritischen Temperaturgrad kann allerdings ein bestimmter, ein für allemal gültiger Wert nicht angegeben werden. Er ist abhängig von der „Stimmung" des Gewebes und einer Anzahl physikalischer Bedingungen, zu denen die Dicke der Epidermis, der Grad der Durchblutung und Durchfeuchtung, die Größe der Reizfläche, die Dauer der Einwirkung u. a. gehört. Ist die Temperatur des Reizes nicht konstant, sondern steigend, und das die Temperatur anzeigende Instrument (Thermometer) träge, so sind damit weitere physikalische Faktoren gegeben, die auf die Schwellenbestimmung Einfluß nehmen, wie das E. VERESS auch bestätigt fand. Seine Angaben über Schwellentemperaturen sind daher schwer in Normalwerte zu übersetzen. Man vergleiche hierzu S. ALRUTZ (b) und E. GERTZ (l. c. S. 17).

Unter den physikalischen Bedingungen, von denen die Höhe der Schwellentemperatur abhängig ist, bedarf die Reizfläche einer besonderen Betrachtung. Zunächst zeigen sich beim Wechsel zwischen klein- und großflächigen Reizen letztere insofern wirksamer als eine niedrigere Temperatur zur Erregung von, Schmerz genügt. So liegt z. B. für eine elektrisch geheizte Platinschlinge von $1/_{30}$ qmm Reizfläche die Schwelle bei 57° [SCHRIEVER (f), l. c. S. 599]. Bei einem Temperator von 2 qcm bei 43—44° [SCHRIEVER (d), l. c. S. 73]. Die im ersten Falle nötige hohe Temperatur erklärt sich aus dem sehr starken Wärmeverlust, der auf dem Wege vom Reizort zu den Nervenenden stattfindet und dazu führt, daß die Temperatur an letzteren wesentlich niedriger ist. Bei einer Reizfläche von 2 qcm ist dagegen das Temperaturgefälle weit weniger steil und die Reiztemperatur praktisch übereinstimmend mit der des Temperators. Wird nun das Versuchsfeld durch elektrosmotische Einführung von Cocain nach der Tiefe fortschreitend vertaubt, so verliert die Platinschlinge bald ihre Wirksamkeit, d. h. man müßte an der Oberfläche eine das Gewebe zerstörende Temperatur setzen, um in der Tiefe, jenseits der vertaubten Schicht, eine zur Erregung genügende Temperatur herzustellen. Der Temperator behält dagegen seine Wirksamkeit (abgesehen von längerer Latenzzeit) im wesentlichen bei. Es kommt sogar zu einer vorübergehenden Verstärkung derselben, die sich in einem Sinken der Schmerzschwellen äußert [H. Rein (a)].

Die Schwellenerniedrigung ist allem Anschein nach als Erregbarkeitssteigerung durch die elektrosmotisch eingeführte alkoholische Lösung aufzufassen. Sie findet sich ebenso, wenn Chloroform oder andere reizende Substanzen auf die Haut gebracht werden. Es hat sich ferner gezeigt, daß diese Stoffe die thermische Schmerzschwelle um so tiefer senken, je stärker die Alteration des Gewebes ist. So hat Rein [(a), l. c. S. 204] nach Vertaubung mit Cocain Schmerz bei 40° (Reizfläche 0,22 qcm) bzw. 34,5° (Reizfläche 3 qcm), nach Vertaubung mit dem stark reizenden Stovain sogar schon bei 29° erhalten. Der Schmerz war brennend, wie bei oberflächlicher Reizung. Es gibt also auf gewisse Temperaturen schmerzhaft ansprechende Nerven nicht nur an der Oberfläche der Haut (die in den angeführten Versuchen vertaubt waren), sondern auch in den darunter liegenden Schichten, selbst in Tiefen, bis zu welchen die Empfänger für Temperatur und Druckreize nicht hinabreichen. Da die tiefliegenden Nerven nur Reizen von größerer Fläche zugänglich sind, bedeutet Zunahme der Reizfläche nicht nur eine Vergrößerung des Wirkungsgebietes nach der Fläche, sondern auch nach der Tiefe.

Endlich ist für die Wirksamkeit tiefgreifender Schmerzreize auch die Durchblutung der Haut bedeutungsvoll. Je lebhafter der Blutstrom, desto mehr Reizwärme wird abgeführt, was im Sinne einer Schwellenerhöhung wirksam werden sollte. Rein fand aber im Gegenteil bei Hyperämie die Schwelle erniedrigt und erklärt das aus der stärkeren Gewebsdurchfeuchtung. Es frägt sich indessen, ob die von ihm erzeugten Hyperämien nicht reaktive gewesen sind, hervorgerufen durch die in die Haut eingeführten Stoffe. In diesem Falle würde sich die beobachtete Schwellensenkung den oben erwähnten anschließen.

Die von der Haut auszulösenden Schmerzempfindungen sind bisher als qualitativ gleichartig angenommen worden, mochten die erregten Nerven oberflächlich oder tief gelegen sein. H. Rein [(a), l. c. S. 203] ist allerdings durch seine Versuche zu der Ansicht gekommen, daß die Nerven des tiefen Wärmeschmerzes eine Sonderstellung einnehmen und er stützt sich dabei hauptsächlich auf die lange Latenzzeit und auf die rasche Adaption desselben. Es frägt sich indessen, ob hier nicht die besonderen Versuchsbedingungen entscheidend sind. Die lange Latenzzeit steht wohl im Zusammenhang mit der Tiefenlage der Empfänger, während die rasche Adaption wahrscheinlich dadurch bedingt ist, daß unter der Wirkung der hohen Temperatur die vertaubenden Substanzen rascher ausgeschwemmt werden. Vgl. dazu die Versuche von L. Fischer. In Übereinstimmung hiermit steht die Beobachtung Reins, daß an der „adaptierten" Stelle (und in ihrer unmittelbaren Nachbarschaft) weiterhin Auslösung der Empfindung mit gleichem Reiz nicht mehr möglich ist.

Ich möchte daher vermuten, daß die in der Haut endigenden, durch Wärme reizbaren Nerven des hellen oder brennenden Schmerzes, seien sie oberflächlich oder tief gelegen, in ihren wesentlichen Eigenschaften übereinstimmen und daß das verschiedene Verhalten, das die tiefen Nerven unter Umständen zeigen, sich genügend erklärt aus ihrer vor äußeren Reizen geschützteren Lage und den besseren Ernährungsbedingungen, unter denen sie stehen.

Der thermische Reiz als Mittel zur Erregung von (hellem) Schmerz ist bis vor kurzem viel weniger beachtet worden, als er verdient. Bei kleinflächiger, Anwendung, besonders in der Form der elektrisch geheizten Platinschlinge, zeichnet er sich dadurch aus, daß er unkomplizierte, gut definierte, jederzeit reproduzierbare Erfolge liefert. Nur auf diesem Wege ist es möglich geworden in die eigenartigen physiologischen und psychologischen Erscheinungen der Schmerzerregung genaueren Einblick zu gewinnen [Schriever (c), (f), (h)].

### d) Chemische Reizung.

Die Zahl der chemischen Hautreizmittel ist unübersehbar. Es handelt sich entweder um lipoidlösliche Stoffe, die ohne weiteres, wenn auch mit verschiedener Geschwindigkeit, durch das lebende Epithel dringen oder um wasserlösliche, die von Wundflächen aus oder durch Injektion mit dem Gewebe in Berührung kommen. In beiden Fällen kann man wieder unterscheiden zwischen Substanzen, die als solche, d. h. ohne Änderung ihrer Konstitution die Wirkung entfalten, und anderen, die erst reizende Wirkung gewinnen durch Umwandlungsprodukte, die bei der Berührung mit dem Gewebe entstehen. In concreto dürften freilich diese beiden Wirkungsformen schwer auseinanderzuhalten sein. Wenn z. B. Chloroform bei seinem allmählichen Eindringen in die Haut der Reihe nach Kaltempfindung, Warmempfindung und Schmerz erregt (EBBECKE), so bleibt es unentschieden, wie weit hier eine unmittelbare Reizwirkung vorliegt, wie weit eine durch teilweise Zersetzung bedingte mittelbare. Endlich besteht noch die Möglichkeit, daß unter dem Einfluß des eindringenden Stoffes reizende Zerfallsprodukte des Gewebes entstehen. An derartige sekundäre Prozesse muß man denken, wenn z. B. das Dichloräthylsulfid zunächst symptomlos in die Haut dringt und erst nach Stunden oder Tagen Rötung, Schwellung und schließlich auch Schmerz sich einstellen [STRUGHOLD (a)].

Zu einer genaueren Formulierung des zuletzt erwähnten Erklärungsversuches sind BOMMER sowie v. GAZA und BRANDI gelangt. BOMMER untersuchte die Wirkung von dem Blute isotonischen Lösungen der Chloride des Na, K, Ca und Mg, die er einzeln oder in wechselnden Verhältnissen gemischt in stets gleicher Menge (0,2 ccm) intracutan einspritzte. Von diesen vier Neutralsalzen war KCl das einzige, das Schmerz erregte in Form starken Brennens für die Dauer von 3—5 Minuten. Verdünnte er die Lösung mit Ringer, so erregte sie bis zu einem Mischungsverhältnis $1 : 200 = 0,0058\%$ KCl deutliches Brennen. Der normale KCl-Gehalt der menschlichen Körperflüssigkeit ($0,04\%$) wird durch die Injektion einer solchen Lösung um etwa $^1/_7$ erhöht. Berücksichtigt man, daß OVERTON die lähmende Konzentration von KCl (in Kochsalzlösung) für Froschmuskeln recht scharf bei $0,065\%$, die tötende bei $0,15\%$ bestimmen konnte, so zeigen die Schmerznerven der Haut noch etwas größere Empfindlichkeit. Wird das Gewebe geschädigt, so verlieren die Zellen ihre osmotischen Eigenschaften, die in ihnen vorhandenen Elektrolyte, unter denen das Kalium vorherrscht, treten aus und erhöhen die Konzentration desselben in den Körperflüssigkeiten. Auf diese Weise läßt sich das Auftreten von Schmerz bei Gewebsschädigungen deuten.

v. GAZA und BRANDI gehen aus von den Änderungen des osmotischen Drucks und der Wasserstoffzahl entzündeter Gewebe und suchen eine Beziehung zu den Schmerzen, die in ihnen auftreten (SCHADE). Zu dem Ende injizieren sie isotonische Phosphatpuffer-Lösungen, deren $p_H$ zwischen 5,9 und 8,0 schwankte. Die Injektionen (in Haut und Muskeln) waren im neutralen und alkalischen Gebiet ($p_H$ 7,2—8) schmerzlos. Von $p_H$ 7,2 abwärts schmerzhaft, um so stärker, je tiefer der Exponent sank; $p_H$ 5,9 ist fast unerträglich. In einer zweiten Mitteilung verwerten die Verfasser ihre Befunde zur Bekämpfung des Entzündungsschmerzes bei Affektionen verschiedener Art durch Injektion von alkalischen Pufferlösungen mit sehr befriedigendem Erfolge. Auch das Jucken ist dieser Therapie zugänglich, womit gleichzeitig ein Hinweis auf den pathogenetischen wie sinnesphysiologischen Zusammenhang zwischen Jucken und Schmerz gegeben ist [v. FREY (k)].

Die stark schmerzhafte Wirkung von Säuren, die in die Haut injiziert oder, wenn lipoidlöslich, auf die unverletzte Oberfläche aufgetragen werden, hatte schon F. HACKER (l. c. S. 215 und 225) festgestellt. Letzteres Verfahren hat dann F. Lebermann benützt, um die Empfindlichkeit der verschiedenen Körperstellen gegen Essigsäure zu prüfen, die er in feinsten Tröpfchen auftrug. Die Schwellen steigen mit der Dicke der Epidermis. Am empfindlichsten erwiesen sich die Haut des Scrotums und die Lippenschleimhaut (hier genügt schon 5%ige Essigsäure), am unempfindlichsten die distalen Enden der Glieder. Der Reizerfolg ist stets rein schmerzhaft, juckend bis brennend, die Empfindung (bei Schwellenreizen) sehr verspätet. Nach oberflächlicher elektrosmotischer Vertaubung ist percutane Erregung von Schmerz nicht mehr möglich.

Die mitgeteilten Beobachtungen stellen die spezifisch schmerzerregende Wirkung des Kaliums, sowie der Gewebssäuerung außer Zweifel, sie gestatten aber nicht die Folgerung, daß jede schmerzhafte Erregung durch eine der beiden chemischen Umstimmungen vermittelt sein müßte. Zu den schmerzerregenden Reizen gehören auch alle erheblicheren Abweichungen vom normalen osmotischen Druck der Körperflüssigkeiten (H. Braun), ferner eine überaus große Zahl von organischen Verbindungen (H. H. Meyer), wie das Senföl, die Saponine, Sapotoxine, Terpene und die sog. Reizgifte, unbekannte Stoffe pflanzlicher und tierischer Herkunft (F. Flury).

## B. Dumpfe Schmerzen.

In den einleitenden Bemerkungen über den sinnlichen Schmerz ist seine Aufteilung in eine helle und eine dumpfe Modifikation näher begründet. Die Unterscheidung der beiden Formen ist von Thunberg [(b), l. c. S. 401] für mechanische Reize aufgestellt und von E. Becher bestätigt worden. Auch Kältereize können in dieser doppelten Weise wirken, was Alrutz [(a), l. S. 350, Anm.], gelegentlich bemerkt, aber erst später genauer verfolgt hat (c). v. Frey (h) hat dann in dem dumpfen Kälteschmerz die wesentliche Veranlassung zur sog. Weberschen Täuschung erkannt und gefunden, daß ihr Auftreten topographisch abhängt von der Anwesenheit größerer Nervenäste unter der Haut. Weiterhin hat v. Frey [(g), l. c. S. 425] dumpfen Schmerz auch durch faradische Reizung erzielt, und zwar an gewissen, nur von Haut bedeckten Knochenflächen, die durch Foramina nutritia Gefäßen bzw. Nerven Eintritt gewähren.

In letzter Zeit ist von H. Schriever (g) eine eingehende Untersuchung des Kälteschmerzes durchgeführt worden, die sich auf Topographie und Schwellen der hellen wie der dumpfen Modifikation erstreckt. Zur Reizung dienten Temperatoren, denen je nach dem zu verwendenden Temperaturbereich verschiedene Formen gegeben wurden unter Konstanthaltung einer Reizfläche von 2 qcm. Die Untersuchung ergab ein vollständig selbständiges, einander nicht parallel gehendes Verhalten der beiden Qualitäten. Während die Schwellen des hellen Kälteschmerzes auf dem größten Teil der Körperoberflächen nahezu denselben Wert haben und nur an den Streckseiten und gegen die distalen Enden der Glieder entsprechend der derberen Oberhaut in geringem Grade ansteigen, sind die des dumpfen Schmerzes von Ort zu Ort stark schwankend, wobei jene Orte die tiefsten Schwellen zeigen, wo größere Nervenstämme nahe der Oberfläche verlaufen.

Das Verhalten einiger Stellen sei besonders erwähnt. Heller Schmerz ist leichter auszulösen an den Lippen (schon bei + 12°), schwerer dagegen auf der behaarten Kopfhaut und namentlich an der Ohrmuschel (— 4°). Die Mundschleimhaut ist im allgemeinen empfindlicher gegen Kühlung als die Haut, nur die Wangenschleimhaut zeigt besonders in ihren hinteren Teilen hohe Schwellen (unter 0°). Zu den wenig empfindlichen Stellen gehört ferner die Glans penis (— 4°).

Es wurde schon erwähnt, daß dumpfer Schmerz besonders leicht, d. h. mit vergleichsweise schwachen Kältereizen auslösbar ist an Orten, unter denen größere Nerven liegen. Eine Beziehung zum Verlauf größerer Blutgefäße hat sich dagegen nicht feststellen lassen, ebensowenig zeigen die Muskulatur oder Periost eine merkliche Empfindlichkeit gegen dieses Reizmittel, wohl aber lassen sich an den Stellen, wo v. FREY (g) die faradische Reizung von Knochennerven gelang, auch durch Kälte sehr heftige dumpfe Schmerzen auslösen, die ihrer Art nach denen gleichen, die bei starken mechanischen Stößen entstehen.

Im großen und ganzen ergibt sich also für den dumpfen Kälteschmerz eine Erregbarkeitsverteilung, die in weitem Maße unabhängig ist von der des hellen. Um diesen Gegensatz deutlich herauszuheben, sind in nachstehender Tabelle einige Werte aus der Zusammenstellung von SCHRIEVER [(g), (l. c. S. 430/31] ausgezogen.

Tabelle 5. Schwellen für hellen bzw. dumpfen Kälteschmerz auf verschiedenen Hautstellen.

| | heller Schmerz | dumpfer Schmerz |
|---|---|---|
| Stirn, Mitte der Medianlinie. . . . . . . . | $+ 8^0$ | $+ 14^0$ |
| Foramen supraorbitale . . . . . . . . . . | $+ 8^0$ | $+ 16^0$ |
| Schläfe . . . . . . . . . . . . . . . . . | $+ 10^0$ | $+ 16^0$ |
| Foramen infraorbitale . . . . . . . . . . | $+ 10^0$ | $+ 14^0$ |
| Jochbein . . . . . . . . . . . . . . . . | $+ 10^0$ | $+ 10^0$ |
| Nasenansatz . . . . . . . . . . . . . . . | $+ 8^0$ | $+ 14^0$ |
| Nasenspitze . . . . . . . . . . . . . . . | $+ 10^0$ | $0^0$ |
| Oberlippe, Mitte . . . . . . . . . . . . . | $+ 12^0$ | $+ 2^0$ |
| Unterlippe, Mitte . . . . . . . . . . . | $+ 12^0$ | $+ 6^0$ |
| Wange in Mundlinie, medial . . . . . . . | $+ 10^0$ | $+ 4^0$ |
| Wange in Mundlinie, lateral. . . . . . . | $+ 10^0$ | $+ 2^0$ |
| Kinn, Mitte . . . . . . . . . . . . . . . | $+ 10^0$ | $+ 2^0$ |
| Foramen mentale . . . . . . . . . . . . | $+ 10^0$ | $+ 10^0$ |
| Spitze des Ohres . . . . . . . . . . . . | $- 4^0$ | $0^0$ |
| Ohrläppchen. . . . . . . . . . . . . . . | $- 4^0$ | $+ 4^0$ |
| Proc. mastoideus . . . . . . . . . . . . | $+ 10^0$ | $+ 4^0$ |
| Schädel, Gegend der großen Fontanelle . . | $+ 6^0$ | $+ 4^0$ |
| Proc. spinosus vertebrae lumb. III . . . . | $+ 10^0$ | $- 12^0$ |
| Lendengegend . . . . . . . . . . . . . . | $+ 10^0$ | $+ 8^0$ |
| Steißbein . . . . . . . . . . . . . . . | $+ 10^0$ | $+ 12^0$ |
| Regio glutaealis . . . . . . . . . . . . | $+ 8^0$ | $- 4^0$ |

Da zur Reizung überall derselbe Temperator benutzt wurde, kann das voneinander unabhängige Verhalten der beiden Schwellen und ebenso der verschiedene Charakter der Empfindung nur darauf bezogen werden, daß der Angriffspunkt des Reizes in den beiden Fällen verschieden ist. Für den hellen Kälteschmerz kommen in erster Linie die in der Oberhaut liegenden Empfänger in Betracht, was daraus hervorgeht, daß dieser Schmerz in gleicher Art und von derselben Gleichmäßigkeit der Schwellenwerte über den größten Teil der Körperoberfläche auch durch kleinflächige, mechanische, elektrische und kalorische Reize erregt wird, deren Wirkung notwendigerweise auf die Oberfläche beschränkt bleibt. Der Auslösungsort der dumpfen Kälteschmerzen muß dagegen in den tiefen Schichten der Haut oder in den darunter liegenden Geweben gesucht werden, weil dort die auf den Reiz ansprechenden Nervenäste verlaufen,

Wie diese Reizung zustande kommt und von welcher Art die erregten Nerven sind, ist zur Zeit noch völlig ungeklärt. Man könnte daran denken, daß bei einer gewissen niederen Temperatur Bestandteile des Nervenmarkes (Fettsäuren?) auskrystallisieren und damit Veranlassung zur Erregung geben. Warum werden aber dann nur diese Nerven erregt, nicht auch jene für Temperatur-, Druck- und helle Schmerzempfindungen? Sollten die fraglichen Nerven sich chemisch so wesentlich von den anderen unterscheiden? Unbefriedigend ist auch der Gedanke, daß Empfindungen besonderer Art entstehen sollten durch Reizung von Nervenbahnen, während die zugehörigen Empfänger der Erregung entschlüpfen. Vielleicht bietet sich ein Ausweg in der Annahme, daß es sich um schmerzempfindliche Nerven der Gefäße handelt, deren Enden durch den Blutstrom genügend Wärme zugeführt erhalten, um gegen eine Kühlung geschützt zu sein, der die weniger durchbluteten Nervenzweige unterliegen. Weitere Untersuchungen müssen zeigen, ob eine solche Deutung möglich ist.

Überblickt man die Ergebnisse der verschiedenen vorstehend beschriebenen Verfahrungsweisen für schmerzhafte Erregung, so sind sie zu unterscheiden, je nachdem sie hellen oder dumpfen, oberflächlichen oder tiefen Schmerz hervorrufen. Diese beiden Gegensätze dürfen nicht als sich deckende angesehen werden. Allerdings kann von den oberflächlichen Schichten der Haut, insbesondere von der gefäßlosen Epidermis nur heller Schmerz erregt werden, von den tieferen dagegen je nach Art, Ort und Wirkungsfläche des Reizes sowohl heller wie dumpfer. Dumpfer Schmerz entsteht durch Kältereize von nicht zu kleiner Fläche und durch Druck auf breit emporgehobene Hautfalten. Die Wirksamkeit dieser Reize ist örtlich sehr wechselnd und hauptsächlich abhängig davon, ob in Cutis oder Subcutis verlaufende Nervenstämme bzw. Zweige betroffen werden. Weniger leicht gelingt die Erregung dumpfer Schmerzen durch Wärme und den faradischen Strom selbst dann, wenn Reizflächen bzw. Elektroden von ein und mehr Quadratzentimeter gewählt werden. Chemisch reizende Stoffe, die intracutan oder subcutan eingespritzt werden, können sowohl hellen wie dumpfen Schmerz erzeugen; eine Vorausbestimmung ist zur Zeit nicht möglich. Von der unverletzten Oberfläche her eindringende Substanzen erregen dagegen, unabhängig von ihrer Einwirkungsfläche, ausschließlich hellen Schmerz, wenigstens so lange, als sie keine bis in die Cutis greifende Ätzwirkung entfalten. Bei mechanischer, thermischer und elektrischer Erregung kommt die dumpfe Komponente um so sicherer in Fortfall, je mehr die Reizfläche eingeschränkt wird.

### Unterscheidung von (hellen) Schmerzen nach ihrer Stärke (Unterschiedsschwellen).

Bis vor kurzem haben thermische Reize zum Studium der Schmerzempfindung nur geringe Beachtung gefunden, obwohl Thunberg [(c), l. c. S. 385] in dem Temperator und den Reizlamellen vielseitig verwendbare, einer quantitativen Abstufung zugängliche Reizmittel geschaffen hat. Großflächige Schmerzreize haben indessen den Nachteil, daß sie bei wiederholter Anwendung leicht länger dauernde Veränderungen auf den geprüften Hautstellen hinterlassen, wodurch ihre Verwendung einigermaßen eingeschränkt wird. Diese Störung fällt weg bei kleinflächigen Reizen, die wohl auch einmal einen roten Punkt zurücklassen, der aber in kürzester Zeit wieder schwindet. Besonders wichtig ist aber, daß die auf solche Weise erregten Empfindungen sowohl nach ihrer Stärke wie nach dem Ortswert unterscheidbar sind mit einer Schärfe, die nur wenig zurücksteht hinter den entsprechenden Leistungen des Temperatur- und Drucksinnes. Es ist das Verdienst von H. Schriever (d), dieses Reizverfahren so ausgebildet zu haben, daß der bis dahin sehr spröde Schmerzsinn messenden Untersuchungen mannigfacher Art zugänglich geworden ist.

V-förmig gebogene Schlingen von Platindraht (Durchmesser 0,1, Länge 10 mm) werden, elektrisch geheizt, mit der Haut in Berührung gebracht. Um den dabei ausgeübten Druck konstant zu halten, was für die Reizwirkung wichtig, wird die Schlinge an zwei dünne, isolierte Kupferdrähte gelötet, die, leicht miteinander verflochten, nach Art eines Reizhaares gebogen und an einem Holzgriff befestigt sind (Abb. 66). Beim Aufsetzen auf die Haut biegen sich die Kupferdrähte durch, sobald die Kraft einen gewissen Wert überschreitet. Zum gleichen Zweck dient eine Vorrichtung in Gestalt eines Reizhebels (Abb. 67), bestehend aus einem leichten Holzstreifen, an dessen Wangen zwei dünne Kupferstreifen befestigt sind, die durch die Platinschlinge miteinander verbunden sind. Nahe der Achse tauchen sie in Quecksilbernäpfchen zur Zuleitung des Heizstromes. Der Hebel wird durch ein Gegengewicht so weit äquilibriert, daß die Schlinge mit konstanter Kraft (meist $^1/_4$ g) der Haut aufliegt.

Die Messung der Reizstärken geschieht in Stromstärken, die in Calorien umgerechnet bzw. durch ein geeignetes Eichverfahren in Temperaturen über-

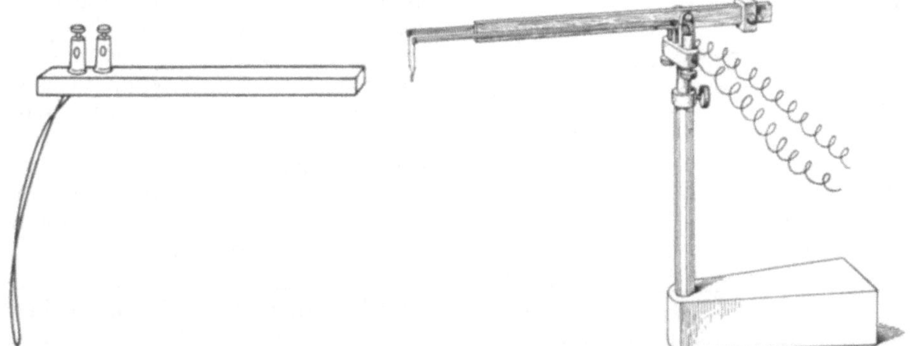

Abb. 66. Elektrische Heizschlinge zur thermischen Erregung der Schmerzpunkte. (Nach H. Schriever.)

Abb. 67. Elektrisch geheizte Platinschlinge. Anbringung an zweiarmigem Hebel, der durch ein Laufgewicht äquilibriert werden kann, so daß die Schlinge stets mit bestimmtem konstanten Druck aufsitzt. (Nach v. Frey.)

setzt werden können [Schriever (f)]. Die Versuche haben ergeben, daß die Beziehungen zwischen Reiz- und Empfindungsstärke beim Schmerzsinn festere sind, als nach der in der Literatur herrschenden Auffassung erwartet werden konnte. Die Reizstärke kann daher hier wie auf anderen Sinnesgebieten als Grundlage für ein psychophysisches Meßverfahren dienen und die dabei gewonnenen Ergebnisse zeigen große Ähnlichkeit mit den entsprechenden Erhebungen auf anderen Gebieten. Die absoluten Unterschiedsschwellen wachsen mit der Reizstärke an, sehr annähernd in linearer Abhängigkeit von dieser; die relativen Unterschiedsschwellen sind nicht völlig konstant, sie nehmen mit wachsender Reizstärke ab, doch ist der Abfall nur bei schwachen Reizen deutlich ausgesprochen, im größeren Abschnitt der verwendbaren Stärkegrade sehr gering. Man kann somit der Folgerung Schrievers beitreten, daß das Webersche Gesetz hier wie anderwärts gültig, aber infolge verschiedener störender Nebenumstände nicht streng aufzeigbar ist. In dem Gebiete der Reizstärken mit annähernder Konstanz der relativen Unterschiedsschwellen ist ihr Wert im Mittel $^1/_6$ bis $^1/_7$ des Grundreizes. Verglichen mit anderen Sinnesgebieten steht die Unterschiedsempfindlichkeit des Schmerzsinnes auf ziemlich niederer Stufe.

### Unterscheidung von Schmerzen nach ihrer Örtlichkeit (Raumschwellen).

Das Verfahren der kleinflächigen calorischen Reizung ist ferner geeignet zur Untersuchung des örtlichen Unterscheidungsvermögens im Gebiete des hellen Schmerzes. Schriever (c) hat auf diese Weise sowohl Simultan- wie Sukzessivschwellen bestimmt und eine Reihe bemerkenswerter Feststellungen machen können. Vor allem ist hervorzuheben, daß die Schwellen dieses Sinnesgebietes der Haut sich von Reizstärke, Reizort, örtlicher Orientierung und zeitlicher Folge der Reize grundsätzlich in gleicher Weise abhängig erwiesen haben wie bei dem Druck- und Temperatursinn. Auch für den Schmerz sind die Simultanschwellen größer als die Sukzessivschwellen (Abb. 68), erstere am Rumpf und am Kopf für beidseitig (d. h. symmetrisch zur Mittellinie) gesetzte Reize kleiner als für einseitige, für an den Gliedern quergesetzte Reize kleiner als für längsgesetzte, für die Folge proximal distal kleiner als umgekehrt, für starke Reize kleiner als für schwache. Das übereinstimmende Verhalten weist hin auf eine überall gleiche Verflechtung zeitlich und örtlich benachbarter Erregungen in zentralen Abschnitten des Nervensystems, etwa in der Weise, wie es die Schemata von Bernstein und v. Frey (d) darzustellen versuchen. Auch Goldscheiders (b, c) Erörterungen seiner Klemmversuche münden aus in einer Irradiationstheorie, die aber nicht auf den Schmerzsinn allein zu beschränken ist.

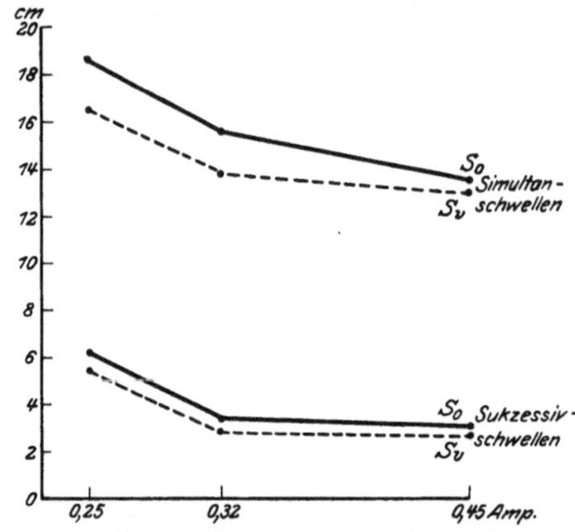


Abb. 68. Verhalten von Simultan- und Sukzessivschwellen des Schmerzsinnes bei thermischer Reizung (Heizschlinge!). (Schriever, Z. Biol. 84.)

Schriever [(c), (l. c. S. 582] hat nach Vertaubung der oberflächlichen Hautschichten die Raumschwellen des Schmerzes auch in den tiefen Schichten mit calorischen Reizen zu prüfen gesucht und sie von ganz anderer Größenordnung und schwer bestimmbar gefunden. Es besteht also die überraschende Tatsache, daß eine Schicht von Empfängern, deren Abstand von der Oberfläche vielleicht nur 1 mm beträgt und deren Erregung sich qualitativ nicht merklich von einer oberflächlich gesetzten unterscheidet, bereits ein so wesentlich dumpferes räumliches Unterscheidungsvermögen aufweist. Man kann der Auffassung zuneigen, daß den tiefen Schichten die lokalisatorischen Aufgaben durch die höher liegenden abgenommen sind, und daß ein Bedürfnis nach doppelter Leistung nicht vorliegt. Dem steht jedoch entgegen, daß jede der Sinnesmodalitäten der Haut ihre eigenen Raumschwellen besitzt, deren Größe keine Abhängigkeit zeigt von der Tiefenlage der Empfänger. Die feinste Ortsunterscheidung kommt auf der Haut dem Drucksinn zu, dessen Empfänger tiefer liegen, als die des hellen Schmerzes und der Kaltempfindung. Ebensowenig zeigen sich die Raumschwellen abhängig von der Innervationsdichte. So sind z. B. die Raumschwellen des hellen Schmerzes von annähernd gleicher Größe oder größer als die der Warmempfindung, obwohl die Innervationsdichte des ersteren unvergleichlich (etwa 200fach) größer ist. Von erheblicher Bedeutung dürfte dagegen sein, wieviele Endapparate eines Dermatoms durch Aufsplitterung je einer Primitivfaser funktionell zusammengefaßt sind und in welchem Umfange die gegenseitige Überdeckung der einzelnen Faserbereiche statthat.

Zu beachten ist ferner, daß kleinflächige, d. h. zu scharfer Ortsunterscheidung geeignete Druckreize sich häufiger darbieten, als derartige thermische Reize, und daß ihre Beachtung und Vergleichung, im Gegensatz zum Schmerzsinn, weder durch Unlustgefühle, noch durch Reflexe erschwert wird. Aus diesen Besonderheiten der durch den Drucksinn vermittelten Erregungen mag es vielleicht verständlich sein, daß zwei Schichten von Empfängern gleicher Qualität, deren Tiefenlage sich einander nur um Bruchteile eines Millimeters unterscheidet, Raumschwellen von so verschiedener Größe aufweisen.

Bestehen nun schon für die in der Haut vorhandenen Sinneseinrichtungen so große Verschiedenheiten in bezug auf örtliche Bestimmung und Unterscheidung, so ist schwer einzusehen, wieso die noch größere Unschärfe im Ortswert der Organempfindungen ein Hindernis sein sollte, sie ebenfalls als Sinnesempfindungen, wenn auch als sehr unvollkommene und primitive, gelten zu lassen. Der Name Gemeingefühle, unter dem sie gehen, hebt in glücklicher Weise die unbestimmte Lokalisation und die wohl niemals fehlende, meist sogar sehr ausgesprochene Gefühlsbetonung hervor. Er müßte aber als irreführend gelten, wenn aus ihm gefolgert werden sollte, daß es sich hierbei um ein von den Sinnesempfindungen im engeren Wortsinn grundsätzlich verschiedenes seelisches Erlebnis handle. Endlich bleibt zu erwägen, ob der thermische Reiz an der oberflächlich vertaubten Haut überhaupt noch Rezeptoren ergreift oder aber etwa nur Leitungsbahnen.

Am allerwenigsten ist die Absonderung des Schmerzes von den Sinnesempfindungen gerechtfertigt durch seine der objektivierenden Verwertung angeblich unzugänglichen Wesenheit. Wie die übrigen Qualitäten des Tastsinnes, insonderheit die in der Haut vertretenen, ist auch der Schmerz bald somatisierender, bald objektivierender Bezugsetzung zugänglich. Wenn letzteres für ihn seltener zutrifft, wie für die übrigen, so ist dies bei den lockeren zeitlichen Beziehungen zwischen Reiz und Erregung wohl verständlich. Muskelkater, Lichterythem, und andere schmerzhafte Affektionen hinken um Stunden verspätet der schädigenden Einwirkung nach. So kann der Zusammenhang nicht unmittelbar wahrgenommen, sondern nur durch Überlegung und Erfahrung erschlossen werden. Die beißenden, brennenden, kratzenden, kurz schmerzhaften Eindrücke, die durch gewisse Getränke, Speisen, Gewürze und Dämpfe in den Schleimhäuten der Nase, des Mundes und Rachens entstehen und zu Tränen und Speichelfluß reizen, werden dagegen ohne Überlegung als Eigenschaften dieser Substanzen hingenommen, wenn man auch sehr wohl weiß, daß der Reiz in der Nase usw. angreift. Das gleiche gilt für manche schmerzhaften Hautreize, namentlich solche juckender und stechender Art. Die unter den deutschen Pflanzenbenennungen sehr zahlreichen Zusammensetzungen mit den Silben Brenn-, Beiß-, Juck-, Scharf-, Stech- u. a. sind aufzufassen als eine der genaueren Kennzeichnung dienende Verdinglichung ihrer Wirkung.

Aber selbst dann, wenn der Schmerz oder sonst eine Empfindung auf den Körper des Empfindenden bezogen oder somatisiert wird, handelt es sich im Grunde um eine Verdinglichung, um eine Bezugsetzung auf ein Objekt, das allerdings aus leicht ersichtlichen Gründen den anderen Objekten gegenüber eine bevorzugte Stellung, wenigstens in den Augen des Eigentümers, einnimmt.

Literatur.

*Der Schmerzsinn.*

Albutz, S.: (a) Skand. Arch. Physiol. (Berl. u. Lpz.) **10**, 350, Anm. (1900). (b) Skand. Arch. Physiol. (Berl. u. Lpzg.) **18**, 40 (1906). (c) Skand. Arch. Physiol. (Berl. u. Lpzg.) **21**, 237 (1909).

Becher, E.: Arch. Psychol. **34**, 190 (1915). — Bernstein, J.: Untersuchungen über den Erregungsvorgang. S. 172. Heidelberg 1871. — Blix, M.: Z. Biol. **21**, 159 (1885). — Bommer, J.: Klin. Wschr. **3**, 1758 (1924). — Braun, H.: Lokalanästhesie. 3. Aufl. S. 55. Stuttgart 1913.

Cajal, R. y.: Histologie du syst. nerveux. Tome 1, p. 464. Paris 1909.

Drechsel, J.: Z. Biol. **80**, 143 (1923).

Ebbecke, U.: Pflügers Arch. **169**, 428 (1917).

Fischer, L.: Z. Biol. **86**, 351 (1927). — Flury, F.: Tierische Gifte. Handbuch der Biochemie. 2. Aufl. Bd. 5, S. 687. — Foerster, O.: Schmerzgefühl. S. 16. Berlin-Wien 1927. — v. Frey: (a) Ber. Ges. Wiss. Leipzig **46**, 185 u. 283 (1894). (b) Ber. Ges. Wiss. Leipzig **47**, 166, 173 (1895). (c) Abh. Ges. Wiss. Leipzig **23**, 175 (1896). (d) Z. Biol. **59**, 516 (1912). (e) Z. Biol. **63**, 363 (1914). (f) Tigerstedt: Handbuch der physiologischen Methotik. Bd. 3, I, S. 14 Lpzg. 1914. (g) Z. Biol. **65**, 417 (1915) u. Sitzgsber. physik.-med. Ges. Würzburg 1915, 41. (h) Z. Biol. **66**, 411 (1916) u. Sitzgsber. physik.-med. Ges. Würzburg 1916, 27. (i) Z. Biol. **76**, 1 (1922). (k) Arch. néerland. Physiol. **7**, 142 (1922). (l) Z. Neur. **79**, 324 (1922). (m) Festschr. f. R. Nikolaides Athen 1923, 43. — Frey, v., L. Fischer und J. Grundig: Z. Biol. **86**, 503 (1927). — v. Frey und H. Strughold: Z. Biol. **84**, 321 (1925). — v. Frey und W. Webels: Z. Biol. **74**, 173 (1922).

Gaza, W. v. und B. Brandi: Klin. Wschr. **5**, 1123 (1926); **6**, 11 (1927). — Gertz, E.: Z. Sinnesphysiol. **52**, 17 (1921). — Goldscheider, A.: (a) Ges. Abh. Leipzig Bd. 1. 1898. (b) Pflügers Arch. **165**, 1 (1916); **168**, 36 (1917). (c) Z. Klin. Med. **84**, 333 (1917); **85**, 1 (1918). (d) Handbuch normal. u. pathol. Physiologie. Bd. 11 I, S. 181. 1926.

Hacker, F.: Z. Biol. **64**, 214 (1914). — Hahn, H. und H. Hajen: Pflügers Arch. **204**, 522 (1924). — Hoche, A.: Dtsch. med. Wschr. **48**, 1246 (1922).

Kadanoff, D.: Z. Zellforschg **6** (1928). — Kant, F. und H. Hahn: Klin. Wschr. **3**, Nr 3 (1924). — Kiesow, F.: Wundts Philosophische Studien. Bd. 9, S. 512. 1898.

Lebermann, F.: Z. Biol. **75**, 239 (1922).

Meyer, H. H.: Experimentelle Pharmakologie. 7. Aufl. S. 599. Berlin-Wien 1925.

Ornstein, S.: Passow-Schaefers Beitr. **26**, 170 (1927). — Overton, E.: Pflügers Arch. **105**, 192 (1904).

Ranvier, L.: Lehrbuch der Histologie. S. 830. Leipzig 1888. — Rein, H.: (a) Z. Biol. **81**, 202 (1924). (b) Z. Biol. **84**, 41 (1925).

Schade, H.: Physikalische Chemie in der inneren Medizin. Dresden-Leipzig 1923. — Schiff, M.: Lehrbuch der Physiologie. S. 228. Lahr 1858/59. — Schriever, H.: (a) Z. Biol. **83**, 415 (1915). (b) Z. Biol. **84**, 347 (1926). (c) Z. Biol. **84**, 562 (1926). (d) Z. Biol. **85**, 73 (1926). (e) Verh. physik.-med. Ges. Würzburg **51**, 101 (1926). (f) Z. Biol. **86**, 587 (1927). (g) Z. Biol. **87**, 427 u. 449 (1928). (h) Z. Biol. **88**, 487 (1928). — Schriever H. und H. Strughold: Z. Biol. **84**, 193 (1926). — Strughold, H.: (a) Z. Biol. **78**, 195 (1923). (b) Z. Biol. **80**, 367 (1923).

Thunberg, T.: (a) Upsala Läk. för. Förh. **30**, 521 (1894). (b) Skand. Arch. Physiol. (Berl. u. Lpz.) **12**, 394 (1901). (c) Skand. Arch. Physiol. (Berl. u. Lpz.) **11**, 382 (1901).

Veress, E.: Pflügers Arch. **89**, 1 (1902).

# Chemie der Haut.

Von

ST. ROTHMAN-Budapest und FR. SCHAAF-Zürich.

Mit 1 Abbildung.

## Einleitung.

Die Chemie des Hautorgans ist noch niemals einheitlich und systematisch dargestellt worden. Der größere Teil der Arbeiten mit dem Titel Chemie der Haut oder dergleichen stammt aus der Hand von Gerbereichemikern. Sie behandeln naturgemäß in erster Linie das Corium und auch dieses nur von ledertechnischen oder aber von allgemeinen chemischen und physikalisch-chemischen Gesichtspunkten aus. Die Arbeiten von medizinischer Seite behandeln nur Teilprobleme. Eine Sonderstellung beanspruchen die Arbeiten und zusammenfassenden Darstellungen von P. G. UNNA. Diese Beiträge spiegeln die einzig dastehende Leistung eines einzelnen Mannes wieder, und es ist selbstverständlich, daß man hier weniger einen Überblick über den Stand unserer Kenntnisse von der Chemie der Haut im allgemeinen, als vielmehr die Ergebnisse eigener Forschung vorfindet.

Wenn wir selbst, nach Klarheit und Übersichtlichkeit trachtend, eine deskriptiv-chemische Einteilung der Materie gewählt haben, so waren wir nichtsdestoweniger bestrebt, über die beschreibende Darstellung der chemischen Bausteine hinaus, im Sinne der physiologischen Chemie die Zusammenhänge zu beleuchten und vor allem die *chemischen Vorgänge in der lebenden Haut* zu schildern, soweit dazu das Tatsachenmaterial schon heute ausreicht. Dieses Tatsachenmaterial ist, wenn auch nicht so minimal, wie es auf den ersten Blick den Anschein haben könnte, doch recht spärlich. Um so mehr hielten wir es für angezeigt, die Probleme anzudeuten, die jetzt schon auf Grund der gegebenen Kenntnisse mit Aussicht auf Erfolg experimentell in Angriff genommen werden können. Letzten Endes waren uns immer die Gesichtspunkte des wissenschaftlich arbeitenden Dermatologen maßgebend, dessen vornehmstes Ziel es ist, das Wesen der Hautkrankheiten zu erforschen. Wir glauben aber, daß unsere physiologisch-chemischen Kenntnisse, die Kenntnisse über die chemischen Bausteine und ihr Schicksal in der *gesunden* Haut, noch weitgehend vertieft werden müssen, bevor es möglich sein wird, pathologisch-chemische Probleme mit Erfolg zu lösen. Aus diesem Grunde behandelten wir physiologische Fragen ausführlicher als pathologische.

Auf eine lückenlose Berücksichtigung sämtlicher Angaben, die in dieser oder jener Beziehung zur Chemie der Haut stehen, mußten wir von vornherein verzichten, wenn wir uns nicht auf eine lexikalische Aufzählung beschränken wollten. Nach Vollständigkeit strebten wir dort, wo es sich um spezifische Produkte der lebenden Haut handelte, wie Keratin und Hautfette, während wir bei der Besprechung von Bestandteilen, die für die Haut nicht spezifisch sind, wie Bindegewebseiweiße und Kohlenhydrate, uns kürzer fassen zu können glaubten.

Eine zusammenhängende Darstellung der Chemie des Schweißes und des Talges haben wir absichtlich vermieden. Von den meisten Substanzen, die wir an der Hautoberfläche vorfinden, wissen wir nicht, wieweit sie aus den Schweißdrüsen oder den Talgdrüsen stammen, oder mit den abgestoßenen Hornlamellen an die Oberfläche gelangen. Ja, auch wenn wir den Austritt aus den Schweißporen unmittelbar beobachten können, wissen wir nicht immer, ob die Substanzen tatsächlich von den Schweißdrüsenzellen sezerniert worden sind, oder ob sie in die Schweißdrüsenausführungsgänge aus den Epidermiszellen eingedrungen sind. Dementsprechend haben wir die Bausteine des „Schweißes" und des „Talges" einzeln in den zugehörigen Kapiteln besprochen.

Untersuchungen über die Chemie des allgemeinen Stoffwechsels bei Hautkrankheiten, insbesondere die chemischen Untersuchungen des Blutes, haben wir, als nicht zu unserem Thema gehörig nicht berücksichtigt.

Den Herren des Instituts für Gerbereichemie an der Technischen Hochschule Darmstadt, Prof. E. STIASNY und Dr. A. KÜNTZEL, sind wir zu großem Dank verpflichtet. Sie haben uns nebst wertvollen literarischen Hinweisen auf gerbereichemischem Gebiet die schwer zugängliche gerbereichemische Literatur zur Verfügung gestellt und dadurch unsere Arbeit wesentlich erleichtert.

# Eiweißstoffe der Haut.

## I. Eiweißstoffe der Epidermis.

### A. Zelleiweiße.

#### Von ST. ROTHMAN.

Die Unterscheidung von Albuminen, Globulinen und sonstigen nativen Eiweißstoffen ist für die Zelleiweiße nicht oder zumindest nicht mit der gleichen Sicherheit durchführbar wie für die Eiweiße des Blutserums. Es sind zwar globulinartige Körper aus vielen Organzellen gewonnen worden [Literatur bei KESTNER (z)], es könnte sich aber bei diesen Befunden auch um zusammengesetzte Eiweißkörper („Proteide") handeln, die bei der Extraktion aus den Zellen zersetzt worden sind. Auch die Beimengung von Serumglobulin zum Organeiweiß kann die Anwesenheit von Zellglobulinen vortäuschen [v. FÜRTH (a)]. Nur die von HALLIBURTON aus verschiedenen Organen gewonnenen „Zellglobuline", die bei 48° und 52° koagulieren und mit Kochsalz und Magnesiumsulfat schon vor der vollen Sättigung gefällt werden, sind vielleicht als wahre Globuline aufzufassen (vgl. HAMMARSTEN). Nach HAMMARSTEN besteht das Zellprotoplasma seiner Hauptmasse nach nicht aus einfachen Eiweißkörpern, sondern aus Proteiden, das Protoplasma der weißen Blutkörperchen setzt sich sicher zum größten Teil aus Nucleoproteiden zusammen. Dagegen glauben UNNA und SCHUMACHER das Vorkommen von Nucleoproteiden im Zelleib auf Grund ihrer Färbemethoden mit Sicherheit ausgeschlossen zu haben.

Was die *Zellen der Epidermis* in Besonderheit betrifft, so finden wir in diesen eigentlich nur einen einigermaßen charakterisierten *Eiweißkörper* oder vielleicht ein Gemenge von Eiweißkörpern, nämlich jene, *die sich aus den Zellen mit schwachem Alkali ausziehen lassen und durch Essigsäure gefällt werden*.

Darüber wissen wir folgendes: VAN LIER isolierte durch Extraktion mit Kalkwasser aus tierischer und menschlicher Haut eine mucinähnliche alkalilösliche und essigsäurefällbare Substanz, die er als *Coriomucoid*[1] bezeichnete und als die Kittsubstanz der Bindegewebsfasern ansprach (vgl. S. 211). Es hat sich aber in der Folge gezeigt, daß ein großer Teil der essigsäurefällbaren Fraktion *nicht aus dem Corium, sondern aus den Retezellen stammt*. Besonders deutlich

---

[1] Über Mucoide vgl. S. 210.

ging das aus den Versuchen von Abt und Stiasny hervor, die gefunden haben, daß sich aus der ganzen Haut (Epidermis + Cutis) durch Kalkwasser wesentlich größere säurefällbare Eiweißmengen ausziehen lassen als aus der epidermisfreien Blöße. Nach Küntzel wird aus der Papillarschicht + Epidermis etwa 10 mal so viel von diesem Eiweiß durch Kalkwasser extrahiert als aus der Retikularschicht.

Die leichte Auslaugbarkeit dieses essigsäurefällbaren Körpers aus den Epidermiszellen erinnert sehr an das Verhalten des *Granoplasma* von Unna und ist möglicherweise mit diesem identisch. Das Granoplasma ist nach Unna und Golodetz (c) ein saurer Eiweißkörper, welcher, wie auch in anderen Zellen, in allen Epidermiszellen enthalten ist und die Hohlräume des formgebenden Zellgerüstes ausfüllt. Es ist nach den mikroskopischen Untersuchungen von Unna leicht löslich in warmem Wasser und in $0,5$—$2\%$igen Neutralsalzlösungen, unlöslich in Essigsäure, in schwacher Salpetersäure und in $\frac{1}{2}$- und $\frac{2}{3}$-gesättigten Ammonsulfatlösungen. Das Granoplasma läßt sich mit Alkali aus den Epidermiszellen herauslösen und kann dann durch Essigsäure gefällt werden. Es gibt schwache Millonsche und Xanthoproteinreaktion. Seine augenfälligste Eigenschaft ist, daß es in der Hitze nicht koaguliert, und das ist mit der Hauptgrund, weshalb es Unna als eine *Albumose*, und zwar eine Deuteroalbumose anspricht. Indessen finden sich in den Geweben mucinartige Stoffe: schleimige Nucleoalbumine (Hammarsten, L. Paijkull, J. Lönnberg), die ebenfalls, wie auch Mucine und Mucoide, nicht hitzekoagulabel sind und durch Säuren gefällt werden, also dem Granoplasma Unnas zumindest sehr ähnlich sind.

Unna ist der Ansicht, daß durch das Verfahren von van Lier Granoplasma und Mastzellenkörner ausgezogen und gefällt worden sind. Man könne die beiden durch Barytfällung trennen, wobei das Granoplasma in Lösung bleibt, die Mastzellenkörner dagegen gefällt werden. Die gefällte Teilfraktion habe die gleichen Haupteigenschaften wie das van Liersche Mucoid: sie sei eine starke Säure und enthalte eine Kohlenhydratgruppe. Das van Liersche Mucoid stamme also aus den Mastzellen. Die von van Lier nachgewiesene Glucothionsäure (s. S. 210) könne aus Verunreinigungen der Mastzellenkörner mit Nucleoproteiden stammen. Unna schlug vor, zur Prüfung der fraglichen Fraktion die Haut an Stelle von Kalkwasser mit einer Lösung von Chlorcalcium zu extrahieren, weil dann nur die Mastzellenkörner, nicht aber das Granoplasma ausgelaugt werden [Unna und Golodetz (c, z)]. Diesem Vorschlag hat W. Moeller Folge geleistet konnte aber mit Chlorcalciumlösungen keine Spur mucoider Substanzen aus der Haut extrahieren. Es ist den Mengenverhältnissen nach auch durchaus anzunehmen, daß der weit überwiegende Teil dieser Stoffe nicht aus den spärlichen Mastzellenkörnern, sondern aus den Retezellen stammt, die ja in viel größeren Mengen vorhanden sind und durch die Kalkwasserbehandlung den größten Teil ihres Zellinhaltes verlieren. Damit ist natürlich noch nicht gesagt, daß nun das Granoplasma alle Eigenschaften haben muß, die van Lier seinem Coriomucoid zuschreibt, denn dieses Coriomucoid hat auch einen bindegewebigen Anteil.

*Eine systematisch-chemische Untersuchung der aus der isolierten Epidermis durch Kalkwasser ausziehbaren und durch Essigsäure fällbaren Stoffe hat nie stattgefunden, so daß man nicht sagen kann, ob diese Fraktion Phosphor oder Kohlenhydrate oder beides enthält, ob sie auch, abgesehen von der Fällbarkeit durch Essigsäure und den Mangel an Hitzekoagulabilität, den Mucinen und Mucoiden nahestehen, oder ob sie vielleicht etwas mit den P-haltigen Proteiden gemein haben.* Sie erinnern in ihrem Verhalten am ehesten an die bereits erwähnten Nucleoalbumine wie auch an jene Gruppen von essigsäurefällbaren Substanzen, die man zuerst aus Leukocyten dargestellt und mit verschiedenen Namen wie Gewebefibrinogen (Woolridge), Cytoglobin und Präglobin (Alex. Schmidt) bezeichnet hat und die auch dem Nucleohiston der Thymusdrüse (Lilienfeld) sehr nahe stehen, deren Natur aber noch völlig ungeklärt ist. Sie spielen unter den Zelleiweißen offenbar eine große Rolle.

Nur van Lier befaßt sich kurz mit der essigsäurefällbaren Substanz der Epidermis und gibt an, daß es kein Glykoproteid sei. In $0,2\%$ Salzsäure gelöst und mit Pepsin digeriert liefere es einen in Alkali leicht löslichen Niederschlag. Doch geht dabei van Lier von der — nicht zu Recht bestehenden — Voraussetzung aus, daß die Kalkwasserbehandlung an sich epidermidale Zellen noch nicht angreift. Das Epithel werde nur angegriffen, wenn die Haut in mit Schwefelwasserstoff gesättigtes Kalkwasser verbracht wird. Van Lier prüfte eine Epidermis, deren Zellen durch die vorangehende Kalkwasserbehandlung offenbar zum größten Teil schon ausgelaugt waren.

Durch Pepsinsalzsäure werden die fraglichen Eiweiße des Rete Malpighi vollständig verdaut, in einer gewissen Phase der Verdauung bleibt nur das faserige Zellgerüst zurück. Nach einem älteren Patent von RÖHM wirkt Trypsin auf die Eiweiße der Retezellen erst nach vorhergehender Alkaliquellung [1].

Von den Eiweißen, die das *Gerüst der Epidermiszellen* bilden, wissen wir noch viel weniger als von den Eiweißen des Zellinhaltes. UNNA bezeichnet das Zellgerüsteiweiß als Spongioplasma und findet auf Grund von Färbeversuchen, daß es im Gegensatz zum sauren Granoplasma ein basisches Eiweiß ist (vgl. S. 327). Es ist gegen die Einwirkung von hydrolytischen Agenzien, vor allem gegen Magensaft und Alkalien widerstandsfähiger als das Granoplasma.

Die *Zellkerne* enthalten offenbar auch in der Haut in der Hauptsache Nucleoproteide. Rein chemische Untersuchungen über Hautzellkerne liegen nicht vor und Besonderheiten sind auch nicht zu erwarten.

Im histologischen Schnitt werden die Nucleine nach UNNA und GOLODETZ mit Methylgrün aufgesucht. Man findet die Nucleine nach dieser Methode im Chromatin, im Kerngerüst, in der Wandung der Kerne und in der Wandung des Kernkörperchens. Dafür, daß das Methylgrün tatsächlich nur Nucleine färbt, wird angeführt, daß die methylgrüngefärbten Elemente sich Lösungsmitteln gegenüber ebenso verhalten, wie die rein dargestellten Nucleine bzw. Nucleoproteide. Näheres darüber und über die weitere histochemische Differenzierung der Kerneiweiße nach UNNA wird im Abschnitt „UNNAsche Methoden" dieses Handbuches Bd. I/2 mitgeteilt.

In neuerer Zeit hat R. FEULGEN eine chemische Reaktion der Nucleinsäure angegeben, die im histologischen Schnitt durchführbar ist und nach welcher auch die Kerne der Epidermiszellen reagieren. Die Nuclealreaktion von FEULGEN besteht darin, daß aus der Nucleinsäure durch milde Hydrolyse die Purinkörper abgespalten werden, wobei reduzierende Gruppen zurückbleiben, die mit fuchsinschwefliger Säure eine Violettfärbung ergeben. Diese Farbreaktion ist eine Reaktion von Aldehydgruppen, die aber bis jetzt nur bei der hydrolytisch gespaltenen Nucleinsäure nachgewiesen wurde. Zucker reagieren nicht, weil sie sich im sauren Medium in der tautomeren Cycloform befinden und keine freie Aldehydgruppe haben.

Während die Gruppenzugehörigkeit der Zelleiweiße völlig ungeklärt ist, wissen wir über ihren Aufbau doch so viel, daß sie sich aus den gleichen Aminosäuren zusammensetzen, wie die Serumeiweiße. Diese Aminosäuren wollen wir hier im Zusammenhang anführen, um später auf ihre Formel nicht immer wieder zurückkommen zu müssen.

Glykokoll (Glycin): $CH_2 \cdot NH_2 \cdot COOH$ Aminoessigsäure.
d-Alanin: $CH_3 \cdot CHNH_2 \cdot COOH$ $\alpha$-Aminopropionsäure.
d-Valin: $(CH_3)_2 \cdot CH \cdot CHNH_2 \cdot COOH$ $\alpha$-Aminoisovaleriansäure.
l-Leucin: $(CH_3)_2 \cdot CH \cdot CH_2 \cdot CHNH_2 \cdot COOH$ $\alpha$-Amino-isobutylessigsäure.
d-Isoleucin:
$$\left.\begin{array}{l} CH_3 \\ C_2H_5 \end{array}\right\rangle CH \cdot CHNH_2 \cdot COOH \quad \alpha\text{-Amino-}\beta\text{-Methyl-}\beta\text{-äthylpropionsäure.}$$
l-Serin: $CH_2OH \cdot CHNH_2 \cdot COOH$ $\alpha$-Amino-$\beta$-oxypropionsäure.
l-Asparaginsäure:
$$\begin{array}{l} CHNH_2 \cdot COOH \\ \quad | \\ CH_2 \cdot COOH \end{array} \quad \text{Aminobernsteinsäure.}$$
d-Glutaminsäure:
$$\begin{array}{l} \text{---------}CHNH_2 \cdot COOH \\ | \\ CH_2 \\ | \\ \text{---------}CH_2 \cdot COOH \end{array} \quad \alpha\text{-Aminoglutarsäure.}$$
Cystein: $CH_2SH \cdot CHNH_2 \cdot COOH$ $\alpha$-Amino-$\beta$-sulfhydryl-propionsäure.
Cystin:
$$\begin{array}{l} CH_2\text{---}S\text{---}S\text{---}CH_2 \\ \quad | \qquad\qquad\quad | \\ CHNH_2 \cdot COOH \quad CH \cdot NH_2 \cdot COOH \end{array} \quad \alpha\text{-Diamino-}\beta\text{-dithiolaktylsäure.}$$
d-Lysin: $NH_2CH_2 \cdot (CH_2)_3 \cdot CHNH_2 \cdot COOH$ $\alpha$-$\varepsilon$-Diaminocapronsäure.
d-Arginin: $HN:C(NH_2)NH - (CH_2)_3CHNH_2 \cdot COOH$ $\alpha$-Amino-$\delta$-guanidinovaleriansäure.
l-Phenylalanin: $C_6H_5 \cdot CH_2 \cdot CHNH_2 \cdot COOH$ $\beta$-Phenyl-$\alpha$-aminopropionsäure.

---

[1] Persönliche Mitteilung von Herrn Prof. E. STIASNY, Darmstadt.

l-Tyrosin: $C_6H_4 <{}^{CH_2 \cdot CHNH_2 \cdot COOH}_{OH}$    $\beta$-p-Oxyphenyl-$\alpha$-aminopropionsäure.

l-Prolin: $CH_2 \cdot CH \cdot COOH$
    |     $>NH$     Pyrrolidin-$\alpha$-carbonsäure.
    $CH_2 \cdot CH_2$

l-Oxyprolin: $CH_2 \cdot CH \cdot COOH$
    |     $>NH$     -Oxypyrrolidin-$\alpha$-carbonsäure.
    $CHOH \cdot CH_2$

l-Histidin:     $CH$
    $HN \quad N$
    $HC{=\!\!=}C — CH_2 \cdot CHNH_2 \cdot COOH$    $\beta$-Imidazolyl-$\alpha$-aminopropionsäure.

Die Aminosäuren sind untereinander nicht nur in der Peptidbindung (CO-NH) wie z. B. im Glycyl-Glycin $NH_2 \cdot CH_2 \cdot CO \cdot NH \cdot CH_2 \cdot COOH$, sondern u. a. auch in Anhydridringen mit einander verkoppelt. Der einfachste Anhydridring ist das Diketopiperazin, das sich aus zwei Glykokollanhydridmolekülen zusammensetzt.

$$\begin{array}{c} NH \\ CO \quad CH_2 \\ CH_2 \quad CO \\ NH \end{array}$$

Auch höhere Anhydride, die drei und vier Aminosäuren enthalten, sind in verschiedenen Eiweißkörpern aufgefunden worden [zusammenfassende Darstellung bei ABDERHALDEN und KOMM (b) und bei EDLBACHER]. Vielleicht sind die höherwertigen Anhydridringe die Elementarkomplexe (Polypeptide, Peptone) der Eiweißkörper, in die sie bei der Verdauung mit Magensaft zerfallen.

# B. Keratin.

## Von FR. SCHAAF.

### 1. Definition, Darstellung, allgemeine Eigenschaften.

Die verhornten Gebilde, die sich vom Saurier bis zum Menschen in ununterbrochener Reihe finden, enthalten als charakteristisches Produkt des Verhornungsprozesses einen Bestandteil, der auf Grund seiner besonderen Eigenschaften, die Resistenz gegen Fermente, die relative Widerstandsfähigkeit gegen Säuren und Laugen, den hohen Cystin- und Tyrosingehalt, als eine scharf umschriebene Gruppe in die Klasse der Albuminoide einzuordnen ist, und als *Keratin* bezeichnet wird. Es gehören die Grundsubstanzen der verhornten epithelialen Gebilde, die *Hornschicht* der *Epidermis*, die *Haare, Federn, Nägel, Klauen, Krallen, Hörner, Schildpatt* und *Fischbein* hierher, hingegen sind das in Gehirn und Nerven nachgewiesene Neurokeratin, das Koilin des Vogelmagens und die Eihüllenalbuminoide nicht mit einzubeziehen.

Das aus den verschiedenen Horngebilden gewonnene Keratin zeigt neben den spezifischen Eigenschaften eine große, von Alter, Ursprung und Funktion des Materials abhängige Verschiedenheit, denn es stellt *keine chemisch einheitliche Substanz,* sondern ein Gemenge dar, das — als Umwandlungsprodukte der verschiedensten Proteine (Keratin eine „Notstandsgruppe“, ABDERHALDEN) — eine Reihe unter sich ähnlicher, durch den Verhornungsprozeß (s. „Verhornungsprozeß“) genetisch verknüpfter Körper (Verhornungszwischenstufen) enthält.

Die Resistenz gegen chemische Agenzien und Fermente, der Mangel charakteristischer Gruppen, verhindert bis heute eine reproduzierbare Zerlegung des Keratinkomplexes in definierte Fraktionen einzelner Verhornungsstufen oder in chemisch einheitliche Komponenten. Etwas Bestimmtes läßt sich deshalb weder über den Chemismus des Verhornungsprozesses, noch über die Beziehungen zwischen chemischer Konstitution und Fermentresistenz aussagen. Die interessante Feststellung v. STARYs, daß eine auffällige Abhängigkeit zwischen Unverdaulichkeit und gewissen CO-Gruppen besteht, zwang ihn zur Annahme, daß sicher nicht die S-S-Bindungen im Keratin allein zur Erklärung der

Tabelle 1. Gesamtanalyse verschiedener Keratinsubstanzen.

| Material | % C | % H | % N | % S | Autor |
|---|---|---|---|---|---|
| Fußsohle des Menschen | 50,75 bis 51,03 | 6,76 bis 6,8 | 17,22 | — | Scherer: Ann. Chem. **40**, 54 (1842). |
| Desgl. | 51,3 | 6,15 | 15,26 | — | Unna und Golodetz: Mh. Dermat. **47**, 75 (1908). |
| Nägel des Menschen | 50,3 | 6,82 | 16,9 | — | Scherer: Ann. Chem. **40**, 54 (1842). |
| Desgl. | 51,0 | 6,94 | 17,51 | 2,80 | Zit. nach Gorup-Besanez: Lehrbuch der physiologischen Chem. 1874. |
| Epidermis des Menschen | 50,28 | 6,76 | 17,21 | 0,74 | |
| Haare des Menschen kaukas. Rasse | 50,65 | 6,36 | 17,14 | 5,0 | van Laer: Ann. Chem. **45**, 147 (1843). |
| Desgl. | 50,2 | 6,7 | 17,94 | — | Scherer: Ann. Chem. **40**, 60 (1842). |
| Rotes Haar | 51,16 | 7,22 | — | 4,44 | Horbaczewski: Sitzgsber. Akad. Wiss. Wien **80 II**, 101 (1879). |
| Hellbraunes Mädchenhaar [1] | 50,38 | 6,57 | 16,24 | — | |
| Braunes Frauenhaar [1] | 50,33 bis 50,40 | 6,38 bis 6,52 | 16,3 | — | |
| Hellbraunes Mädchenhaar [2] | 49,73 bis 50,38 | 6,66 bis 6,83 | 16,25 | — | v. Stary: Z. physiol. Chem. **150**, 220 (1925). |
| Braunes Frauenhaar [2] | 49,8 bis 50,72 | 6,37 bis 6,81 | 16,15 bis 16,55 | — | |
| Haare des Menschen | 42,99 bis 44,49 | 5,91 bis 6,53 | 14,58 bis 15,79 | 4,82 bis 5,0 | Danforth: Arch. of Dermat. **12**, 76 (1925). |
| Desgl. | 44,49 | 6,44 | 15,19 | 5,22 | |
| Indianerhaar | 44,06 | 6,53 | 15,40 | 4,82 | Rutherford und Hawk: J. of biol. Chem. **3**, 459 (1907). |
| Negerhaar | 43,85 | 6,37 | 14,90 | 4,84 | |
| Japanerhaar | 42,90 | 5,91 | 14,64 | 4,96 | |
| Ochsenhorn | 50,8 | 6,6 | 16,2 | — | Hinterberger: Ann. Chem. **71**, 70. |
| Desgl. | 50,86 | 6,94 | — | 3,36 | Horbaczewski: Sitzgsber. Akad. Wiss. Wien **80 II**, 101 (1879). |
| Desgl. | 51,03 | 6,80 | 16,24 | 3,42 | Zit. nach Gorup-Besanez: Lehrbuch der physiologischen Chem. 1874. |
| Büffelhorn | 50,09 | 6,7 bis 6,8 | 17,3 | — | Scherer: Ann. Chem. **40**, 54 (1842). |
| Schafwolle | 50,65 | 7,03 | 17,71 | — | Zit. nach Gorup-Besanez: Lehrbuch der physiologischen Chem. 1874. |
| Kaninchenhaar | 49,45 | 6,52 | 16,81 | — | Kuehne-Chittenden: J. of Biol. **26**, 304 (1890). |
| Pferdehuf | 51,1 | 6,77 | 17,28 | 4,6 | Mulder: Zit. n. Schlossberger: Allg. Tierchemie 1856. |
| Federn | 50,46 | 6,96 | 17,72 | — | Zit. nach Gorup-Besanez: Lehrbuch der physiologischen Chem. 1874. |
| Federspulen | 51,9 | 7,2 | 17,9 | — | Scherer: Ann. Chem. **40**, 54 (1842). |
| Schildpatt | 54,89 | 6,56 | 16,77 | 2,24 | Mulder: Zit. n. Schlossberger: Allg. Tierchemie. 1856. |
| Fischbein | 51,86 | 6,87 | 15,71 | 3,6 | v. Kerkhoff: Zit. nach Beilstein: Handb. d. org. Chem. S. 2097. 1887. |

[1] Gereinigt durch Waschen und Entfetten. [2] Gereinigt durch Waschen, Entfetten, Pepsin-, Trypsinverdauung, Alkohol- und Ätherextraktion.

Fermentresistenz genügen. Seine Hypothese, die solche CO-Gruppen neben S-S-Gruppen (als Querverbindungen zwischen den Polypeptidketten des Keratins — „Peptonbindungen", s. Verhornungsprozeß — gedacht) für die Keratinisation verantwortlich macht, dürfte allerdings für die weitere Erforschung der Keratinbildung von wesentlicher Bedeutung sein.

Nach Extraktion verhornter Gebilde mit Alkohol, Äther, Wasser und darauf folgender peptischer und tryptischer Verdauung, bleibt das Keratin als amorphe Masse zurück, die in trockenem Zustand sehr hygroskopisch ist. Keratin ist in Alkohol und Äther unlöslich, ebenso in Wasser, allerdings findet in diesem Mittel schon eine gewisse Veränderung statt, es tritt eine Quellung ein und beim Kochen beginnt bereits eine Lockerung des Keratinkörpers, es werden Spuren Schwefelwasserstoff (Haar, VAN LAER) und basische Gruppen abgespalten (Wolle, SUIDA). Löslich ist Keratin unter Zersetzung in kalten konzentrierten Alkalien (nach vorausgegangener Quellung und Ammoniakabspaltung), in Hydrosulfiden, schwerer in Phenolen, in Persalzen oder saurem Wasserstoffsuperoxyd (Chlordioxyd wirkt nur bleichend und erweichend) und in konzentrierten Säuren. Durch Erhitzen mit Wasser oder verdünnten Säuren unter erhöhtem Druck, durch kochende Mineralsäuren oder heißes Phenol kann Keratin leicht in Lösung gebracht werden. Der mit dieser Auflösung stets verbundene Abbau ist abhängig vom Wirkungsgrad des angewandten Mittels. Das Keratin zeigt alle Farbreaktionen der Eiweißkörper; beim Kochen mit konzentrierter Salzsäure tritt eine Violettfärbung auf.

## 2. Elementarzusammensetzung.

Das Keratin enthält Kohlenstoff, Wasserstoff, Stickstoff, Schwefel und Sauerstoff, die zahlreich durchgeführten Analysen (Tabelle 1) zeigen aber für die einzelnen Elemente erhebliche Schwankungen, je nach dem untersuchten Horngebilde. Stets enthält das Keratin auch wechselnde Mengen Asche, die aus $SiO_2$, Eisen- und evtl. Aluminiumoxyd besteht.

*1. Gesamtanalysen.* Die in der Tabelle 1 aufgeführten Analysen für die verschiedenen Horngebilde ergeben im Durchschnitt für

$$C : 48,7\ \%$$
$$H : \ 6,59\%$$
$$N : 16,55\%$$
$$S : \ 3,92\%.$$

Die Kohlenstoffwerte liegen also etwas niedriger als bei den Eiweißstoffen, bei denen sich die einzelnen Zahlen zwischen folgenden Grenzen bewegen:

$$C : 50,6{-}54,5\%,\ H : 6,5{-}7,3\%,\ N : 15,0{-}17,6\%,\ S : 0,5{-}2,3\%.$$

Sehr umfassenden Untersuchungen von RUTHERFORD und HAWK über die Elementarzusammensetzung des Menschenhaares ist zu entnehmen, daß das Verhältnis C : H : N : S von *Rasse, Rassenreinheit, Geschlecht, Alter, Haarfarbe,* sowie davon abhängig ist, ob Haar eines *lebenden oder* eines *toten Individuums* analysiert wurde. Den höchsten Schwefelgehalt weisen die Haare des erwachsenen Kaukasiers auf mit 5,22% neben 15,19% N, es folgen die Haare des Japaners mit 4,96% S (14,64% N), des Negers mit 4,84% S (14,90% N) und des Indianers mit 4,82% S (15,40% N). Bei Mischlingen wurde stets ein niedrigerer Schwefel- und Stickstoffgehalt gefunden als bei Vollbluttypen, und ebenso zeigen die Haare männlicher Individuen gegenüber Frauenhaaren (zwischen Knaben- und Mädchenhaaren verschwinden die Unterschiede) einen höheren Stickstoffdurchschnitt. Die Altersabhängigkeit offenbart sich darin, daß die Haare Erwachsener mehr Schwefel und Stickstoff enthalten als diejenigen Jugendlicher. Der Schwefelgehalt ist in grauen Haaren höher als in anders farbigen, hingegen ist er gegenüber dem Durchschnitt stets vermindert in Haaren toter, verglichen mit denjenigen lebender Individuen gleicher Rasse.

*2. Schwefelgehalt* (Tabelle 2 und 4). In den Tabellen fallen die älteren Zahlen (VON BIBRA, VAN LAER) durch ihre außerordentliche Höhe auf. Als zuverlässig können die Analysenzahlen gelten, die von MOHR und SUTER (durch

Verbrennung nach Carius bestimmt) und von Dühring (Methode von Asboth, modifiziert nach Hoehnel und Glaser — Veraschung mit $K_2CO_3 + Na_2O_2$ —) angegeben werden. Die nach den verschiedenen Verfahren gefundenen Werte stehen für das entsprechende Hornmaterial in guter Übereinstimmung.

Unter allen Keratingebilden weisen die Haare den höchsten Schwefelgehalt auf. In weißem Menschenhaar wurden im Mittel $5,1\%$, in Rinderhaar $5,81\%$ und in Pferdehaar $4,68\%$ gefunden, während Fingernägel nur $2,7\%$, Rinderklauen $3,1\%$ und Rinderhorn $2,5\%$ Schwefel enthalten.

*3. Aschengehalt* (s. Tabelle 2 und 3). Aschenbestimmungen wurden hauptsächlich von van Laer, v. Bibra, Gorup-Besanez, Baudrimont und neuerdings von Buchtala, Langecker und Sammartino durchgeführt. Der Aschengehalt der verschiedenen Keratine ist sehr verschieden und schwankt selbst bei

Tabelle 2. Asche-, Wasser-, Schwefel- und Stickstoffgehalt menschlicher
Keratingebilde.

| Material | Asche % | Wasser % | Schwefel % | Stickstoff % |
|---|---|---|---|---|
| Kopfhaar | 0,2—0,3(12) [1] | — | 5,63  (2) | — |
| „  (gereinigt) | 9,942 (22) | — | — | — |
| „  (Frau) | 8,87—9,13  (5) | — | — | — |
| „  (Mädchen, 9 jähr.) | — | — | 5,34  (6) | — |
| „  (Knabe) | — | — | 3,53  (1) | — |
| „  (Knabe, 10 jähr.) | — | — | 3,83  (1) | — |
| „  (Kind, Mittelzahl) | — | — | 4,93  (23) | — |
| „   „   „ | — | — | 4,63–5,14 (24) | — |
| „   „   „ | — | — | 4,83  (1) | — |
| „  (dunkelbraun, lang) | 12,35  (5) | — | — | — |
| „  (braun) | 0,26—1,1 (24 | — | — | — |
| „  (braun) | 1,57  (25) | — | — | — |
| „  (schwarz) | 1,02–1,15 (25) | — | — | — |
| „  (grau) | 1,0  (25) | — | — | — |
| „  (weiß) | 0,27  (26) | — | 5,70  (20) | — |
| „  (weiß) | 1,20  (11) | — | — | — |
| „  (rot) | 0,54–1,85 (25) | — | 8,23  (1) | — |
| „  (blond) | 0,474 (26) | — | — | — |
| „  (Frau, dunkelblond) | — | — | 4,95  (6) | — |
| „   „   „ | — | — | 5,22  (7) | — |
| „  (Knabe, rotbl., 4jähr.) | — | — | 4,98  (6) | — |
| „   „   „ | — | — | 5,08  (7) | — |
| „  (Knabe, rot, 6jähr.) | — | — | 5,32  (6) | — |
| „   „   „   „ | — | — | 5,33  (7) | — |
| Barthaar | 0,92  (11) | — | — | — |
| Nägel | — | 13,74 (27) | 27,3  (1) | — |
| „ | 1,0  (12) | — | 28,4  (8) | — |
| „ | | 9,19  (5) | — | — |
| „  Alter: 27 Jahre | 0,42 | 10,56 | 3,03 | 14,85 |
| „   „  29  „ | 0,64 | 10,51 | 2,55 | 16,50 |
| „   „  56  „ | 0,66 | 10,15 | 2,50 | 16,55 (28) |
| „   „  71  „ | 0,33 | 10,40 | 3,00 | 16,85 |
| „   „  75  „ | 0,32 | 10,10 | 2,88 | 16,70 |
| „  Säugling | 0,41 | 10,30 | 2,78 | 15,45 |
| Epidermis | 1—1,5  (12) | — | — | — |
| Hühnerauge | 0,1  (22) | — | — | — |
| Psoriasisschuppen | 1,185 (29) | 7,45—9,5(29) | — | — |
| Ichthyosisschuppen | 2,35  (29) | 11,45  (29 | — | — |

[1] Die eingeklammerten Zahlen beziehen sich auf das nachstehende Literaturverzeichnis

Tabelle 3. Aschen- und Wassergehalt tierischer Keratingebilde.

| Material | % Asche | % Wasser | Horn % Asche | Horn % Wasser | Haare und Federn % Asche | Haare und Federn % Wasser | Klauen, Hufe, Krallen % Asche | Klauen, Hufe, Krallen % Wasser |
|---|---|---|---|---|---|---|---|---|
| Rind . . . | — | — | 0,7 (12) | — | 4,83 (11) | — | — | — |
| „ . . . | — | — | — | — | — | 13,95 (5) | — | 11,81 (5) |
| „ 1jähr. | — | — | 0,22 | 4,0 (13) | — | — | 0,136 | 9,5 (13) |
| „ 4jähr. | — | — | 0,36 | 3,5 (13) | — | — | 0,158 | 8,5 (13) |
| „ . . . | — | — | — | 12,7 (14) | — | — | — | — |
| „ . . . | — | — | 0,66 | 9,56 (15) | — | — | — | — |
| „ . . . | — | — | 0,23 (2) | — | — | — | — | — |
| Reh . . . | — | — | — | — | 7,11 (11) | — | — | — |
| Schaf . . | — | — | — | — | 3,23 (11) | — | — | — |
| „ . . . | — | — | — | — | 2,0 (12) | — | — | — |
| „ . . . | — | — | — | — | 0,19 | 4,15 (16) | — | — |
| Hammel . . | — | — | 0,19 | 5,12 (16) | — | — | — | — |
| Schwein . . | — | — | — | — | — | 10,02 (5) | — | 14,00 (5) |
| Pferd . . . | — | — | — | — | 1,46 (11) | — | — | — |
| „ . . . | — | — | — | — | — | 15,12 (5) | — | 10,59 (5) |
| „ . . . | — | — | — | — | 1,43 | 11,5 (17) | 0,45 | 24,48 (13) |
| „ . . . | — | — | — | — | 2,25 (11) | — | — | — |
| Hund . . . | — | — | — | — | — | — | — | — |
| Kaninchen . | — | — | — | — | 2,88 (11) | — | — | — |
| Meerschwein | — | — | — | — | 1,31 (11) | — | — | — |
| Huhn . . . | — | — | — | — | — | — | — | 10,04 (10) |
| Gans . . . | — | — | — | — | 0,7—1,1 (12) | — | — | — |
| „ . . . | — | — | — | — | — | 10,83 (10) | — | — |
| „ . . . | — | — | — | — | 2,63 | 8,87 (18) | — | — |
| Schildpatt . | 0,3 (12) | — | — | — | — | — | — | — |
| „ . | 0,268 | 9,44 (19) | — | — | — | — | — | — |
| Epidermisschuppen d. Hühnerzehen . . . | | 12,95 (10) | — | — | — | — | — | — |
| Manis jap. . | 0,87 | 7,43 (20) | — | — | — | — | — | — |
| Boa constr. | 2,0 | 7,09 (21) | — | — | — | — | — | — |
| Python . . | 0,55 | 9,76 (21) | — | — | — | — | — | — |

Literatur zu Tabellen 2—4.

1. v. BIBRA: Ann. Chem. 46, 289 (1855). — 2. MOERNER, K. A. H.: Z. physiol. Chem., 34, 207 (1901). — 3. HEIDUSCHKA und KOMM: Z. physiol. Chem. 124, 37 (1922). — 4. SALKOWSKI, E.: Biochem. Z. 133, 1 (1924). — 5. BUCHTALA, H.: Z. physiol. Chem. 52, 474 (1907). — MOHR: Z. physiol. Chem. 20, 400 (1895). — 7. DUERING: Z. physiol. Chem. 22, 281 (1896). — 8. MULDER: Zit. nach SCHLOSSBERGER: Allgemeine Tierchemie. 1856. — 9. MOERNER, C. TH.: Z. physiol. Chem. 93, 175 (1914). — 10. BUCHTALA: Z. physiol. Chem. 69, 310 (1908). — 11. v. GORUP-BESANEZ: Lehrbuch der physiologischen Chemie. 3. Aufl. 1874. — 12. SCHLOSSBERGER: Allgemeine Tierchemie. 1856. — 13. ABDERHALDEN und FUCHS: Z. physiol. Chem. 57, 339 (1908). — 14. FISCHER, E. und DOERPINGHAUS: Z. physiol. Chem. 36, 462 (1902). — LANGECKER, H.: Z. physiol. Chem. 108, 230 (1919). — 16. ABDERHALDEN und VOITINOVICI: Z. physiol. Chem. 52, 34 (1907). — 17. ABDERHALDEN und WELLS: Z. physiol. Chem. 46, 31 (1903). — 18. ABDERHALDEN und LE COUNT: Z. physiol. Chem. 46, 40 (1903). — 19. BUCHTALA: Z. physiol. Chem. 74, 212 (1911). — 20. BUCHTALA: Z. physiol. Chem. 85, 241 (1913). — BUCHTALA: Z. physiol. Chem. 85, 335 (1913). — 22. SAMMARTINO: Biochem. Z. 133, 476 (1922). — 23. RUTHERFORD und HAWK: J. of biol. Chem. 3, 459 (1907). — 24. VAN LAER: zit. nach BEILSTEIN: Handbuch der organischen Chemie. S. 2097. 1887. — 25. VAN LAER: zit. nach v. GORUP-BESANEZ: Lehrbuch der physiologischen Chemie. 1874. — 26. BAUDRIMONT: zit. nach v. GORUP-BESANEZ: Lehrbuch der physiologischen Chemie. 1874. — 27. MOLESCHOTT: Atti Accad. Sci. Torino 13. — 28. LANGECKER, H.: Z. physiol. Chem. 115, 38 (1921). — 29. ABDERHALDEN und ZORN: Z. physiol. Chem. 120, 214 (1922). — 30. BUCHTALA: Z. physiol. Chem. 78, 55 (1912).

Tabelle 4. Schwefelgehalt (bezogen auf Trockensubstanz) tierischer Keratingebilde.

| | Horn<br>% S | Haare und Federn<br>% S | Klauen, Hufe und Krallen<br>% S | % S |
|---|---|---|---|---|
| Ochse . . . . . . . . . . . . . | 3,04 (1) | — | 1,44 (1) | — |
| „ . . . . . . . . . . . . . | 3,39 (2) | — | — | — |
| „ . . . . . . . . . . . . . | 1,45—1,55 (3) | — | — | — |
| „ . . . . . . . . . . . . . | 3,18 (4) | — | — | — |
| Kuh . . . . . . . . . . . . | — | — | 3,40 (6) | — |
| Rind . . . . . . . . . . . . | — | 7,27 (5) | 3,44—3,19 (6) | — |
| „ . . . . . . . . . . . . . | — | — | 3,55—3,57 (7) | — |
| Kalb . . . . . . . . . . . . | — | 4,25 (6) | 1,61 (1) | — |
| „ . . . . . . . . . . . . . | — | — | 3,57 (6) | — |
| „ . . . . . . . . . . . . . | — | — | 3,73 (7) | — |
| Antilope . . . . . . . . . . | 1,24 (1) | — | — | — |
| Gemse . . . . . . . . . . . | 3,26 (1) | 5,04 (1) | 1,46 (1) | — |
| Reh . . . . . . . . . . . . . | — | 2,13 (1) | 3,02 (1) | — |
| Schaf . . . . . . . . . . . | 1,74 (1) | 0,87 (1) | 1,20 (1) | — |
| „ . . . . . . . . . . . . . | — | 3,68 (6) | — | — |
| „ . . . . . . . . . . . . . | — | 3,30 (9) | — | — |
| Schwein . . . . . . . . . . | — | 3,42 (1) | 2,69 (6) | — |
| „ . . . . . . . . . . . . . | — | 3,59 (6) | — | — |
| „ . . . . . . . . . . . . . | — | 7,22 (5) | — | — |
| Pferd . . . . . . . . . . . . | — | 3,68 (1) | 3,00 (8) | — |
| „ . . . . . . . . . . . . . | — | 3,56 (6) | — | — |
| „ . . . . . . . . . . . . . | — | 3,51 (7) | — | — |
| „ . . . . . . . . . . . . . | — | 7,98 (5) | — | — |
| Bär . . . . . . . . . . . . . | — | 3,90 (1) | 2,73 (1) | — |
| Fuchs . . . . . . . . . . . . | — | 3,76 (1) | 2,77 (1) | — |
| Hund . . . . . . . . . . . . | — | 4,40 (1) | 2,70 (1) | — |
| Kaninchen und Hase . . . . . | — | 3,10 (1) | 2,91 (1) | — |
| „ „ „ . . . . . | — | 4,01 (6) | — | — |
| „ „ „ . . . . . | — | 3,9—4,65 (7) | — | — |
| Huhn . . . . . . . . . . . . | — | — | 2,28 (10) | — |
| Gans . . . . . . . . . . . . | — | 2,59—3,16 (6) | — | — |
| „ . . . . . . . . . . . . . | — | 3,15 (10) | — | — |
| „ . . . . . . . . . . . . . | — | 2,66 (7) | — | — |
| Nashorn . . . . . . . . . . . | 3,2 (1) | — | — | — |
| Schildpatt . . . . . . . . . . | — | — | — | 2,2 (8) |
| „ . . . . . . . . . . . . . | — | — | — | 1,50 (19) |
| Fischbein . . . . . . . . . . | — | — | — | 3,49 (8) |
| Epidermisschuppen der Hühner- zehen . . . . . . . . . . . | — | — | — | 2,2 (10) |
| Elefantenepidermis . . . . . . | — | — | — | 1,32 (30) |
| Manis japonica . . . . . . . . | — | — | — | 2,34 (20) |
| Python . . . . . . . . . . . | — | — | — | 2,21 (21) |

analogem Untersuchungsmaterial innerhalb ziemlich weiter Grenzen. Quantitative Bedeutung kommt allen diesen Werten nicht zu, da ihre Größe sehr von der Reinigungsmethode abhängig ist. SAMMARTINO konnte durch peinliche Reinigung den Aschengehalt des Kopfhaares, der von verschiedenen Forschern zu $0,2—0,3\%$ gefunden wurde, auf $0,042\%$ herunterdrücken.

Als wesentliche Bestandteile der Asche wurden Natrium, Kalium, Calcium, Magnesium und Eisen gefunden, die in Form der Chloride, Sulfate, Carbonate und Phosphate gebunden sind (s. Tabelle 5, sowie das Kapitel „Aschenbestandteile der Haut" S. 301f.). Daneben findet sich stets $SiO_2$, reichlicher hauptsächlich in Federn [$SiO_2$-Gehalt der Asche von Ochsenhaar $10,5\%$, Pferdehaar $14,4\%$, Meerschweinchenhaar $9,1\%$ (v. GORUP-BESANEZ), Hühnerfedern $71,575\%$, Mövenfedern $37,099\%$ usw. (GONNERMANN)].

*4. Wassergehalt* (s. Tabelle 2 und 3). Auch das Wasser, als zufälliger Bestandteil der Keratingebilde, wurde in sehr variablen Mengen gefunden. Im allgemeinen bewegen sich die Zahlen für den Wassergehalt etwa zwischen $7-12\%$, die sehr wechselnden Befunde erklären sich zum Teil schon durch die Hygroskopizität der Keratingebilde, so daß schon die Luftfeuchtigkeit, die Größe der Oberfläche des untersuchten Materials usw., auf das Resultat von bestimmendem Einfluß sein können. Auffällig sind die ziemlich konstanten Werte, die von gleichen Forschern (d. h. unter annähernd gleichen äußeren Bedingungen) auch für Keratin verschiedener Provenienz gefunden wurden (BUCHTALA, LANGECKER).

Tabelle 5. Menschenhaar: Zusammensetzung der Asche.
(BAUDRIMONT, zit. nach GORUP-BESANEZ.)

| | $Na^{\cdot}$ % | $K^{\cdot}$ % | $Mg^{\cdot\cdot}$ % | $Ca^{\cdot\cdot}$ % | $Cl'$ % | $SO_4''$ % | $CO_3''$ % | $PO_4'''$ % | $Fe_2O_3$ % | $SiO_2$ % |
|---|---|---|---|---|---|---|---|---|---|---|
| weiß | 7,150 | 0,505 | 1,445 | 18,428 | Spur | 25,424 | 13,269 | 12,578 | 8,388 | 12,308 |
| blond | 10,743 | 3,790 | 0,969 | 7,715 | Spur | 17,084 | 8,369 | 5,891 | 4,220 | 30,717 |
| rot | 6,34 | 3,700 | 1,787 | 5,632 | 0,574 | 16,624 | 6,828 | 6,379 | 9,660 | 42,462 |
| braun | 5,345 | 19,268 | 1,230 | 6,168 | 1,488 | 23,668 | 12,094 | 6,207 | 10,866 | 30,666 |
| schwarz | 1,301 | 25,358 | 0,833 | 7,680 | 2,005 | 31,148 | 4,832 | 9,214 | 8,099 | 6,611 |

*5. Fettgehalt.* Die Keratingebilde enthalten in wechselnder, aber stets nur in geringer Menge Fett, das bei der Reinigung durch Ätherextraktion entfernt wird. Ochsenhorn am meisten, $2-2,5\%$ (SCHLOSSBERGER, LISSIZIN), Büffelhorn nur $0,2\%$, Fingernägel $0,15-0,76\%$, ausgenommen die Säuglingsnägel, in denen $1,38\%$ gefunden wurden (LANGECKER).

## 3. Die Keratolyse.

Durch Säuren, Alkalien, Hydrosulfide, Alkali- und Erdalkalipersalze, Peroxyde, Phenolderivate und Alkohol kann die Hornsubstanz unter Aufspaltung des Keratingefüges in lösliche Produkte übergeführt werden. Der hydrolytische Wirkungsgrad der genannten Mittel — die Oxydationsmittel sind in diesem Zusammenhang von der Betrachtung auszuschließen, obwohl auch für sie die gleiche Abhängigkeit gefunden wurde — wird durch die Bedingungen bestimmt, unter denen sie angewendet werden (Konzentration, Temperatur, Druck). Mit konzentrierten Säuren bei gewöhnlichem Druck erhitzt, wird das Keratin bis in seine Bausteine, die Aminosäuren, zerlegt, mit verdünnten Säuren aber, unter erhöhtem Druck behandelt, bleibt der Abbau — ebenso wie beim Erhitzen der Hornsubstanz mit Alkohol im Autoklaven — auf der Stufe der Aminosäureanhydride und der Diketopiperazine stehen. Viel weniger tiefgreifend wird Keratin durch kochende verdünnte Säuren bei gewöhnlichem Druck, durch Alkalien, siedendes Phenol, überhitztes Wasser, durch Hydrosulfide (Kombinationen von Alkalien mit Arsensulfid, Alkali- oder Erdalkalisulfiden) oder Peroxydverbindungen aufgespalten.

### a) Hydrolyse von Keratin mit konzentrierter Salzsäure (Totalhydrolyse).

Die Hydrolyse mit konzentrierter Säure, durch welches Verfahren die ersten genaueren Kenntnisse über die Bausteine der Eiweißstoffe vermittelt wurden, verschaffte auch zuerst einen Einblick in den Keratinkomplex. Die Aufspaltung mit konzentrierter Salzsäure zeigte, daß die Spaltprodukte dieselben sind wie

Tabelle 6. Totalhydrolyse von Keratin.

| | Rinderhorn (1)[3] | Pferdehaar (2) | Gänsefedern (3) | Schafwolle (4) | Hammelhorn (4) | Schildpatt (5) | Manis japonica (6) | Menschenhaar (weiß) (7) | Boa constr. (8) | Fischbein (9) | Elefantenepidermis (10) | Psoriasisschuppen (11) |
|---|---|---|---|---|---|---|---|---|---|---|---|---|
| | % | % | % | % | % | % | % | % | % | % | % | % |
| Glykokoll | 0,34 | 4,70 | 2,6 | 0,58 | 0,45 | 19,36 | 1,33 | 9,12 | 7,87 | 0,8 | 8,3 | — |
| Alanin | 1,2 | 1,5 | 1,8 | 4,4 | 1,6 | 2,95 | 12,0 | 6,88 | 2,07 | 6,4 | 5,1 | 4,5 |
| α-Aminovaleriansäure | 5,7 | 0,9 | 0,5 | — | — | — | — | — | — | — | — | — |
| Leucin | 18,3 | 7,1 | 8,0 | 11,5 | 15,3 | 3,26 | 10,25 | 12,12 | 12,40 | 3,8 | 3,6 | — |
| α-Pyrrolidincarbonsäure | 3,6 | — | — | — | — | — | — | — | — | — | — | — |
| Serin | 0,68 | 0,6[2] | 0,4 | 0,1 | 1,1 | — | — | — | — | 1,0 | — | 0,78 |
| Phenylalanin | 3,00 | — | — | — | 1,9 | 1,08 | 2,67 | 0,62 | 3,80 | 0,5 | 2,3 | 2,32 |
| Asparaginsäure | 2,5 | 0,3 | 1,1 | 2,3 | 2,5 | — | — | — | — | 2,5 | — | — |
| Glutaminsäure | 3,0 | 3,7 | 2,3 | 12,9 | 17,2 | — | 3,50 | 8,00 | 2,09 | 8,9 | 10,2 | 6,50 |
| Pyrrolidoncarbonsäure | 1,7 | — | — | — | — | — | — | — | — | — | — | — |
| Prolin | — | 3,4 | 3,5 | 4,4 | 3,7 | — | 3,50 | — | — | 2,6 | — | 3,05 |
| Tyrosin | 4,6 | 3,2 | 3,6 | 2,9 | 3,6 | 13,59 | 13,00 | 3,30 | 10,50 | 5,7 | 5,2 | 3,25 |
| Valin | — | — | — | 2,8 | 4,5 | 5,23 | 4,0 | gering | — | 9,7 | 2,4 | 3,25 |
| Cystin | — | — | — | 7,3 | 7,5 | 5,19 | 4,5 | 11,55 | 3,75 | 4,2 | 4,7 | 1,85 |
| Arginin[1] | — | — | — | — | 2,7 | 3,4 (12) | — | — | — | — | — | — |
| Lysin | — | — | — | — | 0,2 | — | — | — | — | — | — | — |
| Tryptophan | — | — | — | — | — | — | — | — | — | + | — | — |

[1] Durch Anwendung der von Kossel mit Gross, Curtius und Staudt ausgearbeiteten Argininbestimmungsmethode (Arginin gibt mit Flaviansäure = 1-Naphthol-2,4-dinitro-7-sulfonsäure $SO_3H$—⬡—$NO_2$ (OH, $NO_2$) eine schwerlösliche Verbindung) fanden Fürth und Deutschberger in Hornspänen 4,68% Arginin.    [2] Sicher zu niedrig.    [3] Die eingeklammerten Zahlen beziehen sich auf das nachstehende Literaturverzeichnis.

Literatur zu Tabelle 6.

1. FISCHER, E. und DÖRPINGHAUS: Z. physiol. Chem. **36**, 462 (1902). — 2. ABDERHALDEN und WELLS: Z. physiol. Chem. **46**, 31 (1905). — 3. ABDERHALDEN und LE COUNT: Z. physiol. Chem. **46**, 40 (1905). — 4. ABDERHALDEN und VOITINOVICI: Z. physiol. Chem. **52**, 348 (1907). — 5. BUCHTALA: Z. physiol. Chem. **74**, 212 (1911). — 6. BUCHTALA: Z. physiol. Chem. **85**, 241 (1913). — 7. BUCHTALA: Z. physiol. Chem. **85**, 246 (1913). — 8. BUCHTALA: Z. physiol. Chem. **85**, 335 (1913). — 9. ABDERHALDEN und LANDAU: Z. physiol. Chem. **71**, 455 (1911). — 10. BUCHTALA: Z. physiol. Chem. **78**, 55 (1912). — 11. ABDERHALDEN und ZORN: Z. physiol. Chem. **120**, 214 (1922). — 12. KEIL: Ber. dtsch. chem. Ges. **59**, 2812 (1926).

bei den Eiweißkörpern, nur ist die quantitative Verteilung der Aminosäuren eine andere; bestimmte Typen (Tyrosin und Cystin) sind stark angereichert.

Diese Spaltungsmethode, vereint mit der Aufteilung des Hydrolysats in bestimmte Aminosäurefraktionen nach dem Verfahren von E. FISCHER, bietet die einzige Möglichkeit, das Keratin, das die verschiedenen Hornsubstanzen aufbaut, näher zu charakterisieren. Wenn auch die so gewonnenen Zahlen keine quantitativen Schlüsse zulassen, die gefundenen Aminosäurewerte sind mit wenigen Ausnahmen als Mindestkonzentrationen zu bewerten, so sind sie doch vergleichbar, wenn stets nach der gleichen Methode aufgespalten und getrennt wird, wie das von E. FISCHER, ABDERHALDEN und seinen Schülern, sowie BUCHTALA getan wurde.

Außer Salzsäure wurde von verschiedenen Forschern auch Schwefelsäure und Phosphorsäure in bezug auf ihren Einfluß auf Keratinsubstanzen untersucht. Diese Resultate sind weniger umfangreich und können aus diesem Grunde leicht im Anschluß an die Salzsäurehydrolyse im Zusammenhang besprochen werden.

Nach der Salzsäurespaltung des Keratins kann *Cystin* [SUTER, K. A. H. MÖRNER (a)], *Tyrosin, Leucin* (HINTERBERGER), *Asparaginsäure* (KREUSLER), *Glutaminsäure*, Schwefelwasserstoff, Ammoniak (HORBACZEWSKI), *Arginin* und *Lysin* (HEDIN) durch direkte Abscheidung aus dem Hydrolysat nachgewiesen werden, und durch Anwendung der Estermethode zur weiteren Aufteilung gelingt die Isolierung von *Glykokoll, Alanin, α-Pyrrolidincarbonsäure, α-Aminovaleriansäure, Serin, Phenylalanin, Pyrrolidoncarbonsäure, Prolin, Valin* und *Tryptophan* [FISCHER und DÖRPINGHAUS, ABDERHALDEN mit WELLS, LE COUNT, VOITINOVICI, LANDAU und BUCHTALA (a—e)].

Als Untersuchungsmaterial diente Keratin aus Rinder- und Hammelhorn, Schafwolle, Pferdehaar, Gänsefedern, Schildpatt und Elephantenepidermis. Diese Hornsubstanzen wurden entweder roh, getrocknet, oder weitgehend gereinigt (durch Auskochen mit $1\%$ Salzsäure, Wasser, Alkohol und Äther) mit der 3—6 fachen Menge konzentrierter Salzsäure mehrere Stunden (3—6) oder einige Tage (6) unter Rückfluß erhitzt. Die Melaninmenge, die bei dieser Behandlung entsteht, ist relativ gering; sie beträgt bei Pferdehaar $3,57\%$ (ABDERHALDEN und WELLS), bei weißem Menschenhaar $1,7\%$ [BUCHTALA (d)] der hydrolysierten Hornmenge. In der Tabelle 6 sind die Werte für die verschiedenen aus den Hydrolysaten isolierten Aminosäuren eingetragen, in einigen Fällen wurde Tyrosin, Cystin und Glutaminsäure direkt bestimmt durch Hydrolyse mit $25\%$ Schwefelsäure, weil sich in schwefelsaurer Lösung eine bessere Trennung durchführen läßt.

Die von ABDERHALDEN und ZORN analysierten *Psoriasisschuppen* enthielten $7,45$—$9,5\%$ Wasser, $6,84\%$ einer durch Tetrachlorkohlenstoff extrahierbaren Substanz (von den $0,231\%$ P, welche die frischen Schuppen enthielten, gingen $0,108\%$ in den Tetrachlorkohlenstofflöslichen Teil) und $1,185\%$ Asche. Demgegenüber zeigen *Ichthyosisschuppen* einen etwas höheren Wasser- $(11,45\%)$ und Aschegehalt $(2,35\%)$. Eine Totalhydrolyse der Ichthyosisschuppen ließ sich nicht durchführen, doch konnte wenigstens gezeigt werden, daß sie einen etwas höheren Cystingehalt aufweisen und es ist sehr wahrscheinlich, daß auch die Mengenverhältnisse der einzelnen Eiweißbausteine andere sind als bei den Psoriasisschuppen.

Außer den aufgeführten Spaltprodukten wurde weiter α-Thiomilchsäure und Brenztraubensäure in den Hydrolysaten nachgewiesen [SUTER, FRIEDMANN, K. A. H. MÖRNER (c)]; diese Körper sind aber, wie an anderer Stelle noch ausführlich dargetan werden soll, keine unmittelbaren Spaltstücke des Keratins, sondern sind erst durch sekundäre Reaktionen aus einzelnen Bruchstücken entstanden.

Neben den Aminosäurekonzentrationen bestimmten einzelne Forscher [Buchtala (a, c, e), Gortner (b), Gümbel, Herzog und Krahn, Sammartino, v. Stary (a)] teils nach der Methode von Osborne und Harris, teils nach van Slyke, die Verteilung des Stickstoffs in den Hydrolysaten (Tabelle 7).

Ein umfangreiches Zahlenmaterial liegt über den Gehalt an leicht abzuscheidenden Aminosäuren (Glutaminsäure, Tyrosin und Cystin) vor. Diese Werte, sowohl durch direkte Abscheidung aus dem mit $25\%$ Schwefelsäure

**Tabelle 7. Totalhydrolyse von Keratin.**

*a) Stickstoffverteilung, bestimmt nach Osborne und Harris.*

| | Chelone imbric. (1) | Manis jap. (2) | Boa constr. (3) | Python (3) | Elef. Epid. (3) | Horn (6) | Haar (7) | Schafwolle (8) |
|---|---|---|---|---|---|---|---|---|
| Gesamtstickstoff | $14,14\%$ = 100 | $14,21\%$ = 100 | $13,80\%$ = 100 | $14,42\%$ = 100 | $14,26\%$ = 100 | $16,35\%$ = 100 | $16,30\%$ = 100 | $16,60\%$ = 100 |
| Melaninstickstoff | 0,02 | 0,52 | 1,15 | 1,59 | 1,40 | 2,5 | 2,2 | 1,94 |
| Ammoniakstickstoff . . . . . | 3,04 | 8,79 | 4,27 | 1,17 | 10,30 | 7,2 | 7,93 | 7,85 |
| Mono-aminostickstoff . . . . . | 94,84 | 89,40 | 91,81 | 95,28 | 85,90 | 72,2 | 72,23 | 65,20 |
| Di-aminostickstoff | 3,09 | 3,94 | 2,39 | 3,88 | 2,24 | 18,1 | 18,11 | 25,31 |

*b) Stickstoffverteilung, bestimmt nach D. van Slyke.*

| | Weiße Wolle (4) | Schwarze Wolle (4) | Haare I (5) | Haare II (5) | Hühnerauge I (5) | Hühnerauge II (5) | Fingernägel I (5) | Fingernägel II (5) |
|---|---|---|---|---|---|---|---|---|
| Gesamtstickstoff | $16,27\%$ = 100 | $15,11\%$ = 100 | $17,36\%$ = 100 | $17,27\%$ = 100 | $17,04\%$ = 100 | — | $16,76\%$ = 100 | $16,21\%$ = 100 |
| Melaninstickstoff | 1,20 | 4,74 | 3,52 | 3,47 | 1,54 | 1,58 | 2,42 | 2,58 |
| Ammoniakstickst. | 9,32 | 9,46 | 11,00 | 11,19 | 10,02 | 10,27 | 9,60 | 10,18 |
| Argininstickstoff | 17,46 | 16,81 | 14,91 | 16,59 | 12,92 | 14,82 | 15,88 | 17,36 |
| Lysinstickstoff | 3,90 | 3,97 | 5,38 | 5,58 | 12,53 | 6,65 | 6,02 | 5,25 |
| Histidinstickstoff. | 7,00 | 7,04 | 2,51 | 3,96 | 1,68 | 3,48 | 3,42 | 2,06 |
| Cystinstickstoff | 2,70 | 3,09 | 6,11 | 6,70 | 0,53 | 0,53 | 3,38 | 3,21 |
| Aminostickstoff im Filtrat der Basen . . . . | 54,54 | 52,04 | 50,77 | 53,04 | 63,89 | 62,31 | 55,08 | 61,34 |
| Nicht-Aminostickstoff im Filtrat der Basen (Prolin, Oxyprolin, $^{1}/_{2}$-Tryptophan) | 2,76 | 2,13 | 4,09 | 2,62 | 0,54 | 2,38 | 4,47 | 0,93 |

Literatur zu Tabelle 7.

1. Buchtala, H.: Z. physiol. Chem. 74, 212 (1911). — 2. Buchtala, H.: Z. physiol. Chem. 85, 241 (1913). — 3. Buchtala, H.: Z. physiol. Chem. 85, 335 (1913). — 4. Gortner, R. A.: J. amer. chem. Soc. 35, 1262 (1913). — 5. Sammartino, U.: Biochem. Z. 133, 476 (1922). — 6. Guembel: Hofm. Beitr. 5, 297 (1904). — 7. Stary, Z. v.: Z. physiol. Chem. 144, 147 (1925). — 8. Herzog und Krahn: Z. physiol. Chem. 134, 290 (1924).

erhaltenen Hydrolysat, als auch mit Hilfe von colorimetrischen Methoden unter Umgehung der Isolierung bestimmt, gestatten mit den in der Tabelle 6 vereinigten Zahlen einen Vergleich über die Zusammensetzung der verschiedenen Hornsubstanzen.

*Glutaminsäure.* Im Rinderhorn finden FISCHER und DÖRPINGHAUS $3,0^0/_0$; ABDERHALDEN und FUCHS geben aber für dasselbe Material einen viel höheren Wert $(13,84^0/_0)$ an und weisen nach, daß der Glutaminsäuregehalt (ihre Zahlen beziehen sich immer auf das Chlorhydrat der Aminosäure) in Hornsubstanzen des gleichen Tieres je nach dem Alter in ganz verschiedener Höhe gefunden wird (Rinderhorn $13,84^0/_0$ beim 1 jährigen, $12,99^0/_0$ beim 4 jährigen Tier, Rindshuf im 1. Jahr $18,0^0/_0$, im 4. Jahr $16,8^0/_0$). Schon hieraus ergibt sich, daß solchen Zahlen keine allgemeinere Bedeutung zukommt und aus ihnen keine weitgehenden Schlüsse auf den Bau des Keratins gezogen werden dürfen. Die Ergebnisse von ABDERHALDEN und FUCHS können aber als Stütze der Annahme betrachtet werden, daß die Keratinsubstanz, auch bei der gleichen Tiergattung, je nach dem Grade der Verhornung ganz verschieden zusammengesetzt sein kann.

*Tyrosin.* Den niedrigsten Tyrosinwert, gravimetrisch bestimmt nach der Hydrolyse mit konzentrierter Salzsäure, weist Wolle mit $2,9^0/_0$ auf, etwas mehr $(3,2—3,6^0/_0)$ findet sich in Haaren. Die nach dieser Methode gewonnenen Resultate zeigen für entsprechendes Material eine einigermaßen gute Übereinstimmung [Pferdehaar $3,2^0/_0$, ABDERHALDEN und WELLS, weißes Menschenhaar $3,3^0/_0$, BUCHTALA (d), Menschenhaar $3,6^0/_0$, SAMMARTINO), niedrigere Werte ergeben sich aber bei kurzer Hydrolyse mit konzentrierter Salzsäure oder nach $40—100$ stündigem Kochen mit $20—25^0/_0$ Säure [Menschenhaar $1,6^0/_0$, K. A. H. MÖRNER (b)]. In Fingernägeln bestimmte SAMMARTINO den Tyrosingehalt zu $3,58^0/_0$, in Hühneraugen zu $4,09^0/_0$. Es gelingt bei der gravimetrischen Methode nie, alles Tyrosin zu erfassen, da stets ein Rest in der Mutterlauge verbleibt, deshalb liefern auch alle Verfahren, die das Tyrosin im Hydrolysat colorimetrisch oder titrimetrisch direkt bestimmen, höhere Werte, die allerdings auch nicht dem absoluten Tyrosingehalt entsprechen, da die meisten dieser direkten Verfahren nicht auf spezifischen, dem Tyrosin allein zukommenden Reaktionen aufgebaut sind, so daß durch diese und andere in der Methode begründete Fehlermöglichkeiten das Resultat in seiner Zuverlässigkeit beeinträchtigt wird.

Die wichtigsten dieser Verfahren, die zur direkten Tyrosinbestimmung vorgeschlagen wurden, prüften v. FÜRTH und FLEISCHMANN, v. FÜRTH und A. FISCHER, sowie HAAS und TRAUTMANN auf ihre Genauigkeit und Brauchbarkeit, und es dürfte zweckmäßig sein, ihre Resultate in diesem Zusammenhang kurz zu berühren.

a) Die Methode von FOLIN und DENIS liefert Tyrosinwerte, die je nach dem Material $2—4^0/_0$ höher sind, als die gravimetrisch gefundenen. Die Methode birgt verschiedene Fehlermöglichkeiten, so daß das damit erhaltene Resultat wenig Zuverlässigkeit besitzt. v. FÜRTH und FLEISCHMANN zeigen, daß ein Parallelismus zwischen Farbintensität und Tyrosingehalt tatsächlich nur in einem engen Bereich von etwa $0,005—0,02^0/_0$ Tyrosinkonzentration besteht, daß aber auch in diesem Intervall noch mit einer Fehlerbreite von $5—30^0/_0$ gerechnet werden muß; daß ferner reduzierende Substanzen (z. B. Schwefelwasserstoff, Ammoniumsulfid, Acetaldehyd, Formaldehyd, Stannochlorid usw.) falsche Werte ergeben, und daß schließlich ein höherer Tyrosingehalt vorgetäuscht wird, wenn das Hydrolysat zuerst bis fast zur Trockne eingedampft, und erst dann, nach Verdünnen auf das ursprüngliche Volumen colorimetriert wird [Hornhydrolysat: gravimetrisch bestimmt $4,6^0/_0$ (FISCHER und DÖRPINGHAUS), nach FOLIN und DENIS $6,3—6,7^0/_0$, nach Eindampfen und Verdünnen des gleichen Hydrolysates $10^0/_0$ (v. FÜRTH und FLEISCHMANN)]. Das FOLIN-DENISsche Reagens reagiert außer mit Tyrosin auch mit Harnsäure (HAAS und TRAUTMANN) und die Tyrosinreaktion wird in Gegenwart von Salzsäure, auch in mäßiger Konzentration, gehemmt resp. ganz aufgehoben (HAAS und TRAUTMANN).

b) Die Methode von M. WEISS, aufgebaut auf die MILLONsche Reaktion gibt gute Resultate, die in bestimmten Fällen allerdings mit einem Fehler behaftet sein können, der auf den von GORTNER im Säurehydrolysat von Schafwollpigment nachgewiesenen, ebenfalls die MILLONsche Reaktion gebenden Körper unbekannter Konstitution zurückgeführt werden kann. Haas und Trautmann, sowie v. Fürth und Fleischmann fanden nach diesem Verfahren in Rinderhorn 6,5 bzw. 7,7% Tyrosin.

c) Auch das von N. L. Brown und Millar eingeführte, von R. H. A. Plimmer mit E. C. Eaves, H. Phillips und Shimamura ausgearbeitete Bromadditionsverfahren erweist sich zur Tyrosinbestimmung gut geeignet. Bei der Bewertung der Resultate ist aber die Einschränkung zu beachten, daß im Keratin reichlich ein noch unaufgeklärtes Produkt enthalten ist, das außer Tyrosin ebenfalls Brom addiert, und zwar in so reichlicher Menge, die durch den Bromverbrauch von Histidin und Tryptophan nicht hinlänglich erklärt ist. Diese Substanz ist nach den Erfahrungen von v. Fürth und A. Fischer mit Petroläther weder in saurer noch in neutraler Lösung extrahierbar und mit Wasserdampf nicht flüchtig. Der Körper ist nicht mit Cystin identisch, ob er aber ein Spaltprodukt desselben darstellt, wie Plimmer und Phillips annehmen, läßt sich vorläufig nicht entscheiden.

Neuerdings wenden v. Fürth und A. Fischer das von Thomas vorgeschlagene Verfahren an, das mit einigen Modifikationen, Behandlung des Hydrolysates vor Analyse mit Phosphorwolframsäure, Chinin und Ammoniak, sehr zuverlässige Tyrosinwerte ergeben soll.

*Tryptophan.* Abderhalden und Landau weisen Tryptophan qualitativ im Hydrolysat des Fischbeins nach. In anderen Horngebilden kommt diese Aminosäure ebenfalls vor, Fasal bestimmte sie nach der Methode von Adamkiewicz-Hopkins im Keratin der Epidermis, der Nägel und Haare, in Hornspänen und Schafwolle (durch Extraktion, peptische und tryptische Verdauung gereinigt), von Fürth-Lieben und Sammartino nach Folin und Denis in Hornspänen, Haaren, Hühneraugen und Fingernägeln.

| | | |
|---|---|---|
| Rinderhorn . . . . . | { 0,17% | Fasal. |
| | { 1,19% | v. Fürth und Lieben. |
| Verhornte Oberhaut . | 0,3% | Fasal. |
| Hühneraugen . . . . | { 1,201% | Sammartino. |
| | { 0 | Fasal. |
| Haare . . . . . . . | { 1,64% | Sammartino. |
| | { geringe Andeutung | Fasal. |
| | { 2,234% | Sammartino. |
| Schafwolle . . . . . | geringe Andeutung | Fasal. |

*Cystin.* Die Keratinsubstanzen zeichnen sich aus durch den hohen Cystingehalt, den die Säurehydrolysate aufweisen [Menschenhaar 13,92%, Rinderhorn 6,8% (K. A. H. Mörner), Schafwolle 7,30—12,5%, Hammelhorn 7,5% (Abderhalden und Voitinovici)], Rattenhaar 14,1%, Hundehaar 19,0%, Katzenhaar 13,1% (Wilson und Lewis)]. K. A. H. Mörner (a) weist nach, daß durch Extraktion mit Ammoniak kein Cystin aus dem Keratin gelöst werden kann, so daß es als freie Beimengung ausgeschlossen ist. Bei der Cystinbildung durch Hydrolyse von Keratinsubstanzen entsteht neben dem schwerlöslichen, leicht mit Essigsäure fällbaren und in sechsseitigen Tafeln krystallisierenden *l-Cystin* stets in geringerer oder in reichlicherer Menge, je nach der Hydrolysendauer, das leichter lösliche, schwerer durch Essigsäure fällbare und in Nadeln krystallisierende optische Isomere [K. A. H. Mörner (b)]. Der Cystingehalt der Haare, verglichen mit demjenigen der übrigen Keratingebilde des gleichen Individuums, ist in allen Fällen höher als in den anderen Horngebilden (*Mensch:* Haar 12,98—14,53%, Nägel 5,15%, *Pferd:* Haar 7,98%, Huf 3,2%, *Rind:* Haar 7,27%, Klaue 5,37% *Schwein:* Borste 7,22%, Klaue 2,17%, Gänsefedern enthalten 6,300%, Hühnerkrallen 2,14% und die Epidermisschuppen der Hühnerzehen 1,88% Cystin).

Im Hydrolysat tritt neben Cystin in kleiner Menge stets *Cystein* auf [K. A. H. Mörner (b)], so daß in Anbetracht der nahen Verwandtschaft der beiden Körper nicht ohne weiteres entschieden werden kann, welcher als primäres Spaltprodukt zu betrachten ist. Einerseits wäre es denkbar, daß im Keratinmolekül die schwefelhaltige Gruppe in der Cysteinform präformiert ist, die bei der Hydrolyse leicht in Cystin übergehen kann (Embden), andererseits ließe sich, gestützt auf die Ergebnisse von K. A. H. Mörner — negativer Ausfall der Nitroprussidnatriumreaktion (die Reaktion ist unmittelbar positiv, wenn der Schwefel in der Form R-SH gebunden ist wie im Cystein, erst nach Hydrolyse positiv bei der Gruppierung R-S-R′, und vollständig negativ in der Cystinbindung R.S-S.R′), reichliche Cystinbildung auch bei der Hydrolyse unter Wasserstoff — annehmen, daß Cystin allein als primäres Spaltprodukt zu betrachten wäre. Weder die Cystein- noch die Cystintheorie entspricht in ihrer Ausschließlichkeit den wahren Verhältnissen, da in neueren Untersuchungen (Y. Okuda) der Nachweis erbracht wurde, daß im Proteinmolekül die Annahme beider Bindungsmöglichkeiten berechtigt ist. Allerdings ist der Cystin-Cysteinquotient für die Proteine keine Konstante, bei den einen überwiegt im Hydrolysat (Salzsäure unter Kohlendioxydatmosphäre) die Cystinkomponente (Wolle [1], Eieralbumin), während bei anderen die Cysteinform vorherrscht (Muskelprotein). Aus den Untersuchungen von Walker und Kaye darf geschlossen werden, daß im Keratin selbst das Verhältnis Cystin- : Cysteinform ganz zugunsten der Cystinform verschoben ist, da im Keratin der Hornschicht und der Haare, abgesehen von den Teilen des Haarschaftes, die der Haarwurzel direkt benachbart sind, die Nitroprussidnatriumreaktion vollständig negativ ausfällt (s. dieses Handbuch: Fermente der Haut).

Schildpatt unterscheidet sich (Tab. 6) von den anderen Hornsubstanzen durch seinen hohen Glykokollgehalt, die geringe Leucinmenge und durch den Mangel an Glutaminsäure. In bezug auf den Tyrosingehalt steht das Keratin des Schuppentieres demjenigen der Schlangenhaut sehr nahe, hingegen besitzt nur das letztere Glutaminsäure und die Leucin- und Glykokollmengen sind sehr verschieden. Der Alaningehalt von Manis japonica übertrifft die übrigen Horngebilde bei weitem, dafür ist die Glykokollmenge in Elefantenepidermis und in Schlangenhäuten am höchsten. Bei der Betrachtung der Cystinwerte fällt auf, daß die Haare alle anderen Keratingebilde in bezug auf den Gehalt an dieser Aminosäure weit überragen, erst in beträchlichem Abstand folgen Wolle, deren Glykokollgehalt aber gegenüber dem Menschenhaar ganz minimal ist, dann Nägel, Klauen, Hufe und Hörner.

Dieser Vergleich, im Zusammenhang mit den Zahlen über die Stickstoffverteilung zeigt, wie verschiedenartig die Keratine gebaut sind. Die Mengenverhältnisse der verschiedenen Aminosäuren variieren sehr stark, ohne daß diese Schwankungen in der Stickstoffverteilung, wenigstens was den Monoamino- und den Diaminostickstoff betrifft, deutlich zum Ausdruck kommen. Diese Unterschiede werden verständlich wenn man in Betracht zieht, daß Materialien, die ganz verschiedenen Verhornungsstadien angehören, analysiert wurden, daß das Alter die Zusammensetzung des Keratins beeinflußt, und daß schließlich die verschiedensten Proteine am Aufbau der Keratinsubstanz beteiligt sein können (Abderhalden „Notstandsgruppe").

### a) Die Bindung des Schwefels im Keratin.

Der hohe Cystingehalt des Keratins, und der damit in Beziehung stehende außerordentlich hohe Schwefelgehalt ist eines der ausgeprägtesten Merkmale, durch das sich die Hornsubstanzen von den übrigen Eiweißkörpern unterscheiden. Die Bindungsform des Schwefels war schon Gegenstand vieler Untersuchungen, aber bis heute ist eine eindeutige Beantwortung dieser Frage noch nicht möglich. Der einfachsten Annahme, daß aller Schwefel als Cystinschwefel zu betrachten

---

[1] Rimington fand nach Hydrolyse von Wolle soviel Cystin (nach Sullivan und Folin-Looney bestimmt), wie sich aus dem Gesamt S-Gehalt (nach Carius bestimmt), berechnen läßt.

sei, schienen außer der Tatsache, daß sich nicht in allen Fällen eine quantitative Übereinstimmung zwischen Cystin- und Schwefelgehalt feststellen ließ, alle die Beobachtungen zu widersprechen, welche die Unmöglichkeit dartun, den Schwefel durch spaltende Agenzien [Alkalien, Fleitmann (a), (b), oder alkalische Bleiacetatlösung, K. A. H. Mörner (b), Suter], restlos aus dem Keratin abzuspalten.

Liebig nahm an, daß der Schwefel in den Proteinen in zwei Bindungsformen enthalten sein könne, als festgebundener Schwefel, d. h. über ein Sauerstoffatom an den Kohlenstoff gekoppelt, und als locker gebundener Schwefel, direkt mit Kohlenstoff verknüpft, und nur in dieser Bindung durch Alkalien oder alkalische Bleiacetatlösung abspaltbar.

Diese Annahme wird durch die Untersuchungen Fleitmanns u. a. besonders aber durch die Feststellungen Suters gestützt, daß die Menge des abgespaltenen Schwefels zum Gesamtschwefelgehalt in einem konstanten, oft ganzzahligen Verhältnis steht. Nach dem, was über die Zusammensetzung des Keratins und über das verschiedene Mischungsverhältnis zwischen den Produkten der einzelnen Verhornungsstufen gesagt wurde, braucht nicht mehr besonders hervorgehoben zu werden, daß diese Zahlen kaum ein stöchiometrisches Verhältnis wiedergeben. Zudem kann der Quotient $\dfrac{\text{abgespaltener Schwefel}}{\text{Gesamtschwefel}}$ leicht zugunsten des abgespaltenen Schwefels verschoben werden, wenn die mit alkalischem Bleiacetat erhitzte Lösung vom gebildeten Bleisulfid befreit, und das klare Filtrat von neuem erhitzt wird (Suter, K. A. H. Mörner). Wie unzulässig es ist, aus der Menge des abgespaltenen Schwefels einen Schluß auf die Bindungsart zu ziehen, geht aus dem Versuch von Suter hervor, in dem gezeigt wird, daß selbst Cystin, obwohl es den Schwefel nur in *einer* Bindungsform enthält, nach $9^{1}/_{2}$stündigem Kochen mit alkalischem Bleiacetat dennoch erst $60^{0}/_{0}$ des Schwefels als Bleisulfid abgespalten hat. Raikow glaubt die von Grandmougin bestrittene, von Baudisch und Breinl und Baudisch aber einwandfrei bestätigte Tatsache, daß durch Behandeln von Wolle mit $30^{0}/_{0}$igem Wasserstoffsuperoxyd oder Phosphorsäure Schwefel zu Schwefeldioxyd bzw. Schwefeltrioxyd oxydiert wird, als Beweis für die teilweise Sauerstoffbindung anführen zu können; doch wird auch dieses Resultat wahrscheinlich nur durch die verschiedene Resistenz des untersuchten Materials und durch die bestimmte Versuchsanordnung zu erklären sein, denn bei erschöpfender Behandlung mit $30^{0}/_{0}$igem Wasserstoffsuperoxyd läßt sich aller Schwefel des Keratins oxydieren.

In umfangreichen quantitativen Untersuchungen gelang es K. A. H. Mörner, obwohl auch er zu keiner restlosen Beantwortung der Frage gelangte, verschiedene irrige Anschauungen aus der Diskussion zu entfernen. Mörner nimmt keine Bindung des Schwefels an Sauerstoff an, denn er findet, daß auch ein Teil des sog. „festen“, des „oxydierten Schwefels“ in der „Cystinform“, also als R·S-S·R′ gebunden ist, wobei als schwefelhaltiger Baustein nicht nur Cystin, sondern jede Disulfidverbindung in Betracht zu ziehen wäre. Im Menschenhaar, ebenso wie im Horn, kommt die Menge des „bleischwärzenden“, also des locker gebundenen Schwefels im Filtrat der Keratin-Alkali-Bleiacetatlösung zusammen mit dem in der Substanz bestimmten Anteil dem Gesamtschwefelgehalt so nahe (Menschenhaar $4,07^{0}/_{0}$ bleischwärzender Schwefel zu $5,63^{0}/_{0}$ Gesamtschwefel), daß sich — wenigstens für diese Horngebilde — eine einheitliche Schwefelbindung annehmen läßt, welche durch das Schema R·S-S·R′ wiedergegeben werden kann (K. A. H. Mörner). Unberücksichtigt bleibt bei dieser Formulierung eine geringe Schwefelmenge, die durch Behandeln mit Ammoniak aus dem Keratin ausgelaugt werden kann. Dieser Schwefel (im Haar

3,5% des Gesamtschwefels) ist nach K. A. H. MÖRNER (b) als Schwefelsäure aufzufassen, die salzartig an das Keratin gebunden ist.

K. A. H. MÖRNER wendet diese unitarische Auffassung nicht auf alle Proteine an, sondern läßt für bestimmte Klassen, er nennt als Beispiele die Eiweißkörper der Schalenhaut des Hühnereies, das Fibrinogen, Ovalbumin, Casein, und C. Th. MÖRNER (a) fügt $\alpha$-Krystallin und Glutin bei, die Möglichkeit einer zweiten Bindungsform des Schwefels offen. Aber er betont, daß kein Grund vorliege, im Menschenhaar [ebenso in Wolle (RIMINGTON)] zwei verschiedene Schwefelbindungen anzunehmen.

Neuerdings macht GRÄNACHER auf Grund seiner Keratinspaltungsversuche (Einwirkung von Alkohol unter Druck auf Gänsefedern) die Beobachtung, daß bei dieser partiellen Hydrolyse Schwefelwasserstoff in geringer Menge bereits unter Bedingungen abgespalten wird, unter denen sich Cystin noch in keiner Weise zersetzt. Damit ist die Frage nach der zweiten Bedingungsart des Schwefels wieder in den Vordergrund gerückt worden. Für diese zweite Bindungsmöglichkeit kann in bestimmten Fällen sicher die schon früher postulierte Gruppierung R·C-O-S in Betracht gezogen werden, die durch den Befund von C. Th. MÖRNER (a), daß beim Behandeln von Proteinstoffen und Keratin (Schafwolle) mit Salpetersäure *Methylsulfosäure* entsteht, eine wesentliche Stütze enthält.

Die Frage nach der Bindung des Schwefels in Proteinen und Keratin läßt sich bis heute also noch nicht eindeutig beantworten. Man kann sagen, daß eine Trennung des Schwefels in eine locker und eine fest gebundene Form mit entsprechend verschiedener Bindungsart nicht mehr aufrecht erhalten werden kann, da ein Teil des „festgebundenen" Schwefels ebenso cystinartig gebunden ist wie der lockere Anteil. Für Menschenhaar und eventuell auch Rinderhorn kann eine einheitliche Bindung des Schwefels (in der Gruppierung R·S-S·R') als sicher angenommen werden, für andere Keratingebilde aber darf eine zweite Bindungsart nicht ohne weiteres ausgechlossen werden. Welches allerdings der Grundkörper ist, dessen Oxydationsprodukt die von C. Th. MÖRNER (a) isolierte Methylsulfosäure darstellt, ob die Gruppierung R·C-O-S als Esterbindung oder in einer anderen nahverwandten Form präformiert, oder aber als Mercaptan-, Rhodanid- oder Disulfidgruppe im Keratin vorhanden ist, das kann noch nicht entschieden werden. Ebensowenig läßt sich darüber etwas aussagen, ob mit fortschreitender Verhornung eine Vereinheitlichung der Schwefelbindungsform Platz greife.

### $\beta$) Sekundäre Produkte der Säurehydrolyse, Brenztraubensäure und $\alpha$-Thiomilchsäure.

K. A. H. MÖRNER [(a), (c)] findet beim Einengen des Säurehydrolysats von Horn oder Haaren im Destillat eine schwerflüchtige jodoformgebende Substanz, die er als Hydrazonderivat abscheiden und als Brenztraubensäure identifizieren kann. Diese Säure steht nicht in direkter Beziehung zum Cystin. Näheres über ihren Ursprung ist allerdings nicht bekannt, daß sie aber als sekundäres Umwandlungsprodukt anzusprechen ist, kann deshalb als sicher gelten, weil sie nach jeweiligem Entfernen aus dem Hydrolysat durch weiteres Erhitzen desselben stets neu gebildet wird.

$\alpha$-Thiomilchsäure wurde im Salzsäurehydrolysat von Hornspänen (SUTER), Gänsefedern und Menschenhaar (FRIEDMANN), teilweise auch als Disulfid (racemisch) neben Thioglykolsäure nachgewiesen. Die Ansicht FRIEDMANNs, daß $\alpha$-Thiomilchsäure als ständig auftretendes primäres Spaltstück aufzufassen sei, wird von K. A. H. MÖRNER durch den Nachweis berichtigt, daß durch mehrtägige Hydrolyse von Horn mit 15% iger Salzsäure bei 90° keine oder nur wenig $\alpha$-Thiomilchsäure gebildet wird, daß diese aber sofort auftritt, wenn sich durch energischeren Eingriff Schwefelwasserstoff abspaltet. Daraus ergibt sich, daß die $\alpha$-Thiomilchsäure ein sekundäres Spaltprodukt darstellt, das entweder aus einem Produkt der Hornzersetzungsflüssigkeit und Schwefelwasserstoff (Brenztraubensäure bildet mit Schwefelwasserstoff $\alpha$-Thiomilchsäure), oder durch sekundäre Spaltung von Cystin (durch Erhitzen mit Wasser auf 140—150⁰ bildet sich neben $\alpha$-Thiomilchsäure Alanin, Ammoniak, Schwefelwasserstoff, $\beta$-Thiomilchsäure) entstanden sein kann.

Schließlich ist noch ein von R. A. GORTNER (b) im Hydrolysat von Schafwollpigment (mit rauchender Salzsäure kurze Zeit gekocht) nachgewiesener Körper zu erwähnen, der positive Millonsche Reaktion ergibt, sich aber von Tyrosin durch seine große Löslichkeit in Wasser unterscheidet. Die Konstitution dieser stets nur in geringer Menge isolierten Verbindung konnte noch nicht aufgeklärt werden. GORTNER nimmt an, daß sie sich von einem im Keratinmolekül enthaltenen, noch unbekannten Phenolderivat ableite.

### b) Einwirkung von Phosphorsäure und Schwefelsäure auf Keratin.

Das Keratinspaltungsvermögen der Salzsäure ist auf die Wirkung des Wasserstoffions zurückzuführen. Mit jeder anderen Säure kann unter entsprechenden Bedingungen eine ebenso weitgehende Zerlegung erzielt werden, wenn der Dissoziationsgrad dem der Salzsäure gleich ist. Auch bei geringerem Dissoziationsgrad findet eine Hydrolyse statt, deren Wirkungsgrad aber stark von der Wasserstoffionenkonzentration abhängig ist.

Schon durch Kochen von Keratin (Wolle) mit Wasser läßt sich ein hydrolytischer Effekt erzielen (SUIDA, SUIDA und GELMO), der zwar rein chemisch nicht erfaßt werden kann, der aber in der Färbetechnik von Bedeutung ist und in einer Steigerung der sauren Eigenschaften der Wolle (evtl. Abspaltung von basischen Gruppen oder Auflösung anhydridartiger Bindungen) zum Ausdruck kommt.

*Phosphorsäure* (d = 1,70) hydrolysiert Keratin (Wolle, Haar) — die Versuche wurden allerdings nur bei Zimmertemperatur durchgeführt — auch nach mehrmonatlicher Einwirkung ganz unwesentlich. Ein geringer Prozentsatz des Schwefels wird zwar als Schwefeldioxyd frei, hingegen fehlt eine Ammoniak- und eine Schwefelwasserstoffabspaltung noch vollständig (RAIKOW).

Durch dreistündiges Erhitzen von Hornspänen mit 40 Volumprozent *Schwefelsäure* auf 126⁰ findet keine Abspaltung von freiem Schwefel statt, wie das bei K. A. H. MÖRNER durch wochenlange Einwirkung von 15—16⁰/₀ iger Salzsäure eintritt. Die Schwefelsäurehydrolysate enthalten etwa 3,24⁰/₀ Melanin, 1,8⁰/₀ Ammoniak (bezogen auf Horn), weder Tryptophan (Probe nach ADAMKIEWICZ-HOPKINS) noch Tyrosin (MILLONs Reaktion), doch ist die Xanthoproteinreaktion positiv, die auf die Phenylpropionsäuregruppe deutet, da Oxygruppen fehlen. E. SALKOWSKI (b) findet wie K. A. H. MÖRNER eine flüchtige jodoformgebende Substanz (Brenztraubensäure), dazu Spuren von Aldehyden und mit Phosphorwolframsäure fällbare, FEHLINGsche Lösung reduzierende Substanzen.

### c) Die partielle Hydrolyse von Keratin.

Spaltungsverfahren, durch welche das Keratin nicht bis auf die Stufe der Aminosäuren (Totalhydrolyse), sondern nur bis zu Polypeptiden, Aminosäureanhydriden und Diketopiperazinen zerlegt wird, werden als *partielle Hydrolysen* bezeichnet. Spaltendes Agens kann wieder — wie bei der Totalhydrolyse —

das Wasserstoffion sein, dessen Wirkung aber durch Modifikation der Bedingungen gemildert wird (mit 70% iger Schwefelsäure mehrere Tage auf 37° erwärmt [ABDERHALDEN und KOMM (a)], mit sehr verdünnter Säure im Autoklaven erhitzt [SSADIKOW (a), (b)]. Außerdem läßt sich Keratin, wie GRÄNACHER zeigte, auch durch Erhitzen mit Alkohol (unter Druck) partiell hydrolysieren.

### α) Partielle Hydrolyse mit 70% iger Schwefelsäure bei 37°.

Aus Schweineborsten entsteht nach siebentägiger Einwirkung von 70% iger Schwefelsäure bei 37° ein Produkt, das neben einem unlöslichen, ein in Methylalkohol lösliches Körpergemisch enthält, welches sich durch fraktionierte Fällung mit Äthylalkohol in 5 Gruppen zerlegen läßt [ABDERHALDEN und KOMM (a)]. Eine dieser Fraktionen erwies sich als besonders gut krystallisierbar, sie zeigte schwache Biuretreaktion, enthielt nach öfterem Umkrystallisieren 12,42% Gesamtstickstoff und 6,49% Aminostickstoff und war optisch aktiv ($[\alpha]_D^{21} = — 44,3°$ in wässeriger Lösung). Durch Totalhydrolyse mit 25% iger Schwefelsäure zerfällt diese Fraktion in Leucin und Serin, so daß sie als Leucyl-Serin identifiziert werden könnte, da auch die Analysenzahlen auf diesen Körper stimmen. Ein endgültiger Entscheid kann aber erst gefällt werden, wenn die isomeren Dipeptide aus l-Leucin und l-Serin bekannt sind. Aus den vier übrigen Fraktionen der Äthylalkoholfällung, sie sind alle optisch aktiv (links drehend) und zeigen positive Biuret- und Schwefelbleiprobe, ließ sich keine einheitliche Substanz isolieren. Durch vollständige Hydrolyse lassen sie sich in die Bausteine Leucin, Cystin, Valin, Glykokoll und Prolin zerlegen.

Durch längere Einwirkung der 70% igen Schwefelsäure entsteht ein Hydrolysat von anderer Zusammensetzung. Alle Körper sind in Methylalkohol leicht löslich und lassen sich durch Äthylalkoholfällung in vier Fraktionen trennen, wovon eine chemisch einheitlich zu sein scheint. Der in dieser Fraktion enthaltene Körper schmilzt bei 255—260° unter Zersetzung, gibt schwache Biuretreaktion, ist optisch aktiv ($[\alpha]_D + 3,5°$) und liefert bei der Totalhydrolyse nur Valin, könnte demnach mit einem Valyl-Valin identisch sein (das von E. FISCHER dargestellte l-Valyl-d-Valin schmilzt bei 308°).

### β) Partielle Hydrolyse mit verdünnten Säuren unter Druck.

Nach dem von SSADIKOW [(a), (b)] ausgearbeiteten, von SSADIKOW und ZELINSKY sowie von ABDERHALDEN und KOMM [(a), (b)] angewandten Verfahren der partiellen Hydrolyse (Erhitzen der Hornsubstanz mit verdünnter Säure im Autoklaven) wird Keratin in ein abiuretes Körpergemisch verwandelt und bis auf die Anhydridstufe abgebaut. Am besten eignen sich im allgemeinen Mineralsäuren (z. B. 0,5—1% Salzsäure), Wasser (20fache Menge) und Kohlensäure (eingefüllt bis auf 8—12 Atmosphären Überdruck), und Wasser allein (da wahrscheinlich bei der Druckhydrolyse aus dem Keratin selbst Kohlensäure frei wird) zu dieser Spaltung, während organische Säuren oft kondensierend wirken oder gar keinen Abbau herbeiführen (Oxalsäure). Die Höhe der Temperatur (SSADIKOW arbeitet bei 160—180°, ABDERHALDEN-KOMM bei 120°), sowie die Menge der angewandten Säure ist auf den Verlauf der Hydrolyse kaum von Einfluß, während der Erhitzungsdauer eine wesentliche Bedeutung zukommt. Muß in Gegenwart von Wasser oder Wasser und Kohlensäure mindestens 10 Stunden erhitzt werden, so genügt bei Anwendung von 0,5—1% Salzsäure (nach SSADIKOW und ABDERHALDEN-KOMM) schon eine Reaktionsdauer von 3—5 Stunden, um einen Abbau bis auf die Anhydridstufe durchzuführen. ABDERHALDEN und KOMM (a) erhalten so aus Schweineborsten d-Alanyl-glycinanhydrid, neben Anhydriden, deren Bausteine Prolin und Leucin, Prolin und Valin, sowie Prolin, Leucin und Alanin sind, während bei längerem Erhitzen ein Hydrolysat entsteht, das wohl abiuret ist, aus dem sich aber keine wohldefinierten Körper mehr isolieren lassen.

Nach Ssadikow und Zelinsky sollen sich die Produkte der partiellen Hydrolyse von Gänsefedern mit Hilfe des von ihnen ausgearbeiteten Extraktionsverfahrens (das Salzsäure-Druckhydrolysat wird nacheinander mit Äther, Essigester, Chloroform und Amylalkohol ausgeschüttelt, wodurch bis zu $50\%$ desselben in Lösung gebracht werden können) weitgehend aufteilen, und in den einzelnen Fraktionen

1. Fraktion: Äther löslicher Teil,
2.    „    Äther unlöslicher, Essigester löslicher Teil,
3.    „    Äther und Essigester unlöslicher, Chloroform löslicher Teil,
4.    „    Äther, Essigester, Chloroform unlöslicher, Amylalkohol löslicher Teil,
5.    „    in Äther, Essigester, Chloroform, Amylalkohol unlöslicher Rückstand,

die im folgenden kurz aufgeführten Anhydride, Anhydridbausteine und Spaltprodukte nachweisen lassen; *Befunde, die allerdings noch nicht genügend gesichert sind, um zur Grundlage weiterer Forschung dienen zu können* [Abderhalden und Komm (b)].

*1. Fraktion.* Sirupöse, teilweise krystallisierte Substanz, die erst nach Spaltung mit Natronlauge oder Salzsäure Aminosäurereaktionen gibt, also nur Anhydride enthält. Isoliert wurden

a) Leucyl-valin-anhydrid mit dem Schmelzpunkt 272⁰ (identisch mit dem synthetischen Produkt) und zwei Produkte (mit einer feineren Isomerie?) vom Schmelzpunkt 261⁰ und 249⁰.

b) Phenylglycyl-glycin-anhydrid: Schmelzpunkt 268⁰. (Das synthetische Produkt schmilzt nach Petrescu bei 232⁰.)

c) Leucyl-prolin-anhydrid: Schmelzpunkt 230⁰.

d) Leucyl-butalanin-anhydrid: Schmelzpunkt: 287⁰.

e) Anhydrid $C_{11}H_{17}N_2O_2$ (wahrscheinlich Methylprolyl-prolin-anhydrid): Schmelzpunkt 269⁰.

f) Ein Anhydrid $C_{22}H_{36}N_4O_5$ mit dem Schmelzpunkt 219⁰, das nach der Aufspaltung mit Säure 2,10-Diamino-undecandisäure und 2,10-Diamino-undecanol-(8)-disäure liefere,

$$(CH_2)_6\!\!<\!\!\begin{array}{l}CH_2 \cdot CH(NH)_2 \cdot COOH\\ CH(NH_2) \cdot COOH\end{array} \qquad (CH_2)_6\!\!<\!\!\begin{array}{l}CH(\Theta H) \cdot CH(NH_2)COOH\\ CH(NH_2) \cdot COOH\end{array}$$

g) und ein Anhydrid $C_{16}H_{27}N_3O_3$ (Schmelzpunkt 204⁰), das durch Säurehydrolyse in 2-Amino-octan-disäure und 2,8-Diamino-octansäure zerlegt werde.

$$\begin{array}{cc}(CH_2)_5 \cdot COOH & (CH_2)_5 \cdot CH_2 \cdot NH_2\\ | & |\\ H_2N\!-\!\!CH \cdot COOH & H_2N\!-\!\!CH \cdot COOH\end{array}$$

h) Nach Abtrennung dieser Körper hinterbleibt ein Sirup, der die unkrystallisierbaren Anhydride enthält, die durch Totalhydrolyse in Leucin, Alanin und in einen Körper mit positiver Millonreaktion, der aber kein Tyrosin ist (vielleicht identisch mit dem von Gortner im Hydrolysat von Schafwollpigment nachgewiesenen Körper), zerfallen.

*2. Fraktion.* Es wurden isoliert Phenylalanin-glycinanhydrid, Tyrosin, Alanin, Valin, Leucin und ein *Sirup* von Anhydriden, die aufgeschlossen liefern Phenyl-diamino-buttersäure, 2,12-Diamino-tridecan-disäure

$$CH_2\!\!<\!\!\begin{array}{l}(CH_2)_4 \cdot CH(NH_2) \cdot COOH\\ (CH_2)_4 \cdot CH(NH_2) \cdot COOH\end{array}$$

Alanin, Valin, Leucin, Phenylalanin, Tyrosin, noch unaufgeklärte Aminosäuren und ein Anhydridgemenge, das nach nochmaliger Hydrolyse nur stickstofffreie Substanzen enthält (höhere Dicarbonsäuren, z. B. Tridecandisäure), die offenbar durch Desamidierung entstanden sind.

*3. Fraktion.* Eine sirupöse Masse, aus der nur Phenylalanyl-glycin-anhydrid abgetrennt werden kann. Durch Ausschütteln mit Wasser ist eine weitere Trennung möglich:

A. In einen *wasserunlöslichen Teil,* der Leucyl-alanin-anhydrid, Leucyl-glycin-anhydrid und einen Rückstand enthält, der durch Kochen mit konzentrierter Salzsäure in Alanin, Valin, Butalanin und Leucin gespalten wird, und

B. In einen *wasserlöslichen Teil,* aus dem direkt abgeschieden werden Oxyprolyl-butalanin-anhydrid, Schmelzpunkt 223⁰, ein Anhydrid, $C_{24}H_{40}N_4O_5$, Schmelzpunkt 252⁰ (gebildet aus 2,11-Diamino-dodekan-disäure und 2,11-Diamino-dodecanol-(10)-disäure). Es bleibt ein nicht krystallisierbarer Sirup übrig, der nach Aufschließen durch Totalhydrolyse Leucin, Valin, Serin, Prolin und noch unaufgeklärte Aminosäuren enthält.

*4. Fraktion.* Ein Sirup, der in einem wasserlöslichen und in einen wasserunlöslichen Teil zerlegt werden kann.

A. *Wasserlöslicher Teil.* Daraus krystallisieren Tyrosin, Butalanin, unaufgeklärte Monoamino-, Diamino- und Oxyaminosäuren, stickstoffhaltige und stickstoffreie Säuren. Übrig bleibt ein Sirup, der nach Totalhydrolyse liefert:

 a) Anhydride: Phenylalanyl-glycin-anhydrid, Leucyl-valin-anhydrid,

 b) Aminosäuren: Glykokoll, Leucin, Valin, Prolin, Butalanin,

 c) N-freie Säuren: Bernstein-, Suberin-, Dodecan-disäure,

 d) Unaufgeklärte Diamino- und eventuell Oxyaminosäuren, die grüne Kupfersalze liefern,

 e) einen sirupösen Rückstand, der nach nochmaliger Säurehydrolyse 2-Amino-undecansäure, Aminothioessigsäure und stickstoffreie Säuren enthält.

B. *Wasserunlöslicher Teil.* In dieser Gruppe häuft sich der gesamte Keratinschwefel, auch enthalten die Produkte viel Stickstoff. Durch 10 stündiges Kochen mit 20%iger Schwefelsäure gelingt keine Isolierung bestimmter Hydrolysenprodukte, es können nur Spuren von Thioessigsäure, Buttersäure und Valeriansäure in Lösung gebracht werden, Cystin und einfache Aminosäuren entstehen nicht. Die Hauptmenge dieses Anteils bleibt als öliger Rückstand ungelöst, aus dem durch Anwendung der Brommethode noch ein Körper erhalten werden kann, der eine Tetracarbontriaminosäure mit dreifach bromierter Phenylgruppe sein könnte.

*5. Fraktion.* Der Extraktionsrückstand enthält noch Butalanin, Leucin, Tyrosin, Phenylalanin, Glykokoll, Alanin, Valin, Aminosuberinsäure, Oxydiaminoazelaïnsäure, Tetradecan-disäure und einen Rückstand, der durch hydrolytische Spaltung in Oxal-, Propion-, Azelaïnsäure, Undecan-disäure und Heptadecan-disäure zerlegt werden konnte.

## γ) *Die alkoholytische Keratinspaltung.*

GRÄNACHER schlägt ein prinzipiell anderes Verfahren zur partiellen Hydrolyse von Keratin vor, das ebenso wie die Proteinspaltungsmethoden von BRIGL (Phthalsäure-anhydridschmelze) und TROENSEGAARD (erschöpfende Acetylierung mit nachheriger reduktiver Spaltung) geeignet ist, die Kenntnisse über die Konstitution dieser Stoffe zu erweitern. Durch die von GRÄNACHER ausgearbeitete Methode der Hydrolyse mit Alkohol im Autoklaven ist es möglich, einen Abbau in neutralem Medium durchzuführen, so daß die Bildung strukturell unveränderter Spaltstücke (Säureamidbindungen werden nicht gelöst) eher gewährleistet ist. Sekundäre Veränderungen, bedingt durch abgespaltenes Ammoniak (1%ige alkoholische Ammoniaklösung verestert Benzoyl-diglycyl-glycin und bildet aus Diglycyl-glycin Glycinanhydrid), können allerdings auch durch diese Methode nicht ausgeschlossen werden.

Wird Keratin (Gänsefedern) im Autoklaven mit 94—95%igem Alkohol (absoluter Alkohol ist nicht günstiger, hingegen verläuft die Hydrolyse mit Methylalkohol rascher) auf 170 bis 175° erhitzt (unterhalb 140° findet keine oder nur eine geringe Lösung statt), so tritt schon nach $1^1/_2$—2 Stunden (unter geringer Gasabspaltung) vollständige Lösung ein, das Hydrolysat gibt negative Biuret- und Ninhydrinprobe, reagiert schwach alkalisch und riecht nach organischen Sulfiden, Schwefelwasserstoff und Ammoniak. Der Abbau verläuft wahrscheinlich stufenweise, es entstehen intermediär pulverige Produkte, die erst bei weiterem Erhitzen in Lösung gehen, während die Schwefelwasserstoff- und Ammoniakabspaltung schon bei beginnender Einwirkung des Alkohols einsetzt.

Das vom Alkohol befreite Hydrolysat bildet eine hellbraune, spröde, hygroskopische Masse, die etwa 15% N enthält, wovon etwa 0,7% als aliphatische Aminogruppe gebunden sind. Ein Drittel dieses Produktes ist in Wasser löslich, dieser Anteil, nach dem Verfahren von SSADIKOW und ZELINSKY mit Äther und Essigester ausgeschüttelt, enthält im Ätherextrakt ein Gemisch von Diketopiperazinen, das in Menge und Zusammensetzung dem von SSADIKOW isolierten entspricht (Valin-leucin-anhydride). Dieser Anteil stellt aber nur einen Bruchteil des gesamten Ätherextraktes dar, die Hauptmenge bleibt als Sirup unkrystallisiert zurück, ist zum größten Teil im Vakuum ohne Zersetzung flüchtig und enthält neben Diketopiperazinen einige schwach basische Fraktionen, die aber keine Aminosäureester sind.

Die Bedeutung, die den auf Grund dieser Spaltungsmethoden erhaltenen Resultaten für die Erforschung des Eiweißkomplexes zukommt, kann in diesem Zusammenhang nur kurz gestreift werden. Sie stützen, auch unter Berücksichtigung der von ABDERHALDEN hervorgehobenen Tatsache, daß sich Polypeptide unter gewissen Bedingungen sehr leicht in Diketopiperazine umwandeln können, doch die Annahme, daß im Eiweißmolekül die Bausteine nicht nur, wie es von E. FISCHER vorausgesetzt wurde, polypeptidartig verbunden sind, sondern daß sie auch in Form von Anhydridringen verknüpft sind. Die Hypothese von SSADIKOW [(a), (b), (c)], sowie ZELINSKY und GAWRILOW, wonach dann diese Anhydridringe durch lange Methylenketten verbunden wären, deren Wasserstoff durch Benzol-, Pyrrolidin-, Imidazol- und Indolreste ersetzt, oxydiert oder amidiert sein könnte, sei hier nur registriert.

### d) Die Bildung hochmolekularer Abbauprodukte (Keratosen) durch milde Hydrolyse.

Eine charakteristische Eigenschaft der Hornsubstanz ist ihre Resistenz gegen Fermente, denn nur die Vertreter einer Klasse des Tierreichs, die Raupen der Pelzmotte Tinea pellionnella, T. tapecella, die Mallophaga (Liotheideae, Phylopteridae, Trichodectes) sind imstande, Keratin direkt zu verdauen. Es läßt sich aber durch schonendsten chemischen Eingriff in einfachere, aber immer noch hochmolekulare Produkte zerlegen (*Keratosen*), die den Abbauprodukten des Eiweißes, den Albumosen und den Peptonen vergleichbar sind. So aufgeschlossen ist das Keratin dem peptischen oder tryptischen Abbau teilweise zugänglich, so daß die Möglichkeit gegeben ist, das Keratin in eine verfütterungsfähige Form überzuführen. In den Methoden, welche diesem Zwecke dienen, wird als Spaltungsmittel verdünnte Säure, Alkali oder Phenol angewendet; auch diese Verfahren sind als partielle Hydrolysen aufzufassen, da sie aber zu Produkten führen, die chemisch noch nicht scharf definiert werden können, ist eine gesonderte Betrachtung berechtigt.

HEDIN, STRAUSS und SIEMERING stellten Keratosen dar durch Erhitzen von Keratin mit verdünnter Säure bei gewöhnlichem Druck, SCHERER, LIEBREICH und LANGECKER ließen Alkalien bei mäßig erhöhter Temperatur auf Hornsubstanz einwirken, während VAUQUELIN, LEYER und KÖLLER, KRUKENBERG, BAUER, HEIDUSCHKA und KOMM eine schonende Aufspaltung durch gespannten Wasserdampf herbeiführten, HERZOG und KRAHN hingegen mit Hilfe siedenden Phenols ähnliche Produkte erhielten.

### α) *Bildung von Keratosen durch Hydrolyse mit verdünnter Schwefelsäure bei gewöhnlichem Druck.*

Hydrolyse mit verdünnten Säuren (1—2% ige Schwefelsäure eignet sich besser als Salzsäure, da die Chlorhydrate schwer zu reinigen sind), ein Verfahren, das von verschiedenen Forschern (PANUM, SOYKA, MÖRNER, DANILEWSKY, JOHANNSSEN, HARNACK, BÜLOW, GOLDSCHMIDT, ZUNZ) auch zur Spaltung der Eiweißkörper in Acidalbumin, Albumosen und Peptone angewandt wurde, zerlegt Hornsubstanz in echte Keratosen [STRAUSS, SIEMERING, LANGECKER (a)].

Innerhalb 6 Stunden wird Ochsenhorn durch siedende 1—2% ige Schwefelsäure zerlegt, es bildet sich eine hellgelbe Zersetzungsflüssigkeit, die von Melanin befreit, neutralisiert und nach Abtrennung des gebildeten Neutralisationsniederschlags nach dem Verfahren von PICK durch Ammonsulfatfällung fraktioniert wird.

An dieser Stelle soll kurz das Verfahren besprochen werden, nach dem in der Eiweißchemie in der Regel eine Trennung der verschiedenen Umwandlungsprodukte der Proteine durchgeführt wird, da von STRAUSS, SIEMERING, LANGECKER, HEIDUSCHKA und KOMM dieselben Methoden zur Aufteilung der Keratosefraktionen angewendet werden, wodurch ein Vergleich mit den entsprechenden Albumosen ermöglicht wird.

Kühne und seine Schüler (Chittenden und Neumeister) trennten die Albumosen von den Peptonen durch Sättigen der Lösung mit Ammonsulfat. Die Albumosen fallen aus, die Peptone bleiben gelöst (echte Peptone). Die Albumosen selbst zerfallen in primäre Albumosen (Proto- und Heteroalbumosen) und in sekundäre oder Deuteroalbumosen. Beim Sättigen der neutralen Albumoselösung fallen nur die primären Albumosen aus, während in der Lösung (nach Entfernen eines Gemisches von primären und Deuteroalbumosen durch Zusatz von mit Kochsalz gesättigter Salzsäure) nur Deuteroalbumosen zurückbleiben. Von Hofmeister, Lewith, Kauder, Pohl, Reye, Zunz, Pick, Umber und Alexander wird diese Trennungsmethode ausgearbeitet und erweitert, ihre Ergebnisse finden im Verfahren von Pick (fortschreitende Sättigung der Albumoselösung mit Ammonsulfat oder Zinkfulfat, kombiniert mit einer Alkoholfällung) ihren Niederschlag.

Durch Halbsättigung einer etwa $5\%$igen neutralen Albumoselösung mit Ammonsulfat werden die *primären Albumosen* gefällt, die *Deuteroalbumosen* bleiben in Lösung. Setzt man zur Deuteroalbumoselösung weiter soviel Ammonsulfat, daß dessen Gehalt nun einer $^2/_3$-Sättigung entspricht, dann fällt ein Anteil aus, der *Deuteroalbumose A* genannt wird. Durch vollständige Sättigung des Filtrats mit Ammonsulfat gewinnt man eine weitere Fraktion, die *Deuteroalbumose B*. Das Filtrat von der Deuteroalbumosefällung enthält nun noch eine letzte Fraktion, die *Deuteroalbumose C*, welche durch Versetzen des Filtrats mit $^1/_{10}$ Volumen ammonsulfatgesättigter 0,2 n-Schwefelsäure abgeschieden wird. Durch kombinierte Ammonsulfat- und Alkoholfällung gelingt schließlich noch eine weitere Aufteilung der primären Albumosen und der Deuteroalbumosen A und B.

|  |  |  |
|---|---|---|
| Albumosen { | Primäre Albumosen { | Heteroalbumose<br>Protalbumose |
|  | Deuteroalbumosen { | Deuteroalbumose A { I / II |
|  |  | Deuteroalbumose B { I / II / III |
| Peptone |  | Deuteroalbumose C |

Strauss und Siemering erhalten nach diesem Trennungsverfahren aus dem Säurehydrolysat des Keratins *Heterokeratose, Protokeratose, Deuterokeratose A* und *Deuterokeratose B*. Die Deuterokeratose von Strauss ist optisch aktiv und zeigt in $0,413\%$iger Lösung eine spezifische Drehung von $[\alpha]_D = -50,9\%$.

Strauss gibt für die Elementarzusammensetzung der 4 Fraktionen folgende Werte an:

|  | $\%\,C$ | $\%\,H$ | $\%\,N$ | $\%\,S$ |
|---|---|---|---|---|
| Heterokeratose | 46,8 | 6,46 | 13,85 | 3,39 |
| Protokeratose | 47,28 | 7,08 | 13,58 | 2,8 |
| Deuterokeratose A | 46,78 | 6,49 | 13,75 | 3,51 |
| Deuterokeratose B | 45,79 | 7,12 | 12,59 | 2,9 |

Durch den Eingriff entstehen also Produkte, die sich durch ihren deutlich geringeren Kohlenstoff- und Stickstoffgehalt, eventuell auch durch den schwach verminderten Schwefelgehalt [Langecker (a) findet in Deuterokeratose aus Horn $3,0\%$ S] von der ursprünglichen Hornsubstanz unterscheiden. Die Eigenschaften der einzelnen Fraktionen sind in Tabelle 8 wiedergegeben:

Tabelle 8.

|  | Eigenschaften | Molisch-Probe | Millon-Probe | PbS-Probe |
|---|---|---|---|---|
| Heterokeratose . . | fällbar mit Salpetersäure | negativ | stark positiv | stark positiv |
| Protokeratose . . . | nicht fällbar mit Salpetersäure | negativ | stark positiv | stark positiv |
| Deuterokeratose A | Alkohol löslich | negativ | stark positiv | stark positiv |
| Deuterokeratose B | — | sehr stark positiv | stark positiv | stark positiv |

### β) *Bildung von Keratosen durch Hydrolyse mit Laugen.*

Keratin löst sich durch mehrtägiges (14 bzw. 5 Tage) Digerieren in der 10 fachen Menge 0,5 n- resp. n-Natronlauge bei 40° [LANGECKER (a) Horn, BUCHTALA (a) Schildpatt]. Beim Neutralisieren entsteht unter Abspaltung von Schwefelwasserstoff ein gallertartiger eisen- und schwefelreicher Niederschlag, aus dem Filtrat werden durch Sättigen mit Kochsalz die Protokeratosen, durch darauffolgendes Ansäuern mit verdünnter Schwefelsäure die Deuterokeratosen ausgefällt. Durch wiederholtes Umfällen und durch Dialyse lassen sich die Fraktionen reinigen. Unter dem Einfluß von n-Natronlauge entstehen nur etwa halb so viel Protokeratosen als bei Anwendung von 0,5 n-NaOH, die Menge der Deuterokeratosen ist in beiden Fällen ungefähr gleich.

Tabelle 9.

|  | Ammoniak-N | Proto-keratose-N | Deutero-keratose-N |
|---|---|---|---|
| *Produkt A*, erhalten durch 14 tägige Einwirkung von 0,5 n-NaOH bei 40° . . . . . | 2,4% | 13,6% | 44,2% |
| *Produkt B*, erhalten durch 5 tägige Einwirkung von n-NaOH bei 40°. . . . . . . . . . | 2,8% | 7,5% | 41,0% |

Diese Deuterokeratosen stellen hellgelbe, geschmacklose, wenig hygroskopische Pulver dar, sind optisch aktiv, und in der Zusammensetzung, unabhängig von der Darstellungsmethode (abgesehen von der Verteilung des Amino- und des Nichtamino-Stickstoffs in der Phosphorwolframsäure-Fällung), ziemlich ähnlich.

Tabelle 10.

|  | *Produkt A* | *Produkt B* |
|---|---|---|
| Gesamt-Stickstoff . . . . . . . . . . . . . . . . . . . . . | 12,79% | 12,36% |
| Schwefelgehalt . . . . . . . . . . . . . . . . . . . . . . . | 1,98% | 1,96% |
| $[\alpha]_D$ { in 2,05%iger Lösung . . . . . . . . . . . . . . | — 34,7° |  |
| { in 2,03%iger Lösung . . . . . . . . . . . . . . . |  | — 39,0° |

Tabelle 11. Stickstoffverteilung.

|  |  | *Produkt A* | *Produkt B* |
|---|---|---|---|
| Gesamtstickstoff . . . . . . . . . . . . . . . . . . . . . . |  | 100 | 100 |
| Ammoniakstickstoff . . . . . . . . . . . . . . . . . . . . |  | 2,28 | 2,735 |
| Melaninstickstoff . . . . . . . . . . . . . . . . . . . . . . |  | 3,84 | 2,48 |
| Cystinstickstoff . . . . . . . . . . . . . . . . . . . . . . |  | 6,765 | 6,93 |
| Phosphorwolframsäurefällung | { Aminostickstoff . . . . . . . . . . . | 11,75 | 8,603 |
|  | { Nicht-Amino-N . . . . . . . . . . . | 15,49 | 18,113 |
| Monoaminosäuren | { Aminostickstoff . . . . . . . . . . | 44,158 | 46,549 |
|  | { Nicht-Amino-N . . . . . . . . . . | 13,693 | 11,923 |

Diese von LANGECKER (a) dargestellten Deuterokeratosen zeigen eine gewisse Ähnlichkeit mit den von STRAUSS beschriebenen Produkten, die allerdings 2,9—3,51% Schwefel, einen Stickstoffgehalt von 12,59—13,75% und eine spezifische Drehung von —50,9° aufweisen. Die geringere spezifische Drehung der Produkte LANGECKERs (a) kann auf eine teilweise Racemisierung zurückzuführen sein, da durch Alkali schon bei 37° leicht eine Konfigurationsänderung durch Racemisierung in der Peptidbindung (Keto-Enolisomerie) bewirkt wird [DAKIN (a), (b)].

Diese Deuterokeratosen sind noch sehr fermentresistent. Pepsin und Papayotin sind vollständig unwirksam, unter dem Einfluß von Trypsin nimmt der formoltitrierbare Stickstoff nach 71 stündiger Einwirkung um 4,8%, durch Erepsinwirkung nach 64 Stunden um 5,5% zu.

*γ) Bildung von Keratosen durch die Einwirkung von gespanntem Wasserdampf.*

Bei offenem Erhitzen von Horn unter Atmosphärendruck beginnt bei 300° neben der Bildung typisch riechender Verbrennungsgase die Verkohlung, ebenso entsteht durch trockene Destillation im Vakuum ein zwischen 250—270° siedendes braunes Öl neben einem kohligen Rückstand. Wird hingegen die Hornsubstanz für sich allein (25 Minuten auf 230°) oder in Gegenwart von Wasser (auf 150 bis 210°) kürzere Zeit im Autoklaven erhitzt, dann tritt eine Spaltung ein, die den schonendsten partiellen Hydrolysen gleichzusetzen ist [VAUQUELIN, LEYER-KÖLLER, KRUKENBERG, BAUER, BUCHTALA (a), HEIDUSCHKA und KOMM (a)], das Keratin verwandelt sich in eine dickflüssige, braune alkalische, teilweise wasserlösliche Schmelze mit positiven Eiweißreaktionen, und als Zersetzungsprodukte treten Schwefelwasserstoff, Ammoniak und flüchtige organische Schwefelverbindungen (Methylmercaptan BAUER, HEIDUSCHKA-KOMM) auf.

HEIDUSCHKA und KOMM betrachten diese Spaltung als eine Hydrolyse in schwach alkalischem Medium, dadurch bedingt, daß sich infolge lokaler Überhitzung Spuren von Wasser und Ammoniak bilden, wodurch dann die Zersetzung eingeleitet wird. Tatsächlich begünstigt ein Zusatz von Ammoniak oder Wasser die Hydrolyse von Horn, Schmelzung und Lösung treten schon bei niedrigerer Temperatur (150—200°) ein (BAUER, HEIDUSCHKA-KOMM). Die bei dieser Art der Hydrolyse auftretenden Produkte werden sowohl von BAUER, als auch von HEIDUSCHKA und KOMM eingehend untersucht, da sie aber nicht dieselben Aufteilungsmethoden anwenden, die erhaltenen Fraktionen also nicht die gleichen sind, ist eine gemeinsame Besprechung der Resultate nicht angängig.

**1. Isolierung von Atmidkeratin und Atmidkeratose.** Nach 24 stündigem Erhitzen von Horn mit Wasser im Bombenrohr auf 150° entsteht eine rotgelbe Hornlösung, aus der BAUER zwei Produkte gewinnen kann, die in ihrem ganzen Verhalten den sog. „Atmidkörpern" von NEUMEISTER entsprechen, und deshalb *Atmidkeratin* und *Atmidkeratose* genannt werden [1]. Durch Konzentrieren des Hydrolysates auf die Hälfte und Sättigen mit Kochsalz wird das Atmidkeratin ausgefällt. Die von diesem Niederschlag befreite Lösung wird mit soviel gesättigter Kochsalzlösung verdünnt, bis sich gerade eine Flockung zeigt (Gemisch von Atmidkeratin und Atmidkeratose); nach Abtrennen dieser Mischfraktion kann durch weiteres Verdünnen mit gesättigter Kochsalzlösung reine Atmidkeratose ausgefällt werden.

*Atmidkeratin.* Ein durch Umfällen (die Fällung wird durch Zusatz von mit Kochsalz gesättigter Salzsäure vollständig) gewonnenes Produkt, das aus der dialysierten und konzentrierten Lösung mit einem Alkohol-Äthergemisch (2:1) ausgefällt wurde, stellt nach dem Trocknen über Calciumchlorid und Schwefelsäure ein leichtes, hygroskopisches Pulver dar, das sich in Wasser leicht zu einer braunen, neutralen und opalescenten Flüssigkeit löst. Die Opalescenz wird durch Spuren Alkali zum Verschwinden gebracht. Die wässerige Lösung koaguliert beim Kochen nicht. Salpetersäure erzeugt bei langsamem Zusatz eine Trübung, die flockig wird und sich in einem Überschuß von kalter Salpetersäure nicht löst, aber beim Erwärmen verschwindet und erst nach dem Abkühlen

---

[1] Pepton kann BAUER nicht feststellen, auch scheinen freie Aminosäuren (Tyrosin, Leucin) zu fehlen.

wieder erscheint. Diese Flockung wird verhindert, wenn die Salpetersäure gleich zu Beginn im Überschuß zugesetzt wird. Verdünnte Essigsäure, Salzsäure und Schwefelsäure erzeugen bei allmählichem Zusatz ebenfalls einen flockigen Niederschlag, der aber im Überschuß der entsprechenden Säuren teilweise schon in der Kälte, restlos beim Erwärmen löslich ist. Gleich zu Beginn im Überschuß zugesetzte Säuren verhindern, ebenso wie Salpetersäure, überhaupt eine Fällung. Atmidkeratin wird aus seiner Lösung mit Kochsalz reichlich gefällt, vollständig aber erst nach Säurezusatz. Sublimat, Bleiacetat, Kupfersulfat, Gerbsäure, Pikrinsäure, Phosphorwolframsäure, Essigsäure und Kaliumferrocyanid (sehr empfindlich) sind gute Fällungsmittel. Die Millon- und die Biuretreaktion fallen positiv aus, hingegen tritt beim Kochen mit rauchender Salzsäure keine Violettfärbung auf, wie beim unveränderten Keratin, und mit heißer alkalischer Bleiacetatlösung entsteht nur eine leichte Bräunung, aber kein Bleisulfid.

*Analyse*: $4,9\%$ Asche (Ca, Mg, $SO_4''$, Fe in Spuren).

Mittelwerte für aschenfreie Substanz:

$$C: 53,13\%, \quad H: 5,99\%, \quad N: 16,42\%, \quad S: 1,56\%.$$

*Atmidkeratose.* Die neutrale Lösung bleibt nach Sättigen mit Kochsalzlösung klar (atmidkeratinfrei), wird aber auf Zusatz von mit Kochsalz gesättigter Salzsäure in reichlicher Menge niedergeschlagen. Das umgefällte, gleich wie das Atmidkeratin gereinigte Produkt, ein leichtes hygroskopisches Pulver, löst sich in Wasser (wenn evtl. adsorbierte Salzsäure durch etwas Ammoniumhydroxyd gebunden wird) leicht zu einer braunen, klaren und neutralen Flüssigkeit, die beim Erhitzen koaguliert. Salpetersäure erzeugt bei allmählichem Zusatz eine Fällung, die im Überschuß teilweise, beim Erwärmen vollständig löslich ist. Ebenso verhalten sich die mit verdünnter Salzsäure, Essigsäure und Schwefelsäure entstehenden Flockungen. Sublimat, Kupfersulfat, Bleiacetat, Gerbsäure, Metaphosphorsäure, Pikrinsäure erzeugen voluminöse Niederschläge, Millon- und Biuretreaktion sind positiv. Mit kochender rauchender Salzsäure bildet sich keine Violettfärbung, heiße alkalische Bleiacetatlösung spaltet kein Bleisulfid ab.

*Analyse*: $5,2\%$ Asche.

Mittelwerte für aschenfreie Substanz: $C: 53,42\%$, $H: 5,24\%$, $N: 16,65\%$, $S: 1,54\%$.

Die bei den Atmidalbumosen mögliche Umwandlung in Deuteroalbumosen (durch Kochen mit $3\%$ Schwefelsäure) und damit verbundene Änderung der Fällbarkeit (Atmidalbumosen fallen durch verdünnte Säure aus salzfreien Lösungen, Deuteroalbumosen nicht, lassen sich aber mit Kochsalz ausflocken), läßt sich bei der Atmidkeratose nicht durchführen. Pepsin-Salzsäure und Trypsin vermögen Atmidkeratose in geringem Maße abzubauen.

**2. Vollständige Aufteilung der Keratosen nach dem Verfahren von Pick, Darstellung eines Keratinpeptons.** Ssadikow zeigte, daß Hornsubstanz, im Autoklaven mit Wasser 10 Stunden auf etwa $200^0$ erhitzt, bis auf die Stufe der Diketopiperazine gespalten wird. Durch Verkürzung der Reaktionszeit gelingt es aus dem Keratin unter sonst gleichen Beingungen Keratosen herzustellen. Über das Wesen dieses Spaltungsvorganges besteht keine vollständige Klarheit, Ssadikow hält die abgespaltene Kohlensäure, Heiduschka-Komm das gebildete Ammoniak (schwach alkalisches Medium) für den bestimmenden Faktor der Hydrolyse. Aus Horn entsteht unter den Bedingungen, wie sie von Heiduschka und Komm eingehalten werden, eine braune, homogene, typisch nach verbranntem Horn riechende dickflüssige Masse, die nach Trocknen bei $100^0$ (Wasserverlust: $24\%$) ein stark bitterschmeckendes, sehr hygroskopisches und in Wasser leicht quellendes Produkt darstellt. Mit wenig Wasser versetzt (bis zum $1^1/_2$fachen Gewicht) bilden sich homogene Lösungen, mit größeren Mengen findet eine Trennung in einen wasserlöslichen und in einen wasserunlöslichen Anteil statt (Fällungsmaximum bei der 3fachen Wassermenge).

Der *wasserunlösliche Teil*, von Heiduschka und Komm als Melaninsubstanz betrachtet, stellt getrocknet ein grauschwarzes Produkt dar, das, mit Wasser gekocht, teilweise eine gelbe bis braune Aufschwemmung liefert (durch heiße verdünnte oder konzentrierte Lauge wird sie etwas verstärkt), und das in verdünnten kochenden Säuren, sowie in $96^0/_0$ Alkohol nur sehr wenig löslich ist. Der Schwefelgehalt dieses Anteils ist etwas höher als derjenige des ungespaltenen Horns ($2,0$—$2,08^0/_0$).

Der *wasserlösliche Teil*, kurz als „Hornlösung" bezeichnet, zeigt positive Xanthoprotein-, Biuret-, Millon-, Adamkiewicz- und Schwefelbleireaktion, was darauf hinweist, daß in der „Hornlösung" als wesentlichste Bestandteile die Peptone enthalten sind. Durch schwaches Ansäuern der „Hornlösung" mit Salzsäure läßt sich ein Körper ausfällen, der von Heiduschka und Komm als ein Syntonin betrachtet wird. Als Syntonine werden in der allgemeinen Eiweißchemie diejenigen Produkte bezeichnet, die durch Einwirkung von Säuren, Pepsin-Salzsäure oder durch Schwermetallsalzfällungen (Fe, Hg, Pt) aus den Eiweißstoffen gebildet werden. Durch Zusatz von Kochsalz, Ammonsulfat oder Zinksulfat lassen sich die eigentlichen Keratosenfraktionen niederschlagen und so vom nicht aussalzbaren Teil (Peptonen) trennen.

Nach dem auf Seite 185 skizzierten Verfahren kann die „Hornlösung", unabhängig von ihrer Konzentration ($5$—$20^0/_0$) aus saurem (etwa 0,4 Volumprozent $H_2SO_4$-Gehalt) oder neutralem Medium, sowohl mit Ammonsulfat als auch mit Zinksulfat in *primäre Keratosen, Deuterokeratosen A, Deuterokeratosen B* und *Deuterokeratosen C* zerlegt werden, diese lassen sich durch anschließende fraktionierte Alkoholfällung weiter in *Heterokeratose, Protokeratose, Deuterokeratose A I, Deuterokeratose A II, Deuterokeratose B II, Deuterokeratose B III* trennen und aus dem nicht aussalzbaren Anteil ist nach dem Eisenverfahren von Siegfried [(a), (b), (c)] ein Pepton isolierbar. Die Fällungsgrenzen sind bei Anwendung von Ammonsulfat oder von Zinksulfat ungefähr dieselben, in ihrer Lage entsprechen sie mit geringen Abweichungen denjenigen, die von Pick, Zunz, Umber und Alexander für die Trennung anderer Proteosen angegeben wurden [Heiduschka und Komm (b) bis (d)].

Aus einer $20^0/_0$igen neutralen „Hornlösung" fallen nach Zusatz von $(NH_4)_2SO_4$

<pre>
        bis zu 0,35-Sättigung: Primäre Keratosen als Fraktion I
         „   „   0,62-     „      Deuterokeratosen A als Fraktion II
         „   „   Ganz      „      Deuterokeratosen B als Fraktion III
</pre>

und nach Zusatz von $^1/_{40}$-Volumen mit Ammonsulfat gesättigter 0,1 n-Schwefelsäure: Deuterokeratose C als Fraktion IV, die durch Umfällen gereinigt werden können.

Heterokeratose fällt aus einer $30^0/_0$igen Lösung von Fraktion I durch Zusatz der fünffachen Menge absoluten Alkohols. Protokeratose bleibt gelöst und läßt sich erst durch einen großen Alkoholüberschuß ausflocken. In Fraktion II ist nur die Deuterokeratose A I in $60$—$70^0/_0$igem Alkohol unlöslich. Bei den Deuteroalbumosen B unterscheidet Pick drei Unterfraktionen, einen durch $95^0/_0$ Alkohol fällbaren Anteil (Deuteroalbumose B I), einen durch $85^0/_0$ Alkohol fällbaren Teil (Deuteroalbumose B II) und endlich einen in $85^0/_0$ Alkohol löslichen Rest (Deuteroalbumose B III). In der Fraktion III fehlt der durch $95^0/_0$ Alkohol fällbare Anteil (Deuterokeratose B I), sie enthält nur die in $85^0/_0$ Alkohol unlösliche Deuterokeratose B II und die bei dieser Alkoholkonzentration lösliche Deuterokeratose B III.

Gegenüber den Albumosenfraktionen zeigen die so erhaltenen Keratosenfraktionen in ihrem Verhalten nur geringe reaktionelle Verschiedenheiten (Tab. 9), wie bei jenen tritt auch bei diesen eine deutliche Anreicherung der Schwefel- und der Kohlenhydratgruppe in bestimmten, einander entsprechenden Fraktionen (*Thio-Deuterokeratose, Glyko-Deuterokeratose*) auf (Tab. 10).

Tabelle 12.

| | |
|---|---|
| Heterokeratose | in 75% Alkohol unlöslich. |
| Heteroalbumose | in 32% Alkohol unlöslich |
| Protokeratose | |
| Protoalbumose | stimmen überein. |
| Deuterokeratose A I (Thio-) | |
| Deuteroalbumose A I (Thio-) | stimmen überein. |
| Deuterokeratose A II | |
| Deuteroalbumose A II | stimmen überein. |
| Deuterokeratose B II (Glyko-) | fällt durch 85% Alkohol ⎫ sonst |
| Deuteroalbumose B II (Glyko-) | fällt durch 60—70% Alkohol ⎭ gleich. |
| Deuterokeratose B III | |
| Deuteroalbumose B III | stimmen überein. |
| Deuterokeratose C | |
| Deuteroalbumose C | stimmen überein. |

Tabelle 13.

| | Hetero-Keratose | Proto-Keratose | Deutero-Keratose A I (Thio-) | Deutero-Keratose A II | Deutero-Keratose B II (Glyko-) | Deutero-Keratose B III | Deutero-Keratose C |
|---|---|---|---|---|---|---|---|
| Beschaffenheit | weiß aschefrei | weiß, aschefrei | weiß, aschefrei | weiß, fast aschefrei | weiß, aschefrei | weiß, fast aschefrei | weißes, leichtes Pulver, aschefrei |
| Löslichkeit | in kaltem salzfreien Wasser fast unlöslich | in kaltem u. heißem Wasser gut löslich | leicht in kaltem und warmem Wasser löslich | | | | |
| Verhalten gegen Alkohol | unlöslich 75% Alk. | löslich 80—95% Alkohol | fällbar 60—70% Alkohol | löslich 70% Alk. | fällbar 85% Alk. | löslich 85% Alk. | löslich 80—90% Alkohol |
| N-Gehalt % | 14,95 | 13,73 | 16,09 | 15,0 | 16,1 | 13,91 | 14,60 |
| *Reaktionen* a) mit $CuSO_4$ | Fällung | Trübung | Trübung | Trübung | klar | klar | klar |
| b) Biuret | positiv | positiv | positiv | positiv | positiv | positiv | positiv |
| c) Millon | nur gelbe Färbung | positiv | schwach positiv | stark postiv | schwach positiv | positiv | fast negativ |
| d) Adamkiewicz | fehlt | schwach positiv | schwach positiv | schwach positiv | fast negativ | positiv | fast negativ |
| e) Xanthoprotein | positiv | positiv | positiv | positiv | positiv | positiv | positiv |
| f) Mollisch (Zucker) | sehr schwach positiv | fast negativ | fast negativ | negativ | stark positiv | fast negativ | fast negativ |
| g) Schwefelblei | schwache Bräunung | schwache Bräunung | stark positiv | schwache Bräunung | fast negativ | fast negativ | negativ |
| h) Alkaloidreagenzien, Trichloressigsäure, Pikrinsäure, Phosphorwolframsäure | Fällung | Fällung | Fällung | Fällung | Fällung | Fällung | Trübung |

Aus der Hornlösung läßt sich anschließend an die Aussalzung der Keratosen nach der Methode von SIEGFRIED [(a) bis (c)] ein Pepton in äußerst geringer Menge abscheiden. Die Ausbeute kann etwas verbessert werden, wenn die partiell hydrolysierte Hornsubstanz (nach der geltenden Anschauung werden Peptone erst sekundär aus den Proteosen gebildet) vor der Keratinpeptonisolierung der peptischen Verdauung unterworfen wird.

HEIDUSCHKA und KOMM verdauen das durch Hydrolyse unter Druck vorgespaltene Keratin 34 Tage lang mit Pepsin-Salzsäure (Ferment und Säure werden alle 5 Tage erneuert), und erzielen so eine Verdopplung der Peptonmenge. Nach peinlicher Entfernung der Keratosen aus der Verdauungsflüssigkeit (Aussalzen durch Ammonsulfatsättigung und Zusatz von ammonsulfatgesättigter $1^0/_0$ iger Schwefelsäure) stumpfen sie die Säure mit Ammoniumhydroxydlösung (mit Ammonsulfat gesättigt) ab und fällen das Pepton und Spuren von Keratosen mit Ferriammonsulfat. Aus dem Filtrat lassen sich die letzten Reste der Keratosen durch erneute Ammonsulfatbehandlung bei saurer, neutraler und alkalischer Reaktion entfernen, worauf sich das reine Pepton über die Eisenverbindung und durch Alkoholfällung isolieren läßt. Die Ausbeute betrug $1{,}45{-}2{,}1^0/_0$, bezogen auf vorgespaltenes Keratin („Hornlösung"), und ist somit immer noch sehr niedrig im Vergleich zu anderen Eiweißkörpern.

Dieses *Keratinpepton* stellt ein schneeweißes Pulver dar und besitzt säuerlichen Geschmack. Die gegen Lackmus sauer reagierende wässerige Lösung (farblos bis gelblich) wird nach Sättigen mit Ammonsulfat weder durch Salzsäure noch durch Ammoniumhydroxyd gefällt. Das Pepton ist in absolutem Alkohol nur in Spuren, in Wasser äußerst leicht löslich, in Äther, Benzol, Nitrobenzol und Anilin vollständig unlöslich. Es gibt stark positive Biuret-, schwach positive Millon-, Mollisch,- Xanthoprotein- und negative Adamkiewiczreaktion. Mit Kaliumferrocyanid und Essigsäure, Trichloressigsäure, verdünnter Salzsäure, Schwefelsäure und Salpetersäure, mit Kupfersulfat entsteht keine Fällung, die Schwefelbleiprobe ist negativ, Pikrinsäure erzeugt nur eine schwache Trübung, die beim Erwärmen verschwindet, während mit Sublimat eine beständige weiße Trübung und mit Phosphorwolframsäure eine Fällung entsteht. Beim Erwärmen des Peptons auf $70^0$ verändert es sich. Da in diesem Pepton die Carboxylgruppen die Aminogruppen überwiegen (schwach saure Reaktion), lassen sich Metallsalze herstellen. Das Pepton ist optisch aktiv (*linksdrehend*, wie alle bis jetzt bekannten Peptone).

HEIDUSCHKA und KOMM geben für die verschiedenen nach ihrem Verfahren hergestellten Präparate (einmal umgefällt) folgende Zahlen an:

$$\text{Asche:} \quad 0{,}057{-}0{,}431^0/_0,$$
$$\text{aschefreies Pepton:} \quad \text{C:} \ 46{,}78{-}47{,}66^0/_0,$$
$$\text{H:} \ 7{,}03{-} \ 7{,}31^0/_0,$$
$$\text{N:} \ 15{,}27{-}15{,}32^0/_0,$$
$$[a]_D^{20} = -15{,}45^0 \ (\text{in } 1{,}3585^0/_0\text{iger Lösung}),$$
$$-15{,}60^0 \ (\text{in } 1{,}0255^0/_0\text{iger Lösung}).$$

Die hypothetische Minimalbruttoformel $C_{11}H_{20}O_5N_3$ würde für C: $48{,}1^0/_0$, H: $7{,}29^0/_0$ und N: $15{,}3^0/_0$ verlangen.

Das Bariumsalz, aus einmal umkrystallisiertem Pepton hergestellt, enthält $19{,}70^0/_0$ Ba [die Formel $(C_{11}H_{19}O_5N_3)_2Ba$ verlangt $20{,}1^0/_0$]. Kryoskopische Molekulargewichtsbestimmungen ergaben kleinere Werte, als wie sich aus der Formel berechnen läßt. Diese Beobachtung wurde allerdings an den Peptonen schon mehrfach gemacht [SCHEERMESSER [(a), (b)]. Die heutigen Methoden der Molekulargewichtsbestimmung dürften auch kaum für die Untersuchung solcher hochmolekularer Stoffe, die keine echten Lösungen bilden, brauchbar sein.

*δ) Bildung von Keratosen bei der Auflösung von Keratin in siedendem Phenol.*

Die Auflösung von Keratin in siedendem Phenol (Wolle reagiert glatt, Menschenhaar ist sehr resistent) führt zu Körpern, die sich ähnlich verhalten wie die

Produkte der milden partiellen Hydrolyse. Es entstehen Spaltstücke, die von Trypsin angegriffen werden, die in bezug auf Löslichkeit ($80\%$ Alkohol, $1/_2\%$ Soda) und Fällbarkeit dem *Atmidkeratin* von Bauer oder der *Protokeratose* von Heiduschka gleichen, die sich aber unter bestimmten Bedingungen in ihrem S- und N-Gehalt sowie in der Stickstoffverteilung vom ungespaltenen Keratin nicht unterscheiden. Die Menge und die Zusammensetzung der Spaltprodukte ist abhängig von der Menge des Phenols, der Erhitzungsdauer und der Art der Trennung vom Lösungsmittel (geringer S- und N-Gehalt, Schwefelwasserstoff-abspaltung). Die Abscheidung der Spaltprodukte vom Lösungsmittel gelingt durch Wasserdampfdestillation (Entfernen des Phenols), wobei die Keratosen als braune amorphe Masse zurückbleiben, durch Fällen der alkoholischen Lösung mit Äther oder durch Aussalzen des soda-alkalischen Substrates (Herzog und Krahn).

Schafwolle, mit der 10 fachen Menge Phenol auf 175—180° erhitzt, quillt zuerst auf, bildet dann eine schleimige Masse und hat sich nach 8—10 Minuten in eine klare Lösung verwandelt. Wird diese Lösung bei Ausschluß von Feuchtigkeit unter Kühlung mit dem doppelten Volumen Äther versetzt, dann fallen die Spaltprodukte ($80\%$ des angewandten Keratins) in Form eines feinflockigen Niederschlags. Dieses Produkt ist in $80\%$ Alkohol leicht löslich, ebenso in konzentrierten organischen Säuren (durch Verdünnen wieder ausfällbar), und in verdünnten Alkalien oder Alkalicarbonaten. Aus der alkalischen Lösung läßt es sich mit Kochsalz, reichlicher allerdings erst nach Zusatz von mit Kochsalz gesättigter Salzsäure, ausfällen. Dieses ausgesalzene Spaltprodukt ist in säure- und salzfreiem Wasser sehr leicht löslich, es enthält aber ebenso wie das durch Wasserdampfdestillation isolierte Körpergemisch weniger Schwefel und Stickstoff, als die mit Äther ausgefällte Substanz, ist also möglicherweise anders zusammengesetzt.

Tabelle 14.

| | Wolle (urspr.) | Spaltprodukte isoliert durch | | |
|---|---|---|---|---|
| | | Äther-fällung | Aussalzen aus alkal. Lösung | Wasser-dampf-destillation |
| Stickstoffgehalt . . . . . . . . . | $16,60\%$ | $16,16\%$ | $15,77\%$ | $13,32\%$ |
| Schwefelgehalt . . . . . . . . . | 3,46 ,, | 2,16 ,, | — | — |
| Stickstoffverteilung nach Osborne und Harris (Gesamt-N = 100) { Melanin-N | 1,94 ,, | 2,09 ,, | — | 3,89 ,, |
| Ammoniak-N | 7,55 ,, | 12,08 ,, | — | 10,18 ,, |
| Diamino-N / Mono- | 25,31 ,, | 21,49 ,, | — | 23,30 ,, |
| amino-N | 65,20 ,, | 64,34 ,, | — | 62,64 ,, |
| Asche . . . . . . . . . . . . . | — | — | 24,56 ,, (NaCl) | 0,17 ,, |
| Trypsinverdaulichkeit . . . . . . | — | positiv | — | — |

### e) Die keratolytische Wirkung von Hydrosulfiden.

Die Anwendung von Kombinationen der Alkalien mit Arsentrisulfid, Alkali- oder Erdalkalisulfiden, schwefelwasserstoffhaltiger Calciumsaccharatlösung und Gemischen von Sulfiden mit Natrium-, Magnesium-, Calcium-, Barium- oder Zinkpersalzen als milde hornlösende Mittel ist sehr verbreitet.

*Das aktive Prinzip all dieser Gemenge ist das HS-Ion,* dessen Wirkungsgrad von der Konzentration, der Temperatur, der Reaktionsdauer und nicht zuletzt von der Wasserstoffionenkonzentration abhängig ist [R. Weiss (a), (b), H. B. Merril (a), (b), Pulewka (a), Menschel (a), (b)]. Eine wässerige Suspension von Calciumsulfid besitzt nur eine geringe Lösungskraft, erst nach Einleiten von Schwefelwasserstoff — wodurch die $HS'$-Bildung gesteigert wird [R. Weiss (a), (b)] — vermag sie stärker zu keratolysieren. Pulewka (a) gelang es, durch quantitative Untersuchungen die Beziehungen zwischen Hydrosulfidionenkonzentration und Keratolyse einerseits, und zwischen Hydrosulfid- und Hydroxylionenkonzentration andererseits klarzustellen [1]. Er behandelte Keratin mit Lösungen verschiedener Erdalkalisulfide — die Bildung von $HS'$ ergibt sich aus dem folgenden Dissoziationsschema —

$$XS \rightleftarrows X^{\cdot\cdot} + S''$$
$$S'' + H_2O \rightleftarrows OH' + SH'$$

deren Hydroxylionenkonzentration potentiometrisch oder nach der Methode von Koellichen-Küster und Küster-Heberlein aus der Spaltungsgeschwindigkeit von Diacetonalkohol bestimmt wurde, und ermittelte die Stärke der keratolytischen Wirkung durch Messung der Quellung (aus der Gewichtszunahme), die jeder Auflösung in Gegenwart von Hydroxyl- oder Sulfhydrylionen vorausgeht. *Dabei ergab sich, daß der Quellungsgrad und damit die Stärke der Keratolyse durch HS' zwar insofern von der Hydroxylionenkonzentration abhängig ist, als durch Sulfhydrate die Quellung im $P_H$-Bereich von 8,5—10,8 nur unwesentlich, bei einer Alkalinität von über 10,8 jedoch außerordentlich stark erhöht wird, daß aber der keratolytische Effekt i s o h y d r i s c h e r Erdalkalisulfidlösungen stets größer ist als derjenige der entsprechenden Erdalkalihydroxyde* (z. B. Bariumsulfid und Bariumhydroxyd), weil sich Hydroxyl- und spezifische Hydrosulfidwirkung summieren. Die Erdalkalisulfidlösungen unter sich wirken selbst wieder verschieden stark hornlösend (wahrscheinlich bedingt durch verschiedenen Dissoziationsgrad), am schwächsten eine gesättigte Calciumsulfidlösung, die in ihrer Wirkung etwa einer 0,027—0,037 n-NaOH gleichkommt, etwas kräftiger gesättigte Strontiumsulfidlösung (gleich 0,22—0,26 n-NaOH) und am stärksten eine gesättigte Bariumsulfidlösung (gleich 0,37 bis 0,42 n-NaOH).

Die Vorzugsstellung, welche die sulfidhaltigen Gemische als milde hornlösende Mittel einnehmen, verdanken sie also der *spezifischen Wirkung des HS'*, die es ermöglicht, Keratin in wesentlich schwächer alkalischem Medium in Lösung zu bringen, als bei Anwendung von Lauge allein, ein Effekt, der durch Erhöhung der Temperatur noch gesteigert wird (Merril, Merril und Fleming).

Die Vorgänge bei der Auflösung von Wolle in wässeriger Natriumsulfidlösung wurden von Küster mit Kumpf und Köppel, die ebenfalls betonen, daß es sich dabei um eine spezifische Sulfidwirkung handle, da die Wirkung nicht etwa auf die nach der Gleichung

$$Na_2S + H_2O = NaHS + NaOH$$

entstehende Natronlauge zurückgeführt werden könne, systematisch untersucht. Es ergab sich unter anderem, daß beim Auflösen von Wolle in Natriumsulfid ein Teil derselben unter Abspaltung von Ammoniak und unter Bildung von noch N-haltigen, aber bereits dialysablen Spaltprodukten zertrümmert wird, während unter den nicht dialysablen Abbauprodukten wasserlösliche und ein verhältnismäßig stark saurer wasserunlöslicher Stoff (der aber als leicht lösliches Natriumsalz in der Lösung enthalten ist) auftritt, dessen saure Eigenschaften mit zunehmender Hydrolysendauer ebenfalls zunehmen. Aus dem Hydrolysenprodukt kann nach Entfernung aller dialysablen Bestandteile durch vorsichtigen Zusatz von Essigsäure ein Körpergemisch ausgefüllt werden („Eisessigniederschlag"), das positive Biuret-, Millon-, Xanthoprotein-, Bleisulfid-, Pikrinsäure- und Ninhydrinreaktion zeigt. Durch Hydrolyse dieses „Eisessigniederschlags" mit konzentrierter Salzsäure und Aufteilung der Hydrolysenprodukte nach der Estermethode von E. Fischer kann Glykokoll, Alanin, Valin, Leucin, Asparaginsäure, Glutaminsäure, Prolin, und Leucinanhydrid erhalten werden. Wird

---

[1] In einer späteren Untersuchung findet Pulewka (b) hingegen einen Parallelismus zwischen der keratolytischen Wirkung von Sulfidlösungen und der für dieselben aus der 2. Diss.-Konstante des $H_2S$ als Funktion des $p_H$ berechneten Sulfidionenkonzentration. Pulewka glaubt daraus den Schluß ziehen zu müssen, daß dem $S''$ die eigentliche keratolytische Wirkung zuzuschreiben ist.

dieser „Eisessigniederschlag" nach der Methode von SSADIKOW und ZELINSKI durch Hydrolyse mit Wasser bei erhöhtem Druck gespalten, dann finden sich im Hydrolysat eine Reihe mehr oder weniger gut charakterisierbarer Diketopiperazine in geringer Menge Aminosäuren.

## f) Der Einfluß keratolysierender Mittel auf die physikalische Struktur des Keratins.

Der Auflösung von Keratin geht, weil es wasseraufnahmefähig, quellbar ist (außer dem rein kolloidchemischen Effekt durch Wasseraufnahme ist auch an eine durch die Wasserstoffionen bedingte Änderung in der Verknüpfung der Grundkörper zu denken), in der Regel eine Lockerung der physikalischen Struktur voraus, die in einer Veränderung der Elastizität und der Festigkeit zum Ausdruck kommt.

Die *elastischen Eigenschaften,* die das menschliche Haar unter normalen Bedingungen aufweist, wurden von BASLER (a) eingehend untersucht. Seinen Resultaten dürfte aber nur beschränkte Bedeutung zukommen (TÄNZER). Wie alle elastischen Körper, erleidet auch das Haar unter dem Einfluß einer deformierenden Kraft eine Formveränderung und nimmt seine ursprüngliche Gestalt, vorausgesetzt, daß die Elastizitätsgrenze nicht überschritten wurde, wieder an, wenn die Wirkung der Kraft aufhört. Die Elastizität des Haares kann nicht durch die Bestimmung des Elastizitätsmoduls charakterisiert werden, da das Haar die Bedingung der Homogenität, die Grundlage der Gesetze der Elastizität ist, nicht erfüllt.

Zur Bestimmung der *Zugselastizität* führt BASLER deshalb den Begriff des *Dehnungsgewichtes* (D) ein, und definiert es als dasjenige Gewicht, das ein Haar, vorausgesetzt, daß die Verlängerung auch nach Überschreiten der Elastizitätsgrenze der wirkenden Kraft proportional wäre, auf das Doppelte verlängern würde.

$$D = \frac{l \cdot p}{\lambda}$$

($\lambda$ ist die Verlängerung, die ein Haar von der Länge l durch die Belastung p erfährt.) D beträgt nach den Bestimmungen von BASLER 0,5—1,6 kg, wonach die Haare, verglichen mit den bestfedernden Hölzern, 3—4 mal elastischer wären.

Wird ein Haar in horizontaler Lage an einem Ende festgeklemmt und das freie Ende belastet, dann verschiebt sich dieses Ende um eine bestimmte Strecke nach unten, das Haar wird gebogen, nach Entfernung der Belastung schnellt es wieder in seine ursprüngliche Lage zurück *(Biegungselastizität).* Die Senkung s, die das freie Ende erfährt, wird „Biegungspfeil" genannt, seine Größe ist der Belastung innerhalb gewisser Grenzen direkt proportional und außerdem von Länge und Querschnitt des Haares abhängig. Die Biegungselastizität des Haares wird nach BASLER (a) am besten durch das *Biegungsgewicht* (B) angegeben, es bezeichnet diejenige Belastung, welche bei einem Haar von 5 mm Länge (den Querschnitt nimmt BASLER für alle Haare gleich an, so daß seine Größe, wie schon beim Dehnungsgewicht, nicht in die Definition einbezogen zu werden braucht) den Biegungspfeil 1 mm erzeugt. B nach der empirischen Formel $B = \frac{q}{s}$ berechnet (s gleich Biegungspfeil erzeugt durch die Belastung q) beträgt für normales Haar $625 \cdot 10^{-7}$ bis $62{,}5 \cdot 10^{-7}$.

Wird ein einseitig festgeklemmtes Haar an seinem freien Ende belastet, dann erfolgt zunächst eine Verlängerung, die der Belastung proportional ist. Gleichzeitig wird das Haar in einen elastischen Spannungszustand versetzt, der die eingetretene Deformation nach Entfernung der Belastung wieder vollständig rückgängig macht. Von einer bestimmten Belastung an läßt sich die Proportionalität zwischen Belastung und Verlängerung nicht mehr realisieren, die *Elastizitätsgrenze* wurde überschritten. Bei weiterer Steigerung der Belastung wird schließlich ein Punkt erreicht, bei dem das Haar zerreißt *(Zerreißfestigkeit).* Das maximale Gewicht, das ein Haar tragen kann, seine *Tragfähigkeit,* beträgt bei einem Querschnitt von 0,0043 qmm (die Zerreißfestigkeit eines Körpers ist dem Querschnitt proportional) 0,07 kg (ein Zinkdraht von gleichen Dimensionen zeigt eine ähnliche *Festigkeit,* seine Tragfähigkeit beträgt 0,065 kg). 3—4 mal geringer ist jedoch die Tragfähigkeit des Haares, wenn es sich noch in der Haut befindet. Eine Strähne auf einer Fläche von 1 qcm (etwa 300 Haare) trägt danach nicht etwa 21 kg, sondern es genügt schon eine Belastung von 5 kg, um sie auszureißen [BASLER (a), (b)].

Schließlich sei noch der *Stauchungswiderstand* $s_w$ des Haares erwähnt, man bezeichnet damit denjenigen Widerstand, den das Haar einem Druck in der Richtung der Längsachse entgegensetzt. Der Stauchungswiderstand beträgt bei 0,128 qmm Querschnitt und 5 mm Länge 0,075 g (v. FREY). Eine Haarsträhne von 300 Haaren widersteht also einem Gewicht von 22,5 g ohne zusammengedrückt zu werden.

Die Quellung ist gering in Wasser oder sauren Medien, aber stark ausgeprägt, sobald ein bestimmter $p_H$-Schwellenwert überschritten wird. Dieser Quellungsschwellenwert, er liegt zwischen $p_H$ 1 und 13, tritt so deutlich hervor, daß man mit MENSCHEL [(a), (b)] von einem *Gesetz der Säureresistenz und der Alkaliempfindlichkeit des Keratins* sprechen kann, denn alle Lösungen, deren $p_H$ kleiner als 11,5 ist, quellen nicht stärker als Wasser, während bei geringerer Wasserstoffionenkonzentration sofort eine starke Quellung eintritt, die mit steigendem $p_H$ rasch anwächst (Abb. 1).

*Wasser.* In reinem Wasser nimmt das Gewicht von Keratin infolge der Quellfähigkeit ungefähr um 25—35 % zu.

*Säuren.* Die *Quellfähigkeit* von Keratin (Nägel, Haar) in Säuren, MENSCHEL [(a), (b)] untersuchte den Einfluß von 2 n-Schwefelsäure, 2 n-Salpetersäure, 2 n-Salzsäure, 2 n-Essigsäure, Borsäure, Ameisensäure, Mono-, Di-, Trichloressigsäure, Ölsäure, Milchsäure, Weinsäure, Citronensäure, Hippursäure, Benzoesäure, Salicylsäure und Gerbsäure, ist nicht größer als in reinem Wasser, der Quellungszustand ist nach 3 Wochen langer Einwirkung noch unverändert. Hingegen beeinflussen gewisse Säuren (Trichloressigsäure, Schwefelsäure, Salpetersäure, Salzsäure) die *Elastizität* (Auftreten von Überdehnungserscheinungen, verminderte oder mangelnde Elastizität nach Belastung) und vermindern die *Zugfestigkeit* (Haar). Am stärksten wirkt in dieser Richtung Salpetersäure, schwächer Schwefelsäure, Salzsäure und Trichloressigsäure, noch geringer ist der Effekt bei Anwendung von di- und monochlorierten Essigsäuren und verschwindet ganz bei $CH_3COOH$.

*Laugen.* In starken Alkalien, z. B. doppeltnormal- oder normal - KOH und NaOH quillt die Hornsubstanz

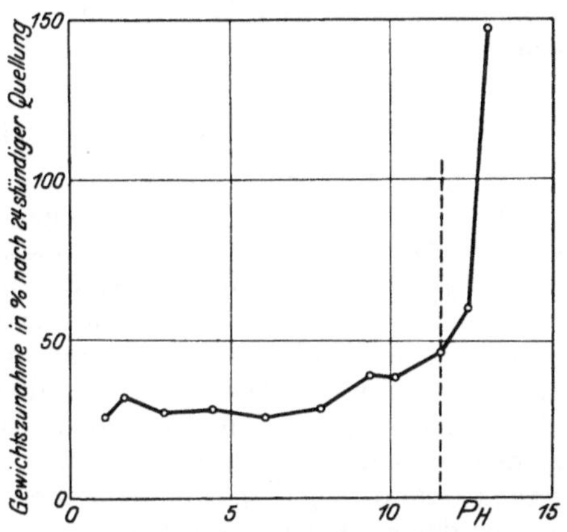


Abb. 1. Abhängigkeit der Quellung des Keratins vom $P_H$ der Lösung.
[Fingernägel des Menschen nach MENSCHEL (b).]
Unter $P_H$ 11,5 Quellung nicht stärker als in reinem Wasser.

sehr rasch bis zu einem Maximum, auf das Peptisation und vollständige (kolloidale) Lösung folgt. Doppeltnormale Laugen wirken rascher als normale, gut dissoziierte Basen besser als schlecht dissoziierte (Keratin quillt in Bariumhydroxyd, als der besser dissoziierten Lauge rascher als in Ammoniumhydroxyd). In gleichen Zeiten beträgt die Gewichtszunahme von Hornstückchen in KOH 116, in NaOH 106, in $Ca(OH)_2$ 63,5 und in $(NH_4)OH$ 41,5 %. Die *Dehnbarkeit* nimmt in starken Alkalien erst zu (schon nach 5 Minuten langer Einwirkung von 2 n-Natronlauge läßt Haar sich bis auf $^2/_3$ seiner ursprünglichen Länge ausdehnen), später treten Überdehnungserscheinungen auf und die *Reißfestigkeit* wird stark vermindert (während normales Haar erst bei einer Belastung von 40—60 g reißt, genügen bei Alkalivorbehandlung schon 2—6 g). Schädigungen durch kurz dauernde Alkaliwirkung können durch Auswaschen fast restlos aufgehoben werden.

*Hydrosulfide* wirken stärker quellend als Laugen, wie das auch nach den keratolytischen Versuchen von PULEWKA und R. WEISS zu erwarten ist [MENSCHEL (b)]. Die quellungsfördernde Eigenschaft ist eine klare Funktion der Hydrosulfidionenkonzentration, bei ungefähr gleich konzentrierten Hydrosulfidlösungen wirkt NaHS am stärksten (schon nach $1^1/_2$ Stunden eine Gewichtszunahme bis auf $1500\%$), dann folgt $Ba(HS)_2$, $Sr(HS)_2$ (das in 12 Stunden auf $650\%$ quillt) und am schwächsten wirkt $Ca(HS)_2$. Eine Überdehnung tritt nicht ein, aber die *Reißfestigkeit* wird stark herabgesetzt, Haare verlieren ihre Tragfähigkeit, sie werden brüchig.

Diese Gesetzmäßigkeiten gelten streng genommen nur für total verhornte Gebilde, in denen die Hornzellen keine „Hornalbumosen" (Unna) mehr enthalten (Haare, Nägel, Horn, Hufe usw.). Keratingebilde, deren Hornzellen noch „Hornalbumosen" aufweisen (Epidermis), zeigen gegenüber Säuren, Laugen und Hydrosulfiden, wie Menschel (b) in histologischen Untersuchungen nachwies, ein etwas verschiedenes Verhalten. Laugen quellen zwar „Hornalbumosen" ebenso wie die Keratinhüllen der Zellen, hingegen wirken Säuren, vorwiegend organischen Charakters *nur* auf „Hornalbumosen" quellungsfördernd. Dabei ist der Einfluß von Essigsäure am stärksten, schwächer derjenige von Milch-, Ameisen- und Buttersäure. Citronensäure und Weinsäure zeigen erst nach längerer Einwirkungsdauer einen Effekt, und der Einfluß anorganischer Säuren ist, da sie nur sehr schwer in die Zelle eindringen, bedeutungslos (Scheinkeratolyse).

### 4. Oxydativer Abbau von Keratin.

Unter dem Einfluß von Oxydationsmitteln (Salpetersäure, Kaliumpermanganat, Wasserstoffsuperoxyd, Halogen) wird das Keratin in einfacher gebaute Körper (Oxydationsprodukte) zerlegt. Die Spaltung verläuft komplizierter als die gewöhnliche Keratolyse, da mit der Oxydation stets eine Hydrolyse verbunden ist. Wahrscheinlich findet zuerst eine mehr oder weniger tiefgreifende hydrolytische Spaltung statt, und erst diese primären Hydrolysenprodukte unterliegen der Oxydation. Durch diese Verbindung von zwei chemisch verschiedenen Teilprozessen, die beide in ihrem Wirkungsgrad weitgehend abgestuft werden können (es sind alle Kombinationen zwischen stark oder schwach hydrolysierend und kräftig resp. milde oxydierend wirkenden Mitteln denkbar), läßt sich der oxydative Abbau von Keratin innerhalb weiter Grenzen variieren. Spaltstücke, die keinen Rückschluß auf den Bau des Keratins mehr zulassen, wie niedere aliphatische Aldehyde und einfache Säuren der aliphatischen und der aromatischen Reihe (z. B. Essigsäure, Oxalsäure, Bernsteinsäure, Nitrobenzoësäure u. a.) entstehen bei energischer Oxydation mit konzentrierter Salpetersäure[1], Kaliumpermanganat, konzentriertem Wasserstoffsuperoxyd bei gewöhnlichem Druck, oder verdünntem Wasserstoffsuperoxyd im Autoklaven (der Stickstoff wird unter diesen Bedingungen teilweise in Nitrat-, der Schwefel vollständig in Sulfation umgewandelt), während hochmolekulare, lösliche und durch Trypsin spaltbare keratoseähnliche halogensubstituierte resp. Oxykörper durch schonenden oxydativen Abbau mittels Halogen oder verdünntem Wasserstoffsuperoxyd in saurer Lösung erhalten werden.

### *a) Oxydation von Keratin mit konzentrierter Salpetersäure.*

Durch Einwirkung von heißer konzentrierter Salpetersäure entsteht aus Keratin in der Hauptsache *Oxalsäure* [von Fürth, Ssadikow, C. Th. Mörner (b, c)]. Aus Schafwolle erhielt C. Th. Mörner bis $40,9\%$ (wasserfrei), eine Menge, die als Minimum zu bewerten ist, obwohl sich unter den gewählten Bedingungen eine optimale Oxalsäurebildung erwarten läßt, da ein unbestimmbarer Anteil bei der Aufarbeitung des Hydrolysats ($60\%$ ige heiße Salpetersäue zerstört Oxalsäure leicht unter Bildung von $CO_2$ und $H_2O$) vernichtet wird.

---

[1] Über Keratin A und Keratin B (Unna) siehe Seite 202.

Außer Oxalsäure fanden WELTER und C. TH. MÖRNER, allerdings nur vom letzteren analysiert, *p-Nitrobenzoësäure* (1,2% aus Schafwolle), und weiter läßt sich *Pikrinsäure* (0,48% aus Schafwolle), in Spuren *Benzoësäure* und *Terephtalsäure,* und schließlich als interessanteste Verbindung, die auch auf die Art der Schwefelbindung einiges Licht wirft, *Methylsulfosäure* $\frac{HO}{CH_3}{>}SO_2$ (aus Schafwolle etwa 1%) nachweisen [C. TH. MÖRNER (a) bis (e)].

Höhere Nitro- und Oxyprodukte können bei schonender Salpetersäurebehandlung erhalten bleiben, die Oxalsäurebildung, die nach VON FÜRTH und SSADIKOW von Konzentration und Menge der Salpetersäure, von Temperatur und Reaktionsdauer abhängt, ist dann geringer.

Über den Bau der Komponenten des Keratinkomplexes sagen die isolierten Säuren, da der Eingriff zu energisch ist, wenig aus. Immerhin konnte C. TH. MÖRNER (b), wenigstens für einige Oxydationsprodukte die Keratinbausteine nachweisen, denen sie entstammen.

*Oxalsäure.* Von allen in Frage kommenden Proteinspaltstücken können *nur* Serin, Cystin, Tyrosin und Tryptophan mit 60% iger Salpetersäure *direkt* zu Oxalsäure oxydiert werden. Diese Beobachtung entspricht aber dem eigentlichen Reaktionsvorgang bei der Oxydation von Keratin mit konzentrierter Salpetersäure nicht vollständig, denn tatsächlich wird nicht mit 60% Salpetersäure, sondern mit einem viel wirksameren Mittel oxydiert, nämlich mit einer an niedern Stickoxyden reichen Salpetersäure. Sobald Keratin mit 60% Salpetersäure zusammengebracht wird, reagieren die erstgenannten Aminosäuren kräftig unter Bildung von Oxalsäure und Stickoxyden. Diese Stickoxyde, in der Salpetersäure gelöst, verstärken deren Oxydationskraft so, daß *jedes primäre Eiweißspaltstück bis zu Oxalsäure oxydiert* werden kann.

*p-Nitrobenzoësäure.* Von WELTER (1799) in Rindshaar, von C. TH. MÖRNER in Schafwolle nachgewiesen, wurde von v. FÜRTH unter den Oxydationsprodukten des Horns nicht gefunden. Die *p-Nitrobenzoësäure kann nur aus Phenylalanin gebildet werden,* das ist die einzige Aminosäure, die durch stickoxydhaltige Salpetersäure in dieses Oxydationsprodukt verwandelt wird. Wegen dieser ausschließlichen Entstehungsmöglichkeit betrachtet sie C. TH. MÖRNER (b) geradezu als Indicator für Phenylalanin, und er nimmt an, daß sie auch bei der Oxydation von Rinderhorn auftreten müsse, da dieses nach den Untersuchungen von E. FISCHER und DÖRPINGHAUS mindestens 3,0% Phenylalanin enthalte.

*Pikrinsäure.* Sie wurde ebenfalls schon 1799 von WELTER bei der Behandlung von Rindshaaren mit Salpetersäure erhalten. C. TH. MÖRNER weist nach, daß sie sowohl aus Tyrosin, Phenylalanin, Phenylaminoessigsäure oder Tryptophan, nicht aber aus Histidin, Prolin oder Oxyprolin entstehen kann.

Der Ursprung von *Benzoësäure* und *Terephthalsäure* ist noch nicht aufgeklärt.

*Methylsulfosäure.* Diese, von C. TH. MÖRNER (a) durch Einwirkung der 6fachen Menge konzentrierter Salpetersäure auf weiße, langhaarige australische Schafwolle erhaltene Verbindung, ist in ihrem Ursprung noch nicht aufgeklärt. Sie könnte in einer Estergruppe oder in einer anderen nahverwandten Form im Eiweiß präformiert oder aus einem anderen S-haltigen Körper (Disulfid, Mercaptan, Rhodanid), der auf irgendeine Weise an das Proteinmolekül gebunden wäre, entstanden sein.

Außer den schon genannten Nitroprodukten des Keratins sind noch weitere, nur in geringerer Menge auftretende, ebenfalls von C. TH. MÖRNER (d) isolierte Körper zu erwähnen. *m-Nitrobenzoësäure,* ein sekundäres Nitroprodukt der

Benzoësäure, *Bernsteinsäure,* und eine Verbindung $C_4H_3O_4N_3$, die von Knoop als *Nitro-imidazolcarbonsäure* identifiziert wird.

Die *Xanthoproteinreaktion,* schon oft Gegenstand von Untersuchungen (Welter, Salkowski, Rhode, Abderhalden und Kempe, v. Fürth, C. Th. Mörner, Inouye, Kossel und Kennaway), ist in ihrem Wesen noch nicht restlos aufgeklärt. Sie ist nach Inouye das Resultat verschiedener Einzelreaktionen, ist aber nicht — wie Welter annahm — auf die Entstehung von Pikrinsäure (unter den Bedingungen der Reaktion ist ihre Bildung ausgeschlossen) oder Nitroarginin, sondern auf Nitroprodukte der im Eiweißmolekül enthaltenen aromatischen Bausteine zurückzuführen. Die Hauptbedeutung kommt dabei dem Tyrosin- und dem Tryptophankomplex zu [Hatchett, v. Fürth, Habermann und Ehrenfeld, Lieben (a), (b)]. Inouye isoliert aus dem Hydrolysat von nitriertem Seidenfibroin Nitrotyrosin. Der Nitrotyrosinrest könnte allein schon die Entstehung der bekannten Farbreaktion erklären, ist aber nicht ausschließlich für den positiven Ausfall der Probe verantwortlich zu machen, da aus nitriertem Seidenfibroin noch eine weitere Verbindung unbekannter Konstitution (mit Phosphorwolframsäure nicht fällbar) erhalten wurde, welche die Reaktion ebenfalls zeigt (Inouye).

### β) *Oxydation von Keratin mit Kaliumpermanganat.*

Durch Behandeln von Horn mit Kaliumpermanganatlösung erhält Lissizin (a) eine in Äther lösliche Substanz, die er als *Azelainsäure,* $C_7H_{14}(COOH)_2$, identifiziert. Diese Säure, welche wohl auch z. T. aus dem Hornfett gebildet werden kann, ist ebenfalls als ein Spaltprodukt des Keratins zu betrachten, sie wurde auch von Ssadikow und Zelinsky unter den Produkten der partiellen Hydrolyse nachgewiesen. Aus Menschenhaar stellt Lissizin (b) mittels Kaliumpermanganatoxydation die sog. „Oxykeratinsulfosäure" dar, welche durch Säurehydrolyse in Cysteinsäure zerlegt werden kann.

### γ) *Oxydation von Keratin mit Wasserstoffsuperoxyd.*

Konzentriertes Wasserstoffsuperoxyd $(30\%)$ reagiert mit Keratin und den primär entstehenden Spaltstücken, sowohl in der Kälte als auch bei erhöhter Temperatur so energisch, daß es unmöglich ist, aus den faßbaren Oxydationsprodukten irgendeinen Rückschluß auf den Bau des Keratins zu ziehen (Breinl und Baudisch, Baudisch). Bei dieser wenig schonenden Behandlung entsteht aus Wolle oder Menschenhaar außer einer resistenten hornartigen Masse, die keinen Schwefel mehr [Menschenhaar enthielt ursprünglich $5,88\%$, nach der Behandlung mit Wasserstoffsuperoxyd wurden $5,91\%$, die als $SO_4''$ abgespalten wurden, nachgewiesen (Breinl und Baudisch)], oder höchstens noch Spuren enthielt (nur durch Heparreaktion, nicht mehr durch Bleisulfidprobe nachweisbar), ein buntes Gemisch der verschiedensten Körper, die als sekundäre Oxydationsprodukte der primär entstandenen Spaltstücke aufzufassen sind. Breinl und Baudisch wiesen neben Spuren von Aminosäuren Acetaldehyd, Spuren anderer nicht näher definierter Aldehyde, *Bernsteinsäure, Oxalsäure, Essigsäure,* Ammoniak, Schwefel, wenig $NO_3'$ und reichlich $SO_4''$ nach. Es ist verständlich, daß nur noch Spuren von Aminosäuren gefunden wurden, denn durch Wasserstoffsuperoxyd werden sie, wie Dakin zeigte, leicht desamidiert und weiter oxydiert (Bildung von N-freien Säuren, Aldehyden, Ammoniak und Kohlendioxyd).

Durch verdünntes Wasserstoffsuperoxyd, bei erhöhter Temperatur (140 bis 160°) und erhöhtem Druck (3—6 Atmosphären) angewandt (Sieber), läßt sich Keratin unter Umständen ebenfalls sehr weitgehend (bestimmte Oxydationsprodukte wurden allerdings nicht nachgewiesen) zerlegen. Neben der oxydativen Wirkung des Wasserstoffsuperoxyds ist dabei sicher die hydrolytische Spaltung durch den gespannten Wasserdampf (Heiduschka und Komm) von ausschlaggebender Bedeutung, denn je nach der Wasserstoffsuperoxydmenge resp. dem Wasservolumen kann der Lösungsvorgang unter sonst annähernd gleichen

Bedingungen ganz verschieden weit getrieben werden (der Gesamtstickstoffgehalt der Lösungen kann zwischen 2,68 und 14,49% schwanken).

Verdünntes Wasserstoffsuperoxyd, in saurer Lösung (Essigsäure, Schwefelsäure) bei gewöhnlicher Temperatur und gewöhnlichem Druck angewandt, wirkt hingegen als recht mildes Oxydationsmittel. Schon SCHULZ zeigte, daß Proteine, unter dem Einfluß von Wasserstoffsuperoxyd bei 40° in Produkte verwandelt werden, die noch hochmolekular und chemisch nur geringfügig verändert sind, und in welchen sowohl alle Farbreaktionen der aromatischen Kerne, als auch die Schwefelbleireaktion erhalten blieb („Oxyproteine"). Auch Keratin kann auf diese Weise unter den schonendsten Bedingungen oxydativ partiell abgebaut werden; v. STARY erhält so Körper, die löslich, durch Trypsin gut spaltbar und den Keratosen von BAUER, LANGECKER und HEIDUSCHKA-KOMM vergleichbar sind, die aber nicht wie jene — bedingt durch alkalisches Medium — sekundären Veränderungen (z. B. Racemisierung) unterliegen, so daß sie sich zur Prüfung der Frage, auf welche Atomgruppierung im Keratin die spezifische Eigenschaft der Fermentresistenz zurückzuführen ist, besonders gut eignen.

Die Trypsinresistenz des Keratins, die also durch Einwirkung von saurem Wasserstoffsuperoxyd leicht aufgehoben wird (bei den widerstandsfähigeren Haaren allerdings erst nach längerer Reaktionsdauer, wenn bereits ein Teil des Schwefels als $SO_4''$ abgespalten ist), verschwindet bei Anwendung von Wasserstoffsuperoxyd in neutraler Lösung nur sehr langsam. Zusammensetzung und Eigenschaften der Oxydationsprodukte sind von der Wasserstoffsuperoxydkonzentration abhängig. Während größere Wasserstoffsuperoxydmengen das Verschwinden der Bleisulfidreaktion beschleunigen und in Soda besser lösliche Körper liefern, die durch Trypsin leichter und bis zur Bildung abiureter Verbindungen abgebaut werden (ein Parallelismus zwischen Cystinabbau, abnehmender Bleisulfidreaktion und erhöhter Verdaulichkeit besteht nicht), entstehen bei geringerer Wasserstoffsuperoxydkonzentration Spaltstücke, die in Soda weniger löslich und durch Trypsin nur in Produkte zerlegt werden, die dem „Antipepton" (KÜHNE) entsprechen.

Horn wird nach 3 tägiger Einwirkung der 18 fachen Menge Eisessig und der 2 fachen Menge 30% Wasserstoffsuperoxyd in ein Produkt verwandelt, das durch sodaalkalisches Trypsin größtenteils, durch Sodalösung allein gar nicht gelöst wird. Die alkalische Verdauungsflüssigkeit zeigt sehr stark positive Biuret- und deutlich positive Mollisch- und Millonreaktion, während die Bleisulfid- und die Adamkiewiczreaktion negativ ausfallen. Die Verdaulichkeit geht auch bei älteren Präparaten nicht verloren.

Haare, mit der 8 fachen Menge 4 n-Schwefelsäure und dem 1,2 fachen Gewicht 30% Wasserstoffsuperoxyd versetzt, sind nach 30 tägiger Einwirkung stark verändert. Nach dieser Behandlung bleibt ein ungelöstes Produkt zurück, das, von der Oxydationsflüssigkeit abgetrennt, in 0,2 n-Natronlauge gelöst und durch Essigsäurezusatz ausgefällt (reichlicher, graugelber, leicht filtrierbarer Niederschlag, durch wiederholtes Auflösen und Umfällen von $SO_4''$ befreit), nach dem Trocknen bei 100° ein braunes amorphes Pulver mit säuerlichem, nicht bitteren Geschmack darstellt (Oxykeratin, v. STARY), welches sich in 0,1 n-Soda löst, und durch Ammonsulfat, Natriumsulfat oder Natriumchlorid ausgesalzen werden kann. Dieses Oxykeratin ist nicht dialysierbar, es zeigt positive Biuret-, Bleisulfid-, Molisch- und Xanthoproteinreaktion und wird mit Ninhydrin in der Hitze sofort blau. Die ADAMKIEWICZsche Probe ist negativ, ebenso diejenige auf die Carbonylgruppe nach BITTÒ und SASAKI-ABDERHALDEN. Die zur Reinigung benutzte Schwerlöslichkeit in Eisessig oder starker Salzsäure verschwindet beim umgefällten Produkt.

Tabelle 15.

| Elementarzusammensetzung: | | | | | |
|---|---|---|---|---|---|
| Oxykeratin . . . . . . | C: 49,63% | H: 7,1% | N: 14,14% | | S: 2,85% |
| Ursprüngliches Haar . . | 50,1 % | 6,5% | 16,3 % | | 4,5 % |
| Stickstoffverteilung: | Gesamt-N | NH$_3$-N | Melanin-N | Diamino-N | Cystin-N | Monoamino-N |
| Oxykeratin . . | 14,14% = 100 | 7,91% | 3,413% | 20,19% | | 68,48% |
| Haar . . . . . | 16,3% = 100 | 7,93% | 2,02 % | 18,11% | 10,03% | 61,91% |

Aus dem Eisessig-Wasserstoffsuperoxydgemisch läßt sich ein weiteres Oxydationsprodukt des Keratins, eine *Oxykeratose,* mit Tannin oder durch Sättigen mit Ammonsulfat ausfällen, das ebenfalls sehr leicht von Trypsin angegriffen wird. Positive Bleisulfid-, Xanthoprotein-, Mollisch- und Millonreaktion (schwach), Adamkiewiczprobe negativ.

Über Keratin A und Keratin B (UNNA), dargestellt durch Oxydation der Hornsubstanz mit 5—10% Wasserstoffsuperoxyd in 40% Schwefelsäure, dem Oxykeratin und der Oxykeratose in gewissen Beziehungen vergleichbar, s. S. 203.

Für die *Fermentresistenz* des Keratins scheint nach den Versuchen v. STARYs weniger die S·S-Gruppe, die unter dem Einfluß von Wasserstoffsuperoxyd in saurer Lösung gebildeten hochmolekularen Produkte enthalten noch fast soviel Schwefel wie die ursprüngliche Hornsubstanz, als die *CO-Bindung* verantwortlich zu machen sein, denn im sehr leicht durch Trypsin spaltbaren Oxykeratin ist die Carbonyl-(CO)-Reaktion [Probe nach JAFFÉ, SASAKI, ABDERHALDEN und KOMM (b), v. BITTÒ und ABDERHALDEN] vollständig negativ, während sie in den durch Trypsin schwerer spaltbaren Alkalikeratosen noch deutlich auftritt.

### δ) *Oxydation von Keratin mit Halogenen (Bromkeratin).*

Die Produkte, die aus Keratin bei der Einwirkung von Halogen (Brom) in essigsaurer Lösung entstehen, besitzen ähnliche Eigenschaften wie das Oxykeratin. Die Spaltstücke, welche bei diesem schonenden partiellen oxydativen Abbau entstehen (halogensubstituierte Oxydationsprodukte) — noch hochmolekulare Komplexe —, sind in verdünntem Alkali löslich [v. STARY (a), (b), (c)]. Diese Umwandlung des Keratins ist in allererster Linie auf die Halogenwirkung zurückzuführen — eine Oxydation kann nicht ausgeschlossen werden, spielt aber eine geringere Rolle —, hingegen kommt der Essigsäure eine ganz untergeordnete Bedeutung zu. Wohl vermag Eisessig allein, besonders bei erhöhter Temperatur (130°) oder erhöhtem Druck angewandt, Horngebilde (Haare, Horn) hydrolytisch zu spalten und in Körper zu zerlegen, deren Trypsinresistenz etwas abgeschwächt ist (BERZELIUS, v. GORUP-BESANEZ, v. STARY), in Gegenwart von Halogen bilden sich aber schon bei gewöhnlicher Temperatur Spaltstücke, die in hohem Maße von Trypsin angegriffen werden. Schon mit Brom- oder Chlorwasser lassen sich trypsinverdauliche Produkte herstellen, und durch halogensubstituierte Essigsäuren wird das Keratin z. T. in eine wasser- und alkohollösliche Form übergeführt (ZEYNEK).

Haare sind, nachdem sie in der gleichen Menge Brom und etwa der 10 fachen Menge Eisessig längere Zeit (3 Wochen) bei Zimmertemperatur sich selbst überlassen wurden, obwohl in Konsistenz und Aussehen nur wenig verändert, schon in sehr verdünntem Alkali löslich („*Bromkeratin*"), und lassen sich durch Trypsin so leicht abbauen, daß schon nach einigen Stunden durch Sättigen mit

Ammonsulfat keine Fällung, und mit Phosphorwolframsäure nur noch eine geringe Trübung auftritt. Gewisse hochmolekulare Spaltprodukte, die wahrscheinlich auch noch Aminosäuren enthalten (12,15% $NH_2$-N), haben sich im Bromeisessiggemisch aufgelöst. Sie lassen sich durch Verdünnen mit Wasser (doppeltes Volumen) ausflocken, sind in verdünnten Alkalien leicht löslich, fallen wieder mit Säuren, oder können aus neutraler Lösung ausgesalzen werden und diffundieren weder durch Pergament noch durch eine Kollodiummembran.

Das *Bromkeratin,* welches durch wiederholtes Waschen mit 2n-Essigsäure vom sehr stark anhaftenden Brom befreit wurde, löst sich bis auf einen kleinen Rest in 2n-Soda, und kann durch Zusatz von Säure wieder gefällt werden. Durch energisches Trocknen wird seine Löslichkeit etwas vermindert (evtl. Anhydridbildung), sie kann durch erneutes Lösen (verdünnte Natronlauge) und Fällen (verdünnte Säure) wieder verbessert werden. Außer in verdünnten Alkalien löst sich das Bromkeratin schon in der Kälte in ammoniakalischem Alkohol, in angesäuertem Alkohol in der Wärme, ist aber in reinem Alkohol unlöslich. Es stellt ein graubraunes Pulver dar, schmeckt fad, nicht bitter, zeigt positive Biuret-, Bleisulfid-, Xanthoprotein-, Ninhydrin- und α-Naphtholreaktion nach MOLLISCH, hingegen fällt die Millon-, Adamkiewicz-, Dinitrobenzol- und Pikrinsäurereaktion nach BITTÒ.negativ aus.

Die Elementaranalyse ergab

C: 46,59%, H: 6,64%, N: 13,53%, S: 3,058%, Br: 5,15%

oder auf bromfreie Substanz berechnet

C: 49,1%, H: 7,00%, N: 14,26%, S: 3,22%,

also verglichen mit der Zusammensetzung des ursprünglichen Haares einen etwas niedrigeren Schwefel- und Stickstoffgehalt.

Die Stickstoffverteilung (nach OSBORNE und HARRIS bestimmt) ergab nach v. STARY für die einzelnen Gruppen folgende Werte:

Tabelle 16.

| | Gesamt-N | Ammoniak-N | Melanin-N | Diamino-N | Cystin-N | Monoamino-N |
|---|---|---|---|---|---|---|
| Bromkeratin . . 14,27%<br>(v. STARY) = 100 | | 8,11% | 3,80% | 17,98% | | 70,04% |
| Ursprüngl. Haar 16,3 %<br>(v. STARY) = 100 | | 7,94% | 2,92% | 18,11% | 10,03% | 61,91% |
| Ursprüngl. Horn 16,3 %<br>GUEMBEL = 100 | | 7,16% | 2,57% | 18,04 | | 72,23% |

Von allen bis jetzt dargestellten Keratinabbauprodukten zeigt dieses *Bromkeratin* die geringste Fermentresistenz. Es wird *von Trypsin bis zu etwa 86%* *abgebaut,* entspricht also in bezug auf Verdaulichkeit dem Casein.

Unter abgeänderten Versuchsbedingungen (konzentriertere Bromeisessiglösung, längere Einwirkungdauer) entstehen ähnliche Produkte [v. STARY (c)]. Sie zeichnen sich allerdings durch einen höheren Bromgehalt aus. Durch ein schonendes Fraktionierungsverfahren gelingt es v. STARY (c) — auf analytische und präparative Einzelheiten können wir hier nicht eingehen — das Reaktionsprodukt in 9 Fraktionen zu unterteilen. Der Bromgehalt der einzelnen Gruppen schwankt zwischen 9,90—34,3%, der Kohlenstoffgehalt wurde durchwegs etwas niedriger gefunden (27,4—44,5%) als bei dem früher beschriebenen Bromkeratin. Die isolierten Produkte werden zum Teil von Trypsin außerordentlich rasch abgebaut (in einem Fall steigt die Menge des freien Aminostickstoffs durch 48-stündige Einwirkung des Ferments auf das 50fache), zum Teil werden sie schwerer angegriffen. Dabei fällt auf, daß sowohl die Trypsinresistenz als auch die Unlöslichkeit (ähnlich wie bei den Heteroalbumosen) einer an und für sich gut spaltbaren Fraktion zunimmt, wenn sie zwecks Reinigung häufig umgefällt und getrocknet wird. Das früher beschriebene Bromkeratin war nicht dialysabel, die durch konzentriertere Bromessiglösung entstandenen Körper diffundieren hingegen mehr oder weniger gut durch Pergament.

Die Annahme v. Starys, daß die Fermentresistenz des Keratins nicht durch den reichlich (in der Cystingruppierung) enthaltenen Schwefel, sondern durch bestimmte Carbonylgruppen bedingt sei, wird durch die Eigenschaften des Bromkeratins bestätigt. Einige seiner Produkte enthalten bei maximaler Trypsinverdaulichkeit noch sehr viel Schwefel, während die Carbonylreaktionen nur noch schwach auftreten oder ganz verschwunden sind, bei anderen nimmt die Trypsinwirkung und die Unlöslichkeit trotz ihres relativ geringen S-Gehaltes wieder zu, wenn sie häufig umgefällt und getrocknet werden.

Der hohe Bromgehalt des Bromkeratins läßt vermuten, daß bei der Behandlung von Haaren mit Brom-Eisessig Perbromide gebildet werden, wie solche auch aus Tyrosin (Aloy, Rabaut) oder Tryptophan (Neuberg, Popowsky) entstehen. Allerdings erklärt diese Annahme allein das Brombindungsvermögen des Keratins nicht, denn einem durchschnittlichen Tyrosingehalt des Haares von $3,3^0/_0$ würden nur $2,9^0/_0$ Brom entsprechen.

## 5. Die Keratinspaltung nach der Methode von Unna.

Die Resultate des hydrolytischen und des oxydativen Keratinabbaues bestätigen die Annahme, daß die Hornsubstanz kein chemisch einheitlicher Körper ist, sondern aus einem Gemenge verschiedener, allerdings verwandter Produkte besteht, deren qualitative und quantitative Verteilung im wesentlichen durch 2 Faktoren bestimmt wird. Einerseits stellt nicht ein einziger Proteinkörper die Muttersubstanz des Keratins dar, sondern jeder kann unter bestimmten Bedingungen der gleichen Umwandlung unterliegen (Keratin eine „Notstandsgruppe" Abderhaldens; qualitative und quantitative Unterschiede in der Aminosäureverteilung nach der Totalhydrolyse s. S. 172 ff.), andererseits lassen sich zwischen dem unverhornten Protein und dessen vollständig keratinisiertem Endprodukt verschiedene Zwischenstufen annehmen, die in wechselndem Verhältnis nebeneinander bestehen können, in ihrer Gesamtheit bereits die wesentlichsten Keratineigenschaften aufweisen, sich aber in der Elementarzusammensetzung und ihrer Resistenz gegen spaltende Agenzien unterscheiden.

Ein von Unna [(a), (b)] ausgearbeitetes Verfahren benützt diese je nach dem Verhornungsgrad verschiedene Resistenz gegen hydrolysierend und oxydierend wirkende Mittel (rauchende Salpetersäure, Chromsäure, Wasserstoffsuperoxyd und Schwefelsäure) zur Trennung der Keratinkomponenten. Die so erhaltenen Fraktionen, *Keratin A, Keratin B, Keratin C* und *„Hornalbumosen"*, deren Trennung allerdings keine scharfe ist (nur Keratin A und Keratin B zeigen unabhängig von der Darstellungsmethode eine ungefähr gleiche Elementarzusammensetzung, Keratin C und „Hornalbumosen" aber sind kaum gegeneinander abzugrenzen), stellen weder chemisch einheitliche Körper, noch Gruppen ursprünglicher Verhornungszwischenstufen dar, sondern sind teilweise schon stark veränderte Abbauprodukte derselben.

Zu Resultaten, die in gewisser Beziehung denjenigen Unnas ähnlich sind, gelangten G. R. Trotman, E. R. Trotman und R. W. Sutton. Unter den Hydrolysenprodukten, die beim Auflösen von Wolle in konzentrierter Salzsäure entstehen, konnten sie zwei Gruppen von Eiweißkörpern abtrennen, sie nennen sie *Protein A* und *Protein B*, welche sich durch ihre Löslichkeit in Alkali unterscheiden. Wir erwähnen diesen Befund nur, für die Erweiterung unserer Kenntnisse über den Bau der Eiweißkörper ist er bedeutungslos, denn er bestätigt nur die bekannte und auf Grund der heutigen Anschauungen über die Struktur des Eiweißkomplexes verständliche Tatsache, daß bei jeder Hydrolyse, besnders wenn sie unvollständig durchgeführt wird, Spaltstücke der verschiedensten Größe nebeneinander gefunden werden können.

Nach 24 stündiger Einwirkung von $40^0/_0$ Schwefelsäure mit $10^0/_0$ Wasserstoffsuperoxydgehalt sind die höchsten Verhornungsprodukte (Keratin A) noch nicht, wohl aber die Umwandlungsprodukte der mäßig verhornten Zwischenstufen (Keratin B und Keratin C) neben den unverhornten „Hornalbumosen“ in Lösung gegangen.

*Keratin A.* Dieser, gegen die spaltenden Agenzien widerstandsfähigste Anteil des Keratinkomplexes, ein amorphes leichtes graues Pulver, ist in rauchender Salpetersäure und den gewöhnlichen Lösungsmitteln unlöslich, gibt keine Xanthoproteinreaktion und wird durch kochende Laugen oder Säuren weitgehend hydrolysiert. Er bildet die äußerste, der Atmosphäre zugekehrte Schicht der Hornsubstanz, und findet sich dementsprechend hauptsächlich in der Hülle aller kompakten Keratingebilde, in den Hufen, Klauen, Hörnern, Nägeln, als Oberhäutchen in sämtlichen Haaren und in den feinsten Ausläufern der Federn.

Seine Elementarzusammensetzung ist in Tabelle 17 wiedergegeben, weicht nur unwesentlich von derjenigen des Atmidkeratins (Darstellung s. S. 187) ab, was beweist, daß Keratin A, obwohl noch ungelöst, bereits partiell hydrolysiert, also chemisch verändert ist.

Tabelle 17.

| | C % | H % | S % | N % | Asche % |
|---|---|---|---|---|---|
| Aus Hornschicht ($H_2SO_4 + H_2O_2$) | 53,36 | 7,49 | 1,63 | 13,52 | 0,6 |
| „      „      (rauch. $HNO_3$) . | 52,18 | 6,73 | 1,58 | 14,3 | 0,79 |
| „   Ochsenhorn ($H_2SO_4 + H_2O_2$) | 52,54 | 6,97 | 1,98 | 14,05 | 0,52 |
| Atmidkeratin (BAUER) . . . . . | 53,13 | 5,99 | 1,56 | 16,42 | |

*Keratin B* ist hart, undurchlässig für Wasser, löst sich nicht in Salicylsäure, hingegen schon in der Kälte in ganz verdünnten Laugen oder in konzentrierten Säuren (rauchende Salpetersäure, positive Xanthoproteinreaktion). Aus alkalischer Lösung wird es durch Ansäuern, Zusatz von Formaldehyd oder Bromwasser, aus konzentrierten Säuren durch Verdünnen ausgefällt. Außer der Xanthoproteinreaktion zeigt es alle Reaktionen der Eiweißkörper, unterscheidet sich aber von diesen durch seine Fermentresistenz. Keratin B bildet neben den Hornalbumosen den hauptsächlichsten Inhalt der Hornzellen (Horn, Huf, Klauen).

Tabelle 18.

| | C % | H % | S % | N % | Asche % |
|---|---|---|---|---|---|
| Aus Hornschicht ($H_2SO_4 + H_2O_2$) | 48,56 | 7,25 | 2,22 | 14,84 | 0,64 |
| „      „      (rauch. $HNO_3$) . | 47,78 | 6,01 | 1,96 | 16,01 | 0,5 |
| „   Ochsenhorn ($H_2SO_4 + H_2O_2$) | 48,68 | 6,5 | 2,61 | 15,5 | 0,29 |
| „      „      (rauch. $HNO_3$) . | 47,06 | 5,56 | 1,68 | 16,42 | 0,73 |

Dieses Keratinabbauprodukt ist somit ähnlich zusammengesetzt wie das Oxykeratin (v. STARY) oder die Keratosen von STRAUSS.

| | C % | H % | S % | N % |
|---|---|---|---|---|
| Oxykeratin . . . | 49,63 | 7,1 | 2,85 | 14,14 |
| Keratosen . . . | 46,78—47,28 | 6,46—7,12 | 2,8—3,51 | 12,59—13,85 |

*Keratin C,* unlöslich in konzentrierter Salpetersäure (positive Xanthoproteinreaktion), bildet, stark mit Hornalbumosen vermischt, den Hornzelleninhalt der Haare und der Federn.

*Hornalbumosen,* die nicht verhornten Bestandteile der Hornzellen, sind in rauchender Salpetersäure oder in wasserstoffsuperoxydhaltiger Schwefelsäure löslich und können durch Phosphorwolframsäure oder durch Sättigen mit Kochsalz ausgefällt werden.

Die Verteilung dieser Fraktionen ist je nach der Funktion der einzelnen Horngebilde verschieden, da deren Härtegrad nach Unna hauptsächlich bestimmt wird durch das Verhältnis $\frac{\text{Keratin B}}{\text{Hornalbumosen}}$. In der Hornschicht der menschlichen Fußsohle fand Unna $13\%$ Keratin A, $10\%$ Keratin B und reichlich Albumosen, im Ochsenhorn $6\%$ Keratin A und $36\%$ Keratin B, in der Horndecke der Saurier wesentlich mehr Keratin B als Keratin A und Hornalbumosen, und in den Haaren der Säuger und in den Federn vorwiegend Keratin C.

## C. Chemie des Verhornungsprozesses.
### Von St. Rothman und Fr. Schaaf.

Die Entstehung der Hornsubstanzen aus nichtverhorntem Zellmaterial bezeichnet man als *Verhornung* oder *Keratinisation*. Zur Hornbildung sind nur die Epithelzellen der Haut und der benachbarten Schleimhäute fähig. Außerhalb des Körpers — in Gewebekulturen — können indessen auch sonstige Epithelien verhornen.

Das wesentlichste Merkmal der Verhornung ist die Umwandlung von wenig widerstandsfähigen Zelleiweißen in das gegen fermentative und chemische Eingriffe äußerst resistente Keratin. Welche chemischen Vorgänge dieser *Resistenzerhöhung des Eiweiß* zugrunde liegen, ist unbekannt. Wir besitzen nur Theorien der Verhornung, die mit den bis jetzt bekannten Tatsachen mehr oder weniger in gutem Einklang stehen. Diesen Theorien liegen die Besonderheiten der Aminosäurenverteilung im Keratin, vor allem sein relativer Cystin- und Tyrosinreichtum zugrunde.

In der ältesten Theorie der Verhornung (Drechsler) wird die Schwefelanreicherung als das Wesentliche angesehen. Die Verhornung beruhe darauf, daß in den Eiweißkörpern Schwefel an Stelle des Sauerstoffs tritt.

Die *Verhornungstheorie von* P. G. Unna [zusammenfassende Darstellungen siehe bei Unna (e), Unna und Golodetz, Unna und Schumacher (z)] geht von der Feststellung aus, daß die Cystinanreicherung allein nicht das Wesen der Verhornung ausmachen kann, denn sie ist nicht immer vorhanden. Die getrocknete Hornschicht der Fußsohlen von Menschen enthalte z. B. nach Unna und Golodetz nur $0{,}53-0{,}64\%$ S, also weniger als die ganze Epidermis, die nach Scherer $0{,}74\%$ S enthalte. Der locker gebundene S sei zwar ein charakteristisches Zeichen der Verhornung, es gebe aber auch verhornte Elemente, die keinen leicht abspaltbaren S enthalten, wie die Haarwurzelscheide. Immerhin sei bemerkenswert, daß gerade in sehr harten Hornsubstanzen (Ochsenhorn, Haar, Membrane der Hornzellen) der lockere S angereichert ist. Im Gegensatz zur Cystinanreicherung sei die Anreicherung von Tyrosin eine absolute kennzeichnende Eigenheit der Hornsubstanzen, das Tyrosin sei der „Leitkörper" der Verhornung. Auch einen relativen Reichtum an Tryptophan betrachtet Unna als ein Symptom der Verhornung, obwohl die vorliegenden Daten nicht eindeutig dafür sprechen (vgl. S. 176). Cystin, Tyrosin und Tryptophan sind nun jene Aminosäuren, die bei der tryptischen Verdauung aus dem Eiweiß am leichtesten abgespalten werden, sie sind mit die Hauptvertreter der Hemigruppe von Kühne [ältere Literatur bei Hofmeister, neuere bei Strauss und Collier (z)]. Auf diese Feststellung ist die Verhornungstheorie Unnas aufgebaut. Man könne die verhornende Oberhautzelle mit einem Verdauungsgefäß vergleichen: Tyrosin, Cystin und Tryptophan werden abgespalten und wandern in die Membran der Stachelzelle. Es bleibe die partiell abgebaute Hornalbumose in der Zelle zurück mit geringem Tyrosingehalt (schwache Millonreaktion im Schnitt), dagegen entstehen in der Zellmembran das Keratin A mit hohem Tyrosin-, Cystin- und Tryptophangehalt. Durch die beginnende Verhornung der

Zellmembran werde die Zelle vom Zufluß der sauerstoffreichen Lymphe abgeschlossen (die Sauerstofforte gehen zugrunde) und dadurch werde die Verhornung beschleunigt. Der Zellinhalt wandle sich in einen „Albumosenbrei" um, und das spongioplastische Gerüst (vgl. S. 164) verhorne ähnlich wie die Zellmembran durch Aufnahme von Hemikörpern zu Keratin B.

Die Theorie von Unna gibt wohl eine Erklärung für die Anreicherung bestimmter Aminosäuren im Keratinmolekül, sie bleibt uns aber die Erklärung schuldig, auf welche Weise die Umwandlung chemisch leicht angreifbarer Zellproteine in die äußerst resistenten Keratine vor sich geht. Mit der Frage, weshalb die Keratine chemisch so äußerst widerstandsfähig sind, befaßt sich die Theorie nicht, und deshalb kann sie über das Wesen der Verhornung keine befriedigende Antwort geben. Gerade, wenn die Aminosäuren der Hemigruppe im Keratin angereichert sind, ist es besonders schwierig, seine Resistenz zu deuten. Man könnte meinen, daß wenn eine Abspaltung der Hemigruppe in der Zelle tatsächlich vor sich geht, und die abgespaltenen Aminosäuren in die Membran wandern, der zurückbleibende verdaute Teil und nicht die Membran an Resistenz zunehmen, also keratinisieren müßte. Denn es bliebe die Antigruppe von Kühne im Zellinnern zurück, die dadurch charakterisiert ist, daß sie gegen hydrolytische Einwirkung widerstandsfähiger ist als die übrigen Teile des Eiweißmoleküls. Es geschieht aber gerade das Gegenteil. Der mit der Hemigruppe angereicherte Komplex wird widerstandsfähiger als die zurückbleibende Antigruppe. Der Gedanke, daß die Tyrosin- und Cystinanreicherung des Keratins sich auf Kosten hydrolytisch abgespaltener Bausteine anderer Zellbestandteile vollzieht, hat ja große Wahrscheinlichkeit für sich. Auf welche Weise aber gerade die sonst abspaltbaren Aminosäuren sich mit den verhornenden Zellbestandteilen so fest vereinigen, daß daraus das Horn entsteht, bleibt auch nach der Theorie Unnas ein Rätsel.

Sammartino hat in Zusammenhang mit hydrolytischen Analysen des Keratins die Ansicht ausgesprochen, daß die Anreicherung gewisser Aminosäuren in der Hornsubstanz nur eine scheinbare sei. Es handle sich bei der Verhornung nicht um die Aufnahme der relativ angereicherten Aminosäuren, sondern um die Abspaltung der übrigen. Nach den Analysen von Sammartino sind im Keratinmolekül Tyrosin, Tryptophan, Cystin, Glutaminsäure und Arginin angereichert, dagegen die aliphatischen Monoaminosäuren prozentual schwach vertreten. Dieses Zahlenmaterial weise deutlich darauf hin, daß die fetten Monoaminosäuren aus dem Molekulargefüge immer mehr herausgelöst werden, und dadurch werde die Ansicht gestützt, daß die Anreicherung nur eine scheinbare sei. Es ist aus den Ausführungen Sammartinos nicht gut verständlich, wie man durch die Analyse des fertigen Keratins die Frage, ob Abspaltung oder Anreicherung, der Lösung näher bringen könnte. Durch die Keratinanalyse allein geht das sicher nicht. Denn je größer die Abspaltung, um so größer auch die scheinbare Anreicherung, und was das Primäre ist, läßt sich analytisch nicht entscheiden. Auch wenn die Ansicht Sammartinos zu Recht besteht, stehen wir wiederum einer großen Schwierigkeit gegenüber: es werden gerade jene Gruppen aus dem Eiweiß abgespalten, deren Bausteine verhältnismäßig stark aneinander gekoppelt sind, und trotzdem bleibt eine Struktur zurück, deren Bausteine so fest verbunden sind, wie wir sie auch bei den widerstandsfähigsten Teilgruppen des Eiweißes nicht finden.

Man muß Unna beipflichten, wenn er die Cystinanreicherung nicht für wesentlich hält. Denn wäre sie wesentlich, so müßte der Schwefelgehalt um so größer sein, je widerstandsfähiger die Keratine sind. Die Übersicht der Tabellen 1, 2 und 4 lehrt uns, daß dem nicht so ist. In Menschenhaaren ist z. B. mehr Schwefel gefunden worden als im Ochsenhorn. Von einer Tryptophananreicherung kann nach den bisherigen, äußerst schwankenden und widersprechenden Befunden (vgl. S. 176) zunächst gar nicht die Rede sein. Dagegen scheint das Tyrosin tatsächlich in umso größeren Mengen vorhanden zu sein, je vollständiger die Verhornung bzw. je widerstandsfähiger die gebildeten Keratine sind (vgl. Tab. 6). Fragen wir uns aber, ob nach unseren heutigen Kenntnissen die Tyrosinaufnahme in das Eiweißmolekül schlechtweg die Resistenz des Keratins erklären kann, so müssen wir diese Frage verneinen. Denn die Eiweißresistenz ist in erster Linie nicht von der prozentualen Zusammensetzung der Bausteine, sondern von der *Bindungsart* dieser Bausteine abhängig.

Tyrosinreichtum und Proteinresistenz gehen im allgemeinen jedenfalls nicht parallel. Die der Verhornung entfernt analoge Fibrillenentstehung aus der bindegewebigen Grundsubstanz geht gerade umgekehrt mit einer Tyrosinverarmung einher. Auch die Schalenhaut des Hühnereies ist tyrosinfrei.

Nach den neueren Vorstellungen über das Eiweißmolekül ist die Resistenz gegen fermentative und chemische Einwirkungen von zwei völlig verschiedenen Bindungsarten abhängig: von den Bindungen, die die Elementarkörper oder Grundkörper (Polypeptide, Peptone) zum Proteinmolekül zusammenhalten („Peptonbindungen") und von den Bindungen, welche die Aminosäuren innerhalb der Elementarkörper miteinander verkoppeln („Aminosäurebindungen" vgl. S. 214). Ist ein Eiweißkörper durch Pepsin verhältnismäßig schwer angreifbar, wie viele Albuminoide, so sind nach unserer Vorstellung die Peptone fester als sonst aneinander gekoppelt. Wird dagegen das Eiweißmolekül durch Pepsin leicht peptonisiert und bleiben dann gegen Peptidasen resistente Peptone zurück, wie das z. B. bei Leimlösungen der Fall ist (Klug, Chittenden, Krüger), so müssen wir eine feste Verkoppelung innerhalb der Peptone zwischen den einzelnen Aminosäuren bzw. Aminosäurenkomplexen annehmen.

Prüfen wir die Eigenschaften des Keratins von diesem Gesichtspunkt aus, so können wir feststellen, daß die Festigkeit des Keratinkomplexes auf der festen Bindung der Peptone untereinander beruht. Ist es einmal gelungen, das Keratin so weit zu sprengen, daß Keratinpeptone entstehen, so unterscheidet sich diese „Hornlösung" in ihrer chemischen Resistenz nicht mehr von anderen Peptongemischen; sie wird von Peptidasen leicht zersetzt [Stary (a)]. Die Aminosäurenverkoppelung erfährt während der Verhornung keine Festigung.

*Das Wesen des Verhornungsprozesses muß demnach in der Verfestigung der „Peptonbindungen", d. h. der Bindungen zwischen den Grundkörpern erblickt werden.* Da die Art dieser Peptonbindungen nicht oder nur vermutungsweise bekannt ist, können wir uns auch über das Wesen der Verhornung keine gesicherten Vorstellungen machen. Wir wissen von diesen Peptonbindungen nur, daß sie von der Aminosäurenverkoppelung innerhalb der Peptone verschieden sind.

Legen wir unserer Betrachtung die von Zsigmondy entwickelten kolloidchemischen Anschauungen zugrunde (wie wir das auch bei Besprechung des Kollagenbaues tun werden), so sind die Peptone voneinander durch Wasserhüllen getrennte Kolloidteilchen. Je größer die Wasserhüllen sind, um so lockerer ist die Bindung der Peptone untereinander. Wird dem Eiweiß Wasser entzogen, so wird die Bindung fester. Diese Anschauung wird den bekannten Tatsachen in der Kolloidchemie vollkommen gerecht. Das Wasser innerhalb des Eiweißmoleküls ist „gebundenes" Wasser —„Hydratwasser" —, ein Wort, das uns über unsere Unkenntnis über die Art dieser Wasserbindung hinwegzuhelfen bestimmt ist. Im Sinne von Werner ist auch die Hydratwasseraufnahme eine chemische Bindung, sog. „komplexe Aquoverbindung", im kolloidchemischen Sinne handelt es sich um „Quellwasser". Unterwirft man den Zellinhalt einer energischen Trocknung, so wird aus den Zelleiweißen Hydratwasser abgespalten,

und es entstehen gegen Lösung und Abbau verhältnismäßig resistente Eiweißstoffe und freies ungebundenes Wasser. Nicht jede Art der sog. Eiweißdenatu-
rierung ist mit einer solchen Austrocknung identisch. Die schonende Hitze-
koagulation z. B. führt beim Serumglobulin und Eieralbumin zu einer Resistenz-
verminderung gegen proteolytische Fermente. Dagegen wird durch längeres
Erhitzen bei hohen Temperaturen oder durch längere Alkoholbehandlung und
anderen Methoden der irreversiblen Eiweißfällung die Resistenz des gefällten
und denaturierten Eiweißes erhöht. Ob dabei die Wasserentziehung den primären Vorgang darstellt, wissen wir nicht. Es spielen bei der Fällung und Denaturierung auch andere Momente, wie Salzgehalt und Wasserstoffionenkonzentration, also vor allem die elektrische Ladung eine große Rolle. Die Vorstellung
aber, daß der Wasserverlust mit der Resistenzerhöhung in engstem Zusammenhang steht, entspricht allen unseren bisherigen Kenntnissen. Jede beträchtliche
Resistenzerhöhung scheint mit Verlust von Hydratwasser einherzugehen, und
umgekehrt verursacht der Wasserverlust immer eine Resistenzerhöhung.

*Wir nehmen dementsprechend an, daß der Verhornungsprozeß mit dem Verlust
von „Hydratwasser" einhergeht. In der Tat sind die Horngebilde außerordentlich
wasserarm im Vergleich zu den Zellen, aus denen sie hervorgehen:* Zellen enthalten
60—70$^0$/$_0$ Wasser, Horngebilde etwa 10$^0$/$_0$ (Tab. 2 und 3). Das freigewordene
Hydratwasser wird wohl zum größten Teil nach außen abgegeben. Damit steht
im Einklang, daß die unmerkliche Wasserabgabe bei gesteigerter Hornbildung
(Psoriasis) stark erhöht sein kann (vgl. auch die Ausführungen über den Mechanismus der insensiblen Perspiration S. 291).

Das ist freilich noch keine neue „Theorie der Verhornung". Eine solche
Theorie müßte erst hier beginnen und sich mit den Ursachen oder Bedingungen
des Wasserverlustes befassen. Man könnte hier vor allem die Theorie von Unna
an jenem Punkt weiter ausbauen, an welchem er den Sauerstoffmangel für die
Verhornung mitverantwortlich macht. Der Sauerstoffmangel geht infolge der
unvollständigen Verbrennungen mit einer Säuerung der Gewebe einher, und die
erhöhte Wasserstoffionenkonzentration in der Zelle könnte den ersten Anstoß
zur Wasserentziehung, zur Denaturierung geben. In der Tat ist im lebenden
Körper kein Zellgebilde bekannt, das einen so hohen Säuregrad aufweisen würde
wie die Hornsubstanz (vgl. S. 326); der höhere Säuregrad in der Epidermis tritt
erst plötzlich mit dem Einsetzen der Verhornung ein.

*Wir* betrachten dementsprechend *den Sauerstoffmangel als primäres ur-
sächliches Moment, Säuerung und Denaturierung als Folgezustände des Sauer-
stoffmangels.*

Unserer Auffassung entsprechen die neueren Erfahrungen an Epithelkulturen. Drew
hat in Mischkulturen von Hautepithelien und Fibroblasten als erster die in-vitro-Verhornung
beobachtet und glaubte, daß die Verhornung unter dem Einfluß des Fibroblastenwachstums
zustande kommt. A. Fischer konnte demgegenüber auch in Reinkulturen von Epithelien
(Irisepithel) Verhornung erzielen, und glaubt auf Grund seiner gewebszüchterischen Erfahrungen annehmen zu können, daß die Verhornung dann eintritt, wenn die Kulturen
Mangel an Sauerstoff und Nährmaterial leiden.

Die Schwierigkeit für unsere Deutung liegt darin, daß mit der Säuerung
anscheinend auch eine Hydrolyse in der verhornenden Zelle verbunden ist, da doch
der verhornende Anteil tyrosin- und cystinhaltige Eiweißbröckel in sich aufzunehmen scheint. Auch wenn wir den Ansichten Sammartinos von der Abgabe
gewisser Aminosäuregruppen folgen, ist die Annahme einer mit der Verhornung
gleichzeitig stattfindenden Eiweißhydrolyse nicht zu vermeiden. Die Unnasche
Theorie ist hier wiederum zur weiteren Entwicklung der Vorstellungen geeignet,
weil sie annimmt, daß Hydrolyse und Verhornung räumlich getrennt von einander verlaufen: die Hydrolyse vollzieht sich in der Mitte, die Verhornung an
den Rändern der Zelle. An Stelle dieser räumlichen Differenzierung kann man

auch eine chemische Differenzierung setzen, in dem Sinne, daß *in der verhornenden Zelle zwei verschiedene Gruppen von Eiweißkörpern enthalten sind,* oder vielmehr, daß sich diese 2 Gruppen in verschiedenem kolloidchemischen Zustand
befinden: *die eine Gruppe reagiert auf die Erhöhung der Wasserstoffionenkonzentration mit partieller Hydrolyse, die andere mit Dehydratation und Polymerisation.*
Auch diese Zweiteilung der Zelleiweiße lehnt sich eng an die Lehren von Unna
über saure und basische Zelleiweiße an. Nach den histologischen Befunden
Unnas verhornt das Fasergerüst der Zelle, das Spongioplasma, während der mehr
flüssige Zellinhalt, das Granoplasma, abgebaut wird.

Dem Wesen nach weicht aber unsere Anschauung von der Unnaschen Verhornungstheorie insofern ab, als wir die Aufnahme der abgespaltenen tyrosin-
und cystinreichen Bröckel für unwesentlich halten. Diese Aufnahme betrachten
wir als einen sekundären Vorgang. Er kann insofern mit der Verhornung in
Zusammenhang stehen als in den Prozeß der Hydratwasserabgabe und Verfestigung der Peptonbindungen auch jene Bröckel einbezogen werden können,
die ursprünglich nicht zum Molekül des verhornenden Eiweiß gehörten, die aber,
wenn sie in der Umgebung vorhanden sind, als freie nichtassoziierte Peptone
in Mitleidenschaft gezogen werden können (Polymerisation). Tyrosin- und
Cystinreichtum sind demnach keine obligaten Begleiterscheinungen der Verhornung, die Keratinisation ist auch ohne Anreicherung von einzelnen Aminosäuren denkbar. Wesentlich ist die Säuerung des Gewebes und das Vorhandensein von charakteristischen Eiweißstoffen, die auf eine bestimmte Wasserstoffionenkonzentration oder vielleicht auch nur auf ganz bestimmte Säurearten
mit besonders starker Dehydratation und Polymerisation reagieren. Ob diese
charakteristischen Eiweißstoffe hautspezifisch sind, wissen wir garnicht, denn
in anderen Organparenchymen kommen ähnliche Säuregrade allem Anschein
nach nicht vor, sonst würden vielleicht innerhalb des Organismus, so wie in
vitro, auch andere Epithelien verhornen, wenn nur ihre Sauerstoffversorgung
ebenso mangelhaft wäre, wie die der höheren Epidermiszellschichten.

Wir wollen nur kurz andeuten, daß die Vorstellung von den zwei verschiedenen
Zuständen des Eiweißes in der Epithelzelle, die vielleicht auch an zwei verschiedene
Strukturen (Zellgerüst und Zellinhalt) gebunden sind (Unna), und die Vor-
stellung von ihrem verschiedenen Verhalten gegenüber der Säuerung den kolloid-
chemischen Erfahrungen entspricht, die man bei *zwei Kolloiden von entgegen-
gesetzter elektrischer Ladung* findet. Negative Kolloide werden durch schwache
Säuren entladen, und das ist für die Eiweißstoffe gleichbedeutend mit einer
Dehydratation und Polymerisation (Denaturierung von Eiweiß durch organische
Säuren). Positive Kolloide werden dagegen bei der gleichen Erhöhung der
Wasserstoffionenkonzentration stärker aufgeladen, d. h. die Eiweiße werden
hydratisiert und peptisiert, eventuell bis zur vollständigen Abspaltung von
Peptonen. Es könnte sich aber auch um Wirkungen der Säureanionen im entgegengesetzten Sinne handeln, was letzten Endes auf dasselbe hinausgeht. Daß
in der Zelle sehr wohl verschieden geladene Teilchen nebeneinander bestehen
können, zeigen die lehrreichen Modellversuche von K. Spiro. Unsere kurz skiz-
zierte Anschauung haben wir hier angeführt, weil wir glauben, daß sie einen
geeigneten Ausgangspunkt zu experimentellen Arbeiten bieten könnte.

Nach den neueren Untersuchungen von Waldschmidt-Leitz sind im Gegensatz zu früheren Anschauungen (vgl. S. 214) die Grundkörper des Eiweißmoleküls
untereinander durch echte strukturchemische Valenzen verbunden, da schon
bei der peptischen Verdauung COOH- und $NH_2$-Gruppen frei werden. Nun hat
Stary gefunden, daß fermentresistente Eiweiße durch das Vorherrschen von

Carbonylgruppen $\left(\overset{|}{\underset{|}{C}} = O\right)$ ausgezeichnet sind. Die Reaktionen, welche Carbonylgruppen anzeigen (Jaffé usw., s. S. 200) fallen mit Keratin sehr stark positiv aus. Sie sind ebenfalls noch deutlich bei den durch Trypsin schwer spaltbaren Alkalikeratosen, hingegen vollständig negativ bei den im hohen Grade durch Trypsin spaltbaren Oxy- und Bromkeratin (vgl. S. 199 ff.). Durch die von Stary angewandten Aufschließungsmethoden (Wasserstoffsuperoxyd oder Halogen in saurer Lösung) werden also offenbar fermentfeste $C\!=\!O$-haltige Bindungen durch Umlagerungen und Veränderungen in fermentlabile Verbindungen verwandelt. Ebenso könnte umgekehrt die Verfestigung des verhornenden Eiweiß (vielleicht auch jede Art der Denaturierung bzw. der Resistenzerhöhung im Eiweiß) *mit einer Umlagerung der Grundkörperbindungen einhergehen in dem Sinne, daß* $-\overset{|}{\underset{|}{C}}-O--\textit{-Gruppen zu}\ \overset{|}{\underset{|}{C}}=O\textit{-Gruppen umgelagert werden.}$

Diese, auf Grund der Staryschen Befunde sich ergebende Vorstellung steht im Einklang mit den allerdings experimentell nicht gestützten Anschauungen von Ssadikow (c). Dieser Autor nimmt an, daß die Pepsinlabilität, die Trypsinlabilität bzw. die Resistenz gegen Pepsin und gegen Trypsin durch das Vorhandensein bzw. Fehlen bestimmter, von ihm näher angegebenen Bindungsarten bedingt ist. So ist u. a. nach Ssadikow der „pepsin- und trypsinfeste Keratintypus" charakterisiert durch das Fehlen der Bindungen

$$-CH_2-O-CH_2- \qquad -N=\overset{|}{C}-O-\overset{|}{C}=N- \qquad \begin{array}{c} -C=N- \\ | \\ OH \end{array} \qquad \text{und} \quad -CH_2-O-\overset{\overset{\textstyle O}{\|}}{C}-$$

und durch das Vorhandensein der Bindungen

$$-\overset{\overset{\textstyle O}{\|}}{C}-\overset{|}{N}-\overset{|}{C}=N- \qquad -\overset{\overset{\textstyle O}{\|}}{C}-\overset{|}{N}-CH_2-\overset{|}{CH}-\overset{\overset{\textstyle O}{\|}}{C}- \qquad \overset{\overset{\textstyle O}{\|}}{C}-\overset{|}{N}-\overset{\overset{\textstyle O}{\|}}{C}-\overset{|}{CH}-\overset{\overset{\textstyle O}{\|}}{C}-$$
$$\qquad\qquad\qquad\qquad NH- \qquad\qquad\qquad NH-$$

also ebenfalls durch ein Vorherrschen der Carbonylgruppen.

Wird sich die oben genannte tautomere Umlagerung im verhornenden Epithel tatsächlich nachweisen lassen, so wird noch die Frage zu entscheiden sein, ob und auf welche Weise Wasserabgabe und tautomere Umlagerung untereinander und mit der Eiweißverfestigung zusammenhängen. Es ist gut denkbar, daß gerade durch die Säuerung des Milieus Bedingungen entstehen, die eine tautomere Umlagerung im obigen Sinne nach sich ziehen.

Jedenfalls ergibt sich sowohl aus der kolloidchemischen wie aus der rein chemischen Betrachtungsweise die Folgerung, daß zur Keratinisierung nicht ein besonderer Eiweißtyp erforderlich ist, daß vielmehr alle Eiweiße zur Verhornung im weiteren Sinne fähig sind. Die Bedingungen dafür sind aber in vivo nur bei Eiweißen der Hautepithelien erfüllt.

Noch eine Andeutung über das Wesen der Verhornung muß hier berücksichtigt werden. O. Kestner schreibt in der letzten Auflage seiner „Chemie der Eiweißkörper", daß vielleicht eine stärkere Beteiligung von Anhydridringen am Aufbau der Albuminoide für die hohe chemische Resistenz verantwortlich gemacht werden kann. Da wir auf Grund der bisherigen Befunde annehmen müssen, daß die Anhydridringe innerhalb der Peptonkomplexe enthalten sind, die Keratinpeptone aber gar nicht chemisch besonders resistent sind, glauben wir, daß diese Ansicht für die Hornsubstanzen nicht zutrifft.

Schließlich sei bemerkt, daß weder das Keratohyalin, noch das Eleidin, „die Nebenprodukte der Verhornung" [vgl. Unna und Schumacher (z)] obligate Begleiter der Verhornung sind, (Literatur bei Bizzozero, s. auch Martinotti). Da Keratin auch dann entsteht, wenn diese mikroskopischen Gebilde nicht in Erscheinung treten, darf ihnen keine ursächliche Bedeutung für die Keratinentstehung zugeschrieben werden (Näheres über Keratohyalin und Eleidin s. S. 254 ff.).

## II. Eiweißstoffe der Cutis.
### Von ST. ROTHMAN.
### A. Leichtlösliche Eiweiße.

Das Bindegewebe der Haut enthält neben seinen Hauptbestandteilen, dem Kollagen und Elastin, leichter lösliche Proteine, über deren Natur und Eigenschaften keine Klarheit herrscht.

*Extrahiert man* die von epidermidalen Bestandteilen sorgfältig befreite *tierische Haut mit einer 5—10% Kochsalzlösung, so gehen in die Salzlösung Eiweißstoffe über,* die sich physikalisch und chemisch wie Albumine und Globuline verhalten. Diese Fraktion wird als die *koagulable Eiweißfraktion* bezeichnet. Sie beträgt nach den Analysen von LAUGHLIN und THEIS im Corium von Kühen 0,37%, von Stieren 0,70%, von Kälbern 1,87% des Frischgewichtes. Das sind 1,1% bzw. 2,0% bzw. 5,7% der Gesamteiweiße des Coriums.

Aus der getrockneten Haut von Hunden (Epidermis + Cutis) hat G. J. ROSENTHAL 6,04—7,74%, aus getrockneter Kalbshaut 4,14—5,16% des gesamten Eiweißes mit 10% Kochsalzlösung extrahieren und als koagulables Eiweiß identifizieren können. Die Angaben von ROSENTHAL sind für uns nicht brauchbar, weil er die Oberhaut mit verarbeitet hat.

Innerhalb der koagulablen Eiweißfraktion kann man nach J. A. WILSON (z) die wasserlöslichen Albumine und salzlöslichen Globuline unterscheiden. Wie weit man das gefundene koagulable Eiweiß auf den Blutgehalt zurückführen muß, läßt sich nach den vorliegenden Angaben nicht entscheiden.

Nach Entfernung des koagulablen Eiweißes kann *eine zweite nichtalbuminoide Eiweißfraktion* mit Alkalien, am besten mit halbgesättigtem oder gesättigtem Kalkwasser aus der Haut ausgezogen werden. Diese Eiweißfraktion hat ähnliche Eigenschaften wie die Mucoide der Sehnen und Knochen.

Die Mucoide sind phosphorfreie Glykoproteide, deren Kohlenhydratbestandteil (Glucosamin oder ein verwandter Körper) häufig mit Schwefelsäure esterartig verbunden ist. Die Mucoide sind in Wasser und schwachen Säuren unlöslich, leicht löslich in schwachen Alkalien. Sie koagulieren nicht beim Kochen, werden aber durch Alkohol denaturiert. Aus der alkalischen Lösung werden sie durch Essigsäure als zähe, schleimige Körper gefällt, die sich in Überschuß von Essigsäure nicht oder nur schlecht lösen. Im getrockneten Zustand stellen die Mucoide ein weißes oder gelbliches Pulver dar. Von Trypsin werden sie abgebaut, nach POSNER und GIES auch von Pepsin, wenn auch nur langsam. Sie geben alle Farbreaktionen des Eiweißes und die Reduktionsproben des Zuckers.

Nach VAN LIER besitzt das mit Alkali extrahierbare Eiweiß des Coriums, das sog. *Coriomucoid* alle Kennzeichen der Mucoide. Aus allen tierischen Häuten lasse sich ein und dieselbe Substanz extrahieren. In ihr sei die Glucothionsäure enthalten, eine mit Kohlenhydraten esterartig verbundene Schwefelsäure, die LEVENE (a—b) aus dem Sehnenmucoid dargestellt hat, und die der Chondroitinschwefelsäure verwandt ist, deren Konstitution aber nicht geklärt ist. Auch Spuren von Phosphor seien im Coriomucoid enthalten, doch könne das auf Verunreinigungen mit Nucleoproteiden beruhen. Das Coriomucoid unterscheide sich insofern vom Mucoid der Sehnen, als es mehr zähe und faden-

Tabelle 19.

| Coriomucoid | C | H | N | S |
|---|---|---|---|---|
| Rind . . . . . . . . . . . . | 50,5 | 7,97 | 13,42 | — |
| | 50,05 | 7,75 | 13,97 | 1,84 |
| Pferd . . . . . . . . . . . | 50,51 | 7,91 | 15,58 | 1,49 |
| | 49,98 | 7,92 | — | — |
| Kalb . . . . . . . . . . . | 51,2 | 7,75 | 13,92 | — |
| | | | 13,87 | |
| Tendomucoid . . . . . . . . . | 48,76 | 6,53 | 11,57 | 2,33 |
| (CHITTENDEN und GIES). | | | | |

ziehend sei, während das Tendomucoid einen mehr flockigen Charakter habe.
Ferner seien die elementaranalytischen C- und N-Werte beim Coriomucoid höher
als bei allen anderen Mucoiden.

Während VAN LIER das Coriomucoid als ein wohlcharakterisiertes chemisches Individuum anspricht, vertreten REIMER, KÖRNER, PROCTER, ABT und
STIASNY u. a. die Ansicht, daß das Coriomucoid nichts anderes als abgebautes
Kollagen darstellt. Ihr stärkstes Argument ist, daß man — im Gegensatz zu
den Angaben VAN LIERS — den essigsäurefällbaren Körper aus dem Corium
in nahezu beliebigen Mengen ausziehen kann, wenn man nur die Häute lange
genug in Kalkwasser hält (REIMER, ABT und STIASNY). Weiterhin wird gegen
VAN LIER angeführt, daß es sich schon deshalb nicht um einen spezifischen Bestandteil des Coriums handeln kann, weil auch die Epidermiszellen bei Behandlung mit Kalkwasser alkalilösliche und säurefällbare Körper liefern, die sich
wie „Mucoide" verhalten, vgl. S. 162 ff. [THOMSON und ATKIN, KÜNTZEL (a), (z)].
Auch die histologischen Farbreaktionen des Mucoids, obwohl sie ziemlich
charakteristisch sind, versagen beim Mucoidnachweis im Corium [KÜNTZEL (z)].
Andererseits spricht auch manches gegen die Hypothese, daß das „Mucoid"
nur abgebautes Kollagen sei, vor allem die Zahlen der Elementaranalyse
[Coriomucoid - N = 13,5—15,6, Kollagen - N = durchschnittlich 17,9, vgl.
KÜNTZEL (z)].

Das „Mucoid" wurde ursprünglich als die herausgelöste spezifische Faserzwischensubstanz oder Kittsubstanz des Bindegewebes angesprochen („Coriin"
REIMER). Nachdem man erkannt hatte, daß die Epidermis den gleichen oder
einen ähnlichen Stoff in viel größeren Mengen liefert, wurde auch diese Annahme
fallen gelassen.

Die meiste Wahrscheinlichkeit hat die Ansicht von KÜNTZEL für sich, weil
sie allen Beobachtungen gerecht wird: Die Mucoide sind nach KÜNTZEL *Zelleiweiße*, Eiweiße der zusammenhängenden Protoplasmagrundmasse, die mit der
sog, interfibrillären Grundsubstanz oder dem Mesenchym identisch ist. Eine
sonstige interfibrilläre Substanz gebe es gar nicht. Daß derselbe Bestandteil
auch im Zellprotoplasma der Epidermis vorkommt, kann dann nicht weiter
verwundern. Es wird also hier auf Grund chemischer Befunde die Ansicht
jener Pathologen gestützt, die die Faserzwischensubstanz mit Ausläufern der
Bindegewebszellen identifizieren.

*Nach den vorliegenden Untersuchungen gibt es jedenfalls sowohl im Bindegewebe wie in den Zellen der Epidermis schleimähnliche Substanzen, die der Interfibrillärsubstanz der Sehne, der Grundsubstanz des Nabelstranges, der Schleimsubstanz der Leukocyten und den Nucleoalbuminen sehr ähnlich sind.*

# B. Kollagen.

## 1. Allgemeine Eigenschaften, Elementaranalyse, Darstellung.

Das Kollagen, das chemische Substrat der kollagenen Fasern, ist seiner
Masse nach der Hauptbestandteil der Bindegewebsproteine. Die Eiweißstoffe
der Cutis bestehen bis zu 98,8% aus Kollagen (LAUGHLIN und THEIS). In
der ganzen Haut (Epidermis + Haare + Cutis) macht nach ROSENTHAL das
Kollagen in der Hundehaut bis 62%, in der Kalbshaut bis 59% der Gesamteiweiße aus.

Das Kollagen ist kein chemisch einheitlicher Körper. Vermutlich sind weder
die Kollagene der verschiedenen Tierarten, noch die Kollagene verschiedener
Organe bei dem gleichen Tier identisch. Die Hautkollagene verschiedener Tierarten unterscheiden sich schon der Elementaranalyse nach, wie die folgende
Tabelle von SCHROEDER und PAESSLER zeigt:

Tabelle 20.

| Gerbereitechnisch gereinigte Haut von Ochs, Kalb, Pferd, Schwein, | C | H | N | O |
|---|---|---|---|---|
| Kamel, Rhinozeros . . . . . . . | 50,2 | 6,4 | 17.8 | 25,4 |
| Ziege und Reh . . . . . . . . . | 50,3 | 6,4 | 17,4 | 25,9 |
| Schaf und Hund . . . . . . . . | 50,2 | 6,5 | 17,0 | 26,3 |
| Katze . . . . . . . . . . . . | 51,1 | 6,5 | 17,1 | 25,3 |

Die hier ersichtlichen Unterschiede des N-Gehaltes liegen außerhalb der Fehlerquellen der Elementaranalyse. Doch bleibt zu bedenken, daß die gerbereitechnisch gereinigte Haut (s. unten) kein chemisch reines Kollagen darstellt, sondern stets Zellbestandteile bindegewebiger, vielleicht auch epidermidaler Herkunft enthält.

Die verschiedenen Organkollagene (Haut-, Knochen-, Knorpel-, Fischschuppenkollagene) unterscheiden sich vor allem durch den verschiedenen Widerstand, den sie der Verleimung entgegensetzen (C. Th. Mörner). Das Kollagen von jungen Tieren verleimt leichter als das von ausgewachsenen. Im allgemeinen geht die Verleimung um so leichter vor sich, je größer der Wassergehalt des Bindegewebes. Die Elementarzusammensetzung der Leime verschiedenen Ursprungs ist ebenfalls verschieden [Ssadikow (a) u. a.].

Der S-Gehalt verschiedener Kollagene und Leime ist zu 0,20—0,7 befunden worden (Hofmeister, Chittenden und Solly, van Name, Richards und Gies, Faust, Krummacher). Nach Mörner kann man zwei Arten von Glutinen unterscheiden, eine mit etwa $0,25\%$ S und eine mit etwa $0,5\%$ S. Stets ist S in fester, mit Alkali nicht leicht abspaltbarer Form vorhanden. Da der Sulfat- und Sulfid-S kaum je $0,01\%$ ausmachen (Krummacher), ist der S wohl zum größten Teil organisch gebunden. Bei Zerstörung des Glutins mit Salpetersäure wird es vorwiegend zu Methylsulfoxylsäure $CH_3 \cdot SO_3H$ oxydiert (Mörner). Da das Cystin im Kollagen fehlt, ist es rätselhaft, in welcher Form die organische Schwefelkomponente vorhanden ist. Es wird vielfach wohl mit Recht angenommen, daß sie aus Verunreinigungen mit Zellbestandteilen stammt, also letzten Endes doch aus Cystin hervorgeht.

Der Begriff des Kollagens ist untrennbar mit dem Begriff seiner fibrillären Struktur verbunden. Ein Kollagen ohne Struktur kennen wir nicht. Sobald wir versuchen, Kollagen in Lösung zu bringen, so haben wir kein Kollagen mehr vor uns. „Lösen" wir das Kollagen in warmem Wasser, so entsteht der Leim, „lösen" wir es in Säuren, Alkalien oder verdauen es mit Fermenten, so entstehen die Abbauprodukte des Kollagens.

Durch Magensaft wird das Kollagen in Peptone gespalten (A. Ewald und W. Kühne). Das Trypsin greift im allgemeinen das Kollagen nur an, wenn es vorher in Säuren, Alkalien oder Neutralsalzlösungen gequollen oder mit Wasser erhitzt worden ist (vgl. E. Stiasny und W. Ackermann). Indessen ist in neuerer Zeit gezeigt worden, daß auch das unvorbehandelte Kollagen unter geeigneten Bedingungen, nämlich bei geeignetem $p_H$ durch Trypsin abgebaut wird (Thomas und Seymour-Jones, Merrill und Flemming). Leimlösungen werden durch Trypsin leicht angegriffen.

Nach Behandlung mit bestimmten vegetabilischen Substanzen, Schwermetallen usw., die als Gerbstoffe bezeichnet werden, wird das Kollagen gegen kochendes Wasser und gegen Fäulnisbakterien resistent (Lederfabrikation). Der vegetabilische Gerbprozeß wird nach neueren Untersuchungen als ein Ladungsausgleich zwischen zwei entgegengesetzt geladenen Kolloiden aufgefaßt [Procter und Wilson (b)]. Leimlösungen werden durch die Gerbstoffe gefällt.

Es ist der Gegenstand vielfacher Erörterungen gewesen, auf welche Weise die fibrilläre Struktur des Kollagens aus dem ungeformten Urprotoplasma hervorgeht. Man nimmt heute mit guten Gründen an, daß die Faserbildung einen ähnlichen Vorgang darstellt wie die echte Krystallisation, nur daß sich hier nicht einfache Moleküle, sondern Molekülaggregate, sog. Micellen (s. unten) in einer bestimmten Anordnung richten und wie Krystalle wachsen. R. O. Herzog und Mitarbeiter haben in der Tat den krystallinischen Bau des Kollagens im obigen Sinne durch Röntgeninterferenzbilder nachweisen können. [Herzog und Gonell, Herzog und Jahnke (a, b), vgl. auch Küntzel (z, c)].

Infolge seiner großen Resistenz gegen chemische Einwirkungen läßt sich das Kollagen aus der Haut in der Weise darstellen, daß man die anderen Hautbestandteile grob zerstört bzw. herauslöst. Eine für Versuchszwecke geeignete Form des weitgehend gereinigten Kollagens ist das sog. *Hautpulver.* Die Hautpulverzubereitung in Deutschland liegt in den Händen der deutschen Versuchsanstalt für Lederindustrie in Freiberg i. S. Nach Wilson (z) wird das Hautpulver in folgender Weise dargestellt:

Das Unterhautzellgewebe wird von der rohen tierischen Haut sorgfältig abpräpariert, dann die Haut gründlich in fließendem Wasser gewaschen. Durch mehrmalige Extraktion mit $10\%$ Kochsalzlösung werden die löslichen Eiweißstoffe entfernt. Dann folgt die Behandlung mit gesättigtem Kalkwasser [mit festem $Ca(OH)_2$ im Überschuß und $1\%$ Natriumsulfid-Zusatz] mehrere Tage hindurch bei öfterer Durchschüttelung, bis Haarlässigkeit eintritt. Durch die Kalkwasserbehandlung werden nämlich nicht nur die sog. Mucoide entfernt, sondern auch die Verbindung zwischen epidermidalen und cutanen Gebilden durch Hydrolyse der Retezellen der inneren Haarwurzelscheide usw. derart gelockert, daß Epidermis und Haare nunmehr durch einfaches Abschaben mit dem Messerrücken entfernt werden können. Auch die oberflächliche Papillarschicht („Narbenschicht" der Gerber) wird mit dem Messer entfernt. Die zurückbleibende „Blöße" wäscht man mit fließendem Wasser zur Entfernung des aufgenommenen Kalkes. Es folgt die Verdauung der elastischen Fasern mit Trypsin in alkalischem Medium. Nachher Zerstückelung, Einlegen in Wasser und Neutralisierung: es wird Salzsäure bis zum Umschlag von Methylorange zugesetzt[1]. Behandlung mit fließendem Wasser über Nacht. Entwässerung mit Alkohol und Xylol. Das letztere läßt man an der Luft verdampfen. Schließlich wird das Kollagen in der Mühle fein gemahlen[2].

Auf ähnliche Weise wird die Haut auch bei der Lederfabrikation zur Vorbereitung des Gerbprozesses gereinigt. Das fertige Leder ist chemisch denaturiertes gereinigtes Kollagen, welches seine ursprüngliche Faserstruktur beibehalten hat.

Das Hautpulver ist ein sprödes weißes Pulver, unlöslich in kaltem Wasser, in schwachen Säuren und Alkalien. In Säuren und Alkalien quillt es auf und wird schließlich abgebaut.

## 2. Leimbildung. Chemischer und kolloidchemischer Bau des Kollagenkomplexes.

Bei Behandlung mit warmem Wasser, besonders leicht bei höheren Temperaturen oder bei Gegenwart von Säurespuren geht das Kollagen nach vorangehender Quellung in Leim (Glutin) über: aus dem wasserunlöslichen faserigen Körper entsteht eine amorphe klebrige Masse, die sich in warmem Wasser löst und bei der Erkaltung zu einer festen Gallerte (Gelatine) erstarrt.

---

[1] Meunier und Chambard reinigen die kalkhaltige Cutis durch wiederholte Einwirkung von Kohlensäure; dieses Verfahren ist der Salzsäurebehandlung sicher vorzuziehen.

[2] Zu berücksichtigen ist dabei allerdings der beim Zermahlen (Erwärmen) fast unvermeidliche oberflächliche Abbau.

Nach der Theorie der Leimentstehung von Fr. Hofmeister (1878) ist diese Umwandlung chemischer Natur. Das Kollagen sei ein inneres Anhydrid des Leimes. Beim Kochen mit Wasser nehme das Kollagen ein Molekül Wasser auf, durch Erhitzen könne aber der Leim wieder in Kollagen zurückverwandelt werden nach der Formel: Gelatine $\rightleftarrows$ Kollagen $+ H_2O$. Diese Ansicht wurde durch Elementaranalysen und den Nachweis gestützt, daß aus dem Leim bei Erhitzung auf 130° ein wasserunlöslicher Körper entsteht, welcher mit Quellungsmitteln und warmem Wasser sich wieder in Leim zurückverwandeln läßt. Die tatsächlichen Befunde von Hofmeister sind des öfteren bestätigt worden; seine Deutung hat aber nach unseren heutigen Kenntnissen keine große Wahrscheinlichkeit mehr für sich [vgl. besonders R. H. Bogue (b)]. Die elementaranalytischen Zahlen sind nicht verläßlich genug, um mit ihnen den Verlust eines Wassermoleküls aus dem großen Kollagenkomplex nachweisen zu können [Procter (z) u. a.]. Und die „Umwandlung" der Gelatine in einen wasserunlöslichen Körper genügt nicht, um die Ansicht einer konstitutiv-chemischen Veränderung zu stützen. Es sind viele Fälle auf dem Gebiete der kolloidalen Lösungen bekannt, bei denen das energische Trocknen die Wiederauflösung verhindert, ohne daß chemische Veränderungen stattfinden würden (vgl. Zsigmondy u. a.). Die Echtheit der Reversibilität der Kollagen-Leim-Umwandlung ist schon deshalb unwahrscheinlich, weil der erhitzte und getrocknete Leim (das „regenerierte Kollagen") sich in Wasser nur nach sehr langem Quellen und unter fast gänzlichem Verlust seiner Gelatinierfähigkeit wieder löst. Es ist deshalb schon vor langem der Gedanke aufgetaucht, daß das Wasser, welches die Gelatine bei der Trocknung verliert, nicht chemisch gebundenes Strukturwasser, sondern Hydratwasser ist, und daß die ganze Umwandlung des Kollagens in Leim nicht auf struktur-chemischen Veränderungen beruht.

Auf die Frage, welcher Art diese „isomere Umwandlung" (Gmelin 1858) sein könnte, ließ sich eine befriedigende Antwort erst geben, als die klassische Eiweißstrukturchemie einer Revision unterzogen worden ist. Nach der früheren Vorstellung ist die Verkettung der Aminosäuren im ganzen Eiweißmolekül die gleiche wie in den synthetisch dargestellten Polypeptiden, also überwiegend Peptidbindungen vom Typus $— CO — NH —$, die außerordentlich lange Ketten bilden, daneben auch in kleinerer Anzahl Anhydridringe (s. S. 165), Bindungen am tertiären Stickstoff, Arginidbindungen usw. Jedenfalls überall rein strukturchemische Bindungen, so daß man sich z. B. das Kollagen aus einer langen Kette von mehr als 100 miteinander chemisch gekoppelten Aminosäuren vorstellen mußte. Den Gedanken, daß zwar innerhalb der Polypeptide (oder Peptone) die Aminosäuren tatsächlich chemisch verbunden sind, daß aber diese Elementarkomplexe untereinander durch „Nebenvalenzen", durch „Polymerisation", durch „kolloidale Aggregation", also durch mehr physikalische Kräfte zusammengehalten werden, hat nach kurzen Andeutungen in diesem Sinne von O. Cohnheim und von R. O. Herzog wohl als erster E. Stiasny (b) ausgesprochen und gerade am Beispiel des Kollagens erörtert. Nach dieser Auffassung (s. a. Abderhalden) besteht das Eiweißmolekül aus chemisch einheitlichen Grundkörpern (Peptonen oder Polypeptiden), die miteinander in nicht bestimmbarer Weise zu komplexeren Gebilden „assoziiert" sind. Pepsin vermag nur diese hypothetischen Assoziationsverbindungen zu lösen, die Peptidasen (Erepsin, Teilfermente des Pankreassaftes) sind dazu nicht fähig. Die Peptidasen greifen an den chemischen Bindungen der Aminosäuren innerhalb des Elementarkörpers an [1].

---

[1] Nachdem Waldschmidt-Leitz gezeigt hat, daß auch bei der Pepsinverdauung Carboxyl- und Aminogruppen frei werden, besteht auch die obige Vorstellung nicht mehr voll zu Recht. Wir haben sie indessen absichtlich beibehalten, weil sie gerade für die Kollagen-Leim-Umwandlung von großem heuristischem Wert ist.

Im Sinne dieser Strukturauffassung deuten STIASNY, GERNGROSS u. a. die Umwandlung des Kollagens in Leim: das nicht strukturierte Glutin ist nichts anderes als ein desaggregiertes („peptisiertes") Kollagen. Durch das Kochen mit Wasser werden die Peptonbindungen gelockert. Wie GERNGROSS hervorhebt, gibt es fließende Übergänge in diesem Desaggregationsprozeß. Die Verbindungen der Elementarkörper werden immer mehr gelockert, ohne daß die chemische Struktur sich ändern würde. Behandelt man die aus Kollagen gewonnenen wässerigen Gelatinelösungen weiter mit heißem Wasser, so findet man, daß sich auch die Eigenschaften der Gelatine stetig verändern, ebenso wie ursprünglich die des Kollagens sich verändert haben. Bei hohen Temperaturen mit Wasser erleidet nämlich die Gelatine tiefgehende Veränderungen in bezug auf ihre Gallertfestigkeit und andere physikalische Eigenschaften (GERNGROSS; vgl. dazu das „$\beta$ - Glutin", NASSE und KRÜGER, TRUNKEL, FRAMM). Trotzdem sind die Zahlen der Formoltitration, deren Anstieg eine chemische Zersetzung des Komplexes anzeigen würde, nur so unwesentlich erhöht (GERNGROSS und BRECHT), und auch die Wasserstoffzahl des Mediums verändert sich in so geringem Grade, daß man unmöglich an einen chemischen Prozeß denken kann. Es handelt sich um einen kolloid-chemischen Vorgang, um die Lockerung der Bindungen zwischen den Elementarkomplexen.

Nach dieser Auffassung sind also Kollagen und Leim struktur-chemisch identische Verbindungen. Dafür sprechen auch folgende Feststellungen: 1. die hydrolytischen Produkte sind identisch 2. das Säurebindungsvermögen von Haut und Gelatine ist fast vollkommen identisch, 3. der isoelektrische Punkt des Kollagens verschiebt sich nicht wesentlich beim Übergang in Gelatine und verändert sich auch bei weiterem Erhitzen der Gelatine nicht nennenswert (WINTGEN und VOGEL; vgl. GERNGROSS).

Auch die Widersprüche in den Resultaten der verschiedenen Molekulargewichtsbestimmungen bei der Gelatine werden durch die neueren Strukturtheorien befriedigend erklärt (vgl. GERNGROSS, EGGERT und REITSTÖTTER). PROCTER, PROCTER und WILSON (a), WINTGEN und KRÜGER, WINTGEN und VOGEL, HITCHOCK (a), ATKIN und DOUGLAS fanden in nahezu übereinstimmender Weise, daß 1 Mol HCl von 850—1110 g Gelatine gebunden wird. PAAL hat früher durch Bestimmung der Siedepunktserhöhung einen ähnlichen Wert erhalten, so daß man diesen Wert direkt als Molekulargewicht betrachten könnte in dem Sinne, daß 1 Mol Gelatine stöchiometrisch 1 Mol HCl bindet. Dagegen hat aber W. BILTZ aus dem osmotischen Druck ein Molekulargewicht von 30 000 berechnet, und WINTGEN und LÖWENTHAL haben diese Zahl auf ganz anderem Wege (durch Fällung mit Chromoxydsolen) bestätigen können. Auch EGGERT und REITSTÖTTER bestätigen diese Befunde, erhalten aber mit elektrodialytisch gereinigter Gelatine aus dem osmotischen Druck sogar ein Molekulargewicht von etwa 40 000. Die Deutung dieser Widersprüche stößt heute auf keine Schwierigkeiten mehr. Die *reine* Gelatine hat ein Molekulargewicht von etwa 40 000, wenn die ursprüngliche Molekularaggregierung nicht zerstört wird („Molekularaggregatgewicht oder Äquivalentgewicht der Gelatinemicelle"). Bei Siedehitze oder bei Anwesenheit von Salzsäure wird aber das Molekülaggregat zerstört (vgl. M. FRANKEL), und es wird nunmehr nicht das Molekulargewicht des Aggregats, sondern das Molekulargewicht des Elementarkörpers bestimmt. Vergleicht man die Werte 850 und 40 000 untereinander, so ergibt sich nach EGGERT und REITSTÖTTER, daß die intakten Molekülaggregate etwa 50 Elementarmolekeln enthalten, wobei unter einem Gelatinemolekül dasjenige Elementarteilchen verstanden wird, mit dem sich die Gelatine an chemischen Prozessen beteiligt. Auch die auf Grund organisch-chemischer Analyse gewonnenen Vorstellungen über die Größe des Gelatinemoleküls (D. J. LLOYD) stimmen mit den physikalisch-chemisch gewonnenen Zahlenwerten gut überein.

Mit STIASNY (b) können wir uns den kolloid-chemischen Bau des Kollagens im Einklang mit der obigen chemischen Betrachtung so vorstellen, wie ihn ZSIGMONDY für die Gele beschrieben hat (vgl. S. 206): die kolloidalen Primärteilchen sind die Elementarkörper (Polypeptide), die durch Flüssigkeitshäutchen voneinander getrennt sind. Der Verband der wasserumhüllten Peptone bildet die Kollagenmicelle [1]. Nach STIASNY sind in den wasserreichen Kollagenen junger Tiere die Wasserhüllen der Einzelteilchen größer, der Zusammenhalt der Peptone schwächer und damit auch der Widerstand gegen die Verleimung geringer. Durch Wasserentzug wird dagegen die Verbindung der Primärteilchen inniger und der Widerstand gegen die Verleimung größer. Bevor noch die Verleimung eintritt, wird von der kollagenen Faser Wasser aufgenommen, die Faser quillt auf. Die Quellung haben wir uns so vorzustellen, daß das Quellwasser in die Micelle eindringt und dort die einzelnen Wasserhüllen vergrößert. In diesem Sinne wird die Verleimung durch die Quellung eingeleitet. Quellung und Verleimung sind dem Wesen nach identische Vorgänge. Sie führen letzten Endes zur Auflösung der Micelle in Primärteilchen, zur Dispersitätserhöhung oder Peptisierung. So wird es verständlich, daß die vorangehende Quellung jede Art von hydrolytischer Kollagenspaltung wesentlich erleichtert, ja daß eine Spaltung ohne Quellung überhaupt nicht möglich ist. Sind die Primärteilchen durch energisches Trocknen in festere Bindung miteinander getreten, so kann weder eine Quellung, noch eine Verleimung erzielt werden und auch der fermentative Abbau wird erschwert. — Auch zwischen den verschiedenen Schichten des Coriums besteht ein Unterschied im Wassergehalt. Die sog. Narbenoberfläche der Gerber — die an die Epidermis grenzende Fläche der Cutis, im wesentlichen also die Papillarschicht — ist wasserarm und fast unverleimbar. Die Retikularschicht ist wasserreicher und läßt sich auch leichter verleimen (STIASNY; vgl. demgegenüber URBACH S. 276).

Die *Aufnahme des Quellwassers* durch die kollagene Faser unterscheidet man als „echte Quellung" von der lockeren Wasseraufnahme in die Gewebsspalten (Ödemwasser") und von der Quellung der bindegewebigen Grundsubstanz. Nach der Darstellung von KÜNTZEL (b) quillt die lufttrockene kollagene Faser, die in diesem Zustand hornartig durchsichtig ist, auch in reinem Wasser, wobei sie zu einem seidenglänzenden weißen Faden wird, der in der Länge unverändert geblieben ist und nur der Dicke nach zugenommen hat. In wässerigen Lösungen von Säuren und Alkalien tritt dagegen eine außerordentliche Zunahme der Quellung ein, wobei die Faser gelatinös wird und sich bis zu $35^0/_0$ der ursprünglichen Länge verkürzt. Der maximale Grad der Quellung läßt sich sowohl durch starke und schwache Säuren, wie durch Alkalien erreichen. Bei der Alkaliquellung findet jedoch eine viel stärkere Zerstörung der Struktur als bei saurer Quellung statt.

Die *Säurequellung* der kollagenen Faser kommt im Sinne der PAULIschen Theorie dadurch zustande, daß in Anwesenheit von Säuren Kollagensalze entstehen, die in Kollagenkationen und Säurerestanion stark dissoziieren [2]; das kolloide Ion der dissoziierten Säure-Kollagen-Verbindung vermag aber dank seiner Ladung in vermehrtem Maße Wasser zu binden als das nichtdissoziierte Kollagen. Die Säuren begünstigen dementsprechend die Quellung dadurch, daß sie eine Dissoziation bzw. Aufladung des Kollagenmoleküls herbeiführen. Wird die Dissoziation durch überschüssigen Säurezusatz zurückgedrängt, so verliert das Kollagen seine Ladung, und die Quellung nimmt ab. Man erhält also bei Säurezugabe zu Kollagen anfangs eine Zunahme der Quellung bis zu einem Maximum,

---

[1] Als Micellen hat ZSIGMONDY in Anlehnung an den Botaniker NAEGELI solche Sekundärteilchen bezeichnet, in denen die Primärteilchen unter Wasseraufnahme zusammengetreten sind.

[2]

$$R < {}^{NH_2}_{CO} - NH - \; + HCl \rightarrow R < {}^{NH_3Cl}_{CO} - NH -;$$

Kollagen                              Kollagenchlorid

$$R < {}^{NH_3Cl}_{CO} - NH - \rightarrow R < {}^{NH_3{}^+}_{CO} - NH - \; + Cl^-$$

Kollagenchlorid            Kollagenkation   Chlorion

dann wieder eine Abnahme der Quellung. Die Lage des Maximums ist nicht allein von dem $p_H$-Wert der Säurelösung abhängig, sondern auch von dem Mengenverhältnis zwischen Quellkörper und Quellflüssigkeit. Je größer der Überschuß an Quellflüssigkeit ist, desto schwächer ist die Konzentration, bei welcher bereits maximale Quellung auftritt. Die über das Quellmaximum angegebenen $p_H$-Werte haben also keine absolute Geltung [vgl. KÜNTZEL (b)]. Die Unregelmäßigkeiten des Quellmaximums beruhen nach NORTHROP und KUNITZ auf der Anwesenheit von geringen Neutralsalzverunreinigungen der Gelatine. Sie finden das Quellmaximum gereinigter (neutralsalzfreier) Gelatine, unabhängig vom angewendeten Mengenverhältnis stets beim End-$p_H$-Wert 3,2.

Bei der *Quellung in Alkali* erfolgt nach der PAULIschen Theorie ebenfalls Salzbildung mit Dissoziation in Kollagenanion und Basenrest. Dem Quellmaximum entspricht auch hier ein Dissoziationsmaximum.

Eine anschauliche Theorie der Gelatinequellung, die sich auch auf das Kollagen anwenden läßt, hat PROCTER entwickelt. Auch nach dieser Theorie — wie nach der von Wo. PAULI — beruht die Quellung auf primärer Salzbildung, nur wird hier der Vorgang der Wasseraufnahme durch die Kolloide näher erklärt. Bei Eindringen der Salzsäure in die Gelatinegallerte entsteht das Gelatinechlorid mit einem kolloidalen, nicht diffusiblen Gelatinekation und dem stark diffusiblen Chlor-Anion. In der Außenflüssigkeit sind H und Cl in äquivalenten Mengen vorhanden, im System stellt sich demnach ein Gleichgewicht ein, das den DONNANschen Membrangleichgewichten analog ist. Ähnlich wie beim osmotischen Versuch die großen kolloidalen Proteinionen nicht durch die Membran hindurchdiffundieren können, so können die Gelatineionen nicht aus der Eiweißgallerte hinaustreten. Wie das Wasser bei der Osmose durch die Membran hindurchtritt, so dringt es bei der Gelatinequellung in die Gallerte ein. J. LOEB hat diese Theorie von der Parallele: osmotischer Druck und Quellung auch auf Elektrolyteinflüsse angewendet und ist zum Schluß gekommen, daß die Quellung der Gelatine letzten Endes einzig und allein von der Wasserstoffzahl abhängig ist. Die Theorie J. LOEBs ist aber auf scharfen Widerspruch gestoßen [vgl. besonders Wo. OSTWALD, PAULI (b)], weil man auf diese Weise die spezifischen Ionenwirkungen nicht erklären kann[1].

Nach KAYE und LLOYD (b) wird bei der Quellung von Hautstückchen in Säuren das Quellmaximum bei $p_H = 2{-}3$, in Alkalien bei $p_H = 11{-}12$ erreicht. Das zwischen diesen zwei Werten liegende Quellminimum des Hautpulvers — der isoelektrische Punkt — liegt nach F. L. SEYMOUR-JONES bei $p_H = 4{,}8$, nach THOMAS und KELLY bei $p_H = $ rund 5,0 (bei verschiedenen Häuten etwas verschieden), nach WILSON und GALLUN bei $p_H = 4{,}7$, nach GERNGROSS bei $p_H = 5{,}58$. Die Werte schwanken also um $p_H = 5$ herum, der isoelektrische Punkt liegt auf der sauren Seite. Das Schwanken der Werte für den isoelektrischen Punkt erklärt sich nicht nur aus den fast immer vorhandenen Neutralsalzverunreinigungen, sondern auch daraus, daß der isoelektrische Punkt in starker Abhängigkeit von der Art und Konzentration der Pufferreihen gefunden wird. Zur Herstellung der isoelektrischen Reaktion tragen nämlich nach KÜNTZEL (d) nicht nur die Wasserstoffionen, sondern auch alle anderen im System gegenwärtigen Ionen bei.

Beim Quellminimum ist gleichzeitig die Fällbarkeit der Kolloide maximal, ihre Löslichkeit minimal. Wir finden ferner im isoelektrischen Punkt ein Viskositätsminimum, ein Minimum des osmotischen Druckes, der Leitfähigkeit und der Wanderungsgeschwindigkeit im elektrischen Potentialgefälle. Das Quellminimum fällt mit dem Minimum der elektrischen Ladung — mit dem isoelektrischen Punkt — zusammen, weil eben nur geladene

---

[1] Neuere Argumente zugunsten der PROCTERschen Quellungstheorie haben WEBER und NACHMANNSOHN geliefert.

Partikelchen — Ionen — in höherem Maße hydratisieren. Im isoelektrischen Punkt haben wir das Maximum von undissoziierten Molekülen.

Auf die neueren Angaben von WILSON und KERN, daß die Gelatine, wie auch das Kollagen [THOMAS und KELLY (b)] bei Anwendung eines Phosphatpuffers zwei Quellminima aufweisen, brauchen wir nicht einzugehen. Die Folgerung, daß es sich dabei um zwei isoelektrische Punkte handelt, entsprechend zwei verschiedenen Modifikationen des Moleküls, darf als widerlegt gelten [vgl. B. N. GOSH, KÜNTZEL (d)].

Nach den Untersuchungen von HAUBERISSER und SCHÖNFELD scheint das Ligamentum nuchae, das in der Hauptsache aus elastischen Fasern besteht, sich in vivo im Zustand des Quellminimums zu befinden, d. h. die Reaktion des physiologischen Mediums entspricht anscheinend dem isoelektrischen Punkt. Ob das auch für das kollagene Bindegewebe zutrifft, ist bei dem relativ sauren isoelektrischen Punkt des Kollagens recht fraglich. SCHADE, NEUKIRCH und HALPERT fanden im Gewebesaft des normalen Bindegewebes (Subcutis) die aktuelle Reaktion $p_H = 7,09 - 7,29$ in vivo, also wesentlich alkalischer als im isoelektrischen Punkt.

Die Beeinflussung der Kollagenquellung durch Neutralsalze ist die gleiche wie bei anderen hydrophilen Kolloiden. In saurer Lösung sind hauptsächlich die Anionen von Bedeutung und ordnen sich bei der Quellung von Hautpulver nach der HOFMEISTERschen Reihe

$$SCN' > J' > Br' > NO_3' > Cl' > CH_3COO' > HPO_4'' > SO_4'' > Tartrat > Citrat$$

in dem Sinne, daß die am Anfang der Reihe befindlichen Anionen in konzentrierten Lösungen ihrer K-Salze die Quellung erhöhen, die am Ende der Reihe die Quellung erniedrigen (vgl. STIASNY und ACKERMANN). Die Kationen ordnen sich nach der Reihe K˙Na˙ > Li˙ > Cs˙ > Rb˙. Sowohl aus in-vitro-Versuchen wie aus klinischen Erfahrungen weiß man, daß Na-Salze eher quellend, Ca-Salze eher entquellend auf lebensfrische Körpergewebe wirken. Im alkalischen Medium tritt eine Umkehrung der Ionenwirkung ein. Citrate wirken dann quellend, Rhodanate entquellend. Daß Umkehrungen auch in vivo vorkommen, haben v. GAZA und WESSEL gezeigt. Normale Hautstücke und andere quellungsfähige Gewebe quellen in Na-Salzlösungen stärker als in Ca-Salzlösungen; entzündetes Hautgewebe verhält sich umgekehrt, offenbar weil eine Säuerung eingetreten ist. Unter physiologischen Bedingungen findet man für gewöhnlich sog. „Übergangsreihen" der Neutralsalzwirkungen, d. h. Übergänge zwischen der sauren und der alkalischen Reihe. Für die Quellung vom Hautpulver ist die HOFMEISTERsche Reihe auch bei Konstanthaltung der Wasserstoffionenkonzentration gültig (STIASNY und ACKERMANN), ein Befund, der u. a. gegen die Richtigkeit der J. LOEBschen Theorie von der alleinigen Bedeutung der H-Ionen bei der Eiweißquellung spricht.

Ähnliche Resultate, wie sie in bezug auf die Säugetierhaut erhoben worden sind, hat MEMMESHEIMER bei der Quellung der Froschhaut erhalten.

Auch durch Zusatz von Aminosäuren wird die Quellung der Haut beeinflußt (LOEBENSTEIN). An sonstigen Nichtelektrolyten befördern besonders Harnstoff und Amine die Hautquellung (MEMMESHEIMER).

In der Haut kann die Quellbarkeit der kollagenen Fasern nach KAYE und LLOYD (b) auch dadurch beeinflußt werden, daß man den Zustand der interfibrillären Grundsubstanz verändert. KAYE und LLOYD haben gezeigt, daß alle Einwirkungen, die eine Gerinnung des Serumalbumins bewirken (höhere Temperaturen, Alkohol, Licht), die Quellbarkeit der Fasern herabsetzen. KAYE und LLOYD führen diese Erscheinung auf eine Gerinnung der albuminartigen Grundsubstanz und damit auf eine mechanische Hinderung der Faserquellung zurück. Um eine direkte Schädigung der Fasern könne es sich nicht handeln, denn wenn man die Gerinnung der Grundsubstanz schonend (mit Alkohol bei $0°$ oder bei Erwärmung nicht über $37°$) herbeiführt, so werde die Gerinnung durch Trypsinbehandlung wieder aufgehoben, und auch die ursprüngliche Quellbarkeit der Fasern kehre zurück.

Abgesehen davon, daß Eiweiße, die bei 37° gerinnen, nicht bekannt sind, muß gegen diese Deutung der Einwand erhoben werden, daß eine reversible Quellbarkeitsverminderung bei schonendem Wasserentzug aus den Fasern selbst gut denkbar ist.

Daß bei der Salzsäurequellung des Kollagens tatsächlich eine chemische Salzbildung stattfindet, und zwar nach dem Schema

$$R < ^{NH_2}_{CO-NH-} + HCl \rightarrow R < ^{NH_3Cl}_{CO-NH-}$$

ließ sich durch die Anwendung des Gelatine-Desamidierungsverfahrens von BLASEL und MATULA auf die Haut nachweisen. Behandelt man Gelatine mit salpetriger Säure, so werden sämtliche freien $NH_2$-Gruppen des Eiweißmoleküls abgespalten; es entsteht das sog. Desaminoglutin. KAYE und LLOYD (b) haben auf diese Weise die Haut desamidiert und gefunden, daß die Säurequellung — wie in der Gelatine — so auch in der Haut durch die Desamidierung herabgesetzt wird. Die Fähigkeit der Haut mit Säuren Salze zu bilden, ist infolge der Entfernung der freien $NH_2$-Gruppen geringer geworden. Die Quellbarkeit in Laugen hat sich durch die Desamidierung nicht geändert.

Indessen wissen wir aus Versuchen an Gelatine, daß auch nach erfolgter Desamidierung noch $78\%$ des Säurebindungsvermögens erhalten bleiben. Außer den freien Anionengruppen kann offenbar auch der Stickstoff der Peptidgruppen — CO — NH — mittels Nebenvalenzen Säuren binden nach der Formel

$$-CO-NH- + HCl \rightarrow -CO-NH-$$
$$\overset{\frown}{H\ \ Cl}$$

oder — was sich gar nicht streng trennen läßt — es handelt sich um eine Adsorption.

Die Aufnahme der Neutralsalze durch das Kollagen — ein Vorgang, der physiologisch eine hervorragende Rolle spielt (vgl. S. 281) wird von P. PFEIFFER als sog. Koordinationsverbindung (Nebenvalenzverbindung) von Eiweißkörpern mit Neutralsalzen aufgefaßt, analog den von ihm dargestellten Molekülverbindungen von Aminosäuren, und es ist möglich, daß diese Art der Salzbildung, womit PFEIFFER die Adsorption erklärt, auch beim Kollagenkomplex eine Rolle spielt.

Die Adsorption und chemische Bindung der Schwermetallsalze Fe, Al, Cr usw., die aus technischen Gründen besonders eifrig studiert werden, haben kein unmittelbares physiologisches Interesse; ebenso die Literatur über Formaldehydgerbung, Chinongerbung usw. Für die Formaldehydgerbung wird ein chemischer Vorgang angenommen, und zwar wie er von der Formoltitrierung her bekannt ist:

$$\underset{COOH}{R \cdot CH \cdot NH_2} + HCHO \rightarrow \underset{COOH}{R \cdot CH \cdot N : CH_2} + H_2O.$$

### 3. Hydrolyse des Kollagens.

Der Auffassung, daß das Kollagen und der zugehörige Leim organisch-chemisch identische Körper sind, entspricht die Tatsache, daß auch ihre hydrolytischen Spaltprodukte die gleichen sind. Bei der *Totalhydrolyse* von Kollagen und Leim durch Säuren und Alkalien erhält man Glykokoll, Alanin, Leucin, Serin, Asparaginsäure, Glutaminsäure, Phenylalanin, Prolin, Oxyprolin, Histidin, Arginin und Lysin. *Valin, Cystin und Tryptophan fehlen vollständig, Tyrosin ist höchstens in Spuren vorhanden.* Infolgedessen ist das Kollagen als Nahrungsmittel kein vollwertiges Eiweiß und kann nur nach Zusatz der fehlenden Aminosäuren bis zu einem gewissen Grad als solches gelten [Lit. bei HOFMEISTER (b)].

Mit den zahlreichen älteren Analysen der hydrolytischen Produkte der Gelatine brauchen wir uns hier nicht zu befassen, da die neueren Untersuchungen von DAKIN (b) in der Ausbeute alle bisherigen Analysen übertreffen. DAKIN hat bei energischer Hydrolyse der Gelatine bis zu $91{,}3^0/_0$ des Gesamtstickstoffes als bekannte Aminosäuren isolieren können. Er erhielt dabei folgende Resultate:

Tabelle 21. Aminosäurengehalt der Gelatine in Prozenten des Gesamt-N nach DAKIN.

| | | | |
|---|---:|---|---:|
| Glykokoll | 25,5 | Tyrosin | 0,01 |
| Alanin | 8,7 | Prolin | 9,5 |
| Valin | 0 | Oxyprolin | 14,1 |
| Leucin | 7,1 | Tryptophan | 0 |
| Serin | 0,4 | Histidin | 0,9 |
| Asparaginsäure | 3,4 | Arginin | 8,2 |
| Glutaminsäure | 5,8 | Lysin | 5,9 |
| Cystin | 0 | Ammoniak | 0,4 |
| Phenylalanin | 1,4 | Zusammen | 91,3 |

Wie schon aus den älteren Untersuchungen bekannt, ist der Leim ebenso wie das Kollagen durch den großen Reichtum an Glykokoll (daher der süßliche Geschmack des Leimes, Glykokoll = „Leimsüß", „Leimzucker") und durch den verhältnismäßig großen Anteil an Hexonbasen (Histidin, Arginin und Lysin) ausgezeichnet. An aromatischen Gruppen ist praktisch nur Phenylalanin vorhanden (SPIRO).

Die Produkte der *partiellen Leimhydrolyse*, die Isolierung der Gelatosen und Leimpeptone, ihre Eigenschaften und Zusammensetzung haben an Bedeutung viel eingebüßt, seitdem wir wissen, daß es sich nicht um chemisch einheitliche Substanzen, sondern um Gemische der Elementarkomplexe handelt. Auch biologisch haben die partiellen Abbauprodukte des Leimes kaum irgendwelche Bedeutung, im Gegensatz zu den analogen Produkten der Keratine, von denen doch behauptet wird, daß sie auch in vivo vorkommen. Nur die *Glutokyrine* von SIEGFRIED beanspruchen ein größeres Interesse, weil sie vielleicht einheitliche Elementarkörper darstellen. SIEGFRIED erhielt aus Leim bei Erwärmung mit Salzsäure zwei optisch inaktive Basen von konstanter Zusammensetzung, die er als Glutokyrin und $\beta$-Glutokyrin bezeichnete. Bei vollständiger Hydrolyse entsteht aus ihnen 1 Arginin, 1 Lysin, 1 Glutaminsäure und 2 Glykokoll bzw. 1 Arginin, 2 Lysin, 4 Glutaminsäure und 2 Histidin. Solche Verbindungen, in denen $^2/_3$ und mehr des Gesamtstickstoffes auf Basen entfällt, hat SIEGFRIED auch aus anderen Eiweißstoffen dargestellt. Dadurch hat die Annahme KOSSELs, daß in allen Proteinen ein basischer Kern enthalten ist, eine Stütze gewonnen. Die einheitliche Natur der Kyrine ist indessen von SKRAUP, LEVENE u. a. bezweifelt worden. Nach PROCTER (z) u. a. handelt es sich um die sekundäre Vereinigung einzeln abgespaltener Aminosäuren.

An Anhydridringen wurden aus Gelatine Glycyl-prolinanhydrid und Oxyprolyl-prolinanhydrid dargestellt [LEVENE und BEATTY, DAKIN (b)].

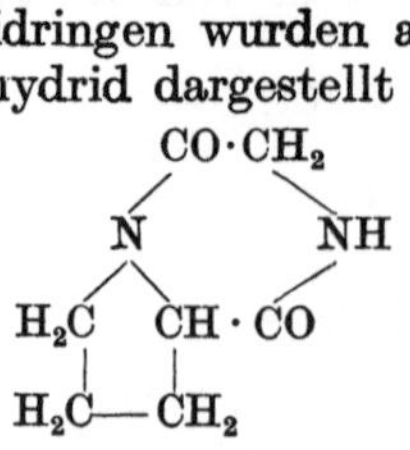

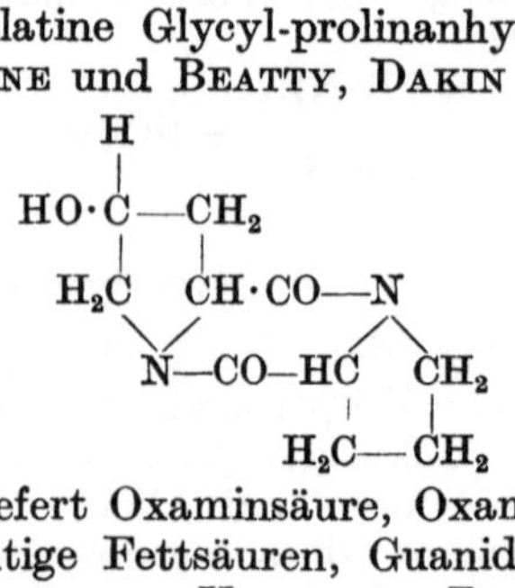

$$
\begin{array}{ccc}
\text{CO·CH}_2 & & \text{H} \\
\diagup \quad \diagdown & & | \\
\text{N} \quad\quad \text{NH} & & \text{HO·C—CH}_2 \\
| \quad\quad | & & | \qquad | \\
\text{H}_2\text{C} \quad \text{CH·CO} & & \text{H}_2\text{C} \quad \text{CH·CO—N} \\
| \quad\quad | & & \text{N—CO—HC} \quad \text{CH}_2 \\
\text{H}_2\text{C—CH}_2 & & | \qquad | \\
& & \text{H}_2\text{C—CH}_2
\end{array}
$$

Der oxydative Abbau des Leimes liefert Oxaminsäure, Oxamid, Oxalsäure, Oxalursäureamid, Bernsteinsäure, flüchtige Fettsäuren, Guanidin, Aceton und Blausäure. [F. LOSSEN, BÉNECH und KUTSCHER, KUTSCHER, ZICKGRAF, J. SEEMANN, BLUMENTHAL und NEUBERG, SSÁDIKOW (b), A. SEYMOUR-JONES].

Unter den verschiedenen Glutinen unterscheidet SSÁDIKOW (a) die Knorpelleime als Gluteine, weil sie eine andere Elementarzusammensetzung zeigen und nach erfolgtem hydrolytischen Abbau schwach reduzierend wirken. Es hat den Anschein, als würden diese Unterschiede auf Verunreinigungen mit der Grundsubstanz beruhen.

## C. Elastin.

Das spezifische chemische Substrat der elastischen Fasern im Bindegewebe der Haut, in Sehnen, Bändern, Gefäßen usw. wird als Elastin bezeichnet. Das Elastin der Haut ist gegen chemische Einflüsse in hohem Grade widerstandsfähig, seine Resistenz ist aber von der Resistenz des Kollagens verschieden. Vor allem ist das Elastin der Haut gegen kochendes Wasser widerstandsfähig und bleibt nach MÜNTZ bei der erschöpfenden Behandlung der Haut mit kochendem Wasser als spröder zerreiblicher Rückstand zurück. Auch gegen Säuren und Magensaft ist das Elastin widerstandsfähiger als Kollagen. Behandelt man die Haut mit Essigsäure, so quellen nur die kollagenen Fasern auf, während die elastischen Fasern ihrer Form nach sich nicht ändern. Das gequollene Kollagen hellt sich auf, die elastischen Fasern behalten ihre normale Lichtundurchlässigkeit und treten infolgedessen im histologischen Bild stärker hervor. Durch Trypsin wird das Hautelastin eher verdaut als das Kollagen. Wird die Haut mit Kalkwasser vorbehandelt, und in alkalische Trypsinlösung eingelegt, so verschwinden die elastischen Fasern allmählich aus dem histologischen Bild. Außerdem kann aus der Haut nach Entfernung der wasser- und salzlöslichen Eiweiße tatsächlich abgebautes Eiweiß durch Trypsinbehandlung herausgelöst werden (ROSENTHAL), wobei die kollagenen Fasern unverändert bleiben, die elastischen Fasern dagegen verschwinden. Darin besteht die sog. Beize der Gerber.

KÜNTZEL (c) hat diese tryptische Verdauung der elastischen Fasersubstanz in der Haut histologisch genau verfolgt und ist zu dem bemerkenswerten Resultat gekommen, daß die *elastischen Fasern aus einer kollagenen Grundsubstanz bestehen, in die ein Körper eingelagert ist, welcher der elastischen Faser ihre besonderen Eigenschaften verleiht.* Wenn nämlich eine elastische Faser mit Pankreatin verdaut wird, schwindet nicht die ganze Faser, auch wenn man noch so lange verdaut, sondern nur der eingelagerte Körper, der auch der Träger der spezifischen Färbbarkeit des Elastins ist; die Faser als solche bleibt erhalten. Es zeigt sich dabei, daß „die Entfernung der spezifischen elastischen Substanz in der Mitte der Fibrille beginnt, indem von einem anfänglich gebildeten Mittelkanal nach dem Rande der Fibrille senkrechte Zerklüftungen vorstoßen, so daß die Randzone der verdauenden Kraft am längsten erhalten bleibt. Man bekommt bei der genauen Beobachtung dieses Vorganges den Eindruck, daß innerhalb der Faser konzentrische Schichten verschiedenen Widerstandes aufeinander folgen, und zwar in der Weise, daß die Mitte den schwächsten, die Randzone den stärksten Widerstand gegenüber der Verdauung leistet".

Eine histologisch nachweisbare Verbindung des Elastins mit dem Kollagen, das „*Kollastin*" hat bereits UNNA 1894 beschrieben. Doch ist im Kollastin — im Gegensatz zum obigen Verdauungsbild — die Färbbarkeit des Elastins erhalten, während es strukturell eher Kollagenschollen entspricht.

Mittels Trypsinbehandlung der von leichtlöslichen Eiweißen befreiten Haut versuchte man auch die *Menge* des Elastins festzustellen. ROSENTHAL hat auf diese Weise in der getrockneten Kalbshaut $12,31-19,43^0/_0$ des Gesamteiweißes als Elastin bestimmt. LAUGHLIN und THEIS haben aus der mit $5^0/_0$ Kochsalzlösung und gesättigtem Kalkwasser vorbehandelten Haut das Elastin durch tagelanges Kochen mit Wasser vom Kollagen getrennt und erhielten auf diese

Weise, auf den Gesamteiweißgehalt des Coriums berechnet, aus der Kalbshaut 0,064%, aus der Kuhhaut 0,35%, aus der Stierhaut 1,0% Elastin.

*Mit diesen Daten sind unsere Kenntnisse über die Chemie des Elastins der Haut erschöpft.* Alle weiteren Angaben beziehen sich auf Elastine, die aus elastischen Bändern oder aus Gefäßen (Aorta) isoliert worden sind. Mit dem Elastin der Haut haben diese Elastine die Resistenz gegen kochendes Wasser, gegen Säuren und Magensaft gemeinsam. Wie weit aber die weiteren chemischen Angaben über Bänder- und Gefäßelastine auch für das Hautelastin gültig sind, läßt sich nicht sagen, weil chemische Analysen des Hautelastins noch nie vorgenommen worden sind. PROCTER (z), KÜNTZEL (z) betonen, daß das Hautelastin sehr wohl eine ganz andere Zusammensetzung haben könnte. Die elastische Faserstruktur der Haut, die sich aus einzelnen Fasern ohne Bildung von Faserbündeln, zusammensetzt, sei ja grundsätzlich verschieden vom Bau der elastischen Bänder und der Gefäßelastica. Immerhin läßt das gleiche Verhalten gegenüber Lösungsmitteln und Färbemitteln den Schluß zu, daß die Unterschiede der chemischen Zusammensetzung nicht sehr groß sein können. Wahrscheinlich sind sie nicht größer als die der verschiedenen Kollagene. Es seien daher hier die wichtigsten chemischen Daten über das Nackenband- und Aorta-elastin angeführt.

Zur Reindarstellung des Elastins sind mehrere Methoden angegeben worden (CHITTENDEN und HART, HORBACZEWSKI, RICHARDS und GIES, H. SCHWARZ). Im wesentlichen handelt es sich immer um die Entfernung der leichter löslichen Eiweiße aus dem elastischen Gewebe durch Kochen mit Wasser, Digerieren mit 1% Kalilauge, mit Essigsäure, kalter Salzsäure und Entfettung mit Alkohol und Äther. Daß die auf solche Weise gewonnenen Substanzen je nach dem Ausgangsmaterial und nach dem Grad der Reinigung eine recht verschiedene Zusammensetzung haben, zeigen die verschiedenen Werte der Elementaranalyse.

Tabelle 23.

| Material (Rindergewebe) | C | H | N | S | O | Asche | Autor | Bemerkung |
|---|---|---|---|---|---|---|---|---|
| Lig. nuchae | 54,32 | 6,99 | 16,75 | — | | 0,21 | HORBACZEWSKI | |
| ,,        ,, | 54,24 | 7,27 | 16,70 | — | 24,79 | | CHITTENDEN u. HART | mit Alkali-behandlung |
| ,,        ,, | 54,08 | 7,20 | 16,85 | 0,3 | 21,57 | | CHITTENDEN u. HART | ohne Alkali-behandlung |
| ,,        ,, | 54,14 | 7,33 | 16,87 | 0,14 | 21,52 | | RICHARD u. GIES | $Ca(OH)_2$ statt KOH |
| Aorta | 53,95 | 7,03 | 16,67 | 0,38 | | | H. SCHWARZ | ohne KOH u. $Ca(OH)_2$-Behandlung |
| ,, | 53,95 | 7,58 | 15,44 | 0,55 | | | HEDIN u. BERGH | nach HORBACZEWSKI |
| ,, | | | 14,67 | | | | ,,        ,, | nach SCHWARZ |

Besonders schwankend ist der Schwefelgehalt, und man weiß nicht, ob der Schwefel tatsächlich ein Bestandteil des Elastinmoleküls ist. L. ZOJA fand 0,26%, S. MOROCHOWETZ in einer Elastose sogar 0,667%, während W. MÜLLER nach energischer Reinigung nur 0,08% S erhalten hat. CHITTENDEN und HART sowie A. SCHWARZ stellten fest, daß durch Alkalibehandlung der ganze Schwefel abspaltbar ist, ohne daß die allgemeinen Eigenschaften des Elastins sich verändern würden.

Das reine getrocknete Elastin ist ein gelblich-weißes Pulver, unlöslich in heißem Wasser und in Fettlösungsmitteln. Von starker Kalilauge wird es in der Kälte nicht, im Sieden nur langsam gelöst. Auch von kalter konzentrierter Schwefelsäure wird es nur langsam angegriffen. Verhältnismäßig rasch wird es durch konzentrierte Salpetersäure und durch warme konzentrierte Salzsäure gelöst. Gegen kalte konzentrierte Salzsäure ist Aorta-Elastin wenig, Bänder-Elastin (besonders von alten Tieren) sehr resistent. Pepsinsalzsäure und Trypsin wirken zwar abbauend, aber äußerst langsam, schneller nach vorausgegangenem Kochen oder Behandlung mit Säuren.

Einheitlicher als die elementaranalytischen Daten sind die Ergebnisse des hydrolytischen Abbaues. Bei totaler Hydrolyse fanden ABDERHALDEN und SCHITTENHELM nach dem Trennungsverfahren von E. FISCHER

|  | % |  | % |
|---|---|---|---|
| Glykokoll | 25,75 | Prolin | 1,74 |
| Leucin | 21,38 | Valin | 1,00 |
| Alanin | 6,8 | Glutaminsäure | 0,76 |
| Phenylalanin | 3,89 | Diaminosäuren | Spuren. |

Alle Analysen stimmen darin überein, daß das Elastin fast ausschließlich aus aliphatischen Monoaminosäuren aufgebaut ist. Asparaginsäure fehlt. Der Basenstickstoff beträgt $3,34\%$ des Gesamtstickstoffes (RICHARDS und GIES), der Arginingehalt etwa $0,3\%$, der Histidingehalt ebenfalls $0,3\%$ (RICHARDS und GIES, SCHWARZ, KOSSEL und KUTSCHER). Sehr gering ist auch der Tyrosingehalt, $0,25\%$ nach ERLENMEYER-SCHIFFER und nach HORBACZEWSKI, $0,34\%$ nach SCHWARZ. Tryptophan fehlt (ABDERHALDEN und WACHSMUTH). Dementsprechend fällt die ADAMKIEWICZ-HOPKINSsche Reaktion negativ aus, während die Xanthoproteinreaktion und die Millon-Reaktion positiv sind. Die' Schwefelbleiprobe ist negativ.

Die partielle Hydrolyse (Erhitzen mit Wasser in geschlossenen Gefäßen, Abbau durch Säuren und Fermente) liefert nach HORBACZEWSKI Hemielastin und Elastinpepton. Nach CHITTENDEN und HART haben diese Fraktionen die Eigenschaften von Albumosen und sollen deshalb als Proto- bzw. Deuteroelastosen bezeichnet werden. Das Hemielastin löst sich in kaltem Wasser leichter als in heißem und ist durch Alkohol und andere Eiweißfällungsmittel fällbar. Echte Peptone haben M. SCHULTZE, HORBACZEWSKI und SCHWARZ durch Lösung des Elastins mit Wasser bei $100^{\circ}$ unter erhöhtem Druck gewonnen. Bei lange fortgesetzter peptischer Verdauung entstehen ebenfalls echte Peptone. An Anhydridringen sind Glycyl-1-leucinanhydrid I (E. FISCHER und ABDERHALDEN), 1-Leucyl-d-alaninanhydrid II (E. FISCHER und ABDERHALDEN), und Glycyl-d-valinanhydrid III (LEVENE und BEATTY) isoliert worden.

$$
\text{I.}\quad
\begin{array}{c}
\mathrm{CO \cdot CH_2} \\
\diagup \quad \diagdown \\
\mathrm{NH} \qquad \mathrm{NH} \\
\diagdown \quad \diagup \\
\mathrm{CH \cdot CO} \\
| \qquad \diagup\mathrm{CH_3} \\
\mathrm{CH_2 \cdot CH} \\
\diagdown\mathrm{CH_3}
\end{array}
\qquad
\text{II.}\quad
\begin{array}{c}
\mathrm{CH_2 \cdot CH(CH_3)_2} \\
\cdot \\
\mathrm{CO \cdot CH} \\
\diagup \quad \diagdown \\
\mathrm{NH} \qquad \mathrm{NH} \\
\diagdown \quad \diagup \\
\mathrm{CH \cdot CO} \\
| \\
\mathrm{CH_3}
\end{array}
\qquad
\text{III.}\quad
\begin{array}{c}
\mathrm{CO \cdot CH_2} \\
\diagup \quad \diagdown \\
\mathrm{NH} \qquad \mathrm{NH} \\
\diagdown \quad \diagup \\
\mathrm{CH \cdot CO} \\
| \\
\mathrm{CH(CH_3)_2}
\end{array}
$$

Bei der Fäulnis des Elastins fand WÄLCHLI Ammoniak, Kohlensäure, Valeriansäure, Leucin und Glykokoll, ZOJA bei der Zersetzung durch den Rauschbrandbacillus Kohlensäure, Wasserstoff, Stickstoff, Methan, Ammoniak, Methylmercaptan, Buttersäure, Valeriansäure und Phenylpropionsäure, aber kein Phenol, kein Indol und kein Skatol. Alle cyclischen Fäulnisprodukte erhielt indessen SCHWARZ bei der Kalischmelze des Aortenelastins bei $200^{\circ}$. Da das

Tryptophan im Elastin fehlt, sind Indol, Skatol offenbar nicht präformierte Produkte der Schmelze.

Man hat das Elastin vielfach mit den Keratinen verglichen [eine Art „sekundärer Verhornung des Kollagens" s. Unna und Schumacher (z)], wegen der ähnlichen Festigkeit und auch wegen einiger gemeinsamer chemischer Eigenschaften im Gegensatz zum Kollagen: Zurücktreten des Prolins, Arginins und Lysins, Hervortreten von Leucin und Phenylalanin bzw. Tyrosin (Unna). Die „Hornfäden" der Fischflossen enthalten eine sowohl dem Elastin wie dem Keratin verwandte Substanz, die Krukenberg genauer untersuchte und als „Elastoidin" bezeichnete. Es braucht nicht besonders betont zu werden, daß der geringe Schwefel- und Tyrosingehalt des Elastins, das Fehlen des Tryptophans, sein Glykokollreichtum usw. jede nähere chemische Verwandtschaft dieser beiden Substanzen mit Sicherheit ausschließen läßt.

Aus der Identität des Röntgenspektralbildes von Elastin und Kollagen schließt Herzog auf eine weitgehende konstitutionelle Verwandtschaft der beiden Proteinoide.

Über die chemischen Veränderungen der Bindegewebseiweiße unter *pathologischen Bedingungen* wissen wir noch so gut wie garnichts. Mit Unna unterscheidet man bekanntlich auf Grund mikroskopischer Befunde vier pathologische Modifikationen der Bindegewebseiweiße: 1. das *basophile Kollagen*: strukturell normales, tinktoriell verändertes Kollagen; 2. *Elacin*: basophiles Elastin mit unwesentlichen strukturellen Abweichungen; 3. *Kollacin*: „eine Umprägung von Kollagen durch Elacin", strukturell dem Kollagen, tinktoriell dem Elacin entsprechend; 4. *Kollastin,* welches, wie oben gesagt, die Färbbarkeit des Elastins und die Form von Kollagenschollen zeigt. Eine nähere chemische Deutung dieser histologischen Befunde ist heute noch wohl kaum möglich.

# III. Die Stickstoffabgabe durch die Haut.
## Von St. Rothman.

Die Menge der von der Haut nach außen abgegebenen N-haltigen Substanzen hat mit dem eigentlichen N-Wechsel der lebenden Haut nichts zu tun[1]. Der nach außen beförderte N stammt aus dem Schweißdrüsensekret und aus den abgestoßenen Hornlamellen. Der N des Schweißdrüsensekretes stammt aus dem Blut, und seine Menge ist weitgehend unabhängig von der Menge der Stickstoff-

---

[1] Der *Reststickstoffgehalt,* mit dem sich in letzter Zeit Urbach eingehend befaßt hat, ist freilich ebenfalls kein Maß für den N-Wechsel der Haut, da doch andauernd ein Abtransport der Stickstoffschlacken aus den Organen in die Blutbahn stattfindet. Aber für pathologische Verhältnisse sind die von Urbach gewonnenen Zahlen doch von großem Interesse, denn vor allem kommen darin gerade die Störungen dieses Abtransportes zum Ausdruck. Urbach findet in der von Haaren befreiten Haut gesunder Menschen und Tiere Rest-N-Werte zwischen 57—83 mg-%, in der großen Mehrzahl der Fälle zwischen 70—80 mg-%. Bei künstlich erzeugter akuter Nephritis im Tierversuch (Urannephritis) steigt diese Zahl um fast 200%, bei menschlicher Urämie sogar um 250—400%. Nach der Muskulatur steht die Haut an zweiter Stelle als Speicherorgan für Schlackenstoffe. Um 100% erhöhte Rest-N-Werte der Haut fand Urbach bemerkenswerterweise auch in 4 Fällen von *Alterspruritus* bei normalem Blut-Rest-N und normaler Nierenfunktion. Es wird die Frage offen gelassen, ob es sich dabei um echte vermehrte Schlackenbildung oder um erhöhte Schlackenretention handelt. Weitere Untersuchungen an größerem Material müssen ergeben, ob wir tatsächlich berechtigt sind, Erhöhung des Rest-N in der Haut mit dem Pruritus in ursächlichen Zusammenhang zu bringen. Wenn ja, so würde sich damit die intuitive Anschauung des Klinikers Besnier bewahrheiten, der im Jahre 1891 folgendes schrieb: „In den meisten Fällen, die wir näher beobachten konnten, schien er (der Pruritus senilis) in Beziehung zu stehen zur Altersniere, zur renalen Insuffizienz und zu den Blutveränderungen, die daraus entstehen.

Die Rest-N-Werte Urbachs sind vermittels der Phosphormolybdänsäureenteiweißung nach Bang gewonnen. Mit seiner Methodik erhält Urbach in Parallelwerten Schwankungen von höchstens 10% (persönliche Mitteilung).

schlacken in der Haut selbst. Die nach Abzug des Schweißdrüsen-N verbleibende N-Abscheidung könnte als Maß der Hornbildung gelten, wenn es gelingen würde die beiden Quellen des N an der Hautoberfläche auseinander zu halten. Die Trennung des Schweiß-N und des Horn-N ist aber unter normalen Bedingungen außerordentlich schwierig. Die einfache Filtrierung des wässerigen Auszuges aus Kleidern, Gummiunterlagen usw. (F. G. Benedict) genügt nicht zur Trennung, denn auch lösliche N-Verbindungen können in den Hornlamellen enthalten sein. Daß es sich beim Horn-N um verhältnismäßig geringe N-Mengen handelt, bedeutet eine weitere methodische Schwierigkeit.

.Die *gesamte N-Abgabe der Haut* beträgt beim erwachsenen gesunden, ruhenden Menschen (ausschließlich des Kopfes) nach Taylor 0,160—0,190 g, nach Fr. Loos durchschnittlich 0,25 g, nach Atwater 0,29, nach Schwenkenbecher und Spitta 0,38 g, nach den Berechnungen von N. Zuntz 0,46 g pro die. F. G. Benedict findet als Minimalzahl 0,071 g. Die Untersuchung bei Säuglingen ergibt 0,039—0,041 N pro die (Rubner und Heubner, Fr. Tangl). Es ist wie gesagt nicht angängig, diese gesamte N-Menge auf die insensible Schweißdrüsenfunktion zurückzuführen, wie das vielfach geschieht. Von Untersuchern des Gesamtstoffwechsels ist aber die Frage, wie viel davon auf den Verlust mit abgestoßenen Horngebilden fällt, nie diskutiert worden. Es wird meist nur betont, daß die N-Abgabe durch die Haut in toto bei Aufstellung der N-Bilanz wegen der geringen Mengen praktisch vernachlässigt werden darf; nur im Falle sichtbarer Schweißsekretion müsse auch diese Quelle des N-Verlustes berücksichtigt werden. Indessen ist die Frage nach der Menge des abgestoßenen Horn-N oder vielmehr (um evtl. Störungen der Hornablösung auszuschalten) die Frage, wie viel N zur Bildung der Hornsubstanz benötigt wird, für die Physiologie und Pathologie der Hornbildung von großer Bedeutung.

Für den Menschen stehen uns hierüber infolge der methodischen Schwierigkeiten nur einander widersprechende und unwahrscheinliche Angaben zur Verfügung. Die tägliche Abschuppung der Epidermis liefert nach Moleschott (a) 12,2 g Hornsubstanz (2,1 g N), nach Funke 6 g Hornsubstanz (0,71 g N). Diese Zahlen sind offenbar viel zu hoch; beträgt doch die Gesamtstickstoffabgabe in der Ruhe nach verläßlichen Bestimmungen höchstens etwa 0,46 g. Der Haarboden des Kopfes produziert nach Moleschott (a) täglich 0,14—0,28 g Haare (durchschnittlich 0,028 g N), dagegen nach Benecke (zit. nach Landois) nur etwa $^1/_4$ Teil davon, täglich etwa 0,0056 g N (14,6 g Hornsubstanz im Jahre), nach Ellenberger und Scheunert 0,0084 g N (0,06 g Haarsubstanz täglich). Das Wachstum der Barthaare entspricht nach Berthold einer Hornproduktion von täglich 0,046 g (etwa 0,0066 g N), das tägliche Wachstum der Fingernägel einer Hornproduktion von 0,0050—0,0057 g nach Moleschott. Die Gesamtproduktion von Nagelsubstanz beträgt nach einer von J. Heller angeführten Angabe Liebreichs (51,5 g in 25 Jahren) 0,0057 g. Nach Moleschott (b) produzieren die Zehen weniger Nagelsubstanz als die Finger. In der warmen Jahreszeit werde mehr Nagelsubstanz als in der kalten, und im frühen Mannesalter mehr als im späteren gebildet. Im Selbstversuch gewann Moleschott (b) in einem Jahr je 1 g Nagelsubstanz von den Fingern, je $^3/_4$ g von den Zehen.

Im großen ganzen scheinen die N-Mengen, die zur Bildung der Hornsubstanz benötigt werden, im Verhältnis zur Gesamt-N-Abgabe der Haut gering zu sein. Daß aber bei krankhaft erhöhter Hornbildung bedeutende N-Mengen auch beim Menschen verloren gehen können, geht aus den Untersuchungen von Schamberg, Kolmer, Ringer und Raiziss über Psoriasis hervor. Obwohl sie die Schuppen nicht quantitativ gesammelt haben, haben sie bei Psoriasiskranken *tägliche Stickstoffverluste von rund* 1 g (Fall Nr. 3, 5, 9) in einem Falle sogar einen Verlust von 1,7 g N täglich (Fall 8) mit den Schuppen feststellen können.

Über den *Horn-N-Bedarf* der Schafe wurden Untersuchungen von N. Völtz angestellt. Er fand, daß erwachsene Merinoschafe und Hammellämmer von etwa 30 kg Körpergewicht für den täglichen Zuwachs an Wolle 0,7 g N, für die übrigen epidermidalen Gebilde (Klauen usw.) schätzungsweise 0,1 g N benötigen. Scheunert, Klein, Steuber haben einen wachsenden Hammel so extrem eiweißarm gefüttert, daß wenn bei ihm die epidermidalen Gebilde in dem von Völtz angegebenen Maße gewachsen wären, Einschmelzen von Körpereiweiß, also eine negative N-Bilanz sich hätte einstellen müssen. Es hatte sich aber ein N-Gleichgewicht eingestellt und es zeigte sich, daß das Tier, welches am Anfang des Versuches geschoren wurde, nach Ablauf des 116tägigen Versuches eine auffallend schüttere und kurze Behaarung hatte. Wir ersehen aus diesem Versuche, daß *ein Eiweißminimum,* welches zur Aufrechterhaltung des Lebens genügt, *zur Versorgung der Haut mit Material für die Hornbildung unter Umständen nicht immer ausreicht,* und daß auf diesem Wege Störungen der Hornbildung zustande kommen können. Natürlich haben diese experimentell geschaffenen Bedingungen für die menschliche Pathologie keine unmittelbare Bedeutung. Es ist aber doch bemerkenswert, daß das vollwertige Eiweiß der Nahrung in erster Linie für die übrigen vitalen Körperfunktionen in Anspruch genommen wird. Wenn nicht genügend Material zur Hornbildung übrig bleibt, erfolgt nicht ein Abbau von Körpereiweiß, sondern es kommt zum Stillstand oder zur Verkümmerung der Hornbildung.

Wenn aber Zuntz der Ansicht war, daß auch das pathologisch herabgesetzte Haarwachstum beim Menschen im allgemeinen durch Einführung abgebauter Hornsubstanz beeinflußt werden kann (Humagsolan), so ist dem entgegenzuhalten, daß 1. beim Menschen unter normalen Ernährungsbedingungen ein Stickstoffmangel wie z. B. im obigen Versuch nicht vorkommt und 2. wenn das doch einmal der Fall sein sollte, dem mit der überschüssigen Verabreichung einer jeden vollwertigen und abbaufähigen Eiweißart abgeholfen werden könnte. Denn die Hornsubstanz enthält keine chemisch spezifischen Eiweißbausteine.

Auf Grund der Resultate ihrer umfassenden Stoffwechseluntersuchungen bei Psoriasis (13 Patienten, 40—128 tägige Perioden) kommen Schamberg und Mitarbeiter zum Schluß, daß der Stickstoffhaushalt der Psoriatiker durch eine *andauernde und beträchtliche N-Retention* ausgezeichnet ist. Bei allen untersuchten Patienten sei diese N-Retention vorhanden. Es gehe zwar viel N durch die Haut mit den Schuppen verloren, die N-Bilanz bleibe aber auch nach Abzug dieser Verluste positiv; Verluste durch Harn, Faeces und Haut seien geringer als die Einnahmen. Die N-Retention könne bestehen bleiben, auch nachdem keine Schuppung mehr vorhanden sei, und auch nachdem die Erscheinungen praktisch abgeheilt seien. Der retinierte N werde von den wuchernden Epidermiszellen in Anspruch genommen und zum Zelleiweiß aufgebaut. Ohne reichliche Eiweißzufuhr sei ein derartig rasches Zellwachstum, wie es bei der Psoriasis der Fall sei, gar nicht möglich. Daher wirke reichliche Eiweißzufuhr nachteilig auf die Psoriasis, während der günstige Einfluß einer N-armen Diät nach den vorliegenden Untersuchungen kaum mehr bezweifelt werden könne. Der N-Stoffwechsel bei der Psoriasis entspreche einem sehr niedrigen N-Umsatz, der Körper leide an einem relativen N-Hunger, weil enorme N-Mengen von der Haut in Anspruch genommen werden.

Die von den Autoren gefundenen Stickstoffretentionen sind in der Tat sehr beträchtlich. Es ist aber aus ihren Ausführungen nicht ersichtlich, auf welche Weise sie sich diese beträchtliche und andauernde Stickstoffretention bei erwachsenen Menschen vorstellen. Sollte ein unbehandelter Psoriatiker sein Leben lang Stickstoff ansetzen? Dann müßte entweder sein Körpergewicht stetig und andauernd zunehmen, was ja nicht der Fall ist, auch nach den Protokollen und Ausführungen der Autoren nicht, oder es müßte parallel mit dem Stickstoffansatz andauernd ein Abbau von nichtstickstoffhaltigen Körperbestandteilen vor sich gehen, was letzten Endes dazu führen würde, daß der Organismus des Psoriatikers sich nur aus Eiweißstoffen zusammensetzte. Wenn die Konstanz des Körpergewichtes durch andauernde Wasserabgabe erhalten bliebe (aus einigen Bemerkungen kann man den Eindruck gewinnen, daß die Autoren dieser Ansicht sind), so müßte das zu einer bedenklichen Wasserverarmung des Körpers führen. — Ein ähnlicher Einwand muß auch gegen die Deutung erhoben werden, daß der retinierte Stickstoff in der Epidermis als Zelleiweiß angesetzt wird: Da die Abstoßung der Hornlamellen mit dem N-Ansatz nicht Schritt halte, müßte das Rete Malpighi immer dicker und dicker werden. — Wir glauben, daß diese Stickstoffretention nur vorgetäuscht ist und zwar vorgetäuscht gerade dadurch, daß die Schuppensammlung, oder besser gesagt, die Bestimmung der Gesamtstickstoffabgabe der Haut in diesen sonst äußerst sorgfältigen Untersuchungen nicht unter den erforderlichen Kautelen der quantitativen Untersuchung vor sich gegangen ist. Die Autoren betonen selbst, daß es nahezu unmöglich ist, bei fein schuppender Psoriasis die Schuppen verlustlos zu sammeln. Zweifellos ist das sehr schwierig. Wenn überhaupt, so ist es nur bei völliger Bettruhe möglich. Aber auch sonst ist der Schuppenstickstoff nur in einzelnen Perioden bestimmt, sonst geschätzt worden. Es liegt auf der Hand, daß die *stark schuppende psoriatische Haut große Mengen von Stickstoff beansprucht und dem übrigen Körper entzieht.* Es ist auch, besonders im Hinblick auf die oben angeführten Versuche von Scheunert anzunehmen, daß *durch Einschränkung der Stickstoffzufuhr dem pathologischen Wucherungsvorgang entgegengearbeitet werden kann.* Es ist aber nicht denkbar, daß sich Stickstoffaufspeicherung in der Haut und Stickstoffabgabe mit den Schuppen auf die Dauer nicht die Wage halten, wie die Autoren es annehmen, denn dann müßte, wie gesagt, der Durchmesser der Epidermis bis ins Unendliche wachsen. Jedenfalls können wir aus diesen Untersuchungen entnehmen, daß *bei pathologisch gesteigerter Hornbildung die N-Verluste durch die Haut so groß sein können, daß sie die N-Bilanz in hohem Grade beeinträchtigen.*

Besser als über den Horn-N sind wir über die quantitativen Verhältnisse der *Stickstoffausscheidung durch die Schweißdrüsen* unter verschiedenen Bedingungen unterrichtet.

Wird die Tätigkeit der Schweißdrüsen durch Erhöhung der Außentemperatur oder durch Muskeltätigkeit angefacht, so erhöht sich die von der Haut abgeschiedene N-Menge ganz beträchtlich, und zwar bis zu einem gewissen Grade proportional zur Muskeltätigkeit (F. G. Benedict).

In der Ruhe bei Zimmertemperatur beträgt der höchste gefundene Wert 0,38 g N in 24 Stunden (Schwenkenbecher und Spitta), bei schwerer körperlicher Arbeit am Bremsergometer findet Berry im Maximum 0,647 g N pro 24 Stunden, durchschnittlich 2—5,6% des gesamten ausgeschiedenen N. Zuntz und Schumburg haben nach 6 stündigem Marsch 0,837 g N erhalten. Durig, Neuberg und Zuntz finden bei Bergbesteigungen im trockenen Höhenklima 0,577—1,038 g N pro Tag. Diese N-Mengen sind $2^1/_2$—3 mal so groß als die bei gleicher Arbeitsleistung in Berlin gewonnenen. Benedict hat bei schwerer Arbeit am Laboratoriumsfahrrad in 1 Stunde 0,22 g N erhalten. Über die höchsten Werte berichtet Cramer, der innerhalb 1 Stunde bei 12 500 mkg Arbeit 1,881 g N im Schweiß ausgeschieden hat. Er findet, daß bis 12% des Gesamtstickstoffes mit dem Schweiß ausgeschieden werden kann, während Zuntz und Mitarbeiter im Maximum sogar 15,2% des Gesamtstickstoffs im Schweiß finden. Von der Art der Nahrung sind die N-Mengen im Schweiß unabhängig (Berry, Bost und Borgstrom).

Einen wichtigen Beitrag zur Kenntnis der N-Ausscheidung durch die Schweißdrüsen liefert die bereits angeführte Arbeit von Scheunert, Klein und Steuber. Sie finden, daß *bei Verfütterung von Harnstoff* an Schafe die größte Menge des Harnstoff-N *durch die Haut* ausgeschieden wird. Nach einer 8 tägigen Harnstoffperiode wurden 8 g N beim Abbaden von der Haut wiedergewonnen, also pro Tag 1 g N, ausschließlich des Horn-N. In harnstofffreien Perioden wurden dagegen bei eiweißreicher Nahrung täglich nur 0,013 g, bei eiweißarmer Nahrung nicht bestimmbare Spuren von N im Badewasser gefunden. Hätte man die Ausscheidung durch die Haut in der Harnstoffperiode vernachlässigt, so wäre eine N-Retention vorgetäuscht worden. In welcher Form der Harnstoff-N die Haut verlassen hat, ob als Harnstoff oder als Ammoniumsalz, ist nicht untersucht worden. Dagegen ließ sich feststellen, daß in der Harnstoffperiode der Rest-N und der Harnstoffgehalt des Blutes stark (auf das $1^1/_2$—5fache) erhöht waren, so daß sich die Excretion durch die Haut zwanglos auf die Überschwemmung des Blutes zurückführen ließ. Scheunert und Mitarbeiter glauben, ohne Versuche darüber angestellt zu haben, daß an dieser Excretion sich die Schweißdrüsen beteiligen, was besonders nach den Arbeiten von Gad Andresen (s. u.) durchaus wahrscheinlich ist. Wichtig ist die Feststellung, daß *bei Überladung des Blutes mit Harnstoff die Absonderung des N durch die Haut, offenbar durch die Schweißdrüsen, auch bei vollständiger körperlicher Ruhe und ohne sichtbare Schweißsekretion* (Schafe schwitzen überhaupt nicht, sie hacheln in der Hitze wie die Hunde) *auf das 80—100 fache erhöht sein kann.*

Analoge Verhältnisse in der menschlichen Pathologie wären bei *Nierenerkrankungen,* die mit N-Retention einhergehen, zu erwarten. Wir wissen aber, daß Nierenkranke, auch solche mit Urämie, bei vollständiger Ruhe und ohne sichtbare Schweißabsonderung nicht mehr N durch die Haut abgeben als Gesunde (Loofs), daß also von einer „vikariierenden"

Tätigkeit der Haut bei Ausscheidung der Stickstoffschlacken gar keine Rede sein kann [vgl. Schwenkenbecher (z)]. Der Unterschied zwischen Experiment und Beobachtung am Krankenbett läßt sich zunächst damit erklären, daß bei der Niereninsuffizienz des Menschen eine so hochgradige Überschwemmung mit Harnstoff wie im obigen Versuch wohl nur äußerst selten vorzukommen pflegt; dann aber auch damit, daß *bei der Niereninsuffizienz die gleichzeitige Salzretention ganz allgemein eine Herabsetzung der Schweißdrüsentätigkeit zur Folge hat* (vgl. S. 297). Daran scheitert vor allem die vikariierende Tätigkeit der Schweißdrüsen. Man hat zwar bei künstlicher Anfachung der Schweißsekretion gelegentlich erhöhte N-Werte und höhere N-Konzentrationen bei Nephritikern im Schweiß gefunden (H. Strauss, Róth-Schulz), doch gelten diese Befunde zum Teil als Ausnahmen, zum Teil sind die Erhöhungen belanglos (Tachau). Seitdem v. Noorden festgestellt hat, daß bei einer einmaligen Schwitzprozedur nur selten mehr als 1 g N durch die Haut abgeschieden wird, ist es auch erklärlich, daß die früher beliebte Schwitzbehandlung der Nephritis in bezug auf die Entlastung von N-Schlacken nicht den gewünschten Erfolg herbeizuführen pflegt. — Die sog. Harnschweiße, die kristallinische Abscheidung von Harnstoff an der Haut ist eine agonale Erscheinung, ein Zeichen für das Erlöschen der Organfunktionen. Sie kommt bei den verschiedensten Erkrankungen in der Agone vor, nicht nur bei Nierenkranken. Nichtsdestoweniger kann bei ihrer Entstehung die Erhöhung des Blutharnstoffgehaltes eine Rolle spielen.

*Die Konzentration des Gesamtstickstoffes* im Schweiß nimmt mit steigender Sekretionsgeschwindigkeit ab (Schumburg und Zuntz, Kittsteiner). Das ist um so auffallender als sich das Kochsalz gerade umgekehrt verhält. Eine Erklärung über diese Eigenartigkeit der Drüsenarbeit ist bis jetzt nicht gegeben worden. Von einer Erschöpfung der Stickstoffvorräte im Blut bei fortlaufender Schweißabsonderung kann nicht die Rede sein, denn der Reststickstoff des Blutes ist nach starkem Schwitzen nicht wesentlich verändert (Borchardt). Dagegen könnte es sich um eine partielle Erschöpfung der Drüsenzelltätigkeit handeln. Die Schwankungen der Stickstoffkonzentration sind je nach der Sekretionsgeschwindigkeit recht groß. Durchschnittlich beträgt sie etwa 0,05%.

Im „Hitzeschweiß" bei körperlicher Ruhe findet Camerer jun. 0,091—0,188% N, und zwar die größten Mengen im Glühlichtbad, kleinere im Heißluftbad und die kleinsten Mengen im Dampfbad; es scheint, als würde die Erhöhung der relativen Luftfeuchtigkeit die Abscheidung stickstoffhaltiger Stoffe erschweren oder die Trockenheit der Luft sie erleichtern. Noch größere Schwankungen scheint die Änderung der Außentemperatur zu verursachen (Cramer, Kittsteiner). Durig, Neuberg und Zuntz finden, daß, wie die absolute Menge, so auch die Konzentration des Stickstoffes im Schweiß im trockenen Höhenklima $2^{1}/_{2}$—3 mal so groß ist wie in Berlin; wiederum ein Hinweis darauf, daß die Trockenheit der Luft die Stickstoffausscheidung durch die Schweißdrüsen begünstigt. Das nicht-trockene Höhenklima hat keine ähnliche Wirkung (Zuntz, Loewy, Müller und Caspari).

Bei den großen Schwankungen der Konzentrationswerte hat eine Aufzählung der zahlreichen Angaben keinen großen Wert [zusammenfassende Darstellung bei Noorden, Schulz (z)]. Überblickt man sämtliche Daten und beurteilt sie nach der Genauigkeit der Methoden, so kommt man zu dem Schluß, daß *die Stickstoffkonzentration im Schweiß meistens unter 0,1% steht, und nur unter besonderen Bedingungen, besonders bei geringer Schweißsekretion in äußerst trockener Luft über 0,1% steigt.* Wesentlich höhere Werte (Camerer, Harnack, H. Strauss) sind auf Verdunstungsfehler bei der Sammlung des Schweißes zurückzuführen.

Der Schweiß von Nephritikern soll nach H. Strauss und nach Kövesi und Róth-Schulz nicht nur durch absolut erhöhte Stickstoffwerte, sondern auch durch eine besonders hohe Stickstoffkonzentration ausgezeichnet sein. Wenn auch die von diesen Autoren angegebenen Zahlen (bis 0,28 bzw. bis 0,45% N) wohl durch nicht einwandfreie Schweißgewinnung derart hoch ausgefallen sind, so ist es ohne weiteres verständlich, daß infolge der verringerten Schweißmengen, vielleicht auch durch das höhere Angebot an Nichtproteinstickstoff die Stickstoffkonzentration bei Nierenkrankheiten erhöht sein kann. Daß durch die eventuelle Konzentrationserhöhung die absoluten Mengen des ausgeschiedenen Stickstoffes nicht in dem Grade zunehmen, daß dadurch eine nennenswerte Entlastung des Organismus von Stickstoffschlacken stattfinden würde, haben wir bereits erwähnt. Aus den Angaben Tachaus, der eine große Anzahl von Nephritikern auf ihren Schweiß untersucht hat, kann man grob berechnen, daß in seinen Fällen die Höchstkonzentration 0,08% N betragen hat, und das in einem Fall von chronischer Nephritis, in welchem nach einstündlichem Schwitzbad *der Gewichtsverlust nur 150 g* betragen hat. Die absoluten Schweiß-N-Mengen sind also auch in solchen Fällen sehr gering.

Unter den stickstoffhaltigen Substanzen des Schweißes überwiegt bei weitem der *Harnstoff*. Nach CAMERER jun. entfallen 34% des Gesamtstickstoffes auf Harnstoff, nach HARNACK und nach SCHWENKENBECHER macht sogar der Harnstoff die Hälfte der ganzen organischen Substanz aus. HARNACK hat im Schwitzbad im Laufe von 1 Stunde 1 g Harnstoff gewinnen können.

Daß *funktionierende Schweißdrüsen den Harnstoff des Blutes mit besonderer Avidität an sich reißen*, ergeben die methodisch einwandfreien Versuche von GAD ANDRESEN. GAD-ANDRESEN findet im Dampfbad-Schweiß des Menschen regelmäßig *eine viel höhere, im Durchschnitt doppelt so hohe Harnstoff-N-Konzentration als im Blut.*

| Versuch Nr. | Blutharnstoff-N<br>mg % | Schweißharnstoff-N<br>mg % |
|---|---|---|
| 1. | 29,0—29,1 | 42,9—42,8 |
| 2. | 24,5 | 44,1 |
| 3. | 20,8 | 51,6—51,4 |
| 4. | 17,5 | 36,4 |
| Mittel | 22,9 | 44,9 |

Bei Katzen fällt der Versuch im Pilocarpin-Hitzeschweiß ebenfalls in diesem Sinne aus. Auf die Anreicherung des Harnstoff-N im Schweiß ist auch der Umstand zurückzuführen, daß der Gesamtstickstoffgehalt im Schweiß mehr als das Doppelte des Rest-N im Blut betragen kann (BARNEY, TALBERT, SILVERS und JOHNSON). Es zeigt sich außerdem, daß die *Konzentration des Harnstoffes im Schweiß mit fortlaufender Sekretion ansteigt*. PLAGGEMEYER und MARSHALL finden beim Menschen die Harnstoffkonzentration 3—10mal höher als im Blut. und ein ähnliches Verhalten ergibt sich aus den Untersuchungen von TALBERT, FINKLE und KATSUKI (a). Man kann aus diesen Daten auf eine *aktive Aufspeicherung und Absonderung des Harnstoffes durch die Schweißdrüsen* schließen. Die Absonderung hat MELCZER (b) auch histologisch genau verfolgen können. Er sah nach Einspritzung von Harnstoff im Tierversuch, daß neben der aktiven Sekretion durch das Schweißdrüsenparenchym der Harnstoff auch aus den intracellulären Spalten der Epidermis in die Schweißdrüsenausführungsgänge diffundiert. Das letztere scheint sogar der Hauptweg zu sein.

Im Gegensatz zum Harnstoff ist die *Ammoniakkonzentration* im Schweiß die gleiche wie im Blute, so daß es sich hier um einfache Diffusion handelt (GAD-ANDRESEN). Damit ist auch die Frage, ob Ammoniak präformiert im Schweiß vorhanden ist oder erst durch sekundäre Zersetzung entsteht, im ersteren Sinne entschieden; denn sonst wäre die strenge Parallele zwischen Blut- und Schweiß-Ammoniakgehalt kaum zu verstehen. Sicher entsteht aber Ammoniak auch durch sekundäre Zersetzung an der Hautoberfläche. Während GAD-ANDRESEN unter sorgfältiger Vermeidung sekundärer Zersetzungsprozesse pro 100 ccm Schweiß nur 0,4—0,6 mg Ammoniak-N findet, läßt sich aus den Angaben CAMERERs, der den Schweiß zum Teil mit Watte abgewischt, zum Teil in ein offenes Gefäß abfließen ließ, im Mittel 100 mg Ammoniak-N pro 100 ccm Schweiß berechnen, zweifellos eine so hohe Zahl, die sich — auch nach Abzug der Verdunstungsfehler — nur mit sekundärer Zersetzung erklären läßt. Durch sekundäre Zersetzung dürften auch die Zahlen von TALBERT, FINKLE und KATSUKI (b) (0,04—0,35 mg in 1 ccm Schweiß) beeinflußt sein. Das Verhältnis des Ammoniak-N zum Gesamt-N ist nach PLAGGEMEYER und MARSHALL im Schweiß immer weit höher als im Urin. Nach CAMERER beträgt der Ammoniak-N 7,5% des Gesamt-N im Schweiß. (!)

Ein weiterer N-haltiger Bestandteil des Schweißes ist die *Harnsäure* (Tichborne, Camerer jun., Alder, Plaggemeyer und Marshall). Ob sie konstant
vorhanden ist, ist allerdings fraglich. Schwenkenbecher (z) (mit Embden),
Riggs, Schneider und Grigaut, Barney konnten auch mit den empfindlichsten Proben keine Harnsäure nachweisen, Plaggemeyer und Marshall
haben sie dagegen konstant gefunden. v. Noorden hat im Schweiß von
Nierenkranken mittels der Murexidprobe (nach vorangehendem Eindampfen,
so daß das Kochsalz noch in Lösung blieb) in 3 Fällen Harnsäure nachweisen können, in 2 anderen Fällen dagegen nicht. In den positiven Fällen
war die Schweißabsonderung profus, die Reaktion des Schweißes neutral
oder schwach alkalisch, in den negativen Fällen war die Schweißmenge
gering, die Reaktion sauer. In keinem Falle genügten die Harnsäuremengen
zur quantitativen Bestimmung.

Alder findet mit der kolorimetrischen Methode von Herzfeld und Klinger
bei Gesunden durchschnittlich 0,092 mg Harnsäure in 1 ccm Schweiß, also
wesentlich mehr als im Blute enthalten ist (0,01—0,02 mg/1 ccm). Es scheint
demnach als würde die Harnsäure ebenso wie der Harnstoff von den Schweißdrüsen aktiv aufgespeichert und ausgeschieden werden. Dafür sprechen ja auch
die mikroskopischen Befunde von Melczer (a), der sog. Harnsäureakkumulatoren
in den Schweißdrüsenzellen und Harnsäurekonkremente in den Schweißdrüsen-
ausführungsgängen (c) nachweisen konnte. Die Bestimmungen Alderss können
aber nicht verwertet werden, weil die der Herzfeldschen Methode zugrunde
liegende Farbreaktion von Folin und Denis für Harnsäure gar nicht spezifisch
ist (Haas und Trautmann).

Alder berechnet aus seinen Werten, unter Zugrundelegung der Schwenkenbecher-
schen Zahl von 670 ccm „insensiblen Schweißes" in 24 Stunden eine tägliche Abscheidung
von 66,7 mg Harnsäure durch den Schweiß, also etwa 10% der durch den Harn ausgeschiedenen Menge. Auch wenn die Methodik richtig wäre, könnte diese Berechnung nicht
aufrecht erhalten werden. Abgesehen davon, daß die Schwenkenbechersche Zahl von
ihm selbst auf 600 reduziert wurde, kann nicht der ganze insensible Wasserverlust auf
Schweißdrüsenfunktion zurückgeführt werden. Ein sehr großer Teil des Wassers dampft
durch die Epidermis ab und in diesem Wasser sind keine gelösten Stoffe enthalten (vgl.
S. 297). Dazu kommt noch, daß die Konzentration der Harnsäure bei angeregter Schweißsekretion, wie sie Alder untersucht hat, möglicherweise viel größer ist als im insensiblen
Schweiß. Sicher ist also die von Alder berechnete Zahl viel zu hoch. Plaggemeyer und
Marshall fanden, obwohl sie ebenfalls mit der Farbreaktion von Folin und Denis
arbeiteten, wesentlich niedrigere Werte: Die Harnsäurekonzentration des Schweißes verhielt
sich zu der des Blutes wie 1 : 20, zu der des Harns wie 1 : 500.

Neuerdings hat K. Voit die Frage nach dem Vorkommen von Harnsäure
im Schweiß einer eingehenden Untersuchung unterworfen. Er konnte zeigen,
daß das Phenolreagens von Folin und Denis zum Nachweis und zur quantitativen Bestimmung der Harnsäure nicht geeignet ist, und daß es *im allgemeinen
mit den üblichen Methoden nicht gelingt, Harnsäure aus dem Schweiß darzustellen*.
Die Ergebnisse der Zinkchloridfällungsmethode von Morris und Machod
sprechen indessen dafür, daß geringe Mengen von Harnsäure im menschlichen
Schweiß doch vorkommen. Über die Mengen kann nichts ausgesagt werden, da
auch nach der Zinkfällung nicht die Harnsäure allein mit dem Folin-Reagens
nachgewiesen wird.

Nach diesen Feststellungen müssen alle quantitativen Angaben mit großer
Vorsicht aufgenommen werden, vor allem die immer wieder zitierte Angabe,
daß die Menge der Harnsäure im Schweiß bei der Gicht erhöht ist (Tichborne)
oder daß sie überhaupt nur bei Gicht vorhanden ist (Wohlgemuth). Daß
Harnsäureausscheidung durch den Schweiß keine Beziehungen erkennen läßt
zur Menge und zum Gesamtstickstoffgehalt des Schweißes, zum Harnsäuregehalt des Urins (Plaggemeyer und Marshall), oder zum Nucleingehalt

der Nahrung (ALDER), kann bei der völligen Unsicherheit der Methoden auch nicht weiter verwundern.

Bemerkenswert sind die großen Mengen von Harnsäure und von anderen Purinkörpern, die *an der Körperoberfläche niederer Tiergattungen* zu finden sind. So ist der gelbe Farbstoff der Schmetterlingsflügel eine der Harnsäure nahe verwandte Verbindung (F. G. HOPKINS). Derselbe Farbstoff entleert sich auch aus dem Darm beim Herauskriechen des Schmetterlings aus der Larve, ist also offenbar excretorischer Natur. Die Ablagerung von *Guanin* in der Haut von Fischen, Amphibien und Reptilien ist nach EWALD und KRUKENBERG eine ziemlich allgemeine Erscheinung. Die Silbersubstanz der Fischschuppen ist reines krystallisiertes Guanin (A. BETHE). Auch die Kalkverbindung des Guanins kommt vor.

Außer Harnstoff, Ammoniak und Harnsäure als den Endprodukten des Eiweißabbaues werden auch nicht abgebaute *Aminosäuren*, Aminosäurekomplexe, ja auch Spuren von *Eiweiß*, ferner *Kreatinin* durch den menschlichen Schweiß ausgeschieden. EMBDEN und TACHAU haben in beträchtlichen Mengen *Serin* mit der $\beta$-Naphthalinsulfochloridmethode von E. FISCHER im Schweiß nachweisen können. Obwohl eine quantitative Ausbeute mit dieser Methode gar nicht möglich ist, haben sie aus 1 Liter Schweiß 0,09 g „ziemlich reines" Serin-$\beta$-Naphthalinsulfochlorid gewonnen, was ungefähr 4 mg *Serin-N pro Liter Schweiß* entspricht. Neben dem Serin waren noch andere Aminosäuren vorhanden, und zwar in der einen Portion von 1 Liter Schweiß 24,64 mg, in der zweiten 32,06 mg Aminosäure-N, also recht große Mengen. Für die Anwesenheit von Aminosäuren und ihren Derivaten im Schweiß spricht auch der stark positive Ausfall der Ninhydrinreaktion (ABDERHALDEN und H. SCHMIDT). HAUGEN und TALBERT finden allerdings im Schweiß nur 1,7—5,7 mg-% Aminosäure-N. Cystin konnte auch bei Cystinurikern im Schweiß nicht nachgewiesen werden (H. B. LEWIS).

Kreatinin haben CAPRANICA und CRAMER qualitativ nachgewiesen. Dieser Nachweis ist aber SILVERS, FORSTER und TALBERT nicht geglückt.

Die Eiweißspuren im Schweiß beim Menschen stammen wohl zum größten Teil von abgestoßenen Hornlamellen. Besonders hoch ist der Eiweißgehalt im Pferdeschweiß (LECLERC, SMITH, PUGLIESE, RITTER).

Wegen der großen physiologischen Schwankungsbreite des Schweiß-N-Gehaltes sind die Angaben über *pathologische Abweichungen bei Dermatosen* mit Vorsicht aufzunehmen. BARNEY glaubt im Pilocarpin-Hitzeschweiß eine Abnahme der N-haltigen Substanzen, (sowohl des Gesamtrest-N wie des Harnstoff-N) bei „senilem Ekzem" nachgewiesen zu haben. Aber auch seine Normalwerte sind viel zu schwankend, als daß man — trotz des großen Unterschiedes in den Mittelwerten — sichere Schlüsse ziehen könnte:

| mg % pro Stunde | Rest-N | Durchschnitt | Harnstoff-N | Durchschnitt |
|---|---|---|---|---|
| Normal (14 Fälle) . . . . | 29,8—131 | 78,33 | 10,80—78,40 | 37,50 |
| Seniles Ekzem (5 Fälle). . | 10,68—42,30 | 28,40 | 6,00—23,00 | 14,60 |

Dabei ist hier noch ein sechster Fall mit aus der Reihe fallenden hohen N-Werten garnicht berücksichtigt. BARNEY nimmt an, daß wie die arteriosklerotische Niere, so auch die Haut alter Leute infolge der Gefäßerkrankung ausscheidungsinsuffizient wird. Bei der Psoriasis hat BARNEY keine Abweichungen von der Norm gefunden. TROJAN wiederum findet erhöhte Harnstoff- und Harnsäurewerte beim Pruritus senilis und glaubt, daß der Pruritus durch vikariierende Ausscheidung der harnfähigen Stoffe mit dem Schweiß entsteht.

# Die Hautfette.

## Von St. Rothman.

### 1. Allgemeines.

Die Tegumente aller Lebewesen des Pflanzen- und Tierreiches sind überzogen und durchtränkt mit fettartigen Stoffen, sog. Wachsen, denen eine große biologische Bedeutung zukommt. Sie sind fähig den Organismus gegen mannigfache schädliche Einflüsse der Atmosphäre, gegen zu starke Benetzung mit Wasser, gegen übermäßige Austrocknung, gegen Temperaturschwankungen und gegen parasitäre Einwirkungen zu schützen.

Im Gegensatz zu den echten Fetten, die sich im wesentlichen aus den Glycerinestern der Palmitinsäure, Stearinsäure und Ölsäure, aus Tripalmitin, Tristearin und Triolein zusammensetzen:

$$\begin{matrix} CH_2OH & & CH_2 \cdot O \cdot C_{16}H_{31}O & & Tripalmitin = C_3H_5 \cdot O_3 \cdot (C_{16}H_{31}O)_3 \\ | & & | & & \\ CHOH + 3\, C_{16}H_{32}O_2 = & CH \cdot O \cdot C_{16}H_{31}O + 3\, H_2O; & & Tristearin = C_3H_5 \cdot O_3 \cdot (C_{18}H_{35}O)_3 \\ | & & | & & \\ CH_2OH & & CH_2 \cdot O \cdot C_{16}H_{31}O & & Triolein = C_3H_5 \cdot O_3 \cdot (C_{18}H_{33}O)_3 \end{matrix}$$

Glycerin + Palmitinsäure = Tripalmitin.

bestehen die Fette der Hautoberfläche vornehmlich aus Fettsäureestern hochmolekularer Alkohole. Meist sind das aliphatische einwertige gesättigte Alkohole, wie Cetylalkohol $C_{16}H_{33}OH$, Octadecylalkohol $C_{18}H_{37}OH$, Eikosylalkohol $C_{20}H_{41}OH$ und Cerylalkohol $C_{26}H_{53}OH$. In den Tegumentfetten höherer Tierklassen und des Menschen spielen daneben die Fettsäureester komplizierter aromatischer Alkohole, vor allem die des Cholesterins und seiner Derivate eine große Rolle.

Im Säugetierreich werden die fettartigen Stoffe, welche Haut und Haare mit einem fettigen Überzug versehen, in der Hauptsache von den *Talgdrüsen* ausgeschieden. Das Talgdrüsensekret kann jedoch nicht rein gewonnen werden, da es sich nach erfolgter Ausscheidung mit anderen Stoffgemischen der Hautoberfläche, mit Resten der insensibel abgestoßenen Hornpartikelchen und mit dem Sekret der Schweißdrüsen vermengt. Dieser Umstand bedeutet eine bislang nicht überwundene methodische Schwierigkeit für die chemische Analyse des „Talges", d. h. des reinen Talgdrüsensekrets. Eine erschöpfende Erforschung der physiologischen und pathologischen Sekretionstätigkeit der Talgdrüsen ist aber ohne Gewinnung des reinen Sekrets nicht gut denkbar. Auch wenn wir uns auf die Analyse der Fette und Fettbestandteile an der Hautoberfläche beschränken wollen, ist eine Identifizierung der gesamten Fettabsonderung mit dem Talgdrüsenfett nicht zulässig. Daß Fette auch ohne Vermittlung der Talgdrüsen auf die Oberfläche abgesondert werden, ergibt sich für den Menschen u. a. aus dem nicht unbedeutenden Fettgehalt der Hornlamellen von talgdrüsenfreien Hautgegenden, wie Handteller und Fußsohlen.

Nicht geklärt ist dagegen die Frage, ob die *Schweißdrüsen* an der Absonderung von Fetten beteiligt sind. Die Lehre vom Fettgehalt des Schweißdrüsensekretes ist nach Krause sen., Meissner, Henle, Kölliker, besonders von Unna in zahlreichen Arbeiten energisch vertreten worden. Unna (a—f) stützte sich zunächst darauf, daß bei Behandlung von Hautschnitten mit Überosmiumsäure eine Schwärzung der Schweißdrüsenzellen erzielt werden kann. Er kam sogar zu dem Schluß, daß die Talgdrüsen nur die Haare mit Fett versehen, während die übrige Hautoberfläche mit dem von den Schweißdrüsen abgesonderten „Schweißfett", „Knäueldrüsenfett" eingefettet wird. Das Knäueldrüsenfett sei vom Fette der Talgdrüsen völlig verschieden, seine Menge sei beim Eczema seborrhoicum vermehrt. Dieser Ansicht Unnas widersprachen Liebreich (a), Beatty, Ledermann, Sticker, Dreysel, Plato, Linser, Siebert, Lombardo, indem sie teils die Befunde als solche für unrichtig oder für unsicher erklärten, teils ihre Beweiskraft und die Richtigkeit ihrer Deutung bestritten. Die divergierenden Befunde führte Unna (f) auf eine mangelhafte Osmierungstechnik der Nachprüfer zurück und hielt daran fest, daß unter Einhaltung bestimmter Kautelen die Osmiummethode den sicheren Nachweis von Ölsäure bzw. Olein ermöglicht. Die mikroskopische Osmiumschwärzung beruht auf einer Oxydation und Spaltung der Ölsäure, wobei die Überosmiumsäure in Osmiumsäure übergeht. Daß die Ölsäure als eine der wenigen ungesättigten Verbindungen in der Haut einer solchen Oxydation an der doppelten Kohlenstoffbindung besonders leicht verfällt, ist nicht zu bestreiten. Von einem sicheren spezifischen Nachweis der Ölsäure kann aber dabei nicht die Rede sein [1]. LEDERMANN hatte gegenüber der „Schweißfett"-Theorie besonders den Umstand hervorgehoben, daß die osmiumgeschwärzte Substanz der Schweißdrüsenzellen sich beim Schwitzen (im Katzenversuch) nicht vermehrt. DREYSEL betonte, daß das von den Schweißdrüsen angeblich sezernierte Fett in den Ausführungsgängen nie zu finden ist; verfettete Epithelien finde man in allen Drüsen, das bedeute aber noch keine Fettsekretion. Schließlich untersuchte LINSER den Fettgehalt großer Schweißmengen, die er mittels Heißluftbäder gewonnen und in Gummisäcken aufgefangen hatte; er fand etwas über $0,01\%$ ätherlösliche Substanzen. Die höheren Werte KAMMERERs $(0,06—0,17\%)$ führte er auf Verdunstungsfehler zurück und kam zu dem Schluß, daß man eine irgendwie in Betracht kommende Ausscheidung der ätherlöslichen Substanzen durch die Schweißdrüsen kaum annehmen könne, daß man vielmehr allen Grund habe, die geringen Fettmengen im Schweiß auf Verunreinigungen mit Talg zurückzuführen, da sie nach ihrer Zusammensetzung mit der des Hauttalges weitgehend übereinstimmen. Die LINSERschen Analysenzahlen wurden allerdings bei einer starken Inanspruchnahme des Schweißdrüsenapparates gewonnen. Man kann aus ihnen auf die Zusammensetzung des Sekretes in einem relativen Ruhestadium, auf die sog. insensible Schweißsekretion keine Schlüsse ziehen, zumal wir wissen, daß auch die Konzentration anderer Schweißbestandteile mit zunehmender Schweißabsonderung abnimmt. UNNA hat schon früher den Fettmangel im Schweiß bei profuser Schweißbildung in dem Sinne gedeutet, daß bei starker Schweißabsonderung das Fett der Knäueldrüsen mit ausgespült wird. Wenn aber UNNA und GOLODETZ (b) aus Zahlen LINSERs und aus älteren Angaben von KAST eine stündliche Fettabsonderung von 1,2 g Fett der Körperoberfläche durch die Knäueldrüsen berechnen, so beruht das auf einem völligen Mißverständnis der KASTschen Angaben; der Berechnung von UNNA und GOLODETZ liegt nämlich die unmögliche Voraussetzung zugrunde, daß drei Versuchspersonen in 40 Minuten 20 Liter Schweiß verlieren [vgl. FR. N. SCHULTZ (z)].

Ein weiteres Argument zugunsten des Fettgehalts des Schweißes erblickt UNNA in der fettigen Absonderung der talgdrüsenfreien Hautpartien an Handtellern und Fußsohlen. UNNA und GOLODETZ (b) haben dieses „Fuß- und Handschweißfett" chemisch untersucht und von anderen Hautfetten verschieden befunden. Da aber an Handtellern und Fußsohlen auch verhornte Zellbestandteile dauernd abgestoßen werden, die ja auch nach UNNA reichlich Fett enthalten, können diese Versuche nicht als ein Beweis für den Fettgehalt des Schweißes anerkannt werden.

Wenn wir aber weder in der Osmiumschwärzung der Schweißdrüsenzellen, noch in der Fettabsonderung talgdrüsenfreier Hautpartien einen Beweis dafür erblicken können, daß die Schweißdrüsen Fett absondern, so kann auch das Gegenteil nicht als bewiesen gelten. Die Möglichkeit einer wenn auch noch so geringen Beteiligung der Schweißdrüsen an der Fettversorgung der Hautoberfläche muß zugegeben werden. Die Lösung der Frage scheitert an dem Umstand, daß wir die Sekrete an der Hautoberfläche nach ihrem verschiedenen Ursprung nicht voneinander trennen können. Einen neuen Gesichtspunkt zu dieser Frage bringt die von SCHIEFFERDECKER (a)—(c) durchgeführte Zweiteilung der Knäueldrüsen in apokrine und ekkrine Drüsen (vgl. PINKUS, dies. Handb. I, 1, S. 300 ff.). Von den apokrinen Drüsen wird — im Gegensatz zu den ekkrinen — nicht nur ein flüssiges Sekret abgesondert, sondern es werden auch feste Zellbestandteile, darunter auch Fette in das Lumen der Drüse ausgestoßen.

Neben der Schwierigkeit, die Sekrete verschiedener Herkunft zu trennen, ist für die Untersuchung der menschlichen Hautfette ihre geringe Menge eine weitere methodische Schwierigkeit. Um indirekt auf die chemische Zusammensetzung der Talgdrüsensekrete schließen zu können, hat man sich drei verschiedener Verfahren bedient: 1. wurden bei Tieren und Menschen die Sekrete einzelner größerer Drüsen untersucht, die anatomisch, entwicklungsgeschichtlich

---

[1] Über das Verhalten des Melanins gegenüber Osmiumsäure vgl. LEDERMANN, BARLOW, DREYSEL.

und physiologisch als modifizierte Talgdrüsen bzw. als den Talgdrüsen verwandte Drüsen angesprochen werden können und deren Sekret in mehr oder weniger reinem Zustand gewonnen werden kann (Bürzeldrüsensekret der Vögel, das Sekret der Meibomschen Drüsen, der Harderschen Drüsen, der Analdrüsen, das Smegma und das Cerumen der Säugetiere und Menschen, 2. wurden die krankhaft gestauten Sekrete der Talgdrüsen, die Comedonen und der talgige Inhalt von Talgdrüsencysten, Dermoidcysten, Atheromen usw. chemisch analysiert, 3. wurden beim Menschen die gesamten Fette und Fettbestandteile der Hautoberfläche einer chemischen Analyse (Fettsäuren und Alkohole) unterworfen und diese Ergebnisse mit Analysenzahlen solcher Produkte verglichen, von denen bekannt ist, daß in ihnen der Talg mehr oder weniger mit fremden Stoffen vermengt ist. Auf diesem Wege hat z. B. Linser gefunden, daß menschlicher Hauttalg, Cerumen, Smegma, Talgdrüsencysten und Dermoideninhalt nur geringe Mengen Cholesterin, Atherome, Hornspäne, Hufspäne und menschliche Hornschuppen dagegen reichlich Cholesterin enthalten. Er konnte hieraus folgern, daß das Produkt der Talgdrüsen relativ cholesterinarm ist im Verhältnis zu den Horngebilden. Je mehr Hornschüppchen dem „Hauttalg" beigemengt sind, um so höher ist sein Cholesteringehalt.

Es ist klar, daß alle diese indirekten Methoden keine sicheren Schlüsse auf die chemische Zusammensetzung des normalen menschlichen Talgdrüsensekretes zulassen. Immerhin können aus der vergleichenden Zusammensetzung ihrer Resultate einige Anhaltspunkte auch hierüber gewonnen werden.

Zunächst gibt uns Tabelle 23 Auskunft über einige physikalische und chemische Konstanten der wichtigeren Hautfette.

Die *Säurezahl* ist ein Maß für den Gehalt eines Fettgemisches an freien Fettsäuren. Man bestimmt sie durch Titration des in Alkohol-Äther gelösten Fettes mit n/10 alkoholischer Kalilauge und Phenolphthalein als Indikator. Die auf 1 g Fett verbrauchten Kalilaugenmengen in Milligrammen ausgedrückt ergeben die Säurezahl. Rindertalg hat eine Säurezahl von 0,5—10, Schweinefett 1—20, Menschenfett bis 2.

Zur Bestimmung der *Verseifungszahl* (Köttdorfersche Zahl) werden die Fette in der Hitze mit alkoholischer Kalilauge „verseift", d. h. in ihre Bestandteile, Alkohole und Fettsäuren gespalten, wobei sich die freien Fettsäuren mit der Lauge zu Seifen vereinigen. Nach der Verseifung werden durch Zurücktitrierung mit Säure die Milligramme KOH ermittelt, die von den frei gewordenen Fettsäuren gebunden worden sind. Die Verseifungszahl ist also ein Maß für die Menge der im Fett enthaltenen neutralen Ester. Je mehr unverseifbare Stoffe (Cholesterin, höhere Alkohole, freie Fettsäuren) im Fett enthalten sind, um so niedriger ist die Verseifungszahl. Doch hängt die Verseifungszahl auch vom Molekulargewicht der Fette ab. Je höher das Molekulargewicht, um so weniger KOH wird bei Verseifung einer bestimmten Fettmenge gebunden. Die Verseifungszahl tierischer Körperfette beträgt durchschnittlich 195 mg KOH pro 1 g Fett.

An Stelle der Verseifungszahl und der unbeständigen Säurezahl bestimmen Unna und Golodetz (a) die „Gesamtsäurezahl", worunter sie diejenige Anzahl Milligramme normaler Kalilauge verstehen, „welche durch 1 g der durch die Verseifung isolierten gesamten Fettsäuren neutralisiert wird".

Die *Jodzahl* ist ein Maß für den Gehalt des Fettes an ungesättigten Verbindungen, die Jod zu addieren vermögen. Man bestimmt auf titrimetrischem Wege die vom Fett in alkoholischer Lösung gebundene Jodmenge und berechnet, wie viel Jod das Fett in Prozenten seines Gewichtes aufgenommen hat. Die Jodzahl hängt in erster Linie vom Gehalt der Fette an Ölsäure, ölsauren Estern und Cholesterin ab.

Die *Reichert-Meisslsche Zahl* gibt an, wie viel niedere, mit Wasserdampf flüchtige Fettsäuren im Fett enthalten sind. Sie wird ausgedrückt in ccm n/10 KOH, die erforderlich sind, um die nach Verseifen und Wiederansäuern mit Wasserdämpfen destillierbaren Fettsäuren aus 5 g Fett zu neutralisieren. Die R.M.-Zahl des Schweinefettes beträgt etwa 1, die der Butter 20—33.

*Die Hautfette der Säugetiere und der Menschen sind im allgemeinen durch verhältnismäßig hohe Säurezahlen und durch einen großen Anteil an unverseifbarer Substanz ausgezeichnet. Ihre Verseifungszahlen und Jodzahlen sind sehr verschieden. Der Schmelzpunkt des Hauttalges liegt nahe zur Temperatur der*

| Art des Fettes | Autor | Schmelz-punkt ° | Konsistenz | Farbe | Gesamtätherextrakt | | | | Fettsäuren | | | Unver-seifbarer Teil % |
|---|---|---|---|---|---|---|---|---|---|---|---|---|
| | | | | | Säurezahl | „Ge-samt-säure-zahl" | Verseifungs-zahl | Jodzahl | Schmelz-punkt ° | Jodzahl | REI-CHERT-MEISSL-Zahl | |
| Wollwachs der Schafe | DARMSTÄDTER u. LIFSCHÜTZ | 36–42,5° | wachs-artig | — | — | — | 98,3—102,4 | 25,8—28,9 | 41,8° | 17 | — | — |
| Menschenhaarfett | P. LINSER | 32—34° | — | — | 7,9 | — | 139,4 | 56,4 | — | 44,3 | 2,3 | — |
| Menschenhaarfett | R. MEYER | — | ölig | bräunlich | — | — | 200 | 67 | — | — | | — |
| Menschenhautfett | P. LINSER | 33—36° | — | goldgelb-braun | 3,4—7,3 | — | 117,3—130,5 | 54—67 | — | 36—44 | — | 40—45 |
| Smegmafett (Mensch) | P. LINSER | 36—37° | — | gelblich-weiß | 18,4 | — | 142 | — | — | 41,2 | — | — |
| Smegmafett(Pferd) | FR. ZARIBNICKY | — | fettartig | lichtbraun | 120,4 | — | 197 | 49,2 | — | — | 1,88 | 10,64 |
| Cerumen | P. LINSER | 36—38° | zäh flüs-sigfest | braungelb | 1,2 | — | 128 | 50,3 | — | 38 | — | 35—40 |
| Cerumen | UNNA und GOLODETZ (a) | 38° | weich | braun | — | 196 | — | — | — | — | — | — |
| Comedonenfett | P. LINSER | 39° | — | „pigment-reich" | 19,3 | — | 109 | — | — | 53,9 | — | 40—50 |
| Comedonenfett | UNNA und GOLODETZ (a) | 53° | talgig | gelblich weiß | — | 202 | — | — | — | — | — | 30,5 |
| Fußschweißfett | UNNA und GOLODETZ (a) | 36,5° | weich | braun | — | 188 | — | — | — | — | — | 22,3 |
| Handschweißfett | UNNA und GOLODETZ (a) | 46,5° | wachs-artig | gelb-bräun-lich | — | 192 | — | — | — | — | — | 28,4 |
| Fett der Vernix caseosa | L. v. ZUMBUSCH | — | weich sal-benartig | gelblich | 8,11 | — | 128,9 | 47,42 | 53° | 31,3 | 0,720 | — |
| Fett der Vernix caseosa | UNNA und GOLODETZ (a) | 38—39° | weich | weiß | — | 188 | — | — | — | — | — | 36 |
| Talgdrüsencysten-fett | P. LINSER | 33—36° | dick-breiig | hellgelb | 3,8—18,0 | — | 126—142 | 59,4 | 39—42 ° | 42,1 | 10,7 | 33 |
| Dermoidenfett | R. v. ZEYNECK | 34° | — | — | — | — | 158 | 71,2—74,9 | — | — | 2,9 | — |
| Dermoidenfett | P. LINSER | 30—36° | — | gold-braun-gelb | 2,6—6,3 | — | 112—149 | 62,7—74,2 | — | 35—39 | — | 30—40 |
| Dermoidenfett | E. SALKOWSKY(c) | 20—21° | zieml. steif | gelb | 0,75 | — | 153 | — | — | 36,7 | 0,44 | — |
| Atheromenfett | P. LINSER | 42—44° | — | hellgelb | 3,5—5,2 | — | 73—86 | 60—66 | — | — | — | 55 |
| Hufspänenfett | P. LINSER | 40—41° | — | „sehr dunkel" | 8,4 | — | 96,2 | — | — | 43 | — | 50 |
| Hornspänenfett | P. LINSER | 42—43° | — | „stark verfärbt" | 5,5 | — | 90 | 57 | — | 46 | — | 50 |
| Oberhautfett | UNNA und GOLODETZ (a) | 48—49° | wachs-artig | bräunlich | — | 181,5 | — | — | — | — | — | 32,2 |
| Hornschichtfett | UNNA und GOLODETZ (a) | 51° | wachs-artig | gelblich | — | 172 | — | — | — | — | — | 36,35 |
| Nagelfett | UNNA und GOLODETZ (a) | 38° | wachs-artig | gelb-braun | — | — | — | — | — | — | — | 41,69 |

Hautoberfläche. Dementsprechend wird der Hauttalg meist als eine flüssig-ölige Masse beschrieben, die an der Körperoberfläche erstarrt.

Bei der Erörterung der speziellen Chemie der Hautfette wollen wir die hochmolekularen aliphatischen Alkohole und die Fettsäuren einerseits, das Cholesterin und seine Derivate andererseits gesondert besprechen.

## 2. Hochmolekulare aliphatische Alkohole und Fettsäuren der Hautfette.

Ein genau untersuchtes Hautfett ist das *Walrat* des Pottwals (Physeter makrocephalus).

Dieses Fett ist hauptsächlich in einem großen Fettbehälter zwischen Außenfläche des Schädels und dem Panniculus adiposus enthalten. Von diesem Behälter geht ein Kanal ab, der sich der Körperlänge nach bis zum Schwanz hinzieht. Kleinere Behälter befinden sich noch zerstreut im Panniculus. Das Walrat ergießt sich auf die Hautoberfläche und schützt sie gegen die Wirkungen des Seewassers.

Beim Erkalten scheidet sich das Fett, wie alle Hautfette, in einen festen und einen öligen Anteil. Das gereinigte feste Walrat, Cetin, besteht im wesentlichen aus Cetylalkoholpalmitat, also aus dem palmitinsauren Ester des Cetylalkohols $C_{16}H_{33} \cdot O \cdot C_{16}H_{31}O$. Der Cetylalkohol $C_{16}H_{33}OH$ ist ein höchst charakteristischer Bestandteil des Walrats, welcher in Körperfetten nicht vorkommt.

Einen ähnlichen charakteristischen hochmolekularen Alkohol, den Octadecylalkohol $C_{18}H_{37}OH$ enthält das *Bürzeldrüsensekret* der Vögel.

Die Bürzeldrüsen sind große Drüsen, die beiderseits von der Mittellinie über dem untersten Ende des Steißbeines liegen. Das Sekret dieser Drüsen nimmt der Vogel mit seinem Schnabel auf und verteilt es über sein Gefieder. Die biologische Bedeutung dieser Einfettung des Gefieders ergibt sich aus einem älteren Versuch M. JOSEPHs (a). Er konnte durch Gewichtsmessungen feststellen, daß Gänse, deren Bürzeldrüsen exstirpiert waren, nach Eintauchen in Wasser dieses viel schwerer aus ihrem Gefieder wieder abgeben können als normale Kontrolltiere.

Das Bürzeldrüsensekret der Gänse enthält neben zelligen Elementen ein klares, gelbes bis dunkelbernsteingelbes Öl, aus welchem sich beim Stehen eine feste wachsartige Schicht abscheidet. Chemisch wurde dieses Sekret von DE JONGE, PLATO und besonders eingehend von RÖHMANN untersucht. Nach RÖHMANN (a, b) besteht der Ätherextrakt des Bürzeldrüsensekretes bis zu $40\%$ aus Octadecylalkohol, während der Glyceringehalt nur 2,4—5,1% ausmacht (etwa $^1/_4$ des im subcutanen Fettgewebe der Gans enthaltenen Glycerins). Die Menge der echten Fette ist demnach sehr gering. Cholesterin fehlt vollständig. Der Octadecylalkohol ist esterartig an Palmitinsäure, Stearinsäure und Ölsäure gebunden. Daneben finden sich nach Verseifung des Fettgemisches 12—14-C-atomige optisch aktive Säuren (Laurinsäure $C_{12}H_{28}O_2$, Myristinsäure $C_{14}H_{28}O_2$ ?) und ein neutraler kohlenstoffreicher, sauerstoffarmer Körper, den RÖHMANN als Pennacerin bezeichnet und in Beziehung bringt zu einer von LINSER aus dem menschlichen Hauttalg isolierten Substanz, dem Dermocerin und zu einem von SIEBERT aus der Schafwolle isolierten Körper, dem Lanocerin.

RÖHMANN (a, b, z) erörtert auch die Frage nach der Entstehung des Octadecylalkohols. Dieser Alkohol kommt im Körper sonst nicht vor und ist auch in der Nahrung nicht oder nur in verschwindend geringen Mengen vorhanden; es wird also offenbar durch spezifische Drüsentätigkeit gebildet. Tatsächlich ist die Menge des Octadecylalkohols im Fett des Drüsengewebes geringer als im Sekret. Als Muttersubstanz des Octadecylalkohols betrachtet RÖHMANN die Glycerinfette, die mit dem Blutstrom den Bürzeldrüsen zugeführt werden. RÖHMANN nimmt an, daß zunächst eine Spaltung der Fette in Glycerin und Fettsäuren stattfindet, und dann eine Reduktion der Ölsäure bzw. der Stearinsäure zum Octadecylalkohol erfolgt nach der Formel

$$C_{18}H_{34}O_2 + H_2 = C_{18}H_{36}O_2$$
Ölsäure.          Stearinsäure.

$$C_{18}H_{36}O_2 + 2\,H_2 = C_{18}H_{38}O + H_2O$$
Stearinsäure.          Octadecylalkohol.

Schließlich wird der Alkohol mit freien Fettsäuren verestert. Das Wesen des Vorganges wäre also eine Reduktion von Fettsäuren zu Alkohol.

Man kann mit PARNAS auch daran denken, daß durch Reduktion der Fettsäuren zunächst der zugehörige Aldehyd entsteht, aus dessen zwei Molekülen nach der sog. Cannizaro-Reaktion unter Wasseraufnahme sich ein Molekül Säure und ein Molekül Alkohol bilden.

$$2\,R\cdot CHO + H_2O = R\cdot COOH + R\cdot CH_2OH$$
Aldehyd          Säure          Alkohol.

Diese oxydoreduktive, exotherm verlaufende Reaktion wird durch die Aldehydmutase, ein in verschiedenen Zellen nachgewiesenes Ferment katalysiert. Daß die Cannizaro-Reaktion gerade bei der Entstehung der uns interessierenden Fett- bzw. Wachsarten eine Rolle spiele, ist, wie PARNAS hervorhebt, deshalb so naheliegend, weil diese Wachse Fettsäuren und Alkohole von gleicher C-Atomzahl enthalten. So enthält das Walrat Cetylalkohol $C_{16}H_{33}OH$ und Palmitinsäure $C_{16}H_{32}O_2$, das Bürzeldrüsensekret Octadecylalkohol $C_{18}H_{37}OH$ und Stearinsäure $C_{16}H_{38}O_2$, das Wollfett der Schafe — ebenso wie das Chinawachs — Cerylalkohol $C_{26}H_{53}OH$ und Cerotinsäure $C_{26}H_{52}O_2$.

Die Annahme RÖHMANNs, daß die Wachse des Vogeltalges aus Fett entstehen, stützt sich auf den Befund, daß Nahrungsfett — besonders bei Überfütterung — auch unverändert in das Bürzeldrüsensekret übergeht. Fütterungsversuche an Gänsen mit Leinöl, Hammelfett, Palmin, hauptsächlich aber mit dem durch Salzsäure und Furfurol leicht nachweisbaren Sesamöl ergaben eindeutig den Übergang der Nahrungsfette in das Bürzeldrüsensekret (PLATO und RÖHMANN). Man kann sich auf Grund dieser Versuche die Tätigkeit der Bürzeldrüsen so vorstellen, daß sie das Nahrungsfett zum Teil wohl unbearbeitet ausscheiden, besonders bei Fettüberfütterung, daß aber die Nahrungsfette bzw. ihre Fettsäuren zum Teil den geschilderten oxydoreduktiven Vorgängen unterworfen werden, wodurch die höher schmelzenden Wachsarten entstehen. Ähnlichen Verhältnissen werden wir auch bei den Talgdrüsen der Säugetiere begegnen.

Weiterhin ist die Entstehung der Bürzeldrüsensekrete aus Fetten durch die histologischen Untersuchungsbefunde von PLATO und MARG. STERN wahrscheinlich gemacht worden. M. STERN hat feststellen können, daß in den Drüsenzellen aus osmierbaren Sekretkörnchen im Laufe des Sekretionsvorganges nichtosmierbare Granula entstehen und zur Ausscheidung gelangen. Diese nichtosmierbaren Granula verhalten sich im Schnitt Fettlösungsmitteln gegenüber genau so, wie die Stearin- und Palmitinsäureester des Octadecylalkohols. Auch diese histologischen Befunde haben ihre Analoga bei den Säugetieren und Menschen.

Unter den Hautfetten der Säugetiere ist das *Wollfett* oder *Wollschweiß* der Schafe am besten untersucht, denn dieses Fett steht in großen Mengen zur Verfügung und hat auch ein technisch-industrielles Interesse. Auch für das Wollfett ist das fast vollständige Fehlen der Triglyceride und das Vorhandensein hochmolekularer aliphatischer Alkohole, ferner einer großen Reihe von Fettsäuren kennzeichnend; außerdem begegnen wir hier zum erstenmal den Fetten des Cholesterins und der Cholesterinderivate.

Nach DARMSTÄDTER und LIFSCHÜTZ erhält man nach partieller Verseifung des Wollfettes Lanocerinsäure (eine Dioxyfettsäure von der Formel $C_{30}H_{60}O_4$), Carnaubasäure $C_{24}H_{48}O_2$, eine „ölige Säure" (wahrscheinlich ein Cholesterinoxydationsprodukt), Lactone und kleine Mengen der Alkohole. Der unverseifbare Rest läßt sich durch Behandlung mit Amylalkohol in der Wärme in einen festeren Anteil („Wollwachs") und einen dickflüssigen Anteil („Weichfett") trennen. Das Wollwachs enthält an Säuren: Lanocerinsäure, Lanopalminsäure $C_{16}H_{32}O_3$, Myristinsäure $C_{14}H_{28}O_2$ und Carnaubasäure; an Alkoholen: Cholesterin, Cerylalkohol $C_{26}H_{53}OH$ und Carnaubylalkohol $C_{24}H_{49}OH$. Das Weichfett enthält neben einer öligen Säure Myristinsäure und Carnaubasäure, Isocholesterin und Oxycholesterine, aber kein Cholesterin.

Die Anwesenheit von *Cerylalkohol* ($C_{26}H_{53}OH$) im Wollwachs konnte von Röhmann (c) bestätigt werden, die zugehörige Säure, Cerotinsäure $C_{26}H_{52}O_2$ wurde von Grassow aus dem Wollfett rein dargestellt und nach jeder möglichen Richtung einwandfrei als solche identifiziert; sie ist mit der Cerotinsäure des Bienenwachses identisch. Die aliphatischen Verbindungen mit 26 C-Atomen sind also im Wollfett zweifellos vorhanden.

Bestätigt wurde fernerhin die Anwesenheit eines Lactons im festeren Wollwachs von der Formel $C_{30}H_{58}O_3$ (Darmstädter und Lifschütz, Röhmann, Grassow), das ist das innere Anhydrid einer Dioxysäure, der sog. Lanocerinsäure $C_{30}H_{60}O_4$. Denselben Körper haben schon H. Stürcke und Marchetti in der Hand gehabt. Während Darmstädter und Lifschütz die Säure selbst auch nachgewiesen zu haben glauben, ist es Röhmann (c) und später Grassow nicht gelungen, die Lanocerinsäure aus dem Wollfett darzustellen. Nach Röhmann (c) ist auch die Anwesenheit von Carnaubylalkohol und Carnaubasäure im Wollfett nicht erwiesen; er hält die von Darmstädter und Lifschütz gewonnenen Produkte für Gemische von Cerotinsäure mit C-ärmeren Fettsäuren. Auch die „Myristinsäure" des Wollwachses ist nach Röhmann nur ein Gemisch niedrig schmelzender Fettsäuren.

Das von Linser gesammelte *menschliche Hautfett* wurde durch Abreibung der Haut mit Petroläther-Gazebäuschen gewonnen; die Gazestückchen wurden im Soxleth-Apparat mit Alkohol und dann mit Chloroform 4—6 Stunden extrahiert. Die alkoholischen und Chloroformextrakte wurden auf dem Wasserbad getrocknet und die Rückstände in warmen Äther aufgenommen.

Der im Leuchtgasstrom auf dem Wasserbad getrocknete Ätherextrakt hatte eine goldgelbe bis braune Farbe, keinen besonderen Geruch. Nach der Verseifung blieb eine beträchtliche Menge unverseifbaren ätherlöslichen Substanzen zurück, etwa 40—45% des Gesamtätherextraktes. Aus diesem ließ sich auffallend wenig Cholesterin, nur etwa 1% isolieren. Zum großen Teil bestand der unverseifbare Anteil aus einem krystallinischen Körper, leicht löslich in Alkohol, Äther, Chloroform, unlöslich in Essigäther und Aceton. Die gleiche Substanz, die Linser als „Acetonkörper", Röhmann als „Dermocerin" bezeichnet, fand Linser im Cerumen und im Inhalt von Ovarialdermoidcysten wieder. Die größeren Mengen, die sich aus Dermoiden gewinnen lassen, gestatteten eine genauere Untersuchung dieser Substanz. Wenn sich auch in der Folge die analytischen Daten Linsers als unrichtig erwiesen haben, so ist der Linsersche Befund doch von großer Bedeutung insofern, als er eine *Identifizierung des im Hauttalg und im Dermoidfett enthaltenen krystallinischen Körpers gestattet.* Dadurch werden Rückschlüsse aus den Ergebnissen der Dermoiduntersuchung, die wegen des größeren Materials verläßlicher ist, auf die Substanz im Hautfett ermöglicht.

Die gleiche Substanz, die Linser aus dem menschlichen Hautfett und aus Dermoiden isolierte, hatten bereits Sotnitschewsky, Lieblein, E. Ludwig und v. Zeynek chemisch untersucht. Besonders nach den umfassenden Untersuchungen von v. Zeynek konnte die Substanz mit einem gewissen Vorbehalt als Cetylalkohol angesprochen werden. Dieser Ansicht widersprach zunächst

Linser; er bestritt die Alkoholnatur der fraglichen Substanz, da ihm ihre Acetylierung mißlungen war. Völlig geklärt wurde die Frage durch Ameseder, dem es gelang durch eine große Reihe eindeutig ausgefallener Untersuchungen *die Substanz als Eikosylalkohol* $C_{20}H_{41}OH$ *zu identifizieren.*

Im Gegensatz zu Linser konnte Ameseder die Substanz acetylieren und damit ihre Alkoholnatur beweisen. Während Linser bei Untersuchung des „Acetonkörpers" die Jodzahl 26,5 fand, hielt Ameseder diese Zahl schon auf Grund der elementaranalytischen Daten (79,4% C, 15,9% H) für unwahrscheinlich hoch. In der Tat fand Ameseder entsprechend dem gesättigten Charakter des Alkohols eine so kleine Jodzahl (0,74), wie sie innerhalb der Fehlergrenzen vorkommt. Ameseder nimmt demnach an, daß der Acetonkörper Linsers keine einheitliche bzw. keine völlig reine Substanz darstellt. Die Kritik Linsers über die Arbeit von v. Zeynek wurde später noch von Muck in manchen Punkten richtiggestellt [1].

Wenn aber der „Acetonkörper" nichts anderes ist als unreiner Eikosylalkohol, so darf mit großer Wahrscheinlichkeit gefolgert werden, daß auch *das menschliche Hautfett durch einen hohen Gehalt an Eikosylalkohol ausgezeichnet ist,* da doch Linser denselben Acetonkörper im unverseifbaren Teil des menschlichen Hautfettes in großen Mengen vorfand. Durch den Umstand, daß auch das Hautfett des Menschen einen charakteristischen hochmolekularen gesättigten einwertigen Alkohol enthält, nähert es sich in seinem chemischen Charakter den genauer untersuchten Hautfetten des Wals, der Gänse und der Schafe. Es fragt sich nun, ob die Erwägungen über die Entstehung dieser Alkohole, wie wir sie bei Besprechung des Bürzeldrüsensekretes angestellt haben, auch für das Hautfett der Säugetiere und des Menschen Geltung haben können.

Eine so einfache chemische Reaktion wie die Entstehung des Cetylalkohols aus Palmitinsäure und die Entstehung des Octadecylalkohols aus Ölsäure bzw. Stearinsäure kann der Bildung des Eikosylalkohols im Menschenhautfett und des Cerylalkohols im Schafwollfett nicht zugrunde liegen, denn im Körper- und im Nahrungsfett sind Fettsäuren mit einer $C_{20}$- und $C_{26}$-Kette nicht oder nur in minimalen Spuren vorhanden. Es ist nichts darüber bekannt, ob eine Verkoppelung von Fettsäuren oder ihrer Bruchteile untereinander zu derartig langen C-Ketten im tierischen Organismus vorkommt. Seit dem Nachweis der „Carboligase" in Hefezellen durch C. Neuberg und Mitarbeiter ist aber eine solche Verkoppelung durchaus denkbar.

Zweifellos wird auch bei den Säugetieren Nahrungsfett von den Talgdrüsen aufgenommen und ausgeschieden, ein Umstand, der doch daran denken läßt, daß vielleicht auch hier die höheren Alkohole aus den einfachen Fetten aufgebaut werden. Kuznitzky beobachtete den Übergang von Sesamöl aus der Nahrung in die Talgdrüsen des Menschen, Buschke (mit A. Fränkel) den gleichen Übergang in das Sekret der Meibomschen Drüsen bei Kaninchen und Meerschweinchen, wenn auch nicht regelmäßig, und M. B. Schmidt den Übergang von verfüttertem Olivenöl in das Talgdrüsensekret weißer Mäuse. Nach dem Befund von Policard und Tritchkowitsch werden die im Blut zirkulierenden mikroskopischen Fetttröpfchen (die sog. Hämokonien) bei den Ratten in den Talgdrüsen festgehalten und aufgespeichert. Leubuscher fand bei fettreicher Kost eine beträchtliche Vermehrung des gesamten Hautfettes beim Menschen. Daß im Hungerzustand das Fett der Talgdrüsen unbeeinflußt bleibt, wie R. Traina angibt, spricht — bei den großen zur Verfügung stehenden Fettdepots — nicht ohne weiteres gegen die Entstehung der Hautfette aus Körper- und Nahrungsfett.

Ähnliche histologische Befunde wie in der Bürzeldrüse sind von M. Stern auch in menschlichen Talgdrüsen, von Buschke im Sekret der Meibomschen Drüsen bei Kaninchen und Meerschweinchen erhoben worden: man findet

---

[1] Ameseder hat später auch Cetylalkohol aus dem Dermoidcystenfett isolieren können, doch blieben diese Versuche unveröffentlicht. (Zit. nach Muck.)

osmierbare und nichtosmierbare Sekretkörnchen nebeneinander, und es scheint, als würden die nichtosmierbaren Körnchen im Laufe des Sekretionsvorgangs aus den osmierbaren entstehen, ein Zeichen dafür, daß das spezifische Talgsekret aus ölsäurehaltigen Fetten hervorgeht. Leider sind diese Untersuchungen nicht zu einem endgültigen Abschluß gelangt und nicht veröffentlicht worden (vgl. SIEBERT).

In älteren Arbeiten wurde die Talgsekretion vielfach als der Typus der „Zellverfettung", der fettigen Degeneration (Fettmetamorphose, VIRCHOW) hingestellt. Man betrachtete den Vorgang der Zellverfettung als einen Beweis für die intracelluläre *Entstehung der Fette aus Eiweiß.* Zahlreiche Untersuchungen beschäftigten sich mit dem Wesen dieser physiologischen und pathologischen „Verfettungen". Aber es konnte weder mit physiologisch-chemischen, noch mit mikroskopischen Methoden auch nur der geringste Wahrscheinlichkeitsbeweis dafür erbracht werden, daß das Zellfett aus dem Zelleiweiß entsteht. Nach den vorliegenden Versuchen ist vielmehr eine solche Umwandlung durchaus unwahrscheinlich; die Verfettung scheint in jedem Falle auf einer *Einwanderung* von Fetten in die Zelle zu beruhen (vgl. die zusammenfassenden Darstellungen von ROSENFELD (z), ABDERHALDEN (z) I, 292 ff.). Auch im besonderen Falle der Talgdrüsensekretion ist ihre Deutung im Sinne eines „fettigen Zellzerfalles" nicht mehr aufrecht zu erhalten. Nach den einschlägigen mikroskopischen Untersuchungen wird das Fett von den Talgdrüsen aufgenommen. Die Fettaufnahme ist eine physiologische Funktion der lebenden Talgdrüsenzellen; nur haben diese Zellen mit der Aufnahme und Absonderung des Fettes den Höhepunkt ihrer Entwicklung erreicht und gehen meist bald nachher zugrunde (R. ALTMANN, BAB, M. STERN, BUSCHKE; vgl. auch Fr. SCHMIDT, sowie PINKUS, dieses Handbuch Bd. I/1, S. 292).

Es muß noch die Frage in Erwägung gezogen werden, ob die hochmolekularen Alkohole des Hautfettes nicht aus *Kohlenhydraten* der Nahrung entstehen. Für diese Möglichkeit ließe sich in erster Linie die analoge Bienenwachsbildung anführen; es ist erwiesen, daß das Bienenwachs aus den Kohlenhydraten der Nahrung aufgebaut wird (Lit. s. bei O. v. FÜRTH S. 404). Auch das Wachs der Hummeln scheint aus Kohlenhydraten hervorzugehen (SUNDWIK). Man kann freilich aus solchen fernliegenden Analogien keine weiteren Schlüsse ziehen.

G. ROSENFELD fand bei Menschen nach reichlicher Kohlenhydraternährung ein deutliches Ansteigen der im Hauttalg ausgeschiedenen Fettmengen im Verhältnis zu einseitiger Fettnahrung. Doch konnten BIRK und später KUZNITZKY mit verbesserter Methodik diese Angabe nicht bestätigen. KUZNITZKY glaubt wohl mit Recht, die Ergebnisse ROSENFELDs auf technische Mängel des Versuchs zurückführen zu müssen.

Wenn auch die Entstehung der Hautfette aus Kohlenhydraten nicht ausgeschlossen werden kann, sprechen zunächst die meisten Anhaltspunkte dafür, daß *die spezifischen Bestandteile des Hautfettes aus den Fetten des Körpers bzw. der Nahrung entstehen.* Der Übergang des unveränderten Nahrungsfettes in die Drüsen bedeutet zwar noch nicht, daß auch die spezifischen Bausteine aus diesen Fetten entstehen. Wenn wir aber in Betracht ziehen, daß die Fette von den Talgdrüsen aus dem Blut mit ganz besonderer Avidität aufgenommen und aufgespeichert werden, und wenn wir diese Befunde zu den einschlägigen histologischen Untersuchungsergebnissen in Beziehung bringen, so scheint uns der hypothetische Schluß, daß die spezifischen Bestandteile der Hautfette aus echten Fetten entstehen, sehr naheliegend zu sein. Zu berücksichtigen ist aber auch die Möglichkeit ihrer *Entstehung aus Cholesterin* ($C_{26}$!) und seinen Derivaten. Bis heute ist allerdings von einer derartigen Aufschließung des Cholesterinringes zu einer aliphatischen Kette nichts bekannt.

### 3. Niedere aliphatische Fettsäuren und die Substrate der Hautgerüche.

Zu den Ausscheidungen der Hautoberfläche sind stets flüchtige Fettsäuren mit niedriger C-Atomzahl beigemengt.

Nach älteren Angaben sind im menschlichen „Schweiß" Ameisensäure $H \cdot COOH$, Essigsäure $CH_3COOH$, Propionsäure $CH_3 \cdot CH_2 \cdot COOH$, n-Buttersäure $CH_3 \cdot (CH_2)_2 \cdot COOH$, Isovaleriansäure $(CH_3)_2 \cdot CH \cdot CH_2 \cdot COOH$ (Fußschweiß), und Caprylsäure $CH_3 \cdot (CH_2)_6 \cdot COOH$ vorhanden (BRIEGER). Im Wollschweiß der Schafe fand man auch zweibasische Säuren: Bernsteinsäure $COOH \cdot CH_2 \cdot CH_2 \cdot COOH$ und Glutarsäure $COOH \cdot CH_2 \cdot CH_2 \cdot CH_2 \cdot COOH$ (vgl. OHLE). Diese Verbindungen sind es in der Hauptsache, die den Hautausscheidungen ihren Geruch verleihen. Wie weit Talgdrüsen, wie weit Schweißdrüsen und abgestoßene Epithelien an ihrer Absonderung beteiligt sind, ist nicht näher bekannt.

In älteren Arbeiten wurde meist von einem „Schweißgeruch" gesprochen. Die überwiegende Menge dieser „Riechstoffe" stammt aber aus den Talgdrüsen [METZNER (z)]. LÖHNER nimmt an, daß die Talg-Riechstoffe erst durch Vermischung mit dem Schweißdrüsensekret „aktiviert" werden; diese Aktivierung haben wir uns in der Weise vorzustellen, daß nach profusem Schwitzen ein konzentriertes gemischtes Sekret an der Hautoberfläche zurückbleibt, welches besonders leicht sekundären Umsetzungs- und Zersetzungsprozessen verfällt. Der unangenehmste „Schweißgeruch" mache sich erst einige Zeit *nach* der starken Schweißabsonderung geltend: Die Haut sei dann von Spuren eines klebrigen, sauer reagierenden Sekretes überzogen, das sich aus Rückständen des Schweißes, aus Hauttalg, aufgelockerten Epidermisschüppchen und Staubpartikeln zusammensetze. Es sei naheliegend, daß ein derartiges Sekret bei Stagnation zwischen Hautduplikaturen und gleichzeitiger Epithelmaceration einen sehr günstigen Nährboden für Bakterienentwicklung darstelle. — Nach SCHIEFFERDECKER (b, c) spielen bei der Absonderung von Riechstoffen die apokrinen Schlauchdrüsen eine hervorragende Rolle. In der Tat findet man an Hautregionen, die mit apokrinen Drüsen reichlich versorgt sind, besonders stark riechende Hautabscheidungen (Axillae, Pubes, Analregion). Daß aber auch die Talgdrüsen Riechstoffe absondern, ergibt sich daraus, daß auch das Sekret des behaarten Kopfes oft einen starken Geruch hat, obwohl hier keine apokrinen Schweißdrüsen, dagegen reichlich Talgdrüsen vorhanden sind. Allerdings kann dabei eine Mitwirkung der ekkrinen Schweißdrüsen nicht ausgeschlossen werden; nach SCHIEFFERDECKER werden nämlich auch von den ekkrinen Drüsen, wenn auch in geringerem Maße Duftstoffe abgesondert. LÖHNER faßt wohl mit Recht alle Regionalgerüche als Mischgerüche auf, die von den aus Schweiß, Hauttalg und Epidermisschüppchen zusammengesetzten gemischten Hautsekreten der betreffenden Körperstellen ausgehen.

Die Absonderung der Riechstoffe beginnt in deutlich wahrnehmbarer Weise erst mit der Pubertät, gleichzeitig mit der Entstehung der apokrinen Schweißdrüsen und der sog. Pubertätsentwicklung der Talgdrüsen.

Die Physiologie dieser Gerüche und ihre stofflichen Grundlagen sind von L. LÖHNER eingehend studiert worden. Aus seinen Untersuchungen hat sich ergeben, daß die Riechstoffe nicht nur durch sekundäre Zersetzungsprodukte an der Körperoberfläche entstehen, sondern daß sie zum Teil auch präformiert von den Hautdrüsen abgeschieden werden. Denn sie sind nachweisbar, auch wenn im Experiment alle möglichen Vorkehrungen zur Vermeidung sekundärer Zersetzung getroffen worden sind.

Über die Entstehungsart der niedrigen Fettsäuren in den Hautdrüsen wissen wir gar nichts. Da im Stoffwechsel kleine Mengen niederer Fettsäuren andauernd gebildet werden, stammt wohl ein geringer Bruchteil aus dem Blute und wird von den Hautdrüsen unverändert ausgeschieden. Der weitaus größte Teil der niederen Fettsäuren entsteht aber zweifellos erst nach Abscheidung der Sekrete auf der Körperoberfläche durch bakterielle Gärungsvorgänge, die noch sehr wenig untersucht sind. Die niederen Fettsäuren könnten sowohl aus höheren Fetten, wie auch aus Eiweißbausteinen mittels Desamidierung entstehen. In älteren Arbeiten wird für den penetranten Fußschweißgeruch ein Bacterium graveolens (BORDONI-ULFREDUZZI), ein Bacillus saprogenes (ROSENBACH) und ein Bacterium phoetidum (THIN) verantwortlich gemacht [zit. nach

Landois-Rosemann (z)]. Über die chemischen Substrate der sog. *Bromidrosis* ist nichts Näheres bekannt.

Auch bei Untersuchung der verschiedenen Hautfettarten hat man der Art und Menge der flüchtigen Fettsäuren nur wenig Aufmerksamkeit geschenkt. Man darf wohl in allen Hautfetten die Menge der flüchtigen Fettsäuren höher einschätzen, als es durch die Reichert-Meisslsche Zahl ausgedrückt wird; denn bei Abscheidung und Trocknung des Fettes geht gewiß ein großer Teil der freien niederen Fettsäuren verloren (Zaribnicky). Der von Linser gesammelte Hauttalg hatte keinen besonderen Geruch; die Menge der flüchtigen Fettsäuren wurde darin nicht bestimmt. Einen auffallend hohen Gehalt an flüchtigen Fettsäuren fand dagegen Linser im Inhalt von Talgdrüsencysten (Reichert-Meisslsche Zahl 10,7), in manchen Talgdrüsencysten hatte das Fett einen „ausgesprochen ranzigen Geruch von Buttersäure"; in diesen Sekreten fanden sich kurze Stäbchen und weiße Staphylokokken. In Dermoiden ist die Menge der flüchtigen Fettsäuren verschieden. Im von v. Zeynek geprüften Dermoidfett betrug die Reichert-Meisslsche Zahl 2,9, im Material von Salkowsky (c) nur 0,44. Im menschlichen Smegma ist „ein geringer Geruch von niederen Fettsäuren nicht zu verkennen" (Linser), Pferdesmegma ist „äußerst übel riechend" (Zaribnitzky). In den Spitzen der Schafwollhaare werden aus den leicht spaltbaren Estern niederer Fettsäuren Capronsäure, Valeriansäure und andere ähnliche Substanzen frei (Lifschütz).

Nach Hagen und nach Löhner werden die Hautgerüche der Gruppe der Zwaardemakerschen Caprylgerüche zugerechnet. Der Geruch der Axillae ist durch eine scharfe stechende Fettsäurenüance, der der behaarten Kopfhaut durch einen milden wenig aufdringlichen Charakter ausgezeichnet, während in den Pubes typische Caprylgerüche im eigentlichen Sinne auftreten. (Löhner).

Löhner hat festgestellt, daß die regionären Unterschiede zwischen den Gerüchen der spärlich und unbehaarten Hautbezirke, der Axillarregion, der Pubes und des behaarten Kopfes bei ein und derselben Person viel größer sind, als der Unterschied zwischen ein und demselben Regionalgeruch zweier verschiedener Personen (Polizeihundversuche).

Neben den flüchtigen Fettsäuren kommen nach Löhner für die Hautgerüche noch in Betracht: N-haltige Verbindungen (Harnstoff, Kreatinin usw.), aus denen Ammoniak besonders leicht abgespalten wird, dann Oxysäuren, Ätherschwefelsäuren und deren Derivate.

An Oxysäuren wurden *Äpfelsäure* $COOH \cdot CHOH \cdot CH_2COOH$ durch A. und P. Buisine (b) im „Schweiß" von Herbivoren, *Zitronensäure* $CH_2COOH - C(OH)COOH - CH_2COOH$ durch Leake im Arbeits- und Hitzeschweiß des Menschen nachgewiesen. Die Citronensäure entsteht allem Anschein nach sekundär durch bakterielle Gärungsprozesse an der Hautoberfläche. Es ist bekannt, daß Cytromycesarten aus Kohlenhydraten und Glycerin Citronensäure entwickeln (Wehmer, Martin). Leake fand einen Coli-ähnlichen Bacillus.

An aromatischen Verbindungen konnte Kast im normalen Schweiß geringe Mengen von Phenol $C_6H_5OH$, zum Teil mit Ätherschwefelsäuren gepaart, nachweisen. Bei Verabreichung von Phenolen per os vermehrt sich ihre Menge im Schweiß (Tachau). Auch Salicylsäure und Salol gehen in den Schweiß über. Dagegen konnten Benzoësäure oder Hippursäure im Schweiß auch nach Verabreichung großer Mengen von Natrium benzoicum und auch nach Verarbeitung großer Schweißmengen nicht nachgewiesen werden (Tachau). Offenbar sind die Schweißdrüsen zur Ausscheidung bzw. Synthese der Hippursäure $C_6H_5 \cdot CO \cdot NH \cdot CH_2 \cdot COOH$ aus Benzoesäure und Glykokoll nicht fähig.

Von praktischer Bedeutung ist die Ausscheidung von *Indolderivaten* durch den Schweiß, nicht nur weil sie den Hautgeruch unangenehm beeinflussen, sondern vor allem weil sie Veranlassung zur Bildung von Farbstoffen geben. Die blaue bis schwarze Verfärbung des Schweißes, wie sie besonders häufig in der Achselhöhle beobachtet wird, beruht auf der Bildung von *Indigo* (AMANN, BIZIO, BROCQ, E. GANS, K. B. HOFMANN u. a.). Mit dem Schweiß wird ursprünglich das farblose übelriechende *Indoxyl* $C_6H_4{<}{C(OH) \atop NH}{>}CH$ bzw. seine Ätherschwefelsäure ausgeschieden, die durch bakterielle oder sonstige fermentative Wirkungen dann an der Luft zu Indigo $C_6H_4{<}{CO \atop NH}{>}C : C{<}{CO \atop NH}{>}C_6H_4$ weiteroxydiert wird (vgl. LUCE und FEIGL). Die Indoxylderivate stammen meistens von der Darmfäulnis her und gelangen auf dem Blutwege in die Schweißdrüsen. O. BANG beschrieb einen Fall von Chromidrosis mit Obstipation und Niereninsuffizienz, in welchem gleichzeitig mit der Schweißverfärbung eine Indicanämie im Blute auftrat. AMANN beobachtete einen Fall mit Darmatonie, in welchem die Chromidrosis nur bei Verschlimmerungen des Darmleidens auftrat. Doch braucht die erhöhte Darmfäulnis durchaus nicht mit klinisch wahrnehmbaren Darmstörungen verbunden zu sein, in den meisten Fällen von Chromidrosis handelt es sich um völlig gesunde Menschen. Nicht zu verwechseln mit dem Indigoschweiß ist der blaue Schweiß nach Einnahme von Methylenblau (TACHAU) und der bläulichgrüne Schweiß bei Kupfervergiftungen (CLAPTON).

Einen charakteristischen Geruch verleiht der Haut die Ausscheidung von Aceton $CH_3 \cdot CO \cdot CH_3$, welches im Schweiß von Patienten mit diabetischer Acidose leicht nachgewiesen werden kann. Auch im Schweiß Gesunder ist Aceton an der Hautoberfläche in Spuren gefunden worden (DEVOTO), doch scheint nach den Untersuchungen von J. MÜLLER die Ausscheidung durch die Haut auch nach Einnahme größerer Acetonmengen äußerst gering zu sein.

Unter den Nahrungsmitteln und Genußmitteln, deren Abbauprodukte von den Hautdrüsen ausgeschieden werden, können vor allem Knoblauch, Zwiebeln, Trüffeln, Alkohol (Aldehydgeruch bei akuter Alkoholintoxikation) und Trane (Trimethylamingeruch) den Hautgeruch beeinflussen. Von Medikamenten sind außer den Genannten Copaivabalsam, gewisse Gummi und Harze, Engelwurz, Äther, Teere, Terpentin, Moschus, Jodverbindungen, Schwefelverbindungen (Schwefelwasserstoffgeruch), Arsenverbindungen, besonders FOWLERsche Lösung (stinkende Achselschweiße), Phosphorverbindungen, besonders phosphorsaures Zink (knoblauchähnlicher Geruch), Telluräthyl wirksam (LÖHNER). Die „Krankheitsdiagnose aus Gerüchen" setzt sich offenbar zusammen aus Beobachtung der Hautgerüche und der Gerüche der Exspirationsluft.

Die Hautgerüche sind geschlechtspezifisch und spielen im Geschlechtsleben der Tiere eine große Rolle (vgl. u. a. HAGEN, P. PARIS, SCHIEFFERDECKER). Welche chemischen Stoffe die sexuellen Differenzen bedingen, ist nicht bekannt. Offenbar handelt es sich um so geringe Mengen der wirksamen Substanzen, daß sie chemisch kaum gefaßt werden können. (Über „Menstruationstoxine" in den Hautausscheidungen s. S. 252).

## 4. Seifen.

Je nach der aktuellen Reaktion des Hautsekretes können sich die freien Fettsäuren mit Alkalien zu *Seifen* vereinigen. Die Anwesenheit von Seifen in Hautsekreten wird besonders in älteren Arbeiten hervorgehoben. So haben u. a. im Bürzeldrüsensekret DE JONGE, im Hauttalg des Menschen ZIEMSSEN, im Wollschweiß BUISINE (a) und MAUMENÉ, im Cerumen PETREQUIN, im Smegma LEHMANN Seifen nachgewiesen.

## 5. Cholesterin, Cholesterinester und Derivate.

Das *Cholesterin* $C_{27}H_{45}OH$ kommt in nahezu allen tierischen Zellen, sowohl in freiem Zustande wie als Ester höherer Fettsäuren vor. Es ist ein einwertiger sekundärer Alkohol eines komplizierten Ringsystems mit vier hydrierten Ringen und einer Kohlenstoffdoppelbindung. Seine Konstitution ist nicht völlig aufgeklärt, doch haben neuere Arbeiten, besonders die von Windaus ein ziemlich genaues Bild der Konstitution ergeben. Windaus stellt folgende zum Teil hypothetische Formel auf:

$$
\begin{array}{c}
CH_2 \\
H_3C\!-\!HC \quad CH_2 \\
HC \quad CH\!-\!CH_2\!-\!CH\!-\!CH_2\!-\!CH_2\!-\!CH_2\!-\!CH\big\langle^{CH_3}_{CH_3} \\
H_2C \quad CH \qquad CH_3 \\
HC \quad CH_2 \\
H_2C \quad C\!-\!CH_2 \\
H_2C \quad C \quad CH \\
HOCH \quad CH
\end{array}
$$

Aus kochendem Alkohol krystallisiert das Cholesterin in doppeltbrechenden monoklinen Tafeln mit einem Molekül Krystallwasser. Schmelzpunkt 148,5° C. In größeren Mengen erscheint es als weiße, perlmutterartig glänzende, aus sich fettig anfühlenden Blättchen bestehende Masse. Das Cholesterin ist unlöslich in Wasser, verdünnten Säuren und Alkalien, löst sich leicht in Äther, Chloroform, Benzol, in heißem Alkohol und in Ölen. Seine Lösungen in Äther und in Chloroform sind linksdrehend. Über Nachweis und Bestimmung sei auf die physiologisch-chemischen Hand- und Lehrbücher verwiesen.

Die Anwesenheit von Cholesterinfettsäureestern im tierischen Organismus wurde erstmalig im Wollfett der Schafe von Hartmann (1868), dann von E. Schulze (1871) nachgewiesen. Dieser Befund gab die Veranlassung zur Untersuchung verschiedener Horngebilde auf ihren Cholesterin- und Cholesterinestergehalt durch O. Liebreich (a—d), der mit Hilfe der Liebermann-Burchardtschen Farbenreaktion die Anwesenheit des Cholesterins in Haaren und Nägeln der Menschen und Tiere, in Hufen, Klauen, Stachelborsten, Hörnern, Federn usw. nachweisen konnte. Nach Liebreich ist mit dem Nachweis der Cholesterinester im menschlichen Nagel und in der talgdrüsenfreien Haut des Faultieres (Bradypus cuculliger) der Beweis ihres epidermidalen Ursprunges erbracht; sie werden nicht von Hautdrüsen ausgeschieden, sondern entstehen in den verhornenden Epithelien.

Auch in späteren Arbeiten wurde die Frage erörtert, wie weit die Cholesterinfette als Produkte der Hautdrüsentätigkeit, wie weit sie als primäre Bestandteile der Epidermis und ihrer Horngebilde anzusprechen sind. Die eindeutige Beantwortung dieser Frage stößt aber auf Schwierigkeiten, da eine sekundäre Imprägnierung der Horngebilde mit Talgdrüsenfetten (wie das in den Haaren, Federn zweifellos der Fall ist) sich in den meisten Fällen kaum ausschließen läßt. Linser sowie Unna und Golodetz (b) kommen trotz verschiedener Fragestellung und verschiedener Methodik zu dem gleichen Resultat, daß nämlich beim Menschen unter normalen Ernährungsbedingungen *die Hauptmenge des Cholesterins und der Cholesterinester an der Hautoberfläche nicht von den Talgdrüsen, sondern mit der Hornsubstanz abgeschieden wird.* Linser findet, daß Fettgemische, die ihrer Abstammung nach in der Hauptsache aus Talgdrüsensekret bestehen, wie das Fett der Hautoberfläche, das Cerumen, das Smegma, der Inhalt von Talgdrüsencysten und Dermoiden nur unbedeutende Mengen von Cholesterin enthalten, während in hornhaltigem Material wie Atherome, Horn- und Hufspäne, Schuppen von Kranken mit Ichthyosis, Psoriasis und Eczema seborrhoicum der Cholesteringehalt recht hoch ist (vgl. S. 234). Diese Feststellung Linsers wird dadurch beeinträchtigt, daß er nur den Cholesteringehalt der unverseifbaren Fettanteile untersuchte und auch diesen, soweit aus den Angaben ersichtlich, zum Teil nur einer ungefähren Schätzung unterwarf.

Immerhin sind die Unterschiede, die LINSER findet, sehr eindeutig. UNNA und GOLODETZ (a) unterscheiden „Sekretfette" und „Zellfette" und finden, daß die Zellfette sich u. a. durch einen hohen Cholesterin- und Cholesterinestergehalt gegenüber den Sekretfetten auszeichnen (Tab. 24).

Tabelle 24.

| | Art des Fettes | gewonnen | Cholesterin u. Cholesterinester in Prozent des Gesamtfettes |
|---|---|---|---|
| **Sekretfette** | Comedonenfett | durch Ausdrücken der großen Talgdrüsen der Nase bei Seborrhöe und der Comedonen bei Acne. | 2,8 |
| | Fußschweißfett | aus entfetteten, sandalartig befestigten Sohlenteilen der Strümpfe. | 4,17 |
| | Handschweißfett | durch Umschließen von Wattebäuschen mit der Hohlhand | 1,43 |
| | Ohrenschmalzfett | | 3,5 |
| **Zellfette** | Oberhautfett | durch Einlegen der vom subcutanen Fett befreiten Fußsohlenhaut in $1^0/_{00}$ Essigsäure, wodurch sich die gesamte Oberhaut (Stachelschicht und Hornschicht) von der Cutis ablöst. | 16,1 |
| | Hornschichtfett | durch Beschneiden der Fußsohle mit dem Rasiermesser. | 19,62 |
| | Nagelfett | | 18,22 |
| | Vernix caseosa | | 16,22 |

Wenn auch die spektroskopische Cholesterinbestimmungsmethode von LIFSCHÜTZ (c), der sich UNNA und GOLODETZ bedienten, nicht sehr genau zu sein scheint [vgl. SALKOWSKY (b)], sind die von UNNA und GOLODETZ gefundenen Unterschiede zwischen Cholesteringehalt der „Sekretfette" und der „Zellfette" so groß, daß sie wohl nicht nur zufälligen methodischen Fehlern zugeschrieben werden können. Übrigens fanden UNNA und GOLODETZ ihre Resultate zum Teil durch die Digitoninmethode von WINDAUS bestätigt, nur sind über diese Nachprüfung keine genaueren Angaben gemacht worden. Ähnlich hohe Cholesterinwerte wie LINSER, UNNA und GOLODETZ finden im Hautschuppenfett ROSENBAUM $(11,5^0/_0$ Gesamtcholesterin in Ekzemschuppen, bestimmt als Digitonid) und DEICKE ($7,9^0/_0$ Gesamtcholesterin in Scharlachschuppen; nicht publizierte Versuche zitiert nach HUECK, vgl. hierzu WEILL, ECKSTEIN und WILE (a, b) S. 249 ff.).

Ganz eindeutig sind die obigen Resultate natürlich nicht. So wäre vor allem genauer zu untersuchen, was wir eigentlich unter Hand- und Fußschweißfett zu verstehen haben, ob hier doch nicht die Fette abgestoßener Hornlamellen die Hauptrolle spielen. UNNA und Mitarbeiter erblicken in den niedrigen Cholesterinwerten dieser Fette einen Beweis dafür, daß es sich um Sekretfette, und zwar um Knäueldrüsenfette handelt. Uns scheint eine Verunreinigung mit „Hornfetten" durchaus nicht ausgeschlossen zu sein. — Auch der Cholesteringehalt der Comedonenfette ist nicht eindeutig geklärt. Bei UNNA figuriert das Comedonenfett als äußerst cholesterinarm, LINSER findet eine erhebliche Menge Cholesterin im unverseifbaren Anteil der Comedonen. LINSER hält das sogar für besonders bemerkenswert, „weil man in den Comedonen eigentlich viel eher die spezifischen Substanzen des Talgdrüsensekretes erwarten sollte". Man habe zwar schon von jeher eine gewisse Rolle den Hornsubstanzen bei der Comedonenbildung zuerkannt, doch dabei eher an eine mechanische Behinderung des Sekretausflusses gedacht. Daraus, daß sich das Comedonenfett auch chemisch eher dem Fett der Hornsubstanzen als dem des normalen Talgsekrets nähere, glaubt LINSER den Schluß ziehen zu müssen, daß „bei den Comedonen die sekretorische Tätigkeit der Talgdrüsen ungenügend ist oder daß wenigstens ihr Sekret sehr erheblich von dem normalen abweicht". Viel näher liegt wohl der Schluß, daß das Comedonenfett in höherem Grade mit Hornsubstanzen verunreinigt sein kann, als man das anzunehmen pflegt. Beruht doch die Comedonenbildung auf einer Verhornungsanomalie der Talgdrüsen (vgl. JESIONEK). Auf diesen Umstand kann man zwanglos die gegensätzlichen Resultate von LINSER und von UNNA zurückführen: die Comedonen enthalten einmal mehr, einmal weniger Hornsubstanz. — Auch der Dermoidcysteninhalt, den LINSER als verhältnismäßig reinen Talg anspricht und cholesterinarm findet, kann unter Umständen viel Cholesterin und Cholesterinester enthalten. MUCK findet, daß der feste, unverseifbare Anteil gelegentlich fast bis zur Hälfte aus Cholesterin besteht; auch SALKOWSKY (c) findet im Dermoidfett reichlich Cholesterinester. Schließlich kann das Sekret der MEIBOMschen Drüsen, welches nur geringe Hornbeimengungen enthalten dürfte, bis zu 50% aus Cholesterin bestehen, desgleichen ist das Sekret der HARDERschen Drüse auffallend reich an doppeltbrechenden Substanzen.

Die vorliegenden Angaben über den Cholesteringehalt der Hautfette verschiedener Provenienz sind also mangelhaft, zum Teil auch widersprechend und bedürfen sowohl in bezug auf die Materialsammlung wie auch in methodischer Beziehung sorgfältiger Nachprüfung. Aber auch aus diesen lückenhaften Angaben kann man mit großer Wahrscheinlichkeit folgern, daß *das sich mit der Hornschicht abstoßende Fett cholesterinreicher ist als das reine Sekret der Talgdrüsen.* Berechtigt ist dieser Schluß, wenn wir etwa den Cholesteringehalt von menschlichen Hautschuppen verschiedener Herkunft mit dem des „reinen Hauttalges" nach LINSER vergleichen. Während der Cholesteringehalt von Hautschuppenfett sich nach UNNA und GOLODETZ (a), ROSENBAUM, DEICKE um 10% herum bewegt und auch nach SALKOWSKY und nach LINSER auffallend hoch ist, enthält der „Hauttalg" LINSERs im unverseifbaren Anteil nur etwa 1% Cholesterin. Auch in indirekter Weise kann man auf den verhältnismäßig hohen Gehalt der Horngebilde an Cholesterin und Cholesterinestern schließen: das Bürzeldrüsensekret der Gänse enthält kein Cholesterin [RÖHMANN (a)], in den Federn ist es nach LIEBREICH (d) qualitativ leicht nachweisbar und beträgt nach J. WEILL 0,11—0,38% der Trockensubstanz (vgl. S. 248).

Es wäre aber unrichtig, aus den obigen Angaben darauf zu schließen, daß die Cholesterinausscheidung durch die Talgdrüsen unter allen Umständen vernachlässigt werden könnte. Es gelingt beim Menschen, namentlich im Kindesalter, in den Talgdrüsen gelegentlich reichlich anisotrope Substanz nachzuweisen. ABRAHAMSEN, der diese Verhältnisse auf Veranlassung von M. B. SCHMIDT an Leichen systematisch untersuchte, fand unter 20 Kindern aus dem 1. Lebensjahrzehnt 17 mal mäßig viel, zuweilen außerordentlich viel anisotrope Substanz in den Talgdrüsen, das meiste bei ganz jungen Kindern. Bei Erwachsenen war die Menge der anisotropen Substanz geringer, bei 2 vor kurzem entbundenen Frauen jedoch wiederum sehr hoch. Dagegen fehlte vollkommen das Cholesterin in den Hautausscheidungen von Patienten, die an Magen-Darmcarcinom, Kiefercarcinom und Lungenphthise verstorben waren. Offenbar hängt die Ausscheidung des Cholesterins durch die Talgdrüsen auch beim Menschen weitgehend vom Cholesterinangebot des Blutes ab.

Bei Tieren ist die Zunahme der Cholesterinausscheidung durch die Talgdrüsen nach Überfütterung und Überschwemmung der Blutbahn mit Cholesterin durch Versuche M. B. SCHMIDTs eindeutig erwiesen. Bei Verfütterung von Öl-Cholesterin-Fettfarbstoffgemischen wird das Cholesterin in „bedeutenden Mengen" durch die Talgdrüsen ausgeschieden. Zuweilen ist die Sekretion so reichlich, daß das Fell in der Sonne glitzert. Hierin scheint zwischen „echten Fetten" und Cholesterin bzw. Cholesterinfetten gar kein Unterschied zu bestehen: bei Überschwemmung der Blutbahn werden Fette und Cholesterin bzw. Cholesterinfette mit der gleichen Avidität von den Talgdrüsen aufgenommen. Große Unterschiede bestehen aber zwischen omnivoren und herbivoren Tieren. Bei Herbivoren, z. B. Kaninchen, kann durch Cholesterin-Fettverfütterung eine Speicherung in den Talgdrüsen überhaupt nicht erzielt werden (KLINGE und WACKER).

KAWAMURA und YAMAGUCHI haben feststellen können, daß schon in den ersten Anlagen der Talgdrüsen, zu Beginn des 5. Fetalmonates, beim menschlichen Embryo doppeltbrechende Fettröpfchen in den Zellen vorhanden sind. Andere Lipoide sind zwar von Anfang an beigemengt, bleiben aber ihrer Menge nach zurück. Die Anisotropie der Fettröpfchen bleibt durch das ganze Fetalleben erhalten; nach der Geburt tritt eine Verminderung in der Menge der doppeltbrechenden Substanzen ein, sie sind aber noch nach 6 Monaten deutlich nachweisbar und verschwinden erst 2—3 Jahre nach der Geburt vollständig. An Stelle der begleitenden Lipoide treten nach der Geburt Neutralfette auf. Ähnliche Verhältnisse wurden auch bei verschiedenen Säugetieren gefunden.

In allen diesen Untersuchungen ist eine *Differenzierung des freien und des veresterten Cholesterins* nicht vorgenommen worden. Eine solche Unterscheidung systematisch, chemisch und histochemisch in den menschlichen Hautfetten durchzuführen, waren UNNA und GOLODETZ (b) bestrebt. Ihre chemische Methodik bestand darin, daß sie in den zu untersuchenden Lösungen die LIFSCHÜTZsche spektroskopische Bestimmungsmethode vor und nach der Verseifung anwendeten. Histologisch verwendeten sie zum Nachweis des freien Cholesterins die Reaktion von GOLODETZ (a) (Schwarzfärbung mit 5 Teilen konzentrierter Schwefelsäure und 2 Teilen Formalin), während auf die Anwesenheit von Cholesterinestern durch kombinierte Farbreaktionen geschlossen wurde.

Das wichtigste Resultat dieser Untersuchungen ergibt sich aus dem Vergleich der Fette der „Oberhaut" und der „Hornschicht". Während im Fett der Oberhaut, die aus Hornschicht + Stachelschicht besteht, $14^0/_0$ freies Cholesterin enthalten seien, werden im Hornschichtfett nur $10,71^0/_0$ gefunden. Das Fett der Stachelschicht allein enthalte also offenbar mehr als $14^0/_0$ Cholesterin. Die Verteilung der Cholesterinester zeige ein gerade entgegengesetztes Verhalten: die Hornschicht sei reicher an Cholesterinestern als die Oberhaut im ganzen, „mithin viel reicher als die Stachelschicht allein".

Es ist schwer, diese Resultate zu beurteilen, ohne die Fehlergrenze der Methode zu kennen; es scheint aber, daß Unterschiede wie $14^0/_0$ und $10,71^0/_0$ stark in die Nähe der Fehlergrenze fallen können. Immerhin ist der Unterschied zwischen Cholesterinestergehalt der Hornschichtfette und der Oberhautfette nach UNNA und GOLODETZ so auffallend groß (8,91 : 2,06), daß eine Nachprüfung dieser Angaben mit der Digitoninmethode von WINDAUS sehr erwünscht erscheint.

UNNA und GOLODETZ kommen auf Grund obiger Zahlen zu der Ansicht, daß mit der Verhornung parallel eine endogene *Cholesterinveresterung* in der Hornschicht vor sich gehe. Zum gleichen Ergebnis kommen sie auch mit Hilfe ihrer mikroskopischen Methoden. Doch sind die Folgerungen, die aus den letzteren gezogen werden, zumindest für den Nachweis von Cholesterinestern nicht annehmbar. Aus der Osmiumschwärzung der Hornschicht wird nämlich auf die Anwesenheit der Ölsäurekomponente, aus dem negativen Ausfall der FISCHLERschen Kupferhämateinlackfärbung auf die Abwesenheit sämtlicher freier Fettsäuren geschlossen. Daraus kann man wohl höchstens das Vorhandensein von ölsauren Estern schlechtweg vermuten, nicht aber behaupten, daß man auf diesem Wege Cholesterinölsäureester nachweisen kann.

Eine mit der fortschreitenden Entwicklung der Zelle vor sich gehende Veresterung des Cholesterins ist aber zweifellos eine allgemeine Zelleigenschaft. So geht z. B. die Entwicklung des Eies mit einer fortschreitenden Cholesterinveresterung einher; das menschliche Kolostrum enthält $50^0/_0$ des Gesamtcholesterins als freies Cholesterin, während in der Milch nurmehr Ester vorhanden sind usw. (Lit. s. bei HUECK).

Es läßt sich demnach auch die Ansicht von Unna und Golodetz über die Veresterung des Cholesterins in der Hornschicht in den Rahmen unserer allgemeinen Kenntnisse über die Cholesterinveresterung in der Zelle einfügen, nur müßten ihre Angaben durch die neueren exakten Bestimmungsmethoden nachgeprüft werden.

Salkowsky hat als erster Cholesterinester aus menschlichen Hautprodukten chemisch rein dargestellt und identifiziert. Ihm war es gelungen aus etwa 4 g Epidermisschuppen eines Kranken mit Dermatitis exfoliativa 0,1504 g Palmitinsäurecholesterinester zu isolieren.

Man darf bei allen Untersuchungen, die das Verhältnis Cholesterin : Cholesterinester in tierischen oder menschlichen Organen zum Gegenstand haben, nicht vergessen, daß neben der Veresterung gleichzeitig auch der entgegengesetzte Prozeß, die *Verseifung von Cholesterinestern* vor sich gehen kann und zweifellos häufig vor sich geht. So haben u. a. die Untersuchungen Aschoffs (b) eine solche Verseifung von Cholesterinestern in atheromatösen Aorten erwiesen. In besonders hohem Grade scheint sich aber die Verseifung in Hautfetten zu vollziehen, die auf die Körperoberfläche entleert werden, wobei auch die Tätigkeit der Mikroorganismen in Betracht gezogen werden muß. Einen solchen Verseifungsprozeß hat Lifschütz (f) im Wollfett nachgewiesen. In ähnlichem Sinne kann auch der große Unterschied der Verhältniszahlen gedeutet werden, die Unna und Golodetz (b) im Handund Fußschweiß finden: nach ihnen ist das Verhältnis von freiem Cholesterin zu Cholesterinestern im Fußschweißfett 1,6 : 1,0, im Handschweißfett 0,8 : 1. Die starke Vermehrung des freien Cholesterins im Fußschweißfett läßt sich dabei am besten auf die stärkere Zersetzung des Fußschweißfettes (Sammeln im baumwollenen oder wollenen Sohlenteilen des Strumpfes!) zurückführen. Eine quantitative Gesetzmäßigkeit zwischen diesen beiden entgegengesetzt verlaufenden Prozessen ist gar nicht zu erwarten, ebensowenig wie bei anderen Fetten der Hautoberfläche, bei denen der Grad der Verseifung offenbar auch von Zufälligkeiten abhängig ist. Um so schwieriger erscheint der Nachweis der Esterbildung in der Haut. Außer den Mikroorganismen können auch Fermente der Haut die Verseifung bewerkstelligen.

Tabelle 25. Cholesteringehalt der tierischen Haut und ihrer Adnexe.
(Nach J. Weill.)

| | Tierart | Cholesterin in Prozenten der Trockengewichte (Mittelwerte) |
|---|---|---|
| Haut (Epidermis + Cutis + Subcutis) | Rind | 0,28 |
| ,,　　　,,　　　,,　　　,, | Kaninchen | 0,425 |
| ,,　　　,,　　　,,　　　,, | Meerschweinchen | 0,48 |
| ,,　　　,,　　　,,　　　,, | Hungerndes Meerschweinchen | 0,55 |
| ,,　　　,,　　　,,　　　,, | Murmeltier | 0,35 |
| ,,　　　,,　　　,,　　　,, | Natter | 0,85 |
| ,,　　　,,　　　,,　　　,, | Frosch | 0,65 |
| ,,　　　,,　　　,,　　　,, | Karpfen | 0,40 |
| ,,　　　,,　　　,,　　　,, | Weißling | 0,49 |
| Haare | Kaninchen | 0,44 |
| ,, | Meerschweinchen | 0,46 |
| ,, | Murmeltier | 0,07 |
| Hufe | Hammel | 0,465 |
| ,, | Lammföten | 0,79 |
| Krallen | Hund | 0,20 |
| Federn | Taube, Ente, Rebhuhn | 0,11—0,38 |

PORTER hat den Nachweis erbracht, daß gerade die Haut an Cholesterin-esterasen besonders reich ist. Nach den neuesten Untersuchungen von ECK-STEIN und WILE (b) (Digitoninmethode) scheint — zumindest für Haut-schuppen bei exfoliierenden Dermatitiden — viel eher der Verseifungs- als der Veresterungsprozeß im Laufe der Verhornung im Vordergrund zu stehen. ECK-STEIN und WILE finden nämlich in den Schuppen rund $90\%$ des Cholesterins unverestert (vgl. Tab. 25 a).

Über die absoluten Mengen des Cholesterins in der tierischen Haut und ihren Adnexen geben die Untersuchungen von WEILL und von ECKSTEIN (b) Auskunft (vgl. Tab. 25 u. 25 a).

Das Mengenverhältnis von Cholesterin zu den nichtflüchtigen Fettsäuren ist nach WEILL bei den verschiedenen Säugetieren etwa von der gleichen Größen-ordnung, bei Kaltblütern ist diese Zahl höher.

ECKSTEIN (b) findet in den Haaren normaler junger Ratten $4,5\%$ Gesamt-lipoide, davon $11,9\%$ Cholesterin; das entspricht einem Cholesteringehalt von $0,525\%$. Davon sind $20\%$ Cholesterinester, $80\%$ freies Cholesterin (Digitonin-methode).

ECKSTEIN und WILE (a, b) verarbeiteten ferner Hautschuppen von Patienten mit exfoliierender Erythrodermie, Scharlach, Pemphigus, Dermatomykosen, Dermatitis venenata sowie die Fußsohlenhornschicht von Leichen. Sie finden in diesem Material $2,4—9,9\%$ Gesamtlipoidgehalt. Das Cholesterin macht $13—24\%$ der Gesamtlipoide aus, durchschnittlich $18—20\%$, also $0,5—1,3\%$ des Horn-materials. Durch geeignete Abtrennung des unverseifbaren Anteils der Haut-fette konnten freies Cholesterin und Cholesterinester getrennt bestimmt werden. Gleichzeitig wurde mit Hilfe von Phosphorbestimmungen die Menge der Phos-phorlipoide berechnet. Die Resultate sind in folgender Zusammenstellung wieder-gegeben:

Tabelle 25a. Lipoidgehalt der Schuppen von Patienten mit Dermatitis exfoliativa.

| Gesamtlipoid-gehalt der Schuppen in % | Gesamtcholesteringehalt der Schuppen | | Gehalt an *freiem* Cholesterin | Phosphorlipoidgehalt der Schuppen | |
|---|---|---|---|---|---|
| | in % | in % der Gesamt-lipoide | in % der Gesamtlipoide | in % | in % der Gesamt-lipoide |
| 7,2 | 1,50 | 22,8 | 20,5 | 0,19 | 2,50 |
| 8,2 | 1,70 | 22,1 | 20,1 | 0,22 | 2,68 |
| 7,3 | 1,34 | 18,3 | 16,8 | 0,23 | 3,15 |
| 6,9 | 1,23 | 17,9 | 16,2 | 0,19 | 275· |

ECKSTEIN und WILE betonen auf Grund dieser Analysen, daß die Zusammen-setzung von Hautfetten und vom subcutanen Fett außerordentlich verschieden ist. Während das Hautfett rund $20\%$ Cholesterin enthält, enthält das subcutane Fett nur $0,24\%$ (vgl. S. 226). Ein ähnliches Verhältnis besteht auch in bezug auf die phosphorhaltigen Lipoide. Hautfette enthalten rund $2,7\%$ P-Lipoide, das subcutane Fettgewebe nur $0,1\%$. Nahezu identisch sind dagegen die Jodzahlen und der Gesamtgehalt an hochgradig ungesättigten Fettsäuren.

Schließlich hat ECKSTEIN (c) auch die *Hornanhänge* bei Mensch und Tieren mittels der Digitoninmethode analysiert und Werte erhalten, die mit denen von WEILL gut übereinstimmen, indem als Durchschnittswerte für Haare von Ka-ninchen, Ratten, Katzen und Hund $0,55—0,57\%$ Cholesterin in der frischen Haarsubstanz gefunden worden sind.

*Cholesterinbestimmungen in der menschlichen Haut* sind von Bürger und Schlomka im Rahmen ihrer Studien über die Chemie des Alterns vorgenommen worden. Sie verarbeiteten frische Leichenhaut, von der das subcutane Gewebe sorgfältig abpräpariert wurde. Sie fanden mit zunehmendem Alter stetig sinkende Cholesterinwerte in der Haut. Auf die Feuchtsubstanz bezogen, sinkt das Hautcholesterin von 211 mg-$\%$ beim Neugeborenen bis auf 102 mg-$\%$ beim Greis. Auf Trockensubstanz bezogen ergeben sich die Zahlen 872—293 mg-$\%$. Allem Anschein nach beruht der hochgradige Verlust an Cholesterin auf einer Altersatrophie der Talgdrüsen. In sonstigen Organen, die eine schlechte Blutversorgung haben, findet sich gerade umgekehrt eine zum Teil erhebliche Zunahme des Cholesteringehalts, was als Schlackenanhäufung aufgefaßt wird.

Neben dem Cholesterin kommen in den Hautfetten der Menschen und Tiere Oxydationsprodukte des Cholesterins, die sog. *Oxycholesterine* vor. Im Wollfett und in der Vernix caseosa des Menschen findet sich auch das chemisch nahe verwandte *Isocholesterin*.

Das Isocholesterin hat die elementare Zusammensetzung $C_{26}H_{43}OH$. Es unterscheidet sich vom Cholesterin durch niedrigeren Schmelzpunkt, durch optisch entgegengesetztes Verhalten und durch verschiedene Farbreaktionen.

Das Isocholesterin ist erstmalig von E. Schulze aus Wollfett dargestellt und beschrieben worden. Darmstädter und Lifschütz haben in zahlreichen Arbeiten die Anwesenheit dieses Körpers im Wollfett bestätigen können und betont, daß er in wesentlich größeren Mengen im Wollfett enthalten ist als das Cholesterin. Duppel fand ihn in der Vernix caseosa. Unna und seine Mitarbeiter legen großes Gewicht auf die Feststellung, daß sie in keinem der menschlichen Hautfette (auch in der Vernix caseosa nicht) Isocholesterin nachweisen konnten. Damit sei die Behauptung Liebreichs, daß auch das menschliche Hautfett ein „Lanolin" darstelle, widerlegt; denn die charakteristischen Bestandteile des Wollfettes seien gerade das Isocholesterin und die Oxycholesterine.

In welchem Verhältnis das Isocholesterin zum Cholesterin und insbesondere zu den von Windaus eingehend studierten Derivaten des Cholesterins steht, ist nicht geklärt. Nach Abderhalden (b) u. a. handelt es sich um ein direktes Umwandlungsprodukt des Cholesterins. Ob zu diesem Umbau des Cholesterins nur die Haut oder sogar nur die tierische Haut (Unna) befähigt ist, ist fraglich. Röhmann bezweifelt überhaupt die selbständige chemische Individualität des Isocholesterins.

Die Chemie und die physiologische Bedeutung der *Oxycholesterine* ist am eingehendsten von Lifschütz (a, b) untersucht worden. Er unterscheidet drei Oxydationsstufen des Cholesterins, ein Oxycholesterinäther $(C_{26}H_{43}O)_2O$, einen zweiwertigen Alkohol $C_{26}H_{42}(OH)_2$ und eine Dicarbonsäure $C_{26}H_{40}O_4$. Alle diese Oxydationsstufen konnte Lifschütz sowohl durch künstliche Oxydation des Cholesterins in vitro darstellen, wie auch aus dem Wollfett der Schafe isolieren, in welchem sie zum Teil esterartig gebunden sind. Während die aus inneren Organen (Blut, Knochenmark, Gehirn) isolierten Oxycholesterine nach Lifschütz als die ersten endogenen Abbaustufen im intermediären Cholesterinstoffwechsel anzusprechen sind, sind dieselben Oxycholesterine im Wollfett offenbar durch andauernde Licht- und Lufteinwirkung entstanden, da die von E. Schulze und Winterstein beschriebenen belichteten Cholesterinpräparate mit den Oxycholesterinen identisch sind. Daß das an die Hautoberfläche ausgeschiedene Cholesterin in der Tat durch Licht und Sauerstoff, vielleicht auch durch Mitwirkung bakterieller Tätigkeit an der Hautoberfläche weitgehende Veränderungen erleidet, zeigen am deutlichsten neuere Versuche von Lifschütz (f), aus denen hervorgeht, daß von den Wurzeln der Wollhaare gegen die Haarspitzen zu ein fortschreitender Abbau des Wollfettes vor sich geht. Außer dem schon erwähnten Verseifungsvorgang wird das freie und frei gewordene Cholesterin zu Oxycholesterinen und auch darüber hinaus bis zu „Cholesterinsäuren“ oxydiert. Daher komme der hohe Oxycholesteringehalt der Spitzenhaarteile im Verhältnis zum niedrigeren Oxycholesteringehalt der Wurzelteile. Wir dürfen wohl annehmen, daß diese Oxydationsvorgänge in allen Hautfetten lediglich externen (atmosphärischen und bakteriellen) Einflüssen an der Hautoberfläche zuzuschreiben sind. Wir können daher dem Vorhandensein oder Nichtvorhandensein der Oxycholesterine keine ausschlaggebende Bedeutung zuschreiben in dem Sinne, daß sie für diese oder jene Hautfettart charakteristisch wären.

Die von LIFSCHÜTZ als zweite Oxydationsstufe bezeichnete Substanz ist ein amorpher, spröder, hellgelb-bernsteinähnlicher Körper, der sich zwischen 107 bis 113° verflüssigt und charakteristische Farbenreaktionen hat. Es ist bis jetzt nicht gelungen, die Oxycholesterine krystallinisch darzustellen. Nach LIFSCHÜTZ (e) sind die von WESTPHALEN mit Benzoëpersäure dargestellten Cholesterinoxyde mit den Oxycholesterinen nicht identisch; die Präparate WESTPHALENs enthalten das zweite Sauerstoffatom in oxydartiger Bindung, während das Oxycholesterin II. von LIFSCHÜTZ eine zweite Alkoholgruppe enthalten soll. THANNHAUSER glaubt, daß auch die Oxycholesterine durch Anlagerung von Sauerstoff an die ungesättigten Kohlenstoffatome zustandekommen — C — C —,

$$\overset{}{\underset{\diagdown O \diagup}{\phantom{xxxx}}}$$

während LIFSCHÜTZ seine Oxycholesterine als noch ungesättigte, halogenadditionsfähige Verbindungen anspricht. Eine Aufspaltung der Ringe in den Oxycholesterinen scheint nicht zu erfolgen.

Isocholesterin und Oxycholesterine werden aus dem *flüssigen Anteil der unverseifbaren Wollfettfraktion*, aus dem sog. „Weichfett“ gewonnen. Diese Fraktion stellt ein dickflüssiges Öl dar; eine analoge Fraktion ist in allen Hautfetten, auch im menschlichen Talg (Dermoolein, LINSER) und in Dermoidfetten vorhanden. In den letzteren sind Isocholesterin und Oxycholesterine bis jetzt nicht nachgewiesen worden. Die entsprechende Fraktion der Dermoidcystenfette besteht aber zum größten Teil auch aus ungesättigten Alkoholen (MUCK); aus diesen konnte MUCK eine dem Cholesterin verwandte Substanz isolieren, die mit Brom ein Additionsprodukt von der Zusammensetzung $C_{19}H_{20}Br$ liefert und eine durch Oxydation mit Chromsäure erhaltene einbasische ungesättigte Säure $C_{19}H_{34}O_4$, die MUCK ebenfalls den Cholestolkörpern zurechnet. In derselben Fraktion des Wollfettes finden DARMSTÄDTER und LIFSCHÜTZ außer Iso- und Oxycholesterin eine „ölige Säure“, die LIFSCHÜTZ als eine Oxydationsstufe des Cholesterins bzw. Isocholesterins anspricht und einbasische gesättigte Säuren, die Myristinsäure und Carnaubasäure. RÖHMANN (c) glaubt indessen, wie erwähnt, nicht an die Existenz dieser Säuren im Wollfett, er hält sie für Gemische von Cerotinsäure mit C-ärmeren Fettsäuren bzw. für sonstige Fettsäuregemische. Alles in allem ist dieser flüssige Anteil der Hautfette noch viel weniger erforscht als der feste.

Für die hohe *Wasseraufnahmefähigkeit des* „Lanolins“ werden die Cholesterinderivate verantwortlich gemacht [LIFSCHÜTZ (g), UNNA (g)]. Die Wasseraufnahmefähigkeit der Hautfette hat in Verbindung mit ihrer *Wasserundurchlässigkeit* eine große biologische Bedeutung. Denn diesen Eigenschaften der Hautfette ist es zu verdanken, daß die Wasseraufnahme- und Abgabe an der Hautoberfläche so geregelt wird, daß weder eine zu starke Durchnässung, noch eine übermäßige Austrocknung zustande kommt.

Der Vollständigkeit halber sei hier noch die klinisch hochbedeutungsvolle Anwesenheit des *Ergosterins* im Hautfett erwähnt, was bekanntlich durch die antirachitische Wirksamkeit per os verabreichter ultraviolettbestrahlter Haut erwiesen ist. Aus Untersuchungen von REKLING können wir entnehmen, daß das Ergosterin sowohl in den Haaren wie in der

Epidermis in biologisch nachweisbaren Mengen enthalten ist, wie ja allgemein angenommen wird, daß überall, wo im Tierkörper Cholesterin vorhanden ist, auch das Ergosterin als Begleitsubstanz nachgewiesen werden kann.

## 6. Phosphatide und Cholin.

Nach UNNA und SCHUMACHER (z) ist nach Behandlung von Hautschnitten mit kochendem Äther im Ätherextrakt Phosphorsäure in Spuren nachweisbar. CIACCIO (a) glaubt, Lecithin und „Lipoide ähnlicher Natur (Protagon)" im mikroskopischen Schnitt dadurch nachweisen zu können, daß diese Lipoide nach Behandlung mit alkalischen Bichromatlösungen in gewöhnlichen Fettlösungsmitteln unlöslich werden, während Neutralfette, Fettsäuren und Cholesterin diese Eigenschaft nicht zeigen[1]. Auf diese Weise findet CIACCIO (b) normalerweise spärliche Lecithinkörnchen und -tröpfchen in den Schweißdrüsenzellen und bei Masern eine degenerative „lecithinische Metamorphose" derselben Zellen.

Eine sehr eigenartige pathologische Ablagerung, höchstwahrscheinlich phosphorhaltiger Lipoide hat neuerdings URBACH (b) beschrieben. Es handelt sich bei dieser „familiären Lipoidose" um xanthomähnliche Knötchen, deren lipoider Inhalt sicher nicht aus Cholesterin und Cholesterinestern besteht, denn sämtliche histologischen Farbreaktionen des Cholesterins und der Cholesterinester fallen an diesem Lipoid negativ aus, es zeigt keine Doppelbrechung und ist mit Digitonin nicht fällbar. Da das Lipoid im Gegensatz zum Xanthominhalt in heißem Aceton löslich ist, dürfte es sich wohl um Phosphatide handeln. URBACHs Patienten hatten einen latenten Diabetes und erhöhten Blutcholesteringehalt, wodurch die Analogie zur Xanthomkrankheit noch augenfälliger wird.

ECKSTEIN (b) bestimmt den Phosphorgehalt des Haarfettes normaler junger Ratten und berechnet daraus einen Lecithingehalt von $0,8^0/_0$ der Gesamtlipoide, das sind bei einem Gesamtlipoidgehalt von $4,5^0/_0$ $0,056^0/_0$ Lecithin in den Haaren. Für menschliche Hautschuppen (Dermatitis exfoliativa) berechnen ECKSTEIN und WILE (b) auf dieselbe Art doch wesentlich mehr, nämlich $0,19—0,23^0/_0$ phosphorhaltige Lipoide (vgl. Tab. 25a). Im Coriumfett junger Stiere finden LAUGHLIN und THEIS $0,249^0/_0$ P. Sonst stehen uns über die Anwesenheit von phosphorhaltigen Lipoiden in der Haut keine Angaben zur Verfügung. Bei der außerordentlichen Phosphorarmut der Haut (vgl. S. 309) ist ein bedeutender Gehalt an Phosphatiden nicht anzunehmen.

Um so bemerkenswerter ist die große Avidität, mit der die Haut das zugeführte *Cholin* $N{<}^{CH_2 \cdot CH_2 OH}_{(CH_3)\ OH}$ dieses pharmakologisch stark wirksame Spaltprodukt des Lecithins speichert. PH. ELLINGER hat bei systematischer Untersuchung der Verteilung des Cholins im Tierkörper die weitaus größten Mengen in der Haut wiedergefunden, sowohl nach intravenöser, wie nach stomachaler Einverleibung. Bei fortgesetzter intravenöser Behandlung blieb das Cholin noch mehrere Wochen nach der letzten Injektion in der Haut aufgespeichert, während in allen anderen Organen Cholin in wägbaren Mengen nicht mehr vorhanden war. Ohne künstliche Cholinzufuhr waren Spuren von Cholin ebenfalls nur in der Haut vorhanden; nur in einem Fall fanden sich Spuren auch im Ovarium. Die Haut muß demnach als das wesentlichste Cholindepot des Körpers angesprochen werden (ELLINGER), was bei der hohen pharmakologischen Wirksamkeit des Cholins besondere Beachtung verdient.

Mehr als die Speicherung des Cholins in der Haut, ist in den letzten Jahren seine *Ausscheidung mit den Hautsekreten* in Vordergrund des Interesses getreten. Die Angabe von B. SCHICK, daß es ein Menstruationsgift gebe, welches von der

---

[1] Vgl. hierzu die Kritik der CIACCIOschen Methodik von KAUFMANN und LEHMANN, nach denen eine Trennung ungesättigter Neutralfette von sonstigen Lipoiden auf diesem Wege nicht möglich ist. Nur die gesättigten Triglyceride bleiben bei dem Verfahren CIACCIOs ungefärbt.

Haut menstruierender Frauen abgesondert werde und entsprechend dem alten Volksglauben dazu führe, daß in den Händen menstruierender Frauen frisch geschnittene Blumen rasch verwelken, gab die Veranlassung zu zahlreichen experimentellen Arbeiten über die Existenz und Natur dieses von der Haut abgeschiedenen sog. „Menotoxins". Diese Untersuchungen führten zu dem Resultat, daß die *Zusammensetzung der Hautabsonderungen der Frauen kurz vor und unmittelbar nach Beginn der Menstruation sich durch einen außerordentlich hohen Cholingehalt auszeichnet.*

SIEBURG und PATZSCHKE, die als erste diese Tatsache feststellten, fanden auf pharmakologischem Wege im Hitzeschweiß menstruierender Frauen 80—100mal mehr Cholin als im Intermenstruum. Auf chemischem Wege (Reindarstellung des Cholinplatinchlorids) fand später KLAUS nur 50mal erhöhte Mengen. Er führte die höheren Werte von SIEBURG und PATZSCHKE darauf zurück, daß einerseits die pharmakologische Methode nicht das Cholin allein, sondern nur die Gesamtheit der cholinartig wirkenden Substanzen zu bestimmen gestattet, und andererseits die von SIEBURG und PATZSCHKE vorgenommene Erhitzung auf 100° eine Lecithinspaltung herbeiführt, so daß nicht allein die primär freie Cholinbase, sondern auch das abgespaltene Lecithincholin mitbestimmt worden ist. Die starke Erhöhung des Cholingehaltes im Schweiß zu Beginn der Menses hat (auf pharmakologischem Wege, nach Acetylierung des isolierten Cholins) in einwandfreier Weise auch GENGENBACH nachgewiesen.

Einstimmig fanden alle Autoren, daß das Cholin auch *einen normalen Bestandteil des menschlichen Schweißes* darstellt. Es wird in sehr schwankenden Mengen durch den Schweiß ausgeschieden, seine höchste Konzentration bei Nichtmenstruierenden beträgt etwa 10 mg im Liter (GENGENBACH). Dem außerordentlichen Anstieg im Schweiß zu Beginn der Menses liegt offenbar ein erhöhtes Angebot im Blute, eine Cholinämie zugrunde, die als Ursache der menstruellen vagotonischen Manifestationen während der Menses in Betracht kommt (KLAUS u. a.). Es scheint aber nach den Befunden von SIEBURG und PATZSCHKE, daß über dem erhöhten Angebot hinaus, die Schweißdrüsen das Cholin in selektiver Weise speichern, was ja den Befunden ELLINGERs in der übrigen Haut völlig entspricht. SIEBURG und PATZSCHKE finden nämlich gegenüber der 80—100-fachen Erhöhung im Schweiß nur 8—9 mal erhöhte Werte im Blut. Man kann daher — bei Berücksichtigung der Unspezifität der pharmakologischen Bestimmungsmethode — zumindest so viel mit Sicherheit sagen, daß wenn im Organismus die freie Cholinbase oder Substanzen mit cholinartiger Wirkung entstehen, diese von den Schweißdrüsen gespeichert werden. Daß diese Speicherungsfähigkeit der Haut und der Schweißdrüsen für pathologische Vorgänge in der Haut von Bedeutung sein könnte, liegt auf der Hand. PATZSCHKE und SIEBURG haben auf den möglichen Zusammenhang zwischen Cholinanhäufung und Menstruationsexanthemen bereits hingewiesen. Bedeutungsvoller als diese hämatogene Zufuhr der freien Cholinbase erscheint uns die Möglichkeit, daß sich in der Haut lokal abgespaltenes Cholin anhäuft und pathologische Vorgänge erzeugt. Es ist bekannt, daß WERNER die Strahlenwirkung mit einem solchen Mechanismus erklärt hat. Die Möglichkeit der hydrolytischen Lecithinspaltung in der Haut ist durch die Anwesenheit einer Lecithase (s. S. 334) gegeben. Indessen ist es bis jetzt nicht gelungen, in krankhaften Hautveränderungen (Blasen, Quaddeln) die Anwesenheit von cholinartigen Substanzen nachzuweisen (unveröffentlichte Versuche von ROTHMAN an der Züricher Klinik).

Die Existenz eines wirklichen Menotoxins, d. h. eines Körpers, der nur während der Menses auftritt, wird heute von den meisten Autoren bezweifelt. Einerseits konnten die Angaben von SCHICK nicht bestätigt werden (SAENGER), andererseits lassen sich alle Störungen auf die gesteigerte Absonderung auch sonst vorhandener Stoffe zurückführen (POLANO und DIETL, GENGENBACH, SCHUBERT und STEUDING u. a.). In Cholinlösungen verwelken übrigens frische Blumen nicht (KLAUS, GENGENBACH u. a.).

## 7. Herkunft und Lokalisation der Fette in der Haut.

LIEBREICH hatte angenommen, daß *Cholesterinesterbildung und Verhornung* in engem Zusammenhang miteinander stehen. Er hatte die im Laufe der Verhornung auftretenden mikroskopischen Elemente, das Keratohyalin und das Eleidin, als Eiweiß-Cholesterinfettmischungen angesprochen bzw. als Vorstufen der Cholesterinfette bezeichnet. Dementsprechend glaubte G. LEWIN die Anwesenheit von Cholesterinestern gerade im Stratum granulosum, also in der Übergangsschicht zwischen nichtverhornter Epidermis und Hornschicht mit der LIEBERMANN-BURCKHARDTschen Reaktion im mikroskopischen Schnitt nachweisen zu können. Er fand die Reaktion auch in der Hornschicht an einzelnen kleinen Kügelchen zwischen den Hornzellen positiv. Zu ähnlichen Resultaten gelangten auch STICKER und SELHORST. Man könnte hieraus folgern, daß in der Tat Hornbildung und Auftreten von Cholesterinestern in einem gewissen Zusammenhange stehen. Nun ist aber die Übertragung der LIEBERMANN-BURCKHARDTschen Reaktion auf mikroskopische Schnitte allem Anschein nach nicht statthaft, das hat sich erst neuerdings wieder aus der scharfen Ablehnung der sog. SCHULTZschen Reaktion ergeben, die nichts anderes darstellt, als eine Übertragung der LIEBERMANN-BURCKHARDTschen Reaktion auf mikroskopische Schnitte (H. J. ARNDT). Die Färbbarkeit mikroskopischer Elemente und die Entstehung verschiedener Farbennüancen hängt eben nicht allein von der An- oder Abwesenheit bestimmter Stoffe ab, sondern auch von komplizierten physikalischen und physikalisch-chemischen Verhältnissen, die wir noch lange nicht überblicken können. Bei den Lipoidfärbungen insbesondere spielen die lockeren und festen Bindungen dieser Stoffe untereinander und mit anderen Zellbestandteilen, der Wassergehalt, der Salzgehalt, die Löslichkeitsverhältnisse eine unberechenbare Rolle (vgl. KUTSCHERA-AICHBERGEN). Es ist charakteristisch, daß mit einer anderen mikroskopischen Farbreaktion, der Reaktion von GOLODETZ (a), die ebenfalls den Nachweis von Cholesterin in Gewebsschnitten ermöglichen soll, im Gegensatz zu LEWIN das meiste Cholesterin in der basalen Epidermisschicht nachgewiesen wird, während die älteren Stachelzellen, die Zellen der Körnerschicht und Eleidinschicht und die Hornschicht selbst nur geringe Mengen von Cholesterin enthalten. Das würde eher für eine Abnahme des Cholesteringehaltes mit fortschreitender Verhornung sprechen. Auch BUZZI und SANTI konnten die Befunde von LEWIN und von STICKER nicht bestätigen.

Wir brauchen an dieser Stelle den ganzen historischen Werdegang der Frage, ob die *Keratohyalinkörner* und die *Eleidintropfen* aus Fett bestehen oder irgendwelche Beziehung zu Fettkörpern haben, nicht ausführlich wiederzugeben und die vielfach verworrenen und mangelhaft gestützten Angaben zu erörtern. Trotz mannigfacher Bemühungen ist es nicht gelungen, die Beziehungen dieser Gebilde zu den Fetten zu klären, und wir sind in bezug auf ihre chemische Natur nur auf Vermutungen angewiesen.

Zunächst sind die Löslichkeitsverhältnisse dieser Gebilde nicht eindeutig geklärt. Die Keratohyalinkörner sind nach BUZZI, das Eleidin nach CILIANO in organischen Fettlösungsmitteln völlig unlöslich. Dagegen ist nach UNNA das Eleidin in Chloroform, Äther, Aceton, Benzin, Benzol und Schwefelkohlenstoff „teilweise" doch löslich. Den Keratohyalinkörnern fehlt jede für Fette und Lipoide auch nur einigermaßen charakteristische Eigenschaft. Sie sind mit den sog. Fettfarbstoffen nicht tingibel; eine Reihe von mikrochemischen Reaktionen und die Löslichkeitsverhältnisse sprechen für ihre eiweißartige Natur (UNNA) bzw. dafür, daß die Körner u. a. auch Eiweißstoffe enthalten. Das Eleidin wurde wegen seines halbflüssigen Zustandes (es fließt aus den angeschnittenen Zellen heraus, UNNA) und seiner gelegentlichen Tropfenform ursprünglich als ein ölartiger Körper angesprochen (RANVIER). Es läßt sich aber mit Osmium, mit Sudan und Ponceau *nicht* färben. Es verhält sich in mancher Beziehung, als würde es Eiweißabbauprodukte enthalten („Albumosen", UNNA). Doch lassen Beobachtungen von UNNA mit einiger Wahrscheinlichkeit darauf schließen, daß in den Eleidintröpfchen neben Eiweißabkömmlingen auch Lipoide enthalten sind; außer der schon erwähnten partiellen Löslichkeit in Fettlösungsmitteln findet nämlich UNNA, daß aus Schnitten, die mit Alkohol behandelt waren, das Eleidin sich mit kaltem Wasser ausziehen läßt, während das gleiche ohne Alkoholvorbehandlung nicht gelingt. Auch ist die Löslichkeit des Eleidins in Salzlösungen und Säuren weniger gut, als man das von reinen „Albumosen" erwarten würde [UNNA und SCHUMACHER (z)].

UNNA und GOLODETZ (z) sowie UNNA und SCHUMACHER (z) geben von den Übergangsschichten zwischen nichtverhornter Stachelschicht und Hornschicht im wesentlichen folgende mikrochemische Darstellung; Das Keratohyalin ist ein komplexer Eiweißkörper. Es ist in starken Mineralsäuren löslich und wird von Pepsinsalzsäure verdaut, löst sich nicht in schwachen Alkalien und kohlensauren Alkalien in der Kälte, quillt aber in Alkalien und in Ammoniak. Man kann in den Keratohyalinkörnern einen basischen und zwei saure Eiweißkörper unterscheiden. Die Quellbarkeit in Alkalien, die feste Konsistenz, ein gewisser Glanz, die Transparenz und die vielseitige Tingibilität erinnern an das Verhalten von Hyalinsubstanzen, die ebenfalls aus komplexen Eiweißkörpern bestehen. Oberhalb der Körnerschicht findet sich eine etwa 5—6 Zellenreihen dicke, harte transparente Schicht, die in zwei chemisch verschiedene Schichten geteilt werden muß: in die infrabasale Hornschicht, die kein Fett, keine Ölsäure, wohl aber Glykogen enthält, und die basale Schicht, in welcher Ölsäure und Eleidin vorhanden sind. Das Glykogen der infrabasalen Schicht läßt sich durch die BESTsche Carminfärbung und durch Jodglycerin nachweisen; es ist in den Zellen nicht an Zellgranula gebunden, sondern diffus zerstreut, wahrscheinlich in enger Verbindung mit Eiweiß. Der starke Ölsäuregehalt der basalen Schicht ergibt sich aus ihrer Osmierbarkeit. Die Osmierbarkeit geht bei Absättigung mit Brom verloren. *Die Ölsäure der basalen Horn-schicht scheint aus dem Glykogen der infrabasalen Hornschicht hervorzugehen.* Das Eleidin ist in kochendem Wasser löslich, ist also von albumosenartigem Charakter. Es wird durch Eiweißfällungsmittel, Salpetersäure, Essigsäure, gesättigte Kochsalzlösung gefällt. Aus welchem Grunde auch eine Lipoidkomponente im Eleidin angenommen wird, ist bereits angegeben worden. Diese Lipoidkomponente wird als aus Cholesterinestern bestehend auf-gefaßt, da die Hornzellen von Cholesterinestern durchsetzt sind. Das Fett der Hornschicht schließlich, die sich durch den bekannten „schwarzen Rahmen" bei der Osmierung kundtut, setzt sich nach UNNA aus freier Ölsäure und ölsauren Cholesterinestern zusammen. Die Differenzierung der verschiedenen Fettarten erfolgt durch Vergleich der Sudan-, Scharlach- und der FISCHLERschen Lackfärbung mit der Osmiumschwärzung (vgl. S. 247). Die ölsauren Cholesterinester entstehen aus dem freien Cholesterin der Stachelzellen und aus der Ölsäure der basalen Hornzellen.

Wenn UNNA die „kontinuierliche Folge der eiweißreichen Körnerzelle, glykogenreichen, infrabasalen Hornzelle und ölsäurereichen basalen Hornzelle" in dem Sinne deutet, daß aus dem Eiweiß das Glykogen, aus dem Glykogen die Ölsäure entsteht, und diesen Vorgang als einen typischen Repräsentanten der Zellverfettung bezeichnet, so können wir ihm hierin deshalb nicht folgen, weil die UNNAschen Befunde selbst keinen Beweis für die „Entstehung" von Fetten in den basalen Hornzellen, geschweige denn eine Entstehung aus Eiweiß über Kohlenhydrate enthalten. Der Umstand, daß in aufeinander folgenden Zellschichten einige verschiedene Bausteine dank ihrer guten Darstellungs-möglichkeit dargestellt werden können, beweist noch nicht, daß die dargestellten Zellbausteine tatsächlich auseinander hervorgehen. So könnte z. B. die Ölsäure der basalen Hornschicht ebensogut aus einem nicht darstellbaren Zellbaustein der infrabasalen Schicht hervorgehen, wie aus dem Glykogen. UNNA weist ja selber des öfteren darauf hin, daß durch die Osmierung von allen Fettbestand-teilen nur die Ölsäure dargestellt wird. Es könnte diese Ölsäure etwa aus nicht osmierbaren gesättigten Fetten der darunter liegenden Schichten, also durch Oxydation und Wasserentziehung aus der Stearinsäure hervorgehen, ohne daß wir dabei eine intracelluläre Umwandlung von Kohlenhydraten in Fette an-nehmen müßten. Geringe physikalische Verschiedenheiten könnten die färbe-rische Darstellbarkeit der Fette in der infrabasalen Schicht vereiteln. Es ist aber auch sehr wohl möglich, daß die basale Hornschicht nur mit besonderer Avidität die Ölsäure speichert, ähnlich wie phosphorvergiftete Leberzellen das Fett speichern, so daß eine „Entstehung" von Ölsäure gar nicht angenommen werden muß. Schließlich ist, wenn außer den Talgdrüsen auch die Schweißdrüsen Fett secernieren sollen, eine Imbibition von außen her in keiner Hautgegend aus-zuschließen, zumal die Hornschicht selbst eine starke Osmiumreaktion zeigt.

Wie dem auch sein mag, wichtig erscheint uns die allerdings negative Fest-stellung, daß eine *Neubildung von Fett oder Fettbestandteilen in der verhornenden Epidermis* aus sonstigen Zellbestandteilen *nicht erwiesen ist.* Die Verhornung scheint zwar zwangsläufig mit einer Fettspeicherung, nicht aber mit einer Fett-neubildung einherzugehen. Die endogene Entstehung von Fett in den Epidermis-zellen ist ebenso wenig erwiesen, wie in anderen Parenchymzellen. *Die Ver-teilung des Fettes in der Epidermis spricht viel mehr in dem Sinne, daß das Fett aus der Blutbahn in die Epidermis gelangt.* Man kann nämlich mit Hilfe von Fett-färbungen (Sudan, Scharlach) das Fett der Epidermis im histologischen Schnitt in Form von distinkten Tröpfchen zur Darstellung bringen. Wenn auch auf diesem Wege sicherlich nicht das gesamte Fett zur Darstellung gelangt, so ist es doch sehr auffallend, daß man im mikroskopischen Bild das Fett besonders reichlich in der Keimschicht der Epidermis findet. In mit Sudan und Scharlachrot gefärbten Präparaten sind neben Talgdrüsen, Endothelien, Schweißdrüsenepithelien gerade die Basalzellen stark tingiert, also diejenigen Zellarten, die den Blutgefäßen am nahesten liegen [KREIBICH (a—c), NICOLAU, CAROL]. Von den Keimzellen nach oben zu wird die Menge des histologisch nachweisbaren Fettes in der Stachelschicht mit abnehmender Vitalität der Zellen immer geringer; aus diesem Befund folgert NICOLAU, daß das Fett ein wichtiges Reservematerial für die Ernährung der Haut darstellt. Die Anwesenheit des Fettes in der Hornschicht betrachtet er als einen Effekt der Talgimbibition. Eine ganz ähnliche Anordnung bezüglich der Cholesterinverteilung finden UNNA und GOLODETZ mit der Reaktion von GOLODETZ: das meiste Cholesterin enthalten die Keimzellen der Epidermis, der Haarbälge, der Knäueldrüsen, Knäueldrüsengänge und Talgdrüsen, nicht aber die Zellen höherer Schichten. Daß in der Hornschicht entsprechend mehr Cholesterinester vorhanden sind, wird nur auf indirektem Wege gefolgert.

LEDERMANN hat bereits 1891 in den tieferen Epidermisschichten vom 5. Fetalmonat an Fett nachweisen können, und ASCHOFF (a) hat 1897 beobachtet, daß die basalen Epidermiszellen der Neugeborenen Fettkörner enthalten. WENTSCHER (1898) und LINDEMANN (1899) haben die Fetttröpfchen im Rete Malpighi fälschlich als postmortale Erscheinungen gedeutet.

Die Scharlachrot- und Sudanbilder stehen in einem gewissen Gegensatz zu den Osmiumbildern UNNAs. Dieser Gegensatz beruht darauf, daß Scharlach und Sudan alle fettsauren Ester, aber nicht die freien Fettsäuren, die Osmiummethode dagegen nur die Ölsäure und die ölsauren Ester anzeigt. Der hohe Ölsäuregehalt der infrabasalen Hornschicht nach UNNA könnte sehr wohl durch die Entstehung freier Ölsäure aus den Fetten der tieferen Schichten bedingt sein, da doch diese tieferen Schichten viel reicher an Fetten sind.

Für den hämatogenen Ursprung des Epidermisfettes spricht auch die nicht seltene extracelluläre Lagerung der Fettkörnchen in der Stachelschicht, was besonders unter pathologischen Bedingungen vorzukommen pflegt. [NICOLAU, CEDERKREUTZ (b)]. POLLITZER hat eine pralle Injektion von Lymphspalten mit osmierbarem Fett beobachtet.

Schließlich lassen auch die Ergebnisse der Fettfütterungsversuche daran denken, daß die Epidermisfette hämatogenen Ursprunges sind und nicht in der Epidermis selbst gebildet werden. Das Nahrungsfett dringt bis unter die Hornschicht vor, und es bilden sich subcorneale Fettcysten, die zuweilen sogar die Hornschicht abheben (Olivenölmäuse M. B. SCHMIDT)[1].

Histologisch nachweisbares Fett findet sich normalerweise auch in *cutanen Gebilden*. Darüber sind wir besonders durch die Arbeiten KREIBICHs (a—b) unterrichtet. KREIBICH hat tropfen-, staub- und krystalloidförmige Lipoide in den normalen Gefäßendothelien nachgewiesen. Dieser Befund ist u. a. von CAROL bestätigt worden. Mikroskopische Bilder machen es wahrscheinlich, daß die lipoiden Granula aus dem Kern und dem Kernkörperchen austreten (KREIBICH). In den Ausläufern der cutanen Bindegewebszellen hat NICOLAU Fett nachgewiesen. In den cutanen Bindegewebszellen, in den Endothelien der Blutcapillaren und in der glatten Muskulatur finden UNNA und GOLODETZ (z)

---

[1] Bei systematisch-histologischer Untersuchung der Cholesterinverteilung in der Haut findet WAHL Talgdrüsen und Epidermis etwa gleich stark cholesterinhaltig. In einzelnen Fällen läßt sich Cholesterin auch in den Schweißdrüsen nachweisen, nur sehr spärlich dagegen im Haarschaft. Die Haut stark behaarter Körpergegenden (Kopfhaut, Achselhöhle, Schamgegend) enthält mehr Cholesterin als unbehaarte Haut, Erwachsenenhaut mehr als die Haut von Kindern.

Cholesterin. Fettfrei sind unter physiologischen Verhältnissen die kollagenen und elastischen Fasern.

Auf die pathologischen Verfettungs- und Cholesterinverfettungsvorgänge in der Cutis kann hier nicht eingegangen werden. Wir verweisen auf die einschlägigen Kapiteln der speziellen Pathologie in diesem Handbuch.

Quantitative Untersuchungen über den Fettgehalt des Coriums haben LAUGHLIN und THEIS in der Rinderhaut angestellt. Sie unterscheiden zwei Fettfraktionen: eine, die durch Fettlösungsmitteln unmittelbar aus der Haut extrahiert werden kann, und eine andere, die erst bei saurer Reaktion extrahierbar ist. Diese zweite Fettfraktion steht offenbar in innigem strukturellem Zusammenhang mit den Bindegewebseiweißen (vgl. S. 264). Zu der zweiten Fraktion gehören nach LAUGHLIN und THEIS alle phosphorhaltigen Lipoide des Coriums.

Die unmittelbare Extraktion des Coriums durch aufeinander folgende Behandlung mit Aceton, Alkohol und Äther (ohne Säuerung) ergibt folgende Durchschnittswerte:

T a b e l l e　26.

| Corium [1]: | % Fett des Frischgewichtes |
|---|---|
| junger Stier　.　. | 0,7607 |
| Kuh .　.　.　.　.　. | 0,1293 |
| Kalb .　.　.　.　.　. | 0,4472 |

Setzt man 10% Essigsäure zu den Fettlösungsmitteln, so erhält man mehr als das Dreifache der bei neutraler Reaktion extrahierten Fettmengen.

Die erste, ohne Eiweißhydrolyse gewonnene Fettfraktion wurde von LAUGHLIN und THEIS auch auf ihre Verteilung in der Cutis untersucht in der Weise, daß das Corium in 3 Schichten geteilt wurde. Am fettreichsten war die oberste Cutisschicht:

Tabelle 27. C o r i u m　v o n　j u n g e n　S t i e r e n.

| | Anteil am Gewicht des gesamten Coriums in % | % Fett |
|---|---|---|
| Obere Schicht　. | 27,4 | 1,940 |
| Mittlere Schicht　. | 47,6 | 0,275 |
| Untere Schicht　. | 25,0 | 1,025 |

Die Bestimmung der Konstanten des Coriumfettes ergab die in Tabelle 28 wiedergegebenen Werte.

Außerordentlich schwankende Fettwerte in Epidermis + Cutis des Hundes und des Menschen erhielt URBACH (a) an der in vivo ausgestanzten Haut (vgl. S. 286). Nach seinen Bestimmungen beträgt die physiologische Schwankungsbreite 0,7—10%, ohne daß man diese Schwankungen zum Alter, Geschlecht und zur Körperregion in Beziehung bringen könnte. Wir möchten annehmen, daß bei diesen großen Schwankungen die Schwierigkeit der restlosen Abtrennung des subcutanen Fettgewebes doch mit eine Rolle spielt, wie das für extrem hohe Werte auch URBACH selbst annimmt. Für eine ungewollte Mitverarbeitung des subcutanen Fettgewebes spricht der Umstand, daß von URBACH im Str.

---

[1] Das reine Corium ist durch Abschabung der Haare, der Epidermis und des subcutanen Fettgewebes gewonnen.

reticulare des Menschen im Gegensatz zu LAUGHLIN und THEISs Tierversuchen 3—12 mal größere Fettmengen gefunden worden sind als im Str. papillare. Die in pathologischen Fällen von URBACH erhobenen Fettwerte der Cutis nähern sich schon eher den Angaben von LAUGHLIN und THEIS, indem hier meist nur 1—2% Fett gefunden werden.

Tabelle 28.

| | Coriumfett: | | | Rindertalg |
|---|---|---|---|---|
| | junger Stier | Kalb | Ziege | |
| % feste Säuren . . . . . . . . | 24,75—28,50 | — | — | — |
| % flüssige Säuren . . . . . . . | 75,25—71,50 | — | — | — |
| Jodzahl der Säuren . . . . . . | 80 | — | — | 92,4 |
| Menge der Säuren in % d. Gesamt-fettes . . . . . . . . . . . | 77—82,50 | — | — | — |
| Jodzahl der Fette . . . . . . . | 44—48,1 | 15,88—15,98 | 25,45 | 38—46 |
| Verseifungszahl der Fette . . . . | 193,2 | 199,2 | 177,0 | 193—200 |
| % unverseifbarer Anteil . . . . | 3,38 | 12,68 | — | — |
| Refraktometrischer Index . . . . | 1,4608 | 1,4867 | 1,4639 | 1,4510 |
| „ „ d. Säuren | 1,4527 | — | — | — |
| „ „ d. festen Säuren | 1,4429 | — | — | — |
| „ „ d. flüss. Säuren | 1,4571 | — | — | — |
| % N im Fett . . . . . . . . . | 0,679 | — | — | — |
| % P im Fett . . . . . . . . . | 0,249 | — | — | — |
| Neutralisationszahl d. fest. Säuren | 210,0 | — | — | — |
| „ d. flüss. „ | 181,2 | — | — | — |
| „ d. gesamt. „ | 197,4 | — | — | — |

URBACH hebt hervor, daß man aus der Menge des histologisch nachgewiesenen Fettes keine Schlüsse ziehen kann auf den wahren Fettgehalt. Der histologische Fettnachweis in der Hundehaut z. B. lasse selbst bei enorm hohen Fettwerten der Cutis (bis 15%) fast gar kein Fett erkennen. Das Fett sei offenbar zum größeren Teil mit Eiweißen komplex gebunden (wie ja das aus den Hydrolyse-versuchen von LAUGHLIN und THEIS klar hervorgeht) und lasse sich wohl des-halb histologisch nicht nachweisen.

Einen schönen histologischen Beweis hat dafür neuerdings MONACELLI erbracht. Er unterwarf steril entnommene Hautstückchen der Autolyse und verfolgte die histologischen Veränderungen mittels verschiedener Fettfärbungsmethoden. In den Zelleibern des Str. basale traten nach 14 Tagen Körnchen auf, die sich histologisch wie Lipoide verhielten. Die Körnelung erschien später allmählich auch in den übrigen Reteschichten.

Die Bestimmung des Fettgehalts hat nach URBACH in Anbetracht der großen Schwankungen vor allem methodische Bedeutung: die quantitativ-chemische Bestimmung der einzelnen Bausteine der Haut kann einigermaßen konstante physiologische Werte nur dann ergeben, wenn diese Werte auf die *fettreiche Trockensubstanz* der Haut bezogen werden (vgl. S. 287).

## 8. Physiologische Fettabsonderung.

*Die Menge der gesamten auf die Hautoberfläche abgesonderten Fette* ist beim Menschen wegen der geringen Menge der Absonderungen schwer zu bestimmen. Um quantitative Daten zu gewinnen verfuhren KRUKENBERG, LEUBUSCHER und neuerdings A. RABBENO in der Weise, daß sie kleine Filterpapierstückchen auf die Haut befestigten und nach einiger Zeit den Fettgehalt des Papierstück-chens bestimmten. Diese Methode ist für das Studium äußerer und innerer

Faktoren auf den Grad der Fettabsonderung gut brauchbar, besonders, wenn man, wie RABBENO nach Abnahme des durch eine überstehende Guttaperchafolie bedeckten und befestigten Testpapieres noch das Versuchsfeld mit gut entfetteter und getrockneter Watte abreibt, Watte und Papier vereinigt und die Ätherextraktion mit einem Mikroextraktionsapparat durchführt. Zur Bestimmung der von der ganzen Körperoberfläche abgeschiedenen Fettmengen ist aber diese Methode unbrauchbar. Wenn man, wie LEUBUSCHER, aus dem Versuch an einer Fläche von 4 qcm durch einfache Umrechnung auf eine solche von 16 000 qcm schließt, so werden durch diese Berechnung die mannigfachen Versuchsfehler 4000fach vergrößert (siehe ROSENFELD [1]), ganz abgesehen von den Fehlern, die sich aus der Körperoberflächenberechnung und aus der Vernachlässigung der regionären Verschiedenheiten ergeben. Auf diese Weise erklären sich die für die tägliche Talgausscheidung erwachsener Menschen berechneten enorm hohen Werte KRUKENBERGs, der 40,8 g und LEUBUSCHERs, der im Durchschnitt etwa 15 g findet. Daß aber die unmittelbar gewonnenen nicht umgerechneten Werte LEUBUSCHERs zumindest der Größenordnung nach doch verwertbar sind, ergibt sich aus dem Vergleich mit den entsprechenden Ergebnissen von RABBENO. Die tägliche Fettabsonderung einer 1 qcm-Fläche der Stirn läßt sich aus den LEUBUSCHERschen Werten auf rund 4 mg, aus den Werten RABBENOs auf 1—2 mg berechnen. RABBENO hat mit seiner Methodik unter gleichbleibenden Bedingungen sehr konstante Werte erhalten, und zwar auf 1 qdm der Stirnhaut bei 10—15° 4,06 mg, bei 25—34° 7,64 mg in der Stunde.

Von LINSER wurden einige Versuche über die Gesamtmenge der von der Haut abgeschiedenen Fettsubstanzen an 13—14jährigen Knaben und an erwachsenen Männern in der Weise angestellt, daß die vordere und hintere Fläche des Rumpfes, vom Schlüsselbein bis zur Nabelhöhe und von der Schultergräte bis zum Kreuzbein mit entfetteten, in Petroläther getauchten Gazebäuschchen täglich abgerieben und die Gazebäusche mit Äther extrahiert wurden. LINSER gewann mit dieser Methode bei brünetten, großen, gut genährten Erwachsenen auf etwa 1 qm Körperoberfläche 2,4 bzw. 2,7 g Ätherextrakt in 3 Wochen. Der Versuch bei einem blonden mittelgroßen Mann lieferte kaum $^2/_3$ dieser Menge, der Versuch bei den Jungen etwa $^1/_3$ derselben. Die LINSERschen Werte sind also unvergleichlich geringer, als die von LEUBUSCHER berechneten Zahlen. Das kann uns nicht weiter verwundern, da LINSER in seinen Versuchen die Imbibition der Wäsche mit Fett vollständig vernachlässigt hat.

Dagegen darf aus den Arbeiten von G. ROSENFELD und E. KUZNITZKY mit Sicherheit der Schluß gezogen werden, daß die LEUBUSCHERschen Angaben über die Gesamtmenge des Talges auch der Größenordnung nach unrichtig sind. ROSENFELD und nach ihm KUZNITZKY sammelten das von der Haut abgeschiedene Fett in Wolljacken und Wollkleidern. Die gebrauchten Kleider wurden mit Chloroform extrahiert, das Chloroform wurde überdestilliert, der Rückstand in Äther gelöst, filtriert, getrocknet und gewogen. KUZNITZKY hat dabei noch besondere Maßnahmen ergriffen, um die Chloroformextraktion quantitativ zu gestalten und eventuelle chloroformlösliche Bestandteile der Wollwäsche vor dem Versuch zu eliminieren. Mit dieser Methodik, die allerdings Kopf, Hals, Hände und Füße unberücksichtigt läßt, wurde ziemlich regelmäßig eine *tägliche Abscheidung von 1—2 g Fett an der Körperoberfläche* gefunden.

---

[1] Dieser Einwand wird auch durch die Ausführungen von SCHUR und GOLDFARB nicht entkräftet. Freilich ist der Fehler, der sich aus der Umrechnung ergibt, um so kleiner, je genauer die Bestimmungsmethode. Aber immer wird der absolute Fehler (und darauf kommt es an) durch eine solche Umrechnung um so mehr gesteigert, je kleiner die untersuchte Hautfläche ist.

In derselben Größenordnung bewegen sich die Resultate von BIRK, der mit der Methodik von ROSENFELD die Talgabsonderung bei Kindern bestimmt hat. Wenn wir die Angabe von KUZNITZKY berücksichtigen, wonach er im Selbstversuch durch 2mal tägliche Abreibung des Gesichtes mit Äthertupfern nur rund 0,046 g Fett pro die gewonnen hat, so dürfte die Vernachlässigung des Gesichtes und des Kopfes die Gültigkeit der ROSENFELD-KUZNITZKYschen Zahlen nicht wesentlich beeinträchtigen.

Eine sehr wesentliche Eigentümlichkeit der Talgabsonderung, die manche Widersprüche der Literatur erklären dürfte, haben SCHUR und GOLDFARB aufgedeckt. Sie haben feststellen können, daß der Talg nur bis zu einem gewissen Sättigungsgrad der Hautoberfläche sezerniert wird, und dann die Sekretion aufhört, um nur wieder einzusetzen, wenn der Talg von der Hautoberfläche entfernt wird. Die Talgmengen der Hautoberfläche, über die hinaus die Sekretion gehemmt ist, sind individuell sehr verschieden, aber bei ein und demselben Individuum recht konstant. Befreit man die Haut von ihrem Talgüberzug, so stellt sich sehr bald (oft schon nach 15 Minuten) der Gleichgewichtszustand ein, bei dem eine weitere Absonderung nicht mehr erfolgt.

Aus den Feststellungen von SCHUR und GOLDFARB können wir entnehmen, daß bei quantitativer Untersuchung der Talgsekretion zwei verschiedene Fragen streng getrennt werden müssen. Erstens kann die *Sekretionsgeschwindigkeit* gemessen werden, indem man diejenige Fettmenge bestimmt, die auf vorher vollkommen entfetteter Haut in einer kurzen Zeitspanne abgesondert wird, einer Zeitspanne, in der noch die Sättigung der Oberfläche nicht erreicht ist, also in höchstens 15 Minuten. Man kann dann sagen, welche Talgmengen unter optimalen Bedingungen in der Zeiteinheit abgesondert werden können. Doch ist dabei zu beachten, daß die Geschwindigkeit der Talgsekretion offenbar schon von Anfang an stetig abnimmt in dem Maße, wie sich die Einfettung der Oberfläche dem Sättigungsgrad nähert. — Zweitens kann gerade dieser *Sättigungsgrad* gemessen werden, indem man nach ursprünglicher Entfettung der Hautoberfläche längere Zeit (mehrere Stunden) abwartet, in der Zwischenzeit darauf achtet, daß von der Hautoberfläche nicht das Fett mechanisch entfernt werde, und dann erst die Fettbestimmungen vornimmt.

In den oben angeführten älteren Untersuchungen ist stets das letztere Verfahren angewendet, d. h. der Sättigungsgrad bestimmt worden. Nur SCHUR und GOLDFARB sind bestrebt, die Sekretionsgeschwindigkeit zu bestimmen und erhalten mit der Mikrofettbestimmungsmethode von BANG-LÖW auf einer 4 qcm Oberfläche der Stirn 0,32—1,52 mg in 15 Minuten. Ihre Berechnung, daß täglich 125—280 g Fett von der Haut zur Absonderung käme, wenn man den abgesonderten Talg andauernd von der Oberfläche entfernen würde, hat zwar — wie die Autoren selbst betonen — nichts mit der Wirklichkeit zu tun, die enormen Zahlen zeigen aber, wie wichtig für den gesamten Fragekomplex der von SCHUR und GOLDFARB festgestellte Gleichgewichtszustand ist.

Daß die Menge des von der Haut abgeschiedenen Fettes *regionenweise* sehr verschieden ist, ist schon auf Grund der klinischen Beobachtung anzunehmen. ARNOZAN, dessen Methodik allerdings nicht mehr als eine grobe Schätzung gestattet, fand das meiste Fett am Nasenrücken, Nasenflügel, Kinn und Ohrmuschel, weniger Fett an Stirn, Wange, Rücken, Schamgegend, das wenigste am Nacken, an der Brustbeingegend und an den Schultern. Am Stamm unterhalb des Nabels, an den seitlichen Stammpartien, an den Extremitäten und Hohlhänden konnte mit der Methode ARNOZANs kein Fett nachgewiesen werden [vgl. KREIDL (z)]. Zu ähnlichen Resultaten kommt LEUBUSCHER, dessen Methode für Vergleichsbestimmungen schon viel verläßlicher ist. Er findet in absteigender Reihenfolge: Stirn 0,12, Rücken 0,035, Brust 0,022, Oberarm 0,015,

Leib 0,01 g Fett auf einer 4 qcm Fläche in einer Woche. Diesen Angaben gegenüber, die den regionären Verschiedenheiten der Talgdrüsen in bezug auf ihre Größe und Dichte und auch der klinischen Erfahrung im großen ganzen entsprechen, kommt Kuznitzky durch summarische Flächenberechnungen zu dem Resultat, daß die Gesichtshaut nicht mehr Fett absondert, als die übrige Körperfläche. Die Angabe Kuznitzkys wird aber dadurch beeinträchtigt, daß er im Gesicht und am übrigen Körper verschiedene Bestimmungsmethoden angewendet hat.

Als sichergestellt darf auch auf Grund der experimentellen Ergebnissen die Tatsache gelten, daß die Fettabscheidung *im Kindesalter außerordentlich gering ist*, daß sie mit beginnender Pubertät ansteigt und bei deren Abschluß ihren Höhepunkt erreicht. Zu diesem Ergebnis kommen trotz der verschiedenen Methodik Arnozan, Leubuscher, Linser und Birk, und dasselbe ergibt sich aus dem Vergleich der Resultate von Rosenfeld, Kuznitzky und Birk. Birk findet bei 6—10 Jahre alten Kindern eine tägliche Abscheidung von 0,5—1,0 g Fett, bei Mädchen von 12—13 Jahren bei beginnender Pubertät 1,5—2,3 bzw. 4,1—4,5 g. Die Angabe von Arnozan und von Leubuscher, daß im Greisenalter die Fettabsonderung wiederum erheblich abnimmt, bedarf weiterer Bestätigung. — Geschlechtliche Unterschiede der Fettabsonderung sind nicht festgestellt (Arnozan, Leubuscher).

Mangelhaft und unsicher sind die Angaben über den Einfluß des Pigmentgehaltes der Haut und Haare und der Entwicklung des subcutanen Fettpolsters auf die Fettabscheidung. Sowohl Leubuscher wie Linser finden bei Brünetten eine größere Fettabscheidung als bei Blonden, und Leubuscher gibt an, daß magere Individuen, die trotz reichlicher Ernährung kein übermäßiges Fett ansetzen, mehr Fett abscheiden als korpulente.

Über den Einfluß der Ernährung siehe S. 240.

Die Menge der Fettabscheidung ist in hohem Grade von der *Außentemperatur* abhängig und zwar sprechen alle Untersuchungsergebnisse eindeutig in dem Sinne, daß mit der Herabsetzung der Temperatur die Fettabscheidung geringer wird (Krukenberg, Kuznitzky, Rabbeno). Quantitativ verwertbar sind die recht konstanten Versuchsresultate von Rabbeno (s. S. 259). Unbeeinflußt bleibt die Fettabsonderung durch körperliche Arbeit, durch Schweißsekretion, durch Pilocarpin-, Atropin- und Thyreoidinmedikation (Leubuscher im Gegensatz zu Krukenberg, Rabbeno).

In der älteren Literatur wird die Talgsekretion als eine *vom Zentralnervensystem völlig unabhängige Drüsenfunktion* beschrieben. Es gibt zwar ältere Beobachtungen, die an eine nervöse Beeinflußbarkeit der Talgdrüsen denken lassen, so die Beobachtung von Arloing, dem es gelungen war, durch Tetanisieren des Halssympathicus beim Esel stärkere Sekretion der Talgdrüsen am Ohre zu erzielen, oder die Beobachtung, daß bei Seborrhoea faciei infolge psychischer Erregungen die Fettabsonderung vermehrt sein kann (Saalfeld). Diese Beobachtungen werden aber wohl mit Recht im Sinne einer indirekten Wirkung gedeutet: durch den primären Nervenvorgang werden die Arrectores pilorum erregt, deren Kontraktion eine stärkere Expression des Talges zur Folge hat. Nur eine ältere kasuistische Mitteilung von Marschalkó spricht für einen direkten nervösen Einfluß auf die Talgsekretion. Marschalkó beobachtete einen Mann, bei welchem nach einem Schlag auf die linke Supraorbitalgegend unter heftigen Neuralgien eine lokale profuse Talgsekretion auftrat, die ebenso wie die Schmerzen nach Operation des verletzten Nervus supraorbitalis aufhörten.

Eine neue Wendung erhielt die Frage der Talgdrüseninnervation durch die Beobachtung, daß im Anschluß an epidemische Encephalitis häufig eine starke

Seborrhoea oleosa faciei mit oder ohne Comedonen auftritt. Da die ersten Beobachtungen [Literatur s. bei G. Stiefler (a)] an Patienten mit vorwiegend lenticulären Symptomen gemacht wurden, ging die Annahme dahin, daß das übergeordnete vegetative Zentrum der Talgsekretion das Linsenkerngebiet sei (v. Sarbó, F. Stern), und daß es sich um eine paralytische Absonderung von Hauttalg als Folge des destruierenden zentralen Prozesses im Sinne einer Enthemmung handle [Stiefler (a)]. Auf Grund einer neueren Beobachtung, bei welcher die Seborrhöe, das sog. „Salbengesicht" als isoliertes postencephalitisches Symptom ohne lenticuläre Symptome auftrat, neigt Stiefler (b) neuerdings zu der Ansicht, daß das zugehörige Zentrum nicht im Linsenkern, sondern in den Wandungen des dritten Ventrikels zu suchen ist, zumal die zentrale „trophisch-nervöse Versorgung" der Haut und ihrer Gebilde von anderer Seite auch dorthin verlegt wird.

Wenn auch diese Beobachtungen sicher nicht auf die Verhältnisse bei der physiologischen Talgsekretion schließen lassen, so ist es durch sie doch wahrscheinlich geworden, daß *nervöse Einflüsse zumindest im Sinne einer Hemmung bzw. einer Enthemmung bei der Talgsekretion eine Rolle spielen.*

### Pathologische Fettabsonderung.

So sehr es dem klinischen Beobachter über jeden Zweifel erhaben zu sein scheint, daß bei einer großen Reihe von Dermatosen quantitative und qualitative Abnormitäten der Fettabsonderung vorhanden sind, so wenig sind wir chemisch-experimentell über diese Abnormitäten, über ihre Art und über ihre Bedeutung für die Entstehung von Hautveränderungen unterrichtet.

Wir wissen nicht einmal, ob die *Seborrhoea oleosa* des Gesichtes mit einer absoluten Vermehrung der Fettabscheidung einhergeht, obwohl in diesem Zustand die glatte, glänzende Haut geradezu wie in Fett getaucht erscheint. Wie Kuznitzky hervorhebt, könnte die fettige Beschaffenheit durch vermehrten Wassergehalt vorgetäuscht sein. Auch ein stärkerer Anteil der flüssigen Öle könnte den Eindruck einer Fetthypersekretion erwecken. Die summarische Berechnung Kuznitzkys aus eigenen Versuchsergebnissen und aus einer Angabe Linsers ergibt allerdings eine Mehrproduktion von Fett bei der Seborrhoea oleosa um etwa die Hälfte des Normalen (2,9 : 1,96). Direkt vergleichende Messungen stehen uns indessen nicht zur Verfügung.

Die qualitativen Abnormitäten der Fettabsonderung bei Seborrhoea oleosa sind von Linser geprüft worden. Linser wies nach, daß das Hautfett bei Seborrhoea oleosa im Verhältnis zum normalen Hauttalg durch abnorm hohe Säurezahlen, hohe Verseifungszahlen, hohe Jodzahlen der Fettsäuren, durch niedrigen Schmelzpunkt, durch geringe Mengen des nicht verseifbaren Anteils und durch sehr niedrigen Cholesteringehalt ausgezeichnet ist. Wenn auch die Erhöhung der Säurezahlen zunächst an bakterielle Zersetzung der Fette denken läßt, so spricht — wie Linser auseinandersetzt — die parallele Erhöhung der Verseifungszahl für eine Vermehrung der „gewöhnlichen" Fette, also für eine qualitative Änderung in der Zusammensetzung des Sekretes. Der Zuwachs an verseifbarer Substanz wird offenbar durch ein Plus an Ölsäureester bestritten, wofür die erhöhten Jodzahlen sprechen. Das *Fett bei Seborrhoea oleosa ist demnach durch einen größeren Anteil von Triglyceriden, besonders von Olein und durch eine erhebliche Vermehrung der freien Ölsäure gekennzeichnet,* wobei es gleichgültig bleibt, ob die Verseifung der ölsauren Fette durch die Tätigkeit der Drüsenzellen oder erst an der Oberfläche durch Einwirkung von Bakterien erfolgt. Die Vermehrung der Ölsäure und der ölsauren Fette könnte nach Linser damit erklärt werden, daß die Zellen der erkrankten Talgdrüsen das ihnen gebotene Material, das aus Triglyceriden bestehende Körper- und Nahrungsfett, nicht in ihr spezifisches Sekret umzuwandeln vermögen, daß sie vielmehr das Ausgangsmaterial mehr oder weniger unbearbeitet wieder ausscheiden. Denken wir an die von RÖHMANN (a, b) supponierte Umwandlung der Nahrungsfette in der Bürzeldrüse der Vögel (s. S. 236), und denken wir ferner daran, daß auch bei Säugetieren die Nahrungsfette bei Überangebot von den Talgdrüsen unverändert wieder ausgeschieden werden, so scheint uns die Deutung LINSERs recht plausibel zu sein. Leider stützen sich seine Angaben auf eine einzige Analyse, und auch bei dieser stammt das Material von einer nur gering entwickelten Seborrhoea oleosa. Bei der Seborrhoe, die mit Acne vulgaris kompliziert ist, sind ähnliche Versuche nicht angestellt worden.

Vielfach wurde die Frage untersucht, ob das *seborrhoische Ekzem* mit einer Vermehrung der Fettabsonderung einhergeht, und wenn ja, woher das vermehrte Fett stammt. UNNA hat ursprünglich auf Grund seiner Osmiumbilder angenommen, daß beim seborrhoischen Ekzem die Vermehrung der Fettabsonderung von den Schweißdrüsen herrührt. Später gab er selber zu (g), daß die „Schweißfett"-Absonderung wohl nicht genügt, um die fettige Beschaffenheit des seborrhoischen Ekzems zu erklären, da die fettige Beschaffenheit sich auch in „steatidrotischen" Regionen oft nur auf die Efflorescenzen beschränkt. Nach histologischen Befunden ist aber der Fettgehalt der höheren Epidermisschichten beim *seborrhoischen Ekzem* zweifellos vermehrt [CEDERKREUTZ (a).] CEDERKREUTZ schließt sich der von UNNA vertretenen Ansicht an, daß die eigentümliche gelbe Verfärbung der seborrhoischen Ekzemherde, die sog. Vergilbung, vom erhöhten Fettgehalt der höheren Epidermisschichten herrührt. LINSER findet im Fett des seborrhoischen Ekzems am behaarten Kopf hohe Säure- und Verseifungszahlen, also eine erhebliche Menge von Glycerinfetten und Fettsäuren, ähnlich wie bei der Seborrhoea oleosa, daneben aber auch „mäßige Mengen" von Cholesterin, wie das in allen epidermidalen Fetten bei schuppenden Hautkrankheiten der Fall ist. Es scheint also, daß das klinisch zu beobachtende Plus an Fett beim seborrhoischen Ekzem durch die Epidermisschichten hindurch transportiert und mit den Schuppen abgestoßen wird, und nicht oder nur zum kleineren Teil von Drüsensekreten seinen Ursprung nimmt. Dagegen scheint bei der seborrhoischen Glatzenbildung eine vermehrte Fettabsonderung auch aus den hypertrophischen Talgdrüsen stattzufinden.

Mit histologischen Fettfärbemethoden wurde eine Vermehrung des Epidermisfettes in den höheren Zellagen und in der Hornschicht außer beim seborrhoischen Ekzem bei sog. *seborrhoischen Warzen* (POLLITZER, UNNA, CEDERKREUTZ, CAROL), in „*seborrhoischer Haut*" (CAROL) und in *Carcinomen* (NICOLAU) gefunden. Nach CEDERKREUTZ sind bei allen keratotischen Vorgängen die höheren Epithellagen und die parakeratotische Hornschicht mit Fetttröpfchen durchsetzt.

Bei der *Psoriasis* ist das Fett der Schuppen durch seinen besonderen Cholesterinreichtum ausgezeichnet (LINSER). Wie sich LINSER ausdrückt, ist hier das Sekret der Talgdrüsen gegenüber dem der Hornsubstanzen stark zurückgetreten. In diesem Zusammenhang ist eine Beobachtung von GARBI bemerkenswert, der mit Hilfe der ARNOZANschen Methode ein völliges Fehlen der Fettabsonderung an Psoriasisscheiben und in deren Umgebung bis zu $1^1/_2$ cm Ausdehnung feststellen konnte

Die *Ichthyosisschuppen* sind nach LINSER ebenfalls cholesterinreich. Sie enthalten ferner ätherunlösliche, chloroformlösliche harzige Substanzen. Mikroskopisch fand CEDERKREUTZ (b) bei Ichthyosis nitida eine Abnormität der Fettverteilung in der Epidermis insofern, als in den untersten Zellreihen des Rete Malpighi die intracellulären Fetttröpfchen kleiner und spärlicher waren.

Irgendein Zusammenhang zwischen Verhornungsanomalien und Anomalien der Fettabsonderung läßt sich aus diesen spärlichen Angaben absolut nicht konstruieren, auch wenn wir die neueren Angaben von Eckstein (S. 249) mitberücksichtigen. Alle diesbezüglichen Behauptungen beruhen zunächst auf Spekulationen, und es wird auch vorerst recht schwer sein, Methoden zu finden, mit deren Hilfe diese Fragen weiter gefördert werden können.

Eine *pathologische Herabsetzung* der Talgsekretion fanden, außer Garbi in Psoriasisherden, Rosenfeld bei *Diabetikern* und Kuznitzky bei experimenteller *Bromacne*. Kuznitzky glaubt, daß durch die Sekretionsverminderung bakterielle Entzündungsprozesse begünstigt werden können und deutet die Überproduktion des Talges bei der Acne vulgaris im Sinne einer natürlichen Abwehr, die der Bakterientätigkeit entgegenarbeitet. Die bactericide Kraft der Haut-, Haar- und Cerumenfette ist durch neuere Untersuchungen von G. Brann jedenfalls einwandfrei bewiesen.

# Das subkutane Fettgewebe.

Das subcutane Fettgewebe enthält außer Fetten und Lipoiden Wasser, Elektrolyte, geringe Mengen von Eiweiß, fettspaltende Fermente und einen gelben Farbstoff.

Aus Eiweiß besteht in der Hauptsache die Membran der Fettzellen. Sie wird durch Fettlösungsmittel nicht angegriffen, wohl aber durch künstlichen Magensaft verdaut. Das Mengenverhältnis von Stickstoff zu Fett im subcutanen Fettgewebe ist vom Ernährungszustand abhängig; im allgemeinen ist der Proteingehalt der Fettzelle äußerst gering, etwa $0{,}6\%$ (Schütz).

Das Fett besteht überwiegend aus den fettsauren Glycerinestern der Stearinsäure, Palmitinsäure und Oleinsäure (vgl. S. 232). Das Fettsäuregemisch des Menschenfettes enthält $4{,}9$—$6{,}3\%$ Stearinsäure, $16{,}9$—$21{,}1\%$ Palmitinsäure, $65{,}6$—$86{,}7\%$ Ölsäure und $0{,}33\%$ Unverseifbares [Eichwald (z)]. Neben den „homoaciden" Triglyceriden, in denen alle drei Alkoholgruppen des Glycerins mit dem gleichen Fettsäureradikal verbunden sind, kommen im subcutanen Fett auch „heteroacide" Triglyceride vor, in denen 2 oder sogar 3 verschiedene Fettsäuren an das Glycerinmolekül gekoppelt sind (Hansen). Aus Talg und Schweinefett wurden Stearodipalmitine, aus Hammeltalg, Rindertalg und Schweinefett Palmitodistearine dargestellt. Im Menschenfett ist auch ein Dioleostearin gefunden worden. Es scheint sogar, daß im tierischen Fett die gemischten Fettsäureglyceride vorherrschen. Das Tristearin soll nach Hansen natürlicherweise überhaupt nicht vorkommen. Es stehen indessen große methodische Schwierigkeiten der exakten Erforschung dieser Verhältnisse im Wege [Abderhalden (z)].

Neben Stearin- und Palmitinsäure enthält das menschliche Fett an festen Fettsäuren auch Myristinsäure, nach Eckstein (a) etwa $1\%$, Spuren von Laurinsäure, vielleicht auch Arachinsäure. Im Schweinefett beträgt die Menge der Myristinsäure $14{,}03$—$14{,}68\%$, die der Laurinsäure $10{,}27$—$13{,}08\%$ (Partheil und Férié). Das subcutane Fettgewebe enthält in geringen Mengen auch freie, feste und flüchtige Fettsäuren (Fr. Hofmann, Jaeckle), offenbar Zwischenprodukte des intermediären Fettstoffwechsels. Im Fett der Neugeborenen sind etwas größere Mengen flüchtiger Fettsäuren (darunter Capron- und Buttersäure) vorhanden als im Fett der Erwachsenen (Reichert-Meisslsche Zahl $3{,}4$ gegenüber $0{,}2$—$0{,}5$, Jaeckle). Außer Ölsäure sind ungesättigte Fettsäuren mit 2,3 und 4 Doppelbindungen aus dem menschlichen Hautfett isoliert worden (Eckstein). Unter ihnen überwiegt die Linolensäure. O. Wagner hat Linolsäure,

Linolensäure und Arachinonsäure (0,3%) nachgewiesen. Von den Fettsäuren mit 4 Doppelbindungen wurden etwa 0,33%, von denen mit 3 Doppelbindungen nur etwa 0,03% des Gesamtfettes gefunden (ECKSTEIN). Vielleicht stammen diese Fettsäuren von den dem Fett beigemengten Phosphatiden, da die Begleitstoffe des Cholesterins im unverseifbaren Anteil eine hohe Jod- und Hydroxylzahl haben. Über die Anwesenheit von Oxyfettsäuren ist nichts Sicheres bekannt. Monooxystearinsäure, die durch Oxydation der Ölsäure entstehen dürfte, wurde in einzelnen Fällen im Tierfett gefunden [vgl. HAMMARSTEN (z)].

Die Menge der Oleinsäure, gemessen an der Jodzahl, erfährt beim Menschen *im Laufe des ersten Lebensjahres eine charakteristische Zunahme* (LANGER, KNOEPFEL-MACHER, KNOEPFELMACHER und LEHNDORFF, SIEGERT, LASCH). Nach KNOEPFEL-MACHER und LEHNDORFF enthält das Fett der Neugeborenen rund 50% Oleinsäure, der Oleinsäuregehalt steigt gleichmäßig von Monat zu Monat und beträgt am Ende des 4. Monats 64,3%. Nach SIEGERT erfolgt die Erhöhung der Jodzahl bis annähernd auf die der Erwachsenen erst etwa im 10. Monat, wenn an Stelle der früher einseitigen Milchnahrung die gemischte Nahrung tritt. Mit der Zunahme des Ölsäuregehaltes wird das Fett flüssiger und sein Schmelzpunkt sinkt von $36^0$ auf $25^0$ im 6. Monat (KNOEPFELMACHER, CHANNON und HARRISON). Dabei ist der Ölsäuregehalt von der Art der Ernährung und vom Ernährungszustand abhängig und regionär sehr verschieden. Bei natürlicher Ernährung findet man im Säuglingsfett höhere Jodzahlen entsprechend der höheren Jodzahl der Muttermilch im Verhältnis zur Kuhmilch. Abgemagerte Kinder haben ein ölsäureärmeres Fett als gut genährte (KNOEPFELMACHER, THIEMICH). Je rascher sich das Fettpolster einer Körpergegend entwickelt, um so höher wird seine Jodzahl (LASCH). Ein ähnliches Verhalten wie beim Menschen zeigt auch das Fett neugeborener Hunde. Bei diesen ist die Erhöhung der Jodzahl schon in den allerersten Tagen nach der Geburt zu beobachten (CONSTANTINO). C. EGG bringt den niedrigen Ölsäuregehalt im Fett des Fetus mit der höheren Temperatur seiner Umgebung in Zusammenhang, da gezeigt werden konnte, daß ganz allgemein das Fett der Lebewesen bei höheren Temperaturen weniger ungesättigte Fettsäuren enthält, als bei niederen. Ganz allmählich gewöhnt sich der Neugeborene an die niedrige Umgebungstemperatur. Außer diesem Temperatureinfluß wird aber die prozentuale Abnahme der ungesättigten Säuren im Fett auch dadurch gefördert, daß nach der Geburt neben dem endogen gebildeten Fett auch Nahrungsfett gestapelt wird.

Die Entstehung des *Fettsklerems* bei jungen Säuglingen haben LANGER sowie KNOEPFELMACHER mit dem geringen Ölsäuregehalt und der festeren Beschaffenheit des Fettes in den ersten Lebensmonaten in Zusammenhang gebracht und im Sinne einer Fetterstarrung gedeutet. Diese Ansicht ist jedoch von THIEMICH, SIEGERT, FINKELSTEIN und SOMMERFELD widerlegt worden. Fettsklerem wird auch bei hohen Jodzahlen und auch in späteren Lebensmonaten beobachtet.

Einen neueren Beitrag zur Chemie des Sclerema neonatorum liefern CHANNON und HARRISON. Sie finden mikroskopisch in den umschriebenen Verdickungen des Skleremfettes doppelbrechende Krystalle, die nach ihren Löslichkeitsverhältnissen nicht als Cholesterinfette angesprochen werden können. Die Krystalle verhalten sich vielmehr genau wie das Tripalmitin, nur daß bis jetzt nie Doppelbrechung des Tripalmitins beobachtet wurde. Der beträchtlich erhöhte Schmelzpunkt des Skleremfettes ($38-50,5^0$ gegen $33,5^0$ normal) kann mit einer Cholesterinbeimengung nicht erklärt werden, denn Zusatz von 2% Cholesterin erhöht den Schmelzpunkt des Fettes nur um $0,1^0$. Dagegen wird gerade durch Tripalmitinzusatz der Schmelzpunkt deutlich erhöht. Auch CHANNON und HARRISON finden keine abnorm niedrigen Jodzahlen beim Fettsklerem; ein geringer

Ölsäuregehalt ist also sicher nicht Ursache des Sklerems. Dagegen scheint die Erhöhung des Schmelzpunktes von großer Bedeutung zu sein und diese Erhöhung ist anscheinend durch Triglyceride gesättigter Fettsäuren verursacht.

Die Angaben, daß die Jodzahl des Fettgewebes bei malignen Tumoren besonders hoch sei, konnten durch die Untersuchungen Wackers nicht bestätigt werden. Indessen hat neuerdings Currie wiederum auffallend hohe Jodzahlen im menschlichen Fett nach Auftreten maligner Tumoren beobachtet.

Das Fett der Subcutis hat den tiefsten Schmelzpunkt unter allen Körperfetten. Je tiefer das Fett im Körper gelegen ist, um so höher ist sein Schmelzpunkt. So kommt es, daß das Fett verschiedener Schichten trotz der verschiedenen Temperaturen die gleiche Konsistenz aufweist (Henriques und Hansen). Von außen nach innen nimmt der Wassergehalt des Fettes ab, es sinkt die Jodzahl und meist auch das spezifische Gewicht der Fette. Die Verseifungszahlen sind im Innern des Körpers höher als in der Subcutis (Moulton und Trowbridge).

Bei der verhältnismäßig passiven Rolle, die das subcutane Fettgewebe als mechanisches und thermisches Schutzorgan und im Gesamtstoffwechsel als indifferentes Reservedepot spielt, könnte man annehmen, daß seine Zusammensetzung ziemlich konstant ist. Dem ist aber nicht so. Das Fettgewebe ist einerseits ein wichtiges Speicherungsorgan nicht nur für Neutralfette, sondern vor allem auch für Cholesterin und andere Lipoide, sowie für Kochsalz und Wasser. Je nach dem exogenen Angebot und je nach dem Bedürfnis des übrigen Organismus an diesen Stoffen kann sich die Zusammensetzung der Subcutis in sehr weiten Grenzen ändern. Andererseits ist die Zusammensetzung der Neutralfette selbst weitgehend von der Art der Nahrungsfette abhängig.

Über die Bedeutung des subcutanen Fettgewebes für Kochsalz- und Wasserhaushalt wird später die Rede sein. Hier sei nur erwähnt, daß der Wassergehalt des subcutanen Fettes nicht nur individuell, sondern auch regionär sehr verschieden ist (Bozenraad, Lasch). Bozenraad findet im menschlichen subcutanen Fettgewebe 7—46% Wasser, bei fettreichen Personen weniger als bei abgemagerten und kachektischen; desgleichen Schirmer. Überhaupt stehen Fett- und Wassergehalt des Fettgewebes in umgekehrtem Verhältnis zueinander (Schulze und Reinecke, Moulton und Trowbridge). Ceteribus paribus ist der Wassergehalt der Subcutis um so größer, je mehr Bindegewebe in ihr enthalten ist (Schirmer). Lasch bringt den verschiedenen Wassergehalt des subcutanen Fettgewebes an verschiedenen Körperteilen mit einem wechselnden Quellvermögen in Zusammenhang.

Nebst den Nebennieren ist das Fettgewebe das wichtigste *Cholesterindepot* des Körpers (Hueck). Sein absoluter Cholesteringehalt ist zwar nicht groß, doch zeigt es unter allen Organen die größte Aufnahmefähigkeit für Cholesterin. Beim Menschen beträgt der Cholesteringehalt unter normalen Verhältnissen nach Wacker durchschnittlich 0,127%, nach Eckstein (a) sowie nach Channon und Harrison 0,25%. Bei pathologischen Zuständen und in hohem Alter wird ein Ansteigen auf die 2—3 fache Menge beobachtet (Wacker). Bei vermehrtem Cholesteringehalt des Blutes kommt es meist zu einer Anreicherung im Fettgewebe, und umgekehrt führt Hypocholesterinämie zu einer Cholesterinverarmung des Fettgewebes (Hueck). Im menschlichen Fett scheint das Cholesterin der Hauptmenge nach unverestert vorzukommen; darauf wird u. a. seine leichte Mobilisierbarkeit zurückgeführt (Hueck und Wacker). Daß sich das überschüssige Cholesterin mit besonderer Vorliebe im Fettgewebe ablagert, dürfte auf der guten Löslichkeit des Cholesterins im Fett beruhen. Auf die experimentell erzeugte Cholesterinablagerung im Fettgewebe (Anitschkoff, Chalatow) und auf ihre Bedeutung für die Pathologie kann an dieser Stelle nicht eingegangen werden.

Im subcutanen Fettgewebe und auch sonst überall im Körper, wo Fett in größeren Mengen abgelagert wird, sind *fettspaltende Fermente* nachgewiesen worden (LOEVENHART). Nach FREUDENBERG ist die Lipasewirkung des Fettgewebes, besonders im Vergleich mit der Leber, allerdings nur gering. Die Lipase des Fettgewebes unterscheidet sich in keiner Weise von anderen Gewebslipasen. Sie ist auch in Lipomen nachweisbar (H. G. WELLS). Offenbar wird die Lipase, (welcher bekanntlich auch eine synthetisierende Wirkung zukommt), im Fettgewebe erst durch besondere Vorgänge aktiviert. Anscheinend spielt sie bei Abmagerungsvorgängen eine Rolle. v. GIERKE hat angenommen, daß die Lipase des Fettgewebes bei bestimmten Arten der Fettgewebsnekrose durch Fortfall physiologischer Hemmungen aktiviert wird und auf diese Weise den Fettzerfall bedingt. v. GIERKE hat auch gezeigt, daß wenn man bei Meerschweinchen einen Fettlappen mit Ligatur abschnürt, eine Spaltung der Neutralfette erfolgt. VALENTIN hat im nekrotischen Fett als erste Phase des nekrotischen Prozesses das Freiwerden von Fettsäuren bei starker Lipasewirkung nachweisen können.

Die *gelbe Farbe des subcutanen Fettgewebes* stammt von einem Farbstoff, der zu der Gruppe der *Lipochrome* oder Fettpigmente gehört. Die tierischen Fettpigmente hat man früher auch als Luteine bezeichnet. Die Lipochrome sind durch ihre Löslichkeit in organischen Fettlösungsmitteln, sowie in den Fetten selbst gekennzeichnet. Bei Zusatz von konzentrierter Schwefelsäure, Salpetersäure oder LUGOLscher Lösung erleiden sie eine blaue bis violette Verfärbung. Die chemische Zusammensetzung der pflanzlichen Fettfarbstoffe, die das Chlorophyll begleiten, Carotin und Xantophyll, ist durch WILLSTÄTTER und MIEG aufgeklärt worden. Das rötliche, petrolätherlösliche Carotin hat die Formel $C_{40}H_{56}$, das gelbliche, alkohollösliche Xantophyll $C_{40}H_{56}O_2$. Beide sind wahrscheinlich mehrkernige Terpenkohlenstoffe. WILLSTÄTTER und ESCHER haben den Nachweis erbracht, daß der Fettfarbstoff des Hühnereidotters mit dem pflanzlichen Xantophyll isomer, der Farbstoff des Corpus luteum mit dem Carotin identisch ist. Aus den Untersuchungen von PALMER und ECKLES hat sich ergeben, daß auch der Farbstoff der Körperfette bei Vögeln und Säugetieren aus Carotin bzw. aus Xantophyll bestehen, und daß diese Farbstoffe *ausschließlich aus der pflanzlichen Nahrung herstammen.* Der tierische Körper vermag diese Verbindungen nicht aufzubauen (FR. HOFMEISTER). Die sog. *Xanthosis* des Menschen wurde zuerst von v. NOORDEN und SALOMON beschrieben (Lit. s. bei SALOMON). Man versteht darunter eine kanariengelbe bis orangegelbe Verfärbung der Haut, die durch den abweichenden Farbenton und die abweichende regionäre Verteilung vom Ikterus leicht unterschieden werden kann. Der Verfärbung liegt eine Imprägnierung mit Lipochromen zugrunde, die ihrerseits durch eine Vermehrung der Lipochrome im Blute (HIJMANS VAN DEN BERGH und SNAPPER) bedingt ist. Doch hat die Xanthämie nicht immer auch eine Xanthosis zur Folge, es gehört eine besondere Disposition der Haut dazu. Der Farbstoff der Xanthosis ist mit den pflanzlichen Lipochromen identisch. Die Xanthosis gelangt überwiegend bei Diabetikern zur Beobachtung, kommt aber auch bei anderen pathologischen Zuständen und auch bei gesunden Leuten vor (SALOMON). Im letzteren Fall wird sie durch überwiegende Gemüseernährung hervorgerufen. Kriegserfahrungen haben gezeigt, daß nach Genuß von Mohrrüben, die besonders reich an Carotin sind, intensive Gelbfärbungen der Haut und des Unterhautzellgewebes auftreten können (STÖLTZNER, MORO, SCHÜSSLER, SALOMON, LABBÉ u. a.). Nach experimentellen Untersuchungen von ANSAI wird das Carotin durch die Schweißdrüsen ausgeschieden. Der gelbe Schweiß imbibiert die Hornschicht, welche den Farbstoff in körniger Form innerhalb von Lipoidtropfen enthält.

Welche biologische Bedeutung diesen Fettfarbstoffen zukommt, ist völlig unbekannt. Sie scheinen unter allen Fettstoffen *zum Cholesterin die engsten Beziehungen zu haben*. Sie sind besonders reichhaltig in jenen Organfetten vorhanden, deren Cholesteringehalt hoch ist (Nebennieren, Corpus luteum). Auch unter pathologischen Bedingungen treffen wir sie in großen Mengen bei jenen Stoffwechselstörungen, die mit einer Anhäufung von Cholesterin im Blut bzw. in den Geweben einhergehen, bei Diabetikern und bei Trägern von Xanthomen. Eine besonders starke, bis dunkelorangerote Verfärbung zeigt auch das atrophische subcutane Fett kachektischer Kranken, bei welchen unter Umständen der Cholesteringehalt des Fettes stark erhöht sein kann (Wacker). Der von Currie aus malignen Tumoren dargestellte Fettfarbstoff scheint mit den bekannten pflanzlichen Fettfarbstoffen nicht identisch zu sein.

# Kohlehydrate der Haut.

### Von St. Rothman.

## 1. Glykogen.

Über die Glykogenmengen, die der reichlich überfütterte Organismus in die Haut aufzunehmen vermag, unterrichten die Analysen von B. Schöndorff. Er bestimmte das Glykogen in den Organen von überfütterten Hunden, um zu sehen, welche Höchstmengen der Organismus ansetzen kann. Wie in allen anderen Organen fand Schöndorff auch in der Haut bei den einzelnen Tieren große Schwankungen, die weder mit der Art der Ernährung, noch mit dem verschiedenen Alter, Körpergewicht und Rasse der Versuchstiere in Beziehung gebracht werden konnten. Der absolute und der prozentuale Gehalt der Haut erwies sich in diesen Versuchen ebenso schwankend, wie die prozentuale Beteiligung des Hautglykogens an der Gesamtglykogenmenge des Körpers.

Tabelle 29. Glykogenüberfütterung beim Hund. (Schöndorff.)

| Hund Nr. | Gewicht des Felles in Gramm | Glykogengehalt des Felles | | Gesamtmenge des Glykogens im Körper | Gewicht des Felles in Prozent des Körpergewichtes [1] | Glykogengehalt der Haut in Prozent des Gesamtglykogens [1] |
|---|---|---|---|---|---|---|
| | | in Gramm | in Prozent des Organgewichtes | | | |
| 1. | 2103 | 8,52 | 0,4051 | 74,78 | 17,5 | 11,4 |
| 2. | 8200 | 17,67 | 0,2157 | 469,95 | 13,5 | 3,7 |
| 3. | 1180 | 9,29 | 0,7833 | 308,89 | 12,3 | 3,0 |
| 4. | 811 | 7,34 | 0,9051 | 295,43 | 11,2 | 2,5 |
| 5. | 803 | 13,46 | 1,6801 | 332,64 | 9,1 | 4,0 |
| 6. | 1162 | 8,45 | 0,9871 | 157,91 | 14,5 | 5,3 |
| 7. | 939 | 0,87 | 0,0927 | 61,04 | 12,6 | 1,4 |

Über die Gewinnung des „Felles" wird nichts näheres mitgeteilt. Aus dem Ausdruck, „das Fell wurde abgezogen" und aus dem Umstand, daß die Organe mit größter Schnelligkeit verarbeitet werden mußten, kann man mit einiger Wahrscheinlichkeit schließen, daß es zum großen Teil vom Zufall abhing, wieviel subcutanes Fettgewebe mit dem Fell zusammen abgelöst wurde. Der verschiedene Anteil des Fettgewebes am Gesamtgewicht des „Felles" kann natürlich den prozentualen Glykogengehalt des Organes weitgehend beeinflussen.

Immerhin ersehen wir aus den Zahlen Schöndorffs, daß bei überfütterten Tieren unter Umständen mehr als $10\%$ des Gesamtglykogengehaltes im „Fell"

---

[1] Der Glykogengehalt ist auf Zucker berechnet. Die Zahlen der zwei letzten Kolumnen sind von uns berechnet.

wiedergefunden wird, und daß auch der prozentuale Glykogengehalt des Felles (auf das Gewicht des Felles bezogen) bis 1,7% betragen kann. Doch scheint eine so starke Beteiligung der Haut an der Glykogenspeicherung nur ausnahmsweise vorzukommen. Im Durchschnitt ist nach SCHÖNDORFF der absolute und der prozentuale Glykogengehalt nicht nur in der Leber und in der Muskulatur, sondern auch in den Knochen und in den Eingeweiden höher als in der Haut. Die Haut gehört demnach bei Überfütterung erwachsener Tiere sicher nicht zu den bevorzugten Depotstellen.

Bei einem 28 Tage lang *hungernden Hund* fand PFLÜGER im Fell 1,402 g Glykogen, das waren rund $^1/_{38}$ des Gesamtglykogenbestandes. Das Fell, welches nach den SCHÖNDORFFschen Zahlen durchschnittlich 13% des Körpergewichtes ausmacht, enthielt also nur etwa 2,6% des Gesamtglykogens.

Grundsätzlich verschieden liegen die Verhältnisse im intrauterinen Leben, da hier die quergestreiften Muskeln und die Leber als glykogenaufbauende und -speichernde Organe noch nicht in den Vordergrund treten. Quantitative Untersuchungen des Glykogengehaltes in der Haut von Feten liegen nicht vor, aber mikroskopische Befunde lassen erkennen, daß während der Fetalzeit die Haut relativ und absolut sehr glykogenreich ist; bei Neugeborenen ist der Glykogengehalt wieder gering. Nach A. CRAMER betrug er bei einem 2050 g schweren Neugeborenen 0,051%, bei einem 2200 g schweren Neugeborenen 0,0066% des Organgewichtes.

Mehr als die quantitativ-chemischen Bestimmungen wurden zur Beurteilung der Menge, Verteilung und Herkunft des Glykogens in der Haut die *mikroskopischen Untersuchungsmethoden* herangezogen. Wir besitzen zum mikroskopischen Glykogennachweis allerdings keine einheitliche sichere Methode. Man ersieht das allein schon aus der großen Zahl der Modifikationen von Glykogenfärbemethoden, die zur Anwendung kommen und daraus, daß die Histologen die Notwendigkeit der Anwendung mehrerer Färbemethoden nebeneinander betonen. Sicher ist der Standpunkt berechtigt, daß die Anwesenheit von Glykogen nur dann als bewiesen gelten darf, wenn die zwei verläßlichsten Farbreaktionen, die BESTsche Carminfärbung und die Jodfärbung eindeutig positiv ausfallen, und wenn die Richtigkeit dieses Kombinationsbefundes noch durch die Speichelreaktion kontrolliert wird. Aber auch bei diesem verhältnismäßig gesicherten Verfahren sind noch zwei wichtige Vorbehalte zu machen. Erstens sagt die im fixierten Schnitt gefundene Form der Glykogenpartikelchen nichts über die Ablagerungsform in vivo aus, denn die Fixierung und Entwässerung der Schnitte führt zu einer Fällung, Deformierung und allem Anschein nach auch zu einer Lageveränderung der Glykogenpartikelchen innerhalb der Zelle (FISCHERA). Zweitens ist keine Gewähr dafür gegeben, daß mit den Färbemethoden das gesamte Glykogen zur Darstellung gelangt. Schon P. EHRLICH hat die Annahme gemacht, daß das Glykogen an andere Substanzen des Zellprotoplasmas physikalisch gebunden ist. In der Tat kann man für die Unsicherheit des histologischen Nachweises, für die große Skala der Farbennüancen, für die sog. „Restkörper", die nach Auflösung des Glykogens zurückbleiben, für die Beziehungen zwischen Glykogenablagerung und Protoplasmastrukturen, für die Angaben über leicht und schwer lösliches Glykogen usw. keine bessere Erklärung geben, als daß das Glykogen im Gewebe mehr oder weniger feste Bindungen mit anderen Zellbestandteilen eingeht (vgl. v. GIERKE). Je fester eine solche Bindung ist, um so schwieriger kann der Nachweis im Schnitte werden, und es kann auch Bindungen geben, die sowohl die Löslichkeitsverhältnisse, wie auch die Farbreaktionen so weit beeinträchtigen, daß der histologische Nachweis völlig unmöglich wird. Immerhin gehören die Methoden zum färberischen Glykogennachweis im Schnitt zu den besseren mikroskopisch-chemischen Verfahren.

Denn das Glykogen kann als sog. paraplastische Einlagerung in der Zelle als chemisch einheitlicher Körper in den fixierten Zustand hinübergenommen werden [W. v. Möllendorf (z)].

In der 1. Hälfte des intrauterinen Lebens ist in der Haut menschlicher und tierischer Embryonen das Glykogen konstant und in großen Mengen histologisch nachweisbar (Bernard, Rouget, Paschutin, Barfurth, v. Gierke, Lubarsch, Lombardo, Sasakawa, Sundberg). In den jüngsten Stadien enthalten alle Hautzellen, mit Ausnahme derjenigen, die in mitotischer Teilung begriffen sind, gleichmäßig viel Glykogen, auch an Stellen, wo das subepitheliale Mesenchym noch undifferenziert und glykogenfrei ist (Sundberg). In den jüngsten Haaranlagen ist Glykogen noch nicht zu finden, mit fortschreitender Entwicklung lagert sich aber in den äußeren Haarwurzelscheiden Glykogen ab. Gleichzeitig mit der Vermehrung der epidermidalen Zellschichten und der Entwicklung der Hornschicht werden die Glykogenkörnchen in den tieferen Epidermisschichten, besonders in der Basalschicht spärlicher, bis sie aus der Basalschicht vollständig verschwinden, während die oberflächlichen Zellschichten zunächst noch stark glykogenhaltig bleiben (Sasakawa). Man findet Zwischenstadien, in welchen glykogenführende und glykogenfreie Basalzellen miteinander abwechseln (Sundberg). Ähnlich wie in der Epidermis, werden auch die Keimzellen im Haarbulbus glykogenfrei (Barfurth, Lubarsch, Sundberg). Man kann mit Sundberg eine gewisse Gesetzmäßigkeit darin erblicken, daß bei jungen Feten in der Epidermis nur die Basalzellen, die Zellen mit mitotischer Teilung und die Zellen in regressiver Metamorphose glykogenfrei oder glykogenarm befunden werden. Nach dem 6. Monat verschwindet das Glykogen aus der Epidermis vollständig, am Ende des Embryonallebens ist es in den Oberhautzellen überhaupt nicht mehr nachweisbar (Sasakawa). Der Glykogengehalt der äußeren Haarwurzelscheide bleibt dagegen auch nach der Geburt unverändert erhalten (Barfurth, Brunner, Lombardo, v. Gierke, Sasakawa). Schweißdrüsen und Talgdrüsen sind während der Fetalzeit glykogenfrei (Hanawa, Sasakawa), ebenso das undifferenzierte kleinzellige Mesenchym der Haut, während die Zellen des mehr differenzierten gallertartigen Bindegewebes (Sundberg) und die Fettzellen der subcutanen Fettläppchen reichlich Glykogen enthalten (Lombardo, Sasakawa).

Alle Beobachtungen stimmen darin überein, daß *das Glykogen in der Epidermis der Feten in reichlichen Mengen enthalten ist, aber in der 2. Hälfte der Fetalzeit allmählich — von den tieferen Schichten nach oben zu — verschwindet und bei der Geburt nicht mehr vorhanden ist.* Dementsprechend wird auch übereinstimmend angegeben, daß *die Epidermis der normalen Haut im ganzen Verlauf des extrauterinen Lebens glykogenfrei bleibt* (Schiele, Bosselini, Brunner, Sasakawa).

Nur Unna und Golodetz (a, b) glauben in dem sog. Stratum infrabasale (zwischen Stratum granulosum und basaler Hornschicht vgl. S. 255) Glykogen bzw. ein Glykoproteid mittels der Bestschen Carminreaktion nachgewiesen zu haben. In der Eleidinzone der Schweißdrüsenausführungsgänge innerhalb der Hornschicht haben sie den gleichen Befund erhoben. Auch Brunner hat bei Färbungen nach Best eine Rotfärbung der Eleidinzone beobachtet, diesen Befund aber dahin gedeutet, daß das Eleidin in nichtspezifischer Weise auf die Bestsche Färbung anspricht, wie ja auch viele andere Substanzen, die nichts mit dem Glykogen zu tun haben (Fibrin, Verkalkungen usw.) nach Best positiv, d. h. wie Glykogen reagieren. Nach Unna und Golodetz sind aber die glykogenführende infrabasale Hornschicht und die eleidinhaltige basale Hornschicht gut voneinander abzugrenzen. Auf das Stratum granulosum folge nämlich nicht unmittelbar die Eleidinschicht, sondern die beiden seien gerade durch

die diffus mit Glykogen getränkte infrabasale Hornschicht voneinander getrennt. Die Angaben von UNNA und GOLODETZ ·wurden durch HANAWA einer
eingehenden Nachprüfung unterzogen. Aus der Arbeit HANAWAs kann man ersehen, wie außerordentlich schwierig es ist, mit den Methoden des mikroskopischen Glykogennachweises zu bindenden Schlüssen zu gelangen. HANAWA
kommt durch Prüfung einer großen Reihe von Reaktionen unter verschiedenen
Bedingungen zu dem Schluß, daß der Glykogennachweis in der infrabasalen
oder auch in der basalen Hornschicht nicht mit Sicherheit zu erbringen ist. Es
sei zwar sehr auffallend, und spreche für das Vorhandensein einer glykogen-
artigen Substanz, daß einige Reaktionen auf Glykogen positiv ausfallen. Aber
andererseits falle an dieser Stelle eine Anzahl der bisher für maßgebend gehaltenen Reaktionen negativ oder wenigstens nicht genügend scharf aus. Es
fehle auch die charakteristische körnige Form. Wenn die Gewebselemente in
den untersten Lagen der Hornschicht, die „einige dem Glykogen ähnliche
Eigenschaften haben", tatsächlich Glykogen enthalten, so müsse man „jedenfalls annehmen, daß hier ein von dem der Schweißdrüsen (wie der Leber)
sehr differentes Glykogen vorhanden" sei. Das entspreche aber den Anschauungen von UNNA und GOLODETZ, „da ja durch die Verbindung mit einem
Eiweißkörper (Glykoproteid) die Eigenschaften des Glykogens sehr verändert
sein können" (HANAWA).

Eine Schwäche der UNNA-GOLODETZschen Beweisführung kann man in dem
Umstand erblicken, daß durch willkürliche Änderung der Färbedauer nach
BEST sich ganz verschiedene Verhältnisse in der Hornschicht erzielen lassen.
Bei Einhaltung der BESTschen Vorschriften, von denen angenommen werden
muß, daß sie empirisch den optimalen Färbebedingungen angepaßt sind, färbt
sich die ganze Hornschicht diffus kirschrot, ja es kann vorkommen, daß gerade
nur die unterste Hornschicht, die UNNA und GOLODETZ glykogenhaltig finden,
vom Farbstoff freibleibt (vgl. Abb. 3. bei HANAWA). Die diffuse streifenförmige
Färbung in der infrabasalen Schicht entsteht in charakteristischer Weise nur,
wenn man kürzere Zeit färbt, und zwar so kurz, daß dabei die mit allen Reaktionen eindeutig als Glykogen erkannten Körnchen der Schweißdrüsenzellen
sich noch gar nicht oder nur in minimalen Mengen darstellen lassen. Freilich
kann man auch hier die Hilfshypothese einer eigenartigen Bindung des Glykogens geltend machen. Man muß sich aber darüber im klaren sein, daß man
sich auf einen ganz unsicheren Boden begibt, wenn man auf die Forderung, daß
alle Reaktionen gleichsinnig ausfallen müssen, verzichtet.

Wenn wir von den Befunden von UNNA und GOLODETZ absehen wollen, so
finden wir in der normalen Haut der Erwachsenen Glykogen nur *in den sezernierenden Schweißdrüsenzellen* (BRUNNER, LOMBARDO, UNNA und GOLODETZ,
HANAWA, v. GIERKE, SASAKAWA), *in der äußeren Haarwurzelscheide* (BARFURTH,
BRUNNER, LOMBARDO, v. GIERKE, SASAKAWA), gelegentlich in den Talgdrüsen
(BRUNNER, v. GIERKE), in den glatten Muskeln und ausnahmsweise (unter
pathologischen Bedingungen) in Bindegewebszellen und Fettzellen (SASAKAWA).

Die Verhältnisse unter *pathologischen Bedingungen* sind am eingehendsten
durch SASAKAWA untersucht worden. Nach seinen Befunden, die mit denen
früherer Autoren in allen wesentlichen Punkten übereinstimmen, ist die Epidermis glykogenhaltig bei entzündlicher Epithelwucherung, an der Grenze des
geschädigten Gewebes bei Fisteln, Geschwüren, Abscessen, manchmal in der
Umgebung von Blasen und in bösartigen Geschwülsten. Bevorzugt sind die
höheren Schichten des Rete, die Basalzellenschicht bleibt meistens frei. In den
Schweißdrüsen kann die Menge des Glykogens vermehrt sein. Kreislauf- und
Ernährungsstörungen, Pigmentanomalien, Hyperkeratosen, Vernarbungs-
prozesse und gutartige Geschwülste verursachen keine Glykogenablagerung.

Die Bedeutung der pathologischen Glykogenvermehrung im Gewebe ist noch völlig unbekannt.

Auch in der normalen Haut ist die Deutung der mikroskopischen Glykogenbefunde schwierig, da wir über die Bedeutung der Glykogenablagerung nur mangelhaft unterrichtet sind. Da alle lebenden Körperzellen Glykogen speichern können, ist es nicht auffallend, daß hierzu auch die Hautzellen fähig sind. Aber schon die erste Frage nach dem Grad der Speicherungsfähigkeit im Verhältnis zu anderen Organparenchymen kann nicht eindeutig beantwortet werden, weil Untersuchungen über den Glykogengehalt der isolierten Epidermis, des eigentlichen Parenchyms der Haut nicht vorliegen. Auch auf die Frage, ob die Hautzelle das gespeicherte Glykogen selbst aufbaut, oder ob es ihr von der Blutbahn fertig zugeführt wird, müssen wir die Antwort schuldig bleiben. Daß der Glykogengehalt des Blutes auch bei Überfütterung außerordentlich gering ist, prozentual geringer als in allen Organen, läßt bis zu einem gewissen Grade die Vermutung berechtigt erscheinen, daß die glykogenhaltigen Zellen der Haut ihr Glykogen — ähnlich wie die Leber- oder Muskelzelle — aus niedrigeren Kohlenhydraten selbst aufbauen. Unmittelbar ist dieser Aufbau nicht bewiesen. Besser unterrichtet sind wir über die Möglichkeiten des Abbaues durch den Nachweis der kohlenhydratabbauenden Fermente in der Haut (vgl. S. 338). Auch die Beobachtung, daß gerade die stoffwechselregen Zellen kein Glykogen enthalten, spricht bis zu einem gewissen Grade für den intracellulären Abbau. Die Glykogenfreiheit der Zellen in mitotischer Teilung während der jüngsten Fetalzeit oder die Glykogenfreiheit der Basalzellen in den späteren Stadien des intrauterinen Lebens kann kaum auf etwas anderes als auf gesteigerte Abbauvorgänge zurückgeführt werden. Nach Sundberg wechseln glykogenfreie und glykogenhaltige Basalzellenverbände untereinander ab. Es ist nicht anzunehmen, daß in den Basalzellen, die die gleiche topographische Lage und die gleiche anatomische Struktur haben, die äußeren (physikalischen) Bedingungen für die Glykogenspeicherung verschieden sind. Wohl kann aber die Intensität der Abbauvorgänge stellenweise, gewissermaßen inselartig recht verschieden sein. Vielleicht wird aber von den stoffwechselregen, glykogenfrei dargestellten Zellen eine Synthese (Glykogenaufbau) gar nicht vorgenommen; es könnten die zugeführten Bausteine (kleinmolekulare Kohlenhydrate) unmittelbar weiter abgebaut und verbrannt werden.

Der große Glykogenreichtum der fetalen Epidermis hat von jeher Interesse erregt. Es hat den Anschein, als würde dieser Glykogenreichtum in der Oberhaut solange bestehen, als das Leberparenchym glykogenfrei oder äußerst glykogenarm ist, und daß gleichzeitig mit der Zunahme des Leberglykogens in der zweiten Hälfte der Schwangerschaft die Menge des Hautglykogens allmählich abnimmt. Offenbar hat aber das Glykogen in der fetalen Haut eine andere Bedeutung als das Glykogen der Leber und der Muskulatur im extrauterinen Leben. Die Pathologen unterscheiden nach v. Gierke neben dem labilen Glykogen, welches je nach Bedarf aufgebaut, gespeichert oder abgebaut wird, ein sog. stabiles oder Funktionsglykogen, welches als integrierender und ziemlich fixer Protoplasmabestandteil vornehmlich in solchen Geweben zu finden ist, die der Blutbahn etwas entrückt sind, wie Knorpelzellen und geschichtete Epithelien. Wenn auch zwischen den beiden Glykogenarten offenbar zahlreiche unscharfe Übergänge vorhanden sind, so ist es doch berechtigt, das Glykogen der fetalen Epidermis in gewissem Gegensatz zum Glykogen der Leber als ein mehr seßhaftes Glykogen zu bezeichnen. Auch das Glykogen in der Haut der Erwachsenen scheint mit dem übrigen Zellmaterial eine festere Bindung einzugehen als das Glykogen der Leber: nach Hanawa ist das Hautglykogen aus den Gewebeschnitten viel schwerer herauszulösen als das Leberglykogen.

Die gleichmäßige Verbreitung des Glykogens in der fetalen Epidermis auch in Gebieten, deren zugehöriges Bindegewebe mit Gefäßen noch nicht versehen ist (SUNDBERG), unterstützt die Annahme, daß das Glykogen, bzw. seine Bausteine mit der Amnionflüssigkeit der Oberhaut zugeführt wird. Für diese Annahme spricht die Tatsache, daß bis zur zweiten Hälfte der Schwangerschaft die Placenta das Vorratsorgan für das Glykogen ist, erst dann übernimmt die Leber diese Funktion (DRIESSEN, A. CRAMER, LOCHHEAD und W. CRAMER). Allerdings ist das Fruchtwasser selbst zuckerfrei (UYENO).

# 2. Monosaccharide.

Dem Verhalten der *kleinmolekularen Zuckerarten* in der Haut ist bis in die jüngste Zeit keine Aufmerksamkeit geschenkt worden. Erst URBACH hat diese Frage mit Hilfe der von ihm eingeführten Art der Materialentnahme (vgl. S. 286) systematisch in Angriff genommen.

Von Einzelbefunden, die schon früher erhoben worden sind, ist vor allem die Angabe von J. BANG hervorzuheben, wonach in Zuckerbelastungsversuchen die Haut von Kaninchen 7,5—11,5$^0/_0$ des eingeführten Zuckers in sich aufnimmt. Bei BANG fehlen indessen Angaben über den physiologischen Zuckergehalt der Haut. Dieser ist nach PALMER sehr gering; Zucker könne in der Haut von Tieren nur in Spuren bis höchstens 0,02$^0/_0$ nachgewiesen werden. Wie URBACH und FANTL gezeigt haben, ist die Methode von PALMER für die Analyse des Hautzuckers fehlerhaft, und seine Hautzuckerwerte sind unbrauchbar. Das ergibt sich auch aus der Arbeit von FOLIN, TRIMBLE und NEWMAN, die mit der Methode von FOLIN-WU beträchtliche Zuckermengen in der Haut fanden, im Durchschnitt aus Bestimmungen an 25 nüchternen Hunden 67 mg-$^0/_0$ Glucose bei 84 mg-$^0/_0$ Blutzucker und bei 54 mg-$^0/_0$ in der Leber. Sie prüften auch die Beteiligung der Haut an der Aufnahme intravenös zugeführten Zuckers, und haben zum Teil Erhöhungen des Hautzuckergehaltes über den Blutzucker und Muskelzucker hinaus feststellen können, so daß sie zum Schluß kommen, die Haut sei als vorübergehend zuckerspeicherndes Organ bei Zuckerbelastungen von Bedeutung. Allerdings sei die Zuckerspeicherung in der Haut nach intravenösen Zuckereinspritzungen allem Anschein nach ein *rein passiver Diffusionsvorgang*. Denn in der Haut wird aus dem zugeführten Zucker kein Glykogen aufgebaut (Glykogengehalt der Haut vor der Zuckerinjektion 17 mg-$^0/_0$, 2 Stunden später 16 mg-$^0/_0$) und sobald der Blutzucker zu sinken anfängt, sinkt auch der Hautzucker; er strömt offenbar aus der Haut in die Blutbahn infolge der Konzentrationsdifferenz zurück.

URBACH, dessen Mikromethode nach dem Prinzip von HAGEDORN und JENSEN ausgebaut ist (s. URBACH und FANTL), findet unter physiologischen Bedingungen in der Haut (Epidermis + Cutis) des nüchternen Menschen eine Glucosekonzentration, die 45—50$^0/_0$ des Blutzuckerwertes ausmacht. Bei verschiedenen Tierarten ist das Verhältnis Hautzucker : Blutzucker etwas verschieden, jedoch innerhalb der einzelnen Tierarten konstant und recht charakterisch. Für den Nüchternhautzuckerwert ist es nicht gleichgültig, welche Kostform dem Versuch vorausgegangen war: bei kohlenhydratreicher Ernährung ist dieser Wert wesentlich höher als bei kohlenhydratarmer Kost (z. B. 73 mg-$^0/_0$ gegenüber 61 mg-$^0/_0$ bei vollständig gleichbleibendem Blutzucker), so daß man hieraus auf eine Depotfunktion der Haut schließen kann und sieht, wie sehr auch die chemische Zusammensetzung der Haut gerade in bezug auf wichtige organische Nährstoffe von der Art der Ernährung abhängt.

Bei peroraler Zuckerbelastung mit 100 g Traubenzucker verlaufen die „Hautzuckerkurven" stets träger als die Kurven des Blutzuckers. Der Hautzuckerwert kehrt zum normalen Niveau etwa 1 Stunde später zurück als der Blutzucker. Bei kohlenhydratarmer Ernährung in der Vorperiode steigen auf Belastung sowohl Haut- wie Blutzucker viel steiler und höher an, als nach kohlenhydratreicher Kost. Die Normalerhöhung des Hautzuckerwertes bei Verabreichung von 100 g Glykose per os beträgt rund $100\%$ des Ausgangswertes.

Bei Untersuchung pathologischer Verhältnisse will Urbach „diabetische" und „sympathikotone" Belastungskurven streng getrennt wissen. Die erstere ist durch ihre relative Trägheit (spätzeitiges Maximum, langsame Rückkehr zur Norm), die letztere durch steilen Anstieg und raschen Abfall gekennzeichnet. Sympathikotone Blutzuckerkurven findet man mit vollständig normalen Hautzuckerkurven vergesellschaftet. Die Hautmanifestationen solcher Fälle sind nicht diabetischer Natur und durch antidiabetische Therapie nicht zu beeinflussen.

Beim Diabetes (Menschen und pankreaslose Hunde) ist der Nüchternwert des Hautzuckers erhöht, und zwar im Verhältnis etwas mehr erhöht als der Blutzucker. Das ist insofern von Bedeutung, als es Fälle geben kann, in denen *nur* der Nüchternzuckerwert der Haut erhöht ist neben normalem Blutzuckergehalt und Zuckerfreiheit des Urins. Oder der Diabetes offenbart sich ausschließlich in einer diabetischen Belastungskurve des Hautzuckers (höherer Anstieg, sehr träger Abfall), während Blutzucker und alimentäre Blutzuckerkurve normal sind. Solche Fälle hat Urbach mehrmals beobachten und ihre Hautmanifestationen durch Diät und Insulin beeinflussen können.

Die Bestimmung des Hautzuckers und der alimentären Hautzuckerkurve hat also nach Urbach auch klinische Bedeutung. Man kann sich mit ihrer Hilfe besser über die „latent-diabetische" Natur von Dermatosen unterrichten als durch alleinige Bestimmung des Blutzuckers und der alimentären Blutzuckerkurve. Latenter Diabetes konnte nachgewiesen werden in Fällen von Pruritus, Ekzem, Furunkulosen, Schweißdrüsenabscessen. Sympathikotone Blutzuckerkurven ohne Anomalien des Zuckerstoffwechsels in der Haut fanden sich in Fällen von Ulcera cruris, chronischer Pyodermie, Urticaria.

Die Haut hat die Fähigkeit, den Zucker bis zu einem gewissen Grade festzuhalten (Urbach). Durch exzessive Insulingaben, die eine tödliche Hypoglykämie herbeiführen, kann der Zuckergehalt der Haut nicht unter ein bestimmtes Niveau gedrückt werden; die Konzentrationsabnahme des Blutzuckers ist stets größer als die des Hautzuckers. Im Sinne einer Retention deutet Urbach auch den Umstand, daß beim Menschen die bekannte hypoglykämische Phase der alimentären Blutzuckerkurve in der Hautzuckerkurve stets vermißt wird, und daß die dauernde Verabreichung kleiner Insulindosen den Hautzucker weniger herabsetzen als den Blutzucker. Vielleicht ist auch die relative Trägheit der normalen Belastungskurve in der Haut auf eine stärkere Retentionsfähigkeit des Hautgewebes zurückzuführen.

Der normale menschliche Schweiß enthält stets Traubenzucker. Borchardt findet rund 100 mg-$\%$, also die gleichen Mengen wie im Blut. Silvester, Forster und Talbert finden wesentlich weniger, nämlich 5—40 mg-$\%$. Nach diesen Autoren kann durch profuses Schwitzen unter Umständen eine Abnahme des Blutzuckers herbeigeführt werden. Besonders hochgradig ist diese Abnahme, wenn der Blutzucker vorher alimentär in die Höhe getrieben worden ist. In einem solchen Falle fand sich nach dem Schwitzen ein Abfall von 277 auf 79 mg-$\%$ Blutzucker; freilich ist dabei die spontane Abnahme des Blutzuckers nach alimentärer Belastung nicht außer acht zu lassen. Den Übergang von Zucker in den Schweiß bei Diabetikern erwähnt Hammarsten (z).

Soweit das Vorhandensein von Mucin bzw. von Mucoiden in der normalen Haut der Säugetiere nach den vorliegenden Angaben (s. S. 210) anerkannt werden darf, ist auch ihr Spaltprodukt das Glucosamin $COH \cdot HCNH_2 \cdot (CHOH)_3 \cdot CH_2OH$ unter den Kohlenhydraten der Haut zu nennen. Jedenfalls spielt das Glucosamin bei Säugetieren nicht die hervorragende Rolle, die es in den Tegumenten niederer Tiergattungen, vornehmlich der Crustaceen einnimmt. Das Chitin der Crustaceenpanzer liefert bei der hydrolytischen Spaltung etwa $75\%$ Glucosamin. Das Chitin selbst wird entsprechend den gewonnenen Abbauprodukten als ein Komplex von Acetylverbindungen des Glucosamins und zwar als polymeres Monoacetyldiglucosamin aufgefaßt.

# Die anorganischen Bestandteile der Haut.

## I. Wasser und Kochsalz.

### Von St. Rothman.

### A. Die Haut als Wasser- und Kochsalzdepot.

*Der prozentuale Wassergehalt der Haut* ist im Vergleich mit anderen Organen normalerweise gering. In der menschlichen Haut der Erwachsenen ist der Wassergehalt im Maximum zu $73,9\%$ befunden worden [1]. Wasserärmer sind nur noch das Skelet und das Fettgewebe. Die inneren Organe enthalten durchschnittlich rund $78\%$ Wasser. Die inneren Organe des ausgewachsenen Organismus haben, besonders nach Abtrennung des Fettes, einen relativ konstanten Wassergehalt, der Wassergehalt der Haut ist dagegen großen Schwankungen unterworfen. Beim Menschen fand man angeblich Schwankungen zwischen $31,9$—$73,9\%$ [W. H. Veil (z)], eine Angabe, die nur zu verstehen ist, wenn man annimmt, daß man an Stelle von „Haut" u. a. auch reines subcutanes Fettgewebe analysiert hat (vgl. S. 281). Immerhin findet auch Brown, der ein möglichst gleichmäßig vorbereitetes Ausgangsmaterial ohne Subcutis (vgl. S. 303) untersucht hat, in der Haut erwachsener Menschen Schwankungen zwischen $56,4$—$71,7\%$ Wasser. Wie beim Menschen ist auch bei Säugetieren die Haut relativ wasserarm. Während z. B. die Lunge des Hundes $79\%$, das Blut $78\%$ Wasser enthalten, steht die Haut nach Engels mit durchschnittlich $63,86\%$ Wasser hinter allen Organgeweben an vorletzter Stelle, nur das Skelet enthält noch weniger Wasser. Ähnliche Zahlen finden wir für die tierische Haut bei Bornstein und Kerb (Ratten $60\%$ Wasser), Mac Laughlin und Theis (Ochs $61\%$, Kuh und Kalb $63\%$ und bei Königstein (b) (Meerschweinchen $65,6\%$). Die Wasserarmut von Haut, Fettgewebe und Skelet erklärt W. H. Veil mit einer geringeren vitalen Bedeutung des Wassers für diese Organe. Aber gerade ihre verhältnismäßige Unabhängigkeit vom Wasser befähige sie zu einer größeren Liberalität im Wasserhaushalt.

*Der absolute Wassergehalt der Haut* spielt indessen im Verhältnis zum Gesamtwasser eine quantitativ nicht zu vernachlässigende Rolle. Nach der Muskulatur enthält die Haut das meiste Wasser. Wenn wir mit Engels die Zahlen von Ranke und von Custor unserer Berechnung zugrunde legen, wonach die Haut des Hundes $16,11\%$ des Körpergewichtes ausmacht, so beträgt nach Engels der absolute Wassergehalt der Haut eines 6,6 kg schweren Hundes 678 g bei einem Gesamtwassergehalt von 4355 g. Es entfallen also auf die Haut $11,58\%$ des gesamten Wassers. Der menschliche Körper enthält $58$—$65\%$ Wasser, davon sind $6,6$—$11\%$ in der Haut enthalten (Volkmann). Immerhin überwiegen

---

[1] Diese und die folgenden Zahlen der älteren Literatur sind von H. W. Veil (z) nach den Angaben von C. Bischoff, A. W. Volkmann, C. Voit, Engels u. a. zusammengestellt.

sowohl beim Menschen wie bei Säugetieren absolut bei weitem die Wassermengen der Muskulatur, die über die Hälfte des Gesamtkörperwassers enthält.

Wie alle Organe enthält auch die Haut neugeborener Menschen und Tiere wesentlich mehr Wasser als die Haut des ausgewachsenen Organismus. Klose findet in der Haut eines normalen Säuglings $81,37\%$ Wasser. $^1/_5$ des Gesamtwassers ist nach seinen Analysen beim Neugeborenen in Haut und Subcutis enthalten[1]. Im Laufe der Entwicklung wird der prozentuale Wassergehalt der Haut etwa parallel mit der Abnahme des prozentualen Gesamtwassergehaltes immer geringer. Die Haut junger wachsender Ratten wird z. B. in den ersten 20 Tagen des extrauterinen Lebens um $30\%$ wasserärmer (Lowrey).

Im Greisenalter tritt nach Urbach wiederum eine relative Vermehrung des Hautwassers in Erscheinung ($72$—$74\%$ Wasser). Bürger und Schlomka finden ebenfalls eine Zunahme des Wassergehaltes nach dem 60. Lebensjahr von rund 60 auf rund $65\%$. Dieser relative Wasserreichtum der klinisch „trocken" erscheinenden Greisenhaut ist jedenfalls sehr bemerkenswert. Nach der Auffassung von Urbach ist er ein Ausdruck für das geänderte Wasserbindungsvermögen der Bindegewebskolloide, was experimentell näher geprüft werden könnte.

Die Hauptmenge des Hautwassers entfällt auf den *bindegewebigen Anteil*. Die Horngebilde sind äußerst wasserarm: In Fingernägeln fand Moleschott im Mittel $13,74\%$, Langecker $16,3$—$16,56\%$ Wasser. Menschenhaare und Tierwolle enthalten $12$—$15\%$ (Moleschott, Maumené und Grothe), das Gefieder der Hühner $13$—$32\%$ Wasser (Weiske). Innerhalb des Coriums ist die Verteilung des Wassers nicht gleichmäßig. Laughlin und Theis haben das frische Corium des Ochsen (Gesamtwassergehalt $61\%$) in drei Schichten geteilt so, daß die oberste Schicht $20\%$, die mittlere $50\%$ und die untere $30\%$ des Gesamtgewichtes ausmachten. Sie fanden in der oberflächlichen Schicht $74,35\%$, in der mittleren $61\%$, in der unteren nur $29,78\%$ Wasser. Auch Urbach findet $10\%$ mehr Wasser im Str. papillare als im Str. reticulare.

Die Haut ist für den Wasserhaushalt des Gesamtorganismus nach zwei Richtungen hin von großer Bedeutung: als der Sitz großer mobilisierbarer Wasserdepots und als aktives Wasserausscheidungsorgan. In beiden Rollen ist ihre Mitwirkung nicht etwa nur auf Grund quantitativer Verhältnisse bedeutungsvoll; — im Falle abundanter Flüssigkeitszufuhr z. B. steht die Muskulatur bei der Aufnahme des Wassers, dank ihrer Masse und ihrer Hydrophilie quantitativ mehr im Vordergrund. Die gewissermaßen spezifische Mitarbeit der Haut an der Aufrechterhaltung des Wassergleichgewichtes besteht darin, daß sie sowohl die Speicherung, wie die Abgabe des Wassers nach innen und nach außen in weitgehender Unabhängigkeit von ihrem Salzbestand regeln kann, und daß die voneinander unabhängige Wasseranreicherung und Salzanreicherung, ebenso wie die Verarmung an Salz oder an Wasser *ohne Funktionsstörungen* vor sich gehen können. Dieser Fähigkeit der Haut ist es in erster Linie zu verdanken, daß die Zusammensetzung des Blutes unter den verschiedensten äußeren Bedingungen, bei Zufuhr oder Verlust großer Wasser- und Salzmengen, konstant erhalten bleiben kann.

Über die Rolle der Haut bei abundanter Wasserzufuhr unterrichten die auf Veranlassung von Magnus ausgeführten älteren Versuche von Engels, und neuere Untersuchungen von Sakata, die unter der Leitung von E. P. Pick ausgeführt wurden.

---

[1] Diese Angaben stimmen gut überein mit den neueren von Urbach c, d) der in der Säuglingshaut $81$–$82\%$ Wasser findet und von Bürger und Schlomka, die vom Säuglingsalter bis zum 60. Lebensjahr eine stetige Abnahme des Hautwassers an Leichen festgestellt haben.

Engels bestimmte an Hunden in Reihenversuchen den Wassergehalt der Organe vor und nach der intravenösen Zufuhr von großen Wassermengen. Von dem wiedergefundenen Einlaufwasser waren im Durchschnitt 67,89% in den Muskeln, 17,75% in der Haut und 14,36% im übrigen Körperrest enthalten. Die Zunahme des prozentualen Wassergehaltes war in der Haut und in der Muskulatur am höchsten: Haut + 3,87%, Muskel + 3,86%. Bei Berücksichtigung des prozentualen Anteils des Gewichtes der einzelnen Organe am Körpergewicht ergab sich, wie aus Tabelle 30 ersichtlich, daß die Wasseraufnahme durch die Haut ungefähr mit ihrem prozentualen Organgewicht übereinstimmt, die der Muskulatur weit darüber hinausgeht, die des ganzen Körperrestes dagegen weit dahinter zurückbleibt.

Tabelle 30.

| Organ | Organgewicht in Prozenten des Körpergewichtes | Prozent des gesamten aufgenommenen Wassers |
|---|---|---|
| Muskulatur . . . . . . . | 42,8 | 67,89 |
| Haut . . . . . . . . . . | 16,1 | 17,75 |
| Rest . . . . . . . . . . | 41,1 | 14,36 |

Über $^2/_3$ der retinierten Wassermengen wurden in den Versuchen von Engels in der Muskulatur und $^1/_6$ in der Haut deponiert. Für die Wasseraufnahme kommt also außer den Muskeln, die absolut und relativ die größte Rolle spielen, eigentlich nur noch die Haut in Betracht.

Daß in den Versuchen von Engels die Grenzen des physiologischen Wasserausgleichsvermögens so weit überschritten sind, daß sich ihre Ergebnisse auf normale Verhältnisse nicht übertragen lassen, hat als erster Schade (z, b) betont. Es scheint, daß bei Zufuhr geringerer Wassermengen die Haut — auch im Verhältnis zur Muskulatur — eine noch wesentlich größere Rolle spielt. In diesem Sinne sprechen die Versuche von Sakata, der allerdings nicht die Wasseranreicherung bei Flüssigkeitszufuhr, sondern umgekehrt die Quellen der mobilisierbaren Wasserdepots und Chlordepots bei Einwirkung von Diureticis untersucht hat. Sakata ist von der Beobachtung Grünwalds ausgegangen, daß eine fortgesetzte Diuretindarreichung selbst an Cl - arm gefütterten Kaninchen neben der Wasserdiurese immer wieder eine kräftige Cl - Ausscheidung erzwingt, so daß solche Tiere endlich an Cl-Verarmung zugrunde gehen. Durch Wasser- und Cl - Bestimmungen in den einzelnen Organen vor und nach der Diuretindarreichung versuchte Sakata die Frage zu klären, aus welchen Organen die großen Cl- und Wassermengen dem Organismus entzogen werden.

Im akuten Versuch, bei einmaliger intravenöser Zufuhr des Diuretins (0,08 g) findet Sakata ganz analog zu den Wasserzufuhrversuchen von Engels, daß die überwiegende Menge des zur Diurese benötigten Wassers den Muskeln entzogen wird, während der Wassergehalt der Haut sich dabei nicht nennenswert ändert. In chronischen Versuchen mit mehrmaliger Diuretindarreichung per os (1 g Diuretin jeden 2. Tag 8—10 Tage hindurch) wird aber *der Wasserverlust an erster Stelle von der Haut gedeckt*, deren Wassergehalt um 8—10% abnimmt. In allen anderen untersuchten Organen, wie Muskeln, Nieren, Lungen und Darm ist die Wasserabnahme gering, wie die folgende Zusammenstellung der Mittelwerte Sakatas zeigt:

Tabelle 31. Wassergehalt in Prozenten des Organgewichtes.

| | Haut | Muskulatur | Niere | Lunge | Darm |
|---|---|---|---|---|---|
| Normaltiere . . . . . . | 72,0 | 76,5 | 79,0 | 80,0 | 80,0 |
| Diuretintiere    . . . . . | 64,5 | 76,5 | 77,5 | 78,7 | 80,7 |

Ganz ähnlich liegen die Verhältnisse, wenn man Kaninchen einfach dursten läßt. Während die Haut von Tieren, die genügend Wasser erhalten haben, einen durchschnittlichen Wassergehalt von $72\%$ aufweist, wurde bei einem Tiere, welches 8 Tage lang kein Wasser erhielt, nur $62,77\%$ Wasser in der Haut gefunden; die anderen Organe hatten nur unbedeutende Wassermengen verloren (Sakata) [1].

Die Ergebnisse von Sakata lassen darauf schließen, daß „von allen Organen nur die Haut über ein größeres Wasserlager verfügt, das im Organismus beliebig verschoben und von anderen Geweben, insbesondere vom Blute benützt werden kann, während die anderen Organe, wenn auch wasserreicher als die Haut, ihren ganzen Wasserbestand nur für eigene Zwecke benötigen, also kein „locker", sondern nur „fest" gebundenes Gewebewasser besitzen" (Sakata). Im akuten Versuch Sakatas hat zwar die Muskulatur $2—4\%$ ihres Wassergehaltes abgegeben, doch muß dieser Verlust offenbar bald wieder ersetzt werden, denn bei längerer Diuretinwirkung wird nicht nur keine weiter fortschreitende Austrocknung der Muskulatur beobachtet, sondern es werden durchaus normale Wasserwerte gefunden.

Auch in der menschlichen Pathologie spielt die Wasseraufnahme- und Abgabefähigkeit der Haut eine große Rolle. Bei der alimentären Wasserretention der Säuglinge z. B. partizipiert an der Wasseraufnahme nach Klose die Haut mit an erster Stelle (vgl. auch Tobler-Bessau).

Tabelle 32.

| 100 g fettfreie Substanz | Skelet | Wassergehalt | | |
|---|---|---|---|---|
| | | Muskel | Haut | Innere Organe |
| Normal . . . . . . . . . . . . . . | 60,0 | 80,4 | 81,37 | 86,34 |
| Wasserretention . . . . . . . . . | 70,45 | 87,87 | 92,52 | 89,52 |

Eine hochgradige Vermehrung des Hautwassergehaltes findet M. Rothstein bei Nephritiden auch ohne Ödeme.

Ob bei krankhaften Wasserverlusten ebenfalls die Wasserabgabe der Haut vorherrscht, ist noch fraglich. Die experimentellen Resultate darüber sind nicht eindeutig. Wenn bei „alimentärer Intoxikation" die Säuglingshaut einen starken Turgorverlust zeigt, ist sie nicht immer wasserärmer als normal. Bei der sog. „Atrophie" der Säuglinge (im wesentlichen eine Reduktion des Fettpolsters) ist die Haut sogar relativ wasserreich (Klose), ein Verhalten, das an den erhöhten Wassergehalt der „trockenen" Greisenhaut (S. 276) erinnert.

Die Wasserverluste infolge von Aderlaß werden ebenfalls zum größten Teil von den Wasserdepots der Haut gedeckt. Skelton fand an Katzen bei Ligatur der Nieren, daß die nach Blutentziehungen an die Blutbahn abgegebenen Flüssigkeitsmengen zu $78\%$ aus der Haut und dem subcutanen Fettgewebe, zu $10\%$ aus der Muskulatur und zu $80\%$ aus der Leber stammen. Eine ähnlich

---

[1] Königstein (b), der an Meerschweinchen ähnliche Versuche anstellte, fand ganz übereinstimmend mit Sakata, daß 7 Tage lang hungernde und durstende Tiere aus der Haut durchschnittlich $9\%$, aus der Muskulatur nur $1,7\%$ Wasser verlieren.

große Wasserabgabe findet KÖNIGSTEIN nach größeren Blutentnahmen in der Meerschweinchenhaut. Bei Injektion hypotonischer Lösungen geht nach SKELTON die Flüssigkeit vorwiegend in die Muskulatur und in die Leber (vgl. hierzu die Resultate von ENGELS!), isotonische und hypertonische Lösungen dagegen hauptsächlich in die Haut und in das subcutane Fettgewebe.

Jedenfalls ersehen wir aus den hier angeführten Angaben, daß die Haut große Wassermengen von innen aufnehmen und nach innen abzugeben vermag, und daß diese Fähigkeit der Haut bei physiologischen und pathologischen Ausgleichsvorgängen stark in Anspruch genommen wird.

Eine zumindest ebenso hervorstechende Rolle spielt die *Haut als Kochsalzdepot bzw. als Depot für Chloride* im allgemeinen. Schon NENCKY und SCHOUMOW-SIMANOWSKY, sowie BEREZKIN haben festgestellt, daß die Haut das chlorreichste Organ ist. Systematische Untersuchungen hat darüber erstmalig wiederum MAGNUS anstellen lassen, nachdem er, wie schon früher andere Autoren, gefunden hat, daß bei intravenöser Einspritzung hypertonischer Kochsalzlösungen große Salzmengen in die Gewebe übertreten und umgekehrt, die Einspritzung hypotonischer Kochsalzlösungen den Übertritt von Salz aus den Geweben ins Blut zur Folge hat. Die Frage, wo die Kochsalzspeicherung erfolgt und woher die Kochsalzabgabe an das Blut stattfindet, ist auf Veranlassung von MAGNUS durch WAHLGREN in Angriff genommen worden. WAHLGREN fand zunächst in normalen Reihenversuchen bei Hunden, daß unter allen Organen die Haut sowohl prozentual wie absolut den höchsten Chlorgehalt aufweist. Dem prozentualen Gehalt nach folgen nacheinander die Haut mit $3,764^0/_{00}$, das Blut mit $3,085^0/_{00}$, die Nieren mit $2,576^0/_{00}$ usw.; den geringsten Cl-Gehalt hat die Muskulatur: $0,437^0/_{00}$. Berechnet man den absoluten Cl-Gehalt der einzelnen Organe, so ergibt sich, daß die Haut $35^0/_0$, also mehr als $^1/_3$ des gesamten Körperchlors enthält. — Die Entscheidung der Frage, in welchen Organen die Retention des Kochsalzes nach Einverleibung hypertonischer Lösungen stattfindet, konnte durch Reihenversuche nicht entschieden werden. Wurden nämlich die Organe einer Reihe normaler und einer Reihe mit hypertonischen Kochsalzinjektionen vorbehandelter Hunde auf ihren Cl-Gehalt untersucht, so ergaben sich gerade in der Haut derartige Schwankungen schon unter normalen Bedingungen, daß Vergleiche nicht möglich waren (WAHLGREN). Diese Schwierigkeit umging PADTBERG in der Weise, daß er am lebenden Tier vor und nach der Salzbehandlung Hautexcisionen vornahm. Auf diese Weise gelang die Feststellung, daß die Haut, die $16^0/_0$ des Gesamtkörpergewichtes ausmacht, an der Aufnahme des retinierten Kochsalzes nicht nur etwa entsprechend ihres Anteils am Körpergewicht beteiligt war, sondern daß sie wesentlich mehr, nämlich in 5 verschiedenen Versuchen 28, 28, 42, 74 und $77^0/_0$ (!) des gesamten retinierten Cl-s enthielt. Dabei ging die Cl-Aufnahme ganz unabhängig vom Wassergehalt vor sich: 2mal blieb der Wassergehalt der Haut unverändert, 2mal nahm er zu, 1mal ab. Analoge Verhältnisse fand PADTBERG bei Cl-Entzug. Bei kochsalzarm ernährten Hunden zeigte nur die Haut ein beträchtlicheres Herabsinken der Cl-Werte. Im 1. Versuch gingen rund $11^0/_0$, im 2. rund $21^0/_0$ des gesamten Körperchlors verloren. Dieser Verlust wurde bis zu $90^0/_0$ bzw. bis zu $60^0/_0$ von der Haut gedeckt. Trotz dieser enormen Verluste blieb die Haut relativ am Cl-reichsten von allen Organen, indem sie noch mehr als $^1/_4$ des gesamten Körperchlors enthielt. Die Ergebnisse von PADTBERG konnten durch ROSEMANN grundsätzlich bestätigt werden. ROSEMANN fand in der Hundehaut nach normaler Ernährung $0,258^0/_0$ Cl, das sind mehr als das Doppelte der Durchschnittswerte für den übrigen Körper. Bei einem chlorreich ernährten Hund war der Cl-Gehalt auf $0,314^0/_0$ erhöht. ROSEMANN mahnt indessen zur Vorsicht in der Beurteilung, da die „Normalchlorwerte" sehr schwankend sind.

Gleichsinnige Befunde wurden auch von SAKATA in seinen Diuretinversuchen an Kaninchen erhoben. Während die akuten Versuche auch in bezug auf das Cl keine eindeutigen Ergebnisse über das Verhalten der Haut lieferten, ließ sich im chronischen Versuch — in Übereinstimmung mit PADTBERG — feststellen, daß die *Cl-Verluste vor allem aus dem Kochsalzlager der Haut gedeckt werden* und nur in zweiter Linie aus den Muskeldepots. Der Kochsalzgehalt der Haut der Diuretintiere war um etwa 42%, der der Muskulatur um rund 30% gesunken. Versuche an trocken gefütterten Tieren ergaben eine voneinander völlig unabhängige Bewegung der Wasser- und der Kochsalzbestände. Bei durstenden Tieren wurde das Wasser trotz der Diuretinapplikation mit äußerster Hartnäckigkeit festgehalten, die Cl-ausschwemmende Wirkung des Diuretins kam aber trotzdem stark zur Geltung.

LEVA prüfte die Kochsalzretention in der Haut unter experimentell-pathologischen Verhältnissen. Er fand, daß in der Haut mit Uran vergifteter nephritischer Kaninchen bei Trockenkost und Salzverfütterung die Cl-Werte um das 2—3fache anstiegen, und höher waren als in allen inneren Organen. Bei den feucht gefütterten Urantieren war der Cl-Gehalt der Haut kaum erhöht, sehr stark dagegen der Wassergehalt.

Auch beim Menschen ist der absoluten Menge nach die Haut das Hauptdepot für Kochsalz (SCHOLZ und HINKEL, J. LEVA, M. ROTHSTEIN). Der prozentuale Cl-Gehalt der Haut beträgt nach SCHOLZ und HINKEL pro 100 g frische Substanz 110—273 mg, im Mittel 206,9 mg, nach J. LEVA und nach M. ROTHSTEIN 200—300 mg, nach URBACH im Mittel 259,6 mg. Nach LEVA kann diese Zahl bei anhydropischen Nieren- und Herzkranken (bei sog. trockener Retention) bis auf 670 mg, also bis auf das 3fache ansteigen. ROTHSTEIN findet, daß der NaCl-Gehalt der Haut bei Nierenkranken sich an der oberen Grenze (um 300 mg herum) bewegt, kann aber auch etwas über 400 mg ansteigen. Höhere prozentuale Cl-Werte kann unter pathologischen Bedingungen die Lunge aufweisen, besonders infolge fibröser Entzündungsprozesse (SCHOLZ und HINKEL).

Nahezu die gleichen Zahlen wie beim Menschen sind beim Stier (284,25 mg), beim Kalb (268,7 mg), beim jungen Ochsen (264,8 mg) und bei der Färse (267,4 mg) in 100 g frischer Haut von LAUGHLIN und THEIS erhoben worden; bei der Kuh finden diese Autoren nur 214,1 mg%[1].

Aus den vorliegenden Angaben ergibt sich eindeutig die regulatorische Bedeutung der Haut als eines wichtigen Depotorganes im Wasser- und Kochsalzhaushalt. Wir ersehen schon aus den auffallend großen Schwankungen ihres Wassergehaltes unter normalen Verhältnissen, daß sie in weitgehenden Grenzen je nach den Bedürfnissen des Organismus Wasser aufzunehmen und wieder abzugeben vermag. Völlig unabhängig vom Wassergehalt wird das Kochsalz retiniert oder abgegeben. Auch wenn sehr beträchtliche Cl-Mengen in der Haut gespeichert und deponiert werden, braucht sich der Wassergehalt nicht zu ändern. Auf dieser Fähigkeit des Hautgewebes dürfte der Umstand beruhen, daß bei krankhaften Wasser-Salzretentionen durchaus nicht immer physiologische Kochsalzlösung retiniert wird (SIEBECK). Angaben über die Unabhängigkeit von Wasser- und Cl-Bewegung in der Haut finden sich auch bei LEWA, WICHERT und Mitarbeiter, KLOSE, BORNSTEIN und KERB, URBACH (d).

Nach BAIRD und HALDANE ist die Salzaufnahme durch die Haut von innen allerdings träge infolge ihrer relativ schlechten Durchblutung. Dieser Trägheit der Salzbewegung ist es zuzuschreiben, daß bei Einfuhr konzentrierter Salzlösungen zunächst eine Stauung der Salze im Blut und damit in Zusammenhang eine Diurese sich einstellt.

---

[1] Die Zahlen sind von uns aus NaCl-Werten auf Cl umgerechnet.

Welchem Umstand verdankt nun die Haut ihre salz- und wasserspeichernde Fähigkeit? Diese Frage wird von SCHADE (z, a) dahin beantwortet, daß es die Haut ist, die die größten bindegewebigen Massen des Körpers beherbergt. Es handle sich nicht um eine spezifische Eigentümlichkeit der Haut, sondern um eine gemeinsame Eigenschaft aller Bindegewebe. Bei der Erörterung dieser Frage wird der Unterscheidung von Cutis und Subcutis meist keine Rechnung getragen. So sind z. B. die Versuche von PADTBERG an fettfreier Haut durchgeführt, trotzdem spricht MAGNUS, der Lehrer PADTBERGs, von der „Subcutis" als dem kochsalzreichsten Depot des Körpers. SCHADE (z, b) schreibt: „Ein großes geschlossenes Bindegewebelager stellt das Unterhautbindegewebe dar (gewöhnlich mit „Haut" bezeichnet; . . .)". Es bedarf daher zunächst der Fest- stellung, daß *die besondere Stellung im Wasser-Salzhaushalt in erster Linie nicht der Subcutis, sondern der Cutis propria* zukommt[1], da die meisten einschlägigen Versuche an fettfreier Haut durchgeführt sind, und die Subcutis, wie auch neuere Untersuchungen von KÖNIGSTEIN und URBACH zeigen, verhältnismäßig Cl-arm ist. Für die Wasseraufnahme dürfte die Subcutis noch eher als für die Salzaufnahme in Betracht kommen. Aber gerade, wenn SCHADE — wohl mit vollem Recht — die faserige Bindegewebssubstanz als den Sitz der den Wasser- und Salzwechsel regulierenden Einrichtungen anspricht, kommt die Subcutis, die überwiegend aus Fett besteht, dafür nicht oder nur in geringem Grade in Betracht.

Daß innerhalb der Haut selbst für die Wasser- und Salzspeicherung das Bindegewebe und nicht die Epidermis ausschlaggebend ist, liegt auf der Hand. Es ist gar nicht anzunehmen, daß die vitalen Funktionen der Epidermiszellen große Schwankungen des Wasser- und Kochsalzgehaltes *ohne Funktionsstörungen* durchhalten könnten. Die Bedeutung der Speicherungsfähigkeit des Bindegewebes ist gerade darin gelegen, daß es, überall zwischen Capillarwand und lebenden Zelle liegend, den Flüssigkeits- und Stoffaustausch regulatorisch beeinflussen kann (EPPINGER, SCHADE), ohne daß die vitalen Vorgänge in den Zellen gestört werden brauchten. Wir kennen aus den in-vitro-Versuchen zur Genüge die besondere Fähigkeit des Bindegewebes zur Aufnahme von Salzen und Wasser, während der Epidermis solche Eigenschaften nicht in wesentlich höherem Grade zukommen, als anderen parenchymatösen Organen. Ob aber jedes Bindegewebe, Sehnen, bindegewebige Septen parenchymatöser Organe, in der gleichen Weise an der Regulierung des Wasser-Salzhaushaltes tatsächlich beteiligt sind, wie das Bindegewebe der Haut, ist auf Grund der vorliegenden Untersuchungen nicht zu entscheiden. Vielleicht übt die Cutis infolge ihrer eigenartigen Struktur auch abgesehen von ihrer Masse doch eine besondere Funktion aus.

SCHADE und Mitarbeiter fassen indessen — wie gesagt — das gesamte Bindegewebe des Körpers als eine Einheit auf, die in ihrer Gesamtheit durch ihre Quellungs- und Adsorptionsbefähigung die wichtigsten Depotausgleichsfunktionen des Körpers verrichten. Nicht nur in der Aufnahme von überschüssigem Kochsalz und Wasser, nicht nur in der Abgabe dieser Stoffe, wenn sie im Innern des Körpers benötigt werden, sondern auch in der Regelung der Konstanz der Wasserstoff- und Hydoxylionenkonzentration in den Zellen, in der Aufrechterhaltung des Gleichgewichtes zwischen Na-K- und Ca-Ionen und in der Aufrechterhaltung der Isotonie kommt nach SCHADE dem Bindegewebe eine ausschlaggebende Rolle zu. Insbesondere ist das Bindegewebe bei dieser Regelung deshalb zu den feinsten Abstufungen fähig, weil es zwei antagonistisch reagierende Elemente enthält: die bindegewebige Grundsubstanz (Faserzwischen-

---

[1] Vgl. auch die einschlägigen Ausführungen von URBACH (c).

substanz) und die kollagene Fasermasse. Während die Grundsubstanz in Alkalien stark quillt, in Säuren dagegen nicht oder kaum, quellen die kollagenen Fasern gerade in Säuren enorm stark, nicht aber in Alkalien.

Diese Verhältnisse wurden durch SCHADE in der Weise festgestellt, daß er einerseits das Verhalten von Bindegewebsarten prüfte, welche fast ausschließlich aus Grundsubstanz bestehen (Nabelstrangbindegewebe), andererseits Sehnen, die sich fast ausschließlich aus Fasersubstanz zusammensetzen. Das antagonistische Verhalten dieser Gewebe, das auch von A. SCHOCH und von A. DIETRICH bestätigt werden konnte, findet ihren Ausdruck in folgender Tabelle nach SCHADE und MENSCHEL (vgl. auch SCHADE (z, b)].

Tabelle 33. Quellungsantagonismus von Grundsubstanz und Kollagen.

|  | Grundsubstanz | Kollagen |
|---|---|---|
| In reinem Wasser . . . . . . . . | Starke Quellung | Ausfällung |
| Bei steigender Salzkonzentration. . | Quellungsabnahme | Quellungszunahme |
| In Säurelösungen . . . . . . . . . | Schwache Quellung | Starke Quellung |
| In Alkalilösungen . . . . . . . . | Starke Quellung | Schwächere Quellung |

Durch diesen Antagonismus ist nach SCHADE zunächst die Aufrechterhaltung stabiler Gleichgewichtslagen im Wasserhaushalt und eine weitgehende Wasserersparnis möglich. Von den beiden Kolloiden ist das eine immer bestrebt, Wasser abzugeben bzw. aufzunehmen, wenn das andere Kolloid Wasser zur Quellung braucht bzw. bei der Entquellung freiläßt. Ein ähnlicher Antagonismus des Wasserbedürfnisses besteht auch zwischen dem Gesamtbindegewebe und der Zelle, wie es die folgende Tabelle von SCHADE veranschaulicht:

Tabelle 34.

|  | Milieuverschiebung in der Richtung | | | |
|---|---|---|---|---|
|  | zum Sauren | zum Alkalischen | zum Hypertonischen | zum Hypotonischen |
| Bindegewebe . . . . . | — | + | + | — |
| Zelle . . . . . . . . . | + | — | — | + |
| (+ = Quellung, — = Entquellung.) | | | | |

Auch unter vitalen — physiologischen und pathologischen — Bedingungen wird der Quellungsgrad des Bindegewebes meßbar beeinflußt durch Änderungen des mechanischen Druckes in den Capillaren, durch Änderungen der H-Ionen, der Elektrolyt- und der Nichtelektrolytkonzentration des Milieus (SCHADE und MENSCHEL).

Morphologisch konnte das antagonistische Verhalten der Fasern und Faserzwischensubstanz im Sinne SCHADEs *nicht* bestätigt werden (A. DIETRICH). SCHADE (b) führt das negative mikroskopische Ergebnis teils auf die Prüfung ungeeigneter H-Ionenkonzentrationen durch DIETRICH, teils auf die Schädigung durch Formolbehandlung zurück.

Die zahlreichen Arbeiten, die die kolloidchemischen Gesetzmäßigkeiten der Wasseraufnahme und ihren Zusammenhang mit der Adsorption von Säuren, Alkalien, Salzen und Nichtelektrolyten durch das Bindegewebe, durch Hautpulver, usw. in vitro zum Gegenstand haben, haben wir im Kapitel über Kollagen kurz besprochen. Ihre Nutzanwendung für die Dermatologie ist zunächst noch sehr gering.

Von unmittelbar klinischer Bedeutung sind die *hormonalen, nervösen und medikamentösen Einflüsse auf den Wasser- und Kochsalzwechsel in der Haut.*

H. Eppinger hat als erster in systematisch-experimenteller Arbeit die Bedeutung des Schilddrüsenhormons für den Wasserstoffwechsel und gleichzeitig die Bedeutung der extrarenalen geweblichen Zustandsänderung für die Entstehung des Ödems näher untersucht. Er fand, daß thyreoprive Tiere und myxödematöse Menschen das zugeführte Wasser und Kochsalz in die Intercellularspalten, vorwiegend ins Bindegewebe der Haut gierig aufnehmen und dort festhalten. Durch die träge Zelltätigkeit, die für den Hypothyreoidismus charakteristisch ist, wird die osmotische Druckdifferenz zwischen Zellen und Gewebsspalten geringer, weil infolge des verlangsamten Eiweißabbaues weniger kleinere, osmotisch aktive Moleküle entstehen. So wird infolge der trägen Zelltätigkeit auch die Kochsalz- und Wasserbewegung träger, was sich am meisten in den Hauptdepots, also vor allem in der Haut auswirkt, die bei Schilddrüsenmangel Wasser und Kochsalz besonders gierig, geradezu schwammartig an sich reißt und festhält. Bei thyreopriven Hunden findet man sogar eine grob sichtbare Hemmung der Resorption von Salzlösungen, die subcutan eingespritzt worden sind. Das trägere Fließen und die trägere Verschiebung beim Myxödem offenbart sich auch darin, daß dabei die Reaktionen auf Aderlaß im Blut (Hypalbuminose und Salzvermehrung) ausbleiben.

Auch normalerweise halten Menschen und Tiere etwas Wasser und Kochsalz nach der Zufuhr zunächst in den Geweben zurück. Die Ausscheidung von etwa $^1/_3$ der per os oder intravenös zugeführten Mengen ist immer stark verzögert. Dabei spielt die Haut und das Unterhautzellgewebe als wasser- und kochsalzspeicherndes Organ eine ausschlaggebende Rolle. Die Schilddrüsensubstanz hat einen belebenden Einfluß auf dieses „Schwammorgan", indem sie einen rascheren Austausch zwischen Gewebsflüssigkeit und Blutplasma bewirkt. Durch die Schilddrüsensubstanz werden die Zellen befähigt, die vorgelagerten Nahrungsbestandteile rascher in Arbeit zu nehmen, wodurch Wasser und Salz, dank den geänderten osmotischen Verhältnissen, ihre Beweglichkeit wieder erlangen. Darauf beruht die diuretische Wirkung der Schilddrüsenpräparate. Der Basedow-Kranke hat die Fähigkeit zur Retention des Kochsalzes und Wassers verloren. Schon das Aussehen der Haut beim Morbus Basedow erweckt den Eindruck, daß sie „zur Aufnahme von Ödemflüssigkeit wenig prädisponiert ist".

Auch bei der Entstehung der Ödeme von Nieren- und Herzkranken sind die Eigenschaften des Hautgewebes von ausschlaggebender Bedeutung. Bei Nephritiden wird subcutan eingespritztes Kochsalz viel stärker retiniert als per os gegebenes, gerade umgekehrt, als man es unter normalen Verhältnissen findet. Die Kochsalzausscheidung hat in erster Linie nicht durch die Insuffizienz der Niere, sondern durch Veränderungen im Hautgewebe gelitten.

Heute ist es durch viele experimentelle Tatsachen bewiesen und allgemein anerkannt, daß die Entstehung des Ödems mit lokalen Veränderungen im Gewebe und zwar in erster Linie mit Änderungen des Wasserverbindungsvermögens des Hautbindegewebes zusammenhängt. Damit ist das Problem der Ödementstehung ein kolloidchemisches Problem geworden. Das Wasserverbindungsvermögen wird vor allem durch den Elektrolytgehalt des Bindegewebes geregelt. Die Elektrolyte werden von den Eiweißkörpern adsorbiert und beeinflussen dadurch den Quellungsdruck des Eiweißes. Am wirksamsten sind dabei die H- und OH-Ionen, wie wir das bei Besprechung der Kollagenquellung ausgeführt haben. Wenn auch die alte M. H. Fischersche Theorie, wonach das Ödem durch Säuerung des Gewebes entsteht, für das eigentliche Ödem, d. h. für die Wasseransammlung in den Bindegewebsspalten sicher nicht vollständig zutrifft (Eppinger u. a.), so ist auch für das echte Ödem die Bedeutung der aktuellen H-Ionenkonzentration nicht zu bestreiten (Schade, Hülse, Beckmann).

Jedenfalls hat Eppinger — wenn auch seine theoretischen Ausführungen heute nicht mehr vollgültig sind — die Bedeutung der Wasser- und Kochsalzbindung in der Haut von der diuretischen Wirkung der Schilddrüsenpräparate ausgehend, für physiologische Verhältnisse und pathologische Störungen im Wasser- und Kochsalzhaushalt herausgearbeitet.

Nähere Aufschlüsse über die speziellen *Veränderungen der Haut bei Schilddrüsenmangel* liefern uns die Analysen von H. Königstein. Königstein hat bei thyreoidektomierten Meerschweinchen eine stark erhöhte Quellbarkeit der Haut in Säuren gefunden. Popper hat diesen Befund bestätigen können: die Säurequellung der Kaninchenhaut ist einige Wochen nach der Thyreoidektomie durchschnittlich $1^1/_2$ mal so groß wie vor der Operation. Entsprechend den Befunden Eppingers stellt auch Königstein eine verzögerte Resorption von Salzen durch die myxödematöse Haut fest und findet einen erhöhten Gesamtstickstoffgehalt, der nach ihm im Sinne einer N-Retention bei herabgesetztem Stoffwechsel gedeutet werden kann. Auffallend ist auch der Befund einer relativen Wasseranreicherung in der Subcutis. In einer neueren Arbeit teilt Königstein (b) mit, daß beim Hunde die Entfernung der Epithelkörperchen zu einer enormen Wasserverarmung der Haut führt, während die isolierte Schilddrüsenentfernung gelegentlich eine geringe Wasseranreicherung zur Folge hat.

Wie weit andere Hormone, die den Wasserhaushalt regulierend beeinflussen, auch am Hautgewebe angreifen, ist nicht bekannt. Nach Billigheimer bewirkt das Adrenalin einen Wasserentzug aus den Geweben. Daran ist vielleicht auch die Haut beteiligt; die Wirkung des Adrenalins auf exsudative Prozesse in der Haut ist ja aus der Therapie bekannt. Dagegen scheint die wasserretinierende Wirkung des Hypophysenhinterlappens bei mit Wasser belasteten Individuen einen rein renalen Angriffspunkt zu haben (Oehme, Bauer und Aschner: s. dagegen W. H. Veil)[1]. Eierstockextrakte haben bisweilen eine wasserretinierende Wirkung (Veil und Bohn).

Daß bei dem Vorhandensein einer zentral-nervösen Kontrolle des Wasserhaushaltes, neben der Wasserabgabe der Haut nach außen auch die Wasseraufnahme und die -abgabe nach innen unter nervösen Einflüssen steht, ist sehr naheliegend, für Säugetiere und Menschen indessen nicht nachgewiesen. Die Verhältnisse bei den Amphibien, bei denen der Haut im Wasserwechsel bekanntlich eine ganz andere Rolle zukommt, wurden durch Pohle aus dem Institut Bethes weitgehend geklärt.

Pohle fand beim Frosch nach Abtrennung der Zweihügel und nach Durchschneidung der vorderen Wurzeln eine Steigerung der Wasseraufnahme durch die Haut von außen; gleichzeitig bestand eine erhöhte Harnproduktion, so daß nur eine geringgradige Wasserretention sich einstellte. Die Wirkung der Zweihügelabtrennung führt Pohle auf den Wegfall normalerweise vorhandener Impulse, die Wirkung der Durchtrennung der vorderen Wurzel auf Vasodilatation in der Haut und in den Nieren zurück. Die im Gegensatz hierzu beobachtete Verminderung des Wasserumsatzes nach Durchtrennung der hinteren Wurzel dürfte dementsprechend auf dem Wegfall der Vasodilatatoren beruhen. Die Exstirpation des ganzen Rückenmarks hatte eine Herabsetzung des Wasserumsatzes mit mäßiger Wasserretention zur Folge, auch diese Wirkung dürfte in erster Linie durch Vasomotorenwirkungen bedingt sein. Exstirpation des Sympathicus-Grenzstranges und Exstirpation der Hypophyse führte zu einer Herabsetzung der Wasseraufnahme und -ausscheidung mit verhältnismäßig starker Retention. Nach der Hypophysenexstirpation traten charakteristische

---

[1] Immerhin findet Urbach im Wassergehalt der Haut beträchtliche Abweichungen von der Norm bei verschiedenen Funktionsstörungen der Hypophyse: starke Vermehrung des Wassergehalts bei Akromegalie, hochgradige Wasserverarmung bei Diabetes insipidus. Bei ovarieller und hypophysär-ovarieller Fettsucht ist das Hautwasser vermehrt.

Hautödeme und Flüssigkeitsansammlungen in den leeren Lymphsäcken auf. Daraus folgert POHLE, daß der Angriffspunkt der Hypophyse nicht in der Niere allein, sondern — wie es VEIL auch für den Menschen annimmt — auch in den Geweben zu suchen ist. Nierenexstirpation an sich verursacht keine Ödeme.

Schließlich scheinen auch die diuretisch wirksamen Medikamente neben ihrer Wirkung auf die Niere auch die Wasserbindung in den Geweben, offenbar auch die in der Haut zu beeinflussen. Besonders werden den Purinkörpern dem Hg und dem Harnstoff extrarenale Wirkungen zugeschrieben (ELLINGER). Andere wassermobilisierende Maßnahmen, wie Aderlässe, Einspritzung hypertonischer Salz- und Nichtelektrolytlösungen spielen ja in der sog. Kolloidtherapie der Hautkrankheiten eine große Rolle.

*Thermische Einflüsse* auf die Wasserbewegung in den Geweben sind noch wenig untersucht. Bemerkenswert ist der Befund von HAMILTON und BARBOUR, die im Tierversuch auf der eisgekühlten Körperhälfte einen vermehrten Wassergehalt in der Haut, im Unterhautzellgewebe und in der Muskulatur festgestellt haben und dabei auch eine Eindickung des Blutes finden. Neuerdings hat auch KÖNIGSTEIN den gleichen Befund nach künstlicher Herabsetzung der Körpertemperatur bei Meerschweinchen erhoben. Doch findet er neben Wasservermehrung in Haut und Muskulatur eine Wasservermehrung auch im Blut. In sehr hohem Grade, ja fast ausschließlich ist nach KÖNIGSTEIN das Hautwasser an der Wasserabgabe beteiligt, die sich bei Erhöhung der Eigenwärme einstellt (vgl. hierzu S. 301). — Nach SCAFFIDI erfolgt auch bei starker Erwärmung eine Zunahme des Wassergehaltes in der Haut, während die Muskeln kein Wasser fixieren.

*In der Pathologie der Hautkrankheiten* wurden Störungen des Wasser- und Kochsalzhaushaltes, außer bei Myxödem, schon vor längerer Zeit bei Erysipel, Scharlach (ANDERSEN) und bei Pemphigus gefunden.

Bereits 1908 haben in Einzelversuchen CASSAET und MICHELEAU, und in Bestätigung ihrer Angaben BAUMM in regelrechten Stoffwechselperioden eine *verminderte Kochsalzausfuhr im Harn von Pemphiguskranken* gefunden. Sodann sind STÜMPKE, KARTAMISCHEW, POKORNY, URBACH dieser Störung nachgegangen, um ihr Wesen und ihre Bedeutung für die Pathogenese, die Diagnose und Therapie des Pemphigus zu erforschen. STÜMPKE fand als erster, daß die Kochsalzretention auf die Zeit der Eruption beschränkt bleibt, und diese Beobachtung wurde auch von KARTAMISCHEW und von URBACH bestätigt. KARTAMISCHEW (a bis c) fand mittels Untersuchung des Wasser- und Kochsalzgehaltes im Blut, und Urin in Wasser-, Durst- und Salzbelastungsversuchen beim Pemphigus regelmäßig eine deutliche Ödembereitschaft, die sich in hochgradiger Wasserund Kochsalzretention offenbart. KARTAMISCHEW und POKORNY fanden das gleiche in etwas geringerem Grade auch bei der Dermatitis herpetiformis Duhring, nicht dagegen bei anderen exsudativen Dermatosen.

Das Symptom der Ödembereitschaft trete beim Pemphigus sehr frühzeitig auf und sei auch bei regionär lokalisierten Fällen vorhanden, so daß sie zur Frühdiagnose verwertet werden könne. Prognostisch sei die Stoffwechselstörung insofern bedeutungsvoll, als eine wahre Besserung erst dann anzunehmen sei, wenn neben der Besserung der klinischen Symptome sich auch die Kochsalzausscheidung deutlich vermehre. Es gebe auch einen „latenten" Pemphigus, dessen Vorhandensein nur aus dem Wasser-Salzversuch erschlossen werden könne.

Aus der Beobachtung, daß die Ödembereitschaft bei beginnendem Ausbruch der Hauterscheinungen schon voll entwickelt ist und auch bei Abheilung der Hauterscheinungen bis zum Tode bestehen bleiben kann, schließt KARTAMISCHEW, daß bei Entstehung des Pemphigus die Störung des Wasser-Kochsalzstoffwechsels eine *ursächliche* Bedeutung hat. Demgegenüber kommt URBACH (b) auf Grund der Untersuchung von 13 Pemphigus- und verwandten Krankheitsfällen zu dem Schluß, daß nicht die Kochsalzstoffwechselstörung den Pemphigus bedingt, daß vielmehr beide — Hautausschlag und Stoffwechselstörung — sekundäre Erscheinungen darstellen. Gegen die ätiologische Bedeutung der Kochsalzretention spreche vor allem der Umstand, daß Kochsalzentzug neue schwere Blasenschübe zur Folge habe, Kochsalzzufuhr dagegen eine klinische Besserung herbeiführen könne. Es habe den Anschein, als würde die Salzspeicherung eine Schutzfunktion des Organismus gegen den toxischen Eiweißzerfall darstellen, der beim Pemphigus immer vorhanden sei. Die Retention des Kochsalzes wirke offenbar „stickstoffsparend"; diese stickstoffsparende Wirkung des Kochsalzes dürfte nach älteren Arbeiten auf einer vermehrten Bildung von relativ festen Salz-Eiweißverbindungen beruhen.

Urbach (a, b) hat im Rahmen seiner Stoffwechseluntersuchungen *auch in der Haut* und im Unterhautzellgewebe Wasser und Kochsalz bestimmt und gefunden, daß neben der fast regelmäßigen Verminderung der Cl-Ausscheidung im Harn gerade der bedeutende Anstieg der Haut-Cl-Werte nach Kochsalzbelastung für den Pemphigus charakteristisch ist. Urbach findet in den zwei Fällen von Pemphigus, in denen vor und nach der Kochsalzbelastung eine Cl-Bestimmung in der Haut vorgenommen werden konnte, bei einem Kochsalzzusatz von täglich 10 g zur Diät der Vorperiode 10 Tage hindurch einen Anstieg der Cl-Werte in der Haut von 227 auf 486 mg$^0/_0$ bzw. von 218 auf 489 mg$^0/_0$ der frischen Substanz, also Retentionen von über 100$^0/_0$ der Ausgangswerte, während unter gleichen Bedingungen Normalpersonen höchstens 15$^0/_0$ retinieren [Urbach (d)]. Auch ohne Überbelastung fand Urbach in 4 Fällen hohe Kochsalzwerte und zwar 548, 312, 481 und 401 mg$^0/_0$ des Frischgewichtes, während mit der gleichen Methodik in der Haut von Normalen der Kochsalzgehalt durchschnittlich nur 259,6 mg$^0/_0$ betrug. Mit der Kochsalzretention ging die Retention von Wasser nicht parallel. Einmal ließ sich eine ausgesprochen „trockene Retention", in anderen Fällen dagegen eine bedeutende Vermehrung des Wassergehaltes in der Haut feststellen. Eine Vermehrung des Wassers fand sich auch in den inneren Organen eines zur Sektion gelangten Falles, Kochsalzvermehrung dagegen nur in der Haut und im subcutanen Bindegewebe. Die Subcutis zeigte auch in einigen der übrigen Fälle erhöhte Wasser- und Kochsalzwerte, sowie einen Anstieg derselben bei Kochsalzbelastung, doch waren die Abweichungen von der Norm viel geringer als in der fettfreien Haut. Innerhalb der Cutis propria waren beim Pemphigus Wasser und Kochsalz ziemlich gleichmäßig verteilt. Das Str. reticulare hatte einen etwas niedrigeren Wasserwert und etwas höhere Kochsalzkonzentration als das Str. papillare [Urbach (d)].

Die Pemphigusuntersuchungen Urbachs bildeten den Ausgangspunkt zur Ausarbeitung einer sehr einfachen, praktisch leicht durchführbaren *Methodik der Hautentnahme am Lebenden,* die eine ziemlich große Einförmigkeit des Ausgangsmaterials gewährleistet und infolgedessen systematische mikrochemische Untersuchungen der menschlichen Haut unter physiologischen und pathologischen Bedingungen ermöglicht. Das Wesen der Methode [Urbach und Fantl, Urbach (c)] besteht darin, daß mit Hilfe einer rotierenden Kromayerschen Stanze, ähnlich wie mit einem Zahnbohrer, aus der Haut ein stets gleich großer Zylinder von 1 cm Durchmesser ausgestanzt wird. Man erhält auf diese Weise ein 120—160 mg schweres Hautstück, an dessen Basis das Fettgewebe durch einen Scherenschlag abgetrennt wird. Die Grenze von Cutis und Subcutis ist unter normalen Bedingungen scharf, so daß die Trennung leicht und präzis gelingt wie man sich aus mikroskopischen Kontrollen leicht überzeugen kann. Die Hautentnahme ist fast völlig schmerzlos, so daß auf eine Anästhesie verzichtet werden kann. Es wird also jeder Eingriff, der die natürlichen

Verhältnisse beeinträchtigen könnte, vermieden. Größere Venen scheinen der Stanze auszuweichen, die Hautstücke sind makroskopisch fast stets blutfrei.

URBACH macht darauf aufmerksam, daß wegen der großen regionären Verschiedenheiten zu Vergleichszwecken stets nur symmetrische bzw. parallele Hautstücke verwendet werden dürfen, solange nicht eine „chemische Hauttopographie" ausgearbeitet wird. — Mit seiner Methode erhält URBACH recht befriedigend übereinstimmende Parallelwerte bei der quantitativen Analyse verschiedener organischer und anorganischer Bestandteile der Haut, wenn die Werte auf *fettfreie Trockensubstanz* bzw. bei Mineralien auf die Gesamtasche (vgl. BÖRNSTEIN, S. 306) bezogen werden.

In bezug auf den *Wassergehalt der Haut unter pathologischen Verhältnissen* erhielt URBACH folgende Resultate: Bei Ichthyosis, bei Sklerodermie und bei Dermatitis atrophicans im atrophischer Stadium ist die Haut auffallend wasserreich (71—80$^0/_0$), wiederum ein Resultat, das an den hohen Wassergehalt der „altersatrophischen", „trockenen" Haut erinnert. Eine Wasservermehrung findet sich auch bei entzündlichen Dermatosen: akuten Ekzemen, Erythrodermien, Erysipel und Psoriasis. Bei Ekzemen kann auch die gesunde Haut wasserreicher sein als normal. Den stark erhöhten Wassergehalt ohne klinisch und mikroskopisch wahrnehmbares Ödem, den schon ROTHSTEIN bei Nierenkranken als „latenten Hydrops" erkannt hatte, bezeichnet URBACH als Präödem.

## B. Die Wasserabgabe nach außen.

Die menschliche Haut und die der Säugetiere ist dank den Eigenschaften ihrer Hornschicht und ihres fettigen Überzuges in hohem Grade befähigt, den Körper vor Wasserverlusten zu schützen. Doch ist dieser Schutz kein absoluter; etwas Wasser verläßt den Körper andauernd durch die Haut. Diese Hautwasserabgabe wird weitgehend durch vitale Kräfte geregelt und in den Dienst zweckmäßiger Ausgleichsvorgänge im Bereich des Wasser- und Wärmehaushaltes gestellt. Während die Wasserabgabe durch die Lungen im wesentlichen einen passiven Abdunstungsvorgang darstellt, nähert sich die Haut mit ihren Regulationsmechanismen als Wasserausscheidungsorgan in ihrem Verhalten der Niere. Der Mensch gehört, vor allem auf Grund der besonderen Feinheit dieser Regulationsmechanismen in der Haut, zu den in ihrem Wasserhaushalt am besten regulierten Organismen [W. H. VEIL (z)].

Die Wasserabgabe auf die Körperoberfläche erfolgt auf zwei verschiedenen Wegen: 1. wird von den Schweißdrüsen Wasser abgesondert und 2. findet durch die Epidermis hindurch gegen die Körperoberfläche zu eine dauernde Wasserbewegung statt, die letzten Endes zu einer Abdampfung von Wasser führt (KRAUSE, DONDERS). Während die erste Art der Wasserabsonderung einen physiologischen Sekretionsvorgang darstellt, der unter nervösem Einfluß steht, wird die Wasserdampfabgabe durch die Epidermis mehr als ein physikalischer Abdunstungsprozeß aufgefaßt, wie er aus einem wasserreichen und nicht wasserdicht verschlossenen Körper an die wasserärmere Umgebung immer stattfindet.

Je nachdem das Wasser in Form sichtbarer Flüssigkeitstropfen oder in Form von Wasserdampf die Hautoberfläche verläßt, spricht man von *Schweiß* und von *unmerklicher Wasserabgabe (Perspiratio insensibilis)*. Man glaubte früher, die Verschiedenheit dieser beiden Arten der Wasserabgabe darauf zurückführen zu können, daß man die Absonderung sichtbarer Flüssigkeitstropfen der Schweißdrüsenfunktion zuschrieb, die unsichtbare Wasserabgabe dagegen als eine Folge der Verdunstung von der Epidermis betrachtete. Die Schweißdrüsen wären nach dieser älteren Auffassung temporär funktionierende Drüsen, die nur unter besonderen Bedingungen — vor allem zum Zwecke der Wärmeregulation — in Funktion treten, die aber dann sofort oder sehr bald eine so starke Wasserabsonderung herbeiführen, daß eine glatte Abdunstung nicht möglich ist: es erscheint dann der flüssige Schweiß. Heute wissen wir, vornehmlich aus der unmittelbaren mikroskopischen Beobachtung der Schweißdrüsenmündungen nach Jürgensen, daß die *Schweißdrüsen auch an der „insensiblen" Wasserabgabe teilnehmen.* Andauernd wird von den Schweißdrüsen in makroskopisch nicht sichtbaren und bald verdunstenden Tröpfchen Wasser abgesondert, auch dann, wenn die Haut sich trocken und kühl anfühlt. Bei den einzelnen Schweißdrüsen wechseln zwar Zeiten der Sekretion und der Ruhe untereinander ab, aber ohne daß jemals die Sekretion an irgendeiner Körpergegend gänzlich aufhören würde (Jürgensen). Für die Kontinuität der Schweißdrüsentätigkeit sprechen auch jene Befunde, nach denen ohne sichtbare Wasserabsonderung andauernd Kochsalz auf die Hautoberfläche abgeschieden wird (Cramer, Schwenkenbecher und Spitta, Riess, Spitta); das Kochsalz kann nur aus den Drüsenmündungen stammen, die intakte Epidermis ist für Kochsalz undurchgängig. Auch der Umstand, daß schon geringe psychische Einflüsse, wie leichte Erregungen, die unmerkliche Wasserabgabe mächtig zu steigern imstande sind, spricht für eine Beteiligung der Schweißdrüsen an der unmerklichen Wasserabgabe. Wir wissen besonders aus dem Studium des psychogalvanischen Reflexphänomens (galvanischer Hautreflex, Gildemeister), daß die Schweißdrüsen auf psychische Erregungen besonders leicht ansprechen, ohne daß eine sichtbare Schweißabsonderung aufzutreten braucht. Man hat auch, um die Teilnahme der Schweißdrüsen an der unmerklichen Wasserabgabe zu beweisen, angeführt, daß im allgemeinen die regionäre Größe der unmerklichen Wasserabgabe der Porenzahl und dem Reichtum an Schweißdrüsen entspricht (Reinhard, Galeotti und Macri).

Andererseits ist die *Wasserabgabe durch die Haut auch ohne Vermittlung der Schweißdrüsen* durch Beobachtungen von Loewy und Wechselmann, sowie Richardson an schweißdrüsenlosen Individuen gesichert[1]. Diese schweißdrüsenlosen Menschen verlieren bei niedrigen Außentemperaturen und bei körperlicher Ruhe ebensoviel Wasser durch ihre Haut wie Normale. Der Schweißdrüsenmangel macht sich erst dann unangenehm geltend, wenn Bedingungen geschaffen werden, die normalerweise zu sichtbarem Schweißausbruch führen. Dann erhöht sich die Körpertemperatur dieser Menschen; die Unfähigkeit zur physikalischen Wärmeregulation ruft eine Wärmestauung hervor.

Die Bedeutung der Schweißdrüsenfunktion einerseits, der epidermidalen Abdunstung andererseits für die kontinuierliche Hautwasserabgabe ist auch heute noch strittig. Während Schwenkenbecher von jeher die Ansicht verficht, daß die unmerkliche Wasserabgabe *vorwiegend* durch aktive Schweißdrüsentätigkeit zustande kommt, stehen Loewy und Wechselmann auf dem Standpunkt, daß die *unmerkliche Perspiration einen physikalischen Abdunstungsprozeß von der Oberhaut darstellt ohne nennenswerte Mitwirkung der Schweißdrüsen.* Für das Überwiegen der nicht-sekretorischen physikalischen Wasserabdunstung führt Loewy (a) — außer den Beobachtungen an schweißdrüsenlosen Menschen — folgende Beobachtungen an: Die unmerkliche Wasserabgabe ist von der Eigentemperatur der Haut und ihrer Blutversorgung abhängig. Alle Maßnahmen, die die Haut abkühlen und unmittelbar oder reflektorisch eine Gefäßverengerung verursachen, verringern auch die Wasserdampfabgabe. Atropin, das in spezifischer Weise die Schweißdrüsenfunktion lähme, vermöge die unmerkliche Wasserabgabe nicht deutlich zu beeinflussen. Eine insensible

---

[1] Vgl. hierzu die Angaben von Eimer und von Heide, wonach auch bei den schweißdrüsenlosen Kaninchen eine meßbare Hautwasserabgabe nachweisbar ist.

Absonderung aus den Schweißdrüsen könne zwar stattfinden in hochtemperierter trockener Luft, in welcher der sezernierte Schweiß rasch verdunstet, so daß die Haut trocken bleibt. Die eigentliche Schweißabsonderung bei Erwärmung werde sogar immer von einer kurzen Periode insensibler Schweißabgabe eingeleitet. Aber für eine kontinuierliche sekretorische Schweißdrüsentätigkeit bei niederen Temperaturen sei kein einziger Beweis erbracht. Der Befund CRAMERs, die dauernde Kochsalzabscheidung ohne sichtbare Schweißabsonderung könne (allerdings in kurzdauernden Versuchen, vgl. SCHWENKENBECHER) nicht bestätigt werden.

In den letzten Jahren hat sich in zahlreichen Arbeiten O. MOOG eingehend mit der Frage nach dem Mechanismus der unmerklichen Wasserabgabe befaßt und dabei sein besonderes Augenmerk auf den *Zustand der Haut* gerichtet, der ja auch nach LOEWY von ausschlaggebender Bedeutung ist. Die Untersuchungen MOOGs (d) sprechen zunächst dafür, daß die Schweißdrüsen an der unmerklichen Wasserabgabe teilnehmen: Die Einspritzung von Pilocarpin, das an den Schweißdrüsen angreift ohne die Blutzirkulation in der Haut merklich zu beeinflussen, steigert die unmerkliche Wasserabgabe, und Atropin, das die Schweißdrüsenfunktion hemmt, setzt sie — im Gegensatz zu den Untersuchungen LOEWYs — herab. Die Angabe LOEWYs, daß alles was die Temperatur der Haut erniedrigt, auch die Wasserabgabe herabsetzt, hat nach MOOG (e) keine allgemeine Gültigkeit. Kurzdauernde venöse Stauung führe zwar, wie auch LOEWY fand, bei gleichzeitigem Sinken der Hauttemperatur zu einer Verminderung der Wasserdampfabgabe, bei fortgesetzter Stauung erhöhe sie sich aber über die Norm. Diese Erhöhung der Wasserdampfabgabe bei starker Abkühlung der Haut könne rein physikalisch kaum erklärt werden. Die ödematöse Durchtränkung der Gewebe könne dafür nicht verantwortlich gemacht werden, da SCHWENKENBECHER und MOOG (e) (im Gegensatz zu JANSEN und zu PEIPER) bei Ödemen keine oder keine regelmäßige Vermehrung der Wasserabsonderung feststellen konnten (vgl. S. 294). Dagegen habe man Anhaltspunkte dafür, daß die Kohlensäureanhäufung in der Haut von einem gewissen Grade an zu einer Anregung der Schweißsekretion führe [SCHWENKENBECHER (a), LEVY]. Noch viel weniger lasse sich die physikalische Natur der Abdunstung mit der Tatsache vereinen, daß sie bei *Hautentzündungen* also bei erhöhter Hauttemperatur und erhöhtem Blutzufluß *herabgesetzt* ist. Bereits SSOKOLOW fand bei Scharlach, AUBERT bei Erysipel, BARRATT (b) bei Carboldermatitis eine Herabsetzung der Wasserdampfabgabe. Einwandfrei ließ sich eine solche Herabsetzung bei der Lichtdermatitis durch MOOG (e) nachweisen (vgl. die abweichenden Angaben von FR. FLARER). Nach physikalischen Gesetzen müßte bei der stärkeren Durchblutung und Erwärmung der Haut die Wasserabgabe erhöht sein. Daß ein gegensätzlicher Effekt eintritt, erklärt MOOG in dem Sinne, daß die entzündliche Schädigung zu einer Unterfunktion der Schweißdrüsen führt. Ob diese Erklärung das Richtige trifft oder nicht, die Tatsache selbst kann rein physikalisch nicht erklärt werden. Ähnliche Verhältnisse findet MOOG (e) auch nach Histamineinspritzungen. Das Histamin wirke trotz vermehrter Blutfülle und Temperaturerhöhung der Haut nicht fördernd auf die Menge des unmerklichen Hautwassers. Daß dem gegenüber Amylnitrit eine starke Erhöhung der Hautwasserabgabe zur Folge hat, dürfte nach MOOG (e) darauf beruhen, daß hier im Gegensatz zu den Bestrahlungs- und Histaminversuchen keine Zellschädigung stattfindet und infolgedessen die bessere Durchblutung der Haut eine Mehrleistung der Schweißdrüsen bedingt. Schließlich findet MOOG (b), daß bei Steigerung der relativen Luftfeuchtigkeit die Perspiration beträchtlich ansteigt; sie verhält sich also umgekehrt als es nach physikalischen Gesetzen zu erwarten wäre. Die Perspiration stelle also einen komplizierten vitalen Vorgang dar, wie schon Rubner gesagt hat: „Der Organismus stößt aktiv Wasser aus".

Auf der anderen Seite hat aber Moog (j—k) bestätigt, daß *neben der kontinuierlichen Schweißabsonderung eine dauernde Wasserabdunstung auch durch die Epidermis,* ganz unabhängig von der Schweißdrüsenfunktion stattfindet. Den Nachweis dafür hat Moog (g) führen können, nachdem er die Messung der Hautwasserabgabe mit der mikroskopischen Beobachtung der Schweißabsonderung nach Jürgensen kombiniert hatte. Er fand auf diese Weise, 1. daß das Atropin zwar die Schweißdrüsentätigkeit völlig ausschalten kann, daß aber dadurch die Wasserdampfabgabe niemals vollständig aufgehoben wird; 2. daß das Formalin bei Aufpinselung auf die Haut die Ausführungsgänge der Schweißdrüsen verödet, aber die Hautwasserabgabe nicht herabsetzt, im Gegenteil sie sogar erhöht, und zwar deshalb, weil durch das Formalin die Epidermis „gereizt" wird. Die epidermidale Wasserabgabe kann indessen nach Moog *nicht ein einfacher physikalischer Abdunstungsvorgang* sein. Sie sei vielmehr ein vitaler Sekretionsprozeß der Epidermis, ebenso wie die Schweißsekretion eine vitale Funktion der Schweißdrüsenzellen darstelle. Denn epidermidale Reize, wie z. B. Äther und Formalin steigern bei äußerer Applikation die Wasserdampfabgabe, lähmende Agenzien wie Chloroform hemmen sie. Das Verhalten der Epidermis sei dabei das Ausschlaggebende, mit Gefäßreaktionen seien diese Befunde nicht zu erklären, denn nach Chloroformapplikation z. B. sinke trotz deutlicher Hyperämie die Wasserabgabe, während umgekehrt z. B. im Falle des Formalins die „Reizung" der Epidermis und die Erhöhung der Wasserabgabe ohne jede wahrnehmbare Hyperämie vor sich gehe. Auch das Verhalten der insensiblen Perspiration kurz vor und nach dem Tode spreche für die vitale Natur des Prozesses. Würde es sich um eine physikalische Abdunstung handeln, so müßte mit dem plötzlichen Stillstand der Blutzirkulation die Perspiration plötzlich herabsinken. Demgegenüber beobachte man nach dem Tode eine allmähliche Abnahme, wie sie dem allmählichen Absterben der Epidermis entspreche.

Überblicken wir das vorliegende Material über die Wasserdampfabgabe der Haut bei niederen Temperaturen, so sehen wir, daß neben dem Vorhandensein einer perpetuierlichen Schweißabsonderung (Jürgensen, Moog) die Existenz einer andauernden Wasserdampfabgabe durch die Epidermis gesichert ist, einerseits durch die älteren Beobachtungen von Loewy und Wechselmann an schweißdrüsenlosen Individuen, andererseits durch die neueren Beobachtungen von Moog bei Einwirkung verschiedener Chemikalien auf die Schweißdrüsen einerseits und auf die Epidermis andererseits.

Vielfach wurde die Frage erörtert, *auf welchem Wege und in welcher Form die Wasserbewegung* von der Cutis aus durch die Epidermis *nach der Oberfläche* zu stattfindet. Als erster hat sich Unna (a) ausführlich mit der sog. Lymphzirkulation der Epidermis befaßt und ist auf Grund histologischer, mit der Vergoldungsmethode von Ranvier gewonnener Befunde zu dem Schluß gekommen, daß der Flüssigkeitsstrom von den Spitzen der Papillen ausgehend, sich strahlenförmig in der Epidermis ausbreitet. In den Goldbildern ziehen von den Papillenspitzen senkrechte gekörnte Fäden nach oben zwischen den Basalzellen, verzweigen sich entsprechend der Form der Retezellen, sind im Stratum granulosum rankenförmig aufgespalten, bis sie sich gabelförmig teilend aufhören. Oft sieht man Körnchenreihen auch noch in der Hornschicht. Unna glaubt, daß auch ein Rückstrom zu den interpapillären Zapfen und von dort aus in die Schweißporen stattfindet. Wichtig ist die Angabe Unnas, daß *das Lumen der Schweißdrüsen in ihrem epidermidalen Anteil mit den Saftlücken der Epidermis unmittelbar zusammenhängt,* eine Ansicht, die mit gewissen Einschränkungen neuerdings auch von MELCZER auf Grund von Infusionsversuchen mit wässerigen Harnstofflösungen vertreten wird. Wir müssen also damit rechnen, daß es überhaupt nicht möglich sein wird, eine strenge Trennung des epidermidalen und des Schweißdrüsenwassers, wie oben versucht, durchzuführen. Denn aus der Epidermis kann in die Schweißdrüsenausführungsgänge Wasser übertreten, welches nicht von den Schweißdrüsenzellen abgesondert worden ist. Zumindest ist bei struktureller Betrachtung diese Möglichkeit gegeben. So könnte auch die „perpetuierliche Schweißabsonderung" zum Teil nicht der Effekt der Drüsentätigkeit, sondern das Ergebnis der Wasserbewegung in der Epidermis sein.

Nach MELCZER diffundiert das Wasser aus den Coriumgefäßen in flüssigem Zustand in die Epidermis und dringt hier bis zum obersten Drittel der Hornschicht vor. Erst hier erfolge die Verdampfung des Wassers. Der oberste Teil der Hornschicht sei für Wasser in flüssigem Zustande gar nicht durchgängig. Demgegenüber neigt FRIEBOES zur Ansicht, daß wenn auch nicht das ganze Wasser, aber doch hie und da, vielleicht sogar dauernd auch kleinste Tropfen flüssigen Wassers durch die Epidermis hindurch zur Abscheidung gelangen. Erst dann sei die biologische Aufgabe der Wasserbewegung, die Kühlung der Epidermis erfüllt.

Die Wasserbewegung und die Bewegung der in Wasser gelösten Stoffe ist nach FRIEBOES nicht an irgendwelche Saftkanäle, sondern an das *Epithelfasersystem* gebunden, welches ja nach FRIEBOES mit dem Maschenfaden des Bindegewebes eine geschlossene Einheit bildet und die Wasseraufnahme selbsttätig reguliert. „Das ganze Epithelfasersystem hängt — drastisch ausgedrückt — wie ein hydrophiles dreidimensionales Netz mit seinen unteren freien Enden in einen Wasserbehälter hinein. Physikalisch resultiert daraus das Aufsaugen des Wassers und seine Verdunstung." Auch das Stratum corneum ist wie das Rete Malpighi schwammfasergerüstartig aufgebaut und stellt nach FRIEBOES mit seiner Riesenoberfläche eine glänzende Verdunstungsanlage dar.

Nach unserer eigenen Auffassung sind — wie wir S. 206 ausgeführt haben — *Wasserabgabe durch die Epidermis und Verhornungsprozeß* eng miteinander verknüpfte Vorgänge. Nach dieser Anschauung handelt es sich nicht nur um Diffusion des Wassers aus den Blutgefäßen an die Körperoberfläche durch präformierte Saftkanäle der Epidermis hindurch, sondern es wird zum Teil auch solches Wasser abgegeben, welches vorher ein integrierender Bestandteil des Protoplasmas war, und welches wir in weiterem Sinne als „Quellwasser" bezeichnen dürfen, wie es in allen Zellen enthalten ist. Dieses Wasser wird im Laufe des Verhornungsprozesses frei und kann infolgedessen, sei es von der Oberfläche (FRIEBOES), sei es im obersten Teil der Hornschicht (MELCZER) abdunsten. Die Ausführungen von FRIEBOES stehen mit unseren Vorstellungen insofern im Einklang, als wir annehmen, daß die Verhornung und infolgedessen auch die Wasserabgabe an das Fasergerüst der Epithelzellen gebunden ist, bzw. von hier aus ihren Ursprung nimmt, während der flüssigere Zellinhalt, der im Laufe der Verhornung eine partielle Hydrolyse erleidet (die Hornalbumose UNNAS) Wasser aufnimmt. Durch die fortschreitende Verhornung wird die Wasserabgabe immer größer, die Hydrolyse betrifft einen immer geringeren Bruchteil der Zelle.

Die Wasserabdunstung ist zwar sicherlich physikalischen Gesetzen unterworfen (LOEWY, ZUNTZ und Mitarbeiter), doch wird der Einfluß der äußeren (atmosphärischen) physikalischen Bedingungsänderungen durch vitale Vorgänge meist verdeckt, d. h. durch Vorgänge, deren nähere physikalische Analyse nicht möglich ist. Deutlich kommen diese Verhältnisse in jenen Arbeiten zum Ausdruck, die die Abhängigkeit der unmerklichen Wasserabgabe von der Lufttemperatur, von der Luftfeuchtigkeit und von der Luftbewegung zum Gegenstand haben. Während nach älteren Arbeiten (GERLACH, REINHARD, FRISMANN, FUBINI und RONCHI) die Zunahme der Wasserausscheidung bei Erhöhung der Temperatur und bei Verminderung der relativen Luftfeuchtigkeit gesichert zu sein schien, ergab sich aus neueren Arbeiten mit vervollkommneter Methodik, daß die Verhältnisse doch viel verwickelter liegen.

Zunächst ist der *Zusammenhang zwischen unmerklicher Hautwasserabgabe und Außentemperatur* nicht eindeutig. Von den Autoren, die mit einwandfreier Methodik gearbeitet haben, finden RUBNER, SCHIERBECK, WOLPERT (a), v. WILLEBRAND und KALMANN ein nahezu lineares Abhängigkeitsverhältnis zwischen Temperatur und Wasserdampfabgabe etwa zwischen 20⁰ und 30⁰, wie z. B. folgende Zahlen von v. WILLEBRAND zeigen:

Tabelle 35.

| Temperatur | g Wasser/24 Std. | Temperatur | g Wasser/24 Std. |
|---|---|---|---|
| 12,00 | 252 | 22,80 | 485 |
| 16,00 | 366 | 24,40 | 545 |
| 17,20 | 396 | 26,00 | 583 |
| 18,15 | 441 | 28,00 | 644 |
| 19,35 | 460 | 30,00 | Schweiß |
| 21,00 | 482 | | |

Indessen findet schon v. WILLEBRAND selbst in einer zweiten Versuchsreihe große unregelmäßige Schwankungen der Hautwasserabgabe bei steigender Temperatur. v. WILLEBRAND führt die Schwankungen darauf zurück, daß diese zweite Versuchsreihe in der kalten Jahreszeit durchgeführt worden ist; der Zustand der Hautgefäße *vor* dem Perspirationsversuch sei aber für das Versuchsresultat auch von Bedeutung. BARRATT, LOEWY (a), ROTHMAN finden überhaupt keine deutliche Abhängigkeit von der Temperatur, OSBORNE kein lineares Verhältnis, während MOOG (c) eine solche nur in 50⁰/₀ seiner Fälle findet; in 50⁰/₀ der Fälle hat sich eine Beziehung zwischen Hautwassergabe und Temperaturen von 17—28⁰ nicht feststellen lassen. Man kann sich dieses widerspruchsvolle Verhalten erklären, wenn man die Feststellung von LOEWY (a) vor Augen hält, daß alles, was die Temperatur der *Haut* erniedrigt, auch die Wasserabgabe herabsetzt, und umgekehrt, was die Temperatur der Haut erhöht, die Wasserabgabe steigert. Hat auch dieser Satz nach den Stauungsund Entzündungsversuchen von MOOG (e) seine allgemeine Bedeutung eingebüßt, so ist er innerhalb bestimmter Grenzen doch gültig. Wenn es bei steigender Temperatur auch zu einer Erhöhung der Hauttemperatur kommt, d. h. wenn die Wärme lange genug eingewirkt hat, wenn die vasomotorische Reaktionsfähigkeit der Haut normal ist, und wenn keine gegensätzlich störende Momente (vor allem psychische Momente) einwirken, so läßt sich mit zunehmender Lufttemperatur auch eine Zunahme des Wasserdunstes feststellen. Und umgekehrt führt die Luftabkühlung zu einer Abnahme der Hautwasserabgabe, wenn sie eine Herabsetzung der Hauttemperatur zur Folge gehabt hat (LOEWY), d. h. wenn die kühle Luft die normale vasokonstriktorische Hautreaktion ausgelöst hat. Daß in einem großen Teil der Fälle die Abhängigkeit der Wasserdampfmenge von der Temperatur nicht festgestellt werden kann, beruht darauf, daß die Änderungen der Außentemperatur die Hauttemperatur nicht beeinflußt haben. Störende Momente sind: die dem Versuch vorangehenden Außentemperaturen, die die Reagibilität der Gefäße beeinflussen (v. WILLEBRAND), die Art der Kleidung vor und während des Versuches (SCHIERBECK), die verschiedene Ernährung [REINHARD, ERISMANN, RUBNER (a)], vorangegangene Arbeit [WOLPERT und PETERS (b)], tageszeitliche Schwankungen, psychische Einflüsse auf die Vasomotorentätigkeit usw. Eine besondere Unregelmäßigkeit der Temperaturabhängigkeit haben RUBNER und LEWASCHEW, sowie WOLPERT (a) feststellen können: Bei sinkender Außentemperatur unter 20⁰ sinkt die Wasserabgabe nicht weiter herab, sie geht im Gegenteil etwas in die Höhe.

Im Gegensatz zu der nicht eindeutigen Zunahme zwischen 20 und 30⁰, erfährt die unmerkliche Wasserabgabe etwas oberhalb 30⁰ eine ganz plötzliche und starke Zunahme, und zwar bei einer Temperatur, die bereits zu sichtbarer Schweißsekretion führt. Diese „kritische Temperatur" (SCHIERBECK) ist bei den verschiedenen Personen nicht immer dieselbe, bei ein und derselben Person jedoch recht konstant (v. WILLEBRAND). SCHIERBECK und v. WILLEBRAND finden sie bei ihren Versuchspersonen bei etwa 33⁰, LOEWY und WECHSELMANN sehr schwankend [1]. Bei dieser Temperatur setzt plötzlich eine erhöhte Tätigkeit der Schweißdrüsen ein (nach LOEWY beginnen sie überhaupt erst tätig zu sein), doch ist in der allerersten Zeit die Schweißabsonderung zunächst so gering, daß der ganze Schweiß von der Körperoberfläche verdunsten kann, ohne sichtbare Schweißtropfen zu bilden; daher der kritische Anstieg auch des unmerklichen Wassers. Die gesamte Wasserverdunstung nimmt dann mit zunehmender Temperatur bis etwa 37⁰ andauernd zu. Durch

---

[1] Über die Faktoren, die die kritische Temperatur beeinflussen vgl. ausch KUNO.

höhere Temperaturen als 37° findet keine Beinflussung mehr statt [Wolpert (a)], eine stärkere Abdunstung läßt sich nicht mehr erzwingen[1].

Ähnlich wie die Lufttemperatur hat auch die *Luftfeuchtigkeit* nur insofern einen Einfluß auf die unmerkliche Wasserabgabe, als sie den Zustand der Haut zu beeinflussen vermag. Auch dieser atmosphärische Einfluß wird durch die individuellen Eigenschaften des Hautorgans und den zahlreichen unberechenbaren Faktoren, die die Vasomotorentätigkeit und damit die Hauttemperatur beeinflussen, verdeckt.

Würden einfache Verhältnisse bestehen, so müßte man erwarten, daß die „physikalische Wasserabdunstung" in trockener Luft größer ist als in feuchter. Das ist bei toter Haut tatsächlich der Fall: bei gleichen Temperaturen verdampft in sehr trockener Luft ungefähr doppelt so viel Wasser als in sehr feuchter Luft [Wolpert (b)]. Nach älteren Angaben sinkt die Wasserdampfabgabe mit steigender Luftfeuchtigkeit auch in vivo (Erismann, Reinhard). Auch Rubner und v. Lewaschew haben zeigen können, daß bei trockener Luft die Hautwasserabgabe erhöht ist; aber sie finden, daß der Einfluß der Luftfeuchtigkeit bei verschiedenen Temperaturen ganz verschieden ausfällt. Bei verschiedenen Temperaturen verfügt die Haut offenbar über verschiedene Mengen verdampfbaren, der Trockenheit zugängigen Wassers (Rubner). So ist es nicht verwunderlich, daß wir auch seither immer einander widersprechende Resultate finden. Nuttall findet überhaupt keinen Einfluß zwischen 12,6—63,7% relativer Feuchtigkeit, v. Willebrand keinen deutlichen Einfluß zwischen 40—55%. Kalmann findet ein nahezu gerades Verhältnis zum Sättigungsdefizit der Atmosphäre, dagegen Moog (b) umgekehrt eine Erhöhung der Wasserdampfabgabe bei Steigerung der relativen Luftfeuchtigkeit. Moog schließt hieraus, wie erwähnt, daß die unmerkliche Hautwasserabgabe eine komplizierte vitale Funktion darstellt. Indessen könnten nach Rubner (b) auch physikalische Einflüsse, wie die vermehrte Wärmestrahlung und Leitung bei feuchter Luft dafür eine Erklärung geben, daß die nach „physikalischen Gesetzen" erwartete Herabsetzung der Perspiration bei erhöhter Luftfeuchtigkeit ausbleibt. Nach Rubner ist auf diese Weise *die Regulation der Wasserdampfabgabe bei wechselnder Feuchtigkeit im wesentlichen eine Thermoregulation*, der Zusammenhang zwischen wechselnder Luftfeuchtigkeit und Wasserdampfabgabe nur ein scheinbarer. Dazu kommt die komplizierende Wirkung der Kleidung. Die Luft zwischen Kleider und Haut ist immer trockener als die Außenluft und ihr Feuchtigkeitsgrad schwankt innerhalb viel engerer Grenzen als der der Atmosphäre (Rubner und Lewaschew).

Könnte die Wasserdampfabgabe durch die Haut der Wasserverdampfung aus einem leblosen System gleichgestellt werden, so würde die *Luftbewegung* unter allen Umständen die Perspiration erhöhen. Es würde die Luft um so mehr Wasser mit sich nehmen, je schneller sie um die Haut streift (Erismann, Reinhard). In der Tat konnten Schierbeck, Wolpert und Rothman eine solche Abhängigkeit nachweisen. Wolpert (a) hat indessen gezeigt, daß diese Abhängigkeit je nach der Lufttemperatur sehr verschieden ist. Unterhalb 20° ist die Perspiration in bewegter Luft um etwa 5—10% größer als in ruhender Luft. Zwischen 20 und 35° wird das Verhältnis umgekehrt: die Perspiration in bewegter Luft sinkt auf $^1/_2$—$^1/_3$ des Normalen. Erst von 36° an nimmt wieder im Verhältnis die Perspiration in bewegter Luft stark zu. Aus allen diesen Angaben ersehen wir, daß „physikalische" und „vitale" Vorgänge bei der Wasserabgabe der Haut derart innig miteinander verknüpft sind, daß eine Trennung kaum möglich ist.

Eindeutiger als der Einfluß der atmosphärischen Verhältnisse ist der Einfluß des *Zustandes der Haut* selbst.

Stark verringert wird die Perspiration durch den *fettigen Überzug der Haut* [P. G. Unna, Cramer, Wolpert (c), Loewy, Loewy und Wechselmann, Rothman[2]]. Im Gegensatz zur unmerklichen Wasserabgabe wird die sichtbare Schweißsekretion durch Einfettung nicht zurückgedrängt, sie nimmt im Gegenteil mit steigender Temperatur in hohem Grade zu. Wolpert (c) glaubt, daß die Erhöhung der Schweißsekretion auf einer Reizung durch das Fett (Lanolin) beruht. Oberhalb 40° ist auch die Verdampfung des Schweißes von der eingefetteten Haut größer als von der fettfreien.

---

[1] Eigenartigerweise zeigt die Perspiration an den Handtellern nach Kuno und Ikeuchi eine viel weitergehende Unabhängigkeit von der Umgebungstemperatur als die übrige Hautoberfläche. Die Haut der Handteller sei nicht wesentlich an der Wärmeregulation des Körpers beteiligt, ihre Aufgabe sei viel eher das Austrocknen der dicken Epidermis zu verhindern.

[2] Interessant ist in dieser Beziehung eine Bemerkung von Loewy und Wechselmann: sie finden bei ihren schweißdrüsenlosen Patienten einen völligen Mangel auch an Talgdrüsen und glauben, daß dieser Talgdrüsenmangel die unmerkliche Wasserabgabe fördernd beeinflußt.

*Arterielle Hyperämie* ohne entzündliche Schädigung des Gewebes erhöht die Perspiration [Moog (e)], vorübergehende *Stauung* setzt sie herab [Barratt (a), Loewy, Moog (e)], andauernde Stauung erhöht sie [Moog (e), D'Alise und Mattioli]; dem entspricht „die klinische Beobachtung, daß Vasomotoriker mit ausgesprochener Akrocyanose recht häufig feuchte Hände und Füße haben" (Moog). *Entzündliche Prozesse* der Haut setzen die Perspiration herab (vgl. S. 289 ff.). Bei der *Ichthyosis* ist die insensible Wasserabgabe ebenso wenig herabgesetzt, wie die sichtbare Schweißabsonderung; der Wasserdunst kann sogar auffallend beträchtlich sein. An *Narben* ist die Perspiration herabgesetzt (Musumucci und Macco), desgleichen an sclerodermatisch erkrankter Haut (Macco). Wasseransammlungen in der Haut haben zumeist keine Erhöhung der Perspiration zur Folge [Schwenkenbecher (z)], im Gegenteil, oft wird eine Verminderung derselben beobachtet (Macco) (vgl. auch S. 297). Bei allgemeinen Zirkulationsstörungen (Lungen- und Leberstauung) ist die Perspiration (wie auch die sichtbare Schweißabsonderung) herabgesetzt (Zak, Zak und Kauf). Pigmentierte Haut gibt wesentlich mehr Wasserdampf ab als nicht pigmentierte (Muggla, Flarer). Bei Kindern wird durch Ultraviolettlichtbestrahlungen auch ohne Pigmentierung die Perspiration beträchtlich erhöht (Marcialis, Fanton).

Daß an zentral oder peripher gelähmten Körperteilen einmal Erhöhung (Musumucci und Macco), einmal Erniedrigung (Jansen, Peiper) der Perspiration beobachtet wird, kann nicht weiter verwundern; das kann sowohl am verschiedenen Verhalten der Schweißdrüsennerven, wie auch am verschiedenen Verhalten der Vasomotoren je nach der Art der Lähmung beruhen. In Zusammenhang mit Nerveneinflüssen sind auch die Hormone von Einfluß auf die insensible Hautwasserabgabe. Bei Myxödem ist sie herabgesetzt, bei Basedow erhöht [Schwenkenbecher (z) Macco]. Nach H. Löhr verursacht Thyreoidinmedikation in jedem Normalfalle eine Körpergewichtsabnahme; oft wird diese Gewichtsabnahme bei verringerten Harnmengen durch Steigerung der unmerklichen Wasserabgabe durch Haut und Lunge herbeigeführt (vgl. auch Berliner und Arendt). Bei Myxödem ist die Erhöhung der Perspiration nach Schilddrüsenzufuhr besonders stark. Bei graviden Frauen ist die Hautwasserabgabe, besonders in den letzten 3 Monaten stark vermindert, bei Graviden mit Albuminurie und bei Eklamptischen noch mehr (Scaglione). Bei Akromegalie ist die Perspiration herabgesetzt (Macco).

*Die 24stündliche Menge des durch die gesamte Hautoberfläche unmerklich abgesonderten Wassers* läßt sich aus den verschiedenen Literaturangaben [Röhrig, Nuttall, Schierbeck, v. Willebrand, Seguin, Schwenkenbecher (z), Loewy und Wechselmann, Loewy, Kalmann, Alchieri] bei erwachsenen Menschen unter normalen Verhältnissen *auf 500—600 g* berechnen.

Die gesamte insensible Wasserausscheidung durch Haut und Lungen wird von Pettenkofer und Voit im Mittel auf 931 g, von Atwater und Benedict auf 935 g in der Ruhe berechnet[1]. Davon fallen etwa 530 g auf die Haut, etwa 400 g auf die Lungen (vgl. Galeotti und Signorelli). F. G. und C. G. Benedict finden etwa die gleich große Wasserabgabe aus Haut und Lunge. Durch die Nieren werden im Durchschnitt 1200, vom Darm 110 g Wasser ausgeschieden. So ergibt sich, daß bei vollständiger körperlicher Ruhe rund 24% *des täglichen Wasserverlustes auf die Haut entfällt.* Die individuellen Schwankungen dieser Verhältniszahl sind sehr groß und werden zum Teil auf konstitutionelle Körpereigenschaften zurückgeführt (W. H. Veil).

---

[1] Nach F. G. Benedict und Mitarbeiter steht diese Zahl im direkten Verhältnis zur Intensität des Gesamtstoffwechsels und kann zur Beurteilung der Wärmebildung mit herangezogen werden. Er findet Schwankungen zwischen 600—960 g. (Vgl. hierzu u. a. Levine, Wilson und Helly.)

Wie sehr sich das Verhältnis zugunsten der Haut verschiebt, sobald infolge von Anstrengungen oder infolge Erhöhung der Außentemperatur die sichtbare Schweißabsonderung beginnt, zeigen die folgenden Werte aus Selbstversuchen von GALEOTTI und SIGNORELLI.

Tabelle 36.

| | Verteilung der Wasserausscheidung in Prozenten auf | | |
|---|---|---|---|
| | Harn und Faeces | Atmung | Haut |
| Ruhe    Mittelwert | { 62 | 13 | 25 |
| | { 53,0 | 19,7 | 27,3 |
| | 58,9 | 6,3 | 34,8 |
| Bergbesteigungen | 42,4 | 7,0 | 50,6 |
| | 48,9 | 10,9 | 40,2 |
| | 16,3 | 6,3 | 77,5 ! |

Die mit dem Schweiß abgesonderten absoluten Wassermengen können bei anstrengender Arbeit enorm ansteigen. Nach LANGLOIS und BOUSSAGUET werden unter extremen Bedingungen bis 2500 g Wasser in einer Stunde durch die Haut abgegeben. Natürlich versiegen unter solchen Umständen die übrigen Wasserausscheidungsorgane nahezu völlig, da die gesamten Reservebestände an Wasser von den Schweißdrüsen in Anspruch genommen werden. Neben der sichtbaren Schweißabsonderung wird auch die unmerkliche Wasserabgabe durch körperliche Arbeit stark gesteigert [WOLPERT und PETERS (b), KALMANN, ALCHIERI], und zwar erhöht sich die Perspiration auch an nicht arbeitenden Körpergliedern (ALCHIERI).

*Einmalige erhöhte Flüssigkeitszufuhr* bleibt beim erwachsenen Menschen ohne deutlichen Einfluß auf die unmerkliche Wasserabgabe der Haut (LASCHTSCHENKO), auch wenn der Zufuhr eine längere Wasserkarenz vorausgegangen ist [MOOG (a)]. Die akute Wasserbelastung wird fast ausschließlich von den Nieren bewältigt, wobei meistens ein Überschießen der renalen Wasserausscheidung beobachtet wird. Im sog. Wasserversuch werden nur 10—25$^0/_0$ des Wassers extrarenal ausgeschieden. Das abundante Wassertrinken geht dementsprechend letzten Endes immer mit einer Verarmung an Mineralien einher; würde die Haut bei der Flüssigkeitszufuhr im Vordergrunde der Ausscheidung stehen, so wäre der Demineralisation bis zu einem gewissen Grade vorgebeugt (W. H. VEIL). Wenn manchmal unmittelbar nach dem Wassertrinken Schweißsekretion auftritt, so handelt es sich um ein vegetatives Reizphänomen; der Schweiß tritt auf, bevor noch eine Resorption stattfinden konnte. Bei bereits schwitzenden Menschen ist diese reflektorische schweißtreibende Wirkung des Wassertrinkens besonders auffällig [SCHWENKENBECHER (a)]. Durch warmes Wasser wird sie eher ausgelöst als durch kaltes. Auch die fördernde Wirkung der Mahlzeiten auf Schweiß und Perspiration dürfte zum größten Teil auf reflektorischen Vorgängen beruhen. Sie ist bei Rekonvaleszenten und bei Fettleibigen mit ihrer auch sonst erhöhten Schwitzbereitschaft besonders deutlich ausgeprägt [SCHWENKENBECHER (z)].

Wird die vermehrte Wasserzufuhr länger fortgesetzt, so steigt allmählich auch die unmerkliche Hautwasserabgabe an, um später — trotz weiterer Zufuhr größerer Wassermengen — wieder herabzusinken [MOOG (a)]. Nach MOOG entspricht die vorübergehende Erhöhung der Perspiratio insensibilis der zeitweiligen Wasserretention in den Geweben. Wird nämlich dem Körper Wasser im Überschuß zugeführt, so kann für kurze Zeit Wasser in den Geweben retiniert werden. Erst nach einigen Tagen stellt sich der Körper auf die höhere Zufuhr ein und scheidet dann den gesamten Wasserüberschuß durch die Nieren aus (vgl. „Übung in der renalen Wasserausfuhr" Siebeck, Oehme, Veil u. a.). Solange der Wassergehalt der Gewebe (offenbar in erster Linie der Haut) erhöht ist, ist nach Moog auch die Perspiration gesteigert. In ähnlicher Weise glaubt Moog die vereinzelten Beobachtungen, daß bei Diabetes insipidus und bei schweren Fällen von Diabetes mellitus die Perspiration herabgesetzt ist, auf die durch Polyurie bedingte Austrocknung der Gewebe zurückführen zu können [vgl. Schwenkenbecher (z)]. In einem gewissen Gegensatz zu diesen Deutungen steht die Tatsache, daß in ödematöser Haut trotz des großen Wassergehaltes die Perspiratio insensibilis nicht erhöht zu sein pflegt. Aber es ist gut denkbar, daß das im gesunden Gewebe physiologischerweise vorübergehend retinierte Wasser in der Haut in einer anderen Bindung enthalten ist als das Ödemwasser (vgl. S. 297). Der Salzgehalt der Haut spielt dabei offenbar eine große Rolle.

Bei Wasserentzug ist die Perspiratio insensibilis beim Menschen bis um $25\%$ herabgesetzt (Schlüter), mit wieder einsetzender Flüssigkeitszufuhr steigt sie unter Umständen ganz steil wieder zur ursprünglichen Höhe (Dennig).

*Im Kindesalter* ist die insensible Wasserabgabe durch die Haut im Verhältnis zum Gesamtwasserverlust höher als beim Erwachsenen, wie überhaupt die extrarenale Wasserausscheidung im Wasserhaushalt des nicht vollentwickelten Organismus überwiegt [Wengraf, Lasch u. a.; vgl. Veil, Siebeck (z) u. a.]. Entsprechend der labileren Wasserbilanz sind hier die Schwankungen noch größer als bei Erwachsenen. Auf der einen Seite wird Wasser absolut retiniert, da es bei den Wachstumsvorgängen benötigt wird, auf der anderen Seite geht aber die extrarenale Wasserabgabe sehr leicht vor sich. Es ist allgemein bekannt, wie leicht Säuglinge und Kleinkinder schwitzen. Ähnlich verhält es sich auch mit dem insensiblen Wasser (Borrino u. a.). Beim Säugling ist die Beteiligung der Hautausscheidung im akuten Wasserversuch wesentlich größer als beim Erwachsenen. Im ersten Lebensjahr werden durchschnittlich $35\%$ des zugeführten Wassers durch Haut und Lungen ausgeschieden (Wengraf). Die Untersuchungen von de Rudder zeigen, daß für die Perspiratio insensibilis des Säuglings die Flüssigkeitsaufnahme (über 500 ccm) von ausschlaggebender Bedeutung ist. Bei krankhaften Wasserverlusten der Kleinkinder (alimentäre Intoxikation) kann ausschließlich die insensible Perspiration auf den Diuresereiz ansprechen (Wengraf, vgl. auch Lasch). Vielfach wird auch die Neigung zu Dermatosen im Säuglingsalter mit der Labilität des Wasserhaushaltes in Zusammenhang gebracht.

Die Gesamtmenge des von der Haut abgeschiedenen Wassers hängt weitgehend von dem *Salzgehalt des Blutes* ab. Durch Einfuhr von reinem Kochsalz per os oder durch Injektion hypertonischer Kochsalzlösungen wird sowohl die unmerkliche Wasserabgabe [N. Róth, Moog (f) wie auch die Schweißsekretion beim Menschen (R. Link, Kittsteiner, R. Schoen) und beim Tier (Montuori) stark herabgesetzt. Es handelt sich hierbei um eine Dehydratation der Gewebe, wobei die Haut als wassersparendes Organ regulierend einwirkt [Moog (f)]. Die Haut gibt einerseits Wasser an das Blut ab, und sichert dessen osmotisches Gleichgewicht, andererseits kommt sie durch ihre relative Austrocknung in die Lage, die Wasserabgabe nach außen einzuschränken.

In ähnlichem Sinne sind auch die Beobachtungen zu deuten, die an *Nierenkranken mit Kochsalzretention* erhoben worden sind. Bereits Jansen fand eine Herabsetzung der unmerklichen Hautwasserabgabe bei Nierenkranken und Schwenkenbecher (a) konnte diesen Befund bestätigen. v. Korányi (a) führt die Verminderung der gesamten Wasserabdunstung (Haut und Lunge) bei Nierenkranken auf die gesteigerte molekulare Konzentration der Körpersäfte zurück und findet, daß die Perspiration mit Rückgang der molekularen

Konzentration im Blut wieder ansteigt. Dementsprechend konnten GRÜNER und N. RÓTH den Nachweis erbringen, daß bei Kochsalzretention die Wasserdampfabgabe herabgesetzt ist, und daß auch bei Nierenkrankheiten ausschließlich die Hyposthenurie [v. KORÁNYI (b)] dafür verantwortlich gemacht werden muß. Auch die sichtbare Schweißsekretion, der Wärme- und der Pilocarpinschweiß sind bei Nierenkrankheiten mit Salzretention herabgesetzt (v. KORÁNYI). Aus diesen Daten wird die mehrmals erwähnte Tatsache, daß in ödematöser Haut die unmerkliche Wasserabgabe nicht vermehrt ist, ohne weiteres verständlich. Ja es kommt infolge der „Salzbindung" des Wassers in der Mehrzahl der Fälle zu einer Herabsetzung der Perspiration. Bei der Entwässerung Ödemkranker steigt dagegen die Perspiratio insensibilis enorm an (PAESSLER u. a.).

Das Chlorcalcium scheint weniger wasserbindend zu wirken als das Kochsalz. PEPERHOWE findet zwar, daß sich das Chlorcalcium als Antihydroticum bei Phthisikern besser bewährt als das Kochsalz, MOOG (f) zeigte indessen, daß die unmerkliche Wasserabgabe durch Calciumchlorid eher gesteigert als herabgesetzt wird (entquellende Wirkung? MOOG). Hypertonische Zuckerlösungen setzen sowohl die Schweißbereitschaft (PELLER und STRISOWER, R. SCHOEN) wie die insensible Perspiration [MOOG (f)] herab.

Umgekehrt kann durch Einspritzung hypotonischer Lösungen die Schweißsekretion angeregt werden (MONTUORI), offenbar in Zusammenhang mit einer Salzverarmung der Gewebe.

Die sichtbare Schweißabsonderung ist im übrigen von der Zusammensetzung des Blutes weitgehend unabhängig, obwohl das Material zur Schweißzubereitung vom Blute geliefert wird. Eine viel größere Rolle als die Blutzusammensetzung haben für den Grad der Schweißabsonderung die peripheren und zentralen Nervenreize. Ja, es ist durchaus möglich, daß auch die hemmende Salzwirkung sich erst auf dem Umwege nervöser Vorgänge geltend macht. Die Unabhängigkeit von der Blutbeschaffenheit zeigen am krassesten jene Versuche, in denen es gelungen ist, Schweißsekretion durch Nervenreize auch bei gehinderter Blutzufuhr bzw. bei Blutleere auszulösen (M. LEVY, KITTSTEINER). Neben unmittelbar nervösen Einwirkungen spielen auch hormonale Einflüsse eine große Rolle.

## C. Die Kochsalzabgabe nach außen.

Nach SCHWENKENBECHER (b) wird Kochsalz von der menschlichen Haut ausschließlich durch die Tätigkeit der Schweißdrüsen nach außen abgeschieden. Die Epidermis ist für Kochsalz undurchlässig. Im Badewasser nach Dauerbädern (REISS, SPITTA) und in der Leib- und Bettwäsche, sowie an der Hautoberfläche von ruhenden Gesunden und Kranken (CRAMER, SCHWENKENBECHER und SPITTA) ist aber Kochsalz stets nachweisbar. Dieser Befund wird im Sinne einer kontinuierlichen Schweißabsonderung gedeutet. LOEWY (b) hat an der Hautoberfläche kein Kochsalz gefunden, doch wird ihm von SCHWENKENBECHER entgegengehalten, daß seine Versuche von zu kurzer Dauer waren. Man muß bei dieser Streitfrage bedenken, daß wenn auch die Epidermis für wässerige Kochsalzlösungen undurchlässig ist [s. VIALE (c)], *mit* den abgestoßenen Hornlamellen selbst doch Spuren von Kochsalz abgeschieden werden können (vgl. Tabelle 5 auf S. 171). Der Kochsalzgehalt des „insensiblen Schweißes" ist sehr gering; er beträgt nach SCHWENKENBECHER und SPITTA etwa 0,06%.

*Der Kochsalzgehalt des Schweißes* ist in erster Linie von der Sekretionsgeschwindigkeit abhängig, d. h. der Kochsalzgehalt ist um so höher, je mehr Schweiß in der Zeiteinheit abgesondert wird. Diese Feststellung C. KITTSTEINERs (a) erklärt zum Teil die Widersprüche der älteren Literatur: bei profusen Schweißausbrüchen wird die Konzentration an Kochsalz hoch, bei geringgradigem Schwitzen niedrig befunden. Mit wachsender Absonderungsgeschwindigkeit nähert sich der Kochsalzgehalt einer bestimmten Höchstgrenze (etwa 0,5%), welche nicht weiter überschritten wird (KITTSTEINER, E. F. ADOLPH). Immer ist der Kochsalzgehalt des Schweißes niedriger als der des Blutes. Im Gegensatz zum Kochsalzgehalt nimmt die Menge der Sulfate und des Stickstoffs mit steigender Sekretionsgeschwindigkeit ab, so daß sich die Zusammensetzung des Schweißes bei fortlaufender Sekretion immer mehr der einer reinen Kochsalzlösung nähert. Kochsalz und Stickstoff verhalten sich bei wechselnder Sekretionsgeschwindigkeit nahezu umgekehrt proportional [C. KITTSTEINER (b)].

Wenn auch im allgemeinen mit steigender Außentemperatur auch die Schweißabsonderung zunimmt, so ist die Sekretionsgeschwindigkeit doch nicht streng proportional der Außentemperatur. Man kann demnach nicht sagen, daß der Kochsalzgehalt des Schweißes um so höher ist, je höher die Außentemperatur. Bei öfterer Wiederholung des gleichen Wärmereizes wird die Sekretionsgeschwindigkeit immer geringer und die Kochsalzkonzentration niedriger. Allem Anschein nach ist aber nicht die Sekretionsgeschwindigkeit allein für den Kochsalzgehalt maßgebend. Eine große Rolle spielt dabei die Temperatur der *Haut*. Bei lokaler Erwärmung einer Extremität wird von der erwärmten Hautpartie sehr wenig, aber stark kochsalzhaltiger Schweiß abgesondert (CRAMER, KITTSTEINER). So beträgt z. B. der Kochsalzgehalt des Schweißes bei Erwärmung des Armes auf etwa 52° C 39%, bei etwa 39° C, sonst unter gleichen Bedingungen, nur 0,09% [KITTSTEINER (b)]. Auch bei starker Besonnung der Haut findet man einen etwas kochsalzreicheren Schweiß als ohne Besonnung (DURIG, NEUBERG und ZUNTZ). Bei sehr groben Differenzen der Gesamtkonzentration, bei sehr stark konzentriertem und sehr stark verdünntem Schweiß hat man auch parallele Änderungen des Kochsalz- und Stickstoffgehaltes gefunden (SCHWENKENBECHER und SPITTA). VIALE (a) findet bei Märschen eine andauernde Zunahme der Kochsalzkonzentration, auch wenn die Sekretionsgeschwindigkeit allmählich wieder abnimmt. Von Einfluß ist auch der Zustand des Blutkreislaufes: von venös gestauten Extremitäten wird ein besonders kochsalzreicher, auch sonst stark konzentrierter Schweiß gewonnen (KITTSTEINER). Sehr deutlich sind die regionären Unterschiede. KITTSTEINER (a) findet, daß die Kochsalzkonzentrationen im Gesichtsschweiß, im Schweiß der Arme und im Schweiß der Unterschenkel sich verhalten wie 8 : 4 : 2; das hänge mit der regionären Verschiedenheit der Sekretionsgeschwindigkeit zusammen. Die Gesichtshaut ist bei weitem die schweißtüchtigste Hautstelle.

Nach BRILL, der die Abhängigkeit der Chlorausscheidung von der Sekretionsgeschwindigkeit ebenfalls bestätigt findet, gibt es eine Mindestgrenze der Sekretionsgeschwindigkeit, die überschritten werden muß, um Chloride im Schweiß nachweisen zu können. Erst nach etwa 20—30 Minuten lebhafter Schweißsekretion (Pilocarpinschweiß) werde der Hauptchlorgehalt im Schweiß gleichsam ausgeschüttet. BRILL findet bei Ekzemkranken herabgesetzte Chlorausscheidung, die mit einer Herabsetzung der gesamten Schweißproduktion (vegetativ-nervöse Störung) im Zusammenhang stehen soll. Bei Psoriasis dagegen sei auch bei geringen Schweißmengen die Chlorausscheidung erhöht, es handle sich um eine absolute Chlorvermehrung im Schweiß.

Durch Verringerung des Kochsalzgehaltes der Nahrung kann anscheinend eine Verminderung der Kochsalzausscheidung im Schweiß erzielt werden. KITTSTEINER (a) konnte den Normalwert von 0,33 g täglich durch kochsalzarme Kost auf 0,22 g herunterdrücken. Einmaliger Kochsalzzusatz bewirkt eine starke Harndiurese, aber keine Zunahme der Kochsalzmengen im Schweiß, eher eine Abnahme infolge der erhöhten Diurese durch die Nieren. Durch dauernde Kochsalzüberbelastung glaubt KLEE trotz großer Schwankungen in den Einzelperioden eine Vermehrung der Kochsalzausscheidung im Schweiß erzielt zu haben; diese Angaben sind schon deshalb mit Vorsicht zu beurteilen, als hier die Gesamtchlorausscheidung der Haut aus dem Chlorgehalt der Socken, die die Versuchsperson getragen hat, berechnet wird. Beim Wassertrinken fällt die Konzentration des Kochsalzes im Schweiß, um sofort wieder zuzunehmen (VIALE). Bei eiweißarmer Diät wird etwas mehr Kochsalz im Arbeitsschweiß ausgeschieden, als bei eiweißreicher Nahrung (BERRY).

Der Arbeitsschweiß ist immer konzentrierter an Kochsalz als der Hitzeschweiß (PUGLIESE, VIALE u. a.). Ob es tatsächlich einen stark konzentrierten „Sympathicusschweiß" (Angstschweiße, Schweiße bei Dyspnoe, Agonie) und einen dünneren „Parasympathicusschweiß" gibt, wie vielfach angenommen wird, ist bis heute nicht entschieden.

Der Kochsalzgehalt des Schweißes schwankt nach den meisten Angaben etwa zwischen 0,06—0,5%. Wesentlich höhere Werte der älteren Literatur dürften ausnahmslos auf Verdunstungsfehler bei Sammlung des Schweißes zurückzuführen sein.

HARNACK fand beim Schwitzen in der Schwitzwanne 0,52—0,56% Kochsalz, CAMERER im Lichtbad 0,66, im Heißluftbad 0,78, im Dampfbad 0,34% Kochsalz. H. STRAUSS berechnete im Mittel 0,29%, BRIEGER und DISSELHORST 0,38% Kochsalzgehalt, WILLBRAND findet 0,17—0,32%, CRAMER 0,31—0,40% Kochsalz, BERRY 0,02—0,13% Cl. Die von DURIG, NEUBERG und ZUNTZ gefundenen Cl-Konzentrationen sind wesentlich niedriger, doch haben diese Autoren die Schweißmenge aus indirekten Berechnungen ermittelt.

*Die tägliche Menge* des durch die Schweißdrüsen abgeschiedenen Kochsalzes ist in weitgehendem Maße von der Menge des abgesonderten Schweißes abhängig. Unter Bedingungen, die keine sichtbare Schweißabsonderung hervorrufen, bei Bettruhe und $11^0$ C Außentemperatur finden SCHWENKENBECHER und SPITTA einen täglichen Kochsalzverlust von durchschnittlich 0,33 g durch die Haut. Bei mäßigem Schwitzen erhöht sich diese Zahl auf 0,5—0,65 g (SCHWENKENBECHER und SPITTA, KLEE). Da die tägliche Kochsalzausscheidung bei gemischter Kost 10—15 g beträgt, macht die mit dem Schweiß eliminierte Menge des Kochsalzes unter normalen Bedingungen kaum 3—5% der gesamten Kochsalzausscheidung aus. Sobald sich aber eine sichtbare Schweißsekretion einstellt, erhöht sich die Beteiligung der Schweißdrüsen an der gesamten Kochsalzausscheidung des Körpers. Bei profusen Schweißen infolge von Krankheiten und bei den üblichen therapeutischen Schwitzprozeduren ist das allerdings nicht der Fall: bei kritischen Schweißausbrüchen ist der Kochsalzgehalt des Schweißes auffallend gering und übersteigt nie täglich 1 g (SCHWENKENBECHER und SPITTA). Für eine einmalige Schwitzprozedur beträgt etwa 2 g Kochsalz die Höchstgrenze (C. v. NOORDEN). Viel eher als durch Hitzeschweiß kann der Mensch *mit dem Arbeitsschweiß bedeutende Kochsalzmengen verlieren.* Bei angestrengter Arbeit können bei Zimmertemperatur 13—30% des täglichen Kochsalzverlustes auf den Schweiß entfallen (CRAMER, BERRY), und wenn die Wasserverluste durch den Schweiß mehrere Liter betragen, wie das besonders bei anstrengenden Märschen der Fall zu sein pflegt, so kann die Kochsalzausscheidung durch den Schweiß die Ausscheidung durch die Nieren übertreffen.

Unter extremen Bedingungen kommt es durch die profuse Schweißabsonderung zu einer so beträchtlichen Cl-Verarmung des Organismus, daß Magenstörungen eintreten können, weil nicht mehr genügend Cl zur Bildung der Salzsäure der Magenschleimhaut zur Verfügung steht (COHNHEIM und KREGLINGER)[1]. An den auf das starke Schwitzen folgenden Tagen wird das Kochsalz der Nahrung in hohem Grade retiniert, und auf diese Weise der ursprüngliche Kochsalzbestand des Körpers wieder hergestellt. Der Körpergewichtssturz nach extremen Schweißverlusten kann nur dann wieder rasch ausgeglichen werden, wenn genügend Kochsalz zugeführt wird. Das viele Wasser, das infolge des starken Durstgefühles getrunken wird, kann ohne Salz nicht angesetzt werden (COHNHEIM und KREGLINGER, GROSS und KESTNER). Diese Beobachtungen konnten BOGENDÖRFER, sowie DANIEL und HÖGLER bestätigen. BOGENDÖRFER fand, daß Bromsalze die Chloride ersetzen können in dem Sinne, daß das durch Schwitzen verlorene Wasser bei Zufuhr von Bromalkalien wieder angesetzt werden kann. Nach HÖGLER und UEBERRACH wirken auch Natriumbicarbonat, Dinatriumphosphat, Harnstoff und Zucker nach ausgiebigem Schwitzen wasser-

---

[1] TALBERT und ROSENBERG haben diesen Befund bei Einlegung einer Dauersonde in den Magen bestätigen können.

retinierend. Nach Marsak und Klaus werden die Schweißverluste am besten durch Trinken von 1% Kochsalzlösung ausgeglichen.

Wir erkennen hier eine gewisse Einschränkung der früher betonten Unabhängigkeit der Wasser- und Salzbewegung. Die Tatsache, daß oberhalb einer gewissen Grenze Wasser nur mit Kochsalz bzw. mit anderen Alkalisalzen angesetzt werden kann, haben schon Widal und Javal erkannt. Das Wasser, das mit einer bestimmten Kochsalzmenge angesetzt wird, bzw. verloren wird, bezeichnet Tobler als „Reduktionswasser", — das Wasser, das unter Eindickung, also unabhängig vom Salz verloren geht bzw. angesetzt wird, als „Konzentrationswasser". Bei starkem Schwitzen wird zum geringeren Teil auch „Konzentrationswasser" abgegeben: trotz bestehenden Cl-Mangels ist also der Wasseransatz im Körper doch nicht völlig aufgehoben (Cohnheim, Kreglinger, Tobler und Weber).

Man ersieht aus den Feststellungen Cohnheims, daß *die Bedürfnisse der Wärmeregulation gewissermaßen jedem anderen Bedürfnis vorangehen*. Die Wärmeregulation hört nicht etwa auf, wenn die Wasserkochsalzbilanz nicht mehr aufrecht erhalten werden kann, sondern sie erschöpft nahezu vollständig die Reservebestände. Bei stärkerem Schwitzen gibt zunächst das Gewebe sein Wasser her, aber wenn die Wasserreservoire erschöpft sind, kann es auch zu einer Eindickung des Blutes kommen (vgl. Willbrand). Ähnlich verhält es sich mit dem Kochsalz, doch ist die Bewegung des Kochsalzes von den Geweben zum Blut viel träger als die des Wassers (Willbrand, Baird und Haldane).

Nach den Feststellungen von Cohnheim und seinen Mitarbeitern hätte man annehmen sollen, daß das Wesentliche in der Wirkung des starken Schwitzens auf den Gesamtstoffwechsel in einer Kochsalzverarmung besteht, und daß auch die subjektiven Beschwerden, die auf das Schwitzen folgen, wie Mattigkeitsgefühl, Unbehagen, Erschöpfung, auf dieser Kochsalzverarmung beruhen. Indessen wurde diese Frage von Kestner wieder neu aufgegriffen und die Arbeit seines Schülers Borchardt hat ergeben, daß die obige Ansicht in gewisser Beziehung einer Revision bedarf. Borchardt konnte nämlich den Nachweis erbringen, daß sowohl der Na·- wie der Cl'-Gehalt des Blutserums nach starkem Schwitzen keine charakteristische Abnahme zeigt, daß dagegen eine prozentual recht erhebliche *Kaliumabnahme im Serum* nachweisbar ist. Daß der K·-Verlust durch den Schweiß recht beträchtlich sein kann, ergibt sich schon aus dem Umstand, daß die Konzentration des K· im Schweiß wesentlich höher ist als im Blutserum (im Mittel etwa 18 mg-% im Serum, 55 mg-% im Schweiß), während Na· und Cl' im Serum viel stärker konzentriert sind als im Schweiß[1]. Obwohl die K·-Konzentration des Schweißes im Laufe des Schwitzens allmählich abnimmt — Borchardt führt das auf das Ausstoßen der K·-reichen Granula zu Beginn des Schwitzens zurück — sinkt sie nie unter das Niveau des Serumkaliums. Das Calcium verhält sich ähnlich wie Na· und Cl', es zeigt keine charakteristische Abnahme infolge der Verluste im Schweiß.

Es scheint demnach, daß der Körper über leicht angreifbare Na·- und Cl'-Depots (Bindegewebe der Haut) und über Ca··-Depots (Skelet? Borchardt) verfügt, um den Mineralbestand des Blutes bei starkem Schwitzen aufrecht zu erhalten, daß dagegen die K-Depots zu diesem Zwecke nicht direkt angreifbar sind. Wasser und Kochsalz werden beim Schwitzen nur vorübergehend dem Blute entnommen; durch den lebhaften Austausch zwischen Blut und Gewebe wird die Kochsalzkonzentration des Blutes rasch wieder hergestellt. Solange die Kochsalzdepots nicht völlig erschöpft sind, wird sich der Kochsalzverlust durch den Schweiß im Gesamtstoffwechsel durch deutlich wahrnehmbare Störungen nicht bemerkbar machen. Die subjektiven Beschwerden, insbesondere die Muskelschwäche sind wohl zu den Kaliumverlusten in Beziehung zu bringen (Borchardt).

---

[1] Vgl. die übereinstimmenden Ergebnisse von Högler und Ueberrack.

Da an mobilisierbaren Kochsalzdepots in allererster Linie die Haut in Betracht kommt, ergibt sich für die physiologische Chemie der Haut die bemerkenswerte Tatsache, daß *die Kochsalzverluste durch den Schweiß von den mobilisierbaren Kochsalzdepots der Haut bis zu einem hohen Grad ersetzt werden können*[1]. Die Erschöpfung der Kochsalzdepots macht sich aber insofern geltend, als die Wasserverluste bei der hochgradigen Kochsalzverarmung der Haut ohne Kochsalzzusatz nicht wieder ersetzt werden können.

# II. Die einzelnen Elemente und Ionen.
## A. Die Aschenbestandteile der Haut.
### Von St. Rothman und Fr. Schaaf.

### 1. Alkali- und Erdalkalimetalle.
#### (Kalium, Natrium, Magnesium und Calcium.)

Der großartige Aufschwung der organischen Chemie an der Wende des Jahrhunderts, die Fortschritte auf dem Gebiete der Eiweiß- und Zuckerchemie waren für die biologisch-medizinischen Wissenschaften lange Zeit richtunggebend und haben sie in ungeahntem Maße gefördert. Die Entwicklung in den letzten zwei Jahrzehnten, insbesondere die Entwicklung der Kolloidchemie hat indessen dazu geführt, daß die anorganischen Bestandteile des lebenden Gewebes wiederum in den Vordergrund des Interesses gerückt sind. Es wurde die eminente funktionelle Bedeutung der lebenswichtigen Ionen $Cl'$, $PO_4'''$, $Na^{.}$, $K^{.}$, $Ca^{..}$ und $Mg^{..}$ erkannt, immer mehr lernten wir die funktionelle Bedeutung auch der relativen Mengenverhältnisse der Ionen und das Wesen dieser Wirkungen verstehen. Es entstanden die Lehre vom Ionenantagonismus und -synergismus, die Lehre von der gegenseitigen Verdrängbarkeit der Ionen, und heute stehen die Fragen über physiologische und pharmakologische Ionenwirkungen im Mittelpunkt der medizinischen Forschung.

Seit etwa 15 Jahren ist auch die dermatologische Forschung bestrebt, diese allgemeinen Ergebnisse der biologischen Wissenschaften beim Studium der Hautphysiologie und der Hautkrankheiten anzuwenden. Wenn die praktisch verwertbaren Ergebnisse dieser Forschungsrichtung bis heute noch sehr spärlich sind, so liegt das vor allem an dem eigenartigen unhomogenen Aufbau des Hautorgans bzw. daran, daß seine verschiedenen Schichten eine verschiedene funktionelle Bedeutung haben. Wir begegnen ja bei jedem Organ der Schwierigkeit, daß wir aus den Zahlen der Aschenanalyse noch keine Schlüsse ziehen können auf die Menge des eigentlich biologisch wirksamen und notwendigen Anteils [vgl. Heubner (z)]. Für die Haut sind aber diese Schwierigkeiten besonders groß. Der Masse nach überwiegt in der Haut bei weitem der bindegewebige Anteil, dessen Lebensfunktionen im Verhältnis zu denen der Epidermis von geringer Intensität sind; dagegen funktioniert die Cutis in hohem Maße als Depot für Mineralien. Die Masse der Epidermis ist im Verhältnis äußerst gering, dazu etwa zur Hälfte ebenfalls leblos. Man wird sich daher nicht wundern können, wenn man aus Aschenanalysen der „Gesamthaut“ keine Aufklärungen über Zusammenhänge des Mineralgehaltes mit Lebensfunktionen gewinnen kann. Aschenanalysen der Gesamthaut geben aus obigen Gründen eigentlich immer nur über ihre Depotfunktion in groben Zügen Auskunft, d. h. über die Menge der Mineralien, die in einer biologisch unmittelbar nicht wirksamen Form oder auch an einer biologisch indifferenten Stelle abgelagert sind. Die Schwankungen in der Masse dieses Mineralanteils sind verhältnismäßig leicht zu verfolgen, und deshalb sind wir auch über die Depotfunktionen der Haut leidlich orientiert,

---

[1] Nach neueren Untersuchungen Königsteins können wir das gleiche auch in bezug auf das Wasser aussprechen. Bei Erhöhung der Körpertemperatur werden Wasserverluste in erster Linie von der Haut gedeckt, so daß deren Wassergehalt um $10\%$ abnimmt, während der der Muskulatur und des Blutes nur um $2—3\%$.

während wir über die funktionellen Schwankungen des Mineralgehaltes in der lebenden Epidermiszelle (ein sehr geringer Anteil der Gesamtasche) unter physiologischen und pathologischen Verhältnissen so gut wie nichts wissen.

Als erster hat Luithlen versucht, die neuen Erkenntnisse über Ionenwirkungen für die Dermatologie nutzbar zu machen, indem er von der Vorstellung einer *gegenseitigen Verdrängung der Kationen untereinander je nach ihrer Mischung in der Nahrung* ausgegangen ist. Luithlen hat sich zweifellos ein großes Verdienst dadurch erworben, daß er einen *Zusammenhang zwischen Ernährungsform und Entzündungsbereitschaft* der Haut aufzudecken vermochte. Die klinische Ausbeute dieser Befunde ist vorerst gering, sie haben aber der Forschung doch neue Wege gezeigt.

Luithlen (a) fand im Kaninchenversuch, daß reine Haferernährung die Reaktionsfähigkeit auf entzündliche Reize erhöht, reine Grünfutterernährung sie erniedrigt; ferner, daß Säurezufuhr per os ebenso wie Zufuhr von oxalsaurem Natrium (in toxischen Dosen) die Reagibilität der Haut erhöhen, während die Zufuhr von Kalksalzen die Intensität exsudativer Vorgänge herabsetzt. Doch ist es Luithlen *nicht* gelungen, davon zu überzeugen, daß dieser Zusammenhang auf Änderungen im Kationengehalt der Haut beruht; ja es ist nicht einmal gelungen, einen solchen Zusammenhang wahrscheinlich zu machen. Luithlen (c) hat unter den verschiedenen Bedingungen, deren Einfluß er prüfen wollte, nur je ein Tier verwendet, so daß gar kein Beleg dafür vorhanden ist, daß sich bei gleichartiger Fütterung auch nur einigermaßen ähnliche Werte ergeben hätten, und daß daher die Differenzen tatsächlich auf die verschiedene Ernährung zurückgeführt werden können [vgl. Heubner (z)]. Auf Grund neuerer Mineralanalysen der Kaninchenhaut (Brown) kann aber bestimmt gesagt werden, daß aus dem Vergleich von sog. „Normalwerten" mit Werten, die unter künstlichen Bedingungen gewonnen werden, überhaupt keine Schlüsse gezogen werden können, denn die „Normalwerte" schwanken in enorm weiten Grenzen, nämlich bis zu 300%. Nach den vorliegenden Aschenanalysen anderer Organe kann dieses Verhalten der Haut nicht verwundern. Auch in Organen, die viel weniger als Mineraliendepots in Betracht kommen, sind die Resultate der Aschenanalyse unter möglichst konstanten Bedingungen äußerst schwankend, ebenso wie die Werte bei Veraschung ganzer Tiere. Diese Schwankungen können ohne jeden Einfluß auf die Lebensfunktionen bleiben. Bei den gesunden, einheitlich und normal ernährten Tieren kann es sich eigentlich nur um Schwankungen in den Depots handeln.

Luithlens Resultate hat Heubner (z) — nach Eliminierung einiger Rechenfehler — in folgender Tabelle zusammengestellt:

Tabelle 37.

| Kaninchen | Gewicht der Haut in Prozent des Körpergewichtes | Haut, (ohne Platysma abgezogen, gerupft, zerschnitten, getrocknet) | | | | | Milliäquivalente der Basen in 100 g trockener Haut |
|---|---|---|---|---|---|---|---|
| | | $\%$ $H_2O$ | mg $\%$ der Trockensubstanz | | | | |
| | | | Na | K | Ca | Mg | |
| Gemischtes Futter (10 Tage) | 1,5 | 64,0 | 179 | 204 | 18,2 | 8,5 | 415 |
| Hafer (10 Tage) . . . . | 2,2 | 59,5 | 69 | 119 | 9,2 | 3,8 | 167 |
| Grünfutter (30 Tage) . . | 2,6 | 62,9 | 89 | 105 | 11,3 | 8,6 | 212 |
| Langsame HCl-vergiftung [1] . . . . . | 2,9 | 52,1 | 62 | 138 | 22,8 | 9,4 | 170 |
| Oxalatvergiftung [2] . . . | 2,2 | 62,3 | 137 | 59 | 13,2 | 5,4 | 227 |

[1] Starke Abmagerung.    [2] Mäßige Abmagerung.

LUITHLEN legt großes Gewicht auf die beobachteten Verschiebungen des Verhältnisses zwischen den einzelnen Kationenäquivalenten, da doch der ungestörte Ablauf der physiologischen Funktionen bzw. die pathologischen Abweichungen in erster Linie nicht von den absoluten Kationenmengen, sondern von ihrer Verhältniszahl abhängen. Besonders betont LUITHLEN 1. die relative Verschiebung zugunsten von K gegenüber Ca, Mg und Na bei Haferfutter (hohe Entzündungsbereitschaft), 2. die Verschiebung zugunsten von Ca und Mg gegenüber Na und besonders gegenüber K bei Grünfutter (herabgesetzte Entzündungsbereitschaft), 3. die Abnahme von Na und Zunahme von Ca und Mg bei der Salzsäurevergiftung und 4. die Abnahme von K, Zunahme von Ca, Mg und Na bei der Natriumoxalatbehandlung. Ungefähr würde demnach eine relative K- und Na-Anreicherung mit erhöhter Entzündungsbereitschaft, — eine relative Ca- und Mg-Anreicherung mit einer Herabsetzung der entzündlichen Reaktionsfähigkeit einhergehen.

LUITHLEN (b, d) hat auch versucht, seine Befunde durch Bestimmung der gesamten Ein- und Ausfuhr der Mineralien bei verschiedener Ernährung zu stützen. Er fand, daß Grünfuttertiere eine negative Bilanz für Na, positive für Ca, K und Mg aufweisen, dagegen Hafertiere bei Zufuhr von oxalsaurem Natrium eine negative K- und Ca-Bilanz mit Retention von Na aufweisen. Indessen sind auch hier nur einzelne Tiere in den Versuch einbezogen worden.

In viel eindeutigerer Weise als die Verschiebung im Verhältnis der einzelnen Kationen zueinander, ist aus den Versuchen von LUITHLEN zu ersehen, daß jede Art einseitiger Ernährung zu einer Abnahme des Gesamtbasengehaltes der Haut führt [siehe letzte Kolumne der Tabelle 37; vgl. HEUBNER (z)]. Dieser *Demineralisation der Haut* entspricht nach LUITHLEN (a) eine beträchtliche Demineralisation im Gesamtstoffwechsel bei Haferfütterung.

Wie wenig man sich auf einzelne „Normalwerte" verlassen kann, zeigen die Serienuntersuchungen von BROWN an tierischer und menschlicher Haut.

Tabelle 38.

Normale Einheitskost, gesunde Tiere. — Tötung der Tiere durch Entblutung. Unmittelbar nach dem Tode Ablösung der Haut, Abschaben der Haare, des Unterhautzellgewebes und des Fettes mit dem Messer, Trocknen bei $105-106^0$; Gewichtskonstanz nach 12 Stunden. — Leichenhaut von der Bauchseite zwischen Schlüsselbeinen und Symphyse entnommen; $3 \times 5$ cm große Stückchen. In einem Fall ist die menschliche Haut von einem frisch amputierten Oberschenkel entnommen.

| Zahl der Analysen | Material | Grenz- und Mittelwerte | In 100 g getrockneter Haut mg | | | |
|---|---|---|---|---|---|---|
| | | | Ca | Mg | Na | K |
| 10 | Mensch | Maximum . . . . . . | 59 | 38 | 408 | 339 |
| | | Minimum . . . . . . | 34 | 20 | 298 | 168 |
| | | Durchschnitt. . . . . | **46** | **30** | **360** | **290** |
| | | Schwankungsgröße $^0/_0$. | 174 | 190 | 137 | 201 |
| 10 | Hund | Maximum . . . . . . | 58 | 37 | 250 | 395 |
| | | Minimum . . . . . . | 31 | 21 | 155 | 158 |
| | | Durchschnitt. . . . . | **43** | **27** | **201** | **238** |
| | | Schwankungsgröße $^0/_0$. | 186 | 176 | 161 | 250 |
| 10 | Kaninchen | Maximum . . . . . . | 86 | 52 | 243 | 188 |
| | | Minimum . . . . . . | 51 | 17 | 116 | 102 |
| | | Durchschnitt. . . . . | **74** | **35** | **181** | **148** |
| | | Schwankungsgröße $^0/_0$. | 169 | 306 | 210 | 184 |

Fehler, die aus einer ungleichmäßigen Verarbeitung des Organs entstehen, aus dem wechselnden Gehalt an Lymphe, Blut, Fett und Wasser, sind in den

Versuchen BROWNs durch möglichst gleichmäßige Verarbeitung auf ein Minimum reduziert. Nichtsdestoweniger sind die Schwankungen auch innerhalb der gleichen Tiergattung außerordentlich groß, größer als manche den veränderten Versuchsbedingungen zugeschriebenen Verschiebungen bei LUITHLEN.

Auch die BROWNschen Untersuchungen gehen von der Fragestellung LUITHLENs aus: KLAUDER und BROWN fanden in Übereinstimmung mit LUITHLEN, daß die entzündliche Reizbarkeit der Haut durch reine Grünfutternahrung herabgesetzt, durch sonstige einseitige Kostformen erhöht wird. Sie fanden ferner eine Herabsetzung der Reizbarkeit nach Chlorcalciuminjektionen, in der Narkose und nach Einspritzung kolloidaler Lösungen, — Erhöhung der Reizbarkeit nach Entfernung der Milz, des Pankreas und der Nebennieren, bei experimenteller Hepatitis, Nephritis und nach subletalen Neosalvarsandosen. Bei subletalen und letalen Salzsäure- und Natriumoxalatvergiftungen konnte im Gegensatz zu LUITHLEN keine Änderung der Entzündungsbereitschaft festgestellt werden. Irgendwelche sicheren Beziehungen zwischen Entzündungsbereitschaft und Mineralgehalt der Haut waren trotz ausgedehnter Untersuchungen und trotz der einwandfreien Methodik *nicht* feststellbar. Nach einigen Versuchen hatte es den Anschein, als würden Reizbarkeitserniedrigungen und Erhöhung des Calciumgehaltes in der Haut in Zusammenhang miteinander stehen; doch stimmte dieses Verhältnis nur in $70\%$ der Versuche. Die Beziehung: geringe Reizbarkeit = geringer Kaliumgehalt ließ sich in $66\%$ der Versuche nachweisen. Über die Beeinflussung des Mineralgehaltes der Haut durch verschiedene Diätformen konnten letzten Endes keine Gesetzmäßigkeiten herausgefunden werden. Auch Ultraviolettbestrahlungen, Calciuminjektionen, Parathyreoideamedikation, Salzsäureverabreichung blieben ohne eindeutigen Einfluß auf den Mineralgehalt der Haut. Die Wirkung ultravioletter Strahlen auf den Kalium- und Calciumgehalt der Haut hat im Tierversuch neuerdings auch PINCUSSEN geprüft, ohne zu einem sicheren Ergebnis zu kommen.

Nach den Kalkanalysen von BROWN *scheint sich mit zunehmendem Alter der Kalkgehalt der Haut zu erhöhen.* Keinesfalls besteht aber eine geradlinige Beziehung. Es bedarf noch zahlreicher Untersuchungen, um die hier anscheinend vorliegende Gesetzmäßigkeit endgültig bestätigen zu können [1]. Mit den wesentlich höheren Säuglings-Kalkwerten von KLOSE (S. 306) lassen sich diese Calciumwerte von BROWN nicht unmittelbar vergleichen, da KLOSE die Subcutis mitverarbeitet hat. LAUGHLIN und THEIS finden jedenfalls gerade umgekehrt höhere Calciumwerte im Corium von Kälbern und jungen Ochsen als in denen von Kühen. Da auch beim Stier der Kalkgehalt der Haut verhältnismäßig hoch, bei der Färse verhältnismäßig niedrig ist, denken LAUGHLIN und

---

[1] Inzwischen erschienene Mineralanalysen der menschlichen Haut von BROWN (b) an einem größeren Material ergeben, daß mit dem Alter tatsächlich mit ziemlicher Regelmäßigkeit eine Zunahme des Kalkes nachgewiesen werden kann. Es handelt sich aber nicht um eine spezielle Erscheinung, die nur das Calcium betrifft, sondern um eine Alterskurve der Gesamtasche, mit der die Alterskurven des Ca und des Mg ziemlich parallel verlaufen. Der Gesamtaschengehalt der Haut steigt im Laufe des Fetallebens von etwa 1 auf $1,2\%$. Nach der Geburt kommt es zu einem scharfen Abfall, der bis zum 10. Jahre anhält ($0,6\%$ Asche), dann folgt ein ziemlich gleichmäßiger allmählicher Anstieg bis auf $0,7\%$ im 8. Lebensjahrzehnt. In den Parallelkurven zeigt das Mg größere Schwankungen als das Ca . Na- und K-Gehalt der Haut zeigen auch in diesen Versuchsreihen völlig unregelmäßige, vom Alter unabhängige Schwankungen. Bei Erwachsenen schwankt der Na-Gehalt zwischen 119—184 mg-$\%$, der K-Gehalt zwischen 53—161 mg-$\%$ (!) des Frischgewichtes.

Mit den in Tab. 38 angeführten K-Werten BROWNs stimmen die Ergebnisse neuerer Untersuchungen von NATHAN und STERN gut überein. Sie finden mit Hilfe einer sorgfältig ausgearbeiteten Methodik, deren Fehlergrenze $5\%$ nicht übersteigt, 200—300 mg Kalium in 100 g getrockneter Haut. Ihre Calciumwerte sind etwas niedriger als die von BROWN: 20—30 mg-$\%$.

THEIS eher an einen geschlechtlichen Unterschied als an einen Einfluß des Alters. Noch verwickelter werden die Verhältnisse dadurch, daß bei der Kuh der Calciumgehalt der Haut durch die Abgabe mit der Milch beeinflußt werden kann. LAUGHLIN und THEIS beobachteten eine Abnahme des Hautkalkes um 50% im Gefolge ausgiebigen Melkens. Ein Befund, der in hohem Grade für die Depotfunktion der Haut auch für Kationen spricht.

Auch japanische Autoren, HAYASHI, sowie NEGISHI befaßten sich mit der Nachprüfung der LUITHLENschen Angaben und fanden die Abhängigkeit der Hautreizbarkeit von der Art des Futters im Sinne LUITHLENs bestätigt. Die hautanalytischen Werte HAYASHIs (a), gewonnen unter normalen Bedingungen bei gemischtem Futter, weichen aber im Kationenverhältnis beträchtlich von denen LUITHLENs ab. HAYASHI findet Ca:Mg:K:Na = 1:0,8:4,7:7,5, also z. B. K:Na gerade umgekehrt als LUITHLEN (vgl. Tabelle 37). Nach HAYASHI (b) verrät sich die Überempfindlichkeit der Haut gegen äußere Reize durch eine Verschiebung des relativen Kationengehaltes, in der Hauptsache zwischen Kalium und Calcium, indem bei erhöhter Empfindlichkeit der Kaninchenhaut das *Calcium absolut stark abnimmt, das Kalium dagegen relativ zunimmt.* Ganz ähnlich finden bei entzündlichen Hauterkrankungen des Menschen NATHAN und STERN einen beträchtlichen Anstieg des Kaliums und relativ geringere Verminderung des Calciums. Allerdings kann die Empfindlichkeit der Haut nach den Untersuchungen von HAYASHI auch bei außerordentlich niedrigen Kaliumwerten erhöht sein. So gewinnt man aus den bis jetzt vorliegenden Untersuchungsergebnissen den Eindruck, daß in der Tat manifeste Entzündungsprozesse mit einer Verschiebung des Verhältnisses K:Ca zugunsten des K einhergehen, dagegen der Zusammenhang zwischen Entzündungs*bereitschaft* und Mineralverschiebungen nach wie vor fraglich erscheint. Die Unsicherheit dieser Verhältnisse wird u. a. auch veranschaulicht durch die nicht eindeutigen Ergebnisse der K- u. Ca-Hautanalysen von PINCUSSEN, der die Einwirkung von ultravioletten Licht-, VON KLAUDER-BROWN (Mitt. III), der den Einfluß vegetativer Gifte — und von MATSUMOTO, der die Veränderungen bei experimenteller toxischer Nephritis prüfte.

Weitere Daten zur Kenntnis physiologischer Einflüsse auf den Kationengehalt der Haut liefern die Untersuchungen von K. BÖRNSTEIN. BÖRNSTEIN ging von der Frage aus, ob im Falle einer Retention von Basen im Körper die Haut als Depot für K und Ca eine Rolle spielt. Eine künstliche Beeinflussung der Basenbilanz wurde auf Grund der LUITHLENschen Bilanzversuche am ehesten von der Änderung der Nahrung erwartet. Es wurden im Mäuseversuch zwei verschiedene Nahrungstypen gewählt: 1. Haferkost und 2. ein künstliches Nahrungsgemisch mit einem dem Grünfutter entsprechenden Mineralgehalt. Die Haferkost war Ca- und Na-ärmer, Mg- und K-reicher, das künstliche Futter K- und Ca-reicher, Mg- und Na-ärmer. Die Tiere mit künstlichem Nahrungsgemisch haben absolut mehr Basen aufgenommen als die Hafertiere. Wenn also in der Haut eine Retention stattfand, so mußte das bei den mit künstlichem Gemisch ernährten Tieren stärker in Erscheinung treten; in bezug auf Ca und K um so mehr als LUITHLEN bei Grünfutternahrung eine Anreicherung von Ca und K fand.

Zur Ca- und K-Bestimmung in der Mäusehaut wurden die Haare kurz geschoren und ausgerupft, das Fett mit Äther entfernt und die Haut bei Alkoholdampftemperatur getrocknet. In Parallelversuchen wurden gut übereinstimmende Werte gefunden. Die Übereinstimmung war besonders gut, wenn die Resultate auf die Gesamtasche und nicht auf das Hautgewicht bezogen wurden.

*Durch die verschiedenartige Ernährung konnte der Ca- und Ka-Gehalt der Haut nicht im geringsten beeinflußt werden,* wie die folgende Tabelle zeigt:

Tabelle 39.

|  | Hafertiere (Mittelwert) | Tiere mit künstlichem Nahrungsgemisch (Mittelwert) |
|---|---|---|
| Ca in Prozenten der Gesamtasche . | 1,64 | 1,76 |
| K in Prozenten der Gesamtasche . | 6,31 | 6,68 |

Man kann aus diesen Resultaten die Frage, ob die Haut als Depot für Basen in Betracht kommt oder nicht, nicht beantworten. Bestimmt läßt sich nur sagen, daß durch verschiedene Ernährung der Tiere der K- und Ca-Gehalt der Haut nicht beeinflußt werden kann. Vielleicht kann man aber bei Retentionen aus sonstigen Ursachen, bei Retentionen, die mit größerer Sicherheit stattfinden als im Falle der alimentären Beeinflussung, die Depotfunktion der Haut für Basen nachweisen. Für weitere Arbeiten in dieser Richtung ist wohl am wichtigsten die Feststellung, daß man viel gleichmäßigere Resultate erhalten kann, wenn man 1. statt Kaninchen Mäuse verwendet und 2. die Menge der Basen nicht auf das Hautgewicht, sondern auf die Gesamtasche bezieht. Für die Veraschung hat Börnstein besondere beachtenswerte Kautelen angegeben.

Klose hat bei Säuglingen ausgedehnte Untersuchungen über den Wasser- und Mineralgehalt der Haut unter normalen und pathologischen Verhältnissen angestellt, wobei er sein Augenmerk besonders auf Zustände richtete, die mit pathologischer Wasseranreicherung und Wasserverarmung einhergingen. Er fand beim normalen Neugeborenen in der entfetteten Cutis + Subcutis 18,63% Trockensubstanz und 0,77% Asche; in der Asche 13,44% K, 26,45% Na, 2,043 Ca und 0,924 Mg. Das sind wesentlich höhere, etwa doppelt so hohe Werte wie die von Brown. Bemerkenswerterweise findet Klose, daß zumindest in groben Zügen *Na- und Cl-Gehalt der Haut parallele Schwankungen zeigen.* Die Cl-Retention und Cl-Abgabe der Haut ist demnach im wesentlichen eine Kochsalzretention bzw. Kochsalzabgabe, so daß in bezug auf Na die Depotfunktion der Haut sicher nicht bezweifelt werden kann. Unter pathologischen Bedingungen fand Klose zwischen Wasser-, Asche- und Stickstoffgehalt der Haut keine deutlichen Beziehungen, auch Wasser und Aschenbestandteile bewegten sich unabhängig voneinander. Nur bei extrem hohen Wasserverlusten war immer eine Anreicherung an Mineralien (auf Frischgewicht bezogen und mit dem Normalfall verglichen) vorhanden. *Der Kaliumgehalt war in allen krankhaften Fällen vermindert,* gleichgültig ob eine Wasseranreicherung oder Wasserverarmung vorlag. Die Schwankungen der Konzentration der einzelnen Mineralien waren in den pathologischen Fällen enorm. Der Na-Gehalt schwankte z. B. zwischen 0,078—0,881%, das K zwischen 0,017—0,175% des Frischgewichtes. Ebenso schwankend waren die auf den Wassergehalt der Haut bezogenen Werte. Wie weit diese Schwankungen tatsächlich durch die pathologischen Verhältnisse bedingt sind, läßt sich nicht sagen. Auch Klose hat nur einen Normalfall bearbeitet.

Neben den quantitativ-analytischen Untersuchungen wurden in den letzten Jahren auch die Macallumschen *histochemischen Reaktionen* zum K- und Ca-Nachweis in der Haut herangezogen. Wenn auch bei Gewebeschnittuntersuchungen auf der einen Seite die quantitativen Verhältnisse nur grob geschätzt werden können, so bringen sie auf der anderen Seite den großen Vorteil mit sich, daß man aus ihnen ein Bild gewinnt über die Verteilung der Stoffe auf die einzelnen Hautelemente. Es muß aber bei diesen Untersuchungen, wie bei jeder histologischen Methode die Einschränkung gemacht werden, daß das Zustandekommen der zum Nachweis erforderlichen chemischen Reaktionen nicht nur von der Anwesenheit der nachzuweisenden Substanz im Gewebeelement abhängt, sondern auch von den physikalischen und physikalisch - chemischen Eigenschaften dieses Gewebeelementes und seiner Umgebung. Physikalische Momente sind es, die das Eindringen und das Haften des Reagens in kleineren oder größeren Mengen und infolgedessen auch den Ausfall der Reaktion in erster Linie bestimmen. — Auch vom Zustand des nachzuweisenden Stoffes im Gewebe ist der Reaktionsausfall in hohem Maße abhängig. Anorganische Kalkniederschläge z. B. reagieren sicher nicht in der gleichen Weise wie freie Ca-Ionen oder wie die an Eiweiß gebundene nicht ultrafiltrierbare Ca-Fraktion. Im Falle des MACALLUMschen Ca-Nachweises kommt noch der Umstand hinzu, daß die Reaktion eine indirekte ist: Der Kalk wird nicht unmittelbar durch Farbreaktionen oder unmittelbar durch Niederschlagsbildung nachgewiesen, sondern es werden künstliche Niederschläge erzeugt, die die Eigenschaft haben, nur bei Anwesenheit von Calcium zu entstehen. Dadurch werden die Verhältnisse sehr kompliziert. Nichtsdestoweniger könnte diese Methodik wertvolle Aufschlüsse über die Kationenverteilung im Gewebe geben, wenn man die Richtigkeit einiger mit dieser Methodik gewonnenen Ergebnisse durch Methoden der chemischen Analyse belegen würde. Bis dahin muß es aber unentschieden bleiben, ob die „Calciumbilder der Haut" tatsächlich solche sind, ob nicht vielmehr die Niederschlagsbildung außer von der Calcium-Anwesenheit von einer Reihe anderer Faktoren wie $p_H$ des Mediums, physikalische Beschaffenheit der Zellgrenzen, des Zellinhaltes, der Faserstrukturen usw. abhängt, von Faktoren, die sowohl den positiven wie den negativen Ausfall der Reaktion in unberechenbarer Weise beeinflussen können.

Als Erster hat W. WATERMAN die Ca- und K-Methode MACALLUMs zur Untersuchung der normalen und kranken Haut angewendet und festgestellt, daß nach dieser Methode *das Kalium normalerweise hauptsächlich an die Epidermis, Haarbälge, Drüsen und Haare gebunden ist, während das Calcium sich ausschließlich im kaliumarmen Bindegewebe befindet.* WATERMAN fand bereits auch, daß eine irritative Behandlung der Haut (Teerpinselungen) zu einem Verwischen der Grenzen führt. Ausführliche Befunde über die Calciumbilder der Haut hat dann O. GANS mitgeteilt. Er findet in der Cutis eine netzförmige Verteilung des Bleisulfidniederschlages, der die Anwesenheit von Calcium anzeigt, und zwar wird diese schwarze Körnelung gegen das subcutane Bindegewebe zu dichter, während der Papillarkörper und darunter ein schmaler Cutisstreifen vom Niederschlag frei sind. Die Epidermis ist vollständig frei, nur in der Hornschicht zeigen sich wellenförmig verlaufend Striche von schwarzer Körnelung. Eine unsichere diffuse Braunfärbung in den Basalzellen kann nicht als „positiver Befund" gedeutet werden. Besonders reich an Körnchen sind die Gefäße, vor allem die Endothelkerne in den mittleren und unteren Cutisschichten. Kalium ist ausschließlich in epidermidalen Gebilden nachweisbar. Auch G. D. LIEBER findet das Calcium in netzartiger Verteilung ausschließlich im Bindegewebe, das Kalium reichlich und scharf begrenzt an den Haarbälgen und in der Epidermis. Das gegensätzliche Verhalten von epithelialem und bindegewebigem Anteil ist nach DÄHN besonders an den Haaren und ihren Hüllen auffallend scharf. DÄHN findet einen Antagonismus auch zwischen Talgdrüsen, die nur Calcium, und Schweißdrüsen, die fast nur Kalium enthalten (vgl. hierzu BORCHARDT, S. 300).

*Das bei Menschen und Säugetieren durch alle Untersucher bestätigte antagonistische Normalbild der Epidermis und Cutis ändert sich plötzlich bei jeder beliebigen Irritation der Haut.* Nach Teerpinselungen (WATERMAN), Röntgenbestrahlungen (LIEBER), Lichtbestrahlungen (GANS), bei nässenden zum Teil auch bei trockenen Ekzemen (GANS) *dringt aus der Cutis das Calcium in die bis dahin kalkfreie Epidermis.* Man findet dann besonders in den Reteleisten intracelluläre Netze, bei schweren Veränderungen auch intercelluläre Haufen der Niederschläge, die die Anwesenheit von Calcium anzeigen (GANS und PACK-HEISER). Bei schweren entzündlichen Veränderungen, die zu Krustenbildungen führen, dringen die Körnchen bis zum Stratum granulosum vor. Das Kalium-bild der Epidermis wird unter solchen Umständen undeutlich. Nach Röntgen-bestrahlung (Epilationsdosis) verschwindet der Kaliumniederschlag völlig aus der Epidermis (LIEBER).

Diese pathologischen Befunde beruhen zweifellos auf einer Schädigung der Zell- bzw. Fasergrenzen. Sie steht, wie GANS und SCHLOSSMANN gezeigt haben, in engem Zusammenhang mit Permeabilitätssteigerungen in der Haut. Ob die Bilder tatsächlich das „Vordringen" von Calcium aus der Cutis in die Epidermis darstellen oder ob die Niederschlagsbildung in der Epidermis durch andere Momente begünstigt wird, kann — wie erwähnt — nur durch die ana-lytisch-chemische Kontrolle entschieden werden.

Daß die im wesentlichen aus Zellen bestehende Epidermis kaliumreich, das Bindegewebe kaliumarm befunden wird, steht in gutem Einklang mit analytischen Befunden an sonstigen Organen; das Parenchym ist immer kaliumreicher als die Stützsubstanz, was besonders eindrucksvoll durch P. J. GÉRARD gezeigt worden ist. Wohl aber kann die ausschließliche oder fast ausschließliche Lokali-sation des Kaliums in der Epidermis, die des Calciums in der Cutis schwer in Einklang gebracht werden mit der Tatsache, daß die Mitverarbeitung von mehr oder weniger Bindegewebe das Verhältnis Ca : K nicht zu beeinflussen braucht.

Tabelle 40.

| Material | Art der Verarbeitung | Ca : K | Autor |
|---|---|---|---|
| Erwachsenenhaut | Subcutis abpräpariert . . . . . . . . . . . . . . | 1 : 6,3 | BROWN |
| Säuglingshaut . | Haut und fettfreie Subcutis zusammen verarbeitet | 1 : 6,6 | KLOSE |

Auch muß die Epidermis außerordentlich salzreich sein, wenn das gesamte Hautkalium in ihr enthalten ist. Nach BROWN z. B. beträgt das Kalium $40\%$ der Summe der Kationen Na, K, Ca und Mg in der menschlichen Haut. Nach LUITHLEN beträgt diese Zahl in der Kaninchenhaut sogar $50\%$. Ist also praktisch das ganze Kalium in der Epidermis aufgestapelt, so würde das bedeuten, daß die Epidermis, deren Menge im Verhältnis zur Cutismasse recht gering ist, nahezu die gleichen Salzmengen enthalten würde, also in der Volumeinheit wesentlich mehr als die an sich schon salzreiche Cutis. Ein nahezu vollständiger Mangel an Calcium in den normalen Epidermiszellen ist, physiologisch betrachtet, ebenfalls kaum zu verstehen. Man erkennt aus diesen Überlegungen, wie sehr die histologischen Befunde einer chemischen Bestätigung bedürfen.

### 2. Sulfat- und Phosphat-Ion.

Neben dem Chlorion, welches im Salzbestand der Haut die hervorragendste Rolle spielt, sind die übrigen Anionen quantitativ von untergeordneter Be-deutung. Über den Sulfat- und Phosphatgehalt der Haut unter verschiedenen Bedingungen wissen wir recht wenig. Meist wird nur der Gesamtschwefel und der Gesamtphosphor bestimmt. Den äußerst wechselnden Schwefelgehalt der wich-tigsten Hautproteine (Keratine, Kollagen, Elastin) haben wir schon besprochen. Der Schwefelgehalt eines Hautstückchens hängt in erster Linie davon ab, in welchem Maße schwefelreiche und schwefelarme Eiweiße an seinem Aufbau beteiligt sind. Der Anteil des Sulfatschwefels am Gesamtschwefel ist verhältnis-mäßig gering.

Der schwefelhaltige, als $SO_3$ berechnete Anteil der Gesamtasche der Rinderhaut beträgt nach LAUGHLIN und THEIS 0,06—0,07$^0/_0$ des Frischgewichtes, das sind 13—15$^0/_0$ der Gesamtasche. Die entsprechenden Chlorwerte betragen rund 60$^0/_0$ der Gesamtasche. Das Verhältnis Gesamt-$SO_3$: Gesamtchlor ist demnach in diesem Fall etwa 1: 4. Die hohen $SO_4$-Werte der Haare nach BAUDRIMONT (Tabelle 5 auf S. 171) müssen in dem Sinne gedeutet werden, daß bei der Veraschung das Cystin der Haare zu Sulfaten oxydiert worden ist.

Eine Erhöhung des S-Gehaltes in der Haut nach Nebennierenexstirpation (LOEPER, DECOURT und LESURE) soll mit der Vermehrung des Pigments in Zusammenhang stehen.

An Phosphor ist die Haut erwachsener Tiere im Verhältnis zu inneren Organen auffallend arm. Nach den Bestimmungen von O. HEUBNER ist bei Hunden die entfettete, von Haaren und Epidermis nicht befreite Haut *das phosphorärmste Organ.* Der Phosphorgehalt der inneren Organe beträgt 0,2$^0/_0$, der der Muskulatur 0,14—0,17$^0/_0$, dagegen der der Haut nur 0,04—0,07$^0/_0$ des Frischgewichtes. In der Rinderhaut finden LAUGHLIN und THEIS sogar nur $P_2O_5$ = 0,026—0,033$^0/_0$ des Frischgewichtes, bemerkenswerterweise dagegen in der Haut junger Kälber 0,0829$^0/_0$, also etwa das Dreifache. Dafür, daß der Phosphorgehalt der Haut im nicht vollentwickelten Organismus tatsächlich höher ist als im ausgewachsenen, sprechen auch die Zahlen von KLOSE. Er findet in der entfetteten Säuglingshaut (Haut + Unterhautzellgewebe) 0,1273$^0/_0$ P, das sind 16,53$^0/_0$ der Asche. Für die inneren Organe, ausschließlich Skelet und Muskulatur, kann man aus seinen Angaben durchschnittlich 0,172$^0/_0$ (18$^0/_0$ der Asche) berechnen. Im Gegensatz zu den Ergebnissen von HEUBNER an erwachsenen Hunden sind also hier die inneren Organe nicht wesentlich phosphorreicher als die Haut. Phosphorreiche Nahrung scheint indessen den Phosphorgehalt der Haut auch bei ausgewachsenen Tieren zu erhöhen (HEUBNER). Neuere Bestimmungen von BROWN in der Menschenhaut ergeben P = 0,041—0,085$^0/_0$ des Frischgewichtes, was mit den Werten HEUBNERs recht gut übereinstimmt. Dagegen findet BROWN keine deutliche Abhängigkeit vom Alter.

Wie schon aus den älteren Untersuchungen BAUDRIMONTs hervorgeht, enthalten die Horngebilde stets Phosphor. GAUTIER und CLAUSMANN (a) finden in der menschlichen Haut 0,0349—0,0568$^0/_0$ P des Frischgewichtes, in Nägeln 0,0524$^0/_0$ — also nicht mehr und nicht weniger als durchschnittlich in der Gesamthaut gefunden worden ist. Auf eine Abnahme des Phosphorgehaltes im Laufe der Verhornung könnte man vielleicht aus den folgenden Zahlen von GAUTIER und CLAUSMANN schließen.

T a b e l l e 41.

|  | mg P in 100 g Trockensubstanz [1] |
|---|---|
| Mensch: Haut (ohne Haare und subcutanes Fettgewebe) |  |
| 23 jähr. Mann | 135,4 |
| 54 jähr. Frau | 87,4 |
| abgekratzte Epidermisschuppen von normaler Haut, 70 jähr. Mann | 56,8 |

Den prozentualen Anteil von $PO_4'''$ in der Asche der Haare haben wir nach BAUDRIMONT in Tabelle 5 wiedergegeben. GAUTIER und CLAUSMANN finden:

|  | mg P in 100 g Trockensubstanz |
|---|---|
| Hund: Haar (erwachsenes Tier) | 148,6 |
| „ (altes, graues Tier) | 56,8 |

Ob diese große Differenz durch den Altersunterschied bedingt ist, muß dahingestellt bleiben.

Am Phosporgehalt der Horngebilde sind außer Phosphaten zweifellos auch phosphorhaltige Lipoide (die zum Teil aus den Talgdrüsen stammen, Haarfett!) mitbeteiligt. Eine besonders strenge Konstanz der Werte ist gar nicht zu erwarten.

---

[1] Von uns auf P umgerechnet.

### 3. Halogene (ausschließlich Cl).

Die Halogene Fluor, Brom, Jod sind konstante und physiologische Bestandteile des Hautorgans. Ihre Menge ist aber im Verhältnis zum Chlor verschwindend gering.

*Fluor*. Seit den Untersuchungen von Gautier (h, i) und Gautier-Clausmann (a, b) darf das Fluor als normaler Bestandteil der Haut und ihrer Anhangsgebilde betrachtet werden. Der Fluorgehalt der Haut ist besonders im Verhältnis zu den Knochen und zum Zahnschmelz gering, aber noch groß genug, um mit verfeinerter Methodik [Gautier-Clausmann (c bis e)] genau bestimmt werden zu können. Die Methodik von Gautier-Clausmann gestattet noch eine Fluormenge von 0,1 mg in 100 g frischer Substanz oder in 1000 ccm Flüssigkeit quantitativ zu erfassen. Weniger Fluor als in der Haut und in den Horngebilden findet sich in den Testikeln, im Blut und im Gehirn, noch weniger in der Knorpelsubstanz, in Sehnen und Muskeln.

Unter den Horngebilden des Menschen ist der Fluorgehalt am höchsten in den Haaren, geringer in den Nägeln, die Haut selbst weist die niedrigsten Werte auf.

Tabelle 42. Fluorgehalt der Haut und der Horngebilde.

|  |  | mg F/100 g frisch | trocken |
|---|---|---|---|
| Mensch: | Haut [1] (Oberschenkel 23 jähr. Mann) . . . . . . . . . | 1,90 | 4,50 |
|  | „ (Epigastrium 54 jähr. Frau) . . . . . . . . . . | 1,60 | 4,00 |
|  | „ (Flanke, neugeborenes Mädchen) . . . . . . . . | 0,666 | 1,276 |
|  | Hautschuppen (durch Abschabung gewonnen von gesunder Haut, 70 jähr. Mann) . . . . . . . . . . . . . . | 14,6 | 16,4 |
|  | Haar, schwarz (16 jähr. Mann) . . . . . . . . . . . | 14,6 | 17,2 |
|  | „ blond (22 jähr. Mann). . . . . . . . . . . . | 11,3 | 13,0 |
|  | „ kastanienbraun-grau (74 jähr. Mann) . . . . . . . | 5,32 | 6,1 |
|  | Nägel . . . . . . . . . . . . . . . . . . . . . . . | 8,0 | 9,4 |
| Kalb: | Haut [1] ($2^{1}/_{2}$ Monate alt) . . . . . . . . . . . . . . . | 0,32 | 0,84 |
|  | „ (neugeborenes Tier) . . . . . . . . . . . . . | 0,50 | 1,96 |
| Schwein: | Haut [1] . . . . . . . . . . . . . . . . . . . . . . . | 0,48 | 1,07 |
| Hund: | Haare (ausgewachsenes Tier) . . . . . . . . . . . . . | 16,5 | 19,7 |
|  | „ (altes, graues Tier) . . . . . . . . . . . . . | 7,5 | 8,9 |
| Widder: | Horn . . . . . . . . . . . . . . . . . . . . . . . . | 1,9 | 2,4 |
| Huhn: | Federspule . . . . . . . . . . . . . . . . . . . . . | 5,4 | 7,2 |
|  | Federfahne . . . . . . . . . . . . . . . . . . . . . | 10,7 | 11,8 |
| Strauß: | Federspule . . . . . . . . . . . . . . . . . . . . . | 4,4 | 5,0 |
|  | Federfahne . . . . . . . . . . . . . . . . . . . . . | 6,8 | 7,9 |
| Ente: | Flaumfedern . . . . . . . . . . . . . . . . . . . . . | 8,9 | 9,8 |

Die Schwankungen, die Gautier und Clausmann (b) im Fluorgehalt ein und desselben Horngebildes beobachten, setzen sie in Beziehung zum Alter und zur Degeneration des Individuums. Nach ihren Analysen soll die Fluormenge vom Kind bis zum Erwachsenen in den Horngebilden ständig zunehmen, um dann mit fortschreitendem Alter (u. a. beim Ergrauen der Haare) wieder geringer zu werden.

Den Umstand, daß das Fluor in größeren Mengen nur in den Knochen und im Zahnschmelz zu finden ist, pflegt man in dem Sinne zu deuten, daß dieses Element vor allem *der Erhöhung der mechanischen und chemischen Widerstandsfähigkeit*, nicht aber den Lebensfunktionen dient. Doch finden wir es in geringen Mengen auch in Organen und Geweben mit intensiver Lebenstätigkeit, in Muskeln, Drüsen und Nerven, und dafür, daß in diesen Gebilden dem Fluorgehalt eine

---

[1] Haut abgebrüht, Haare und subcutanes Fett abgeschabt.

gewisse Bedeutung auch für die Lebensvorgänge zukommt, spricht die von GAUTIER erkannte Beziehung zwischen Fluor und Phosphorgehalt. Nach GAUTIER (i) ist das Fluor ein ständiger Begleiter des Phosphors. Es ist mit dem Phosphor organisch verbunden und fixiert ihn an die Zelle. In Parenchymorganen bleibt das Verhältnis F: P immer konstant, d. h. es wächst mit dem F- auch der P-Gehalt. Anders verhalten sich die Stützgewebe und die Horngewebe. In diesen ist der Fluorgehalt im Verhältnis zum Phosphor viel höher als in den Zellen, aus denen sie hervorgegangen sind. Während nämlich das Verhältnis in den *Zellen* 1 F: 320—770 P beträgt, findet man in *Stützgeweben*, Knochen, Bändern, Sehnen, also in Geweben mit nur geringem Stoffwechsel, 1 F nur noch mit 110—190 P verbunden. Schließlich ist in den absterbenden oder abgestorbenen *Horngebilden* das Verhältnis 1 F: 3,5—7,5 P das gleiche wie in anorganischen Fluor-Phosphor-Verbindungen, speziell wie im Apatit. In diesem Zustand wird das Fluor als lebensunwichtiger Bestandteil aus dem Körper eliminiert. Das würde mit anderen Worten heißen, daß *das organisch gebundene Fluor der Zelle im Laufe der Verhornung in eine anorganisch gebundene Form übergeht* („Mineralisation" des Fluors). — Diese interessante Deutung bedarf freilich noch der unmittelbaren präparativ-chemischen Bestätigung, da uns ja konkrete Daten weder über die organische, noch über die anorganische Bindungsart des Fluors im Gewebe zur Verfügung stehen.

Gesichert ist nach den vorliegenden Analysen die Tatsache der Speicherung in den Horngebilden, ein Befund, den auch BRANDL und TAPPEINER bei künstlicher Natriumfluoridzufuhr erheben konnten. Über die Bindungsform dieses zugeführten Fluors ist ebenfalls nichts bekannt.

*Brom.* Mit einwandfreier Methodik haben BERNHARDT und UCKO (b) den Bromgehalt der Hundehaut zu 0,37—0,43 mg-$^0/_0$ des Frischgewichtes bestimmt. Vergleichen wir diesen Wert mit den Chloridwerten von WAHLGREN, so ergibt sich die Verhältniszahl Br: Cl = 1: 1000. Die außerordentlich hohen Bromwerte, die JUSTUS (b) in Horngebilden gefunden hat, sind auf fehlerhafte Methodik zurückzuführen [vgl. BERNHARDT und UCKO (a)].

Bedeutungsvoller als der Nachweis minimaler physiologischer Bromspuren in der Haut ist die Tatsache, daß Cl und Br bei der Brommedikation sich gegenseitig verdrängen können. Schon NENCKY und SCHOUMOW-SIMANOWSKY fanden nach Bromverabreichung die höchsten Bromwerte in den chlorreichsten Organen, so in der Haut (Corium des Hundes) durchschnittlich 0,145$^0/_0$ des Frischgewichtes, also nahezu die Hälfte des normalen Chloridgehaltes. ELLINGER und KOTAKE beobachteten Verschiedenheiten, je nachdem Bromalkalien oder verschiedene organische Brompräparate verfüttert wurden. Bei Verfütterung von Bromnatrium und Zimtesterbromid war die absolute Beteiligung der Haut bei Hunden an der Bromaufnahme nicht sehr stark. Bei Verfütterung von Sabromin stand dagegen die Haut (+ Subcutis?) als speicherndes Organ an erster Stelle. Das Verhältnis Br: Gesamthalogene war in diesem Fall in der Haut 1$^1/_2$ mal so groß wie im Blut. In jedem Fall war *der Bromgehalt* der Haut (nach Verfütterung von etwa 0,2 g Br pro Kilo Tier 12 Tage hindurch) *höher als der Chlorgehalt.*

Tabelle 43.

| | NaBr-Tier | Zimtesterbromid-Tier | Sabromin-Tier |
|---|---|---|---|
| $^0/_0$ Cl in der Haut . . | 0,170 | 0,115 | 0,167 |
| $^0/_0$ Br „  „  „ . . | 0,183 | 0,165 | 0,193 |
| Gesamthalogene/Br (in Molen) | 100 : 32,4 | 100 : 39,6 | 100 : 34,0 |

Ellinger und Kotake haben auch gezeigt, daß salzhaltige Ernährung eine erhöhte Bromausscheidung mit sich bringt. Die Verdrängung ist also gegenseitig.

Im Kaninchenversuch fand Gutknecht, daß die Haut neben dem Blut die weitaus größten Brommengen speichert, gleichgültig, ob organische oder anorganische Brompräparate verabreicht werden. Prozentual wurden in der Haut (mit Haaren und mit Unterhautzellgewebe) bis 0,38% Br (!) gefunden. Die zugeführten Mengen spielten, obwohl sie in den einzelnen Versuchen recht verschieden waren, für das Endresultat keine große Rolle. In der Haut schwankte der absolute Wert nicht viel um 0,5 g herum. Es schien als ob die Speicherung nur bis zu einem gewissen Grade möglich wäre, und darüber hinaus eine Ausscheidung des weiter zugeführten Broms erfolgen würde.

*Jod.* Die älteren Angaben über den physiologischen Jodgehalt der Haut und ihrer Anhangsgebilde sind wenig zuverlässig. Howald findet in den Haaren normalerweise überhaupt kein Jod, Bourcet 0,08 mg in 100 Menschenhaaren. Die Jodwerte von Justus (a), die er bei Untersuchung der Horngebilde unter physiologischen Bedingungen fand, sind derart hoch, daß es nach v. Fellenberg (c) fraglich erscheinen muß, ob nicht etwa jodhaltige Reagenzien dabei mitwirkten.

Nach Beginn der Jodmedikation erscheint das Jod nach Howald sehr bald in den Haaren und schwindet ebenso rasch bei Aussetzen des Medikamentes. In den Haarspitzen findet dabei Howald weniger Jod als in den jüngeren Teilen der Haare. Im allgemeinen wird die Anwesenheit des Jods in epidermidalen Gebilden als der Effekt eines Ausscheidungsvorganges aufgefaßt.

Einen wertvollen Beitrag zur Rolle der Haut im Jodstoffwechsel liefern die mit besonders feiner und exakter Methodik durchgeführten Untersuchungen von v. Fellenberg (c). Nach seinen Analysen enthalten Haut und Haare von Meerschweinchen (ohne künstliche Jodzufuhr) weitaus das wenigste Jod von allen Organen. Wie sich v. Fellenberg ausdrückt: für die potentielle Jodreserve, für das dauernd zurückgehaltene Jod kommt die Haut nicht oder kaum in Betracht. Verfüttert man aber kleine Jodmengen, so erweist sich die Haut — neben den Lungen — als ein wichtiges Speicherungsorgan. Die Lunge scheidet das Jod — offenbar in Gasform sehr rasch wieder aus, während es von Haut und Haaren nur ganz allmählich wieder abgegeben wird. Haut und Haare gehören zu den Hauptspeicherungsorganen der „aktuellen Jodreserve", d. h. des zirkulierenden, in weiterem Sinne überschüssigen Jods.

## 4. Arsen.

Seit Gautiers (a—g) grundlegenden Untersuchungen wissen wir, daß das Arsen als normaler und konstanter Bestandteil in verschiedenen Organen vorkommt. Besonders hohe Arsenwerte fand Gautier in der Haut und ihren Adnexen, die höchsten in der tierischen Hornsubstanz (0,02—0,05 mg in 100 g). Während Bertrand (a, b), Segale, Bloemendal, Keilholz, Knecht und Dearden, Bulyghin, Billeter und Marfurt (a) die Befunde Gautiers im großen und ganzen bestätigten, verneinten Hödlmoser, Cerný, Kunkel und Ziemke jedes normale Vorkommen in tierischen Organen, und auch Heffter konnte in normalem Menschenhaar (in Fällen, bei denen medikamentöse und kriminelle Zufuhr ausgeschlossen war) kein Arsen finden. Auf Grund der Resultate, die Billeter und Marfurt durch Anwendung einer außerordentlich verfeinerten Bestimmungsmethode [Billeter (a, b), Billeter und Marfurt (b)] erhielten, läßt sich heute der von Gautier schon 1899 nachgewiesene normale Arsengehalt der tierischen und menschlichen Organe mit Sicherheit bestätigen. Die negativen Befunde lassen sich wohl darauf zurückführen, daß die physiologischen Arsenmengen, die vor allem von der Zufuhr mit der Nahrung abhängen dürften, zeitweilig unter die Grenzen des Nachweisbaren sinken.

Aus der Fülle der Angaben über den normalen Arsengehalt der Haut und ihrer Gebilde greifen wir die Zahlen von Billeter und Marfurt (a) als die zuverlässigsten heraus. Sie fanden in der Haut eines 23jährigen Mannes 0,0095 mg, in derjenigen eines 47jährigen Mannes 0,010 mg und in den Fingernägeln eines 71jährigen Mannes 0,0172 mg Arsentrioxyd pro 100 g Substanz. Auch konnten sie zeigen, daß mit zunehmendem Alter der Arsengehalt immer etwas ansteigt (bei Greisen bis doppelt so viel als bei Neugeborenen). Es ergab sich ferner, daß *alle Organe Arsen enthalten* und zwar — mit Ausnahme der Fingernägel — *in ungefähr gleicher Konzentration* (im Mittel 0,0103 mg Arsentrioxyd pro 100 g Substanz). Damit bestätigt sich die Annahme BERTRANDs (a, b), der im Gegensatz zu GAUTIER (a bis f) jedes Organ des normalen tierischen Organismus als arsenhaltig und nicht nur die ektodermalen Gebilde als besonders bevorzugte Arsenlager ansah.

Daß *Haut, Haare und Nägel bei gesteigerter Arsenzufuhr einen höheren Arsengehalt aufweisen als die übrigen Organe,* daß also eine Speicherung in der Haut eintritt, geht aus den Analysen von GAUTIER (a bis c), HEFFTER, BLOEMENDAL, BLAREZ und DENIGÈS, DENIGÈS, KNECHT und DEARDEN u. a. hervor.

HEFFTER hat die Arsenaufnahme und -abgabe der Haare vom gerichtlichmedizinischen Standpunkt aus eingehend untersucht und gefunden, daß bei chronischer Zufuhr kleiner Dosen die Speicherung in den Haaren besonders deutlich ist, während bei akuten Vergiftungen die Haare arsenfrei bleiben können, denn die Einwanderung in die Haare findet viel später statt als die in die Viscera. Demgegenüber halten die Haare das Gift, wenn es einmal eingedrungen ist, weitaus am längsten, unter Umständen jahrelang zurück. HEFFTER faßt wohl mit Recht den Arsengehalt der Haare als den *Effekt eines Ausscheidungsprozesses* auf: „Die Haare fungieren Monate und Jahre lang als Ausscheidungsorgan der im Körper zurückgebliebenen Spuren". Jedenfalls muß bei der dauernden Neuproduktion von Hornsubstanz ein dauernder Nachschub aus dem Innern des Körpers stattfinden. Die Speicherung kommt dadurch zustande, daß die Abgabe aus den bzw. mit den Haaren langsamer vor sich geht als die Zufuhr.

Der stark verzögerten Abgabe liegt möglicherweise eine festere chemische Bindung zwischen Arsen und Hornsubstanz zugrunde. E. SCHIFF, HEFFTER und DELÉPINE fanden übereinstimmend, daß das *Arsen in den Haaren in einer unlöslichen und fest gebundenen Form enthalten ist.* Weder durch Auskochen mit Wasser, noch mit Alkohol kann es den Haaren entzogen werden. Demgegenüber kann eine feste Bindung zwischen Haar und Arseniklösungen in vitro auch bei mehrstündiger Digerierung nicht erzielt werden (HEFFTER). Wir müßten demnach annehmen, daß die feste Arsenbindung im Laufe eines vitalen Prozesses (HEFFTER), vielleicht im Laufe des Verhornungsprozesses stattfindet. Doch teilte später DELÉPINE mit, daß arsenhaltige *Dämpfe* bei Einwirkung von außen ebenfalls tief in die Haarsubstanz des Menschen eindringen. Durch Waschen mit heißem Wasser läßt sich nicht das gesamte Arsen aus den Haaren entfernen. Es bedarf dazu einer tiefgehenden Aufschließung der Haarsubstanz (Zerstörung mit 30% kochender Salzsäure).

Es muß also zunächst unentschieden bleiben, ob wir — wie HEFFTER angibt — tatsächlich in der Lage sind, zu unterscheiden, ob das Arsen von außen (lockere Anlagerung) oder von innen (feste Bindung, vitaler Prozeß), in die Hornsubstanz gelangt ist. Das ist auch physiologisch von Bedeutung, da der Arsengehalt der Horngebilde vielfach auf äußere Verunreinigungen zurückgeführt wird. So z. B. von R. Ross, der in einzelnen Haarabschnitten bei Beriberikranken Arsenik im Haare fand, diesen Befund aber auf den Umstand zurückzuführen geneigt ist, daß in der Gegend seiner Untersuchungen Zinnfabriken im Betrieb sind. — Die in vitro-Versuche HEFFTERs müßten also mit arsenikhaltigen Dämpfen wiederholt werden.

Die Aufnahme des Arsens in die Horngebilde erfolgt auch bei Zufuhr *organischer Arsenpräparate.* HEFFTER nimmt an, daß mit den Haaren nur mehr solches Arsen ausgeschieden wird, welches aus der organischen Verbindung frei geworden und als anorganisches Arsen im Blute kreist. WIEDNER findet im Laufe der Salvarsanbehandlung das Arsen mit der biologischen Methode früher in Hautschuppen als in Haaren. SILBERSTEIN hat das Arsen ebenfalls mit der biologischen Methode in den Hornlamellen der Salvarsandermatitis, in der Hornschicht der nicht-erkrankten Haut und in den Haaren nachgewiesen. ROTHMAN ist der Nachweis von Arsen in den Hornlamellen in Fällen schwerer Salvarsandermatitis auf chemischem Wege nicht gelungen (nicht veröffentlichte Versuche; vgl. JESIONEK). Zusammenfassendes über den Kreislauf des Salvarsans siehe bei STÜHMER.

Allem Anschein nach ist nicht nur die Hornsubstanz, sondern auch die lebende Epidermis eine bevorzugte Depotstelle für Arsen. BRÜNAUER konnte in einem Fall von Arsenhyperkeratose die Arsenablagerung in der Haut histologisch zur Darstellung bringen. Er fand das Arsen in der ganzen Dicke der Epidermis, am reichlichsten im Rete, in den Schweißdrüsenknäueln und -Ausführungsgängen; dann in den Nerven und deren Verästelungen, auch innerhalb der Tastkörperchen, in den Gefäßen des Papillarkörpers und des subpapillären Netzes. Der Arsentrisulfidniederschlag war vorwiegend intercellulär gelagert. — Allein schon die klinische Tatsache, daß Arsenzufuhr ohne sonstige klinisch wahrnehmbare Zeichen einer Arsentoxikose zu Verhornungs- und Pigmentanomalien führen kann, spricht in dem Sinne, daß die Anhäufung schon in den Basalzellen beginnt und zu einer Alteration ihrer physiologischen Funktionen führt. Aus den Bildern BRÜNAUERs gewinnt man entschieden den Eindruck einer relativen Anreicherung des Arsens im Rete, während die Hornschicht auffallenderweise nicht besonders stark arsenhaltig zu sein scheint.

Ob den physiologisch vorhandenen Arsenspuren im Körper und insbesondere in der Haut eine physiologische Funktion zufällt ist fraglich. Die meisten Autoren bestreiten, daß diese Arsenspuren die Lebensvorgänge auf diese oder jene Weise beeinflussen können, man hat aber bis heute keine Beweise sei es für, sei es wider die Bedeutung des physiologischen Arsens erbringen können.

## 5. Silicium.

Bei der großen Bedeutung der Kieselsäure für den Aufbau der Tegumente von Pflanzen und niederen tierischen Lebewesen (vor allem Spongienarten) ist ihr Vorkommen und ihre Rolle, die sie an der Haut der höheren Tiere und des Menschen spielen, sicher von großem Interesse. Doch kann man trotz ausgedehnter und sorgfältiger Untersuchungen auf diesem Gebiete, über ihre Funktionen, insbesondere über die Bedeutung des Kieselsäuremangels und Kieselsäureüberschusses für die Haut nichts Bestimmtes aussagen. Dazu sind die einzelnen vorliegenden Analysen auch unter physiologischen Bedingungen noch viel zu spärlich. Unter pathologischen Bedingungen sind chemische Analysen überhaupt nicht durchgeführt worden. Trotzdem wurden manche pathologische Vorgänge in der Haut mit Anomalien des Kieselsäurestoffwechsels bzw. des Kieselsäuregehaltes in Zusammenhang gebracht [H. SCHULZ, LUITHLEN (e)] und sind sogar durch Kieselsäurezufuhr therapeutisch beeinflußt worden [LUITHLEN (e)].

Zum besseren Verständnis der vorliegenden Tatsachen müssen wir zunächst *Kieselsäuregehalt der Epidermis und des Coriums* auseinander halten. Kieselsäure ist in allen Organen enthalten, und H. SCHULZ hat gezeigt, daß der Kieselsäuregehalt der Organe um so höher ist, je größer die Masse des Organbindegewebes. Kieselsäure ist also in jedem Bindegewebe und nicht nur im Corium vorhanden. Es hat auch nicht den Anschein als würde sie im Corium im Verhältnis zu sonstigem Bindegewebe angereichert sein. *Dieses bindegewebige Silicium ist es, welches nach den Arbeiten von H. SCHULZ in embryonalen Geweben so auffallend hoch ist und mit zunehmendem Alter des Individuums immer geringer wird. Im Gegensatz hierzu ist der Kieselsäuregehalt der epidermidalen Horngebilde relativ hoch, eindeutig höher als in anderen Geweben und nimmt mit dem Alter zu* (v. GORUP-BESANEZ, KUNKEL).

Die „Anreicherung" in Horngebilden können wir allerdings im physiologischen Sinne nicht als sicher gestellte Tatsache gelten lassen, denn wie schon HOPPE-SEYLER in seiner physiologischen Chemie gegenüber v. GORUP-BESANEZ darauf hinwies, und wie H. SCHULZ (a) auch experimentell zeigte, ist der Staub, der andauernd in Haare und Federn hineingerät, nur schwer von dort zu entfernen. Die „Anreicherung" kann also durch Zufuhr von außen vorgetäuscht sein. Andererseits haftet aber die Kieselsäure nach der allgemeinen Ansicht nicht *nur* als Verunreinigung an den Horngebilden, sondern es ist in ihnen auch eine endogene Kieselsäurefraktion enthalten. Denn v. GORUP-BESANEZ konnte nachweisen, daß der Siliciumgehalt der Vogelfedern in deutlicher Beziehung zur Nahrung steht: Je höher der Staubgehalt der Nahrung, um so größer der Siliziumgehalt. Die mit der Nahrung dauernd aufgenommene und in den Kreislauf gelangende Kieselsäure dürfte demnach ähnlich wie durch den Urin auch durch die Haut andauernd zur Ausscheidung gelangen. Aber in den Versuchen von v. GORUP-BESANEZ sind Verunreinigungen der Haut durch den Schnabel nicht ausgeschlossen. Es ist klar, daß z. B. körnerfressende Vögel in ihrem Schnabel mehr Kieselsäure führen und infolgedessen ihre Federn damit auch mehr verunreinigen als fischfressende Vögel. Ferner wäre noch die Frage zu prüfen, ob nicht das endogene Silicium, wenn ein solches in wägbaren Mengen tatsächlich vorhanden ist, aus der Bürzeldrüse bzw. aus den Talgdrüsen stammt (vgl. S. 236).

Wir dürfen uns also nicht der Täuschung hingeben, als wäre auch nur ein Punkt über die Rolle der Haut im Kieselsäurestoffwechsel oder über die Bedeutung der Kieselsäure für die Haut endgültig klargestellt. Hierauf gerichtete Versuche müßten bei genauer Bestimmung der Ein- und Ausfuhr vor allem in staubfreier Umgebung ausgeführt werden, man müßte den Kieselsäuregehalt der Nahrung quantitativ variieren und bei Vögeln außer den Federn auch das Bürzeldrüsensekret auf seinen Kieselsäuregehalt prüfen.

Welche weitgehenden Folgerungen aus dem spärlichen Zahlenmaterial über Kieselsäuregehalt der Haut gezogen worden sind, ersieht man z. B. aus den Ausführungen GONNERMANNS (a): „Wir dürfen daraus" (aus den Zahlen von v. GORUP-BESANEZ usw.) „wohl die Vermutung herleiten, daß auch beim Menschen geeignete kieselsäurereiche Kost die Ernährung der Haut mit Kieselsäure zu verbessern imstande ist." Unter diesem Gesichtswinkel wird GONNERMANN sogar das Verschwinden der Psoriasis bei vegetarischer Kost verständlich!

Über den Kieselsäuregehalt der Haut und ihrer Anhangsgebilde stehen uns die folgenden zahlenmäßigen Angaben zur Verfügung:

Tabelle 44. G e s a m t h a u t [H. SCHULZ (a)].

| Haut sorgfältig abpräpariert, getrocknet, fein gemahlen, mit Äther entfettet. | | |
|---|---|---|
| Mensch | $SiO_2$ in Prozent der Asche | Gramm $SiO_2$ in 1 kg Trockensubstanz |
| Hautstücke verschiedener Herkunft . . . . | 0,1878 [1] | 0,0510 [1] |
| Unterschenkelhaut alter Individuen, entnommen nach Amputationen . . . . . | 0,1090 | 0,0385 |

Tabelle 45. C o r i u m (LAUGHLIN und THEIS).

| Abschabung der Haare, der Epidermis und der Fettschicht von der frischen Haut. | | | |
|---|---|---|---|
| | $SiO_2$ in Prozent der Asche [2] | Gramm $SiO_2$ in 1 kg Trockensubstanz [2] | Gramm $SiO_2$ in 1 kg Frischsubstanz |
| Kalb . . . . . . . . | 1,02 | 0,176 | 0,048 |
| Kuh . . . . . . . . | 0,97 | 0,136 | 0,037 |

[1] Mittelwert aus 2 Bestimmungen, die 0,1621 bzw. 0,2135% $SiO_2$ der Asche ergeben haben. [2] Von uns berechnet.

In der Menschenhaut (Epidermis + Cutis) findet BROWN (b) (Methode ISAACS) dieselbe Größenordnung wie LAUGHLIN und THEIS bei Tieren. Obwohl BROWNs Werte recht variabel sind, ist die Tendenz zur Abnahme im höheren Alter auch in seinen Zahlen nicht zu verkennen: er findet in 100 g Frischsubstanz *etwa $7^1/_2$ mg bei der Geburt, etwa $2^1/_2$ mg im höchsten Alter.*

Tabelle 46. $SiO_2$ - Gehalt der Organe mit zunehmendem bindegewebigen Anteil [H. SCHULZ (a)].

| Durchschnittswerte | Milligramm $SiO_2$ in 1 kg Trockensubstanz |
|---|---|
| Muskel . . . . . . . | 24 |
| Haut . . . . . . . . | 45 |
| Sehnen . . . . . . . | 64 |
| Dura mater . . . . . | 87 |
| Fascie. . . . . . . . | 106 |

Demgegenüber findet ISAACS beim gesunden Menschen in allen Organen einen gleich hohen Siliciumgehalt, durchschnittlich 15 mg in 1 kg Trockensubstanz.

In der Asche der WARTHONSCHEN Sulze des Nabelstranges fand H. SCHULZ (a) die höchsten Werte: 0,5985% $SiO_2$, das sind 0,2436 in 1 kg Trockensubstanz. Die niedrigeren Werte FRAUENBERGERs konnte SCHULZ (d) mit großer Wahrscheinlichkeit auf ungenügende Veraschung zurückführen.

Tabelle 47. Siliciumgehalt der Asche von Menschen- und Tierhaaren.

| A. Menschenhaare | $SiO_2$ in Prozent der Asche | B. Tierhaare | $SiO_2$ in Prozent der Asche |
|---|---|---|---|
| weiß [1] . . . . . . . . | 12,308 | Kaninchen [2] . . . . . | 11,8 |
| weiß [2] . . . . . . . . | 9,52 | Ochs [2] . . . . . . . . | 10,8 |
| weiß [3] . . . . . . . . | 22,05 | Pferd [2] . . . . . . . . | 14,6 |
| blond [1] . . . . . . . . | 30,717 | Reh [2] . . . . . . . . . | 8,1 |
| goldblond [3] . . . . . | 2,61 | Bock [2] . . . . . . . . | 9,4 |
| rotblond [3] . . . . . . | 4,44 | Hund [2] . . . . . . . . | 12,5 |
| rotblond [3] . . . . . . | 3,90 | Meerschweinchen [2] . . | 9,4 |
| hellrot [3] . . . . . . . | 14,02 | Schaf [2] . . . . . . . | 8,3 |
| hellrot [3] . . . . . . . | 29,130 | Schaf [3] . . . . . . . . | 31,10 |
| rot [1] . . . . . . . . . | 42,462 | | |
| hochrot [3] . . . . . . | 23,08 | | |
| braunrot [3] . . . . . . | 20,80 | | |
| kastanienbraun [3] . . . | 7,44 | | |
| braun [1] . . . . . . . | 30,666 | | |
| braun [2] . . . . . . . | 13,89 | | |
| grau . . . . . . . . . | 29,62 | | |
| schwarz . . . . . . . . | 6,611 | | |

Überblicken wir die Tabelle 47, so müssen wir feststellen, daß bei den gefundenen großen Schwankungen ein Zusammenhang zwischen Haarfarbe und Kieselsäuregehalt unmöglich konstruiert werden kann. Man gewinnt vielmehr den Eindruck, daß der Kieselsäuregehalt der Haare in hohem Grade durch Verunreinigungen beeinflußt wird.

Nach KUNKEL (a) beträgt der Kieselsäuregehalt der Menschenhaare rund 0,1% des Frischgewichtes, im frühesten Alter etwas weniger. Braunes Haar sei besonders reich an Kieselsäure. Zwischen Barthaaren und Haupthaaren bestehe kein Unterschied.

FORBES und BEEGLE beobachteten im Stoffwechselversuch bei der Milchkuh eine nicht unerhebliche Assimilation von Kieselsäure und nehmen an, daß sie vorwiegend in den neugebildeten Haaren abgelagert wird.

SCHLOSSBERGER fand in dem in Wasser unlöslichen Teil von Ichthyosisschuppen die außerordentlich hohe Kieselsäuremenge von 29,6%, SCHMELZER ebenfalls erhebliche Mengen in den Borken an der Hautoberfläche eines Pellagrakranken.

---

[1] BAUDRIMONT.    [2] v. GORUP-BESANEZ.    [3] GONNERMANN.

Tabelle 48. F e d e r (v. Gorup-Besanez).

| | SiO$_2$ in Prozent der Asche |
|---|---|
| Körnerfressende Vögel . . . . . . . . . . . . . . . . . . | 40 |
| Fleischfressende Vögel . . . . . . . . . . . . . . . . | 27 |
| Beeren- und Insektenfressende Vögel . . . . . . . . . | 27 |
| Fischfressende Vögel . . . . . . . . . . . . . . . . . . | 10,5 |

Die Asche der Federn alter Vögel enthält durchschnittlich 25—42% mehr SiO$_2$ als diejenige junger Tiere.

Tabelle 49. SiO$_2$-Gehalt der Federn in Prozent der Asche [Gonnermann (c)].

| | Große Schwungfedern | | Kleine Federn |
|---|---|---|---|
| | Kiel | Fahne | |
| Möwe (Laurus canus) . . . . . . . . | 17,647 | 1,91 | 2,559 |
| „ . . . . . . . . . . . . . . . | 15,384 | 11,04 | 10,675 |
| Gans . . . . . . . . . . . . . . . | 20,88 | 0,66 | 1,374 |
| Eisente . . . . . . . . . . . . . . | 0 | 0 | 7,143 |
| Hahn . . . . . . . . . . . . . . . | 15,69 | 20,0 | 35,69 |
| Henne . . . . . . . . . . . . . . | 27,3 | 14,70 | 27,78 |
| Ringeltaube . . . . . . . . . . . . | 60,0 | 77,273 | 12,571 |
| Eichelhäher . . . . . . . . . . . . | 0,971 | 3,03 | 8,427 |
| Waldohreule . . . . . . . . . . . | 3,838 | 2,174 | 8,988 |
| Krähe . . . . . . . . . . . . . . | 6,025 | 11,111 | 12,935 |
| Auerhahn . . . . . . . . . . . . | 9,260 | 10,883 | 25,57 |
| Seetaucher . . . . . . . . . . . | 35,72 | 7,143 | 10,80 |
| Schreiadler . . . . . . . . . . . | 3,61 | 35,20 | 14,80 |
| Gold- oder Steinadler . . . . . . . | 9,0 | 2,143 | 23,414 |

Die Bindungsform des Siliciums im Körpergewebe ist nicht aufgeklärt. In der Asche findet sich stets SiO$_2$, und es ist wahrscheinlich, daß es auch im Tierkörper in derselben Art, allerdings in einer wasserhaltigen Form gebunden ist. Eine organische Bindung wie sie Drechsel zu finden glaubte (Orthokieselsäureester eines zweiwertigen dem Cholesterin homologen Alkohols) dürfte vollständig ausgeschlossen sein, besonders da Cerny nachwies, daß die Drechselsche Substanz (gewonnen durch Äther- und Alkoholextraktion von Gänsefedern) nicht einheitlich und von wechselndem Siliciumgehalt war, aus einem Gemisch von Fettsäureestern bestand, die sehr wahrscheinlich der Bürzeldrüse entstammten.

Man nimmt an, daß das Silicium im Gewebe eine *tektonische Funktion* erfüllt, indem es die Stützfestigkeit der Gewebe erhöht (H. Schulz, vgl. Spiro). In phylogenetischer Betrachtung hat diese Annahme zweifellos eine gewisse Berechtigung. — Es wurde darüber hinaus auch vermutet, daß das Silicium unter pathologischen Bedingungen die Bildung frischen Bindegewebes, die bindegewebige Abkapselung und die Narbenbildung befördert. Aus diesem Grunde wurde die Kieselsäurezufuhr u. a. zur Therapie der Tuberkulose empfohlen, eine Methode, die heute kaum mehr geübt wird. Anders zu beurteilen ist die äußerliche Kieselsäureanwendung, die Unna zur Trockenlegung, Verhornung und Festigung der Stachelschicht bei fehlender Hornschicht empfohlen hat und die ein therapeutisch recht wirksames Mittel ist.

Daß ein Überschuß der Kieselsäurezufuhr für die Haut nicht indifferent zu bleiben braucht, zeigen die allerdings vereinzelt gebliebenen Beobachtungen von H. Schulz (c). Er beobachtete in unzweifelbarem zeitlichen Zusammenhang mit der erhöhten Kieselsäurezufuhr Auftreten von Acnepusteln, Furunkeln und papulösen Exanthemen, gesteigerte Schweißsekretion mit deutlich sauer riechendem Schweiß, Maceration der Epidermis zwischen Zehen und Fingern, Neigung zu Haarausfall, Schilferung der Kopfhaut usw. (vgl. auch Bootz).

## 6. Erdmetalle.

Das *Aluminium* tritt hauptsächlich in der Asche der Federn als häufiger Begleiter des Siliciums und des Eisens auf. GONNERMANN (b) fand in den Federn verschiedener Vögel folgende Verteilung des Aluminiums.

Tabelle 50. $Al_2O_3$ in Prozenten der Federn.

| | Große Schwungfedern | | Kleine Federn |
|---|---|---|---|
| | Kiel | Fahne | |
| Eichelhäher . . . . . . . . . . . . . | 2,46 | + | + |
| Waldohreule . . . . . . . . . . . . | 0,234 | 1,41 | 0,369 |
| Möwe . . . . . . . . . . . . . . . . | 0,09 | 1,64 | 1,90 |
| Schreiadler . . . . . . . . . . . . | 0,183 | 2,14 | 0,212 |
| Gold- oder Steinadler . . . . . . . | | 1,143 | 0,472 |

Bei der Beurteilung dieser zum Teil auffallend hohen, nach HEUBNER (z) nicht ganz einwandfreien Werte, müssen wir uns vor Augen halten, daß die Möglichkeit einer Verunreinigung von außen ebenso gegeben ist wie im Falle des Siliciums. Auffallend hohe Werte findet indessen auch WIECHOWSKY in der Gesamthaut. Nach seinen Befunden enthält die „Haut" etwa 30 mg% Al; das seien 5 mal soviel Äquivalente und etwa doppelt soviel Gewichtsmengen als die des Calciums. WIECHOWSKY schließt aus diesen Befunden, daß das Aluminium ein lebenswichtiger Gewebsbestandteil sei. Ja, er hält es nicht für unmöglich, daß sich in erkrankter, namentlich ekzematöser, entzündeter Haut ein Mangel an diesem Bestandteil einstellt. Leider fehlen ausführliche Zahlenangaben und Angaben über die Art des geprüften Materials. Weitere Mitteilungen auf diesem Gebiete sind nicht erfolgt.

## 7. Schwermetalle.

Von den Schwermetallen finden sich in der Haut Zink, Kupfer, Blei, Mangan, Eisen, Nickel und Kobalt. Alle diese Elemente lassen sich in den Horngebilden unter physiologischen Bedingungen nachweisen. Abgesehen vom Eisen, ist die Konzentration dieser Schwermetalle in den Horngebilden so gering, daß sie nur durch besonders feine Methoden nachgewiesen und in ihrer Menge annähernd geschätzt werden können.

Das *Zink*, ein zufälliger, sicher nicht zum Leben erforderlicher Bestandteil der tierischen und menschlichen Organe, findet sich in Spuren überall im Körper. Menschenhaare enthalten etwa 9 mg Zn pro Kilogramm (E. ROST). Das ist weniger als der durchschnittliche Zinkgehalt der anderen Gewebe (20—40 mg Zn pro Kilogramm frischer Körpersubstanz, BERTRAND und VLADESCO). Der Zinkgehalt der Haare kann nicht von einer äußeren Verunreinigung herrühren, denn die Analysen ROSTs wurden an gewaschenen, entfetteten und mit 2%iger Salzsäure digerierten Haaren ausgeführt. Das Zink stammt vielmehr — ebenso wie das der inneren Organe — aus der tierischen und pflanzlichen Nahrung.

*Kupfer* ist in Körpergeweben meist mit Zink vergesellschaftet (ROST und WEITZEL). Ob die Kupferspuren, die in den Organen der Menschen und höheren Tiere regelmäßig vorkommen (LEHMANN, ROST und WEITZEL), irgendeine physiologische Bedeutung haben, ist fraglich. Bemerkenswert ist jedenfalls der *hohe Kupfergehalt der Vogelfeder* (LEHMANN, s. auch ZANDA). Nach den Analysen von LEHMANN enthalten Taubenfedern pro Kilogramm 7,6—10,0 mg Cu, das sind etwa 8 mal so hohe Mengen als die in den übrigen Körperteilen gefundenen. Man wird dabei an das *Turacin* erinnert, an den Farbstoff der Flügelfeder von Musophageiden (*Turaco*). Dieses Pigment ist, wie H. FISCHER und J. HILGER nachgewiesen haben, das Kupfersalz des Uroporphyrins. In welcher chemischen Form die Kupferspuren im Organismus gebunden sind, ist unbekannt. Man hat verschiedentlich eine Bindung mit Eiweißkörpern angenommen (SLOWTZOFF, LEHMANN).

*Blei* kommt nach MEILLÈRE auch im normalen Organismus bei Ausschluß jeder Vergiftungsmöglichkeit vor. Die gefundenen Bleikonzentrationen sind außerordentlich gering und stammen aus den Bleispuren in der Nahrung. Die mit der täglichen Nahrung aufgenommene Bleimenge beträgt nach GAUTIER (zit. nach MEILLÈRE) höchstens 0,5 mg, nur die Haare sollen etwas mehr Blei aufweisen. Nach MEILLÈRE sind beim Menschen die Haare *die Hauptlagerstätten des Bleis*. Während der Bleigehalt der Leber und der grauen Hirnsubstanz nach seinen Befunden 15—60 Milliontel beträgt, findet er in den Haaren, besonders Achsel- und Schamhaaren die Konzentration 200—5500 Milliontel, also eine eindeutige Anreicherung.

*Mangan* ist neben Eisen in der Tierwelt weit verbreitet, es kann unter Umständen das Eisen ersetzen. Bei Säugern findet es sich außer in Knochen, Muskeln und Blut vor allem

in den Keratingebilden in gut nachweisbaren Mengen. Es wurde im Haar schon von VAU-
QUELIN, später von PICHARD und von Mc CRAE aufgefunden. Mc CRAE untersuchte verschieden farbige Haare, in denen er im Mittel 1,4 mg Mn pro 1000 g Substanz auffand.

Tabelle 51.

|  | % Asche | % Mn bezogen auf Asche | mg Mn in 1000 g Haaren |
|---|---|---|---|
| Braunes Haar . . . . | 0,38 | 0,04 | 1,52 |
| „ „ . . . | 0,63 | 0,025 | 1,57 |
| „ „ . . . | 0,72 | 0,02 | 1,44 |
| Schwarzes Haar . . . | 0,31 | 0,04 | 1,24 |
| Blondes Haar . . . . | 0,52 | 0,03 | 1,56 |

Die Elemente Eisen, Nickel und Kobalt vervollständigen die Reihe der in der Haut
enthaltenen Schwermetalle.

Von allen Schwermetallen kommt natürlich dem *Eisen* die weitaus größte
Bedeutung zu. Über seine lebenswichtige Rolle als Sauerstoffüberträger der
Zelle wird im Kapitel „Fermente" die Rede sein. Hier seien nur einige Angaben
über Verteilung und Mengenverhältnisse in der Haut angeführt.

Es ist seit langem bekannt, daß der Eisengehalt der Gewebe nicht allein
von ihrem Blut- bzw. Hämoglobingehalt herrührt. Auch gefäßlose Gewebe,
wie Glaskörper, Hornhaut und die verhornten Epidermisgebilde sind eisenhaltig. Darüber hinaus wissen wir heute, daß jede Zelle und jeder Zellkern im
menschlichen Körper Eisen enthält. Den Eisengehalt der Hautepithelien und
ihrer Kerne, der Kerne von Hautdrüsen und deren Sekreten hat bei niederen
Tiergattungen als erster R. SCHNEIDER mittels Farbreaktionen im Gewebeschnitt nachgewiesen.

Ein Teil des Zelleisens ist indessen im Gewebeschnitt mit den üblichen Farbreaktionen und sonstigen histologischen Methoden nicht nachzuweisen, und
M. B. SCHMIDT hat gezeigt, daß *gerade das für die Funktion der Zelle unbedingt
erforderliche Eisen, das sog. „Funktionseisen" „maskiert", d. h. histologisch nicht,*
[oder nur nach weitgehender Aufschließung (MACALLUM)] *nachweisbar ist.* So
kommt es, daß wir über den anatomischen Sitz des lebenswichtigen Zelleisens,
über seine Beziehungen zu Zellelementen, Granula usw. nichts Genaues aussagen können. Das was man mit den üblichen Reaktionen darzustellen vermag,
ist „mobiles Eisen", welches ständig aufgenommen und wieder abgegeben wird,
oder aber als physiologischer oder pathologischer Überschuß für längere Zeit
zur Ablagerung kommt, wie das hauptsächlich bei der Milz, der Leber und dem
Knochenmark der Fall ist. Der „Maskierung" liegt offenbar eine feste chemische
Bindung zugrunde. Doch wäre es falsch, wie das besonders W. HUECK hervorgehoben hat, festgebundenes Eisen mit organisch gebundenen zu identifizieren. Auch in einfachen anorganischen Verbindungen finden wir das Eisen
unter Umständen so fest gebunden, daß es mit den mikrochemischen Reagenzien
nicht reagiert. Natürlich kommen zwischen histologisch „maskiertem" und
manifestem Eisen allerlei Übergänge vor. Das Eisen wird aus seinen komplexen
Verbindungen durch die verschiedenen Reagenzien nicht nur entweder sofort
oder überhaupt nicht frei gemacht, sondern es kann auch eine ganz allmähliche
Abspaltung stattfinden (vgl. MACALLUM), so daß es von Fall zu Fall sehr verschieden sein kann, wie viel des vorhandenen Eisens histologisch zur Darstellung
gelangt. Doch findet HUECK, daß von einer für ein jedes Gewebe bestimmten
niedrigen Grenze aufwärts das gesamte Eisen histologisch nachweisbar wird,
und dann mit steigendem Eisengehalt dieses mikroskopisch darstellbare Eisen

320  ST. ROTHMAN und FR. SCHAAF: Chemie der Haut.

sich parallel erhöht. HUECK hat die Menge des histologisch nicht nachweisbaren Eisens in verschiedenen Organen bestimmt und zu 15—50 mg-% *der Trockensubstanz* gefunden. In dieser Größenordnung dürfte sich also das „Funktionseisen" von M. B. SCHMIDT bewegen.

Etwas besser als über das Protoplasmaeisen sind wir über die Topographie des Kerneisens unterrichtet. Trotz seiner starken Maskierung gelang es MACALLUM das *Eisen des Chromatins* im Schnitt nachzuweisen. Er fand auch den Nucleolus, der immer an das Chromatinnetzwerk befestigt zu sein schien, eisenhaltig, und kam auf Grund der histologischen Bilder zu dem Schluß, daß das Eisen des Protoplasmas aus dem Chromatin hervorgeht. Das Kerneisen ist wohl zum größten Teil mehr oder minder stark organisch gebunden. Haben doch HAMMARSTEN und UMBER Eisenverbindungen der Nucleoproteide aus Geweben dargestellt. Über die chemische Bindungsart des eigentlichen Funktionseisen, d. h. des Eisens der Atmung ist trotz der enormen Arbeitsleistung auf diesem Gebiete noch nichts bekannt.

Außer den Epithelzellen der Haut enthalten auch die verhornten Epithelien, das Corium und das subcutane Fettgewebe reichlich Eisen.

In Haaren und Federn scheint das Eisen nach den vorliegenden Analysen angereichert zu sein (Tabelle 52). Greifen wir die Analysen von BOUSSINGAULT, die am verläßlichsten zu sein scheinen, heraus, so ergibt sich für tierische Haare und Wolle ein Durchschnittswert von 0,037 g Fe in 100 g Substanz, während in der Muskulatur z. B. diese Zahl nur 0,01—0,02 g beträgt. In sonstigen inneren Organen kann aber der Eisengehalt wesentlich höher sein; in der Milz wurden Eisenwerte bis 0,072 g in 100 g frischer Substanz gefunden (MAGNUS-LEVY). Daß die Hornschicht im Verhältnis zu den übrigen Hautschichten doch reicher an Eisen ist, scheint aus dem Vergleich der Werte von BOUSSINGAULT über Kaninchenhaare und enthaarte Kaninchenhaut (Tabelle 52) hervorzugehen. Die Beurteilung der Verhältnisse ist indessen sehr erschwert durch die völlig auseinandergehenden Werte, die offenbar z. T. mit nicht einwandfreier Methodik gewonnen sind.

Tabelle 52. Eisengehalt der Horngebilde.

| | | Schwungfedern | | | |
| | g Fe/100 g | Kiel | Fahne | Kleine Federn | |
|---|---|---|---|---|---|
| Menschenhaar, grau | 2,9060 | | | | |
| „ hellblond | 1,6806 | | | | |
| „ blond | 3,4840 | | | | |
| „ kastanienbraun | 4,0775 | | | | BAUDRIMONT [1] |
| „ braun | 4,4726 | | | | |
| „ dunkelbraun | 2,3870 | | | | |
| „ schwarz | 0,0755 | | | | |
| Pferdehaar | 0,0507 | | | | |
| Schafwolle | 0,0402 | | | | |
| Kaninchenhaar | 0,0210 | | | | BOUSSINGAULT |
| Kaninchenhaut (frisch enthaart) | 0,0039 | | | | |
| Federn | | | | | |
| Taube | | | 0,0179 | | |
| Waldohreule | | 0,1637 | 0,9861 | 0,2581 | |
| Möwe | | | 0,5665 | | GONNERMANN (b) [1] |
| Schreiadler | | 0,1049 | 0,3749 | 0,1686 | |
| Gold- oder Steinadler | | | 0,4497 | 0,1650 | |

Im Corium von Rindern haben LAUGHLIN und THEIS Eisen und Aluminium zusammen bestimmt und folgende, ziemlich übereinstimmende Werte erhalten.

---

[1] Von uns auf Eisen berechnet.

Tabelle 53. $Fe_2O_3 + Al_2O_3$ in Prozenten des Frischgewichtes.

| | | |
|---|---|---|
| Junger Ochs . . . 0,0107 | Kalb . . . . . . 0,0134 | Färse . . . . . 0,0194 |
| Kuh . . . . . . . 0,0190 | Stier . . . . . . 0,0124 | |

Auch histochemisch läßt sich das Eisen des Bindegewebes nachweisen (R. SCHNEIDER u. a.). Auf pathologische Verhältnisse soll hier nicht eingegangen werden, da chemische Tatsachen auf diesem Gebiet noch gar nicht bekannt sind.

Im Menschenfett findet GONNERMANN (c) 0,12 g Fe pro 100 g Trockensubstanz, im Pferdefett 0,18 g.

*Nickel und Kobalt.* Durch Anwendung von außerordentlich feinen Analysenmethoden (s. BERTRAND und MOKRAGNATZ) gelang es 1925 BERTRAND und MÂCHEBOEUF auch die beiden anderen Elemente der Eisentriade, Nickel und Kobalt, im tierischen Organismus nachzuweisen. Da ihre Untersuchungen ergaben, daß diese beiden Elemente überall in der Natur anzutreffen sind, zogen sie den Schluß, daß Nickel und Kobalt auch sehr wohl durch die Nahrung aufgenommen, resorbiert und vielleicht in bestimmten Organen des Tierkörpers abgelagert werden könnten. Der Nachweis dieser Elemente ist ihnen sowohl in den inneren Organen wie in der Haut geglückt, nicht aber in Muskeln und im Fettgewebe. Die nachgewiesenen Konzentrationen sind außerordentlich gering. Schon bei Nickel ist der quantitative Nachweis sehr schwer, doch gestattet die Methode eine absolute Menge von $^1/_{500}$ mg Nickel zu bestimmen. Das Kobalt, welches in noch viel geringeren Mengen das Nickel begleitet, kann nur qualitativ nachgewiesen werden. BERTRAND und MÂCHEBOEUF fanden in der Haut und in den Horngebilden außer Spuren von Kobalt, Nickel in folgenden Mengen.

Tabelle 54.

| | Ni in $^1/_{1000}$ mg auf 1000 g Substanz, bezogen auf | | |
|---|---|---|---|
| | Frischgewicht | Trockenes Material | Asche |
| Haut (14 jähr. Mädchen) . . . . | 25 | 60 | 2 630 |
| Ochsenhorn . . . . . . . . . . | 50 | 59 | 2 200 |
| Federn . . . . . . . . . . . . | 300 | 330 | 10 700 |

Die weitaus höchsten Werte unter den untersuchten Horngebilden weisen somit die Federn auf. Sie stehen auch im Vergleich zu Blut und allen Organen des Körpers an erster Stelle, denn ihr Nickelgehalt ist außer demjenigen der Leber, die am nickelreichsten befunden wurde (1000 g frische Menschenleber enthielten 90 $^1/_{1000}$-mg Ni), am höchsten.

Die Nickel- und Kobaltverteilung steht dabei in gewisser Analogie zu den Resultaten, die bei der Bestimmung von Eisen, Mangan, Zink und Kupfer erhalten wurden. Ob Nickel und Kobalt für das Leben der Zelle von irgendwelcher Bedeutung sind, wissen wir nicht.

Jedenfalls geht aus unserer Übersicht über das Vorkommen von Schwermetallen in der Haut so viel hervor, daß die Oberhaut die Fähigkeit hat, Schwermetalle in größeren Mengen als sonstige Gewebe aufzunehmen, sie in den verhornten Adnexen aufzustapeln und sie dann nach außen allmählich abzugeben, — ein Umstand, der nicht nur toxikologisch, sondern auch physiologisch und therapeutisch von Bedeutung sein dürfte.

## B. Die Aschenbestandteile des Schweißes.

### Von ST. ROTHMAN.

Die Hauptmenge der Asche im Schweiß besteht aus Kochsalz. Der Gesamtaschengehalt zeigt im wesentlichen die gleichen Schwankungen wie wir sie für das Kochsalz S. 297 ff. beschrieben haben. Die Resultate quantitativer Untersuchungen geben wir in folgender Tabelle 55 wieder.

Tabelle 55.

| Spez. Gewicht | Reaktion | Aschengehalt in Prozenten des Schweißvolum | Aschengehalt in Prozenten der Trockensubstanz | NaCl-Gehalt in Prozenten der Asche | Art des Schwitzens und Schweißmenge |
|---|---|---|---|---|---|
| 1005,8 | neutral | 0,67 | 73,3 | 78,5 | Heißluftbad 1 St., 710 ccm HARNACK. |
| 1005,3 | ,, | 0,65 | 76,9 | 80,0 | Heißluftbad 2 St., 295 ccm, HARNACK. |
| — | sauer | 1,04 | 49,0 | — | Lichtbad 75 Min., 60 ccm, CAMERER. |
| 1008,4 | alkalisch | 0,866 | — | 78,6 | Lichtbad 90 Min., 100 ccm CAMERER. |
| 1010,0 | sauer | 1,042 | 61,3 | 74,8 | Heißluftbad 45 Min., 120 ccm, CAMERER. |
| 1005,0 | alkalisch | 0,465 | 61,2 | 73,0 | Dampfbad 30 Min., 300 ccm, CAMERER. |
| — | — | 0,443 | — | — | Arbeitsschweiß, Mittelwert TALBERT [1]. |
| — | — | 0,337 | — | — | Hitzeschweiß, Mittelwert, TALBERT [1]. |
| — | — | — | 39,72 | 69,5 | Baumwollhemd, CRAMER. |
| — | — | — | 43,19 | 69,3 | Wollhemd, CRAMER. |
| 1008,9 | Spur. alk. | 0,65 | 54,0 | 44,0 [2] | Dampfbad 2½ St., 630 ccm, BORCHARDT. |
| 1008,8 | ,, | 0,66 | 66,0 | 42,0 [2] | Dampfbad, 2½ St., 850 ccm, BORCHARDT. |
| 1009 bis 1020 | alkalisch | 1,74 | 64,7 | 71,3 | Wärmeschweiß Pferd, Mittelwert, PUGLIESE. |
| 1012 bis 1023 | ,, | 2,80 | 70,9 | 86,7 | Arbeitsschweiß, Pferd Mittelwert, PUGLIESE. |

So schwankend auch die Werte sind, so ersieht man doch aus ihnen, daß das Kochsalz etwa $^3/_4$ des Aschengehaltes ausmacht. Vergleichen wir die Kochsalzkonzentration mit der Konzentration der gesamten im Schweiß gelösten Moleküle bzw. Ionen, gemessen an der Gefrierpunkterniedrigung, so ergibt sich aus den Angaben von STRAUSS und von BRIEGER und DISSELHORST, daß die Menge der Na- und Cl-Ionen mehr als die Hälfte der gesamten Ionen und undisoziierten Moleküle ausmacht.

Tabelle 56.

| Gesamtschweiß $\triangle$ | NaCl $\triangle$ [3] | |
|---|---|---|
| 0,370 | 0,183 | STRAUSS. |
| 0,319 | 0,209 | BRIEGER und DISSELHORST. |
| 0,33 | 0,241 | ,,     ,,     ,, |

Der Aschengehalt des Arbeitsschweißes ist höher als der des Hitzeschweißes. Das hat für den Schweiß des Pferdes PUGLIESE nachgewiesen und für den Menschen TALBERT bestätigt, bei bestmöglicher Ausschaltung der Verdunstungsfehler. TALBERT findet eine ähnliche regionäre Schwankung im Aschengehalt, wie sie KITTSTEINER (a) (vgl. S. 298) im Kochsalzgehalt nachgewiesen hat:

---

[1] Entnommen von der bedeckten Haut.
[2] Von uns aus dem Cl-Gehalt auf NaCl berechnet.
[3] Von uns auf $\triangle$ berechnet.

Bein < Arm < Brust. An bedeckten Körperstellen ist der Aschengehalt größer als an unbedeckten, was zum Teil mit der erhöhten Temperatur der bedeckten Haut in Zusammenhang gebracht werden kann (TALBERT). Die Gesamtkonzentration der Moleküle im Schweiß hat ATZENI durch Messung des refraktometrischen Indexes genau verfolgen können. Er findet im Hunger oder nach kleinen Mahlzeiten einen geringeren Index als nach normaler Nahrungsaufnahme. Besonders hoch ist er, wenn die vorangehende Mahlzeit eiweißreich und flüssigkeitsarm war. Bei starker Flüssigkeitszufuhr sinkt der refraktometrische Index stets. Bei hoher Luftfeuchtigkeit ist er hoch, im Verlauf des Schwitzens wird er niedriger. Er bewegt sich zwischen 1,33421—1,33820.

Außer dem Na sind an Kationen K, Ca und Mg in der Schweißasche nachgewiesen. Der Na-Gehalt des Schweißes schwankt nach BORCHARDT etwa parallel mit dem Cl-Gehalt zwischen 0,054—0,445%, der K-Gehalt zwischen 0,021—0,126%, der Ca-Gehalt zwischen 0,0009—0,014%. K und Na-Konzentration sind voneinander völlig unabhängige Werte. Das Verhältnis K:Na schwankt in weiten Grenzen, in den Versuchen von BORCHARDT zwischen 1:1,25 (Versuch Nr. 15) und 1:12,0 (Versuch Nr. 2). Moss hat angegeben, daß die K-Konzentration größer sei als die des Na. Das ist aber offenbar nur ausnahmsweise der Fall, denn bei BORCHARDT finden wir in 24 Versuchen immer den Na-Gehalt höher und bei PESKETT und RAIMENT unter 4 Versuchen nur einmal einen höheren K-Gehalt (nach $1/2$ Stunde „Wellenbad" bei 100° F. K:Na = 0,037:0,023).

Vergleichen wir diese Kationenkonzentrationen mit denen des Blutserums, so ergibt sich, daß die Na-Werte im Schweiß fast ausnahmslos niedriger sind als im Serum, die K-Konzentrationen aber im Schweiß erheblich höher liegen (vgl. S. 300). Die Ca-Konzentration in Blut und Schweiß zeigt keine große Differenz, ist aber im Schweiß durchschnittlich niedriger als im Blutserum. Von der hochgradigen Konstanz der Serum-Kalkwerte merkt man nichts im Schweiß. Welche Gesetzmäßigkeiten die Abscheidung der anorganischen Blutbestandteile durch den Schweiß bestimmen, ist noch unbekannt. Jedenfalls sehen wir, daß es sich dabei um eine aktive Drüsenarbeit handelt, die in ihrer Unabhängigkeit vom angebotenen Material an die Ausscheidung der anorganischen Substanzen durch die Nieren erinnert.

Mg hat im menschlichen Schweiß HARNACK nachgewiesen. Die Mg-Konzentration beträgt nach seinen Bestimmungen etwa die Hälfte der des Ca.

Unter den Anionen sind neben Cl' auch $SO_4''$ und $PO_4'''$ in geringen Mengen im Schweiß enthalten. KITTSTEINER (b) fand im Durchschnitt 0,008%, HARNACK 0,06 und 0,05% Sulfate. Phosphate sind in unmeßbar geringen Spuren vorhanden (FAVRE, BORCHARDT). Das Verhältnis Chloride : Phosphate : Sulfate beträgt nach FAVRE 1 : Spuren : 0,043, nach KAST, 1 : 0,132 : 0,397. Das Verhältnis der Ätherschwefelsäuren zu der Sulfatschwefelsäure beträgt nach KAST 1 : 12. Ob Schwefel auch anders als in Sulfaten, Phosphor anders als in Phosphaten ausgeschieden wird, kann nach den vorliegenden Angaben nicht entschieden werden.

Die Annahme von MERK von einer der Phosphaturie analogen Phosphatidrosis ist auf ihre Richtigkeit nie geprüft worden.

TAYLOR bestimmte die Stickstoff-, Schwefel- und Phosphorausscheidung durch Harn, Faeces und Haut bei zwei erwachsenen Männern 28 bzw. 45 Tage hindurch. Die Versuchspersonen wurden mit Alkohol und 0,5% Sodalösung abgewaschen, ihre Körperwäsche mit den gleichen Lösungen extrahiert. Die Waschwässer wurden gesammelt und am Schluß der Perioden verarbeitet. Der behaarte Kopf wurde nicht einbezogen. Die täglichen Durchschnittswerte von TAYLOR sind umstehend wiedergegeben.

|  | N-Abgabe durch | | | S-Abgabe durch | | | P-Abgabe durch | | |
|---|---|---|---|---|---|---|---|---|---|
|  | Urin | Faeces | Haut | Urin | Faeces | Haut | Urin | Faeces | Haut |
| Nr. 1 . . . . | 14,8 | 1,00 | 0,19 | 0,95 | 0,080 | 0,028 | 1,175 | 0,742 | 0,003 |
| Nr. 2 . . . . | 16,4 | 1,70 | 0,160 | 1,07 | 0,12 | 0,0015 | 1,436 | 0,700 | 0,002 |

Diese Versuche geben natürlich keine Auskunft über die Größe der Schweißdrüsenfunktion im speziellen, sondern nur über die Abgabe durch die Haut im allgemeinen, da im Waschwasser Schweiß, Talg und Hornlamellen vermengt waren.

Die Ausscheidung von *Brom* und *Jod* durch die Schweißdrüsen ist Gegenstand vielfacher Untersuchungen gewesen. Auch unter normalen Bedingungen ist Jod im Schweiß nachweisbar (v. Fellenberg). Große Mengen findet man immer nach der Einnahme von Jodalkalien (ältere Literatur bei Tachau, Schwenkenbecher, Fr. N. Schulz). Nach v. Fellenberg (b) ist die Beteiligung des Schweißes an der Gesamtjodausscheidung sehr schwankend. Sie kann durch Schwitzbäder stark erhöht werden, — ein Beweis für den Ursprung des Jods aus den Schweißdrüsen. Körperliche Anstrengung steigert sowohl die Haut- als auch die Gesamtausscheidung. Offenbar hängt die Jodausscheidung einerseits von der Konzentration im Blute, andererseits von der Intensität der Schweißdrüsentätigkeit ab. — Den Übergang von Brom in den Schweiß hat Tachau nachgewiesen.

Brom und Jod werden allem Anschein nach als Alkalisalze ausgeschieden. Nach den Untersuchungen von Haxthausen scheint durch die Anwesenheit von Bromnatrium und Jodnatrium an der Hautoberfläche die Virulenz der Staphylokokken erhöht zu sein; die Entstehung der Jod- und Bromacne könnte nach Haxthausen damit im Zusammenhang stehen.

An der *Arsenausscheidung* durch die Haut scheinen neben der Epidermis und den Follikeln auch die Schweißdrüsen einen Anteil zu haben (vgl. Schulz, Ullmann). Bei Arsenhyperkeratose hat Brünauer das Arsen mikrochemisch als Arsentrisulfid auch in den Schweißdrüsenknäueln und den Ausführungsgängen nachgewiesen. Der histologische Befund deutete sogar darauf hin, daß die hyperkeratotischen Vorgänge ihren Ausgang von den Schweißdrüsen nehmen.

In welchen absoluten Mengen und in welchen Konzentrationen das Arsen unter verschiedenen Bedingungen ausgeschieden wird, ist nicht bekannt. Tachau konnte nach Zufuhr von je 1 ccm Sol. arsenic. Fowleri täglich in mehreren Fällen *kein Arsen* im Schweiß nachweisen.

Eine Stunde nach der Einnahme von 1 g *Borsäure* konnte Tachau im Schwitzbad Bor im Schweiß nachweisen, nachdem schon Wiley (zit. nach Tachau) und Liebreich positive Befunde erhalten haben.

DuMoulin, Lavrand, Oddo und Silberet haben angegeben, daß bei Bleivergiftungen sowohl Blei wie Eisen (Bleianämie) in den Schweiß übergehen; und zwar gehe nach Oddo und Silberet die Eisenausscheidung proportional der Intensität der Bleianämie, nach Lavrand sei auch bei anderen Anämien der Schweiß eisenhaltig. Schwenkenbecher und Tachau konnten diese Befunde nicht bestätigen. Schwenkenbecher fand nach Eisenverabreichung weder bei Normalen noch bei Chlorotischen Eisen im Schweiß (zit. nach Tachau) und Tachau auch kein Blei in einem Falle akuter Bleivergiftung. Im übrigen können die verschiedensten *Schwermetalle* bei Vergiftungen im Schweiß nachgewiesen werden.

Prüft man die Ausscheidung von körperfremden oder nur in Spuren vorkommenden Substanzen durch den Schweiß, so genügt nicht ihr Nachweis an der Körperoberfläche. Es muß gezeigt werden können, daß die Ausscheidung durch Anregung der Schweißdrüsentätigkeit erhöht wird. Sonst ist die Abscheidung mit den Hornlamellen, mit den Talgdrüsen oder auch die Diffussion aus der Epidermis in die Schweißdrüsenausführungsgänge nicht ausgeschlossen.

# III. Die aktuelle Reaktion der Haut (H- und OH-Ionen).

### Von ST. ROTHMAN.

·In jeder lebenden Zelle entstehen als Endprodukte des Stoffwechsels Säuren, vor allem Kohlensäure. Die sauren Schlacken werden in die Blutbahn abtransportiert, und dadurch wird eine übermäßige Anhäufung von Säuren im Gewebe vermieden. Aus dem Blut wiederum wird die überschüssige Säure zum größten Teil durch Lungen und Nieren ausgeschieden. Zwischen Gewebe und Blut besteht ein deutliches h-Gefälle: der Zellinhalt ist immer saurer als das Blut. Während der $p_H$ des Blutes 7,35—7,4 beträgt[1], also deutlich alkalisch ist, ist in wässerigen Gewebeextrakten innerer Organe der $p_H$ im Mittel zu 6,82 befunden worden, also entweder genau neutral oder sogar noch etwas sauer (MICHAELIS und KRAMSTYK). Wenn auch nach YAMASAKI wässerige Hautextrakte meistens alkalisch, etwa wie das Blut reagieren ($p_H = 7,1$—7,5), so können wir zumindest für die Epidermiszellen aus den Untersuchungen von HEUSS, UNNA-GOLODETZ (z) und M. SCHMIDTMANN schließen, daß der Inhalt der Hautzellen sich in dieser Beziehung nicht von dem anderer Organzellen unterscheidet, sondern ebenfalls sauer reagiert. Die Extrakte von WOHLGEMUTH und YAMASAKI sind wohl deshalb schwach alkalisch, weil sie viel bindegewebige und wenig epidermidale Substanzen enthalten, und weil sie auch von Blutbeimengungen nicht ganz frei sind. HAYASHI erhielt übrigens auch in Gesamthautextrakten nach der Methodik von MICHAELIS und KRAMSTYK saure Reaktion, $p_H$ $_{15-17°} = 6,94$—7,01.

UNNA und GOLODETZ haben Flachschnitte der Haut mit Nilrot als Indicator geprüft und gefunden, daß bei sukzessiver Abtragung der einzelnen Schichten die ganze Epidermis sauer reagiert. Eine alkalische Reaktion tritt nur ein, wenn der Papillarkörper angeschnitten wird. Auch mit Bromthymolblau reagiert in mikroskopischen Schnitten die ganze Epidermis sauer, die ganze Cutis alkalisch [eigene nicht veröffentlichte Versuche (R.)].

Mit einer ganz neuartigen Methodik hat M. SCHMIDTMANN diese Frage in Angriff genommen. Mit Hilfe des Mikromanipulator von PÉTERFI gelang es ihr feste Indicatorkörnchen in die Zelle hineinzubringen, und so konnte sie aus dem Farbwechsel bzw. dem Farbenton die intracelluläre Reaktion beurteilen. Absolute $p_H$-Werte kann man natürlich auf diesem Wege nicht ermitteln. Die Indicatoren haben einen sog. Salzfehler und einen Eiweißfehler, d. h. ihr für wässerige Lösungen festgestellter Umschlags-$p_H$ ändert sich in Anwesenheit von Salzen und von Eiweiß. Der Fehler ist in einem derart eiweißreichen Medium wie das Gewebe kaum zu berechnen. Aber zur Feststellung von Vergleichswerten hat sich die Methode SCHMIDTMANNs gut bewährt. Daß ihre Angaben brauchbar sind, ergibt sich daraus, daß sie mit ihrer Methodik sowohl die postmortale Säuerung wie auch die Säuerung infolge von Arbeitsleistung in der Zelle nachweisen konnte. Als Indicatoren verwendete sie Phenolrot, Bromthymolblau, Bromkresolpurpur, p-Nitrophenol und Methylrot.

Die Untersuchung der Säugetierhaut mit dieser Methode hat folgende Resultate ergeben: *Alle Epidermiszellen reagieren deutlich saurer als das Blut. Die*

---

[1] Die H-Ionenkonzentration wird in Gramm-Ionen pro Liter ausgedrückt und als Wasserstoffzahl (h) bezeichnet. Bei neutraler Reaktion, d. h. wenn die Konzentration der H- und OH-Ionen gleich ist, ist $h_{18°\,C} = 0,85 \times 10^{-7}$ und $h_{37°\,C} = 1,77 \times 10^{-7}$. Der einfacheren Schreibweise halber hat SÖRENSEN den Begriff des Wasserstoffexponenten ($p_H$) eingeführt. $p_H$ ist der Exponent der in Gramm-Ionen ausgedrückten Wasserstoffionenkonzentration mit entgegengesetztem Vorzeichen. $p_H$ der neutralen Reaktion ist bei $18° = 7,07$, bei $37° = 6,76$. In sauren Lösungen ist $p_H$ kleiner, in alkalischen größer als bei neutraler Reaktion.

*Reaktion ist am sauersten in den Basalzellen, von da aufwärts nimmt die Acidität
der Zellen bis zur Hornschicht allmählich ab. Die Hornschicht ist als abgestorbenes
Gewebe wiederum ausgesprochen sauer, und zwar noch viel saurer als die Basalschicht.*

In der Meerschweinchenhaut läßt sich der $p_H$ der Basalzellen auf 6,6—6,7, der $p_H$ der
äußeren Zellagen auf 7,2 berechnen. Bei den übrigen untersuchten Tieren (Ratte, Maus,
Katze, Hamster, Kanarienvogel) sind die Werte für Basalzellen $p_H = 6,8$—7,0, äußere Zell-
lagen $p_H = 7,2$—7,6 (Frosch 7,0). In der Hornschicht ist bei Katzen $p_H =$ bis 6,1, bei
Mäusen $p_H = 5,9$. Wir wiederholen, daß diese Zahlen nur als Vergleichszahlen verwertet
werden dürfen.

Besonders bemerkenswert ist der deutliche Unterschied zwischen dem Säuregrad der Basalzellen und der übrigen Epithelien. Man wird kaum fehlgehen,
wenn man den höheren Säuregrad der Basalzellen mit ihrem intensiveren
Stoffwechsel in Zusammenhang bringt, und die abnehmende Acidität der Tochter-
zellen auf die allmähliche Abnahme der Stoffwechselintensität zurückführt.
Ganz anders ist die ausgesprochen saure Reaktion der Hornschicht zu deuten;
hier handelt es sich nicht um vitale Vorgänge, sondern um einen mangelhaften
Abtransport der sauren autolytischen Zellzerfallsprodukte. Der relative Sauerstoffmangel ist dabei auch mit in Betracht zu ziehen (vgl. S. 207).

Hier seien auch die biologischen Versuche von R. WAGNER angeführt, wenn er auch
nicht unmittelbar die Bestimmung der Wasserstoffzahl erstrebt hat. WAGNER bestimmt
mittels intracutaner Einspritzung von Puffergemischen mit bestimmtem $p_H$ den *„Indifferenzpunkt“ des cutanen Bindegewebes*, d. h. jenen $p_H$, bei welchem die Haut auf die Injektion
nicht stärker entzündlich reagiert als auf die Injektion von physiologischer Kochsalzlösung.
Mit Boratmischungen fand er den Indifferenzpunkt bei $p_H = 9,7$, mit Phosphatgemischen
bei $p_H = 6,7$—6,4. Dieser große Unterschied ließ sich auf den verschiedenen osmotischen
Druck zurückführen; der Boratpuffer war hypertonisch, der Phosphatpuffer hypotonisch.
Weitere Versuche zeigten dann, daß die Reizwirkung hypertonischer Salzlösungen durch
Alkali, die Reizwirkung hypotonischer Salzlösungen durch Säuren abgeschwächt wird.
Man wird also, wenn man auf diesem Wege weiterkommen will, nur mit isotonischen Puffer-
gemischen arbeiten dürfen. Aber auch dann könnte sich noch die verschiedene physiologische
Wirkung der Salze (Phosphation, Boration) störend geltend machen (vgl. dazu BOMMER).
Wichtig ist die Feststellung WAGNERs, daß die Reizwirkung intracutaner Injektion von
Laugen geringfügiger und jedenfalls flüchtiger ist als die von äquivalenten Säuremengen.
(Ausführliche Mitteilung s. bei HECHT und WAGNER.)

*Im subcutanen Bindegewebe* findet SCHMIDTMANN die Reaktion etwas alkalischer als in den Basalzellen, aber doch etwas saurer als im Blut. Qualitativ
stimmt diese Angabe gut überein mit den Resultaten, die SCHADE, NEUKIRCH
und HALPERT bei intravitaler Messung des $p_H$ mit Gasketten im Gewebesaft
der Subcutis gewonnen haben. Es besteht nach SCHADE ein deutliches h-Gefälle
in der Richtung Zelle ($p_H = 6,82$) > Gewebesaft des Bindegewebes ($p_H = 7,09$
bis 7,29) > Blut ($p_H = 7,35 - 7,4$). Das ist von um so größerer Bedeutung als
das zwischen Zelle und Blutbahn gelagerte Bindegewebe sich zur Aufnahme
von Säuren besonders eignet und auf diese Weise das Säuregefälle abdämpfen
kann. Ähnliche Verhältnisse bestehen vielleicht auch auf der Grenze von Epidermis und Cutis. Bei krankhaften, besonders bei entzündlichen Vorgängen haben
SCHADE, NEUKIRCH und HALPERT im subcutanen Bindegewebe äußerst hohe
Säuregrade ($p_H =$ bis 5,6) gefunden. LIECHTI, sowie KAPLANSKY und SOLOWEIT-
SCHIK haben bei Anwendung der Methode SCHADEs übereinstimmend gefunden,
daß Röntgenbestrahlungen die H-Ionenkonzentration des Gewebesaftes in der
Subcutis erhöhen. GANS findet mittels Anwendung der Indicatorenmethode
(ähnlich wie SCHMIDTMANN), daß die Säuerung des röntgenbestrahlten Gewebes
in erster Reihe Basalzellen und Endothelien der Capillaren betrifft; 2—20 Tage
nach der Bestrahlung schlägt die Reaktion ins Alkalische um (vitaler Ausgleichs-
vorgang?). Die Erhöhung der H-Ionenkonzentration im Hautgewebesaft
erfolgt auch nach lokalen Ultraviolettlichtbestrahlungen (KAPLANSKY und
SOLOWEITSCHIK). KAPLANSKY findet die Ursache dieser Säuerung in einer
erheblichen Verminderung der Gesamtkationenmenge (vor allem großer Verlust

an Na) bei gleichbleibender oder vermehrter Anionenmenge (Cl). Auch HAYASHI findet in der Haut bei Verschiebungen des $p_H$ im Hautextrakt Transmineralisationen (vgl. S. 305), die mit Änderungen der Wasserstoffinonekonzentration in engem Zusammenhang stehen. Jede Verschiebung der normalen Hautreaktion, sowohl nach der sauren wie nach der alkalischen Seite ist nach HAYASHI mit einer Erhöhung der Empfindlichkeit gegen entzündliche Reize verbunden. O. GANS findet mittels Indicatorenfärbungen eine deutliche Säuerung psoriatischer Hautgebiete.

Innerhalb der *einzelnen Zelle* findet SCHMIDTMANN einen schmalen Protoplasmasaum um den Kern herum, der deutlich saurer reagiert als der übrige Zelleib. Dem Histologen ist diese saure perinucleäre Zone ein Teil des UNNAschen Granoplasmas besonders vom Studium der Plasmazellen her schon lange bekannt (vgl. UNNA). Die Kerne selbst sind — wie man das auf Grund histologischer Färbungen schon immer annahm — nach SCHMIDTMANN saurer als das Protoplasma. Histologische Färbung und die Methodik SCHMIDTMANNs sind aber grundsätzlich verschieden. Bei SCHMIDTMANN handelt es sich um eine direkte Einbringung des Farbstoffes in den Kern. Man muß den Rand des Kernes mit der Nadel des Mikromanipulators anstechen, um eine Färbung zu erzielen. Bei den üblichen histologischen Färbungen kann dagegen die Farbstoffverteilung -und Haftung auch von physikalischen Bedingungen abhängig sein. Die Annahme, daß im mikroskopischen Schnitt basische Farbstoffe nur saure Gewebselemente färben und saure Farbstoffe nur an Basen haften, läßt sich schwer beweisen und ihre Richtigkeit wird neuerdings lebhaft bestritten [v. MÖLLENDORFF (z)].

UNNA (z) unterscheidet innerhalb des Zelleibes eine basische und eine saure Komponente. Die basische Komponente, das Spongioplasma, ist die kontinuierlich zusammenhängende Grundlage des Protoplasmas im Deckepithel, in den Drüsen und Haarbälgen. Das saure „Granoplasma" oder „Cytose" füllt die Hohlräume des formgebenden Zellgerüstes aus. Die Löslichkeit der beiden Protoplasmabestandteile ist verschieden, das Granoplasma läßt sich aus der Zelle leicht auslaugen mit Reagenzien, die das Spongioplasma nicht angreifen. Auch innerhalb des Zellkerns differenziert UNNA basische und saure Bestandteile. Über diese und über die Chromolyse UNNAs s. Abschnitt „UNNAsche Methoden".

BAZETT und GLONE prüften qualitativ die aktuelle Reaktion der Haut in der Weise, daß sie den Indicator (Phenosulfophthalein) intravenös einspritzten und die durch die rasierte Haut durchschimmernde Farbennuance beobachteten. Sie fanden an Hautstellen, die durch die Enthaarung stärker gereizt waren, erhöhte Alkalinität, das gleiche auch bei Abkühlung des Beines. Eine Säuerung (Umschlag ins Gelbe) ließ sich durch Erwärmung und besonders deutlich bei Unterdrückung des Blutkreislaufs hervorrufen. Nach längerer Stauung blieb das Gewebe oft noch 5—10 Minuten nach Wiedereinsetzen der Zirkulation sauer. Bei Entzündungen fand sich im Zentrum der Hyperämie eine kleine gelbe Zone.

Die chemisch möglichst rein dargestellten Eiweißstoffe Albumine, Globuline, Keratin, Glutin, Elastin usw. verhalten sich wie *amphotere Elektrolyte*. Sie können sowohl mit Säuren wie mit Basen Salze bilden. An der einzelnen Aminosäure läßt sich die amphotere Reaktion und die doppelte Art der Salzbildung auf folgende Weise demonstrieren: Aus dem Glykokollhydrat $OH \cdot NH_3 CH_2 \cdot COOH$ können sowohl $OH^-$ wie H-Ionen abdissoziieren. Als Säure ist es in $OH \cdot NH_3 \cdot CH_2 COO^-$ und $H^+$ dissoziiert und bildet mit NaOH das Salz $OH \cdot NH_3 \cdot CH_2 \cdot COONa$. Als Base dissoziiert es in $OH^-$ und $NH_3 CH_2 \cdot COOH^+$ und bildet mit HCl das Salz $Cl \cdot NH_3 CH_2 COOH$. Ebenso kann das Eiweiß

H·Alb·OH als Säure in $H^+ + Alb·OH^-$, als Base in $H·Alb + OH^-$ dissoziieren. Je nach der Beschaffenheit des Mediums können also die Eiweißstoffe
Basen- oder Säurecharakter haben. In saurer Lösung verhalten sie sich wie
Basen, in alkalischer Lösung wie Säuren. Unterschiede sind insofern vorhanden
als bei einzelnen Eiweißstoffen der Säurecharakter, bei anderen der Basencharakter stärker ist. So sind z. B. die Eiweißstoffe, die reich an Diaminosäuren
sind, wie das Kollagen, verhältnismäßig starke Basen und schwache Säuren,
weil die Diaminosäuren selbst mit ihren zwei $NH_2$-Gruppen gegenüber der einen
Carboxylgruppe einen stärkeren Basencharakter haben als die Monoaminosäuren. Das *Kollagen* bzw. der Leim ist in diesem Sinne ein mehr basisches
Eiweiß, kann aber trotzdem mit Basen Salze bilden (vgl. S. 217). Das *Elastin*
ist von mehr saurem Charakter als das Kollagen. Auch die Globuline dissoziieren
im Sinne einer Säure leichter und lösen sich deshalb auch leichter in Laugen
als in Säuren. Der saure Charakter des Keratins beruht vielleicht zum Teil auf
seinem relativen Tyrosinreichtum, da die Säuredissoziation des Tyrosins stärker
ist als die der übrigen einbasischen Monoaminosäuren (KANITZ). Das Keratin
löst sich in der Tat besser in Alkali als in Säuren. Die Reaktion der Nucleoproteide kann je nach Art des Proteins und je nach dem Gehalt der Nucleinsäure
an Purin- und Pyrimidinbasen sehr verschieden sein. Aber alle diese Verschiedenheiten ändern nichts an der Tatsache, daß die Eiweiße sowohl als Basen wie
als Säuren wirken können. Daß ihre Reaktion auch in vivo starken Schwankungen unterworfen ist, haben die Untersuchungen von SCHADE und Mitarbeiter ergeben.

In neuerer Zeit ist auch der *Wasserstoffzahl an der Hautoberfläche* große Aufmerksamkeit geschenkt worden. Nach SHARLIT und SCHEER, die mit Brom-
phenolblau, Methylrot und Bromkresolpurpur gearbeitet haben, bewegt sich der
Wasserstoffexponent an der mit Alkohol gereinigten trockenen Hautoberfläche
um $p_H = 5,5$ herum. MEMMESHEIMER hat diese Angaben bestätigen können.
Die angegebenen Zahlen können wegen des Eiweißfehlers der Indicatoren nicht
als absolute Werte gelten, die Werte sind aber vom Neutralitätspunkt so stark
entfernt, daß kein Zweifel darüber bestehen kann, daß die Hautoberfläche
*stets deutlich sauer* reagiert. Offenbar sind am Zustandekommen der sauren
Reaktion nebst dem sauren Schweiß die freien *Fettsäuren des Talges* beteiligt.

Nach SHARLIT und SCHEER spielt der saure Charakter der Hornsubstanz
eine hervorragende Rolle, denn die Entfernung der Talg- und Perspirations-
produkte durch Reinigung der Haut ändert nicht den $p_H$.

Die Wasserstoffzahl der Hautoberfläche werde gepuffert, und zwar besser gegen Säuren
als gegen Laugen. Das ergebe sich daraus, daß, wenn man die Hautoberfläche mit Säuren
und mit Alkali vorbehandelt, dann die Laugenbehandlung den ursprünglichen $p_H$ eher
verschiebt als die Säurebehandlung. Doch geben SHARLIT und SCHEER nichts darüber an,
daß sie mit äquivalenten Lösungen gearbeitet haben. Sie benützten als Alkali Seifen, als
Säure „stark verdünnte" Essigsäure. Um $p_H = 5$ herum liege nach THOMAS und KELLY
der isoelektrische Punkt des Kollagens, wahrscheinlich also auch der des Keratins (?!),
jedenfalls sei das Keratin bei diesem Säuregrad am widerstandfähigsten gegen Lösung
und Quellung. So liege eine zweckmäßige Selbstregulierung hier vor, indem die Hornschicht
gegen äußere Einwirkungen bei dem gefundenen $p_H$ am besten geschützt sei.

Trotz der Ausführungen von SHARLIT und SCHEER ist es sehr wahrscheinlich,
daß auch die Bestandteile des „insensiblen Schweißsekretes" den $p_H$ der Oberfläche, ja auch die Pufferung in hohem Grade beeinflussen. Die Beobachtung
von SHARLIT und SCHEER, daß die mit Alkali oder mit Säure behandelte Haut
nach einiger Zeit ihren ursprünglichen $p_H$ wieder aufnimmt, kann sehr wohl
auf dem Einfluß des frisch abgesonderten insensiblen Schweißes beruhen. Ein
Anteil des Schweißes am Zustandekommen der sauren Reaktion der Oberfläche
ist um so mehr anzunehmen, als die aktuelle Reaktion des *sichtbaren Schweißes*

beim Menschen nach den neueren, mit modernen Meßmethoden durchgeführten Untersuchungen *stets sauer* ist (TALBERT, PEMBERTON und CROUTER), wenn auch etwas weniger sauer als die der Körperoberfläche. TALBERT findet im Arbeitsschweiß $p_H = 6{,}4$, im Hitzeschweiß $p_H = 5{,}73$ durchschnittlich. Der Schweiß von bedeckten Körperstellen sei saurer als der von unbedeckten. Da der Kohlensäuregehalt des Schweißes (Bestimmung nach VAN SLYKE) an den bedeckten Körperstellen nicht vermehrt sei, muß die höhere Acidität darauf zurückgeführt werden, daß die flüchtigen organischen Säuren an den bedeckten Körperstellen eher liegen bleiben. Nach der Angabe von TARUGI und TOMASINELLI ist der Schweiß im Sommer saurer als im Winter.

Die älteren Angaben über die Reaktion des Schweißes unter verschiedenen Bedingungen sind einander widersprechend (Lit. bei FR. N. SCHULZ (z)]. Das liegt daran, daß man entweder nur mit einem Indicator oder aber titrimetrisch gearbeitet hat, also die potentielle und nicht die aktuelle Reaktion bestimmt worden ist. Auch die ,,Reinigung" der Haut (Seifen!) ist wohl manchmal die Ursache der alkalischen Reaktion gewesen. Indessen fand schon KITTSTEINER im Hitzeschweiß immer saure Reaktion und FUBINI dasselbe im Schweiß nach Injektion von JABORANDI-Extrakt. ARLOING, HEUSS, FAVRE und KITTSTEINER geben übereinstimmend an, daß mit zunehmender Sekretionsgeschwindigkeit die Acidität des Schweißes abnimmt. Da mit zunehmender Sekretionsgeschwindigkeit der Salzgehalt zunimmt (KITTSTEINER, vgl. S. 297) stehen diese Angaben in gutem Einklang mit den neueren Beobachtungen von TALBERT (c), wonach je größer der Aschengehalt, um so geringer der Säuregrad. Schon KITTSTEINER hat das umgekehrte Verhältnis zwischen Salzgehalt und Acidität hervorgehoben. So stimmen auch die Angaben KITTSTEINERs über die regionären Unterschiede mit denen von TALBERT überein. Denn KITTSTEINER (a) findet im Salzgehalt die Reihenfolge Gesicht > Arm > Unterschenkel, TALBERT im Säuregrad die Reihenfolge Bein > Arm > Gesicht. Allem Anschein nach ist die saure Reaktion des Schweißes nicht durch anorganische Salze (etwa durch Phosphate) bedingt, sondern in erster Linie durch organische Säuren.

Nach Abschluß dieses Manuskriptes sind die Arbeiten von SCHADE und MARCHIONINI (a, b) erschienen, die die saure Reaktion der Hautoberfläche auch mittels Gaskettenmessungen (mit besonders konstruierten Wasserstoff- und Chinhydronelektroden) bestätigen konnten. Auf diesem Wege wurden noch viel höhere Säurewerte ($p_H = 5 - 3$!) als mit der Indicatorenmethode gefunden. Die saure Reaktion der Hautoberfläche steht nach SCHADE und MARCHIONINI in engstem Zusammenhang mit der Verdunstung des sauren Schweißes ($p_H = 6{,}6 - 4{,}3$). Wird sichtbarer Schweiß sezerniert, so sinkt zunächst der Säuregrad der Oberfläche, weil die an der Haut liegenden sauren Produkte verdünnt werden. Bei Verdunstung des sichtbaren Schweißes erfolgt aber durch die Konzentrierung ein starker Anstieg des Säuregrades, was auch durch in-vitro-Messungen im frei verdunstenden Schweiß — zu Beginn der Verdunstung — nachgewiesen werden kann. Die Autoren sprechen von einem ,,Säuremantel" der Haut. Dieser Säuremantel dürfte nach ihnen einen Anteil an der bactericiden Kraft der Hautoberfläche haben.

Nach weiteren Untersuchungen von MARCHIONINI (a, b) reagieren die von apokrinen Schweißdrüsen (vgl. S. 241) versorgten Hautbezirke im Vergleich mit den Regionen der ekkrinen Drüsen weniger sauer, neutral oder sogar (beim Verdunsten) alkalisch. Vielleicht habe die nahezu neutrale Reaktion der apokrin versorgten Hautpartien einen Anteil daran, daß in diesen Regionen besonders leicht Dermatosen entstehen. Auch Verhinderung der Schweißverdunstung (an intertriginösen Hautpartien) setze die Acidität herab. An den Prädilektionsstellen des seborrhoischen Ekzems sei die Acidität vermindert. Es werden von MARCHIONINI auch therapeutische Vorschläge im Sinne einer Erhöhung der lokalen Acidose gemacht, für Fälle, in denen ein Mangel am ,,Säureschutz" als ursächlicher Faktor angenommen werden darf.

BRILL bestätigt die Angaben über geringere Acidität apokrindrüsiger Hautgebiete, findet aber sonst im Pilocarpinschweiß durchwegs weniger saure, fast neutrale Werte. Auch Marchionini findet den Pilocarpinschweiß weit weniger sauer als den Hitzeschweiß, was ja den Angaben Talberts (S. 329) durchaus entspricht. Nach Brill ist der Schweiß bei Psoriasis auffallend saurer als normal, bei Ekzem oft alkalisch.

Im Gegensatz zum Schweiß des Menschen reagiert der Schweiß der Säugetiere nach älteren Angaben fast stets alkalisch (Fr. N. Schultz). Nach neueren Untersuchungen von Korkisch beträgt im Pferdeschweiß der Wasserstoffexponent 7,8—8,9. Bei nicht gut gepflegten Tieren ist die Reaktion nach der sauern Seite verschoben.

Die Frage, ob den Schweißdrüsen in der Aufrechterhaltung des h des Blutes eine ähnliche Rolle zukommt, wie den Nieren, ist nicht geprüft worden. Ganz ausgeschlossen ist das nicht. Die Reaktion des Urins schwankt zwischen $p_H = 4{,}7$ bis 7,4, das sind, wie Henderson und Spiro ausgeführt haben, die möglichen Schwankungen der Phosphatpufferung durch Mono- und Dinatriumphosphat. Die Reaktion des Schweißes schwankt nach Talbert zwischen $p_H = 5{,}42{-}7{,}15$. In etwas geringerem Grade können sich also auch die Schweißdrüsen dem Angebot aus dem Blute anpassen.

Unter *krankhaften Verhältnissen* hat Memmesheimer den $p_H$ der Körperoberfläche geprüft, aber keine Abweichungen bei Dermatosen gefunden. Nach Röntgenbestrahlung beobachtete er eine deutliche Verschiebung nach der alkalischen Seite, am deutlichsten 24 Stunden nach der Bestrahlung: Memmesheimer glaubt, daß diese Verschiebung auf eine stärkere Durchtränkung der Epidermis mit der mehr alkalischen Gewebeflüssigkeit zurückgeführt werden kann.

# Fermente der Haut.
# Oxydations- und Reduktionsprozesse. Atmung.

### Von St. Rothman.

### 1. Allgemeines.

Mit Oppenheimer (z) unterscheiden wir zwei große Gruppen der Fermente, die nach dem Wesen ihrer Wirkung völlig verschieden sind: die *Hydrolasen* und die *Desmolasen*. Die *Hydrolasen* katalysieren den Abbau größerer Moleküle zu einfacheren Spaltprodukten auf dem Wege der Hydrolyse. Unter Wasseraufnahme werden Bindungen des Kohlenstoffes mit Sauerstoff oder mit Stickstoff gelöst, indem das H des Wassers von dem einen, das OH von dem anderen Spaltstück aufgenommen wird. Gemeinsam ist für alle von den Hydrolasen katalysierten Prozesse, daß sie ohne Abgabe von freier Energie verlaufen, bzw. nur äußerst geringe Energiegewinne aufweisen. Daher findet man bei hydrolytischen Fermentvorgängen oft das baldige Eintreten von Gleichgewichtszuständen oder sogar Umkehrungen des Abbauprozesses. Die Hauptvertreter der Hydrolasen sind: 1. *Die Proteasen.* Sie zerlegen die Eiweißstoffe in ihre Spaltprodukte, und zwar spalten a) die *Proteasen im engeren Sinne* das Proteinaggregat zu offenen Polypeptiden (Peptonen), b) die *Peptidasen* die Polypeptide bis zu freien Aminosäuren. 2. Die *Carbohydrasen* bauen die Kohlenhydrate ab; a) der Abbau der Polysaccharide (Stärke, Glykogen usw.) durch die *Polyasen* (Amylase oder Diastase usw.) führt zur Entstehung von Disacchariden oder auch Trisacchariden; b) der Abbau der Di- und Trisacchariden zu Monosacchariden (Monosen, Hexosen) wird von den *Glykosidasen* bewerkstelligt. 3. *Die Esterasen* zerlegen die Ester in ihre Komponenten: Alkohol und Säure. Hierher gehören die Lipasen, einschließlich der Cholesterinesterasen, der Lecithasen und der wachsspaltenden Fermente.

Im Gegensatz zu den Hydrolasen greifen die *Desmolasen* an den Kohlenstoffketten selbst an und führen auf diesem Wege den Abbau bis zu den Endprodukten des Stoffwechsels. Die desmolytischen Vorgänge verlaufen in ihrer Gesamtheit unter Abgabe von freier Energie. Erst durch diese Prozesse wird die Zelle befähigt, die chemische Energie ihrer Nährstoffe sich nutzbar zu machen, indem sie sie in andere Energieformen, vor allem in Wärme und mechanische Energie umsetzt. Die wichtigsten Vertreter der Desmolasen sind die Fermente der Oxydoreduktion, der Oxydation mit Luftsauerstoff und die Carboxylase.

## 2. Hydrolasen.

Daß in der Haut alle wichtigen hydrolytischen Fermente nachgewiesen werden können, kann nicht weiter verwundern, denn es gibt wohl keine lebende Zelle, in der sie nicht enthalten wären. Wichtig ist indessen die Kenntnis ihre Mengenverhältnisse, ihre Lokalisation in der Haut und ihrer Beeinflußbarkeit durch äußere Faktoren. Diese Fragen sind zuerst von SEXMITH und PETERSEN und in neuerer Zeit besonders durch WOHLGEMUTH und seine Mitarbeiter in zahlreichen Arbeiten in Angriff genommen worden. SEXMITH und PETERSEN arbeiteten mit wässerigen Suspensionen getrockneter und pulverisierter Haut, WOHLGEMUTH und Mitarbeiter mit kalt-wässerigen Auszügen der zu einem feinen Brei zerriebenen Haut. Der $p_H$ dieser Extrakte schwankte zwischen 7,1—7,5; Extrakte von Leichenhaut hatten bisweilen ein $p_H$ von 6,8—6,5 (postmortale Säuerung). Wenn auch diese Untersuchungen viele bemerkenswerte Ergebnisse gezeitigt haben, so muß doch betont werden, daß die Wasserextraktionsmethode nicht die sicheren Unterlagen bietet, die für *quantitative* Bestimmungen erforderlich sind. Wer jemals versucht hat, ein Hautstück zu einem Brei zu verarbeiten, weiß, wie außerordentlich schwierig das ist [vgl. MELCZER (a)]. Es ist kaum denkbar, daß in diesem Falle die Zellen in gleichem Grade zertrümmert werden. Die Mengen der extrahierten Fermente ist aber in erster Linie von dieser Zellzertrümmerung abhängig. Die großen Schwankungen, die in Parallelversuchen fast immer gefunden werden, zeigen uns, daß die Extraktionsmethode keine konstanten Ausgangsbedingungen gewährleistet. (Über schwankende Normalwerte vgl. besonders SCHAMBERG und BROWN). Aussichtsreicher scheint die Extraktgewinnung mit Organpressen unter hohem Druck zu sein, wie sie für die Haut ONSLOW und BLOCH und SCHAAF angewendet haben. Erstens sichert diese Methode eine größere Ausbeute, zweitens konstantere Bedingungen. — Ein störendes Moment ist bei den vorliegenden Untersuchungen *der Blutgehalt* der Haut [MELCZER (a)]. Das fermentreiche Blut kann in unberechenbarer Weise die Resultate beeinflussen. SEXMITH und PETERSEN begnügten sich damit, daß sie den Blutgehalt für konstant angenommen haben, WOHLGEMUTH und Mitarbeiter (a) damit, daß sie nur mit blasser Haut arbeiteten, MELCZER hat dagegen vor Entfernung der Haut Spülungen der Extremitäten mit physiologischen Salzlösungen vorgenommen. Er hat mit dieser Methodik zwar qualitativ alle Fermente in den wässerigen Hautextrakten wieder gefunden, die WOHLGEMUTH nachgewiesen hat, aber im allgemeinen in viel geringeren Mengen. Die Methodik MELCZERs ist aber — wie er selbst hervorhebt — zu quantitativen Arbeiten ebenfalls nicht einwandfrei, weil die Haut durch die Spülung ödematös wird, und infolgedessen Bestimmungen des Frischgewichtes keinen Anhaltspunkt für die Menge des Hautgewebes bieten.

*Proteasen im engeren Sinne* haben als erste SEXMITH und PETERSEN in der menschlichen und tierischen Haut nachgewiesen. Sie fanden, daß durch Hautextrakte das Casein in schwach alkalischer Lösung nicht, wohl aber in schwach saurer Lösung abgebaut wird. Die Wirksamkeit der Extrakte aus der Haut erwachsener Menschen ist etwa halb so groß wie die der entsprechend zubereiteten Leberextrakte. WOHLGEMUTH und YAMASAKI konnten Proteasen in engerem Sinne (an Fibrin geprüft) im Hautextrakt erwachsener Menschen *nicht* nachweisen. Später fanden WOHLGEMUTH und KLOPSTOCK (b) eine nur geringe gelatineverflüssigende Wirkung. Daß in der Haut — im Gegensatz zu allen anderen Organen — nur so minimale Mengen proteolytischer Fermente enthalten seien, wie es nach den Untersuchungen von WOHLGEMUTH den Anschein hat, ist sehr auffallend. Dieser negative Befund beruht wohl vor allem — um nach den Angaben von SEXMITH und PETERSEN zu urteilen — an einer nicht geeigneten

Wasserstoffionenkonzentration der Extrakte. Daß Proteasen in deutlich nachweisbaren Mengen vorhanden sein müssen, können wir schon daraus folgern, daß die *Autolyse der Haut* recht beträchtlich ist (Sexmith und Petersen, Wohlgemuth und Yamasaki). Es ist zwar richtig, daß die autolytischen Fermente auf die genuinen Gewebsproteine mehr oder minder spezifisch eingestellt sind; aber empfindlichere gewebsfremde Proteine, wie gerade das Fibrin, werden in Anwesenheit von autolytischen Fermenten doch immer angegriffen (Literatur bei Bradley, Oppenheimer). Nach Sexmith und Petersen ist die Selbstverdauung in menschlicher Haut etwa ebenso stark, wie in der Haut erwachsener Säugetiere; *junge tierische Haut* (von Schweinfeten, jungen Hähnchen) erleidet dagegen *keine Autolyse*, was nach den Autoren mit einem Überwiegen der synthetischen Vorgänge in Zusammenhang stehen dürfte. Auffallend ist die besonders hochgradige Autolyse der Froschhaut. Gekochte Haut wird nicht autolysiert (Wohlgemuth und Yamasaki), es handelt sich bestimmt um einen fermentativen Vorgang. Die auto- bzw. proteolytische Wirkung der Haut wird durch Lichtbestrahlungen in vivo deutlich herabgesetzt (Schamberg und Brown).

Nachdem Jacoby darauf hingewiesen hat, daß die *Atrophie* der phosphorvergifteten Leber auf eine erhöhte Autolyse zurückzuführen ist, hat Bradley in einer Reihe von Arbeiten viele experimentelle Anhaltspunkte dafür gewonnen, daß die Atrophie, d. h. also der nicht reversible Gewebeschwund bei verschiedenen Krankheitszuständen dadurch zustandekommt, daß krankhafte Stoffwechselvorgänge zu einer Übersäuerung des Gewebes führen, und daß die erhöhte Wasserstoffionenkonzentration ihrerseits eine Aktivierung der autolytischen Fermente hervorruft. Daß sich hier ein dankbares Forschungsgebiet für die Pathologie der Hautkrankheiten eröffnet, hat als erster C. Guy Lane betont. Hier sei mit Hinweis auf die Sklerodermie nur angedeutet, daß hormonale Störungen unter Umständen eine Säuerung des Gewebes hervorrufen können.

Im Gegensatz zu den eigentlichen Proteasen sind die *peptolytischen Fermente in der Haut junger Tiere in großen Mengen vorhanden, in der Haut ausgewachsener Tiere und Menschen nur in Spuren* (geprüft an der Spaltung von Witte-Pepton, Sexmith und Petersen). Wohlgemuth und Yamasaki haben in der Haut von Erwachsenen eine Peptidase nachgewiesen, die das Dipeptid Glycyl-Tryptophan spaltet.

Die Anwesenheit *des stärkespaltenden Fermentes*, der *Diastase*, im Schweißdrüsensekret ist seit langem bekannt (Gaube 1891); sie ist ein konstanter Bestandteil des menschlichen Schweißes (Plaggemeyer und Marshall). Im Hautgewebe selbst fanden sie Wohlgemuth und Yamasaki in auffallend großen Mengen; die in der Haut ermittelten Werte übertrafen bei weitem die der Leber, bisweilen auch die des Blutes. In der mittels Spülung entbluteten Haut fand Melczer etwa nur die Hälfte dieser Diastasemengen. Jedenfalls ist die Menge der Diastase in der Haut von der des Blutes weitgehend unabhängig, woraus man mit einiger Wahrscheinlichkeit an die endogene Entstehung des Fermentes im Gewebe schließen kann (Wohlgemuth und Yamasaki). Fetale Haut wirkt stärker diastatisch, als die Haut erwachsener Tiere (Sexmith und Petersen). In den Extrakten der äußersten oberflächlichen Schicht der Haut (abgetragen mit dem Rasiermesser oder mit dem Thierschschen Transplantationsmesser, wie bei Hauttransplantationen nach Wohlgemuth und Yamasaki; reine Epidermisstückchen nach Melczer) ist der Diastasegehalt ebenso oder nahezu ebenso groß, wie im Extrakt der ganzen Haut. Offenbar ist also — abgesehen von den Schweißdrüsen — die Epidermis der Hauptträger der Diastase. Andererseits enthält auch das subcutane Fettgewebe Diastase in reichlichen Mengen. Beim Menschen ist das Ferment über die verschiedenen Hautregionen (Oberschenkel, Genitale, Brust, Rücken, Achselhöhle, Fußsohle) ziemlich gleichmäßig verteilt [Wohlgemuth und Klopstock (b)]. Die tierische Haut enthält viel mehr Diastase als die Haut des Menschen. Aus den gewonnenen Maximalwerten ergibt sich folgende steigende Reihenfolge: Mensch, Schaf < Rind, Ziege, Hund, Huhn, Fisch < Schwein, Kaninchen, Katze < Meerschweinchen, Frosch < Ratte (WOHLGEMUTH und SUHIGARA). Im allgemeinen scheinen also kleine Tiere in ihrer Haut mehr Diastase zu beherbergen als große, doch läßt sich diese anscheinende Gesetzmäßigkeit nicht konsequent durchführen. Durch Ultraviolettlichtbestrahlungen in vivo kann die Hautdiastase erheblich abgeschwächt werden, die Röntgenbestrahlung hat keine konstante fermentschwächende Wirkung (WOHLGEMUTH und SUHIGARA).

Im Hautsekret der Frösche hat PRZYLECKI die Diastase nachgewiesen. Diese ,,Diastasesekretion'' kann durch elektrische Reizung stark vermehrt werden, es handelt sich also offenbar um ein Drüsensekretionsprodukt und nicht um ein Produkt der Diffusion aus dem Hautgewebe. Ob die diastatische Wirkung des Hautsekretes bei den Fröschen eine biologische Bedeutung hat in dem Sinne, daß die pflanzliche Stärke in der wässerigen Umgebung der Frösche abgebaut und dadurch hautresorptionsfähig wird, ist sehr zweifelhaft (PRZYLECKI).

*Glykosidasen,* Fermente der Disaccharide wurden bis jetzt in der Haut nicht direkt nachgewiesen (vgl. S. 338).

*Lipasen* sind in Hautextrakten, soweit ersichtlich, zuerst von E. A. PORTER nachgewiesen worden. Der Glycerinextrakt der Haut spaltet nach ihm sowohl Tristearin wie auch Butyrin. Nach SEXMITH und PETERSEN ist die Hautlipase im Gegensatz zur Serumlipase wirksamer gegen kleinmolekulare Ester (Äthylbutyrat) als gegen echte Fette (Olivenöl, Butterfett). Die Äthylbutyratspaltung durch menschliche und tierische Haut (gemessen an der Säurebildung) beträgt etwa $^1/_{10}$—$^1/_5$ der Spaltung durch entsprechend zubereitete Leberextrakte. Demgegenüber finden WOHLGEMUTH und YAMASAKI mit der stalagmometrischen Methode von RONA und MICHAELIS eine Tributyrinspaltung, die der des Blutserums nahezu gleichkommt.

Ursprünglich haben WOHLGEMUTH und YAMASAKI gefunden, daß die Hautlipase chinin- und atoxylresistent ist. Sie waren daher geneigt anzunehmen, daß es sich um eine spezifische Organlipase handelt, die sich ohne weiteres von der chininempfindlichen Lipase des Pankreas und des Darmes, von der atoxylempfindlichen Lipase der Leber und von der chinin- und atoxylempfindlichen Lipase des Serums unterscheiden läßt. Ja, sie dachten daran, daß diese spezifische Hautlipase in erster Linie ein Produkt der Hautzellen, vielleicht der Talgdrüsen darstellt. Nun fanden aber WOHLGEMUTH und YAMASAKI selbst, daß auch die Lipase des subcutanen Fettgewebes und die Lipase der Organfette (Nierenkapselfett, Mesenterialfett) chinin- und atoxylfest ist. Schon dadurch ist die Annahme einer spezifischen Hautlipase unwahrscheinlich geworden. Dazu kam, daß später sowohl WOHLGEMUTH und KLOPSTOCK, wie MELCZER, wenn sie auch eine relative Chinin- und Atoxylfestigkeit der Hautlipase fanden, doch eine deutliche Abschwächung im zeitlichen Verlauf der Hautlipasewirkung in Gegenwart dieser Gifte feststellen konnten. Schließlich hat MELCZER gezeigt, daß talgdrüsenfreie Hautgegenden ebenso viel Lipase enthalten, wie talgdrüsenhaltige Partien. Danach kommt ein inniger Zusammenhang zwischen Talgbildung bzw. -abbau und Hautlipase nicht mehr in Betracht. Die Schwankungen der Resultate in bezug auf die Atoxyl- und Chininfestigkeit führen WOHLGEMUTH und KLOPSTOCK darauf zurück, daß das Wasser für die Lipase kein gutes Lösungsmittel ist, und daß bei der Giftempfindlichkeit der Lipase die in wechselnden Mengen mitgehenden Begleitstoffe eine große Rolle spielen. In der Tat konnten WOHLGEMUTH und NAKAMURA (f) (allerdings nur für die Subcutislipase) zeigen, daß dieses Ferment nach längerer Dialyse ihre Chinin- und noch mehr ihre Atoxylfestigkeit einbüßt. Alle diese Schwankungen, wenn ihre Ursachen zum Teil auch aufgeklärt sind, erschweren die Beurteilung und zeigen, daß das quantitative Arbeiten mit Hautfermenten noch manche Schwierigkeiten hat.

Die optimale Wasserstoffionenkonzentration für die Hautlipase schwankt zwischen $p_H$ 7,1—7,5, für die Lipase der Subcutis um 7,5 herum. Der Optimumbereich der letzteren ist größer. Die Feststellung des optimalen $p_H$ ist dadurch sehr erschwert, daß die verschiedenen Puffergemische (Phosphat, Glykokoll, Borat, Zitrat) auch bei gleichem $p_H$ die Lipasewirkung in verschiedenem Grade verändern. Besonders haben die Phosphate eine deutlich aktivierende Wirkung auf die Fettspaltung [WOHLGEMUTH und KLOPSTOCK (b)]. Beim Menschen enthält die Scrotalhaut weit mehr Lipase, als die Haut anderer Körperteile (b).

Bei den verschiedenen Tieren ist der Lipasegehalt der Haut ziemlich gleich groß (Wohlgemuth und Sugihara). Lichtbestrahlungen in vivo haben nach Wohlgemuth und Sugihara eine geringe abschwächende Wirkung auf die Hautlipase, nach Schamberg und Brown ist diese Wirkung bei Kaninchen recht deutlich. Röntgenstrahlen sind ohne Einfluß. In der Haut von Menschen, die an Lungen- und Bauchfelltuberkulose verstorben sind, ist der Lipasegehalt der Haut außerordentlich gering, kann auch vollständig [Melczer (a)] fehlen. Über die biologische Bedeutung der Lipasen im subcutanen Fettgewebe vgl. Abschnitt: „Hautfette".

Eine spezifische Rolle bei der Talgbildung bzw. beim Talgabbau dürfte viel eher der *Cholesterinesterase* und der *wachsspaltenden Esterase* zuzuschreiben sein, die Porter außer im Pankreas, dem Hauptorgan der fettspaltenden Fermente, nur noch in der Haut in großen Mengen vorfand. Diese Esterase spaltet neben Cholesterinestern Bienenwachs und Cetylpalmitat. Indessen ist die Frage, ob diese Fermente spezifisch sind, ob nicht vielmehr auch die eigentliche Lipase aromatische Ester und Wachsarten zu spalten vermag, derart wenig geklärt, daß man auch mit diesem Befund nicht viel anfangen kann, obwohl es sich hier um Fermente handeln könnte, die auf spezifische Hautprodukte spezifisch eingestellt sind.

Porter glaubt übrigens,· daß diese wachsspaltenden Fermente mitverantwortlich sind dafür, daß die Haut gegen tuberkulöse Infektionen in hohem Grade resistent ist und dafür, daß man in lupöser Haut unter den wenigen Tuberkelbacillen oft Exemplare findet, die ihre Säurefestigkeit verloren haben. Denn die Esterase spalte die Wachshülle der Tuberkelbacillen. Von Sexmith und Petersen wird diese Auffassung — wohl mit Recht — als unwahrscheinlich bezeichnet.

*Lecithasen* sind, wie in anderen Organen, auch in der Haut enthalten (Porter).

Die *Nucleotidase,* eine spezifische Esterase, die die Abspaltung der Phosphorsäure aus der Nucleinsäure der Kerneiweiße herbeiführt, haben in wässerigen Hautextrakten Wohlgemuth und Klopstock nachgewiesen. Extrakte der Oberschenkelhaut und der Haut der Genitalgegend wirken etwa gleich stark nucleinsäurespaltend, viel stärker wirkt die Fußsohlenhaut, weitaus am stärksten die Haut von Säuglingen. Auch autolytisch entsteht in Hautextrakten freie Phosphorsäure. Die Anwesenheit der Nucleotidase bringen Wohlgemuth und Klopstock mit einer lebhaften Zellkernbildung und -Zerstörung in der Haut in Zusammenhang.

Weiterhin haben Wohlgemuth und Nakamura (f) noch zwei für den Stoffwechsel wichtigen Esterasen im Hautbrei bzw. im Hautextrakt in beachtenswerten Mengen auffinden können: die *Sulfatase,* welche Ätherschwefelsäuren hydrolytisch spaltet, und die *Phosphatase,* die die Zuckerphosphorsäureverbindungen in ihre Spaltprodukte zerlegt. Das letztere Ferment ist auch im Unterhautzellgewebe vorhanden.

### 3. Desmolasen.

Die eigentlichen Abbauvorgänge des Stoffwechsels, die letzten Endes die vollständige Verbrennung der Nährstoffe bzw. der Zellbestandteile zu Wasser, Kohlensäure und N-haltigen Schlacken bewirken, werden von den Desmolasen katalysiert. Der Mechanismus dieser Vorgänge läßt sich — in Anlehnung an die Darstellung Oppenheimers (z) — am besten unter Zugrundelegung der Wielandschen Terminologie darstellen. Früher hat man die sog. direkten Oxydasen, die mit Luftsauerstoff oxydieren, von den indirekten Oxydasen unterschieden, die die Oxydationskatalysen nicht mit Luftsauerstoff, sondern mit gebundenem — meist in Form von Wasser gebundenem — Sauerstoff vollziehen. Doch ist schon seit langem der Gedanke aufgetaucht, daß bei den Verbrennungen in der Zelle zunächst stets der Sauerstoff des Wassers und nicht der Luftsauerstoff zur Oxydation herangezogen wird. Dabei wird Wasserstoff frei. Ist ein Molekül vorhanden, welches den Wasserstoff fest binden kann, so wird es ihn aufnehmen, wodurch dieses Molekül beständig reduziert wird. Wird der Wasserstoff nur locker irgendwo angelagert, so greift der freie Luftsauerstoff ein und oxydiert diesen lockeren Wasserstoff wieder zu Wasser. Bei oberflächlicher Betrachtung könnte ein solcher Vorgang als direkte Oxydation mit Luftsauerstoff erscheinen. Indessen ist er ein oxydoreduktiver Vorgang, in welchem der Sauerstoff des Wassers die Oxydation des einen Moleküls, der Wasserstoff des Wassers die Reduktion eines anderen Moleküls oder die des Luftsauerstoffes bewirkt. Die Theorie WIELANDs (z) stellt nunmehr im Gegensatz zu den älteren Theorien nicht den Sauerstoff, sondern den Wasserstoff in den Mittelpunkt der Geschehnisse. Bei jedem Oxydationsvorgang werden zunächst Wasserstoffatome irgendwelcher Moleküle fermentativ gelockert, „aktiviert". Der aktivierte Wasserstoff lagert sich an ein anderes Molekül an. Das Molekül, welches den Wasserstoff abgibt, der Donator, ist die oxydierte (dehydrierte), — das Molekül, welches den Wasserstoff anlagert, der Acceptor, ist die reduzierte (hydrierte) Phase. Es bleibt sich dem Wesen nach gleichgültig, ob der Acceptor Sauerstoff ist („Oxydation") oder ein anderes Molekül, wie z. B. ein Aldehyd, der durch den Wasserstoff reduziert wird („Oxydoreduktion").

Der Abbau der Zellstoffe beginnt sowohl bei den Atmungs- wie bei den Gärungsprozessen zunächst immer ohne Mitwirkung von Luftsauerstoff. In gekoppelter Reaktion wird in Anwesenheit von Wasser die eine Substanz oxydiert, wodurch die andere eine Reduktion erleidet. Das einfachste Beispiel einer solchen Oxydoreduktion ist die Dismutation der Aldehyde (Cannizaro-Reaktion) nach folgendem Schema:

$$\begin{array}{c} R \cdot CHO \\ R \cdot CHO \end{array} + \left\{ \begin{array}{c} H_2 \\ O \end{array} \right. = \begin{array}{c} R \cdot CH_2OH \\ R \cdot COOH \end{array}$$

Das eine Aldehydmolekül nimmt den Sauerstoff des Wassers auf, so daß durch Oxydation die Säure entsteht, während das andere Molekül durch den Wasserstoff des Wassers zu Alkohol reduziert wird. Diese Reaktion wird von einer Aldehydmutase katalysiert (C. NEUBERG) und spielt in biologischen Vorgängen eine große Rolle. Es braucht natürlich nicht immer die gleiche Substanz oxydiert und reduziert werden. So wird z. B. bei der SCHARDINGER-Reaktion (Entfärbung von Methylenblau durch Milch in Gegenwart von Formaldehyd) Formaldehyd oxydiert und Methylenblau reduziert; wiederum eine typische Oxydoreduktion. Man hat früher zur Erklärung solcher Phänomene, wie die SCHARDINGER-Reaktion, die Anwesenheit von Reduktionsfermenten im Gewebe und in den Körpersäften angenommen, weil die auffälligste Erscheinung die Reduktion des Methylenblaus war. Echte „Reduktasen" sind aber nicht denkbar, denn solche müßten freien Wasserstoff anlagern können, und dazu ist die lebende Materie nicht fähig. Je nachdem die Oxydations- oder die Reduktionsphase des oxydoreduktiven Prozesses augenfälliger in Erscheinung trat, sprach man von oxydativen oder von reduktiven Fermentprozessen, obwohl in Wirklichkeit beide Vorgänge miteinander gekoppelt vor sich gehen.

Nun führen aber die eigentlichen oxydoreduktiven Vorgänge allein nicht zu einem restlosen Abbau der Kohlenstoffverbindungen. Sauerstoff und Wasserstoff werden hin- und hergeschoben, aber ein Abbau des Kohlenstoffgerüstes findet dabei nicht statt. Es muß hier der Luftsauerstoff eingreifen, um die endgültige Oxydation durchzuführen. Auf welcher Weise dieser Eingriff erfolgt, ist nicht eindeutig entschieden. Nach der WIELANDschen Theorie wird freier Sauerstoff durch den aktiven Wasserstoff zu Wasser hydriert; der Donator des Wasserstoffes wird dadurch dehydriert, d. h. oxydiert. Nach den anderen Oxydationstheorien wird dagegen *primär der Luftsauerstoff aktiviert*, d. h. es gibt echte Oxydasen, die die Oxydation mit Luftsauerstoff katalysieren. Die Aktivierung des Sauerstoffes haben wir uns so vorzustellen, daß der $O_2$ in ein höheres Oxydationspotential gehoben wird. Es werden Peroxyde (auch $H_2O_2$) gebildet und mittels Peroxydasen wieder zersetzt, wobei der frei gewordene aktive Sauerstoff an das oxydable Substrat übertragen wird. Nach der WARBURGschen Theorie wird in allen vitalen Oxydationen die Potentialerhöhung des Sauerstoffes durch *Eisensysteme* bewirkt. Der molekulare Sauerstoff reagiert mit dem zweiwertigen Eisen, wobei eine höhere Oxydationsstufe (vierwertiger Eisen) entsteht. Das höherwertige Eisenkomplex gibt Sauerstoff an die organische Substanz ab und wandelt sich dabei wieder in die zweiwertige Stufe zurück.

Wahrscheinlich sind *in der Zelle sowohl wasserstoff- wie sauerstoffaktivierende Fermente* tätig. Man kann die WIELANDsche und WARBURGsche Theorie nach OPPENHEIMER in befriedigender Weise vereinigen. Man darf auf Grund des vorliegenden Tatsachenmaterials annehmen, daß die vorbereitenden oxydoreduktiven Prozesse durch primäre Aktivierung des Wasserstoffs, die endgültigen Oxydationen durch Aktivierung des Sauerstoffs, mittels Eisen vor sich gehen. In der Tat zeigen uns die neueren Forschungsergebnisse (es sei an die MEYERHOF-Reaktion erinnert), daß aerobe und anaerobe Abbauvorgänge von den gleichen Fermentgruppen katalysiert werden, so daß die frühere scharfe Trennung von Atmungs- und Gärungsfermenten nicht mehr aufrecht erhalten werden kann.

Neben der Oxydation mit Luftsauerstoff spielt beim Abbau des Kohlenstoffgerüstes das von NEUBERG entdeckte Ferment, die Carboxylase eine große Rolle. Sie spaltet Kohlensäure aus den Carboxylgruppen nach dem folgenden Schema ab:

$$CH_3 \cdot CO \cdot COOH \xrightarrow{\text{Gewebebrei}} CH_3 \cdot CHO + CO_2$$

Brenztraubensäure — Acetaldehyd

Die Kohlensäure als Endprodukt der Verbrennung scheint ausschließlich durch Abspaltung aus Carboxylgruppen mittels der Carboxylase zu entstehen.

Die Einzelheiten der verschiedenen Oxydationstheorien und ihre experimentellen Grundlagen brauchen uns nicht zu beschäftigen. Es ist gar kein Grund zur Annahme vorhanden, daß in den *Hautzellen* besondere Verhältnisse vorliegen. Es ist aber für die Beurteilung der von Unna nachgewiesenen „Sauerstofforte" von großer Bedeutung festzustellen, daß der Luftsauerstoff nie unmittelbar in die Oxydationsprozesse eingreift, sondern daß es dazu einer fermentativen Aktivierung bedarf. *Molekularer Sauerstoff ist eben kein Acceptor für Wasserstoff*; der Sauerstoff muß irgendwie aktiviert sein, um in die Reaktion eingreifen zu können.

## Oxydoreduktionen in der Haut.

Unter den bekannten Oxydoreduktionssystemen ist bis jetzt *in den Hautzellen das sog. Sulfhydril- (SH-) System und das Fermentsystem des Zuckerabbaues* nachgewiesen.

Beim Sulfhydril-System handelt es sich um die reversible Umwandlung der SH-Gruppe in die —S—S—-Gruppe. Die Träger der SH-Gruppe im Gewebe sind das Cystein, die Thioglykolsäure und das Glutathion, ein von F. G. Hopkins aufgefundenes Dipeptid aus Cystein und Glutaminsäure, welches in den verschiedensten Zellen vorkommt. Welche von diesen Bausteinen als Träger der SH-Gruppe in der Haut wirksam sind, wissen wir noch nicht. Das ist vom fermentchemischen Standpunkt auch ziemlich gleichgültig, da der Mechanismus der Oxydoreduktion in jedem Falle der gleiche ist. Wir wählen zur Beschreibung des Mechanismus das Beispiel des Cysteins.

$$\text{a)} \quad 2 \begin{matrix} CH_2 \cdot SH \\ | \\ CH \cdot NH_2 \\ | \\ COOH \\ \text{Cystein} \end{matrix} - 2H \rightleftarrows \begin{matrix} H_2C-S-S-CH_2 \\ | \qquad\quad | \\ CHNH_2 \quad CHNH_2 \\ | \qquad\quad | \\ COOH \qquad COOH \\ \text{Cystin} \end{matrix}$$

Zwei Moleküle Cystein werden in der Zelle zu Cystin dehydriert, d. h. oxydiert, und umgekehrt kann das Cystin wieder in Cystein übergehen, hydriert, d. h. reduziert werden. Für die Zellstoffe hat dieser reversible Vorgang folgende Bedeutung: Besteht der SH-Zustand, so kann das —SH-System Wasserstoff auf einen Zellbaustein übertragen, indem es selbst in den —S—S—-Zustand übergeht. Dann kann es aber wieder Wasserstoff aufnehmen, d. h. einen anderen Donator dehydrieren, z. B. Aldehyde in Säuren überführen. Ist aktivierter Sauerstoff vorhanden, so wird der lockere Wasserstoff des Cysteins an diesen abgegeben, es entstehen Cystin und Wasser.

$$\text{b)} \quad 2 \,{-}SH + O = H_2O + {-}S{-}S{-}$$

Eigentlich „autoxydabel" an der Luft ist das Cystein nicht, an molekularen, nicht aktivierten Sauerstoff gibt es keinen Wasserstoff ab. Es müssen Spuren von komplex gebundenem Eisen vorhanden sein (Warburg und Sakuma), die den Sauerstoff aktivieren. Dann erst verläuft die Dehydrierung des Cysteins spontan. Die — S — S —-Gruppe bedarf dagegen eines besonderen Fermentes, um wieder in die — SH-Gruppe zu übergehen, denn es nimmt nur aktivierten Wasserstoff auf. So wird z. B. Bernsteinsäure durch das Cystin nur bei Gegenwart der spezifischen Succinodehydrase dehydriert:

$$\text{c)} \quad \begin{matrix} CH_2-S-S-CH_2 \\ | \qquad\qquad | \\ CHNH_2 \quad\ CHNH_2 \\ | \qquad\qquad | \\ COOH \qquad\ COOH \\ \text{Cystin} \end{matrix} + \begin{matrix} CH_2 \cdot COOH \\ | \\ CH_2 \cdot COOH \\ \text{Bernsteinsäure} \end{matrix} \xrightarrow[\text{dehydrase}]{\text{Succino-}} 2 \begin{matrix} CH_2 \cdot SH \\ | \\ CH \cdot NH_2 \\ | \\ COOH \\ \text{Cystein} \end{matrix} + \begin{matrix} CH \cdot COOH \\ || \\ CH \cdot COOH \\ \text{Fumarsäure} \end{matrix}$$

Stellen wir die Gleichungen b) und c) in gekürzter Form nebeneinander, so ergibt sich:

$$-S-S- + \text{Bernsteinsäure} \xrightarrow{\text{Ferment}} 2{-}SH + \text{Fumarsäure}; \ 2{-}SH + O = {-}S{-}S{-} + H_2O.$$

Das System wirkt zunächst nur als Wasserstoffacceptor, gibt dann den labilen H an aktivierten O weiter. So ist die Bernsteinsäure auf Kosten von Luftsauerstoff dehydriert, d. h. oxydiert worden, während das übertragende System, wie jeder echte Katalysator regeneriert wird, d. h. letzten Endes unverändert aus der Reaktion scheidet. Das — SH-

System ist demnach ein Katalysator oxydoreduktiver Vorgänge in der Zelle. Als Ferment kann es nur im weiteren Sinne des Wortes bezeichnet werden, weil es thermostabil ist.

Die —SH-Gruppe läßt sich durch ihre charakteristische Farbreaktion nach HOPKINS auch *im Gewebe* aufsuchen: Die Gewebestückchen werden auf einige Minuten in eine gesättigte Ammonsulfatlösung getaucht, zu der man vorher 3—4 Tropfen einer frisch bereiteten 5% Nitroprussidnatriumlösung hinzugesetzt hat. Dann werden einige Tropfen konzentrierten Ammoniaks zugegeben. Die Gewebselemente, die die —SH-Gruppe enthalten, erscheinen nach dieser Behandlung magentarot verfärbt. In der Haut haben auf diese Weise E. WALKER, M. KAYE, GIROUD und BULLIARD die —SH-Gruppe nachweisen können. Alle Autoren kommen zu dem Ergebnis, daß *in der Haut der Menschen und Säugetiere die —SH-Gruppen nur in Zellen mit lebhaftem Stoffwechsel enthalten sind. Man findet sie am reichlichsten in den Zellen der Epidermis, in den Zellen der Haarfollikel,* besonders in den jungen und reifen Haarwurzelzellen, dann ziemlich reichlich in den Talg- und Schweißdrüsenzellen. Eine schwache Reaktion erhält man in den Arterien- und Venenwänden, in den Mm. arrectores pilorum und im Papillarkörper, während *die Hornschicht, kollagene und elastische Fasern und das subcutane Fettgewebe überhaupt nicht reagieren.* Bei den Tieren reagieren im allgemeinen haarreiche Hautpartien stärker, beim Menschen ist ein solcher Unterschied nicht festzustellen. In Follikeln mit pigmentierten Haaren ist sowohl bei Menschen wie bei Mäusen die Reaktion deutlich stärker als bei solchen mit weißen oder grauen Haaren.

Da die —SH-Gruppe gegen Hitze resistent ist, ist es verständlich, daß sie sich auch gegen Behandlung mit Alkohol bis zu einem gewissen Grad als widerstandsfähig erweist und daß die Reaktion bis drei Tage post mortem in der Haut unverändert stark erhalten bleibt. Mehrwöchiges Härten in Alkohol schadet allerdings durch Wasserentziehung. Unter Einwirkung von Allylisocyanat verschwindet die Reaktion rasch. Zur Demonstration der Reaktion eignet sich frische oder in Alkohol gehärtete Kalbshaut in Schnitten von 0,25—0,5 mm Dicke am besten. Sie kann aber auch in vivo am Nagelbett des Menschen demonstriert werden.

Es ist noch strittig, ob die Substanz, die in der Haut die Nitroprussidreaktion gibt, mit dem Glutathion des Muskels und der Hefe identisch ist. KAYE gibt an, daß die Substanz mit Wasser extrahierbar und deshalb mit dem Glutathion zu identifizieren sei, denn die übrigen —SH-Gruppen führenden Bausteine seien nicht mit Wasser auswaschbar. Nach WALKER (b) kann dagegen die —SH-Substanz weder mit Wasser noch mit Alkohol oder Äther ausgezogen werden; es könne sich also nicht um Glutathion handeln. Schließlich finden BULLIARD und GIROUD, daß die sulfhydrile Substanz doch wasserlöslich ist, wenn auch die Lösung nur schwer gelingt, da die Substanz im Gewebe offenbar komplex gebunden ist. Sie teilen die Ansicht KAYEs, daß die Substanz Glutathion, d. h. Glutaminsäurecystein sein müsse. Um freies Cystein könne es sich nicht handeln, denn sein Oxydationsprodukt, das Cystin, wandelt sich nicht mit solcher Leichtigkeit (z. B. durch KCN) in die reduzierte Cysteinform zurück wie die Sulfhydrilsubstanz der Haut, wenn sie etwa an der Luft oxydiert worden ist.

Es ist klar, daß die Anwesenheit von *Cystin* im Gewebe noch nicht die Anwesenheit des oxydoreduktiven —SH-Systems bedeutet. Denn wir haben gesehen, daß zur Hydrierung des Cystins ein oxydoreduktives Ferment oder ganz allgemein gesprochen, labiler Wasserstoff notwendig ist. Die *relative Cystinanreicherung in der Hornschicht* (vgl. S. 176) ist für die Oxydoreduktionen ohne Bedeutung, offenbar deshalb, weil keine dehydrierenden Fermente mehr hier wirksam sind, die den oxydoreduktiven Vorgang einleiten könnten, wobei das —SH-System als Sauerstoffüberträger wirken würde. So kommt es, daß trotz der Cystinanreicherung die —SH-Gruppe *weder im Stratum corneum, noch im verhornten Anteil des Haares nachweisbar ist* [1].

Die systematische Untersuchung der *zuckerabbauenden Fermente* in der Haut ist von WOHLGEMUTH (d, e) durchgeführt worden. Gleichzeitig und unabhängig hat MELCZER (a) die zuckerabbauende Fähigkeit von Hautextrakten nachgewiesen.

WOHLGEMUTH und NAKAMURA haben in Anlehnung an die grundlegenden Arbeiten von C. NEUBERG über den Zuckerabbau zunächst die Entstehung von Acetaldehyd aus Kohlenhydraten in der Haut nachgewiesen. Nach unseren heutigen Kenntnissen geht dieser Abbau in folgender Weise vor sich: Zunächst wird das Hexosemolekül ($C_6H_{12}O_6$) auf einem noch nicht völlig erforschten Wege zu $C_3$-gliedrigen Ketten gespalten, wobei als wichtigstes Spaltprodukt das Methylglyoxal $CH_3 \cdot CO \cdot CHO$ entsteht. Das Methylglyoxal oder ein unbeständiges Hydrat dieser Verbindung wird innerhalb eines oxydoreduktiven Prozesses zu Brenztraubensäure $CH_3 \cdot CO \cdot COOH$ oxydiert, und dieses durch die Carboxylase zu Acetaldehyd $CH_3 \cdot CHO$ decarboxyliert. Offenbar wird jede Stufe dieses Abbaues von besonderen Fermenten katalysiert, deren Vorhandensein in den Hautzellen nunmehr auch bewiesen ist. Die *Carboxylase* haben WOHLGEMUTH und NAKAMURA (f) in einem besonderen Versuch durch Abbau der Brenztraubensäure zu Acetaldehyd *im Hautbrei* nachgewiesen.

Den meisten Acetaldehyd erhält man im Hautbrei bei Zusatz von Traubenzucker, wobei die Haut von Leichen zumindest ebenso wirksam ist, wie die lebensfrische Haut. Die Menge des gebildeten Acetaldehyds mit Hautbrei bewegt sich in der gleichen Größenordnung wie die mit Leberbrei. In geringeren Mengen vermag die Haut auch aus Polyosen (Stärke, Glykogen) und aus Disacchariden (Rohrzucker, Milchzucker) Acetaldehyd zu bilden. Es folgt hieraus, daß in der Haut nicht nur eine Diastase vorhanden ist, die die Spaltung der Polyosen bis zu Disacchariden führt, sondern auch eine Glucosidase, die die Disaccharide zu Monosacchariden spaltet. Auffallenderweise ist die Acetaldehydbildung durch Hautbrei aus der körperfremden Stärke ausgiebiger als die aus Glykogen.

Die Acetaldehydbildung durch Hautbrei wird im Gegensatz zur Acetaldehydbildung durch Leberbrei nach *Insulinzusatz* nicht erhöht. Nach WOHLGEMUTH und NAKAMURA handelt es sich offenbar darum, daß der native Insulingehalt der Haut schon zur maximalen Leistung ausreicht. In einem Diabetesfalle hatte der Hautbrei eine nur sehr geringe acetaldehydbildende Wirkung, diese wurde aber durch Insulin um $100^0/_0$ gesteigert. Dieser Befund wird mit dem erlahmenden Oxydationsvermögen und dem Mangel an Gewebeinsulin in der diabetischen Haut erklärt.

WOHLGEMUTH und NAKAMURA (d) heben hervor, daß die Haut etwa 3 mal so schwer ist als die Leber, daß also der Zuckerabbau in der Haut auch für den Gesamtorganismus von großer quantitativer Bedeutung sein kann. Indessen hätte diese Überlegung nur dann volle Geltung, wenn gezeigt werden könnte, daß das Corium im gleichen Maße am Zuckerabbau beteiligt ist wie die Epidermis. Das ist aber durchaus unwahrscheinlich. Das Gewicht der Epidermis ist verschwindend klein im Verhältnis zum Gewicht des Coriums.

Daß der Zuckerabbau durch die Haut noch über die Aldehydstufe hinausgeht, geht aus den Versuchen von MELCZER (b) hervor. MELCZER versetzte wässerige

---

[1] Wenn hieraus GIROUD und BULLIARD folgern, Glutathion sei die Quelle der sulfurierten fixen Gruppen des Keratins und die Keratinisation stelle sich infolge der Glutathionanhäufung an der unteren Verhornungszone ein, so wird ihnen hierin kaum jemand folgen können.

Hautextrakte mit stark verdünnten Traubenzuckerlösungen und konnte nach 4 Stunden bei 38° eine Verringerung der Reduktionswerte um 7—38% feststellen. Die Verminderung der Reduktionsfähigkeit bedeutet einen Abbau über die Acetaldehydstufe hinaus.

Wenn auch die allerersten Stufen des Zuckerabbaues durch die tierischen Zellen auf anoxybiontischem Wege vor sich gehen, ist der weitere Abbau bis Acetaldehyd und darüber hinaus an die Anwesenheit von Sauerstoff gebunden [C. Neuberg und A. Gottschalk (b)]. In Abwesenheit von Sauerstoff entsteht aus dem Methylglyoxal als stabiles Endprodukt die Milchsäure. Auch diese anaerobe Glykolyse, die Glykolyse im engeren Sinne, haben Wohlgemuth und Klopstock (e) im überlebenden Hautgewebe nach der Versuchsanordnung von Warburg nachweisen und die Feststellung machen können, daß die *Fähigkeit des anoxybiontischen Zuckerabbaues fast ausschließlich der Epidermis zukommt.* Schnitte aus tieferen Hautschichten, die nur Bindegewebe enthalten, glykolysieren praktisch überhaupt nicht. Der Größenordnung nach liegt der Grad der Glykolyse in der Haut im Vergleich zu den Werten von Warburg, Posener und Negelein höher als die der Lymphdrüsen, niedriger als die der Rachenmandel. Eine Erhöhung der Glykolyse kann durch Zusatz von Hormonen in der Haut nicht erzielt werden. Abschwächend wirken Schilddrüse, Hodenextrakt und Hypophysin, sehr stark schädigen Röntgen und ultraviolettes Licht (Wohlgemuth und Ikebata). Milschäure entsteht bei Kohlenhydratzusatz am leichtesten aus Lävulose, dann folgen Glucose, Saccharose, Glykogen und schließlich Galaktose und Laktose. Leichenhaut von Diabetikern ist in gleichem Ausmaße fähig, aus Kohlenhydraten Milchsäure zu bilden wie die Haut von Stoffwechselgesunden. Insulinzusatz erhöht die Milchsäurebildung durch Leichenhaut, nicht aber die durch lebensfrische Haut. Anscheinend verfügen die lebensfrischen Hautzellen über einen genügend großen Vorrat von Insulin.

## Die Atmung der Haut.

Der Vorgang, daß die Gewebe zur Oxydation der Nähr- und Zellstoffe aus dem Blut molekularen Sauerstoff aufnehmen und im Laufe der Verbrennungen $CO_2$ produzieren, wird als *Gewebsatmung* bezeichnet. Man mißt die Gewebsatmung durch Bestimmung des gesamten Sauerstoffverbrauches und der gesamten Kohlensäureproduktion in isolierten überlebenden Geweben. Der Sauerstoffverbrauch allein kann auch als Maß der Atmungsgröße gelten, nur kann man aus dem Sauerstoffverbrauch allein nicht feststellen, welche Zellbausteine hauptsächlich bei der Atmung verbrannt werden. Werden nur Kohlenhydrate verbrannt, so ist das Verhältnis $\dfrac{CO_2}{O_2}$ (Respiratorischer Quotient) = 1. Bei überwiegendem Eiweißabbau bewegt sich der respiratorische Quotient um 0,8, bei überwiegendem Fettabbau um 0,7 herum. Die Atmung überlebender isolierter Gewebe vollzieht sich vorwiegend auf Kosten der Kohlenhydrate. — Natürlich ist der Sauerstoffverbrauch der vom übrigen Körper getrennten „überlebenden" Organe — und nur dieser kann für unsere Zwecke gemessen werden — nicht der gleiche, wie im Gesamtorganismus, weil die korrelativen Regulationen der Atmungsgröße in Wegfall kommen. Doch kann man auch an überlebenden Organen den Sauerstoffverbrauch einzelner Organe untereinander vergleichen und die Einwirkung verschiedener Bedingungen studieren.

Seit den neueren Arbeiten von Warburg (b—d) drückt man die Gewebsatmung in cmm $O_2$ aus, die von 1 mg Gewebe pro Stunde verbraucht werden:

$$Q_{O_2} = \frac{\text{cmm verbrauchter } O_2}{\text{mg Gewebe} \times \text{Stunde}}.$$

Die ersten Bestimmungen über die Größe der Hautatmung stammen von H. Gessler und von O. Gans. Beide arbeiteten mit der durch Warburg modifizierten Methode Barcrofts. Gessler (a) untersuchte zunächst Schweinehaut wegen ihrer Ähnlichkeit mit der Menschenhaut (geringe Behaarung, Pigmentarmut), und fand an diesem Material, daß die Differenzen paralleler Normal-

22*

versuche $10\%$ nicht übersteigen, wenn nahe aneinander liegende oder symmetrische Hautstellen verwandt werden, so daß eine gute Vergleichsbasis für das weitere Experimentieren gegeben ist. Später übertrug Gessler (b) diese Methode auch auf Menschenhaut und Froschhaut. Er konnte feststellen, daß *entzündliche Reize,* besonders Säuren sowohl bei Applikation in vivo wie in vitro *eine Steigerung der Hautatmung um 30—100%* hervorrufen. Von einer gewissen Säurekonzentration aufwärts wird jedoch die Atmung geschädigt. Ähnlich verhält es sich mit der Einwirkung von Wärme. Die Erwärmung der Gewebe von $34^0$ auf $40—48^0$ steigert den Sauerstoffverbrauch um $80—100\%$. Bei weiterer Temperaturerhöhung sinkt die Atmung und hört bei $52^0$ infolge des Gewebstodes gänzlich auf.

In den Untersuchungen von Gans kommen die großen regionären Verschiedenheiten, die schon Gessler betont, noch deutlicher zum Ausdruck. Gans findet für die normale menschliche Haut Schwankungen von $Q_{O_2} = 0{,}20$ bis $1{,}77$, ja in kindlicher Haut (Rücken) sogar $Q_{O_2} = 2{,}59$. Er verwendete daher zu Vergleichsversuchen an normaler und pathologisch veränderter Haut ebenfalls nur unmittelbar aneinander grenzende oder symmetrische Hautstücke. So fand er in der spontan entzündeten menschlichen Haut (Dermatitis) eine Erhöhung des Sauerstoffverbrauches um etwa $50\%$, was mit den Angaben von Gessler über experimentelle Hautentzündungen gut übereinstimmt. *Die größten Werte,* Erhöhung um $420\%$ im Verhältnis zur Norm, fand Gans *bei frischer Psoriasis,* — bereits ein Hinweis darauf, daß die Hautatmung in erster Linie vom Zustand der Epidermis abhängt. Das Verhältnis zwischen Sauerstoffverbrauch des krankhaft veränderten und des unmittelbar benachbarten gesunden Hautgewebes ergibt sich aus folgender Zusammenstellung von Gans:

Tabelle 57.

| Gewebeart | Das Verhältnis des $O_2$-Verbrauches von krankem und gesundem Gewebe |
|---|---|
| Frische Psoriasis | 4,2 : 1 |
| Alte Psoriasis | 2,6 : 1 |
| Cancroid | 1,94 : 1 |
| Lupus trocken | 1,54 : 1 |
| Lupus verrucosus | 1,1 : 1 |

Mit dem fermentativen Gaswechsel *tuberkulösen Hautgewebes* hat sich in neuerer Zeit auch Melczer (b) befaßt. Er bestimmte indessen nicht den Verbrauch von Luftsauerstoff, sondern arbeitete mit der Nitroreduktionsmethode von Lipschitz. Diese Methode beruht darauf, daß Dinitrobenzole in Kontakt mit lebendem Gewebe zu farbigen Körpern reduziert werden. Die Intensität der Farbstoffbildung wird auf colorimetrischem Wege bestimmt, und daraus der Grad der Gewebsoxydation errechnet. Es ist klar, wie das auch aus der Darstellung von Melczer hervorgeht, daß die mit der Lipschitzschen Methode gewonnenen Werte mit denen der Gewebsatmung nicht identifiziert werden können. Denn mit der Nitrobenzolmethode wird nicht wie mit der gasvolumetrischen die tatsächlich verbrauchte Menge an Luftsauerstoff gemessen, also nach Warburg nicht die Tüchtigkeit des Zelleisensystems, sondern sie ist nur ein Maß für die Menge des locker sitzenden Wasserstoffes im Gewebe, der beim Vorhandensein des Dinitroacceptors an diesen übergeht. Es handelt sich hier um eine anoxybiontische Oxydoreduktion und nicht um eine Oxydation mit Luftsauerstoff. Nach Lipschitz u. a. bestehen indessen enge Beziehungen zwischen der Nitroreduktion und der Atmung.

MELCZER findet im tuberkulösen Hautgewebe durchwegs eine *Steigerung der Nitroreduktion* und zwar bei Lupus vulgaris durchschnittlich um 46%, bei Tuberculosis verrucosa cutis um 60%, bei Tuberculosis colliquativa um 55% im Verhältnis zum Normalen. Wir finden also in bezug auf den Lupus vulgaris gute Übereinstimmung mit dem Atmungsresultat von GANS. In bezug auf verrucöse Formen sind aber die Resultate divergierend, obwohl der Gewebestruktur nach Lupus verrucosus und Tuberculosis verrucosa cutis in Analogie gesetzt werden dürfen. Der tatsächliche Sauerstoffverbrauch des verrucösen Lupusgewebes ist nahezu normal und wesentlich kleiner als der des nicht verrucösen Lupusgewebes. Die Nitroreduktion des Tuberculosis verrucosa-Gewebes ist dagegen etwas größer als die Nitroreduktion beim Lupus vulgaris. Wir glauben diese Divergenz der Resultate der zwei verschiedenen Methoden auf *die starke Oxydabilität der Hornschicht* zurückführen zu dürfen. *Die Hornschicht ist ein kräftiger H-Donator* (vgl. S. 345) [1], *ihre Verdickung bedeutet also eine Erhöhung der Nitroreduktion, nicht aber eine Erhöhung der Atmung.* Denn die Oxydabilität bedeutet an sich noch keine Oxydation, d. h. keine Luftsauerstoffaufnahme. Dazu gehören eben noch Fermente, die den Luftsauerstoff aktivieren (vgl. S. 335).

Wir können aus den vorliegenden Daten über die Atmung der kranken Haut bereits eine bemerkenswerte Folgerung ziehen. Die Hyperparakeratose der Psoriasis ist von der sekundären Hyperkeratose tuberkulöser Hauterkrankungen biologisch von Grund aus verschieden. *Die psoriatische Epidermisveränderung bedeutet eine hochgradige Steigerung der Lebensvorgänge in der Zelle, die tuberkulöse Hyperkeratose bedeutet es nicht.*

Systematische Untersuchungen über die Hautatmung und ihre Beeinflussung durch physiologische Faktoren haben WOHLGEMUTH und KLOPSTOCK nach der gasanalytischen Methode von WARBURG an Gewebescheibchen der menschlichen Haut angestellt. Sie fanden, daß die Atmung der lebensfrischen menschlichen Epidermis (ohne bindegewebige Beimengungen) $Qo_2 = 2,1$, die der obersten Hautschicht von Tieren $Qo_2 = 3,0$ beträgt. Der Tod des Menschen oder der Tiere bewirkt keine sofortige Abnahme der Atmungsfähigkeit der Epidermis, wie das z. B. beim Muskel der Fall ist. Die Hautatmung erlischt nur ganz allmählich, wie ja auch die Tätigkeit anderer Hautfermente noch einige Tage nach dem Tode nachweisbar ist. Ganz allgemein sind die Fermente der Epidermis gegen Sauerstoffmangel weniger empfindlich als die der Muskulatur und anderer innerer Organe (vgl. hierzu UNNA). *Die Atmung des Coriums,* wie die der bindegewebiger Elemente im allgemeinen *ist außerordentlich gering.* Sie beträgt nach WOHLGEMUTH und KLOPSTOCK in der Menschenhaut durchschnittlich $Qo_2 = 0,4$. Die Atmung der Epidermis wird *durch Zusatz von Hormonen der Schilddrüse und der Keimdrüsen in vitro sehr stark* (um 170—300%!) *erhöht* [WOHLGEMUTH und KLOPSTOCK (e), KLOPSTOCK].

In diesem Zusammenhang sei kurz erwähnt, daß zahlreiche experimentelle Angaben in dem Sinne sprechen, daß die krankhaften Erscheinungen bei *Avitaminosen* mit einer Abschwächung des Atmungsvorganges, wahrscheinlich mit einer Schädigung des Eisensystems in Zusammenhang stehen (W. R. HESS). Nun sind bei Avitaminosen eine ganze

---

[1] Auf diese Eigenschaft der Hornschicht ist wohl auch die Entstehung der UNNAschen *Hornfarbe* zurückzuführen: an der Hautoberfläche werden leicht oxydable Bestandteile der Hornschicht, vor allem offenbar Polyphenole, zu farbigen Produkten dehydriert. Wie UNNA hervorhebt, sind es immer Hautaffektionen mit übermäßiger Verhornung, die eine besonders dunkle Hornfarbe zeigen. Man kann hieraus folgern, daß die Hornschicht um so mehr leicht oxydable Bausteine enthält, je lebhafter der Verhornungsprozeß vor sich geht. Die Kenntnis der allgemeinen Eigenschaften der verschiedenen Hornfarben (Epidermishorn, Haarschaft, Comedonenkopf), ihrer Löslichkeit, Bleichbarkeit usw. verdanken wir UNNA (s. die zusammenfassenden Darstellungen). Über ihre chemische Konstitution, über Herkunft und Natur ihrer Muttersubstanzen wissen wir noch nichts Näheres.

Reihe von „Ernährungsstörungen" der Haut bekannt. Abgesehen von der umstrittenen Pellagra-Frage findet man bei der experimentellen Rattenrachitis ein „schlechtes Fell" (Mc Collum), d. h. struppiges, dünnes, glanzloses Haar, dasselbe auch bei experimenteller Rattenberiberi neben sehr charakteristischen Hautödemen (Fr. Hofmeister, D. J. Krause). Auch beim experimentellen Skorbut wird über Ernährungsstörungen der Haut berichtet (Abel). Diese, von Dermatologen bis jetzt nur wenig beachteten Ernährungsstörungen (vgl. indessen E. Hoffmann) könnten sehr wohl auf einer herabgesetzten Oxydationsfähigkeit der Haut beruhen.

Nachdem Warburg erkannt hatte, daß der Stoffwechsel bösartiger Tumoren dadurch gekennzeichnet ist, daß in ihnen die anaeroben Abbauvorgänge gegenüber den Atmungsvorgängen auch bei Zutritt von Sauerstoff stark überwiegen, untersuchten er und seine Mitarbeiter diese Verhältnisse auch bei anderen Geweben. Sie fanden, daß man von diesem Gesichtspunkt aus drei verschiedene Gewebstypen unterscheiden kann: 1. *Normale wachsende Gewebe,* wie die Gewebe der nichterwachsenen Tiere, Thymus, lymphadenoides Gewebe und gutartige Tumoren. Diese sind in hohem Grade fähig in Abwesenheit von Sauerstoff Milchsäure zu bilden, d. h. ihren Energiebedarf im Notfalle durch anoxybiontische Spaltung zu decken; sobald aber Sauerstoff dazukommt, tritt an Stelle der anaeroben Glykolyse die Atmung. Die anaerobe Glykolyse (Milchsäurebildung in Abwesenheit von Sauerstoff) ist also bei diesen Gewebearten sehr groß, die aerobe Glykolyse (Milchsäurebildung in Anwesenheit von Sauerstoff) dagegen sehr klein. 2. Beim *stationären Zustand der vollentwickelten Gewebe* im erwachsenen Organismus, wobei nur so viel Zellen nachwachsen, wie absterben, vollziehen sich die energieliefernden Stoffwechselvorgänge fast ausschließlich auf Kosten des Luftsauerstoffes. Die Glykolyse ist hier auch in Abwesenheit von Sauerstoff sehr gering. 3. *Die bösartigen Tumoren* haben einen hohen und durch Luftsauerstoff nicht unterdrückbaren anoxybiontischen Stoffwechsel. Wohlgemuth und Klopstock (e) haben nun diese Verhältnisse auch in bezug auf die Epidermis mit der Warburgschen Methodik geprüft. Sie finden, daß *im Verhältnis zur beträchtlichen anaeroben Glykolyse der Oberhaut die aerobe Glykolyse außerordentlich gering ist.* Demnach wäre *die Epidermis in die Gruppe der gutartig proliferierenden Gewebearten* der Gruppe 1 einzureihen.

### Polyphenoloxydasen und Peroxydasen.

Von den eigentlichen Stoffwechseldesmolasen pflegt man eine Gruppe von Fermenten als „echte Oxydasen" abzutrennen, weil sie anscheinend ohne Wasserstofflockerung, ohne einleitende oxydoreduktive Vorgänge bei Anwesenheit von Sauerstoff das Substrat unmittelbar oxydieren. Das sind die Fermente, die eine große Anzahl cyclischer Chromogene, Polyphenole und cyclische Amine oxydativ färben. (Polyphenoloxydasen, Batelli und Stern.) Der nähere Mechanismus dieser Oxydationskatalysen ist nicht geklärt, zweifellos spielen aber dabei die Warburgschen Zelleisensysteme eine große Rolle. Oppenheimer unterscheidet stufenweise folgende nicht scharf trennbare Mechanismen der Oxydation: 1. Die Autoxydation, wie z. B. die Färbung von reduziertem Methylenblau an der Luft. Hier wirkt der Luftsauerstoff auch ohne Katalysator, es handelt sich also nicht um einen fermentativen Prozeß. 2. Es wirkt nur aktivierter Sauerstoff, etwa der Sauerstoff des Wasserstoffsuperoxyds. Eine besondere Peroxydase, die das Peroxyd spalten würde, ist zur Reaktion nicht notwendig; die Farbreaktion tritt schon ein, wenn nur das Substrat mit Wasserstoffsuperoxyd oder anderen Peroxyden zusammengebracht wird. Der Vorgang kann aber im biologischen Geschehen fermentativ insofern beeinflußt werden, als das Ferment die Sauerstoffaktivierung besorgt, also den Luftsauerstoff auf eine höhere Oxydationspotential bringt (*eigentliche Oxydasen*). Zu dieser Aktivierung des Luftsauerstoffes genügt das komplexe Eisensystem der Zelle. In diese Gruppe von

Fermenten gehört die unspezifische Brenzkatechinase. An der Grenze eines solchen Mechanismus steht auch die fermentative Oxydation der cyclischen Diamine, vor allem die oxydative Bildung von Indophenol aus einer Mischung von Naphthol + Dimethylparaphenylendiamin (Nadi-Reaktion). Diese Reaktionen kommen bei Gegenwart von Luftsauerstoff spontan nicht zustande. 3. Schließlich gibt es eine 3. Gruppe von Reaktionen, bei welchen zur Oxydation sowohl die fermentative Erhöhung des Oxydationspotentials (Bildung von Peroxyden), wie auch eine fermentative Spaltung der Peroxyde durch die sog. *Peroxydasen* erforderlich ist. Nach einem solchen Mechanismus verläuft die Oxydation des Pyrogallols und die des Benzidins zu farbigen Produkten. Die zugehörige Peroxydase kann man aufsuchen, indem man das zu untersuchende Gewebestück oder die Gewebeflüssigkeit z. B. mit Wasserstoffperoxyd und Benzidin zusammenbringt. Ist die Peroxydase vorhanden, so tritt eine Verfärbung des Benzidins ein, indem durch die Peroxydase der Peroxydsauerstoff auf das Chromogen übertragen wird. Nach der WIELANDschen Theorie liegt allerdings der Angriffspunkt der „Peroxydase“ am Chromogen in dem Sinne, daß Wasserstoffatome des Chromogens gelockert werden, und diese gelockerten Wasserstoffatome sich mit dem Peroxydsauerstoff zu Wasser vereinigen.

Die Polyphenoloxydasen sind, wie in jedem lebenden Gewebe, auch in der Haut nachweisbar. MEIROWSKY hat im Extrakt normaler menschlicher Haut als erster ein adrenalinschwärzendes Ferment gefunden. Diese „Adrenalase“ ist offenbar keine spezifische Oxydase, sondern eine Polyphenoloxydase, da die wässerigen Hautextrakte auch andere Dioxyphenole, vor allem auch Brenzkatechin schwärzen. Die brenzkatechinschwärzende Wirkung ist nach WOHLGEMUTH und YAMASAKI sogar viel stärker und regelmäßiger als die Wirkung auf Adrenalin. Extrakte der oberflächlichen Hautschichten und auch der reinen Epidermis sind gegen Adrenalin fast wirkungslos, gegen Brenzkatechin von viel geringerer Wirkung als die Extrakte der ganzen Haut. Das wird von WOHLGEMUTH und YAMASAKI und von MELCZER (a) übereinstimmend angegeben. Schon diese Beobachtung läßt erkennen, daß die Polyphenoloxydase der Haut mit der natürlichen Pigmentbildung in der Epidermis nichts zu tun hat. Nach H. ONSLOW werden durch Hautextrakte auch Hydrochinon, Phloroglucin und Pyrogallol verfärbt und zwar auch durch Extrakte aus der Haut von weißen Kaninchen. ONSLOW sowie HEUDÖRFER haben gezeigt, daß das polyphenolschwärzende Agens der Haut thermostabil ist; es handelt sich allem Anschein nach nur um das Zelleisensystem (ONSLOW).

Die Haut der Genitalgegend ist nach WOHLGEMUTH und KLOPSTOCK (b) besonders reich an Polyphenoloxydasen, etwa ebenso reich wie das Blut, während alle anderen Hautpartien geringere Fermentmengen enthalten. Nach WOHLGEMUTH und SUGIHARA ist der Polyphenoloxydasegehalt der Haut unter den untersuchten Tieren bei Ratten und bei Fröschen am höchsten, es folgen dann Schwein, Kaninchen und Meerschweinchen, am schwächsten wirkt die Haut von Mensch, Rind, Schaf, Ziege und Hund. Durch Sonnenlicht und künstliche Lichtbestrahlungen in vivo kann die Polyphenoloxydasewirkung der Haut bis auf das 4fache erhöht werden (WOHLGEMUTH und SUGIHARA); dem entsprechen die älteren Befunde von FR. BERING und H. MEYER, wonach kurz dauernde Lichtbestrahlungen die Oxydasewirkung auch in vitro stark erhöhen. Röntgenbestrahlungen in vivo haben eine stark abschwächende Wirkung (WOHLGEMUTH und SUGIHARA).

Auf dem gleichen Mechanismus wie die Chromogenoxydation beruht die Entstehung freien Jods aus angesäuerten Jodkalilösungen in Gegenwart von Gewebesaft. Diese fermentative Oxydation hat in Hautextrakten MELCZER (a) nachgewiesen.

Der Nachweis und die Bestimmung der Polyphenoloxydase bedarf besonderer Vorsichtsmaßregeln, weil die Bräunung bzw. die Schwärzung des Brenzkatechins und anderer Polyphenole von vielen äußeren Bedingungen, so von der Wasserstoffionenkonzentration, vom Salzgehalt, von Lichteinwirkungen, in äußerst hohem Grade abhängig ist. Auch wissen wir, daß Brenzkatechinlösungen sich auch „spontan" an der Luft verfärben können, offenbar dann, wenn Spuren von Verunreinigungen mit Eisen im System vorhanden sind.

Noch größere Vorsicht als beim Arbeiten mit Gewebeextrakten muß beim *mikroskopischen Nachweis der Oxydasen und Peroxydasen* obwalten. Denn die Faktoren, wie H-Ionenkonzentration und Salzgehalt, deren Schwankungen schon beim Reagensröhrchenversuch störend einwirken, sind hier, wenn überhaupt, noch viel schwerer konstant zu halten. Dazu kommen noch die mehr oder weniger intensiven Eingriffe, die die Herstellung der mikroskopischen Präparate erfordert und die physikalischen Faktoren, die die Ablagerung des neu gebildeten Farbstoffes beeinflussen.

Zum Nachweis intracellulärer Chromooxydasen im mikroskopischen Schnitt ist am besten die sog. Nadi-Reaktion, die Bildung von Indophenolblau aus einem Gemisch von $\alpha$-Naphthol und Dimethylparaphenylendiamin (SCHULTZE-WINKLER) ausgearbeitet. Eine ausführliche zusammenfassende Darstellung der Methodik und der Ergebnisse findet sich bei GRAEFF (a, b) und bei KATSUNUMA. Wie die anderen Oxydasereaktionen ist auch diese Reaktion ein Indicator des Zelleisensystems (GRAEFF). Man unterscheidet neben den empfindlicheren Oxydasen („Gewebs-Nadi-Reaktion"), die so gut wie in allen Zellen zu finden sind, relativ beständige Peroxydasen („Myelo-Nadi-Reaktion"), an denen besonders die myelogenen Leukocyten reich sind. Die Reaktion ist positiv, wenn im Zelleib feine blaue Körnchen auftreten. Die Zellkerne reagieren nicht. In bezug auf die fraglichen Beziehungen der unspezifischen Chromooxydase zur natürlichen Pigmentbildung sei auf den Abschnitt: Pigment in Bd. I/1 dieses Handbuches hingewiesen.

Im Gegensatz zur Indophenolblaureaktion fallen die Peroxydasereaktionen mit Wasserstoffperoxyd und Benzidin oder Benzidinderivaten in den Zellkernen positiv aus, und zwar immer im Chromatin und im Nucleolus [KREIBICH (a), FISCHEL, UNNA (a, c, z), GOLODETZ und UNNA jun.]. Die peroxydatische Wirkung ist hier hitzebeständig („Pseudoperoxydase" FISCHEL).

Neben den Peroxydasen unterscheidet UNNA (z, a bis c), *Sauerstofforte* in der Haut, Gewebeelemente, die molekularen inaktiven Sauerstoff enthalten. Es gibt nach UNNA Sauerstofforte *mit* Peroxydase (primäre Sauerstofforte, wie Kerne, Mastzellen) und Sauerstofforte *ohne* Peroxydase (sekundäre Sauerstofforte, saure Protoplasma- und Kerneiweiße, Plasmazellen usw.). Die Sauerstofforte werden in mikroskopischen Gewebeschnitten mit einem Leukofarbstoff, dem durch Rongalit reduzierten Methylenblau (Rongalitweiß=RW) aufgesucht. RW ist autoxydabel, es wird durch molekularen Sauerstoff an der Luft zu Methylenblau zurückoxydiert. Die mikroskopischen Gewebeelemente, die molekularen Sauerstoff enthalten, färben sich dementsprechend bei Behandlung mit RW blau. Die Kritiker der RW-Methode (F. W. OELZE, H. SCHNEIDER, W. v. MÖLLENDORF u. a.) behaupten, daß es sich hier um nichts anderes als um eine modifizierte Methylenblaufärbung handelt, indem der Gewebeschnitt Leukomethylenblau aufnimmt, der Leukofarbstoff durch Luftsauerstoff gebläut wird, und der Schnitt sich nunmehr mit dem Methylenblau — wie auch sonst — elektiv färbt. Diese Auffassung wird durch zahlreiche experimentelle Befunde gestützt, doch wird von UNNA und Mitarbeiter jede Beweiskraft dieser Experimente abgestritten. Wir können hier auf diese Streitfrage nicht eingehen. Der ganze Fragekomplex ist mit Problemen der histologischen Methodik eng verknüpft und eher für die allgemeinen histochemischen Fragen der Zellchemie als für die spezielle Chemie der Haut von Bedeutung. Der methodische Teil dieser Frage wird in einem besonderen Kapitel dieses Handbuches behandelt. Nur vom fermentchemischen Standpunkt sei hier hervorgehoben, daß der Nachweis von elementarem Sauerstoff in Gewebeelementen, wenn das mit der RW-Methode auch tatsächlich gelingt, garnichts mit Oxydationsprozessen zu tun hat. Bei Unna selbst kommt dieser Standpunkt auch zur Genüge zum Ausdruck, er spricht immer nur von Sauerstoff- und nicht von Oxydationsorten, trennt sie streng von den Peroxydaseorten und schildert den „O-Strom" in der Zelle. Das Gewebe vermag molekularen Sauerstoff zu Oxydationen *nicht* zu verwerten. Der Sauerstoff muß fermentativ aktiviert werden, und das Wesentliche bei der biologischen Oxydation ist — wenn wir hier von der Dehydrierungstheorie ganz absehen wollen — gerade die fermentative Aktivierung des Sauerstoffes, während die Frage nach der Lokalisation des Sauerstoffes für die Fermentchemie von sekundärer Bedeutung ist.

Neben den Sauerstofforten unterscheidet Unna (z, a, d, e) *Reduktionsorte.* Diese Reduktionsorte werden hauptsächlich mit Kaliumpermanganat und mit dem Eisencyan-Reagens (Berlinerblaureaktion) aufgesucht. Die Braunfärbung des Kaliumpermanganats (Bildung von Mangansuperoxyd) und die Entstehung von Berlinerblau aus Ferrichlorid und rotem Blutlaugensalz ist nach Unna ein Zeichen dafür, daß die betreffenden Gewebselemente eine reduzierende Kraft innehaben. Auf diese Weise erweist sich die Haut mit Ausnahme des Kollagens als ein großer Reduktionsort. Die aus basischen Proteiden bestehende, kontinuierlich zusammenhängende Grundlage des Protoplasmas, das sog. Spongioplasma des Deckepithels, der Drüsen und der Haarbälge, ferner alle verhornten Anteile der Oberhaut und die bindegewebigen Elemente außer dem Kollagen (Elastin, Muskel- und Nervensubstanz, Spongioplasma der Bindegewebszellen) haben stark reduzierende Eigenschaften.

Auch gegen die „Reduktionsorte" Unnas hat man verschiedene methodische und grundsätzliche Einwände geltend gemacht. Vom fermentchemischen Standpunkt läßt sich folgendes sagen: Die Reduktion der von Unna benützten stark oxydierenden Reagenzien im Gewebeschnitt bedeutet natürlich eine *Oxydation der Zellstoffe.* Sofern man also aus der Tiefe der Färbung den Grad der „Reduktionskraft" in verschiedenen Gewebselementen abschätzen kann, handelt es sich um eine verschiedene *Oxydabilität der Gewebeelemente.* Es fragt sich aber, ob oxydative Fermente tatsächlich dort eingreifen, wo die Oxydabilität der Substanz an sich groß ist. Nehmen wir z. B. die Hornschicht! Nach den Befunden Unnas besitzt das Keratin eine besonders hohe reduzierende Kraft. Mit anderen Worten: das Keratin ist besonders leicht oxydabel (vgl. S. 341). Damit ist aber noch nicht gesagt, und es ist auch sehr unwahrscheinlich, daß gerade in der Hornschicht besonders kräftige fermentative Oxydationen vor sich gehen. *Es können eben die Fermente fehlen, die die leicht oxydablen Gruppen des Keratinmoleküls angreifen.* In diesem Sinne brauchen also die Reduktionsorte Unnas mit fermentativen Oxydationsvorgängen nichts zu tun haben.

Es ist außerordentlich schwierig, die Lehre Unnas von den Sauerstoff- und Reduktionsorten mit der Fermentlehre in Einklang zu bringen, vor allem deshalb, weil Unna streng daran festhält, daß die gleichen Gewebselemente nicht gleichzeitig Oxydations- und Reduktionsorte sein können. Dem widersprechende Befunde werden von Unna und Mitarbeiter (f) immer wieder auf Unterschiede in der Färbbarkeit basischer und saurer Eiweißstoffe zurückgeführt, es wird aber nicht zugegeben, daß ein und dasselbe mikroskopische Element einmal oxydiert, das andere Mal reduziert werden kann. Die wichtigsten Stoffwechselvorgänge sind aber gerade jene, bei denen Oxydation und

Reduktion gekoppelt verlaufen. Es wäre natürlich ein müßiges Bestreben, den Vorgang, in welchem das eine Molekül auf Kosten des Nachbarmoleküls oxydiert wird, mikroskopisch zu erfassen suchen. Eine Reduktion ohne gleichzeitige Oxydation ist nach unseren heutigen Kenntnissen in der lebenden Materie überhaupt nicht denkbar.

Freilich gibt es fermentative Oxydationen, die von allem Anfang an auf Kosten des Luftsauerstoffes verlaufen. Das sind die Oxydationsvorgänge an Chromogenen. Diese Vorgänge haben in der histologischen Chemie eine überragende Bedeutung gewonnen, weil sie durch Farbreaktionen darstellbar sind. Sie sind ja auch dem Wesen nach wichtig, weil es sich dabei um die gleichen Katalysatorensysteme handelt, die auch in die Stoffwechselabbauvorgänge aktiv eingreifen, nämlich in erster Linie um die komplexen Eisensysteme der Zelle. Nur konnten darüber auf histologischem Wege bis jetzt keine entscheidenden Ergebnisse erzielt werden. Eisensysteme sind sowohl in den Zellen (Nadi-Reaktion), wie in den Kernen enthalten (Benzidin + Wasserstoffperoxyd). Ob und in wiefern sie verschieden sind, kann nicht gesagt werden. Und ob die morphologischen Befunde, die Körnchen- und Tröpfchenbildung usw., irgendetwas mit der tatsächlichen Form der Zellbestandteile zu tun hat, die das Eisensystem tragen, ist ebenfalls eine offene Frage.

### 4. Katalase.

Das wasserstoffsuperoxydspaltende Ferment, welches in jeder Zelle und jeder Körperflüssigkeit vorhanden ist, findet sich auch in der Haut. Nach WOHLGEMUTH-YAMASAKI und nach MELCZER (a) ist es in allen Hautschichten nachweisbar. Im subcutanen Fettgewebe hat es EULER bereits 1905 nachgewiesen. SEXMITH und PETERSEN finden in der Haut von Schweinefeten wesentlich mehr Katalase als in der Haut erwachsener Schweine. In der Haut von Menschen, die an konsumptiven Krankheiten verstorben sind, scheint nach SEXMITH und PETERSEN die Menge der Katalase vermindert zu sein. Nach UNNA, GOLODETZ und UNNA jun. fehlt die Katalase in den sauerstoffreichen Kernen. Auch nach KREIBICH (b) hat die Katalase ihren Sitz vorwiegend im Protoplasma. Sie ist gegen ultraviolettes Licht verhältnismäßig resistent [KREIBICH (b)].

Die biologische Bedeutung der Katalase ist noch völlig unbekannt. Offenbar entsteht im Laufe der Sauerstoffaktivierung als intermediäres Produkt in der Zelle immer Wasserstoffsuperoxyd, es wird aber durch die Katalase sofort zersetzt (Entgiftung?), so daß das Wasserstoffperoxyd im lebenden Gewebe nie nachgewiesen werden kann.

## Der Gasaustausch mit der Außenwelt.
### Von ST. ROTHMAN.

Die Tatsache, daß die Haut aus der Atmosphäre Sauerstoff aufnimmt und Kohlensäure an sie abgibt, wird meistens als „Hautatmung" bezeichnet. Diese Bezeichnung ist irreführend, und es wäre besser, sie zu vermeiden. Die eigentliche Hautatmung, d. h. der Sauerstoffverbrauch und die Kohlensäureproduktion des Hautgewebes ist wesentlich größer als der Gasaustausch mit der Außenwelt. Man kann das aus den Gewebsatmungsmessungen von H. GESSLER, O. GANS und E. KLOPSTOCK, die nach der Methode von BARCROFT-WARBURG gearbeitet haben, leicht berechnen. Die tatsächliche Hautatmung ist ein Maß der vitalen Verbrennungsprozesse in der Haut, der Gasaustausch mit der Außenwelt ist dagegen *ein passiver Vorgang, der unter normalen Bedingungen nur von der O₂- und CO₂-Tensionsdifferenz zwischen Blut und Atmosphäre und von der*

*Permeabilität der Haut geregelt wird* (KROGH), mit den vitalen Vorgängen in der Haut aber nichts zu tun hat. Die Haut nimmt, so wie alle anderen Organe, ihren Sauerstoff aus dem Blutstrom auf und gibt ihre Kohlensäure ebenfalls an den Blutstrom ab; die Aufnahme des Luftsauerstoffes von außen kann dabei praktisch ganz vernachlässigt werden.

KROGH hat die Sauerstoffaufnahme und Kohlensäureabgabe der Haut bei verschiedenen Wirbeltieren gemessen und alle vorliegenden Resultate in einer Tabelle zusammengestellt. Wir haben zu dieser Tabelle die (von uns auf qdm Stunde umgerechneten) Werte von ZUELZER und von v. WILLEBRAND hinzugefügt.

Tabelle 58. Gasaustausch pro qcm Oberfläche und Stunde in ccm $O_2$ und $CO_2$.

| | $O_2$ | | $CO_2$ | | Berechnet aus Versuchen von |
| | Maximum | Mittelwert | Maximum | Mittelwert | |
|---|---|---|---|---|---|
| Mensch . . . | — | 0,50 | — | 1,18 | GERLACH |
| Mensch . . . | 0,69 | — | — | — | ZUELZER |
| Mensch . . . | — | — | 3,1 | 0,94 | SCHIERBECK |
| Mensch . . . | — | — | 3,4 | 0,75 | v. WILLEBRAND |
| Taube . . . | 0,92 | 0,47 | 1,1 | 0,60 | KROGH |
| Schildkröte . | 0,1 | — | 0,15 | — | KROGH |
| Rana fusca . | 1,8 | 1,51 | 5,3 | 3,0 | KROGH |
| Rana esculenta | 2,1 | 1,62 | 4,4 | 3,1 | KROGH |
| Aal . . . . . | 1,05 | 0,74 | — | — | KROGH |

Betrachtet man in dieser Tabelle die Unterschiede der Sauerstoffaufnahme bei den einzelnen Tiergattungen, so fallen, wie KROGH hervorhebt, die Beziehungen zu der Dicke der Epidermis und zu der Dichte der Hautcapillaren sofort ins Auge. Die höchste Sauerstoffaufnahme finden wir bei Fröschen, die ein sehr dichtes Hautcapillarnetz und eine sehr dünne „hornfreie" Epidermis haben. Es folgt der Aal mit weniger dichtem Capillarnetz und dickerer Oberhaut. Beim Menschen hindert die dicke Epidermis die Sauerstoffaufnahme schon ganz beträchtlich und schließlich ist sie bei der Schildkröte, dank ihrer panzerartigen Hornschicht nahezu Null.

Trotz dieser durch Eigenheiten der Haut bedingten Schwankungen sind die Unterschiede, wie KROGH betont, relativ gering. Die Sauerstoffaufnahme schwankt zwischen 2,1—0,1 ccm, oder bei Berücksichtigung der Mittelwerte, und bei Ausschluß der Schildkröte nur zwischen 1,6—0,5 ccm pro qdm und Stunde. Demgegenüber sind die Unterschiede der Gesamtrespiration zwischen diesen Tieren entsprechend den verschiedenen Stoffwechselintensitäten außerordentlich groß: die Gesamtrespiration beträgt bei der Taube 1600 ccm, beim Aal nur 30 ccm pro kg und Stunde. Die Abhängigkeit der Sauerstoffaufnahme, von den grob anatomischen Eigenschaften der Haut und die relative Einförmigkeit der Zahlen im Verhältnis zur Gesamtrespiration bei den verschiedenen Tieren kann man wohl nicht anders erklären, als daß die Sauerstoffaufnahme einen rein physikalisch bedingten Diffusionsprozeß zwischen Haut und Außenwelt darstellt.

Die Messung der Sauerstoffabsorption durch die Haut des Menschen hat große methodische Schwierigkeiten, daher ist die Zahl der einschlägigen Arbeiten gering. Soweit ersichtlich, hat mit einer genauen Methodik eigentlich nur ZUELZER (bei ZUNTZ) gearbeitet. Da er aber seine Messungen nur an einer Extremität und in künstlicher Atmosphäre mit rund $90\%$ Sauerstoffgehalt ausgeführt hat, kann auch aus seinen Ergebnissen nur durch grobe Berechnungen auf die Höhe der Sauerstoffaufnahme der gesamten Körperoberfläche unter normalen atmosphärischen Verhältnissen geschlossen werden. Die Resultate seiner Berechnungen und der von GERLACH stimmen im übrigen gut überein (vgl. Tabelle 58).

Für die ganze Körperoberfläche berechnet Zuelzer pro Minute 0,2—2,3 ccm $O_2$. So viel kann man aus der Arbeit von Zuelzer jedenfalls entnehmen, daß die Sauerstoffaufnahme individuell, anscheinend je nach der Blutfülle im Corium und der Dicke der Epidermis, große Schwankungen zeigt, und daß sie in jedem Falle sehr gering ist. Sie macht nach Zuelzer im günstigsten Falle $1/100$, nach den älteren Angaben von Regnault und Reiset ungefähr $1/127$ der von den Lungen aufgenommenen Sauerstoffmengen aus. Die Temperaturschwankungen der Luft sind auf die Sauerstoffaufnahme nur insofern von Einfluß, als sie eine Capillarreaktion auslöst und die Blutversorgung der Haut verändert (Krogh, Zuelzer).

Es ist klar, daß die minimalen Sauerstoffmengen, die von der menschlichen Haut aufgenommen werden, für den Gesamthaushalt ohne jede Bedeutung sind. Trotzdem wurde lange Zeit hindurch auf Grund der Vorstellung, daß die Haut aus der Außenluft „atmet", angenommen, daß der sog. „Firnistod" ein Erstickungstod ist. E. Babák hat den Beweis geführt, daß das Überfirnissen der Haut, wenn es mit wirklich „indifferenten" Stoffen ausgeführt wird (Weizenkleister, Gelatine), das Leben der Säugetiere gar nicht beeinträchtigt. Die Abkühlung durch erhöhte Wärmeabgabe, die nach den Untersuchungen von Winternitz als die Hauptursache des Firnistodes anzusprechen ist, wird von Tieren, die mit indifferenten Stoffen überfirnist sind, durch bemerkenswerte Anpassung ihrer chemischen Wärmeregulationsfähigkeit, mit erhöhter Wärmeproduktion, bekämpft und ausgeglichen. Deshalb bleiben solche Tiere beliebig lange am Leben. Der Tod nach Bestreichung mit Ölen, Tischlerfirnissen usw. hat den Charakter einer spezifischen Vergiftung, und alle Momente sprechen dafür, daß diese Vergiftung durch Resorption der Firnisstoffe zustande kommt. Die Abkühlung der gefirnißten Tiere ist nur ein sekundärer Faktor. Jedenfalls hat weder die Unterdrückung der Sauerstoffaufnahme, noch die der Kohlensäureabgabe irgend etwas mit dem Firnistod zu tun. [Die ältere Literatur über Firnistod ist bei Kreidl (z) und bei Babák zusammengestellt.]

Von praktischer Bedeutung ist die Sauerstoffaufnahme durch die Haut bei Amphibien und Fischen. Bei Aalen ist die Hautatmung nahezu so groß, wie die Kiemenatmung. Der Hautatmung ist es zuzuschreiben, daß die Fische im Trockenen stundenlang leben können (Krogh).

Über die Gesamtkohlensäureabgabe beim Menschen liegen verläßliche Messungen von Schierbeck und v. Willebrand vor. Ihre Resultate stimmen untereinander und mit den berechneten Werten von Gerlach gut überein. *Von der Gesamthautfläche des erwachsenen Menschen* (ausschließlich des Kopfes) werden *in 24 Stunden 7—9 g $CO_2$ abgegeben.* Zwischen 20—33° C und bei vollständiger Ruhe bleibt diese Menge unverändert. Steigt aber die Außentemperatur bis zu dem Punkte, bei welchem der sichtbare Schweiß hervorbricht (etwa 33° C) so steigt die Kohlensäureabgabe ganz plötzlich bis zu dem 3—4 fachen Werte an. So findet Schierbeck bei 33,5—34° C 20,88—29,52 g, v. Willebrand bei 33,5—38,8° C 28,08—32,40 g $CO_2$ in 24 Stunden. Da sich die plötzliche Erhöhung der Kohlensäureabgabe immer gleichzeitig mit dem Schweißausbruch einstellt, so liegt es nahe, die erhöhte Kohlensäureproduktion auf die *plötzlich einsetzende Drüsenarbeit* zu beziehen, in dem Sinne, daß die von den Schweißdrüsenzellen in großen Mengen produzierte Kohlensäure zum großen Teil nach außen abgegeben wird.

Es ist nicht gut verständlich, weshalb R. Plaut und E. Willbrand einen „wesentlichen" Unterschied in der Kohlensäureausscheidung der schwitzenden und der trockenen Haut *nicht* anerkennen wollen. Ihre eigenen Werte zeigen einen recht beträchtlichen Unterschied: die Mittelwerte verhalten sich wie 0,03 (trocken) zu 0,11 (schwitzend). Myiake findet zwar einen Anstieg der Kohlensäureabgabe bei „spontanem" Schweißausbruch, nicht aber bei Erregung der Schweißdrüsen durch Pilocarpin.

Durch Muskelarbeit wird die Kohlensäureabgabe stark erhöht (Alchieri). Nach älteren Angaben von Fubini und Ronchi wird sie durch diffuses Tageslicht und durch Nahrungsaufnahme erhöht und ist bei animalischer Kost etwas geringer als bei vegetabilischer.

Während die nach außen abgegebene Kohlensäure der schwitzenden Haut zum großen Teil offenbar von den tätigen Schweißdrüsen stammt, scheint die gleichmäßige und langsame Kohlensäureabgabe bei niederen Temperaturen

dadurch zustande zu kommen, daß *die Blutkohlensäure durch die Capillarwände
und dann durch die Epidermis hindurch diffundiert* [BARRATT (c), KROGH, WILLE-
BRAND]. Für die Froschhaut ist diese Art der Kohlensäureabgabe durch KROGH
unmittelbar bewiesen. Beim Menschen sprechen folgende Momente dafür:
1. Die Hornschicht der Haut ist für Kohlensäure gut durchgängig, das läßt sich
in vitro experimentell leicht zeigen [BARRATT (c)]. 2. Durch Erhöhung des Blut-
kohlensäuregehaltes (venöse Stauung) wird die Kohlensäureabgabe stark erhöht.
[BARRATT (a)]. 3. Die Kohlensäureabgabe von entzündeter Haut (Carboldermatitis) braucht nicht verändert zu sein, wenn auch die Schweißdrüsenausführungsgänge mit Exsudatmassen mechanisch verstopft sind [BARRATT (b)].
Nervöse Einflüsse auf die Kohlensäureabgabe sind nicht nachweisbar: Sie
wird durch Muskelarbeit erhöht, aber im Gegensatz zur Wasserabgabe nur rein
lokal (ALCHIERI).

Unter pathologischen Bedingungen prüfte MYIAKE die Kohlensäureabgabe
der Haut und fand, daß sie bei juckenden und exsudativen Dermatosen gesteigert, bei atrophisch-sklerotischen Prozessen herabgesetzt ist. In einem Fall
von Psoriasis mit von Schuppen befreiten Herden fand ZUELZER eine gesteigerte
Sauerstoffaufnahme (bessere Durchgängigkeit an den entblößten Psoriasis-
plaques ?). ENDRES bestimmt die Kohlensäureausscheidung durch die Haut
nach dem Prinzip von v. WILLEBRAND an der ganzen Hautoberfläche. Er
findet, daß die Kohlensäureausscheidung durch die Haut etwa $1,3\%$ der
Lungenausscheidung beträgt. Bei Basedowkranken steigt diese prozentuale
Beteiligung auf $1,6{-}3,6\%$, desgleichen bei Herz- und Lungenkranken mit
Stauungserscheinungen. In einem Fall von Eunuchoidismus war die Ausscheidung der Kohlensäure durch die Haut auf $0,4\%$ der Lungenausscheidung
herabgesetzt. Änderungen des Gesamtstoffwechsels ließen sich auch absolut
an der Hautkohlensäureabgabe erkennen.

# Literatur.

### Zusammenfassende Darstellungen.

ABDERHALDEN, E.: (a) Lehrbuch der physiologischen Chemie. 5. Aufl. Berlin u. Wien:
Urban u. Schwarzenberg 1923. (b) Abbau der Proteine. In OPPENHEIMERs Handbuch der
Biochemie. 2. Aufl., Bd. 1, S. 596. Jena: Gustav Fischer 1924. — ALBU, A. und C. NEU-
BERG: Physiologie und Pathologie des Mineralstoffwechsels. Berlin: Julius Springer 1906. —
ARON, H. und R. GRALKA: (a) Stützgewebe und Integumente der Wirbeltiere. In OPPEN-
HEIMERs Handbuch der Biochemie. 2. Aufl., Bd. 4, S. 260. Jena: Gustav Fischer 1925.
(b) Die anorganischen Bestandteile des Tierkörpers. Ebenda. Bd. 1, S. 1.

DIETRICH, A. und J. KLEEBERG: Die Störungen des cellulären Fettstoffwechsels. Erg.
Path. **1924**, II, Abb. 2, 913.

EICHWALD, E.: Die tierischen Fette und Wachse. In OPPENHEIMERs Handbuch der
Biochemie. 2. Aufl., Bd. 1, S. 72. Jena: Gustav Fischer 1924.

FÜRTH, O.: Lehrbuch der physiologischen und pathologischen Chemie. Leipzig: F. C.
W. Vogel 1926/27.

HAMMARSTEN, O.: Lehrbuch der physiologischen Chemie. 11. Aufl. München: J. F. Bergmann 1926. — HEUBNER, Wo.: Mineralstoffwechsel. In DIETRICH-KAMINERs Handbuch
der Balneologie. Bd. 2, S. 181. Leipzig: Georg Thieme 1922.

KESTNER, O.: Chemie der Eiweißkörper. 4. Aufl. Braunschweig: Vieweg 1925. —
KREIDL, A.: Die Physiologie der Haut. In MRAČEKs Handbuch der Hautkrankheiten.
Bd. 1, S. 164. Wien: Alfred Hölder 1902. — KÜNTZEL, A.: Die Histologie der Haut vor
und während der ledertechnischen Behandlung. Dresden und Leipzig: Theodor Steinkopff 1925.

LANDOIS-ROSEMANN: Lehrbuch der Physiologie des Menschen mit besonderer Berücksichtigung der praktischen Medizin. 18. Aufl. Berlin und Wien: Urban u. Schwarzenberg
1923. — LUITHLEN, F.: Vorlesungen über Pharmakologie der Haut. Berlin: Julius Springer
1921.

METZNER, R.: Die Absonderung des Hauttalgs und des Schweißes. In NAGELs Handbuch der Physiologie. Bd. 2, Teil 2, S. 385. Braunschweig: Vieweg 1907.

Oehme, C.: Grundzüge der Ödempathogenese mit besonderer Berücksichtigung der neueren Arbeiten dargestellt. Erg. inn. Med. **30**, 1 (1926). — Oppenheimer, C.: (a) Die Fermente und ihre Wirkungen. 5. Aufl. Leipzig: Georg Thieme 1925/26. (b) Lehrbuch der Enzyme. Ebenda 1927.

Procter, H. R.: The principles of leather manufacture. London: E. u. F. N. Spon 1922.

Röhmann, F.: Biochemie. Berlin: Julius Springer 1908. — Rosenfeld, G.: Fettbildung. Erg. Physiol. 1 I, 651 (1902).

Schade, H.: (a) Die physikalische Chemie in der inneren Medizin. 3. Aufl. Dresden u. Leipzig: Theodor Steinkopff 1923. (b) Wasserstoffwechsel. In Oppenheimers Handbuch der Biochemie. 2. Aufl., Bd. 8, S. 149. Jena: Gustav Fischer 1925. — Schulz, Fr. N.: Hautabscheidungen und Tränen. In Oppenheimers Handbuch der Biochemie. 2. Aufl., Bd. 5, S. 385. Jena: Gustav Fischer 1925. — Schwenkenbecher, A.: Die pathologischen Störungen der Hautsekretion. In Krehl-Marchands Handbuch der allgemeinen Pathologie. Bd. 2, Teil 2, S. 418. Leipzig: S. Hirzel 1913. — Siebeck, R.: Physiologie des Wasserhaushaltes. Im Handbuch der normalen und pathologischen Physiologie. Bd. 17, S. 161. Berlin: Julius Springer 1926. — Spiro, K.: Einige Ergebnisse über das Vorkommen und die Wirkung der weniger verbreiteten Elemente. Erg. Physiol. **24**, 474 (1925). — Strauss, E.: Studien über Albuminoide. Heidelberg: Karl Winter 1904. — Strauss, E. und W. A. Collier: (a) Spezielle Chemie der Proteine. In Oppenheimers Handbuch der Biochemie. 2. Aufl., Bd. 1, S. 625. Jena: Gustav Fischer 1924. (b) Produkte des partiellen Abbaus der Proteine; Umwandlungsprodukte. Ebenda. S. 703.

Unna, P. G.: (a) Biochemie der Haut. Jena: Gustav Fischer 1913. (b) Chemie der Zelle. Festschrift Eppendorf. Hamburg u. Leipzig: Voss 1914. (c) Chromolyse. Sauerstofforte und Reduktionsorte. In Abderhaldens Handbuch der biologischen Arbeitsmethoden. Abt. V, Teil 2, Lief. 17. — Unna, P. G. und L. Golodetz: Biochemie der Haut. In Oppenheimers Handbuch der Biochemie. 1. Aufl., Ergänz.-Bd. S. 327. Jena: Gustav Fischer 1913. — Unna, P. G. und J. Schumacher: Lebensvorgänge in der Haut der Menschen und der Tiere. Leipzig u. Wien: Franz Deuticke 1925.

Veil, W. H.: Die Physiologie und Pathologie des Wasserhaushaltes. Erg. inn. Med. **23**, 648 (1923).

Wieland, H.: Über den Mechanismus der Oxydationsvorgänge. Erg. Physiol. **20**, 477 (1922) und in Oppenheimers Handbuch der Biochemie. 2. Aufl., Bd. 2, S. 252. Jena: Gustav Fischer 1925. — Wilson, J. A.: Die moderne Chemie in ihrer Anwendung in der Lederfabrikation. Leipzig: P. Schultze 1925.

*Hinweise auf die „Zusammenfassenden Darstellungen" im Text sind mit einem (z) gekennzeichnet* [1].

### Eiweißstoffe der Epidermis.

Abderhalden, E. und E. R. le Count: Die Monoaminosäuren des Keratins aus Gänsefedern. Hoppe-Seylers Z. **46**, 40 (1905). — Abderhalden, E. und D. Fuchs: Der Gehalt verschiedener Keratinarten an Glutaminsäure. Hoppe-Seylers Z. **57**, 393 (1908). — Abderhalden, E. und M. Kempe: Beitrag zur Kenntnis des Tryptophans und einiger seiner Derivate. Hoppe-Seylers Z. **52**, 207 (1907). — Abderhalden, E. und E. Komm: (a) Weitere Studien über den stufenweisen Abbau von Eiweißstoffen. Partielle Hydrolyse von Keratin (Schweineborsten). Hoppe-Seylers Z. **132**, 1 (1924). (b) Über die Anhydridstruktur der Proteine. Hoppe-Seylers Z. **139**, 181 (1924). — Abderhalden, E. und B. Landau: Zur Kenntnis der Monoaminosäuren der Barten des Nordwales. Hoppe-Seylers Z. **71**, 455 (1911). — Abderhalden, E. und A. Voitinovici: Hydrolyse des Keratins aus Horn und Wolle. Hoppe-Seylers Z. **52**, 348 (1907). — Abderhalden, E. und H. G. Wells: Die Monoaminosäuren des Keratins der Pferdehaare. Hoppe-Seylers Z. **46**, 31 (1905). — Abderhalden und Zorn: Über die Zusammensetzung der Schuppen bei Psoriasis. Hoppe-Seylers Z. **120**, 214 (1922). — Abt, G. und E. Stiasny: Die Empfindlichkeit der Haut in rohem, geäschertem und gebeiztem Zustand gegenüber Kalk, Kochsalz und Salzsäure. Collegium **1910**, Nr 410, 188. — Asboth: Neue Methode zur Bestimmung des Schwefels in organischen Verbindungen. Chem.-Ztg **91**, 2040 (1895).

Basler: (a) Die mechanischen Eigenschaften des menschlichen Kopfhaares. Pflügers Arch. **208**, 761 (1925). (b) Über die Funktion des menschlichen Haarkleids. Münch. med. Wschr. **1925**, 1019. — Baudisch, O.: Zur Kenntnis der Bindung des Schwefels im Keratin-

---

[1] Die folgenden zusammenfassenden Darstellungen konnten im Text nicht mehr berücksichtigt werden:

Dejust, Verne, Combes, Parat, Urbain, Dujarric de la Rivière et de Saint-Rat: Etudes sur la chimie physiologique de la peau. Paris: A. Legrand 1928. — Schwenkenbecher, A.: Die Haut als Exkretionsorgan. In Handbuch der normalen und pathologischen Physiologie 4, 709. Berlin: Julius Springer 1929. — Unna, P. G.: Histochemie der Haut. Leipzig und Wien: Franz Deuticke 1928.

molekül. Chem.-Ztg **32**, 620 (1908). — Bauer: Über die Einwirkung gespannter Wasser-dämpfe auf Keratin. Hoppe-Seylers Z. **35**, 343 (1902). — Berzelius: Lehrbuch der Chemie. 1840. — Bittò: Über Farbenreaktionen der Aldehyde und Ketone. Z. analyt. Chem. **36**, 369 (1897). — Bizzozero: Experimentelle Studien über Keratohyalin, Eleidin und Para-keratose. Arch. f. Dermat. **97**, 55 (1909). — Breinl, F. und O. Baudisch: Beiträge zur Kenntnis des oxydativen Abbaus der Keratine mit Wasserstoffsuperoxyd. Hoppe-Seylers Z. **52**, 159 (1907). — Brigl, P. v.: Zur katalytischen Spaltung von Eiweißstoffen nach Ssadikow und Zelinsky. Ber. dtsch. chem. Ges. **56**, 1887 (1923). — Buchtala, H.: (a) Über das Schildpatt von Chelone imbricata. Hoppe-Seylers Z. **74**, 212 (1911). (b) Über das Keratin der Elefantenepidermis. Ebenda. **78**, 55 (1912). (c) Über das Keratin der Schuppen von Manis japonica. Ebenda **85**, 241 (1913). (d) Über das Keratin der weißen Menschenhaare. Ebenda **85**, 246 (1913). (e) Über das Keratin von Schlangenhäuten (Boa constrictor, Python). Ebenda **85**, 335 (1913). (f) Über das Mengenverhältnis des Cystins in verschiedenen Hornsubstanzen. Ebenda **52**, 474 (1907). (g) Über den Schwefel- und Cystingehalt der Keratine von Geflügelarten. Ebenda. **69**, 310 (1910).

Chittenden, R. H. und F. P. Solley: The primary cleav. products formed in the digestion of gelatin. J. of Physiol. **12**, 23 (1891).

Dakin: (a) The Racemization of Proteins and their Derivatives Resulting from Tau-tomeric Change I. J. amer. biol. Chem. **13**, 357 (1912). (b) The Racemization of Proteins and tneir Derivatives Resulting from Tautomeric Change II, und The Action of Enzymes on Racemized Proteins and their Fate in the Animal Body. Ebenda **15**, 263 u. 271 (1913). — Drechsler: Zit nach Sammartino. — Drew, A. H.: Three lectures on the cultivation of tissues and tumors in vitro. Lancet II. s. **1923**, Nr 17, 785 u. 833. — Duering, Fr.: Über die Schwefelbestimmungen in verschiedenen animalischen Substanzen und in Haaren von Tieren verschiedenen Alters. Hoppe-Seylers Z. **22**, 281 (1896).

Edlbacher: Die Strukturchemie der Aminosäuren und Eiweißkörper. Leipzig u. Wien: Fr. Deuticke 1927. — Embden, G.: Über den Nachweis von Cystin und Cystein unter den Spaltprodukten von Eiweißkörpern. Hoppe-Seylers Z. **32**, 94 (1901).

Fasal, H.: Über eine colorimetrische Methode der quantitativen Tryptophanbestim-mung und über den Tryptophangehalt der Horngebilde und anderer Eiweißstoffe. Biochem. Z. **44**, 392 (1912). — Feulgen, R.: Neue Wege zum biologisch-histologischen Studium der Zellkerne. Tagg dtsch. physiol. Ges. Tübingen, 4.—7. Sept. 1923. Ber. Ges. Physiol. **22**, 489. S. auch Hoppe-Seylers Z. **135**, 203 u. 249 (1924); **137**, 272 (1924) u. **148**, 1 (1925). — Fischer, A.: The differentiation and keratinization of epithelium in vitro. J. of exper. Med. **39**, 585 (1924). — Fischer, E. und M. Doerpinghaus: Hydrolyse des Horns. Hoppe-Seylers Z. **36**, 462 (1902). — Fischer, E. und H. Scheibler: Derivate der aktiven Valine. Ann. der Chem. **363**, 136 (1908). — Fleitmann, Th.: (a) Über die Existenz eines schwefel-freien Proteins. Ann. der Chem. **61**, 121 (1847). (b) Bestimmung des Verhältnisses, in welchem der Schwefel in seinen zwei verschiedenen Formen in den schwefel- und stick-stoffhaltigen organischen Verbindungen enthalten ist. Ebenda **66**, 380 (1848). — Folin und Denis: Tyrosine in Proteins as determined by a new Colorimetric Methode. J. biol. Chem. **12**, 245 (1912). — Frieboes, W.: Beiträge zur Anatomie und Biologie der Haut X. Die biologischen Funktionen der menschlichen Epidermis. Arch. f. Dermat. **140**, 467 (1922). — Friedmann: Beitrag zur Kenntnis der physiologischen Beziehungen der schwefel-haltigen Eiweißabkömmlinge. II. Thiomilchsäure, ein Spaltprodukt der Keratinsubstanz. Beitr. chem. Physiol. u. Path. **3**, 184 (1902). — Fuerth, O. v.: (a) Über den Eiweißkörper des Muskelplasmas. Arch. f. exper. Path. **36**, 231 (1895). (b) Über die Einwirkung von Salpetersäure auf Eiweißstoffe. Habil.-Schr. Straßburg 1899. — Fuerth und Deutsch-berger: Über den Arginingehalt einiger Proteine, sowie normaler und amyloidhaltiger Organe. Biochem. Z. **186**, 138 (1927). — Fuerth, O. v. und A. Fischer: Über die Ermittlung des Tyrosingehalts von Proteinen. Biochem. Z. **154**, 1 (1924). — Fuerth, O. v. und Fleisch-mann: Über die Ermittlung des Tyrosingehalts von Proteinen. (II. Mitt.) Biochem. Z. **127**, 137 (1922). — Fuerth, O. v. und Lieben: (a) Colorimetrische Untersuchungen über das Tryptophan. II. Biochem. Z. **109**, 124 (1920). (b) Colorimetrische Untersuchungen über das Tryptophan. III. Ebenda **109**, 152 (1920).

Gonnermann: Kieselsäure und Aluminium in Vogelfedern. Hoppe-Seylers Z. **102**, 78 (1918). — Gortner, R. A.: (a) A new decomposition Product of Keratin which gives Millons Reaction. J. of biol. Chem. **9**, 355 (1911). (b) Studies on Melanin. V. J. amer. chem. Soc. **35**, 1262 (1913). — v. Gorup-Besanez: Lehrbuch der physiologischen Chemie. 1878. — Graenacher, Ch.: Über die alkoholytische Eiweißspaltung. Helvet. chim. Acta 8, 784 (1925). — Grandmougin: Ist in der Wolle der Schwefel an Sauerstoff gebunden? Chem.-Ztg **31**, 174 (1907). — Guembel, Th.: Über die Verteilung des Stickstoffes im Eiweiß-molekül. Beitr. chem. Physiol. u. Path. **5**, 297 (1904).

Haas, G. und W. Trautmann: Vergleichende colorimetrische Studien mit Hilfe des Phenolreagenzes von Folin und Denis und mit Hilfe der Millonschen Probe in der Modi-fikation nach M. Weiss. Hoppe-Seylers Z. **127**, 52 (1923). — Habermann, J. und R. Ehren-

Feld: Über die Einwirkung von verdünnter Salpetersäure auf Casein und die Bildung von Oxyglutarsäure. Hoppe-Seylers Z. **35**, 231 (1902). — Halliburton, W. D.: On the nature of fibrin ferment. J. of Physiol. **9**, 229 (1890). — Hammarsten, O.: Chemie der Synovia. Malys Jber. **12**, 480 (1882). — Hatchett, Ch.: Experiments and Observations on Shell and Bone. Philos. Trans. **1799**, 315. — Hedin, S. G.: (a) Über ein neues Spaltungsprodukt der Hornsubstanz. Hoppe-Seylers Z. **20**, 186 (1895). (b) Über eine Methode, das Lysin zu isolieren, nebst einigen Bemerkungen über das Lysatinin. Ebenda **21**, 297 (1895). — Hefter, A.: Über die Wirkung des Schwefels auf Eiweißkörper. Beitr. chem. Physiol. u. Path. **5**, 213 (1904). — Heiduschka: Über Keratin. V. Z. angew. Chem. **37**, 481 (1924). — Heiduschka und E. Komm: (a) Über Keratin. I. Hoppe-Seylers Z. **121**, 221 (1922). (b) Über Keratin. II. Ebenda **124**, 37 (1922). (c) Über Keratin. III. Ebenda **126**, 130 (1922). (d) Über Keratin. IV. Ebenda. **126**, 261 (1923). — Herzog, R. O und E. Krahn: Proteinstudien. I. Verhalten beim Auflösen in Phenolen. Hoppe-Seylers Z. **134**, 290 (1924). — Hinterberger: Untersuchung des Ochsenhorns. Ann. Chem. u. Pharmaz. **71**, 70 (1849). — Hofmeister, Fr.: Einiges über die Bedeutung und den Abbau der Eiweißkörper. Arch. exper. Path., Festschr. Schmiedeberg, Erg.-Bd., 273 (1908). — Horbaczewski, I.: Über die durch Einwirkung von Salzsäure aus den Albuminoiden entstehenden Zersetzungsprodukte. Sitzgsber. ksl. Akad. Wiss. **80** II, 101 (1879).

Inouye: Über die Xanthoproteinreaktion. Hoppe-Seylers Z. **81**, 80 (1912).

Jaffe: Über den Niederschlag, welchen Pikrinsäure in normalem Harn erzeugt, und über eine neue Reaktion des Kreatinins. Hoppe-Seylers Z. **10**, 399 (1886).

Klug, F.: Über die Verdaulichkeit des Leimes. Pflügers Arch. **48**, 100 (1891). — Knoop, C. Th.: Über aus Proteinstoffen bei tiefgreifender Spaltung mit Salpetersäure erhaltene Verbindungen. Notiz zur 6. Mitteilung von C. Th. Moerner. Hoppe-Seylers Z. **101**, 210 (1908). — Koellichen und Kuester: Die chemische Dynamik der Acetonkondensation. Z. physik. Chem. **33**, 171 (1900). — Kossel und Curtius: Über die quantitative Bestimmung des Arginins. Hoppe-Seylers Z. **148**, 283. — Kossel und Gross: Über die Darstellung und quantitative Bestimmung des Arginins. Hoppe-Seylers Z. **135**, 167 (1924). — Kossel und E. L. Kennaway: Über Nitroclupein. Hoppe-Seylers Z. **72**, 486 (1911). — Kossel und Staudt: Über die quantitative Bestimmung von Arginin und Histidin. Hoppe-Seylers Z. **156**, 270. — Kreusler: Asparaginsäure als Zersetzungsprodukt tierischer Proteinstoffe. J. prakt. Chem. **107**, 240 (1869). — Krüger, Th. R.: Zur Kenntnis der tryptischen Verdauung. Hoppe-Seylers Z. **38**, 320 (1903). — Krukenberg: Sitzgsber. d. Jenaischen Ges. f. Medizin u. Naturw. 1886. — Küntzel, A.: Über die Faserzwischensubstanz. Beiträge zur Histologie der tierischen Haut III. Collegium **1924**, Nr 650, 212. — Kuester, F. W. und E. Heberlein: Beiträge zur Kenntnis der Polysulfide. I. Z. anorg. Chem. **43**, 52 (1905). Küntzel, A.: Über die Faserzwischensubstanz. Beitrag zur Histologie der tierischen Haut. III. Collegium 1924, Nr 650, S. 212. — Küster, W., W. Kumpf und W. Köppel: Über die Hydrolyse von Wolle mit Natriumsulfid. I. Mitt. Hoppe-Seylers Z. **171**, 114 (1927).

Langecker, H.: (a) Über Deuterokeratose, welche aus Horn durch Lauge gewonnen ist. Hoppe-Seylers Z. **108**, 230 (1919). (b) Verdauungsversuche mit Albumosen, die durch Alkalieinwirkung gewonnen sind. Ebenda. **115**, 130 (1920). (c) Vergleichende Untersuchungen über die chemische Zusammensetzung von menschlichen Fingernägeln aus verschiedenen Lebensaltern. Ebenda. **115**, 38 (1921). — Leyer und Koeller: Zersetzungsprodukte der Federn, Igelstacheln, Haare, des Globulins, Hämatins und der Flügeldecken des Maikäfers mit verdünnter Schwefelsäure. Ann. Chem. u. Pharmaz. **83**, 332 (1852). — Lieben, Fr.: (a) Über die Nitrierung einiger Eiweißkörper I. Biochem. Z. **145**, 535 (1924). (b) Über die Nitrierung einiger Eiweißkörper. II. Ebenda. **145**, 555 (1924). — Liebreich: Ist Keratin, speziell das Mark von Hystrix, ein Glutinbildner? Arch. mikrosk. Anat. **40**, 320 (1893). — Lier, E. H. B. van: Über die interfibrilläre Substanz der Lederhaut bei Säugetieren. Hoppe-Seylers Z. **61**, 177 (1909). — Lilienfeld, L.: Zur Chemie der Leukocyten. Hoppe-Seylers Z. **18**, 473 (1893). — Lissizin, Th.: (a) Über das Vorkommen der Azelaïnsäure in den Oxydationsprodukten des Keratins. Hoppe-Seylers Z. **62**, 226 (1909). (b) Über die durch Oxydation mit Permanganat erhaltenen Oxydationsprodukte des Keratins. II. Mitt. Ebenda **173**, 309 (1928). — Lönnberg, J.: Eiweißkörper der Nieren und der Harnblase. Skand. Arch. Physiol. **3**, 1 (1890).

Martinotti, L.: Über die Verhornung des Nagels. Internat. Mschr. Anat. u. Physiol. **31**, H. 7/9. — Melczer, N.: Über die Hautatmung. Dermat. Z. **46**, 185 (1926). — Menschel, H.: (a) Physikalische Chemie der Horngebilde. 88. Verslg Ges. dtsch. Naturforsch. (b) Zur Kolloidchemie und Pharmakologie der Keratinsubstanzen der menschlichen Haut. Arch. exper. Path. **110**, 1 (1925). — Merril, H. B.: (a) The Hydrolysis of Skin and Hair. J. Ind. a. Engin. Chem. **16**, 1144 (1924). (b) Effect of Sulfides on the Alkaline Hydrolysis of Skin and Hair. Ebenda **17**, 36 (1925). — Merril, H. B. and W. J. Fleming: Effect of temperature on the hydrolysis of skin and hair in saturated limewater. Ebenda **20**, 21 (1928). — Moeller, W.: Das Verhalten der Mastzellenkörner des Bindegewebes bei dem Vorbereitungsprozeß zur Gerbung. Collegium **1917**, Nr 561, 1. — Moerner,

C. TH.: (a) Eine wohl charakterisierte organische Schwefelverbindung, erhalten durch Behandlung von Proteinstoffen mit Salpetersäure. Hoppe-Seylers Z. **93**, 175 (1914). (b) Über aus Proteinstoffen bei tiefgreifender Spaltung mit Salpetersäure erhaltene Verbindungen. II. Mitt. Ebenda **95**, 263 (1915). (c) III. Mitt. Ebenda **98**, 89 (1916). (d) IV. Mitt. Ebenda **98**, 93 (1916). (e) VI. Mitt. Ebenda **101**, 15 (1918). — MOERNER, K. A. H.: (a) Cystin, ein Spaltprodukt der Hornsubstanz. Hoppe-Seylers Z. **28**, 595 (1899). (b) Bindung des Schwefels in Proteinen. Ebenda **34**, 207 (1901). (c) Brenztraubensäure unter den Spaltprodukten der Proteine. Ebenda **42**, 121 (1904). (d) Ist Thiomilchsäure ein unmittelbares Spaltprodukt der Proteinstoffe? Ebenda **42**, 365 (1904). MOHR, P.: Über den Schwefelgehalt verschiedener Keratinsubstanzen. Hoppe-Seylers Z. **20**, 403 (1895).

NEUMEISTER, R.: Über die nächste Einwirkung gespannter Wasserdämpfe auf Proteine und über eine Gruppe eigentümlicher Eiweißkörper und Albumosen. Z. Biol. **26**, 57 (1890).

OKUDA, Y.: Über die Anwesenheit der Cysteingruppe in Proteinmolekülen. Proc. imp. Acad. Tokyo **2**, 277 (1926). — OSBORNE, TH. B. und J. F. HARRIS: Nitrogen in Protein Bodies. J. amer. chem. Soc. **25**, 323 (1903).

PAIJKULL, L.: Schleimsubstanz der Galle. Hoppe-Seylers Z. **12**, 196 (1887). — PICK, E.: Untersuchungen über die Proteinstoffe. Hoppe-Seylers Z. **24**, 246 (1898). — PLIMMER, R. H. A. und L. C. EAVES: The Estimation of Tyrosine in Proteins by Bromination. Biochemic. J. **7**, 297 (1913). — PLIMMER, R. H. A. und H. PHILLIPS: Estimation of Histidine and Tyrosine by Bromination. Biochemic. J. **18**, 313 (1924). — PLIMMER, R. H. A. und T. SHIMAMURA: The Analysis of Proteins. Biochemic. J. **18**, 324 (1924). — PULEWKA, P.: (a) Die hornlösende Wirkung der Schwefelalkalien. Hoppe-Seylers Z. **146**, 130 (1925). (b) Weitere Untersuchungen über Keratolyse. Arch. f. exper. Path. **140**, 181 (1929).

RAIKOW: Über den Zustand des Schwefels in Eiweiß. Chem.-Ztg **29**, 900 (1905). — RIMINGTON, C.: The relation between cystine yield and total sulphur in wool. Biochem. J. **23**, 41 (1929). — ROHDE, E.: Die Farbreaktionen der Eiweißkörper mit p-Dimethylaminobenzaldehyd und anderen aromatischen Aldehyden. Hoppe-Seylers Z. **44**, 161 (1905). — RUTHERFORD, A. TH. und P. B. HAWK: A Study of the Comparative Chemical Composition of the Hair of Different Races. J. of biol. Chem. **3**, 459 (1907).

SALKOWSKI, E.: (a) Über Farbreaktionen des Eiweißes. Hoppe-Seylers Z. **12**, 218 (1888). (b) Über die Hydrolyse von Eiweißkörpern mit starker Schwefelsäure. Biochem. Z. **133**, 1 (1922). — SAMMARTINO, U.: Zur Kenntnis der Keratinisation. Biochem. Z. **133**, 476 (1922). — SASAKI: Über eine Farbreaktion von Glycinanhydrid und der Dipeptide, welche eine Glycylkomponente in sich schließen. Biochem. Z. **114**, 63 (1921). — SCHEERMESSER, W.: (a) Zur Kenntnis der peptischen Verdauung des Leims. Hoppe-Seylers Z. **37**, 363 (1904). (b) Über Pepsin. Glutin-Pepton. Hoppe-Seylers Z. **41**, 68 (1904). — SCHERER: Chemisch-physiologische Untersuchungen. Ann. Chem. u. Pharmaz. **40**, 1 (1842). — SCHLOSSBERGER: Allgemeine Tierchemie. 1856. — SCHMIDT, A.: Zur Blutlehre. Leipzig: F. C. W. Vogel 1892. — SCHULZ, F. N.: Über Oxydation von krystallisiertem Eiweiß mit Wasserstoffsuperoxyd. Hoppe-Seylers Z. **29**, 86 (1900). — SIEBER: Wasserstoffsuperoxyd als hydrolysierendes Prinzip. Hoppe-Seylers Z. **81**, 185 (1912). — SIEGFRIED, M.: (a) Über Antipepton. I. Mitt. Hoppe-Seylers Z. **27**, 335 (1899). (b) Über Antipepton. Ber. dtsch. chem. Ges. **33**, 2851 (1900). (b) Über Antipepton. II. Mitt. Hoppe-Seylers Z. **35**, 164 (1902). — SIEMERING: Inaug.-Diss. München 1904. — SLYKE, D. VAN: Bestimmung der Verteilung des Stickstoffs in Proteinen. Siehe ABDERHALDEN: Biologische Arbeitsmethoden, Abt. I, Teil 7, S. 53 (1922). — SPIRO, K.: Zur Aciditätsverteilung in der Zelle. Klin. Wschr. **1922**, Nr 24, 1199. — SSADIKOW, W. S.: (a) Autoklavenhydrolyse mit Kohlensäure oder Oxalsäure. Biochem. Z. **136**, 238 (1923). (b) Zur Kenntnis der Produkte der katalytischen Spaltung von Gänsefedern. Ebenda **150**, 361 (1924). (c) Über einige Bindungsarten im Eiweißmolekül. Ebenda **179**, 326 (1926). — SSADIKOW, W. S. und N. D. ZELINSKY: Über Produkte der katalytischen Spaltung von Eiweißstoffen. Biochem. Z. **136**, 241 (1923). — STARY, ZD. V.: (a) Studien über Löslichkeit und Verdaulichkeit von Abbauprodukten der Albuminoide. Hoppe-Seylers Z. **136**, 160 (1924). (b) Studien über bromiertes Keratin und Oxykeratin. Ebenda **144**, 147 (1925). — (c) Aufschließung der Keratins für die Trypsinverdauung. III. Mitt. Ebenda **175**, 178 (1928). — STRAUSS: Die Chemie der Hornsubstanzen. Dermat. Wschr. **70**, 337 (1920). — SUIDA, W.: (a) Über die Beschaffenheit der Wolle und die hydrolytischen Vorgänge beim Färben. Z. angew. Chem. **22**, 2131 (1904). (b) Verhalten von Schafwolle gegen Säuren, Alkalien und Farbstoffen. Hoppe-Seylers Z. **85**, 308 (1913). — SUIDA, W. und P. GELMO: Studien über die Vorgänge beim Färben animalischer Fasern. Mh. Chem. **1906**. — SUTER, F.: Über die Bindung des Schwefels in Eiweiß. Hoppe-Seylers Z. **20**, 564 (1895).

TÄNZER, E.: Die mechanischen Eigenschaften des menschlichen Kopfhaares. Pflügers Arch. **213**, 671 (1926). — THOMAS, M. C.: Le dosage colorimetrique de la tyrosine et l'indice phénolique des protéiques. Bull. Soc. Chim. Biol. Paris **3**, 197 (1921). — TROENSEGAARD, N.: Über den reduktiven Abbau der Proteine und die Giftigkeit der Spaltprodukte. Hoppe-Seylers Z. **134**, 100 (1924). — Trotman, G. R., E. R. Trotman und R. W. Sutton: Untersuchungen über die Natur der Eiweißstoffe der Wolle. J. Soc. Chem. Ind. **45**, 20 (1926).

Unna, P. G.: (a) Die Bedeutung der Hornschicht. Med. Klin. **16**, 1276 (1920). (b) Die hornerweichenden und hornlösenden Mittel. Dtsch. med. Wschr. **47**, 822 (1921). (c) Über die Zusammensetzung und Bedeutung der Hornsubstanzen. Med. Klin. **4**, Nr 33, 1277 (1908). (d) Zur Chemie der Zelle. VI. Epithelfasern. Berl. klin. Wschr. **1914**, Nr 15, 695. (e) Zur feineren Anatomie der Haut. IV. Von der Stachelschicht zur Hornschicht. Ebenda **1921**, Nr 18, 447. — Unna, P. G. und L. Golodetz: (a) Zur Chemie der Haut. IV. Über Eisenreaktionen der Hautelemente und über chemische Differenzen unter den Hornzellen. Mh. Dermat. **49**, Nr 3 (1909). (b) Zur Chemie der Haut. VIII. Der locker gebundene Schwefel der Hornsubstanzen. Ebenda **52**, 505 (1911). (c) Zur Chemie der Haut. Über Granoplasma und eine allgemeine Methode zur chemischen Erforschung eiweißartiger Bestandteile Dermat. Wschr. **56**, 1 (1913). (d) Die Hornalbumosen und ihre Bedeutung für die Dermatologie. Ebenda **64**, 369 (1917). — Unna, P. G. und L. Merian: Die osmotische Auslaugung des Inhaltes intakter Hornzellen. Arch. f. Dermat. **111**, 131 (1912).

Vauquelin: Zit. nach Schlossberger, Allgemeine Tierchemie. Bd. 1, S. 186. 1856.

Waldschmidt-Leitz, E.: Strukturelle Fragen der Proteinchemie im Lichte enzymatischer Forschung. Naturwiss. **14**, 129 (1926). — Weiss, M.: Über die quantitative Millonsche Reaktion im enteiweißten Blutserum. I. Mitt. Hoppe-Seylers Z. **127**, 39 (1923). — Weiss, R.: (a) In Truttwin: Handbuch der kosmetischen Chemie. 1920. (b) Bemerkungen zur Abhandlung „Die hornlösende Wirkung von Schwefelalkalien" von P. Pulewka. Hoppe-Seylers Z. **153**, 166 (1926). — Welter: Sur quelques matières particulières trouvées dans les substances animales traitées par l'acide nitrique. Ann. de Chim. **29**, 301 (1799). — Wilson, R. H. and H. B. Lewis: The cystine content of hair and other epidermal tissues. J. of biol. Chem. **73**, 543 (1927). — Woolridge, L. C.: Die Gerinnung des Blutes. Leipzig: Voit 1891.

Zelinsky und Gawrilow: Zur Frage des anhydridartigen Charakters der Eiweißstoffe. Biochem. Z. **182**, 11 (1927). — Zsigmondy, H. R.: Kolloidchemie. 5. Aufl. Leipzig: Otto Spamer 1925.

#### *Eiweißstoffe der Cutis.*

Abderhalden, E.: Eiweiß als eine Zusammenfassung assoziierter, Anhydride enthaltender Elementarkomplexe. Naturwiss. **1924**, Nr 36, 716. — Abderhalden, E. und A. Schittenhelm: Die Abbauprodukte des Elastins. Hoppe-Seylers Z. **41**, 293 (1904). — Abderhalden, E. und F. Wachsmuth: Beiträge zur Kenntnis der Wirkung des Pepsins und der Salzsäure auf Elastin usw. I—III. Hoppe-Seylers Z. **68**, 293 (1910); **71**, 315 u. 339 (1911). — Abt, G. und E. Stiasny: Empfindlichkeit der Haut in rohem, geäschertem und gebeiztem Zustand gegenüber Kalk, Kochsalz und Salzsäure. Collegium **1910**, Nr 410, 188. — Atkin, W. R. und G. W. Douglas: J. amer. leath. chem. Assoc. **19**, 528 (1924).

Bénech, E. und Fr. Kutscher: Die Oxydationsprodukte des Arginins. I. Mitt. Hoppe-Seylers Z. **32**, 278 (1901). — Bergh, E.: Untersuchungen über die Spaltprodukte des Elastins beim Kochen mit Salzsäure. Hoppe-Seylers Z. **25**, 337 (1898). — Biltz, W.: Über den osmotischen Druck der Kolloide. VI. Über den osmotischen Druck der Gelatine. Z. physik. Chem. **31**, 705 (1917). — Blasel, L. und J. Matula: Untersuchungen über physikalische Zustandsänderungen der Kolloide. XVI. Versuche am Desaminoglutin. Biochem. Z. **58**, 417 (1914). — Blumenthal, Fr. und C. Neuberg: Über Entstehung von Aceton aus Eiweiß. Dtsch. med. Wschr. **1901**, Nr 1, 6. — Bogue, R. H.: (a) The swelling and gelation of gelatin. J. Ind. a. Engin. Chem. **14**, 32 (1922). (b) Conditions affecting the hydrolysis of collagen to gelatin. Ebenda **15**, 1154 (1923).

Chiari, R.: Untersuchungen über physikalische Zustandsänderungen der Kolloide. XI. Die Glutinquellung in Säuren und Laugen. Biochem. Z. **33**, 167 (1911). — Chittenden, R. H. und W. J. Gies: Mucin des weißen, fibrösen Bindegewebes. J. of exper. Med. **1**, 186 (1896). Zit. nach Malys Jber. **26**, 32 (1896). — Chittenden, R. H. und A. S. Hart: Elastin und Elastosen. Z. Biol. **25**, 368 (1889). — Chittenden, R. H. und F. P. Solley: The prim. cleav. prod. formed in the dig. of gelatin. J. of Physiol. **12**, 23 (1891). — Cohnheim, C.: Chemie der Eiweißkörper. 3. Aufl. Braunschweig: Vieweg 1911.

Dakin, H. D.: (a) On amino-acids. Biochem. J. **12**, 290 (1918). (b) Amino-acids of gelatin. J. of biol. chem. **44**, 499 (1920).

Eggert, J. und J. Reitstötter: Über das Molekulargewicht und den Gelzustand der Gelatine. Z. physik. Chem. **123**, 363 (1926). — Erlenmeyer und A. Schöffer: Vorl. Mitt. über Zersetzungsprodukte der Eiweißkörper. J. prakt. Chem. **80**, 357 (1860). — Ewald, A.: (a) Zur Histologie und Chemie der elastischen Fasern und des Bindegewebes. Z. Biol. **26**, 1 (1890). (b) Beiträge zur Kenntnis des Kollagens. I—II. Hoppe-Seylers Z. **105**, 115 u. 135 (1919). — Ewald, A. und W. Kühne: Verh. naturh.-med. Ver. Heidelberg, N. F. **1**, 451 (1877).

Faust, E. S.: Über das Glutolin, ein Albuminoid des Blutserums. Diss. Straßburg 1898. — Fenn, W. O.: The effects of electrolytes on gelatin and their biological significance III—IV. J. of biol. Chem. **34**, 141 u. 415 (1918). — Fischer, E. und E. Abderhalden: Bildung von Dipeptiden. Ber. dtsch. chem. Ges. **39**, 2315 (1906); **40**, 3544 (1907). — Framm, F.: Untersuchungen über die spezifische Drehung des $\beta$-Glutins. Pflügers Arch. **68**, 144 (1897). — Fränkel, M.: Über thermische Desaggregierung von Gelatine. Hoppe-Seylers Z. **167**, 17 (1927).

Gaza, W. v. und H. Wessel: Über das Quellvermögen krankhaft veränderter Gewebe. Z. exper. Med. **32**, 1 (1923). — Gerngross, O.: Fortschritte und neuere Anschauungen auf dem Gebiete von Leim und Gelatine. Z. angew. Chem. **1925**, Nr 5, 89. — Gerngross, O. und H. A. Brecht: Über den Zusammenhang von hydrolytischem Abbau, Viscosität, Gallertfestigkeit und Bindekraft von Leim und Gelatine. Collegium **1922**, Nr 629, 262. — Gmelin, L.: Fortsetzung des Handbuches der organischen Chemie. Bd. 5, S. 433. Heidelberg 1858. Zit. nach Gerngross. — Gosh, B. N.: J. amer. chem. Soc. **1927**, 1250.

Hauberisser, E. und Fr. Schönfeld: Über die Quellung von Bindegewebe. Arch. f. exper. Path. **71**, 102 (1913). — Hedin, S. G.: Über die basischen Spaltprodukte des Elastins. Hoppe-Seylers Z. **25**, 344 (1898). — Herzog, R. O.: Eiweißstoffe. In Ullmanns Enzykopädie der technischen Chemie 4, 495. — Herzog, R. O. und H. W. Gonell: Über Kollagen. Ber. dtsch. chem. Ges. **58**, 2228 (1925). — Herzog, R. O. und W. Jahncke: (a) Über Kollagen. II. Ebenda **59**, 2487 (1926). (b) Verwendung von Röntgenstrahlen zur Untersuchung metamikroskopischer biologischer Strukturen. Festschr. d. Kaiser-Wilhelm-Gesellschaft. S. 118. Berlin: Julius Springer 1921. — Hitchcock, D. J.: (a) The combination of gelatin with hydrochloric acid. J. of gen. physiol. **4**, 733 (1922). (b) Eiweißkörper und Donnan-Gleichgewicht. Erg. Physiol. **23** I, 274 (1924). — Hofmeister, Fr.: (a) Über die chemische Struktur des Collagens. Hoppe-Seylers Z. **2**, 299 (1878). (b) Über qualitativ unzureichende Ernährung. II. Erg. Physiol. **16**, 510 (1918). — Horbaczewski, J.: Über das Verhalten des Elastins bei der Pepsinverdauung. Hoppe-Seylers Z. **6**, 330 (1882), s. auch Mh. Chem. **6**, 639 (1885).

Katz, J. R.: Die Quellung. Erg. exakt. Naturwiss. **3** u. **4**. Berlin: Julius Springer 1924 u. 1925. — Katz, J. R. und O. Gerngross: Gelatine und Kollagen. Naturwiss. **1925**, Nr 44, 900. — Kaye, M. und D. J. Lloyd: (a) A histological and physico-chemical investigation of the swelling of a fibrous tissue. Proc. roy. Soc. **96**, 293 (1924). (b) On the biochemistry of the skin, and the chemical basis of skin swelling. Biochemic. J. **18**, 1043 (1924). — Körner, Th.: Beiträge zur Kenntnis der wissenschaftlichen Grundlagen der Gerberei. Jber. dtsch. Gerberschule Freiburg i. S. 1898/99, 4. — Kossel, A.: Einige Bemerkungen über die Bildung der Protamine im Tierkörper. Hoppe-Seylers Z. **44**, 347 (1908). — Kossel, A. und F. Kutscher: Über die Bildung des Arginin aus Elastin. Hoppe-Seylers Z. **25**, 551 (1898). — Krukenberg, C. Fr. W.: Zit. nach E. Strauss (z). — Krummacher, O.: Über Schwefelbestandteile im Leim usw. Z. Biol. **45**, 310 (1903). — Kubelka, W.: Die Haut als Adsorbens. Kolloid-Z. **19**, 172 (1916). Collegium **1918**, 364. — Küntzel, A.: (a) Über die Faserzwischensubstanz. Beitrag zur Histologie der tierischen Haut. III. Collegium **1924**, Nr 650, 212. (b) Die Quellung der kollagenen Faser in Säuren. Kolloid-Z. **40**, 264 (1926). (c) Über den Feinbau der kollagenen Faser. Collegium **1926**, Nr 672, 176. (d) Untersuchung über die Quellung der Gelatine in wässerigen Lösungen von Säuren Basen und Salzen und deren Gemische. Biochem. Z. **209**, 326 (1929). — Kutscher, F.: Die Oxydationsprodukte des Arginins. II. Mitt. Hoppe-Seylers Z. **32**, 413 (1901). — Kutscher, F. und M. Schenk: Die Oxydation von Eiweißstoffen mit Calciumpermanganat. Ber. dtsch. chem. Ges. **37**, 2928 (1914); s. auch **38**.

Laughlin, G. D. und E. R. Theis: Notes on animal skin composition. J. amer. leath. chem. Assoc. **19**, 428 (1924). — Levene, P. A.: (a) Zur Chemie der Mucine. Hoppe-Seylers Z. **31**, 395 (1900). (b) Notiz zur Chemie der Glykothionsäure aus dem Tendomucin. Ebenda **39**, 1 (1903). (c) Über das bei der tryptischen Verdauung auftretende Prolylglycinanhydrid. Ber. dtsch. chem. Ges. **43**, 3168 (1910). — Levene, P. A. und W. A. Beatty: Über das Vorkommen von Prolinglycinanhydrid usw. Ber. dtsch. chem. Ges. **39**, 2060 (1906). — Levene, P. A. und F. J. Birchard: On the kyrine fraction. J. of biol. chem **13**, 277 (1912). — Levene, P. A. und J. v. D. Scheer: On the kyrine fraction. J. of biol. Chem. **22**, 425 (1915). — Lier, E. H. B. van: Über die interfibrilläre Substanz der Lederhaut bei Säugetieren. Hoppe-Seylers Z. **61**, 177 (1909). — Lloyd, D. J.: On the swelling of gelatin in hydrochloric acid and caustic soda. Biochemic. J. **14**, 147 (1920). — Loeb, J.: Die Eiweißkörper und die Theorie der kolloidalen Erscheinungen. Berlin: Julius Springer 1924. — Loebenstein, F.: Über quellungsfördernde Wirkung von Alkohol. Kolloid-Z. **35**, 345 (1924). — Lossen, F.: Guanidin, ein Oxydationsprodukt des Eiweißes. Ann. Chem. u. Pharmaz. **201**, 369 (1880).

Memmesheimer, A. M.: Einige Versuche über die Quellung der Froschhaut. Arch. f. Dermat. **152**, 385 (1926). — Merrill, H. B. und J. W. Flemming: J. amer. leath. chem. Assoc. **22**, 139 (1927). — Meunier, L. und P. Chambard: Die Bereitung des Hautpulvers für die Gerbstoffanalyse. Le Cuir **13**, 518 (1924). — Michaelis, L. und W. Grineff: Der isoelektrische Punkt der Gelatine. Biochem. Z. **41**, 373 (1912). — Moeller, W.: Die Adsorption der Aminosäuren durch tierische Gewebe. Biochem. Z. **144**, 152 (1924). — Mörner, C. Th.: (a) Untersuchungen der Proteinsubstanzen in den lichtbrechenden Medien des Auges. Hoppe-Seylers Z. **18**, 213 (1894). (b) Beiträge zur Kenntnis einiger Eigenschaften des Glutins. Ebenda **28**, 471 (1899). — Morochowetz, L.: Verh. Heidelberg. med.-naturhist. Ver. N. F. **18**, 213 (1893). Zit. nach E. Strauss (z). — Müller, W.: Zit. nach E. Strauss (z). Müntz, A.: Propriétés et composition d'un tissu cellulaire répandu dans l'organisme des vertebrés. C. r. Acad. Sci. Paris **76**, 1024 (1873).

Name, W. G. van: The gelation from white fibrous tissue. J. of exper. Med. **2**, 117 (1897). — Nasse, O. und A. Krüger: Chemie des Glutins. Naturforschergesellschaft zu Rostock **1899**, Nr 105. — Northrop, J. H. und M. Kunitz: The swelling of gelatin and the volume of surrounding solution. J. gen. Physiol. **12**, 537 (1929).

Ostwald, Wo., A. Kuhn und E. Böhme: Die Bedeutung der Wasserstoffionenkonzentration für die Quellung der Gelatine. Kolloidchem. Beih. **20**, 412 (1925).

Paal, C.: Über die Peptonsalze des Glutins. Ber. dtsch. chem. Ges. **25**, 1202 (1892). — Pauli, Wo.: (a) Kolloidchemie der Eiweißkörper. I. Hälfte. Dresden u. Leipzig: Theodor Steinkopff 1920. (b) Eiweißkörper und Säuren. Kolloid-Z. **40**, 185 (1926). — Pfeiffer, P.: Organische Molekülverbindungen. Stuttgart: Enke 1922. Siehe auch Z. angew. Chem. **36**, 137 (1923). — Posner, E. R. und W. J. Gies: A prel. study of the digestibility of connective tissue mucoids in pepsin hydrochloric acid. Amer. J. Physiol. **11**, 330 (1904). — Procter, H. R.: Equilibrium of dilute hydrochloric acid and gelatin. J. chem. Soc. **105**, 313 (1914); s. auch Kolloidchem. Beih. **2**, 259 (1911). — Procter, H. R. und J. A. Wilson: (a) The acid-gelatin equilibrium. J. chem. Soc. **109**, 307 (1916). (b) Theory of vegetable tanning. J. chem. Soc. **109**, 1327 (1916).

Reimer, A.: Studien zur wissenschaftlichen Begründung der Gerberei. Dinglers Polytechn. J. **205**, 143 (1872). — Richards, A. N. und W. J. Gies: Chemical studies of elastin, mucoid and other proteids in elastic tissue. Amer. J. Physiol. **7**, 13 (1902); s. auch **8**, 13 (1903). — Rosenthal, G. J.: Biochemical studies of the skin. J. amer. leath. chem. Assoc. **11**, 463 (1916).

Schade, H.: Untersuchungen zur Organfunktion des Bindegewebes. II. Das Quellungsvermögen des Bindegewebes in der Mannigfaltigkeit seiner Erscheinungen. Z. exper. Path. **14**, 1 (1913). — Schade, H., P. Neukirch und A. Halpert: Über lokale Acidosen des Gewebes usw. Z. exper. Med. **24**, 11 (1921). — Schröder und Paessler: Untersuchungen über die chemische Zusammensetzung verschiedener Blößen. In J. v. Schroeder, Gerbereichemie. Berlin: Günther 1898. — Schultze, M.: Über die chemische Zusammensetzung der Arterienhäute. Ann. Chem. u. Pharmaz. **72**, 277 (1849). — Schwarz, H.: Untersuchungen über die chemische Beschaffenheit der elastischen Substanz der Aorta. Hoppe-Seylers Z. **23**, 236 (1897). — Seemann, J.: Über die Oxydation des Leims und des Eieralbumins mit Calciumpermanganat. Zbl. Physiol. **18**, 285 (1904). — Seymour-Jones, A.: The chemistry of the skin. J. amer. leath. chem. Assoc. **11**, 41 (1916). — Seymour-Jones, A. L.: The chemical constituent of skin. J. Industr. a. Engin. Chem. **14**, 130 (1922). — Siegfried, M.: (a) Zur Kenntnis des Glutokyrins. Hoppe-Seylers Z. **43**, 44 (1904). (b) Zur Kenntnis der Kyrine. Ebenda. **48**, 54 (1906). — Siegfried, M. und W. Schunke: Über β-Glutokyrinsulfat. Hoppe-Seylers Z. **97**, 233 (1916). — Skraup, Zd. H. und Witt: Über Peptone aus Casein. Mh. Chem. **26**, 1403 (1906). — Skraup, Zd. H. und Zwerger: Zur Kenntnis der Kyrine. Mh. Chem. **27**, 668 (1906). — Spiro, K.: Die aromatische Gruppe des Leims. Beitr. Physiol. **1**, 347 (1901). — Smith: Mutarotation of gelatin and its significance in gelation. J. amer. chem. Soc. **41**, 135 (1919). — Ssadikow, W. S.: (a) Untersuchungen über tierische Leimstoffe. I.—V. Hoppe-Seylers Z. **39**, 396 und 411 (1903); **42**, 15 (1904); **46**, 387 (1905); **48**, 130 (1906). (b) Über die Oxalsäurebildung aus den Kollainen. Biochem. Z. **21**, 35 (1909). — Stiasny, E.: (a) Über negative Adsorption und die Bestimmung der Schnellwirkung von Säuren auf Haut und Blöße. Collegium **1909**, Nr 302, 313. (b) Über einige Probleme der gerbereichemischen Forschung. Collegium **1920**, Nr 602, 255. — Stiasny, E. und W. Ackermann: Über die Wirkung von Trypsin auf Kollagen und die Beeinflussung dieser Wirkung durch Neutralsalze. Kolloidchem. Beih. **17**, 219 (1923).

Tebb, M. C.: Reticulin and collagen. J. of Physiol. **27**, 463 (1902). — Thomas, A. W. und M. W. Kelly: (a) The isoelectric point of collagen. J. amer. chem. Soc. **44**, 195 (1922). (b) The thermolability of collagen. Ebenda **47**, 833 (1925). — Thomas, A. W. und F. L. Seymour-Jones: The hydrolysis of collagen by trypsin. J. amer. chem. Soc. **45**, 1515 (1923). — Thompson, F. C. und W. R. Atkin: Note on the analysis of lime liquor. J. Soc. leath. Trades Chem. **4**, 15 (1920). — Trunkel, H.: Über Leim und Tannin. Biochem. Z. **26**, 458 (1910).

Unna, P. G.: Die Histopathologie der Hautkrankheiten. Berlin: August Hirschwald 1894.

Wälchli, G.: Über die Fäulnis des Elastin und Mucin. J. prakt. Chem., N. F. **17**, 71 (1878). — Waldschmidt-Leitz, E.: Strukturelle Fragen der Proteinchemie im Lichte enzymatischer Forschung. Naturwiss. **14**, 129 (1926). — WEBER, H. H. und D. NACH-MANNSOHN: Die Unabhängigkeit der Eiweißhydratation von der Eiweißionisation., Biochem. Z. **204**, 215 (1929). — WILSON, J. A. und A. F. GALLUN jun.: Pancreatin as an unhairing agent. J. Industr. a. Engin. Chem. **15**, 71 (1923). — WILSON, J. A. und E. J. KERN: The point of minimum swelling of ash-free gelatin. J. amer. chem. Soc. **45**, 3139 (1925). — WINTGEN, R. und K. KRÜGER: Über das Gleichgewicht Gelatine — Salzsäure. Kolloid-Z. **28**, 81 (1921). — WINTGEN, R. und H. LÖWENTHAL: Über die Abhängigkeit der gegenseitigen Fällung von Gelatine und kolloidalem Chromoxyd usw. Ebenda **34**, 289 (1924). — WINTGEN, R. und H. VOGEL: Über das Gleichgewicht Gelatine — Salzsäure. II. Ebenda **30**, 45 (1922).

ZICKGRAF, G.: Die Oxydation des Leims mit Permanganaten. Hoppe-Seylers Z. **41**, 259) 1904). — ZOJA, L.: Untersuchungen über die Zersetzung des Elastins durch anaerobe Mikroorganismen. Hoppe-Seylers Z. **23**, 236 (1897). — ZSIGMONDY, H. R.: Kolloidchemie. 5. Aufl. Leipzig: O. Spamer 1925.

## Die Stickstoffabgabe der Haut.

ABDERHALDEN, E. und H. SCHMIDT: Einige Beobachtungen und Versuche mit Triketohydrindehydrat (RUHEMANN). Hoppe-Seylers Z. **85**, 143 (1913). — ALDER, A. E.: Über das Vorkommen von Harnsäure im Schweiße bei Gesunden und Kranken. Dtsch. Arch. klin. Med **119**, 548 (1916). — ARGUTINSKY, P.: Über die Stickstoffausscheidung durch den Schweiß. Pflügers Arch. **46**, 594 (1890). — ATWATER, W. O.: Neue Ergebnisse des Kraft- und Stoffwechsels. Erg. Physiol. **3**, 1 u. 552 (1904).

BARNEY, R. E.: (a) Chemical analysis of sweat. A prel. study. J. amer. med. Assoc. **85**, 1373 (1925). (b) Chemical analysis of sweat. A further study. Ebenda **87**, 1827 (1926). BENECKE: Nagelwachstum. Sitzgber. Marburg. med. Ges. Dezember 1880. — BENEDICT, A. L.: The growth of the finger nails. Med. News Philad. **513**, 531 (1893). — BENEDICT, F. G.: The cutaneous excretion of nitrogenous material. J. of biol. Chem. **1**, 263 (1906). — BESNIER, E.: M. KAPOSIs „Maladies de la peau." 2. Aufl. Paris: Masson 1891. — BERRY, E.: Über die Abhängigkeit des N- und Cl-Gehaltes des Schweißes von der Diät. Biochem. Z. **72**, 285 (1915). — BERTHOLD: Arch. Anat., Physiol. u. wiss. Med. **1850**, 156. Zit. nach VIERORDT. — BETHE, A.: Über die Silbersubstanz in der Haut von Alburnus lucidus. Hoppe-Seylers Z. **20**, 472 (1895). — BORCHARDT, W.: Zur Physiologie und physiologischen Chemie des Schwitzens usw. Pflügers Arch. **214**, 169 (1926). — BOST, R. W. und P. BORGSTROM: Cutaneous excretion of nitrogenous material in New Orleans. Amer. J. Physiol. **79**, 242 (1926).

CAMERER, W. jun.: Über die chemische Zusammensetzung des Schweißes. Z. Biol. **41**, 271 (1901). — CAPRANICA, ST.: Contribuzione alla chimica del sudore. Bull. Acad. Med. Roma **1882**, Nr 6. Zit. nach MALYs J.ber. **1882**, 190. — CRAMER, E.: Über die Beziehungen der Kleidung zur Hauttätigkeit. Arch. f. Hyg. **10**, 231 (1890).

DURIG, A., C. NEUBERG und N. ZUNTZ: Ergebnisse der unter Führung von Prof PANNWITZ ausgeführten Teneriffaexpedition 1910. IV. Die Hautausscheidung in dem trockenen Höhenklima. Biochem. Z. **72**, 253 (1916).

ELLENBERGER, W. und H. SCHEUNERT: Physiologie der Haussäugetiere. Berlin: Paul Parey 1925. — EMBDEN, G. M. und H. TACHAU: Über das Vorkommen von Serin im menschlichen Schweiße. Biochem. Z. **28**, 230 (1910). —' EWALD, A. und C. FR. W. KRUKENBERG: (a) Über die Verbreitung des Guanin, besonders über sein Vorkommen in der Haut von Amphibien, Reptilien und von Petromycon fluviat. Untersuchungen physiol. Inst. Heidelberg **4**, 253 (1882). (b) Über Besonderheiten der Guaninablagerung bei Fischen. Z. Biol. **19**, 154 (1883).

FOLIN, O. und W. DENIS: A new colorimetric method for the determination of uric acid. J. of biol. Chem. **15**, 487 (1913). — FUNKE: MOLESCHOTTS Untersuchungen zur Naturlehre der Menschen und der Tiere. Bd. 12, S. 26. 1881. Zit. nach VIERORDT.

GAD ANDRESEN, K. L.: Die Verteilung des Harnstoffes im Organismus. Biochem. Z. **116**, 266 (1921). — GRIGAUT: Zit. nach J. SCHNEIDER.

HAAS, G. und W. TRAUTMANN: Vergleichende colorimetrische Studien mit Hilfe des Phenolreagenses von FOLIN und DENIS und mit Hilfe der MILLONschen Probe nach der Modifikation von M. WEISS. Hoppe-Seylers Z. **127**, 52 (1923). — HARNACK, E.: Über die Zusammensetzung des menschlichen Schweißes usw. Fortschr. Med. **1893**, 91. — HAUGEN, C. O. und G. A. TALBERT: Simultaneous study of the constituents of the sweat, urine and blood usw. VII. Amino-acids. Amer. J. Physiol. **85**, 224 (1928). — HELLER, J.: Krankheiten der Nägel. In JADASSOHNs Handbuch der Haut- und Geschlechtskrankheiten Bd. 13/2. Berlin: Julius Springer 1927. — HERZFELD, E. und R. KLINGER: Über eine einfache Methode zur Bestimmung von Harnsäure neben Tyrosin. Biochem. Z. **88**, 283 (1918). — HOPKINS, F. G.: The pigments of the Pieridae. A contribution to the study of excretory substances which function in ornament. Proc. Roy. Soc. **57**, Nr 5/6 (1895). Zit. nach Hermanns Jber. **1895**, 165; vgl. auch Malys Jber. **19**, 330 (1889).

KITTSTEINER, C.: (a) Sekretion, Kochsalzgehalt und Reaktion des Schweißes. Arch. Hyg. **73**, 275 (1911). (b) Weitere Beiträge zur Physiologie der Schweißdrüsen und des Schweißes. Arch. f. Hyg. **78**, 275 (1913). (c) Physiologische Chemie des Schweißes. Dermat. Wschr. **62**, 553 (1916). — KÖVESI, G. und W. ROTH-SCHULZ: (a) Pathologie und Therapie der Niereninsuffizienz. Leipzig 1904. (b) Die Therapie der Nierenentzündungen. Berl. klin. Wschr. **1904**, Nr 24—26, 677, 682 u. 705.

LECLERC, A.: Über Albumin im Schweiß der Pferde. C. r. Acad. Sci. Paris **107**, 122 (1888). Zit. nach Malys Jber. **18**, 119. — LEWIS, H. B.: Occurence of cystine in sweat of cystinurics. Proc. Soc. exper. Biol. a. Med. **26**, 69 (1928). — LOOFS, FR. O. A.: Welche Mengen von Stickstoff und Kochsalz werden durch die Haut von Nierenkranken ausgeschieden? Dtsch. Arch. klin. Med. **103**, 563 (1911).

MELCZER, N.: (a) Über eigentümliche, die harnsauren Salze absorbierende Gebilde in den menschlichen Schweißdrüsenzellen. Dermat. Wschr. **81**, 1795 (1925). (b) Experimentelle Untersuchungen über die Ausscheidung des Carbamids durch die Schweißdrüsen. Arch. f. Dermat. **150**, 235 (1926). (c) Untersuchungen über die Ausscheidung der harnsauren Salze durch die Schweißdrüsen. Arch. f. Dermat. **150**, 235 (1926). — MOLESCHOTT, J.: (a) Untersuchungen zur Naturlehre der Menschen und Tiere. Bd. **12**. 1881. Zit. nach VIERORDT. (b) Dasselbe. Bd. 15, S. 1. 1892. Zit. ebenda. (c) Über das Wachstum der Horngebilde des menschlichen Körpers usw. Atti Acad. Sci. Torino **14**. Zit. nach Malys Jber. 8, 288. — MORRIS, J. L. und G. MACLEOD: Colorimetric determination of uric acid. J. of biol. Chem. **50**, 55 (1922).

NOORDEN, C. v.: Handbuch der Pathologie des Stoffwechsels. Bd. 1, S. 1048. Berlin: August Hirschwald 1906.

PLAGGEMEYER, H. W. und E. K. MARSHALL: A comparison of the excretory power of the skin with that of the kidney through a study of human sweat. Arch. int. Med. **13**, 159 (1914). — PUGLIESE, A.: Zusammensetzung der durch Wärme und Arbeit erzielten Schweiße des Pferdes. Biochem. Z. **39**, 133 (1912).

RIGGS, L.: J. med. Res. **19**, 285 (1911). Zit. nach PLAGGEMEYER und MARSHALL. — RITTER, H.: Über den Eiweiß- und Harnstoffgehalt des Pferdeschweißes. Pflügers Arch. **213**, 544 (1926). — RUBNER, M. und O. HEUBNER: Die natürliche Ernährung eines Säuglings. Z. Biol. **36**, 1 (1898).

SCHAMBERG, J. F., J. A. KOLMER, A. J. RINGER, G. W. RAIZISS: (a) Research studies in psoriasis. Sonderabdruck aus J. of cutan. dis. incl. syph., Nov. 1913. New York: Rebman Co. (b) Untersuchungen über Proteinstoffwechsel bei Psoriasiskranken. Dermat. Wschr. **58**, 1 (1914). — SCHEUNERT, A., W. KLEIN und M. STEUBER: Über die Verwertbarkeit des Harnstoffs als Eiweißquelle für Widerkäuer, zugleich ein Beitrag zur Frage der exkretorischen Funktionen der Haut. Biochem. Z. **133**, 137 (1922). — SCHNEIDER, J.: Recherche dans la sueur humaine de l'acide urique et de l'urée. Rev. méd. de l'est **53**, 12 (1925). — SCHWENKENBECHER, A. und O. SPITTA: Über die Ausscheidung von Kochsalz und Stickstoff durch die Haut. Arch. f. exper. Path. **56**, 284 (1907). — SILVERS, S., W. FORSTER und G. A. TALBERT: Simultaneous study of the constituents of the sweat, urine and blood usw. VI. Sugar. Amer. J. physiol. **84**, 577 (1928). — SMITH, FR.: Note on the composition of the sweat of the horse. J. of Physiol. **11**, 497 (1890). — STRAUSS, H.: Über Nierenentlastung beim Schwitzen. Dtsch. med. Wschr. **1904**, Nr 34, 1236.

TACHAU, P.: Untersuchungen über den Stickstoff- und Kochsalzgehalt des Schweißes von Nierenkranken. Dtsch. Arch. klin. Med. **107**, 305 (1912). — TALBERT, G. A., S. SILVERS und W. JOHNSON: Simultaneous study of the constituents of the sweat, urine and blood usw. II. Total nitrogen of sweat and urine; total non protein nitrogen of blood. Amer. J. Physiol. **81**, 81 (1927). — TALBERT, G. A., R. FINKLE und D. KATSUKI: Simultaneous study usw. (a) III. Urea. Ebenda **82**, 153 (1927). (b) IV. Ammonia nitrogen. Ebenda **82**, 639 (1927). — TANGL, FR.: Stoff- und Energieumsatz eines künstlich ernährten Säuglings. Pflügers Arch. **104**, 453 (1904). — TAYLOR, A. E.: On the cutaneous elimination of N, S and P. J. of biol. Chem. **9**, 21 (1911). — TICHBORNE, C.: Über Harnsäureausscheidung durch den Schweiß. Lancet **1887**. Zit. nach Malys Jber. 18, 119. — TONIJAN, B.: Zur Frage der Zusammensetzung des Schweißes beim Pruritus cutaneus (russ). Zit. nach Zbl. Hautkrkh. **29**, 759 (1928).

URBACH, E.: Beiträge zu einer physiologischen und pathologischen Chemie der Haut. II. Mitt. Der Wasser-, Kochsalz-, Reststickstoff- und Fettgehalt der Haut usw. Arch. f. Dermat. **156**, 73 (1928).

VIERORDT, H.: Anatomische, physiologische und physikalische Daten und Tabellen. 3. Aufl. Jena: Gustav Fischer 1906. — VOIT, K.: Untersuchungen über das Vorkommen von Harnsäure im menschlichen Schweiß. Arch. f. exper. Path. **116**, 321 (1926). — VÖLTZ, W.: Der Ersatz des Nahrungseiweißes durch Harnstoff beim wachsenden Widerkäuer. Biochem. Z. **102**, 151 (1920).

Wohlgemuth, J.: Der Schweiß. In C. Neubergs Der Harn. Bd. 2, S. 1127. Berlin: Julius Springer 1911.

Zuntz, N.: Beeinflussung des Wachstums der Horngebilde (Haare, Nägel, Epidermis) durch spezifische Ernährung. Dtsch. med. Wschr. 1920, Nr 6, 144. — Zuntz, N., A. Loewy, F. Müller und N. Caspari: Höhenklima und Bergwanderungen in ihrer Wirkung auf die Menschen. Berlin 1906. — Zuntz und Schumburg: Studien zu einer Physiologie des Marsches. Berlin: August Hirschwald 1901.

## Hautfette.

Abderhalden, E. und C. Brahm: Ist das am Aufbau der Körperzelle beteiligte Fett in seiner Zusammensetzung von der Art des aufgenommenen Nahrungsfettes abhängig? Hoppe-Seylers Z. 65, 330 (1910). — Abrahamsen: Über das Auftreten von Cholesterinen im Fettgewebe der Haut und im Sekret ihrer Talgdrüsen. Inaug.-Diss. Würzburg 1922. — Altmann, R.: Über die Fettumsetzung im Organismus. Zit. nach Bab. — Amann, J.: (a) Indicanausscheidung durch den Schweiß. Memorabilien 1900, Nr 5. Zit. nach Török. (b) Drei neue Fälle von Indicanidrosis. Schweiz. Wschr. Pharmaz. 40, 248 (1902). — Ameseder, F.: Über den „Cetylalkohol" aus Dermoidcystenfett. Hoppe-Seylers Z. 52, 121 (1907). — Anderson, W. E. und L. B. Mendel: A technique for the study of fat production in animals. Proc. Soc. exper. biol. a. Med. 21, 436 (1924). — Anitschkow, N.: (a) Über experimentell erzeugte Ablagerungen von Cholesterinestern und Anhäufungen von Xanthomzellen im subcutanen Bindegewebe der Kaninchen. Münch. med. Wschr. 1913, Nr 46, 2555. (b) Experimentelle Untersuchungen über die Ablagerung von Cholesterinfetten im subcutanen Bindegewebe. Arch. f. Dermat. 120, 627 (1914). — Anitschkow, N. und S. Chalatow: Über experimentelle Cholesterinsteatose. Zbl. Path. 24, 1 (1913). — Ansai, M.: Über das Wesen der Carotinose durch Curcubita maxima. Trans. jap. path. Soc. 16, 133 (1928). Zit. nach Zbl. Hautkrkh. 29, 802. — Arloing, S.: (a) Des rapports fonctionnels du cordon sympathique cervial avec l'epiderme et les glandes. Arch. de Physiol. V. s. 23, 3, 160 (1891). (b) Nouvelle contribution a l'étude de la partie cervicale du grand sympathique envisagée comme nerve secrétoire chez les animaux solipèdes. Ebenda 241. — Arndt, H. J.: Zur Kritik neuerer Methoden des histochemischen Lipoidnachweises. Verh. dtsch. path. Ges. 20, 143 (1925). — Arnozan, X.: De la repartition des secretions grasses normales a la surface de la peau. Ann. de Dermat. 3, III. s., 1 (1892). — Aschoff, L.: (a) Über den Fettgehalt fetaler Gewebe. Zbl. Path. 8, 861 (1897). (b) Zur Frage der Cholesterinesterverfettung beim Menschen. Dermatol. Studien. Festschrift für Unna. Bd. 21, S. 23. 1911.

Bab, H.: Die Talgdrüsen und ihre Sekretion. Beitr. z. klin. Med. Festschrift für Senator, S. 1. Berlin: August Hirschwald 1904. — Bang, O.: Chromhydrosis. Zbl. Hautkrkh. 17, 73 (1925). — Barlow: Über die Reduktion der Überosmiumsäure durch das Pigment der menschlichen Haut. Bibl. med. D. 2, H. 5. — Barthélémy, R.: Xanthodermie, xanthochromie cutanée, xanthosis, aurantiasis cutis ou ochrodermatosis. Gaz. Hôp. 1925, Nr 37, 601. — Beatty, W.: (a) The nature of the vernix caseosa. The British J. of Dermat. Juli 1893. (b) The functions of the glands of the skin. Ebenda. April 1893. — Benians, T. H. C.: The relations of the staphylococcus albus and the acne bacillus to the epidermis, and the excretions of the skin with special reference to the lesions of acne vulgaris. The British J. of Dermat. 27, 393 u. 436 (1915). — Berberich, J. und A. Eliassow: Experimentelle Untersuchungen über die Heilung von Hautwunden nach Cholesterin- und Lecithinverfütterung. Bruns, Beitr. 134, 561 (1925). — Bergh, H. v. d. und Snapper: Die Farbstoffe des Blutserums. Dtsch. Arch. klin. Med. 110, 540 (1913). — Birk, W.: Hauttalg und Ernährung bei Kindern. Mh. Kinderheilk. 8, 394 (1909). — Bizio: Zit. nach Török. — Bloch, Br.: Beziehungen zwischen Hautkrankheiten und Stoffwechsel. Erg. inn. Med. 2, 521 (1908). — Bornträger, H.: Einfache Analyse des Wollfettes. Z. analyt. Chem. 1900, 505. — Bozenraad, O.: Über den Wassergehalt des menschlichen Fettgewebes unter verschiedenen Bedingungen. Dtsch. Arch. klin. Med. 103, 120 (1911). — Brann, G.: Untersuchungen über die Baktericidie der Haut, der Haare und des Ohrenschmalzes. In-vitro-Versuche mit Haut-, Haar-Cerumenextrakt (vorl. Mitt.). Klin. Wschr. 1928, Nr 43, 2059. — Brieger, L.: Flüchtige Bestandteile der menschlichen Exkrete. Ber. dtsch. chem. Ges. 10, 28 (1877). — Brocq, L.: Zit. nach Br. Bloch. — Buisine, A. und P: (a) Zit. nach Metzner. (b) C. r. Acad. Sci. Paris 106, 1426 (1888). — Bürger, M. und A. Reinhart: Über die Genese der Xanthosis diabetica. Dtsch. med. Wschr. 1919, Nr 16, 430. Bürger, M. und G. Schmolka: Beiträge zur physiologischen Chemie des Alterns der Gewebe. IV. Mitt. Untersuchungen an der menschlichen Haut. Z. exper. Med. 63, 105 (1928). — Buschke, A. (mit A. Fränkel): Über die Funktion der Talgdrüsen und deren Beziehungen zum Fettstoffwechsel. Berl. klin. Wschr. 1905, Nr 12, 318. — Buzzi, F.: (a) Keratohyalin und Eleidin Mh. prakt. Dermat. 7, 761 (1888); 8, 1 u. 149 (1889). (b) Über Eleidin. Ebenda 23, 53 (1895).

Camerer, W. jun.: Über die chemische Zusammensetzung des Schweißes. Z. Biol. 41, 271 (1901). — Carol, W. L. L.: Über den Lipoidgehalt der Haut. Dermat. Wschr. 63, 843 (1916). — Cederkreutz, A.: (a) Über den Fettgehalt der Epidermiszellen bei der Parakeratose. Arch. f. Dermat. 111, 239 (1913). (b) Über den Fettgehalt der seborrhoischen Warzen. Ebenda 743. — Channon, H. J. und G. A. Harrison: The chemical nature of subcutaneous fat in the normal and sclerematous infant. Biochemic. J. 20, 84 (1926). — Ciaccio, C.: (a) Über das Vorkommen von Lecithin in den cellularen Entzündungsprodukten und über besondere lipoidbildende Zellen (Lecithinzellen). Zbl. Path. 20, 385 (1909). (b) Beitrag zur pathologischen Anatomie und zur Mikrobiologie der Masern. Virchows Arch. 199, 378 (1910). — Ciliano, P.: Eleidin. Mh. Dermat. 46, 435 (1908). — Clapton: Zit. nach Török. — Cohn, T.: Encephalitis ohne Lethargie während der Grippeepidemie. Neur. Zbl. 1920, Nr 8, 260. — Constantino, A.: Beziehungen zwischen höheren Fettsäuren und unverseifbaren Substanzen in verschiedenen Entwicklungsperioden des Organismus. I. Mitt. Biochem. Z. 32, 473 (1911). — Currie, A. N.: (a) The fat of adipose tissue in malignant diseases. J. of Path. 25, 213 (1922). (b) The lipochrome of adipose tissue malignant diseases. Biochemic. J. 18, 235 (1924).

Darmstädter und Lifschütz: Beiträge zur Kenntnis der Zusammensetzung des Wollfettes. Ber. dtsch. chem. Ges. 28, 3133; 29, 618, 1474 u. 2890; 31, 97 u. 1122. — Deicke: Zit. nach Hueck. — Devoto, L.: Gegenwart von Aceton im Schweiß. Rivista chim. med. 1890, Nr 14. Zit. nach Malys Jber. 21, 166. — Dreysel, M.: Pigment und osmierbare Substanzen in der menschlichen Haut. Verh. dtsch. dermat. Ges. 1896, 466.

Eckstein, H. C.: (a) The fatty acids in the subcutaneous fat of man. J. of biol. Chem. 64, 797 (1925). (b) The cholesterol content of the hair of the albino rat. Proc. Soc. exper. Biol. a. Med. 23, 581 (1926). (c) The cholesterol content of hair, wool and feathers. J. of biol. Chem. 73, 363 (1927). — Eckstein, H. C. und U. J. Wile: (a) The cholesterol content of the cutaneous epithelium of man. J. of biol. Chem. 67, 59 (1926). (b) The cholesterol and phospholipoid content of the cutaneous epithelium of man. Ebenda 69, 181 (1926). — Egg, C.: Über das Fett der Neugeborenen. Schweiz. med. Wschr. 1928, Nr 10, 266. — Ellinger, Ph.: Über die Verteilung injizierten Cholins im Tierkörper. Münch. med. Wschr. 1914, Nr 49, 2336. — Escher, H. H.: Über den Farbstoff des Corpus luteum. Hoppe-Seylers Z. 83, 198 (1913).

Finkelstein, H. und P. Sommerfeld: Zur Pathogenese des Säuglingssklerems. Mschr. Kinderheilk. 25, 105 (1923). — Freudenberg, E.: Zur Lehre vom Fettstoffwechsel. Biochem. Z. 45, 467 (1912). — Fürth, O. v.: Vergleichende Physiologie der niederen Tiere. Jena: Gustav Fischer 1913.

Gans, E.: Über einen Fall von Indicanausscheidung durch die Haut. Berl. klin. Wschr. 1905, Nr 22, 685. — Garbi, W. S.: Über Talg- und Schweißsekretion bei der Schuppenflechte. Zit. nach Zbl. Hautkrkh. 16, 673 (1925). — Gengenbach, A.: Menotoxin oder Menstruationszustand? Z. Geburtsh. 89, 56 (1925). — Gierke, E. v.: Über die Lipasen des Fettgewebes und spontane Fettgewebszersetzung beim Meerschweinchen. Zbl. Path. 23, Beih., 433 (1912). — Golodetz, L.: (a) Neue Reaktionen für Cholesterin und Oxycholesterin. Chem.-Ztg 32, 160 (1908). (b) Die Hautfette. Chem. Rev. Fett- u. Harzindustrie 16, 238. Zit. nach Chem. Zbl. 2, 1674 (1909). — Golodetz, L. und P. G. Unna: Zur Chemie der Haut. Mh. Dermat. 47, 242 (1908). — Gonnermann, M.: Der Eisengehalt der Öle, Fette, Wachsarten, Harze, Gummiharze, sowie einige Analysen über den Gehalt an Kieselsäure und Tonerde. Biochem. Z. 95, 286 (1919). — Gottstein, A.: Das Verhalten der Mikroorganismen gegen Lanolin. Berl. klin. Wschr. 1887, Nr 48, 907. — Grassow, F.: Beitrag zur Kenntnis des Wollfettes. Biochem. Z. 148, 61 (1924).

Hagen, A.: Die sexuelle Ophresiologie. Beziehungen des Geruchsinnes und der Gerüche zur menschlichen Geschlechtstätigkeit. 2. Aufl. Berlin: Barsdorf 1906. — Hansen, W.: Über das Vorkommen gemischter Fettsäure-Glyceride im tierischen Fett. Arch. f. Hyg. 42, 1 (1902). — Hartmann: Über den Fettnachweis in der Schafwolle. Inaug.-Diss. Göttingen 1868. — Henle: Zit. nach Unna und Schumacher (z.) — Henriques, V. und C. Hansen: Vergleichende Untersuchungen über die chemische Zusammensetzung des tierischen Fettes. Skand. Arch. f. Physiol. 11, 151 (1901). — Hofmann, Fr.: Zit. nach Hammarsten. — Hofmann, K. B.: Über Chromhidrose. Wien. med. Wschr. 1873, 292. Zit. nach Fr. N. Schulz (z). — Hofmeister, Fr.: Über qualitativ unzureichende Ernährung. Erg. Physiol. 16, 9 u. 510 (1918). — Hueck, W.: Referat über den Cholesterinstoffwechsel. Verh. dtsch. path. Ges. Würzburg 1925, 18. — Hueck, W. und L. Wacker: Über die Beziehungen des Cholesterins zum intermediären Fettstoffwechsel. Biochem. Z. 100, 84 (1919).

Jacquet, L. und Rondeau: Sur la seborrhée foetale et la composition du vernix caseosa. Ann. de Dermat. 1904, 448. — Jaeckle, A.: Über die Zusammensetzung des menschlichen Fettes. Hoppe-Seylers Z. 36, 53 (1902). — Jesionek, A.: Biologie der gesunden und kranken Haut. Leipzig: F. C. W. Vogel 1916. — Jonge, D. de: Über das Sekret der Vögel und sein Verhältnis zu den fetthaltigen Hautsekreten der Säugetiere, insbesondere der Milch. Inaug.-Diss. Berlin 1879. Siehe auch Hoppe-Seylers Z. 2, 156; 3, 225 (1879). — Joseph, M.:

(a) Zur Physiologie der Talgdrüsen. Zbl. Physiol. 1, 3 (1887). (b) Über Schweiß- und Talg-drüsensekretion. Arch. f. Physiol. 1891, 81.

KARGER, P.: Beobachtungen an Kindern mit trockener Haut. Dtsch. med. Wschr. 1920, Nr 30, 827. — KAST, A.: Über aromatische Fäulnisprodukte im menschlichen Schweiß. Hoppe-Seilers Z. 11, 501 (1887). — KAUFMANN, C. und E. LEHMANN: Über den histochemischen Fettnachweis im Gewebe. Untersuchungen unter besonderer Berücksichtigung des von Ciaccio angegebenen Färbeverfahrens. Virchows Arch. 270, 360 (1928). — KAWAMURA, R.: Neue Beiträge zur Morphologie und Physiologie der Cholesterinsteatose. Jena: Gustav Fischer 1927. — KAWAMURA, R. und M. YAMAGUCHI: Über Entwicklung des Fettgewebes und der Talgdrüsen im fetalen Leben, insbesondere in bezug auf ihre Relation mit der Cholesterinsteatose. Verh. jap. path. Ges. 1920, 127. — KLAUS, K.: Zur Frage des Menotoxins. Biochem. Z. 163, 41 (1925). — KLINGE, F. und L. WACKER: Über den Lipoidstoffwechsel und die Gewebeveränderungen bei Mäusen und Kaninchen unter dem Einfluß von Fett-, Cholesterin- und Scharlachrot-fütterung. Krkh.forschg 1, 257 (1925). — KNOEPFELMACHER, W.: Untersuchungen über das Fett im Säuglingsalter und über das Fettsklerem. Jb. Kinderheilk., N. F. 45, 177 (1897). — KNOEPFELMACHER, W. und H. LEHNDORFF: Das Hautfett im Säuglingsalter. Z. exper. Path. 2, 133 (1906). — KÖLLIKER: Zit nach UNNA und SCHUMACHER (z). — KRAUSE sen.: Zit. nach UNNA und SCHUMACHER (z). — KREIBICH, C.: (a) Über den physiologischen Lipoidgehalt der Hautcapillaren. Arch. f. Dermat. 121, 681 (1916). (b) Über das Herkommen lipoider Granula. Arch. f. Dermat. 140, 158 (1922). — KRUKENBERG, C. FR. W.: Beobachtungen über Ansatz und Ausscheidung der Fette. Chemische Untersuchungen zur wissenschaftlichen Medizin H. 2, S. 244. Jena 1888. — KUTSCHERA-AICHBERGEN, H.: Beitrag zur Morphologie der Lipoide. Virchows Arch. 256, 569 (1925). — KUZNITZKY, E.: Experimentelle und klinische Beiträge zur Frage der Hauttalgsekretion. Arch. f. Dermat. 114, 691 (1913).

LABBÉ, M.: La xanthochromie cutanée. Bull. Soc. méd. Hôp. Paris. 1924, No 30, 1424. — LANGECKER, H.: Vergleichende Untersuchungen über die chemische Zusammensetzung von menschlichen Nägeln aus verschiedenen Lebensaltern. Hoppe-Seylers Z. 115, 38 (1921). — LANGER, L.: Über die chemische Zusammensetzung des Menschenfettes in verschiedenen Menschenaltern. Mh. Chem. 2, 382 (1881). — LASCH, W.: (a) Über Fettansatz im Säuglingsalter. Mschr. Kinderheilk. 24, 466 (1923). (b) Weiteres über Fettansatz im Säuglingsalter. Zugleich ein Beitrag zur Biochemie des Unterhautzellgewebes. Jb. Kinderheilk. 107, 223 (1924). — LAUGHLIN, G. D. MC und E. R. THEIS: Notes on the animal skin composition. J. amer. leath. chem. Assoc. 19, 428 (1924). — LEAKE, CH.: The occurence of citric acid in sweat. Amer. J. physiol. 63, 540 (1923). — LEDERMANN, R.: Über den Fettgehalt der normalen Haut. Verh. dtsch. dermat. Ges. 1891, 180. — LEHMANN: Zit. nach LINSER. — LEUBUSCHER, G.: Über die Fettabsonderung des menschlichen Körpers. Verh. Kongr. inn. Med. 1899, 457. — LEWIN, G.: Mikrochemischer Nachweis von Cholesterinfett in der Körnerschicht der Epidermis. Berl. klin. Wschr. 1886, Nr 2, 22. Siehe auch Diskussionsbemerkung in Sitzgsber. dermat. Ver.igg Berlin, Sitzg 6. März 1888. Dtsch. med. Wschr. 1889, Nr 20, 406. — LIEBREICH, O.: (a) Über Cholesterinfette und das Lanolin, eine neue Salbengrundlage. Dtsch. med. Wschr. 1885, Nr 47, 770. (b) Lanolin. In EULENBURGs Realencyclopädie der gesamten Medizin. Bd. 11, S. 459 (1887). (c) Über das Vorkommen des Lanolins im menschlichen Organismus. Virchows Arch. 121, 384 (1880). (d) Über die biologische Bedeutung der Vernix caseosa. Verh. dtsch. dermat. Ges. 1894, 38. — LIEBLEIN, V.: Chemische Untersuchung einer Dermoidcyste. Hoppe-Seylers Z. 21, 285 (1895). — LIFSCHÜTZ, J.: (a) Über die Oxydation des Cholesterins. (Oxycholesterin-Chollansäure.) Hoppe-Seylers Z. 50, 436 (1907). (b) Die Oxydationsprodukte des Cholesterins in den tierischen Organen. II.—IX. Mitt. Hoppe-Seylers Z. 53, 140 (1907); 58, 175 (1908); 63, 222 (1909). Biochem. Z. 52, 206 (1913). Hoppe-Seylers Z. 91, 309 (1914); 92, 383 (1914); 93, 209 (1914). Biochem. Z. 83, 18 (1917). (c) Quantitative Bestimmungen der Oxydationsprodukte des Cholesterins. I.—II. Biochem. Z. 48, 373 (1913); 54, 212 (1913). Nachtrag ebenda 62, 218 (1914). (d) UNNA-Festschrift. Dermatol. Studien. 22 (1911). (e) Zur Kenntnis des Oxycholesterins und seiner Ester. I.—II. Ber. dtsch. chem. Ges. 47, 1453 (1914). Hoppe-Seylers Z. 96, 342 (1916); 106, 271 (1919). (f) Beiträge zur Kenntnis des Wollfettes. VII.—VIII. Hoppe-Seylers Z. 110, 29 (1920); 141, 146 (1924). (Vorangehende Mitteilungen s. unter DARMSTÄDTER und LIFSCHÜTZ.) (g) Zur Ursache der Wasseraufnahmefähigkeit tierischer Fette, insbesondere des Wollfettes. Hoppe-Seylers Z. 114, 108 (1921). — LINSER, P.: Über den Hauttalg beim Gesunden und bei einigen Hauterkrankungen. Dtsch. Arch. klin. Med. 80, 201 (1904) und Habil.schr. Naumburg a. S.: Lippert u. Co. 1904. — LOEVENHART, A. S.: On the relation of lipase to fat metabolism; lipogenesis. Amer. J. physiol. 6, 331 (1902). — LÖHNER, L.: Über menschliche Individual- und Regionalgerüche. Pflügers Arch. 202. 25 (1924). — LOMBARDO, C.: Sulla secrezione del grasso delle ghiandole sudoripare. Soc. med.-Chir. Modena, Sitzg 30. Juni 1905. Zit. nach Zbl. Biochem. u. Biophysik 1905, 578. — LUCE, H. und J. FEIGL: Über latente

Indoxylidrosis. Zbl. inn. Med. **39**, 369 (1918). — Ludwig, E.: Über das Fett der Dermoidcysten der Ovarien. Hoppe-Seylers Z. **23**, 38 (1897).
Margoschez, B. M.: Zur Kenntnis des Wollfettes. Über die schwankende Höhe der Jodzahl des Wollfettes. Z. Öl- u. Fettindustr. **1**, 470 (1919). — Marschalko, Th. v.: Über einen eigentümlichen Fall von circumscripter profuser Hauttalgsekretion (ein Beitrag zum Nerveneinfluß auf die Hauttalgabsonderung?). Dermat. Z. **12**, 713 (1905). — Martin, J.: Citronensäure durch Gärung. Jber. chem. Technol. für das Jahr 1917. **63**, II, 139 (1918). — Maumené: Zit. nach Metzner (z). — Meissner: Zit. nach Unna und Schumacher (z). — Meyer, R.: Über das Fett der Menschenhaare. Z. allg. österr. Apoth.-Ver.igg **43**, 978 (1905). Moissejeff, E.: Zur Bedeutung der Harderschen Drüse im Cholesterinstoffwechsel. Z. exper. Med. **47**, 359 (1925). — Monacelli, M.: Sull' autolisi cutanea. Giorn. ital. Dermat. **69**, 1093 (1928). Arch. f. Dermat. **157**, 31 (1929). — Moro, E.: Über Hautverfärbung durch Mohrrübengenuß. Münch. med Wschr. **1929**, Nr 24, 674. — Moulton, C. R. und P. E. Trowbridge: Composition of the fat of beef animals in different plans of nutrition. J. ind. Ing. Chem. **1**, 761 1909). — Muck, J.: Studien über die ungesättigten Alkohole, welche aus dem Fett der Ovarial dermoidcysten gewonnen werden. Hoppe-Seylers Z. **122**, 125 (1922). — Müller, J.: Über die Ausscheidungsstätten des Acetons und die Bestimmung desselben in der Atemluft und den Hautausscheidungen des Menschen. Arch. exper. Path. **40**, 351 (1898).
Neuberg, C. und J. Hirsch: Über ein Kohlenstoffketten knüpfendes Ferment. Biochem. Z. **115**, 282 (1921). — Nicolau, S.: Recherches histologiques sur la graisse cutanée. Ann. de Dermat. V. s. **2**, 641 (1911).
Ohle, H.: Einfache Kohlenstoffverbindungen der Fettreihe. Oppenheimers Handbuch der Biochemie. 2. Aufl., Bd. 1, S. 33. Jena: Gustav Fischer 1924.
Palmer, L. S.: (a) Xanthophyll, the principal natural yellow pigment of the egg yolk, body fat, and blood serum of the hen. The physiologicalrelation of the pigment to the xanthophyll of plants. Part 2. J. of biol. Chem. **23**, 261 (1915). (b) The physiological relation of plant carotinoids of the cow, horse sheep, goat, pig and hen. Ebenda **27**, 27 (1916). — Palmer, L. S. und C. H. Eckles: Carotin. The principal natural yellow pigment of milk fat: its relations to plant carotin and the carotin of the body fat, corpus luteum and blood serum. I.—IV. J. of biol. chem. **17**, H. 2 (1914). — Paris, P.: Note sur la fonction de la glande uropygienne des oiseaux. C. r. Soc. Biol. Paris **68**, 703 (1910). — Parnas, J.: Über fermentative Beschleunigung der Canizzaroschen Aldehydumlagerung durch Gewebesäfte. Biochem. Z. **28**, 275 (1910). — Partheil und Férié: Zit. nach Eichwald (z). — Patzschke, W. und E. Sieburg: Zur Ätiologie der Menstrualexantheme. Arch. f. Dermat. **146**, 55 (1923). — Pes: Ricerche mikrochimiche sulla secrezione delle glandole sebacee palpebroli. Arch. Ottalm. **5** (1897). Zit. nach Malys Jber. **27**, 46. — Petrequin: Zit. nach Linser. — Plato: Untersuchungen über die Fettsekretion der Haut. Verh. dtsch. dermat. Ges. **1901**, 182. — Polano, O. und K. Dietl: Die Einwirkung der Hautabsonderung bei der Menstruierenden auf die Hefegärung. Münch. med. Wschr. **1924**, Nr 40, 1385. — Policard, A. und J. Tritchkowitsch: (a) Sur la fixation directe des graisses par les glandes sébacées. C. r. Acad. Sci. Paris **174**, 1364 (1922). (b) Sur le mode de fonctionnement histophysiologique des glandes sebacées. J. Méd. Lyon **1922**, Nr 67, 644. — Pollitzer, S.: Die seborrhoische Warze. Mh. Dermat. **11**, 145 (1890). — Porter, E. A.: Die Verbreitung der Fett-, Lecithin- und wachsspaltenden Fermente in den Organen. Münch. med. Wschr. **1914**, Nr 32, 1775.
Rabbeno, A.: Contributo allo studio della secrezione sebacea. Giorn. ital. Mal. vener. Pelle **65**, 1509 (1924). — Ranvier: Sur une substance nouvelle de l'epiderme et sur le processus de keratinisation du revêtement epidermique. C. r. Acad. Sci. Paris 30. Juni 1879. Zit. nach Ciliano. — Rekling, E.: Zwei verschiedene Wirkungsarten des Lichtbades bei experimenteller Rachitis. Strahlenther. **28**, 381 (1928). — Röhmann, F.: (a) Über das Sekret der Bürzeldrüsen. Hofmeisters Beitr. chem. Physiol. u. Path. **5**, 110 (1904). (b) Über das Lanocerin, einen neuen Bestandteil des Wollfettes. Zbl. Physiol. **19**, 317 (1905). (c) Beiträge zur Kenntnis der Bestandteile des Wollfettes. Biochem. Z. **77**, 298 (1916). — Rebaudi, St.: Der Schweißdrüsenapparat während der normalen und pathologischen Schwangerschaft. Beitr. Geburtsh. **17**, 11 (1911). — Rosenbaum, S.: Über die chemischen Eigenschaften von Nahrungsfetten verschiedener biologischer Wertigkeit. Biochem. Z. **109**, 207 (1920). — Rosenfeld, G.: Hauttalg und Diät. Zbl. inn. Med. **1906**, Nr 40, 986. — Ruppel, W.: Über die Vernix caseosa. Hoppe-Seylers Z. **21**, 122 (1895).
Saalfeld, E.: Hautkrankheiten. In Drasches Bibl. d. ges. med. Wissenschaften. — Saenger, H.: Gibt es ein Menstruationsgift? Zbl. Gynäk. **45**, 819 (1921). — Salkowsky, E.: (a) Über das Vorkommen von Cholesterinestern in der menschlichen Epidermis und die Reaktionen derselben. Biochem. Z. **23**, 361 (1910). (b) Erwiderung auf die Mitteilung von Unna und Golodetz: „Über die Cholesterinester der Hornschicht". Ebenda **25**, 427 (1910). (c) Über den Inhalt einer Dermoidcyste. („Kleinere Mitteilungen.") Ebenda **32**, 341 (1911). — Salomon, H.: Über Pseudoikterus nach Mohrrübengenuß. Münch.

med. Wschr. **1919**, Nr 21, 564. — SANTI, A.: Enthält das menschliche Hautfett Lanolin? Mh. Dermat. **9**, 153 (1889). — SARBO, A. v.: Ein Fall von diagnostizierter und durch die Sektion bestätigter Encephalitis der Linsenkerne. Neur. Zbl. **1920**, Nr 15, 498. — SCHICK, B.: Das Menstruationsgift. Wien. klin. Wschr. **1920**, Nr 19, 395. — SCHIEFFERDECKER, P.: (a) Über morphologische Sekretionserscheinungen in den ekkrinen Hautdrüsen des Menschen. Arch. f. Dermat. **132**, 130 (1921). (b) Die Hautdrüsen der Menschen und der Säugetiere, ihre biologische und rassenanatomische Bedeutung, sowie die Muscularis sexualis. Stuttgart: Schweizerbart 1922. (c) Über die Ergebnisse meiner Arbeiten zur Biologie des Menschengeschlechtes. Biol. Zbl. **42**, 200 (1922). — SCHIRMER, O.: Über die Zusammensetzung des Fettgewebes unter verschiedenen physiologischen und pathologischen Bedingungen. Arch. f. exper. Path. **89**, 263 (1921). — SCHLOSSBERGER: Allgemeine und vergleichende Tierchemie. 1856. Zit. nach ARON und GRALKA [(z), (a)]. — SCHMIDT, FR.: Vergleichend-anatomische und histologische Untersuchungen über die Bürzeldrüse der Vögel. Jena. Z. Naturwiss. **60**, 1 (1924). — SCHMIDT, M. B.: Über vitale Fettfärbung in Geweben und Sekreten durch Sudan und geschwulstartige Wucherungen der ausscheidenden Drüsen. Virchows Arch. **253**, 432 (1924). — SCHUBERT, G. und O. STEUDING: Die Menstrualgifte. Mschr. Geburtsh. **72**, 201 (1926). — SCHULTZ, A.: Eine Methode des mikrochemischen Cholesterinnachweises am Gewebeschnitt. Zbl. Path. **35**, 314 (1924). — SCHULZE, E.: Über einige Bestandteile des Wollfettes. I.—II. Ber. dtsch. chem. Ges. **31**, 1200 (1898). — SCHULZE, E. und A. REINECKE: Über die Elementarzusammensetzung der tierischen Fette, insbesondere der Fette von Schaf, Rind und Schwein. Ann. Chem. u. Pharmaz. **142**, 191 (1867). — SCHULZE, E. und E. WINTERSTEIN: Hoppe-Seylers Z. **43**, 316 (1904). SCHUR, H. und L. GOLDFARB: Zur Physiologie und Pathologie der Talgsekretion. I. Untersuchungsmethodik und allgemeiner Sekretionsmechanismus (Regulation). Wien. klin. Wschr. **1927**, Nr 40, 1245. — SCHÜSSLER: Über Hautverfärbung durch Mohrrübengenuß. Münch. med. Wschr. **1919**, Nr 22, 596. — SCHÜTZ: Über das Verhältnis von Stickstoff zu Fett im Gewebe. Arch. f. Physiol. **1913**, 329. — SELHORST: Über das Keratohyalin und den Fettgehalt der Haut. Inaug.-Diss. Berlin 1890. — SHIOJI EIKICHI: Über den Einfluß des Nahrungsfettes auf die chemische Natur der Fettstoffe im Tierkörper. J. of biol. Chem. **4**, 24 (1924). Zit. nach Ber. ges. Physiol. **30**, 827. — SIEBER, T. C.: Zusammensetzung und Entstehung der fettigen Hautsekrete. Arch. f. Dermat. **82**, 371 (1906). SIEBURG, E. und W. PATZSCHKE: Menstruation und Cholinstoffwechsel. Z. exper. Med. **36**, 324 (1923). — SIEGERT, F.: Über das Verhalten der festen und flüssigen Fettsäuren im Fett des Neugeborenen und des Säuglings. HOFMEISTERs Beitr. chem. Physiol. u. Path. **1**, 183 (1901). — SOTNITSCHEWSKY: Untersuchung einer Dermoidcyste. Hoppe-Seylers Z. **4**, 345 (1880). — STERN, F.: Über das „Salbengesicht" bei epidemischer Encephalitis. Neur. Zbl. Ergänz.-Bd. **1921**, 64. — STERN, MARG.: Histologische Beiträge zur Sekretion der Bürzeldrüse. Arch. mikrosk. Anat. **66**, 299 (1905). — STICKER: Über die Entwicklung und den Bau des Wollhaares beim Schafe. Inaug.-Diss. Berlin 1887. — STIEFLER, G.: (a) Die Seborrhoea faciei als ein Symptom der Encephalitis lethargica. Z. Neur. **73**, 455 (1921). (b) Seborrhoea faciei als isolierte postencephalitische Restveränderung. Wien. klin. Wschr. **1924**, Nr 14 334. — STÖLTZNER, W.: Über Pseudoikterus nach Mohrrübengenuß. Münch. med. Wschr. 1919, Nr 15, 419. — SUNDWIK, E. E.: Über das Wachs der Hummeln. Hoppe-Seylers Z. **26**, 36 (1898); **53**, 365 (1907).

TACHAU, H.: Über den Übergang von Arzneimitteln in den Schweiß. Arch. f. exper. Path. **66**, 334 (1911). — THANNHAUSER, S. J.: Über den Cholesterinstoffwechsel. Verh. dtsch. path. Ges. Würzburg **1925**, 5. — THIEMICH: Zur Kenntnis der Fette im Säuglingsalter und der Fettleber bei Gastroenteritis. Hoppe-Seylers Z. **26**, 189 (1898/99). — TÖRÖK, L.: Chromidrosis. RIECKEs Lehrbuch der Haut- und Geschlechtskrankheiten. 6. Aufl., S. 309. Jena: Gustav Fischer 1921. — TRAINA, R.: Über das Verhalten des Fettes und der Zellgranula bei chronischem Marasmus und akuten Hungerzuständen. Beitr. path. Anat. **35**, 1 (1904).

UNNA, P. G.: (a) Entwicklungsgeschichte und Anatomie der Haut. In H. v. ZIEMSSENs Handbuch der speziellen Pathologie und Therapie. Bd. 14, Teil 1. Leipzig: F. C. W. Vogel 1883. (b) Histopathologie der Haut. Berlin: August Hirschwald 1894. (c) The function of the coil glands. 62. Jverslg Brit. med. Assoc. Bristol, Sitzg 22. u. 29. Sept. 1894. Zit. nach Arch. f. Dermat. **35**, 142 (1896). (d) Die Funktion der Knäueldrüsen des Menschen. Arb. aus Dr. UNNAs Klin. Hautkrkh. **19** (1895). Berlin: Großer 1896. (e) Der Nachweis des Fettes in der Haut durch sekundäre Osmierung. Mh. Dermat. **26**, 601 (1898). (f) Die Fettfunktion der Knäueldrüsen und die Durchsetzung der Haut mit Fett. Dtsch. Med.ztg **1898**, Nr 43. (g) Ekzem. In MRAČEKs Handbuch der Hautkrankheiten. Bd. 2, S. 169. Wien: Alfred Hölder 1905. (h) Über das „Lanolin" der menschlichen Haut. Mh. Dermat. **45**, 375 u. 443 (1907). (i) Über die Hydrophilie des Wollfettes und über Eucerin, eine neue aus dem Wollfett dargestellte Salbengrundlage. Med. Klin. **1907**, Nr 42 u. 43, 1257 u. 1292. — UNNA, P. G. und L. GOLODETZ: (a) Der mikrochemische Nachweis des Cholesterins der menschlichen Haut. Mh. Dermat. **47**, 179 u. 242 (1908). (b) Die Hautfette. Biochem.

Z. 20, 469 (1909). (c) Die Cholesterinester der Hornschicht. Ebenda 25, 425 (1910). (d) Zur Chemie der Haut. V. Das Eigenfett der Hornschicht. Mh. Dermat. 50, 90 (1910). — Urbach, E.: Beiträge zu einer physiologischen und pathologischen Chemie der Haut. (a) II. Mitt. Der Wasser-, Kochsalz-, Reststickstoff- und Fettgehalt der Haut in der Norm und unter pathologischen Verhältnissen. Arch. f. Dermat. 156, 73 (1928). (b) IV. Mitt. Über eine familiäre Lipoidose der Haut usw. Ebenda 157, 451 (1929).

Valentin, Fr.: Beitrag zur Kenntnis der Cholesterinesterverfettung. Hoppe-Seylers Z. 98, 73 (1916). — Versé, M.: Über die Cholesterinesterverfettung. Beitr. path. Anat. 52 (1911). — Virchow, R.: Cellularpathologie. 15. Vorlesung. Berlin: August Hirschwald 1859.

Wacker, L.: (a) Spielt eine abnorme Zusammensetzung des Fettes beim Krebs eine Rolle? Hoppe-Seylers Z. 78, 349 (1912). (b) Das Cholesterin und seine Begleitsubstanzen im menschlichen Depotfett beim Carcinom. Ebenda. 80, 383 (1912). — Wagner, O.: Chemie des menschlichen Hautfettes (tschechisch). Zit. nach Zbl. Hautkrkh. 26, 134 (1928). Walter, A.: Über die Hauttdrüsen mit Lipoidsekretion bei Nagern. Beitr. path. Anat. 73, 142 (1924). — Wehner, C.: Versuche über die Umbildung von Alkohol und Milchzucker in Citronensäure durch Pilze. Chem.-Ztg 37, 1393 (1913). — Weill, J.: Teneur en acides gras et en cholesterine de la peau et de ses annexes. J. Physiol. et Path. gén. 16, 188 (1914/15). — Wells, H. G.: The fat metabolism of lipomas. Arch. int. Med. 10, 297 (1912). — Wentscher, J.: Experimentelle Studien über das Eigenleben menschlicher Epidermiszellen außerhalb des Organismus. Beitr. path. Anat. 24, 101 (1898). — Werner, R.: Zit. nach Wetterers Handbuch der Röntgen- und Radiumtherapie. S. 294 ff. Leipzig und München: Keim u. Nemnich 1922. — Westphalen, Th.: Über die Einwirkung von Benzoesäure auf Cholesterin. 48 I, 1064 (1915). — Willstätter, R. und H. H. Escher: Über das Lutein des Hühnereidotters. Hoppe-Seylers Z. 76, 214 (1911). — Willstätter, R. und R. Mieg: Untersuchungen über das Chlorophyll. IV. Über den gelben Begleiter des Chlorophylls. Ann. Chem. u. Pharm. 355, 1 (1907). — Windaus, A.: Die Konstitution des Cholesterins. Nachr. Ges. Wiss. Göttingen, Math.-physik. Kl. 1919.

Zaribnitzky, Fr.: Zur Kenntnis des Smegmafettes der Pferde. Hoppe-Seylers Z. 80, 232 (1912). — Zeynek, R. v.: Über das Fett der Dermoidcysten. Hoppe-Seylers Z. 23, 40 (1897). — Ziemssen, H. v.: Zit. nach Bab. — Zumbusch, L. v.: Analyse der Vernix caseosa. I. Mitt. Hoppe-Seylers Z. 59, 506 (1909).

*Kohlehydrate.*

Bang, I.: Der Blutzucker. Wiesbaden: J. F. Bergmann 1913. — Barfurth, D.: Vergleichend-histochemische Untersuchungen über das Glykogen. Arch. mikrosk. Anat. 25, 259 (1885). — Bernard, Cl.: De la matière glycogène usw. J. de la physiol. 1859, 326. C. r. Acad. Sci. Paris 48, 673 (1859). — Borchardt, W.: Zur Physiologie und physiologischen Chemie des Schwitzens. Pflügers Arch. 214, 169 (1926). — Bosselini, P. L.: Beitrag zum Studium des Glykogens in der Haut bei Hauterkrankungen. Arch. Dermat. 61, 195 (1902). Brunner: Glykogen in der Haut. Verh. dtsch. dermat. Ges. 1906, 521.

Cramer, A.: Beiträge zur Kenntnis des Glykogens. Z. Biol. 24, 67 (1888).

Driessen, L. F.: Über Glykogen in der Placenta. Arch. Gynäk. 82, 278 (1907).

Ehrlich, P.: Über das Vorkommen von Glykogen im diabetischen und im normalen Organismus. Z. klin. Med. 6, 33 (1883).

Fichera, G.: Über die Verteilung des Glykogens in verschiedenen Arten experimenteller Glykosurie. Beitr. path. Anat. 36, 273 (1904). — Folin, O., H. C. Trimble und Ll. H. Newman: The distribution and recovery of glucose injected in to animals. J. of biol. Chem. 75, 263 (1927).

Gierke, E.: (a) Das Glykogen in der Morphologie des Zellstoffwechsels. Beitr. path. Anat. 37, 502 (1905). (b) Physiologische und pathologische Glykogenablagerung. Erg. Path. II 11, 871 (1907).

Hanawa, S.: Zur Kenntnis des Glykogens und des Eleidins in der Oberhaut. Arch. f. Dermat. 118, 357 (1913).

Lockhead, J. und W. Cramer: On the glycogen metabolism of the foetus. J. of Physiol. 35 (1906/07). — Lombardo, C.: Il glicogeno della cute. Giorn. ital. Mal. vener. Pelle 1907, No 4. — Lubarsch, O.: Über die Bedeutung der pathologischen Glykogenablagerungen. Virchows Arch. 183, 188 (1906).

Möllendorf, W. v.: Farbenanalytische Untersuchung. Oppenheimers Handbuch der Biochemie, 2. Aufl., Bd. 2, S. 273. Jena: Gustav Fischer 1925.

Paschutin, V.: Über Kohlenhydratentartung der Gewebe. Zbl. med. Wiss. 22, 689. (1884). — Palmer, W. W.: The concentration of dextrose in the tissues of normal and diabetic animals. J. of biol. Chem. 30, 79 (1917). — Pergola, M.: Sulla presenza dei glicogene in alcune neoformazione cutanee. Atti Accad. Fisiocritici Siena, Sitzg 4. Juli 1905. Zit. nach Zbl. Biochem. u. Biophysik. 1905/06, 743. — Pflüger, E.: Zit. nach B. Schöndorff.

Rouget, Ch.: Des substances amyloides et leur rôle dans la constitution des tissues des animaux. J. de Physiol. **2**, 83 u. 308 (1859).

Sasakawa, M.: Beiträge zur Glykogenverteilung in der Haut unter normalen und pathologischen Verhältnissen. Arch. f. Dermat. **134**, 418 (1921). — Schiele, A.: Das Glykogen in normalen und pathologischen Epithelien. Inaug.-Diss. Bern 1880. — Schöndorff, B.: Über den Maximalwert des Gesamtklygogengehalts von Hunden. Pflügers Arch. **99**, 191 (1903). — Silvers, S., W. Forster und G. A. Talbert: Simultaneous study of the constituents of the sweat, urine and blood usw. VI. Sugar. Amer. J. Physiol. **84**, 577 (1928). — Sundberg, C.: Das Glykogen in menschlichen Embryonen von 15, 27 und 40 mm. Z. Anat. **73**, 168 (1924).

Unna, P. G. und L. Golodetz: (a) Das Eigenfett der Hornschicht. Mh. Dermat. **50**, 95 (1910). (b) Neue Untersuchungen über Vernix caseosa. Arch. f. Dermat. **107**, 221 (1911). — Urbach, E. und P. Fantl: Methoden zur quantitativ-chemischen Analyse der Haut. II. Der Zuckergehalt der normalen Haut. Biochem. Z. **196**, 474 (1928). — Urbach, E. und Gr. Sicher: Beiträge zu einer physiologischen und pathologischen Chemie der Haut. III. Der Zuckergehalt der Haut unter physiologischen und pathologischen Bedingungen. Arch. f. Dermat. **157**, 160 (1929); Wien. klin. Wschr. **1928 II**, 1481 u. 1507. — Uveno, D.: The physical properties and chemical composition of human amniotic fluid. J. of biol. Chem. **37**, 72 (1919).

Wohlgemuth, J.: Die Fermente der Haut. IV. N. Nakamura: Über den Zuckerabbau in der Haut. Biochem. Z. **173**, 258 (1926).

### *Wasser und Kochsalz.*

Adolph, E. F.: The nature of the activities of the human sweat glands. Amer. J. Physiol. **66**, 445 (1923). — Alchieri, A.: Transpiration cutanée et travail musculaire. Arch. ital. Biol. **74**, 51 (1924). — D'Alise, M. und M. Mattioli: La perspiratio insensibilis nella stasi venosa e nei processi infiammatori locali. Riv. Pat. sper. **2**, 132 (1927). — Andersen, E.: Die Bedeutung der Cl-Ionen für die Heilung der Entzündungen und der malignen Neubildungen. Münch. med. Wschr. **1924**, Nr 28, 933. — Atwater, W. O. und F. G. Benedict: Experiments on metabolism of matter and energy.U. S. Dep. Agricult. Off. Exp. Stat. Bull. **139** (1903). — Aubert, P.: Des modifications subies par la secrétion de la sueur de la peau. Ann. de Dermat. **9**, 359 (1877/78).

Baird, M. M. und J. B. S. Haldane: Salt and water elimination in man. J. of Physiol. **56**, 259 (1922). — Barratt, W.: (a) On the normal and pathological elimination of carbonic acid and of water by the skin. J. of Physiol. **21**, 192 (1897). (b) On the elimination of water and of carbon dioxide from inflamed skin. Ebenda **22**, 206 (1897). (c) Further observations on the elimination of water and carbon dioxide by the skin. Ebenda **24**, 11 (1898). — Bauer, J. und B. Aschner: (a) Die Pathogenese des Diabetes insipidus. Wien. Arch. inn. Med. **1**, 297 (1920). (b) Über Austauschvorgänge zwischen Blut und Geweben. II. Der Einfluß von Adrenalin, Hypophysen- und anderen Blutdrüsenextrakten und Gefäßmitteln. Z. exper. Med. **27**, 191 (1922). — Baumm, G.: Ein Beitrag zum Kochsalzstoffwechsel bei Pemphigus. Arch. f. Dermat. **100**, 105 (1910). — Beckmann, K.: Ödemstudien. I.—II., Dtsch. Arch. klin. Med. **135**, 39 und 173 (1921). — Benedict, F. G.: Grundumsatz und Perspiratio insensibilis nach neuen Untersuchungen. Schweiz. med. Wschr. **1923**, Nr 48, 1101. Benedict, F. G. und C. G. Benedict: The nature of the insensible perspiration. Proc. nat. Acad. Sci. U.S.A. **13**, 364 (1927). — Benedict, F. G. und H. F. Root: Insensible perspiration: Its relation to human physiology and pathology. Arch. int. Med. **38**, 1 (1926). Berezkin, K.: Topographische Verteilung des Cl im normalen Tierorganismus. Inaug.-Diss. Petersburg 1895. — Berliner, M. und J. Arendt: Konstitution und Hautfeuchtigkeit. Z. klin. Med. **105**, 594 (1927). — Berry, E.: Über die Abhängigkeit des N und Cl-Gehaltes des Schweißes von der Diät. Biochem. Z. **72**, 285 (1915). — Billigheimer: Über die Wirkungsweise der probatorischen Adrenalininjektion. Dtsch. Arch. klin. Med. **136**, 1 (1921). — Bischoff, C.: Einige Gewichts- und Trockenbestimmungen der Organe des menschlichen Körpers. Z. ration. Med. 3. Reihe, **20**, 75 (1863). — Bogendörfer, L.: Verhalten des Blutes usw. nach Schweißverlusten bei Cl-reicher und Cl-armer Ernährung. Arch. f. exper. Path. **89**, 252 (1921). — Borchardt, W.: (a) Zur Physiologie und physiologischen Chemie des Schwitzens usw. Pflügers Arch. **214**, 169 (1926). (b) Zur normalen und pathologischen Physiologie des Schwitzens. Arch. Schiffs- u. Tropenhyg. **30**, 629 (1926). Bornstein, A. und J. Kerb: Chlor- und Wasserstoffwechsel bei der Sublimatvergiftung. Zugleich Bemerkung über die Technik der Veraschung tierischer Organe zur Chlorbestimmung. Biochem. Z. **126**, 120 (1921). — Borrino, A.: La variazioni della „perspiratio insensibilis" ed il loro valore nella pathologia del lattante. Nota prelim. Riv. Clin. pediatr. **21**, 151 (1923). — Brieger, L. und G. Disselhorst: Untersuchungen über den menschlichen Schweiß. Dtsch. med. Wschr. **1903**, Nr 10 und 24, 167 und 421. — Brown, H.: The mineral content of human skin. J. biol. Chem. **75**, 789 (1927). — Bürger, M. und

G. Schlomka: Beiträge zur physiologischen Chemie des Alterns der Gewebe. IV. Mitt. Untersuchungen an der menschlichen Haut. Z. exper. Med. **63**, 105 (1928). — Brill: Analytische Untersuchungen des menschlichen Schweißes. Arch. f. Dermat. **155**, 199 (1928).

Camerer, W. jun.: Über die chemische Zusammensetzung des Schweißes. Z. Biol. **41**, 271 (1901). — Cassaet und Micheleau: Sur deux cas de pemphigus traités par la dechloruration. Arch. gén. Med. **1906**, 129. (Siehe auch E. Micheleau: Pemphigus et dechloruration. Ebenda **1907**, 527.) — Cohnheim, O. und G. Kreglinger: Beiträge zur Physiologie des Wassers und des Kochsalzes. Hoppe-Seylers Z. **63**, 413 (1909). — Cohnheim, O., G. Kreglinger, L. Tobler und O. H. Weber: Zur Physiologie des Wassers und des Kochsalzes. Hoppe-Seylers Z. **78**, 62 (1912). — Cramer, E.: Über die Beziehungen der Kleidung zur Hauttätigkeit. Arch. f. Hyg. **10**, 231 (1890).

Daniel, J. und F. Fögler: Über den Wasser- und Salzstoffwechsel nach Schwitzen. Wien. Arch. inn. Med. **13**, 457 (1927). — Dennig, A.: Die Bedeutung der Wasserzufuhr für den Stoffwechsel und die Ernährung des Menschen. I.—II. Z. diät. u. physik. Therapie **1**, 277 (1898); **2**, 292 (1899). — Dietrich, A.: Gewebsquellung und Ödem in morphologischer Betrachtung. Virchows Arch. **251**, 533 (1924). — Donders: Physiologie des Menschen. Bd. 1, S. 428ff. 1859. Zit. nach Erismann. — Durig, A.: (a) Wassergehalt und Organfunktion. Pflügers Arch. **85**, 401 (1901). (b) Über die elektromotorischen Wirkungen des wasserarmen Muskels. Pflügers Arch. **97**, 457 (1903). — Durig, A., C. Neuberg und N. Zuntz: Ergebnisse der unter Führung von Prof. Pannwitz ausgeführten Teneriffaexpedition. 1910. IV. Die Hautausscheidung in dem trockenen Höhenklima. Biochem. Z. **72**, 253 (1916).

Ejkmann, C.: Über den Eiweißbedarf der Tropenbewohner, nebst Bemerkungen über den Einfluß des Tropenklimas auf den Gesamtstoffwechsel und die Wärmeproduktion. Virchows Arch. **131**, 147 (1893). — Eimer, K.: Untersuchngen über das Wesen der Perspiration. Arch. f. exper. Path. **125**, 150 (1927). Dtsch. med. Wschr. **1927**, Nr 45 (1903). Ellinger, A.: Zustandsänderungen der Serumkolloide und ihre Bedeutung für den Wasserhaushalt. Verh. dtsch. Kongr. inn. Med. **34**, 274 (1922). — Engels, W.: Die Bedeutung der Gewebe als Wasserdepot. Arch. f. exper. Path. **51**, 346 (1904). — Eppinger, H.: Zur Pathologie und Therapie des menschlichen Ödems. Zugleich ein Beitrag zur Lehre von der Schilddrüsenfunktion. Berlin: Julius Springer 1917. — Erismann, Fr.: Zur Physiologie der Wasserverdunstung von der Haut. Z. Biol. **11**, 1 (1875).

Fanton, E.: La perspiratio insensibilis nel bambino trattato coi raggi ultra violetti. Clin. pediatr. **11**, 55 (1929). — Fischer, M. H.: Kolloidchemie und Wasserbindung. Bd. 1.: Wasserbindung in Ödemen. Dresden und Leipzig: Theodor Steinkopff 1927. — Flarer, Fr.: Ricerche sperimentali e cliniche sulla „perspiratio insensibile" nel' uomo. Boll. Soc. med.-chir. Pavia **1926**, No 1, 25. Zit. nach Ber. Physiol. **37**, 119. — Fögler, F. und K. Überrack: Über den Wasser- und Salzstoffwechsel nach Schwitzen. Wien. Arch. inn. Med. **13**, 465 (1927). — Friboes, W.: Beiträge zur Anatomie und Biologie der Haut. X. Die biologischen Funktionen der menschlichen Epidermis. Arch. f. Dermat. **140**, 467 (1922). Fubini, S. und J. Ronchi: Die Perspiration der Kohlensäure beim Menschen. Moleschotts Untersuchungen zur Naturlehre. Bd. 12, S. 1. 1878. Zit. nach Malys Jber. **8**, 328.

Galeotti, G. und N. M. Macri: Über die Perspiratio insensibilis unter normalen und pathologischen Bedingungen. Biochem. Z. **67**, 472 (1914). — Galeotti, G. und E. Signorelli: Über die Wasserbilanz während der Ruhe und bei der Anstrengung im Hochgebirge. Biochem. Z. **41**, 268 (1912). — Gerlach: Über das Hautatmen. Arch. f. Anat. **1851**, 433. — Gildemeister, M.: Zur Physiologie der menschlichen Haut. I.—IV. Pflügers Arch. **200**, 251, 254, 262 u. 278) 1923). — Gross, W. und O. Kestner: Über die Einwirkung der Muskelarbeit und des Schwitzens auf Blut und Gewebe. Z. Biol. **70**, 187 (1919). — Grüner, O.: Ein Beitrag zur Physiologie des Cl-Stoffwechsels und seiner Beziehungen zur Wasserausscheidung und zur Körpergewichtskurve. Z. klin. Med. **64**, 455 (1907). — Grünwald, H. F.: Beiträge zur Physiologie und Pharmakologie der Niere. Arch. f. exper. Path. **60**, 360 (1909).

Hamilton, W. F. und H. G. Barbour: Heat regulation and water exchange. VIII. The fate of the fluid leaving the blood in cold anhydraemia. Amer. J. Physiol. **73**, 321 (1925). — Harnack, E.: Über die Zusammensetzung des menschlichen Schweißes und den relativen Salzgehalt der Körperflüssigkeiten. Fortschr. Med. **1893**, Nr 3, 91. — Heide, E.: Über die Perspiratio insensibilis bei schweißdrüsenlosen Tieren. Arch. f. Dermat. **156**, 684 (1928). — Hülse, W.: (a) Untersuchungen über Inanitionsödeme. Virchows Arch. **225**, 234 (1918). (b) Die Ödempathogenese von anatomischen Gesichtspunkten betrachtet. Klin. Wschr. **1923**, Nr 2, 63.

Jansen: Die Hautperspiration beim gesunden Menschen und bei Nephritikern. Dtsch. Arch. klin. Med. **33**, 334 (1883). — Jürgensen, E.: Mikrobeobachtungen der Schweißsekretion der Haut des Menschen unter Kontrastfärbung. I.—II. Dtsch. Arch. klin. Med. **144**, 193 u. 248 (1924).

KALMANN, A. J.: Über die Beeinflussung der Wasserdampfabgabe der Haut durch klimatische Faktoren, durch Muskelarbeit und Bäder. Pflügers Arch. **112**, 561 (1906). — KARTAMISCHEW, A.: (a) Über die Ödembereitschaft bei Pemphigus vulgaris. Arch. f. Dermat. **143**, 184 (1923). (b) Zur Frühdiagnose und Wesen des Pemphigus. Ebenda **146**, 229 (1924). (c) Weitere Untersuchungen über das Wesen des Pemphigus. Ebenda **148**, 69 (1925). — KITTSTEINER, C.: (a) Sekretion, Kochsalzgehalt und Reaktion des Schweißes. Arch. f. Hyg. **73**, 275 (1911). (b) Weitere Beiträge zur Physiologie der Schweißdrüsen. Ebenda. **78**, 275 (1913). (c) Physiologische Chemie des Schweißes. Dermat. Wschr. **62**, 553 (1916). KLEE PH., Ausscheidung von Kochsalz durch die Haut bei salzreicher Ernährung. Inaug.-Diss. Marburg 1909. — KLOSE, E.: Zur Kenntnis der Körperzusammensetzung bei Ernährungsstörungen. I.—II. Jb. Kinderheilk. **80**, 154 (1914); **91**, 157 (1920). — KÖNIGSTEIN, H.: (a) Wasserverschiebungen in der Haut unter physiologischen und pathologischen Bedingungen. Sitzgsber. Ges. Ärzte Wien 25. Juni 1926. Wien. klin. Wschr. **1926**, Nr 27, 799. (b) Über Wasserverschiebungen in der Haut unter physiologischen und pathologischen Bedingungen. Arch. f. Dermat. **154**, 352 (1928). — KÖNIGSTEIN, H. und E. URBACH: Ein pemphigusartiger Ausschlag bei Urämie, zugleich eine Studie über die Rest-N- und NaCl-Verteilung mit Berücksichtigung der Haut. Wien. klin. Wschr. **1924**, Nr 16, 391. — KORÁNYI, A. v.: (a) Beiträge zur Theorie und zur Therapie der Niereninsuffizienz, unter besonderer Berücksichtigung der Wirkung des Curare bei derselben. Berl. klin. Wschr. **1899**, Nr 36, 781. (b) Physikalisch-chemische Methoden und Gesichtspunkte in ihrer Anwendung auf die pathologische Physiologie der Nieren. In KORÁNYI-RICHTER, Physikalische Chemie und Medizin. Bd. 2, S. 133. Leipzig: Georg Thieme 1905. KRAUSE: Haut. In WAGNERs Handwörterbuch der Physiologie. Bd. 2,. 1844. — KUNO, Y.: Conditions governing perspiration and the ability to perspire in man. J. of orient. Med. **7**, 39 (1927). — KUNO, Y. und K. IKEUCHI: On the perspiration from the palm of the hand in man. J. of orient. Med. **8**, 193 (1928). Siehe auch **7**, 67 (1927).

LANG, G.: Beobachtungen über die Wasserausscheidung der Haut und Lungen unter dem Einfluß des Fiebers usw. Dtsch. Arch. klin. Med. **79**, 343 (1904). — LANGECKER, H.: Vergleichende Untersuchungen über die chemische Zusammensetzung von menschlichen Nägeln aus verschiedenen Lebensaltern. Hoppe-Seylers Z. **115**, 38 (1921). — LANGLOIS, J. P. und BOUSSAGUET: Les pertes d'eau pendant le travail suivant les variations du milieu ambiant. C. r. Soc. Biol. Paris **69**, 53 (1910). — LASCH, W.: (a) Über Fettansatz im Säuglingsalter. Mschr. Kinderheilk. **24**, 466 (1923). (b) Weiteres über den Wasserversuch im Säuglingsalter. Z. Kinderheilk. **36**, 42 (1923). — LASCHTSCHENKO, P.: Über den Einfluß des Wassertrinkens auf Wasserdampf- und $CO_2$-Abgabe des Menschen. Arch. f. Hyg. **33**, 145 (1898). — LAUGHLIN, G. D. Mc und E. R. THEIS: Notes on animal skin composition. J. amer. leath. chem. Assoc. **19**, 428 (1924). — LEDERER, R.: Die Bedeutung des Wassers für Konstitution und Ernährung. Eine klinisch-experimentelle Studie. Z. Kinderheilk. **10**, 364 (1914). — LEVA, J.: Die anhydropische Cl-Retention vom Standpunkt der Therapie. Med. Klin. **1913**, Nr 36, 1457. — LEVINE, S. Z., J. R. WILSON und M. KELLY: Prediction of the basal metabolism of infants from the measured insensible perspiration. Proc. Soc. exper. Biol. a. Med. **25**, 554 (1928). — LEVY, M.: Blutfülle der Haut und Schwitzen. Z. klin. Med. **21**, 91 (1892). — LINK, R.: Einnahme von Kochsalz zur Verminderung der Schweißsekretion usw. Münch. med. Wschr. **1915**, Nr 36, 1214. — LOEWY, A.: (a) Untersuchungen über die physikalische Hautwasserabgabe. Biochem. Z. **67**, 243 (1914). (b) Über insensible Perspiration. Bemerkungen zu der Arbeit von SCHWENKENBECHER usw. Klin. Wschr. **1925**, Nr 17, 829. — LOEWY, A. und W. WECHSELMANN: Zur Physiologie und Pathologie des Wasserwechsels und der Wärmeregulation seitens des Hautorgans. Virchows Arch. **206**, 79 (1911). — LOWREY, G.: The growth of the dry substance in the albino rat. Anat. Rec. **7**, 144 (1913). — LÖHR, H.: Über die Wirkung des Thyroxins auf den menschlichen Organismus. II. Mitt. Z. exper. Med. **53**, 559 (1927).

MACCO, G. DI: La perspiratio insensible in diversi stati morbosi. Ann. Clin. med. e Med. sper. **1921**, No 3, 165. — MAGNUS, R.: Über die Veränderung der Blutzusammensetzung nach Kochsalzinfusionen und ihre Beziehung zur Diurese. Arch. exper. Path. **44**, 68 (1900). — MARSAK, M. und L. KLAUS: Der Einfluß des Trinkregimes auf den Chlorgehalt im Schweiße und Blut des Menschen bei hoher Temperatur (russ.). Zit. nach Zbl. Hautkrkh. **26**, 562 (1928). — MAUMENE und GROTHE: Zit. nach E. F. v. GORUP-BESANEZ: Handbuch der physiologischen Chemie. Braunschweig 1878. — MAYER, A.: Sur les points où se fixe temporairement l'eau dans l'organisme. C. r. Soc. Biol. Paris **60**, 588 (1906). — MELCZER, N.: Über die Hautatmung. Dermat. Z. **46**, 185 (1926). — MENSCHIKOFF: Cl-Retention bei exsudativen Prozessen der Haut. Mschr. Kinderheilk. **10**, 439 (1911). — MEYER, J.: Etude clinique de la perspiration de l'eau chez l'adulte. C. r. Soc. Biol. Paris **89**, 1033 (1923). — MOLESCHOTT: (a) Über das in den Horngeweben des menschlichen Körpers enthaltene Wasser. Atti Accad. Sci. Torino **13**. Zit. nach ARON und GRALKA: OPPENHEIMERs Handbuch der Biochemie. 2. Aufl., Bd. 4, S. 263. (b) Über das Wachstum der Horngebilde des menschlichen Körpers usw. Ebenda. Bd. 14. Zit. nach Malys Jber. **8**, 288. — MONTUORI, A:

Beziehungen zwischen osmotischem Druck und Schweißabsonderung. Arch. di Fisiol. **9**, 429 (1911). Zit. nach Fr. N. Schulz(z). — Moog, O.: (a) Der Einfluß der relativen Luftfeuchtigkeit auf die unmerkliche Wasserabgabe. Dtsch. Arch. klin. Med. **138**, 181 (1922). (b) Der Einfluß der Temperatur auf die unmerkliche Hautwasserabgabe. Z. exper. Med. **31**, 316 (1923). (c) Der Einfluß von Pilocarpin, Atropin und Adrenalin auf die unmerkliche Hautwasserabgabe. Arch. f. exper. Path. **98**, 75 (1923). (d) Die Bedeutung des Zustandes der Haut für die unmerkliche Hautwasserabgabe. Z. exper. Med. **42**, 449 (1924) u. Verh. dtsch. Kongr. inn. Med. **1924**, 146. (e) Neuere Untersuchungen über die Perspiratio insensibilis. Verh. dtsch. Kongr. inn. Med. **1926**, 299. (f) Über die Bedeutung der Epidermis für die unmerkliche Hautwasserabgabe. Z. exper. Med. **54**, 226 (1927). — Moog, O. und K. Buchheister: Über die Schweißsekretion des Menschen. Münch. med. Wschr. **1926**, Nr 22, 895. — Moog, O. und K. Eimer: Über den Einfluß hypertonischer Kochsalz-, Chlorcalcium- und Rohrzuckerlösungen auf die unmerkliche Hautwasserabgabe. Münch. med. Wschr. **1925**, Nr 45 (1912). — Moog, O. und E. Th. Nauck: Über den Einfluß des Wassertrinkens auf die unmerkliche Hautwasserabgabe. Z. exper. Med. **25**, 385 (1921). — Moog, O. und Schwieder: Über den unmerklichen Gewichtsverlust bei Wettläufern und Wettschwimmern. Klin. Wschr. **1926**, Nr 48, 2252. — Muggia, A.: La perspiratio insensibilis nella cute pigmentata dal sole in alta montagna. Arch. Sci. med. **46**, 376 (1924). — Musumeci, S. und G. di Macco: La „perspiratio insensibilis" attraverso le cicatrici cutanee e la cute di arti pretici. Sperimentale **1920**, No 4—6, 252. — Myiake, J.: Über die Abgabe von $CO_2$ und Wasserdunst durch die Perspiratio insensibilis bei einigen Dermatosen. Jap. J. of Dermat. **24**, 7 (1924).

Nencky, M. und Schoumow-Simanowsky: Studien über das Chlor und die Halogene im Tierkörper. Arch. exper. Path. **34**, 313 (1894). — Noorden, C. v.: Handbuch der Pathologie des Stoffwechsels. 2. Aufl., S. 1048 ff. Berlin: August Hirschwald 1906. — Nuttall, G. H. F.: Über den Einfluß von Schwankungen in der relativen Feuchtigkeit der Luft auf die Wasserdampfabgabe der Haut. Arch. f. Hyg. **23**, 184 (1895).

Oehme, C. und M.: Zur Lehre vom Diabetes insipidus. Dtsch. Arch. klin. Med. **127**, 261 (1919) und Z. exper. Med. **9**, 251 (1919). — Osborne, W. A.: Contributions to physiological climatologie II. J. of Physiol. **49**, 133 (1915).

Padtberg, J. H.: Die Bedeutung der Gewebe als Chlordepot. Arch. exper. Path. **63**, 60 (1910). — Pässler, H.: Beitrag zur Pathologie der Nierenkrankheiten nach klinischen Beobachtungen bei totaler Harnsperre. Dtsch. Arch. klin. Med. **87**, 569 (1906). — Peiper: Untersuchungen über die Perspiratio insensibilis unter normalen und pathologischen Verhältnissen. Wiesbaden: J. F. Bergmann 1889. — Peller, J. und R. Strisower: Beobachtungen über die Schweißsekretion beim Menschen. Wien. Arch. inn. Med. **3**, 297 (1921). — Peperhowe, H.: Chlornatrium und Chlorcalcium als Antihydrotica. Münch. med. Wschr. **1915**, Nr 46, 1572. — Pettenkofer, M. und C. Voit: Untersuchungen über den Stoffverbrauch des normalen Menschen. Z. Biol. **2**, 459 (1866). — Pohle, E.: Der Einfluß des Nervensystems auf die Osmoregulation der Amphibien. Pflügers Arch. **182**, 215 (1920). — Pokorny, A. und A. Kartamischew: Zur Ödembereitschaft der Dermatitis herpetiformis Duhring und ihrer Analogie mit dem Pemphigus vegetans. Arch. f. Dermat. **144**, 481 (1923). — Popper, A.: Über das Verhalten der Haut schilddrüsenloser Tiere. Inaug.-Diss. Gießen 1927. — Pribram, E.: Distribution of water and salts in the human organs during fever. Arch. of Path. **2**, 1 (1926).

Quincke, H.: Über die Perspiration bei Hautkranken. Dermat. Z. **1**, 330 (1894).

Reinhard, C.: Betrachtungen über die Abgabe von Kohlensäure und Wasserdunst durch die Perspiratio cutanea. Z. Biol. **5**, 28 (1869). — Richardson, H. B.: Clinical calorimetry. XL. The effect of the absence of sweat glands on the elimination of water from the skin and lungs. J. of biol. Chem. **67**, 397 (1926). — Riess, L.: (a) Über die Wasserausscheidung des menschlichen Körpers durch Haut und Nieren bei thermisch indifferenten Bädern. Arch. f. exper. Path. **24**, 65 (1888). (b) Bemerkungen zur Beobachtung der Hautausscheidung, speziell bei Nierenkranken. Ebenda **69**, 1 (1912). — Röhrig: (a) Dtsch. Klin. **1872**, Nr 23—25. Zit. nach Fr. Erismann. (b) Die Physiologie der Haut. Berlin 1876. — Rosemann, R.: Beiträge zur Physiologie der Verdauung. IV. Mitt. Über den Gesamtchlorgehalt des tierischen Körpers bei chlorreicher Ernährung. Pflügers Arch. **142**, 447 (1911). Roth, N.: Beiträge zum extrarenalen Wasserstoffwechsel bei Normalen und Nephritiden. Z. klin. Med. **98**, 305 (1924). — Rothman, St.: Über den Einfluß einiger dermatotherapeutischer Grundsubstanzen auf die insensible Wasserabgabe der Haut. Arch. f. Dermat. **131**, 549 (1921). — Rothstein, M.: Zur Frage der Kochsalzretention. Berl. klin. Wschr. **1920**, Nr 7, 154. — Rubner, M.: (a) Die Beziehungen der atmosphärischen Feuchtigkeit zur Wasserabgabe. Arch. f. Hyg. **11**, 137 (1890). (b) Über die thermischen Wirkungen der Luftfeuchtigkeit. Ebenda. 255. — Rubner, M. und E. Cramer: Über den Einfluß der Sonnenstrahlung auf Stoffzersetzung, Wärmebildung und Hautwasserabgabe bei Tieren. Arch. f. Hyg. **20**, 345 (1894). — Rubner, M. und v. Lewaschew: Über den Einfluß der Feuchtigkeitsschwankungen unbewegter Luft auf den Menschen während der körperlichen Ruhe. Arch. Hyg. **29**, 1 (1897). — RUDDER, DE: Die Perspiratio insensibilis beim Säugling. I.—II. Z. Kinderheilk. **45**, 404; **46**, 384 (1928).

SAKATA, S.: Über Änderung der Chlor- und Wasserverteilung im tierischen Körper unter Coffeinwirkung. Arch. f. exper. Path. **105**, 11 (1923). — SCAFFIDI, V.: Ricerche sulle modificazioni del metabolismo per variazioni della temperatura locale dei tessuti. I. Il contenuto in acqua e in sali della cute e dei muscoli in seguito a riscaldamento locale. Riv. Pat. sper. **3**, 382 (1928). — SCAGLIONE, S.: Ricerche sulla „perspiratio insensibilis" nella gravidanza normale usw. Riv. ital. Ginec. **1**, 591 (1923). — SCHADE, H.: (a) Untersuchungen zur Organfunktion des Bindegewebes. Z. exper. Path. **14**, 1 (1913). (b) Bemerkung zu der Abhandlung von Prof. Dr. A. DIETRICH usw. Virchows Arch. **253**, 789 (1924). SCHAD und F. CLAUSSEN: Der onkotische Druck des Blutplasmas und die Entstehung der renal bedingten Ödeme. Z. klin. Med. **100**, 363 (1924). — SCHADE, H. und H. MENSCHEL: Die Gesetze der Gewebequellung usw. Z. klin. Med. **96**, 279 (1923). S. auch Kolloid-Z. **31**, 171 (1922). — SCHIERBECK: Die Kohlensäure- und Wasserausscheidung der Haut bei Temperaturen zwischen 30⁰ und 39⁰. Arch. f. Physiol. **1893**, 116. — SCHIRMER, O.: Über die Zusammensetzung des Fettgewebes unter verschiedenen physiologischen und pathologischen Bedingungen. Arch. f. exper. Path. **89**, 263 (1921). SCHLÜTER, E.: Untersuchungen über die Wärmeregulation. VIII. Mitt. Über die Hautwasserabgabe bei Einschränkung der Flüssigkeitseinfuhr. Pflügers Arch. **210**, 432 (1925). — SCHOCH, A.: Zur Frage der Quellung der fibrillären und inter fibrillären Substanzen der Cutis. Arch. f. Dermat. **149**, 323 (1925). — SCHOEN, R.: Über schweißtreibende Mittel. Klin. Wschr. **1923**, Nr 28, 1322. — SCHOLZ, B. und A. HINKEL: Zur Frage der Cl-Retention. Dtsch. Arch. klin. Med. **112**, 343 (1913). — SCHWENKENBECHER, A.: (a) Über die Ausscheidung des Wassers durch die Haut von Gesunden und Kranken. Dtsch. Arch. klin. Med. **79**, 29 (1903). Siehe auch Straßburg. med. Ztg **1904**, Nr 12. (b) Die insensible Schweißabsonderung. Klin. Wschr. **1925**, Nr 5, 202. (c) Die Wasserabgabe der Haut bei hydropischen Zuständen. Verh. dtsch. Kongr. inn. Med. **1926**, 300 u. Sitzgsber. Ges. Naturwiss. Marburg **1925**, Nr 1. — SCHWENKENBECHER, A. und O. SPITTA: Über die Ausscheidung von Kochsalz und Stickstoff durch die Haut. Arch. f. exper. Path. **56**, 284 (1907). — SEGUIN: Zit. nach BARRATT (a). — SIEBECK, R.: Über den Salz- und Wasserwechsel bei Nierenkranken. Dtsch. Arch. klin. Med. **137**, 311 (1921). — SKOLTON, H. P.: The water depots of the body. Proc. Soc. exper. Biol. a. Med. **23**, 499 (1926). — SPITTA, O.: Über die Größe der Hautausscheidungen und der Hautquellung im warmen Bade. Arch. f. Hyg. **36**, 45 (1899). — SSOKOLOW, D.: Die Hautperspiration bei Kindern im physiologischen und pathologischen Zustande usw. Arch. Kinderheilk. **14**, 257 (1892). — STAAL, J. PH.: Der Einfluß der Verabreichung von Salzsäure auf die Zusammensetzung des subcutanen Bindegewebes bei Kaninchen. Hoppe-Seylers Z. **58**, 97 (1908). — STRAUB, W.: Über den Einfluß der Wasserentziehung auf den Stoffwechsel und Kreislauf. Z. Biol. **38**, 537 (1899). — STRAUSS, H.: Über Nierenentlastung durch Schwitzen. Dtsch. med. Wschr. **1904**, Nr 34, 1236. — STÜMPKE, G.: Liegen beim Pemphigus Störungen der Kochsalzausscheidung vor? Arch. f. Dermat. **108**, 467 (1911).

TACHAU, P.: Untersuchungen über den Stickstoff- und Kochsalzgehalt des Schweißes von Nierenkranken. Dtsch. Arch. klin. Med. **107**, 305 (1912). — TALBERT, G. A. und I. ROSENBERG: The simultaneous study of the constituents of the sweat, urine and blood, also gastric acidity and other manifestations resulting from sweating. V. Gastric acidity. Amer. J. Physiol. **84**, 520 (1928). — TOBLER, L.: Zur Kenntnis des Chemismus akuter Gewichtsstürze. Arch. f. exper. Path. **62**, 431 (1910). — TOBLER und BESSAU: Allgemeine pathologische Physiologie der Ernährung und des Stoffwechsels im Kindesalter. Wiesbaden: J. F. Bergmann 1914.

UNNA, P. G.: (a) Kritisches und Historisches über die Lehre von der Schweißsekretion. Schmidts Jb. **194**, H. 1 (1882). (b) Über die insensible Perspiration der Haut. Verh. Kongr. inn. Med. **1890**, 230. — URBACH, E.: (a) Zur Chemie der Pemphigushaut. Verslg dtsch. Naturforsch. Innsbruck, Sitzg 26. Sept. 1924. Zit. nach Zbl. Hautkrkh. **14**, 416. (b) Zur Pathochemie des Pemphigus. Arch. f. Dermat. **150**, 52 (1926). (c) Beiträge zu einer physiologischen und pathologischen Chemie der Haut. I. Ziele und Wege der Gewebschemie. Technik. Literatur. Zbl. Hautkrkh. **26**, 217 (1928). (d) II. Mitt. Der Wasser-, Kochsalz-, Reststickstoff- und Fettgehalt der Haut in der Norm und unter pathologischen Verhältnissen. Arch. f. Dermat. **156**, 73 (1928). (e) Die biologisch-chemische Forschungsrichtung in der Dermatologie. Wien. klin. Wschr. **1928**, Nr 16—18, 573, 581 u. 634. Vgl. auch Arch. f. Dermat. **155**, 183 (1923). — URBACH, E. und P. FANTL: Methoden zur quantitativ-chemischen Analyse der Haut. I. Mitt. Allgemeine Prinzipien. Biochem. Z. **196**, 471 (1928).

VEIL, W. H. und H. BOHN: Beobachtung des Wasser- und Salzstoffwechsels bei Thyreoidea- und Ovarialextraktbehandlung. Dtsch. Arch. klin. Med. **139**, 212 (1922). — VIALE, G.: (a) Elimination du chlorure sodique au moyen de la sueur dans la fatigue. Arch. di Biol. **59**, 269 (1913). (b) La perspiration en haute montagne. Ebenda 408. (c) Absorption et élimination cutanée de l'eau. Ebenda **63**, 321 (1918). — VIERORDT, H.: Anatomische, physiologische und physikalische Daten und Tabellen. 3. Aufl. Jena: Gustav Fischer 1906. — VOIT, C. v.: Die Ernährung. In HERMANNs Handbuch der Physiologie. Bd. 6, Teil 1, S. 350. Leipzig: F. C. W. Vogel 1881. — VOLKMANN, A. W.: Untersuchungen über das Mengenverhältnis des Wassers und die Grundstoffe des menschlichen Körpers. Ber. sächs. Ges. Wiss. Leipzig, Math.-physik. Kl. **27**, 204 (1874).

WAHLGREN, V.: Die Bedeutung der Gewebe als Chlordepot. Arch. f. exper. Path. **61**, 97 (1909). — WECHSELMANN, W. und A. LOEWY: Untersuchungen an drei blutsverwandten Personen mit ektodermalen Hemmungsbildungen, besonders des Hautdrüsensystems. Berl. klin. Wschr. 1911, Nr 30, 1369. — WEISKE: Untersuchungen über Qualität und Quantität der Vogelknochen und Federn in verschiedenen Altersstufen. Landw. Versuchsstat. **36**, 81. — WENGRAF, F.: Über die Ausscheidung getrunkenen Wassers beim Säugling. Z. Kinderheilk. **30**, 79 (1921). — WEYRICH: Die unmerkliche Wasserverdunstung der menschlichen Haut. Leipzig. 1862. — WICHERT, M. und A. JAKOWLEWA: Über die chemischen Veränderungen der Organe bei Sublimatvergiftung. Z. klin. Med. **154**, 352 (1924). — WICHERT, M., A. JAKOWLEWA und S. POSPELOFF: Zur Physiologie der Harnbildung. Z. exper. Med. **144**, 168 (1924). — WILLBRAND, E.: Schweißabsonderung und Blutzusammensetzung. Biochem. Z. **118**, 61 (1921). — WILLEBRAND, E. A. v.: Über die Kohlensäure- und Wasserausscheidung durch die Haut des Menschen. Skand. Arch. Physiol. (Berl. u. Lpz.) **13**, 337 (1902). — WOHLGEMUTH, J.: Schweiß. In C. NEUBERGs Der Harn. Bd. 2, S. 1126. Berlin: Julius Springer 1911. — WOLPERT, H.: (a) Über den Einfluß der Luftbewegung auf die Wasserdampf- und Kohlensäureabgabe des Menschen. Arch. f. Hyg. **33**, 206 (1898). (b) Zur Frage des Einflusses der Luftfeuchtigkeit auf die Wasserverdunstung durch die Haut. Ebenda **41**, 301 (1902). (c) Die Wasserabgabe der menschlichen Haut im eingefetteten Zustand. Ebenda **41**, 306 (1902). — WOLPERT, H. und F. PETERS: (a) Die Tageskurve der Wasserdampfabgabe des Menschen. Arch. f. Hyg. **55**, 299 (1906). (b) Über die Nachwirkung körperlicher Arbeit auf die Wasserdampfabgabe beim Menschen. Ebenda **55**, 309 (1906). — ZAK, E.: Über das Verhalten der Perspiratio insensibilis und des Körpergewichtes bei dekompensiertem Kreislauf. Klin. Wschr. 1929, Nr 5, 215. — ZAK, E. und E. KAUF: Über Störungen der Wasserhaushaltes, insbesondere der Schweißsekretion bei Kreislaufkranken. Wien. klin. Wschr. 1927, Nr 15, 507 u. Nr 45, 1405.

### *Die einzelnen Elemente und Ionen.*

ATZENI, T. P.: La reffratometria del sudore. Contributo sperimentale allo studio delle constanti fisico-cliniche del sudore nell'uomo. Arch. di Sci. biol. **6**, 289 (1924).

BAUDRIMONT: Zit. nach v. GORUP-BESANEZ. — BENDIX, E.: Über Wechselbeziehungen zwischen Haut- und Nierentätigkeit. Dtsch. med. Wschr. 1904, Nr 7, 233. — BERNHARDT, H. und H. UCKO: (a) Über den physiologischen Bromgehalt des Blutes. Zugleich ein Beitrag zum Nachweis kleinster Jodmengen. Biochem. Z. **155**, 175 (1925). (b) Über den Bromgehalt des Organismus. II. Mitt.: Der physiologische Bromgehalt der Organe. Biochem. Z. **170**, 459 (1926). — BERTRAND, G.: (a) Sur l'existence de l'arsenic dans l'organisme. C. r. Acad. Sci. Paris **134**, 1434 (1902). (b) Sur l'existence de l'arsenic dans la série animale. Ebenda **135**, 809 (1902). — BERTRAND, G. und M. MÁCHEBOEUF: Sur la présence du nickel et du cobalt chez les animaux. C. r. Acad. Sci. Paris **180**, 1380 (1925). — BERTRAND, G. und M. MOKRAGNATZ: Sur une méthode permettant de séparer quantitativement d'un mélange complexe de très petites quantités de cuivre, de zinc de nickel et de cobalt. Bull. Soc. chim. biol. Paris, IV. s. **33**, 1539 (1923). — BERTRAND, G. und R. VLADESCO: De la répartition du zinc dans l'organisme du cheval. C. r. Acad. Sci. Paris **171**, 744 (1920). — BILLETER, O.: (a) Contributions à la recherche de minimes quantités d'arsenic. Helvet. chim. Acta **1**, 475 (1918). (b) Contributions à la recherche de minimes quantités d'arsenic. Ebenda **6**, 258 (1923). — BILLETER, O. und E. MARFURT: (a) De la teneur normale en arsenic dans le corps humain. Helvet. chim. Acta **6**, 780 (1923). (b) Contributions à la recherche de minimes quantités d'arsenic. Ebenda **6**, 771 (1923). — BLAREZ, CH. und G. DENIGÈS: Contributions à l'étude de la localisation de l'arsenic dans l'intoxication par l'anhydride arsenieux. C. r. Soc. Biol. **58** I, 279 (1905). — BLOEMENDAL, W. H.: Arsen im tierischen Organismus. Arch. de Pharmaz. **246**, 599 (1908). — BOOTZ, J.: Über die Wirkung der Kieselsäure auf den menschlichen Organismus. Inaug.-Diss. Greifswald 1903. — BORCHARDT, W.: Zur Physiologie und physiologischen Chemie des Schwitzens. Pflügers Arch. **214**, 169 (1926). — BÖRNSTEIN, K.: Beitrag zum Mineralstoffwechsel der Haut. Calcium- und Kaliumbestimmungen in der Haut von Mäusen nach saurer bzw. basischer Ernährung. Biochem. Z. **172**, 133 (1926). — BOURCET: De l'iode dans l'organisme, ces origines, son rôle, son élimination. Thèse de Paris 1900. — BOUSSINGAULT, M.: Du fer contenu dans le sang et dans les aliments. C. r. Acad. Sci. Paris **74**, 1353 (1872). — BRANDL, J. und H. TAPPEINER: Über die Ablagerung von Fluorverbindungen im Organismus nach Verfütterung von Natriumfluorid Z. Biol. **28**, 518 (1891). — BRIEGER, L. und G. DISSELHORST: Untersuchungen über den menschlichen Schweiß. Dtsch. med. Wschr. **1903**, Nr 10 u. 24, 167 u. 421. — BROWN, H.: (a) The mineral content of human, dog and rabbit skin. J. of biol. Chem. **68**, 729 (1926). (b) The mineral content of human skin. Ebenda **75**, 789 (1927). — BRÜNAUER, ST. R.: Über mikrochemisch-histologisch nachgewiesenes Arsen bei Hyperkeratosis arsenicalis. Arch. f. Dermat. **129**, 186 (1921). — BULYGHIN, L.: Neues Verfahren zur Bestimmung geringer Arsenmengen. Bull. Soc. Stiinte Bucaresti **23**, 195 (1914).

CAMERER, W. jun.: Über die chemische Zusammensetzung des Schweißes. Z. Biol. **41**, 271 (1901). — CERNÝ, C.: (a) Über das Vorkommen von Arsen im tierischen Organismus. Hoppe-Seylers Z. **34**, 408 (1902). (b) Kieselsäure im Organismus. Ebenda **62**, 296 (1909). — CRAE, J. MC: Manganese in hair. J. s. afric. chem. Inst. **6**, 18 (1923). — CRAMER, E.: Über die Beziehungen der Kleidung zur Hauttätigkeit. Arch. f. Hyg. **10**, 231 (1890).

DÄHN, W.: Über die Calcium- und Kaliumverteilung in der normalen Haut. Dermat. Wschr. **82**, 425 (1926). DELÉPINE, SH.: Observations upon the effects of exposure to arsenic trichloride upon health. J. ind. Hyg. **4**, 346 und 410 (1923). — DENIGÈS, G.: Etude expérimentale de la localisation de l'arsenic. Infirmation de la loi de Scolosuboff. C. r. Soc. Biol. Paris **58** I, 781 (1905). — DRECHSEL, E.: Vorläufige Mitteilung über einen natürlich vorkommenden Kieselsäureester. Zbl. Physiol. **11**, 361 (1897).

ELLINGER, A. und Y. KOTAKE: Die Verteilung des Broms im Organismus nach Darreichung anorganischer und organischer Brompräparate. Arch. f. exper. Path. **65**, 87 (1911).

FAVRE, P. A.: Recherches sur la composition chimique de la sueur chez l'homme. C. r. Acad. Sci. Paris **35**, 721 (1852). — FELLENBERG, TH. V.: (a) Untersuchungen über das Vorkommen von Jod in der Natur. II. Mitt. Bestimmung kleinster Jodmengen. Biochem. Z. **152**, 116 (1924). (b) Untersuchungen über den Jodstoffwechsel. I. Versuche mit physiologischen Jodmengen bei Erwachsenen. Ebenda **142**, 246 (1923). (c) Versuche über die Jodspeicherung in den einzelnen Organen. Ebenda **174**, 355 (1926). — FISCHER, H. und J. HILGER: Zur Kenntnis der natürlichen Porphyrine. 8. Mitt. Über das Vorkommen von Uroporphyrin (als Kupfersalz, Turacin) in den Turakusvögeln und den Nachweis von Koproporphyrin in der Hefe. Hoppe-Seylers Z. **138**, 49 (1924). — FORBES, E. B. und F. M. BEEGLE: Der mineralische Stoffwechsel der Milchkuh. Ohio agricult. exper. stat. bull. **1917**, 323. Zit. nach Malys Jber. **47**, 312. — FRAUENBERGER, FR.: Über den Kieselsäuregehalt der WHARTONschen Sulze. Hoppe-Seylers Z. **57**, 17 (1908).

GANS, O.: Über den Calciumgehalt der gesunden und kranken Haut. Zbl. Path. **33**, 570 (1923); **33**, Erg.-H., 136 (1923). — GANS, O. und TH. PACKHEISER: Über den Calciumgehalt der gesunden und kranken Haut. Dermat. Wschr. **78**, 249 (1924). — GANS, O. und H. SCHLOSSMANN: Über den Einfluß kurzwelliger ultravioletter Strahlen auf die Permeabilität der Haut (zugleich ein Beitrag zur Genese der Calciumverschiebung). Dermatologische Wschr. **80**, 469 (1925). — GAUTIER, A.: (a) Sur l'existance normale de l'arsenic chez les animaux et sa localisation dans certains organes. C. r. Acad. Sci. Paris **129**, 929 (1899). (b) Localisation, élimination et origines de l'arsenic chez les animaux. Ebenda **130**, 284 (1900). (c) L'arsenic existe normalement chez les animaux et se localise surtout dans leurs organes ectodermiques. Ebenda **134**, 1394 (1902). (d) Arsen kommt normalerweise im tierischen Organismus vor und ist besonders in den ektodermalen Organen lokalisiert. Hoppe-Seylers Z. **36**, 391 (1902). (e) L'arsenic existe-t-il dans tous les organes de l'économie animale? C. r. Acad. Sci. Pars **137**, 295 (1903). (f) Sur l'arsenic normal des tissus vivants et les traces d'iode trouvées dans l'air et dans les eaux. Ebenda **170**, 261 (1920). (g) Sur une nouvelle méthode de recherche et de dosage des traces les plus faibles d'arsenic. Ebenda **137**, 158 (1903). (h) Le fluor dans l'organisme animal. Bull. méd. **1913**, No 38. (i) Sur le rôle et l'état du fluor dans l'économie animale. C. r. Acad. Sci. Paris **158**, 159 (1914). — GAUTIER, A. und P. CLAUSMANN: (a) Le fluor dans l'organisme animal. A. Peau et ses appendices. C. r. Acad. Sci. Paris **156**, 1347 (1913). (b) Le fluor dans l'organisme animal. C. Cerveau, glandes, muscles, sang, lait, excrétions. Ebenda **157**, 94 (1913). (c) Recherche et dosage des plus petites quantités de fluor dans les minéraux, les eaux et les tissus vivants. Ebenda **154**, 1496 (1912). (d) Détermination et dosage colorimétrique des plus faibles quantités de fluor. Ebenda 1670. (e) Contrôle de la nouvelle méthode de dosage de fluor. Charactéristique des plus faibles traces de ce corps. Ebenda 1753. (f) Origines alimentaires de l'arsenic normal chez l'homme. Ebenda **139**, 101 (1904). — GÉRARD, P. J.: Beitrag zum Studium des Kalium und Natrium bei Tieren. C. r. Acad. Sci. Paris **154**, 1305 (1912). Zit. nach Malys Jber. **42**, 565. — GONNERMANN, M.: (a) Beiträge zur Kenntnis der Biochemie der Kieselsäure. Hoppe-Seylers Z. **99**, 255 (1917). (b) Kieselsäure und Aluminium in Vogelfedern. Ebenda **102**, 78 (1918). (c) Der Eisengehalt der Öle, Fette, Wachsarten, Harze, Gummiharze; sowie einige Analysen über den Gehalt an Kieselsäure und Tonerde. Biochem. Z. **95**, 286 (1919). — GORUP-BESANEZ, E. F. V.: Lehrbuch der physiologischen Chemie. Braunschweig 1878. — GUTKNECHT, A.: Über das Verhalten von organischen und anorganischen Brompräparaten im Tierkörper. Z. klin. Med. **78**, 64 (1913).

Hammarsten, O.: Zur Kenntnis der Nucleoproteide. Hoppe-Seylers Z. 19, 19 (1894). — Harnack, E.: Über die Zusammensetzung des menschlichen Schweißes und den relativen Salzgehalt der Körperflüssigkeiten. Fortschr. Med. 1893, Nr 3, 91. — Haxthausen, H.: Untersuchungen über die Pathogenese der Jod- und Bromacne. Dermat. Z. 35, 54 (1921). — Hayashi, H.: (a) Experimentelle Studien über die Empfindlichkeit der Haut gegen äußere Reize. Jap. J. of Dermat. 26, 721 (1926). (b) Experimentelle Studien über die Empfindlichkeit der Haut gegen den Japanlack. Jap. J. med. Sci. Trans. Dermat. 1. 111 (1927). Zit. nach Zbl. Hautkrkh. 29, 627 (1929). — Heffter, A.: Über die Ablagerung von Arsen in den Haaren. Vjschr. gerichtl. Med. 49, 194 (1915). — Heubner, Wo.: Über den Phosphorgehalt tierischer Organe nach verschiedenartiger Fütterung. Arch. f. exper. Path. 78, 24 (1915). — Hödlmoser, C.: Enthalten gewisse Organe des Körpers physiologischerweise Arsen? Hoppe-Seylers Z. 33, 329 (1901). — Hoppe-Seyler, F.: Zit. nach H. Schulz (a). — Howald, W.: Vorkommen und Nachweis von Jod in den Haaren. Hoppe-Seylers Z. 23, 209 (1897). — Hueck, W.: Pigmentstudien. I.—II. Beitr. path. Anat. 54, 68 (1912).

Isaacs, L.: Sur la présence du silicium dans les tissus. Une microméthode de dosage du silicium. Bull. Soc. Chim. biol. Paris 6, 157 (1924).

Jesionek, A.: Sulfoxylatsalvarsane und Derivate. In Kolle-Zieler: Handbuch der Salvarsantherapie Bd. 2, S. 807. Urban u. Schwarzenberg 1925. — Justus, J.: (a) Über den physiologischen Jodgehalt der Zelle. Virchows Arch. 170, 501 (1902); 176, 1 (1904). (b) Über den physiologischen Bromgehalt des Organismus. Ebenda 190, 524 (1907).

Kahle, H.: Einiges über den Kieselsäurestoffwechsel bei Krebs und Tuberkulose und seine Bedeutung für die Therapie der Tuberkulose. Münch. med. Wschr. 1914, Nr 14, 752. — Keilholz, A.: Über die Aufsuchung einiger Metalle und von Arsenik in pflanzlichen und menschlichen Organen (holl.). Pharm. Weekblad 58, 1432. Zit. nach Chem. Zbl. 1922, II, 112. — Kittsteiner, C.: (a) Sekretion, Kochsalzgehalt und Reaktion des Schweißes. Arch. f. Hyg. 73, 275 (1911). (b) Weitere Beiträge zur Physiologie der Schweißdrüsen und des Schweißes. Ebenda 78, 275 (1913). — Klauder, J. V. und H. Brown: Experimental studies in eczema. I.—III. Arch. of Dermat. 11, 283 (1925); 15, 1 (1927) 19, 52 (1929). — Klose, E.: Zur Kenntnis der Körperzusammensetzung bei Ernährungsstörungen. I.—II. Jb. Kinderheilk. 80, 154 (1914); 91, 157 (1920). — Knecht, E. und W. F. Dearden: Über die Ausscheidung von Arsenik durch die Haare und dessen Beziehungen zu Intoxikationen. Lancet 1901. Zit. nach Mh. Dermat. 33, 185, 23. März. — Kunkel, A. J.: (a) Über das Vorkommen von Kieselsäure im menschlichen Organismus. Sitzgsber. physik.-med. Ges. Würzburg 1898, 78. (b) Beiträge zur Frage des sog. normalen Arseniks. Hoppe-Seylers Z. 44, 521 (1905).

Laughlin, G. D. Mc und E. R. Theis: Notes on the animal skin composition. J. amer. leath. chem. Assoc. 19, 428 (1924). — Lavrand: Zit. nach Fr. N. Schulz. — Lehmann, K. B.: Hygienische Studien über das Kupfer. I.—II. Arch. f. Hyg. 24, 1 u. 18 (1895). — Lieber, G. D.: Die physikalisch-chemische Wirkung der Röntgenstrahlen im Organismus. Verh. dtsch. Röntgenges. 16, 73 (1925); vgl. auch Strahlenther. 18, 536 (1924); 20, 93 (1925) u. 29, 139 (1928). — Liebreich, O.: Über die Ausscheidung der Borsäure. Ther. Mh. 18, 416 (1904). — Loeper, M., J. Decourt und A. Lesure: L'accumulation du soufre dans da peau après surrénalectomie. C. r. Soc. Biol. (Paris) 98, 1098 (1928). — Luithlen, F.: (a) Tierversuche über Hautreaktion. Wien. klin. Wschr. 1911. (b) Das gegenseitige Kationenverhältnis bei verschiedener Ernährung und Vergiftung. Arch. f. exper. Path. 68, 209 (1912). (c) Veränderungen des Chemismus der Haut bei verschiedener Ernährung und Vergiftungen. Ebenda 69, 365 (1912). (d) Mineralstoffwechsel eines mit Hafer ernährten Kaninchens bei Zufuhr von oxalsaurem Natrium. Ebenda 69, 375 (1912). (e) Kieselsäuretherapie. Wien. klin. Wschr. 1925, Nr 27, 762.

Macallum, A. B.: Die Methoden und Ergebnisse der Mikrochemie in der biologischen Forschung. Erg. Physiol. 7, 552 (1908). — Magnus-Levy, A.: Über den Gehalt normaler menschlicher Organe an Cl, Ca, Mg und Fe sowie an Wasser, Eiweiß und Fett. Biochem. Z. 24, 363 (1910). — Meillère, M. G: Sur la présence normale du plomb dans l'organisme. C. r. Soc. Biol. Paris 55, 517 (1903). — Matsumoto, M.: Die Hautempfindlichkeit bei experimenteller klinischer Nephritis. Jap. J. of Dermat. 28, 36 (1928). — Merk, L.: Ein Fall von Phosphathidrosis. Wien. klin. Wschr. 1903, Nr 39, 1091. — Moss, K. N.: Some effects of high temperatures and muscular exertion upon collier. Proc. roy. Soc. Lond. D 95, No B 666, 181 (1923). — Moulin, du: Zit. nach Fr. N. Schulz.

Nathan, E. und Fr. Stern: Über den Mineralgehalt der Haut unter normalen und pathologischen Verhältnissen. I.—III. Mitt. Dermat. Z. 53, 451; 54, 14; 54, 232 (1928). Negishi, H.: Über den Gehalt der fixen Alkalien im Körper usw. Jap. J. of Dermat. 27, 1 (1927). — Nencky, M. und O. Schoumow-Simanowsky: Studien über das Chlor und die Halogene im Tierkörper. Arch. f. exper. Path. 34, 313 (1894).

Oddo und Silberet: Zit. nach Fr. N. Schulz.

PERKETT, G. L. und P. C. RAIMENT: Potassium and sodium in sweat. (Prelim. note.) J. of Physiol. **58**, 32 (1924). — PICHARD, P.: Contribution à la recherche du manganèse dans les minéraux, les végétaux et les animaux. C. r. Acad. Sci. Paris **126**, 1882 (1898). — PINCUSSEN, L.: Über Veränderungen des Kationengehalts der Organe unter Belichtung und im Höhenklima. Biochem. Z. **182**, 359 (1927). — PUGLIESE, A.: Zusammensetzung des durch Wärme und Arbeit erzeugten Schweißes des Pferdes. Biochem. Z. **39**, 133 (1912).

RABOW und STRYZOWSKI: Geht bei der Atoxylbehandlung Arsen in die Haare über? Therap. Mh. **1908**, H. 4. Zit. nach Mh. Dermat. **47**, 385. — ROSS, R.: Arsenik im Haare von Beri-Beri-Kranken. Brit. med. J. 8. Febr. **1902**. Zit. nach Mh. Dermat. **34**, 421. — ROST, E.: Woher stammt das Zink im menschlichen und tierischen Organismus? Med. Klin. **1921**, 123. — ROST, E. und A. WEITZEL: Zur Kenntnis des Vorkommens von Zink und Kupfer. Arb. Reichsgesdh.amt **51**, 494 (1919).

SCHIFF, E.: Über die Ablagerung von Arsen in den Haaren. Wien. klin. Wschr. **1898**, Nr 22, 537. — SCHLOSSBERGER: Zit nach GONNERMANN (a). — SCHMELZER: Zit. nach v. GORUP-BESANEZ. — SCHMIDT, M. B.: Über die Organe des Eisenstoffwechsels und die Blutbildung bei Eisenmangel. Verh. dtsch. path. Ges. **1912**, 91. — SCHNEIDER, R.: (a) Über Eisenresorption in tierischen Organen und Geweben. Abh. Akad. Wiss. Berlin **1** (1888). (b) Neue histologische Untersuchungen über die Eisenaufnahme in den Körper des Proteus. Ebenda **2**, 887 (1890). — SCHULZ, H.: (a) Über den Siliciumgehalt menschlicher und tierischer Gewebe. Pflügers Arch. **84**, 67 (1901). (b) Weitere Mitteilungen über den Kieselsäuregehalt menschlicher und tierischer Gewebe, insbesondere der WHARTONschen Sulze. Ebenda **89**, 112 (1902). (c) Zur Physiologie und Pharmakodynamik der Kieselsäure. Dtsch. med. Wschr. **1903**, Nr 38, 673. (d) Über den Kieselsäuregehalt der WHARTONschen Sulze. Pflügers Arch. **131**, 447 (1910). — SEGALE, M.: Untersuchungen über das Vorhandensein von Arsenik in den normalen Geweben vermittels der biologischen Methode. Hoppe-Seylers Z. **42**, 175 (1904). — SILBERSTEIN, S.: Zur Pathogenese der Salvarsandermatitis. und über den Arsennachweis in der Haut nach Salvarsanbehandlung. Arch. f. Dermat. **144**, 360 (1923). — SLOWTZOFF, B.: Über die Bindung des Kupfers durch die Leber. Hofmeisters Beitr. chem. Physiol. u. Path. **2**, 307 (1902). — STRAUSS, H.: Über Nierenentlastung beim Schwitzen. Dtsch. med. Wschr. **1904**, Nr 34, 1236. — STÜHMER, E.: Das Schicksal des Salvarsans im Körper und seine Ausscheidung. In KOLLE-ZIELER: Handbuch der Salvarsantherapie. Bd. 1, S. 486. Berlin u. Wien: Urban und Schwarzenberg 1924.

TACHAU, H.: Über den Übergang von Arzneimitteln in den Schweiß. Arch. f. exper. Path. **66**, 334 (1911). — TALBERT, G. A.: Ash of human sweat produced by heat and work. Amer. J. Physiol. **50**, 433 (1919). — TAYLOR, A. E.: On the cutaneous elimination of N, S and P. J. of biol. Chem. **9**, 21 (1911).

ULLMANN, K.: Die Arseniktherapie in der Dermatologie auf Grund der biochemischen Tatsachen. Zbl. Hautkrkh. **13**, 97 u. 209 (1924). — UMBER, F.: Das Nucleoproteid des Pankreas. Z. klin. Med. **40**, 464 (1900). — UNNA, P. G.: Aphorismen VII. Kieselsäure bei Pemphigus, Decubitus und Ulcus cruris. Dermat. Wschr. **64**, 329 (1917).

VAUQUELIN: Zit. nach PICHARD.

WATERMAN, N.: Physikalisch-chemische Untersuchungen über das Carcinom. Biochem. Z. **133**, 535 (1922). — WIECHOWSKY, W.: Ölsaures Aluminium. Münch. med. Wschr. **1921**, Nr 34, 1082. — WIEDNER, J.: Über den biologischen Arsennachweis in Hautschuppen und Haaren nach intravenöser Salvarsaninjektion (span.). Arch. Med. cir. **12**, 296 (1923). Zit. nach Ber. Physiol. **25**, 488.

ZANDA, G. B.: La importanza del rame nell'organismo animale. Biochimica e Ter. sper. **1924**, No 1, 7. — ZIEMKE, E.: Über das Vorkommen von Arsen in menschlichen Organen und seinen Nachweis auf biologischem Wege. Vjschr. gerichtl. Med. **23**, 51 (1902).

### Die aktuelle Reaktion der Haut (H- und OH-Ionen).

ARLOING, S.: Reaktion des menschlichen Schweißes. Lyon méd. **1896**, No 50. Zit. nach FR. N. SCHULTZ.

BAZETT, H. C. und B. MC GLONE: The effect of temperature on the acidity of the skin. J. of Physiol. **64**, 393 (1928). — BOMMER, S.: Neutralsalzreaktionen an der Haut. Klin. Wschr. **1924**, Nr 39, 1758; **1925**, Nr 25, 1208. — BRILL, E.: Über den Säuregehalt des menschlichen Schweißes bei Hautkranken und Hautgesunden. Arch. f. Dermat. **156**, 488 (1928); s. auch ebenda **155**, 199 (1928).

FAVRE, P. A.: Recherches sur la composition chimique de la sueur chez l'homme. C. r. Acad. Sci. Paris **35**, 721 (1852). — FUBINI, S.: Annotazioni sopra la saliva parotidea e sopra il sudore. Esperienze fatte sul uomo coll'estratto del Jaborandi. L'Osservatore, Gaz. Clin. Torino **1878**. Zit. nach Malys Jber. **8**, 234.

GANS, O.: (a) Zur Histologie allergischer Hautbezirke. Kongreßber. Zbl. Hautkrkh. **18**, 477 (1926). (b) Über die biologische Wirkung und die Angriffspunkte der Röntgenstrahlen.

Arch. f. Dermat. **155**, 64 (1928). (c) Zur Pathogenese der Psoriasis vulgaris. Dermat. Wschr. **88**, 280 (1929).

Hecht, A. F. und R. Wagner: Pharmakodynamische Untersuchungen an der lebenden Haut. VI. Physikalisch-chemische Grundlagen der intracutanen Reaktionen an Menschen. Z. exper. Med. **33**, 115 (1923). — Heuss, E.: Die Reaktion des Schweißes bei gesunden Menschen. Mh. Dermat. **14**, 343 (1892).

Kanitz, A.: (a) Die Affinitätskonstanten einiger Eiweißspaltungsprodukte. Hoppe-Seylers Z. **47**, 476 (1906). (b) Die Affinitätskonstanten des Tyrosins und des Phenylalanins. Pflügers Arch. **118**, 539 (1907). — Kaplansky, S. und S. Soloweitschik: Über die Wirkung ultravioletter und Röntgenstrahlen auf die aktuelle Reaktion der Haut. Z. exper. Med. **55**, 111 (1927). — Kittsteiner, C.: (a) Sekretion, Kochsalzgehalt und Reaktion des Schweißes. Arch. f. Hyg. **73**, 275 (1911). (b) Weitere Beiträge zur Physiologie der Schweißdrüsen und des Schweißes. Ebenda **78**, 275 (1913). (c) Physiologische Chemie des Schweißes. Dermat. Wschr. **62**, 553 (1916). — Korkisch, H.: Die H-Ionenkonzentration im Pferdeschweiße. Pflügers Arch. **213**, 539 (1926).

Liechti, A.: Über Reaktionsänderungen im röntgenbestrahlten Gewebe. Klin. Wschr. **1926**, Nr 41, 1911. — Luchsinger B. und D. Trümpy: Besitzt der menschliche normale Schweiß saure Reaktion? Pflügers Arch. **18**, 494 (1878).

Marchionini, A.: (a) Physikalisch-chemische Untersuchungen an menschlicher Haut. Klin. Wschr. **1928**, Nr 6, 284. (b) Physikalisch-chemische Untersuchungen über ekkrinen und apokrinen Schweiß. Schweiz. med. Wschr. **1928**, 1055. (c) Die Wasserstoff-Ionenkonzentration des Schweißes. Klin. Wschr. **1929**, Nr 20, 924. — Memmesheimer, A.: Die H-Ionenkonzentration der Hautoberfläche. Klin. Wschr. **1924**, Nr 46, 2102. Michaelis, L. und A. Kramstyk: Die Wasserstoffionenkonzentration der Gewebesäfte. Biochem. Z. **62**, 180 (1914). — Möllendorf, H. v.: Farbenanalytische Untersuchung. Oppenheimers Handbuch der Biochemie. 2. Aufl., Bd. 2, S. 273. Jena: Gustav Fischer 1925.

Pemberton, R. und C. v. Crouter: The response to the therapeutic application of external heat. J. amer. med. Assoc. **80**, 289 (1923). — Peterfi, T.: Das mikrurgische Verfahren. Naturwiss. **1923**, Nr 6, 81.

Rona, P.: Über Esterspaltung in den Geweben. Biochem. Z. **32**, 482 (1911).

Schade, H. und A. Marchionini: (a) Der Säuremantel der Haut (nach Gaskettenmessungen). Klin. Wschr. **1928**, Nr 1, 12. (b) Zur physikalischen Chemie der Hautoberfläche. Arch. f. Dermat. **154**, 690 (1928). — Schade, H., P. Neukirch und A. Halpert: Über lokale Acidose des Gewebes und die Methodik ihrer intravitalen Messung, zugleich ein Beitrag zur Lehre der Entzündung. Z. exper. Med. **24**, 11 (1921). — Schmidtmann, M.: Über die intracelluläre Wasserstoffionenkonzentration unter physiologischen und einigen pathologischen Bedingungen. Z. exper. Med. **45**, 714 (1925). — Sharlit, H. und M. Scheer: The hydogenionconcentration of the surface on the healthy intact skin. Arch. of Dermat. **7**, 592 (1923). — Sörensen, S. P. L.: Enzymstudien. II. Über die Messung und die Bedeutung der Wasserstoffionen- konzentration bei enzymatischen Prozessen. Biochem. Z. **21**, 131 (1909).

Talbert, G. A.: (a) Effect of work and heat on the hydrogen ion concentration of the sweat. Amer. J. physiol. **50**, 433 (1919). (b) Further studies on the hydrogen ion concentration of human sweat. Ebenda **61**, 493 (1922). (c) Ash of human sweat produced by heat and work. Ebenda **63**, 350 (1923). — Thomas, A. W. und M. W. Kelly: The isoelectric point of collagen. J. amer. chem. Soc. **44**, 195 (1922).

Unna, P. G.: Die Herkunft der Plasmazellen. Virchows Arch. **214**, 321 (1913). — Unna, P. G. und L. Golodetz: Zur Chemie der Haut. VI. Hautreagenzien. Mh. Dermat. **50**, 451 (1910).

Yamasaki, Y.: Über die Fermente der Haut. Biochem. Z. **147**, 203 (1924).

*Fermente. Oxydations- und Reduktionsprozesse. Atmung.*

Abel, E.: Remarques à propos de quelques expériences d'avitaminose. C. r. Soc. Biol. Paris **87**, 1213 (1922).

Bering, Fr.: Beiträge zur Wirkung des Lichtes. Münch. med. Wschr. **1912**, Nr 51, 2795. — Bering, Fr. und H. Meyer: Experimentelle Studien über die Wirkung des Lichtes. Strahlenther. **1**, 411 (1912). — Bloch, Br. und Fr. Schaaf: s. dieses Handbuch Bd. I/1, S. 455. — Bradley, H. C.: Autolysis and atrophy. Physiol. review. Vol. 2, p. 415, 1922. — Bulliard, H. und A. Giroud: Peau et glutathion. Ann. de Dermat. **10**, 73 (1929).

Mc Collum und Mitarbeiter: Studies on experimental rickets. XX. The effects of strontium administration on the histological structure of the growing bones. Bull. Hopkins Hosp. **33**, 216 (1922).

EULER, H.: Zur Kenntnis der Katalase. Hofmeisters Beitr. chem. Physiol. u. Path. 7, 1 (1905).

FISCHEL, R.: Der mikrochemische Nachweis der Peroxydasen und Pseudoperoxydasen in tierischen Geweben. Arch. mikrosk. Anat. 83, 130 (1913).

GANS, O.: Über die Gewebsatmung in der gesunden und kranken Haut. I. Gewebsatmung und Röntgenwirkung. Dtsch. med. Wschr. 1923, Nr 1, 16. — GAUBE, M. J.: Des hydrozymas dans la sueur de l'homme. C. r. Soc. Biol. Paris 43, 115 (1891). — GESSLER, H.: (a) Über die Gewebsatmung bei der Entzündung. Arch. f. exper. Path. 91, 367 (1921). (b) Über die Gewebsatmung bei der vasomotorischen Reaktion. Ebenda 92, 273 (1922). — GIROUD, A. und H. BULLIARD: Glutathion et keratine. C. r. Soc. Biol. Paris 98, 500 (1928). — GOLODETZ, L.: Die Wertung der Sauerstofftheorie UNNAs. Dermat. Wschr. 71, 655 (1920). — GOLODETZ, L. und P. UNNA jun.: Über Peroxydase und Katalase innerhalb der Zelle. Berl. klin. Wschr. 1912, Nr 24, 1134. — GRÄFF, S.: (a) Intracelluläre Oxydation und Nadi-Reaktion (Indophenolblausynthese). Beitr. path. Anat. 70, 1 (1922). (b) Die mikromorphologischen Methoden der Fermentforschung. In ABDERHALDENs Handbuch der biologischen Arbeitsmethoden. Abt. IV, Teil I, S. 93. Berlin u. Wien: Urban u. Schwarzenberg 1922.

HESS, W. R. und Mitarbeiter: Die Rolle der Vitamine im Zellchemismus. Hoppe-Seylers Z. 117, 284; 119, 176; 122, 193; 129, 248, 268 und 288. (1921—23). — HOFFMANN, E.: Bemerkungen zu der Arbeit TH. SCHREUSS usw. Dermat. Z. 31, 143 (1920). — HOFMEISTER, FR.: Studien über qualitative Unterernährung. I. Rattenberiberi. Biochem. Z. 128, 540 (1922). — HOPKINS, F. G.: On an autoxidisable constituent of the cell. Biochemic. J. 15, 286 (1921).

JACOBI, M.: Über die Bedeutung der intracellulären Fermente für die Physiologie und Pathologie. Erg. Physiol. 1 I, 213 (1902).

KAKUMURA, S.: Intracelluläre Oxydation und Indophenolblausynthese. Jena: Gustav Fischer 1924. — KAYE, M.: Observations on the behaviour of a substance giving the nitroprussid reaction in skin and in hair. Biochemic. J. 18, 1289 (1924). — KLOPSTOCK, E.: Atmung und Glykose der Haut und ihre Beeinflussung durch Hormone. Dermat. Wschr. 83, 1468 (1926). — KLOPSTOCK, E. und A. BUSCHKE: Über Vorkommen und Bedeutung von Fermenten in der menschlichen Haut. Dermat. Wschr. 79, 1485 (1924). — KRAUSE, D. J.: The water content of the tissues in experimentel beriberi. Amer. J. Physiol. 60, 234 (1922). — KREIBICH, C.: (a) Über Oxydasen und Peroxydasen. Wien. klin. Wschr. 1910, Nr 41, 1443. (b) Zur Wirkung des ultravioletten Lichtes auf intracelluläre Fermente. Arch. f. Dermat. 113, 529 (1912). (c) Färbung der marklosen Hautnerven beim Menschen. Berl. klin. Wschr. 1913, Nr 12, 546 u. Arch. f. Dermat. 115, 993 (1913). (d) Nervenzellen der Haut. Arch. f. Dermat. 124, 487 (1913).

LANE, C. GUY: Newer physiology of the skin etc. Arch. of Dermat. 9, 176 (1924). LIPSCHITZ, W.: (a) Mechanismus der Giftwirkung aromatischer Nitroverbindungen, zugleich ein Beitrag zum Atmungsproblem tierischer und pflanzlicher Fermente. Hoppe-Seylers Z. 109, 189 (1920). (b) Indikationsmethoden zum Nachweis von Zelloxydationen. ABDERHALDENs Handbuch der biologischen Arbeitsmethoden. Abt. IV, Teil 1, S. 411. Berlin u. Wien: Urban u. Schwarzenberg 1922. — LIPSCHITZ, W. und A. GOTTSCHALK: Die Reduktion der aromatischen Nitrogruppe als Indicator von Teilvorgängen der Atmung und der Gärung. Pflügers Arch. 191, 1 u. 33 (1921).

MARINESCO, G.: Evolution des ferments oxydants. C. r. Soc. Biol. Paris 87, 31 (1922). — MEIROWSKY, E.: Zur Kentnnis der Fermente der Haut. Zbl. Path. 20, 301 (1909). — MELCZER, N.: (a) Beiträge zur Kenntnis der Fermente der menschlichen Haut. Dermat. Z. 49, 252 (1927). (b) Zur Biochemie der Hauttuberkulose. I. Die Atmungsgeschwindigkeit der tuberkulösen Haut. Ebenda 49, 160 (1927). (c) Zur Biochemie der Hauttuberkulose. II. Über die Menge des fettspaltenden Fermentes in der tuberkulösen Haut. Ebenda 52, 1859 (1926). (d) Zur Biochemie der Hauttuberkulose. III. Über den Phenolase- und Diastasegehalt der tuberkulösen Haut. Arch. f. Dermat. 152, 381 (1927). — MÖLLENDORFF, W. v.: Farbenanalytische Untersuchung. In OPPENHEIMERs Handbuch der Biochemie. 2. Aufl., Bd. 2, S. 273. Jena: Gustav Fischer 1925. — MÖLLENDORF, W. u. M.: Durchtränkungs- und Niederschlagsfärbung als Haupterscheinung bei der histologischen Färbung. Erg. Anat. 25 (1924).

NEGELEIN, E.: Glykolytische Wirkung des embryonalen Gewebes. Biochem. Z. 165, 122 (1925). — NEUBERG, C. und A. GOTTSCHALK: Weitere Untersuchungen über die Entstehung von Acetaldehyd usw. Biochem. Z. 151, 169 (1925). — NEUBERG, C., J. HIRSCH und E. REINFURTH: Die drei Gärungsformen des Zuckers. Biochem. Z. 105, 307 (1920).

OELZE, F. W.: (a) Über die färberische Darstellung der Reduktionsorte und Oxydationsorte in Geweben und Zellen. Arch. mikrosk. Anat. 84, 91 (1914). (b) Die Histologie der Oxydations- und Reduktionsorte. Z. Mikrosk. 31, 43 (1914). — ONSLOW, H.: Biochemic. J. 13, 1 (1919).

PLAGGEMEYER, H. W. und E. K. MARSHALL: A comparison of the excretory power of the skin with that of the kidney through a study of human sweat. Arch. int. Med. 13, 159

(1914). — Porter, E. A.: Die Verbreitung der fett-, lecithin- und wachsspaltenden Fermente in den Organen. Münch. med. Wschr. **1914**, Nr 32, 1775; s. auch Biochemic. J. **10**, 523. — Przyletzki, St. J.: Propriétés digestives de la peau des grenouilles. Arch. internat. Physiol. **22**, 219 (1923).

Rona, P. und L. Michaelis: Über Ester- und Fettspaltung im Blute und im Serum. Biochem. Z. **31**, 345 (1911).

Schamberg, J. Fr. und H. Brown: Effect of various agents, ultraviolet light, vaccines terpentine, neoarsphenamin and autoblood injections on the enzymes of blood an skin. A prelim. rep. Arch. int. Med. **35**, 537 (1925). — Schneider, H.: (a) Über die Unnaschen Methoden zur Feststellung der Sauerstoff- und Reduktionsorte und ihre Anwendung auf pflanzliche Objekte usw. Z. Mikrosk. **31**, 51 (1914). (b) Neue Studien zur Darstellung der Reduktions- und Oxydationsorte der Pflanzenzelle. Zugleich eine Antwort an Herrn Prof. Unna. Ebenda **31**, 478 (1914). — Sexmith, E. und W. F. Petersen: Skin ferments. J. of exper. Med. **27**, 273 (1917). — Siebeck, R.: Gasometrische Methoden zur Bestimmung des Stoffwechsels von Zellen und Geweben. Abderhaldens Handbuch der biologischen Arbeitsmethoden. Abt. IV, Teil X, S. 251.

Thunberg, T.: Biologische Bedeutung der —SH-Gruppe. Erg. Physiol. **11**, 328 (1911).

Unna, P. G.: (a) Die Reduktionsorte und Sauerstofforte der tierischen Gewebe. Arch. mikrosk. Anat. **78**, 1 (1912) (Waldeyer-Festschrift). (b) Die Darstellung der Sauerstofforte im tierischen Gewebe. Med. Klin. **1912**, Nr 22, 951. (c) Tatsachen über die Reduktionsorte der tierischen Gewebe. Berl. klin. Wschr. **1913**, Nr 13, 589. (d) Die Sauerstofforte und Reduktionsorte. Eine histochemische Studie. Arch. mikrosk. Anat. **87**, 96 (1915). (e) Chemiker und Biologe. Berl. klin. Wschr. **1913**, Nr 17, 809. — Unna, P. G. und L. Golodetz: (a) Zur Chemie der Haut. VI. Hautreagenzien. Mh. Dermat. **50**, 451 (1910). (b) Zur Chemie der Haut. IX. Die Verteilung des Sauerstoffs und der Sauerstofffermente in der Haut. Dermat. Wschr. **54**, 2 u. 54 (1912). (c) Die Bedeutung des Sauerstoffs in der Färberei. Dermat. Studien **22**, (1911). — Unna und Mitarbeiter: Arbeiten polemischen Inhalts. Z. Mikrosk. **31**, 290 u. 300 (1914) (gegen Schneider und gegen Oelze); Dermat. Wschr. **77**, 1424 u. 1431 (1923) (gegen v. Möllendorff).

Walker, E.: (a) A nitroprussid reaction given by skin. Prel. comm. J. of Physiol. **59**, 32 (1924). (b) The sulphidril reaction of skin. Biochemic. J. **19**, 1085 (1925). — Walthard, B.: Zur Dopafrage. Frankf. Z. Path. **33**, 141 (1926). — Warburg, O. und S. Akkuma: Über die sog. Autoxydation des Cysteins. Pflügers Arch. **200**, 203 (1923). (b) Versuche an überlebendem Carcinomgewebe. Biochem. Z. **142**, 317 (1923). (c) Mit K. Posener und E. Negelein: Über den Stoffwechsel der Carcinomzelle. Ebenda **152**, 309 und 51 (1924). (d) Milchsäurebildung beim Wachstum. Ebenda **160**, 311 (1925). (e) Über Eisen, den Sauerstoff übertragenden Bestandteil des Atmungsfermentes. Ebenda **152**, 479 (1924). — Wohlgemuth, J. und J. Yamasaki (a): Über die Fermente der Haut. Klin. Wschr. **1924**, Nr 25, 1113. (b) Die Fermente der Haut. II. E. Klopstock: Über die Verteilung der Fermente in der Haut und über das Vorkommen einer Nucleotidase. Biochem. Z. **153**, 487 (1924). (c) Die Fermente der Haut. III. N. Sugihara: Vergleichende Untersuchungen über den Fermentgehalt frischer Haut von Mensch und Tier und über den Einfluß verschiedener Lichtarten auf die Haut. Ebenda **163**, 260 (1925). (d) Die Fermente der Haut. IV. Y. Nakamura: Über den Zuckerabbau in der Haut. Ebenda **173**, 258 (1926). (e) Die Fermente der Haut. V. E. Klopstock: Atmung und Glykolyse der Haut und ihre Beeinflussung durch Hormone. Ebenda **175**, 202 (1926). (f) Die Fermente der Haut. VI. Y. Nakamura: Über das Verhalten der Lipase und über das Vorkommen von Phosphortase, Sulfatase und Carboxylase in der Haut. Ebenda **175**, 216 (1926). (g) Die Fermente der Haut. VIII. Ikebata, T.: Über Milchsäurebildung in der Haut und ihre Beeinflussung durch verschiedene Strahlenarten. Ebenda **186**, 43 (1927).

Yamasaki, v.: Über die Fermente der Haut. Biochem. Z. **147**, 203 (1924).


### Der Gasaustausch mit der Außenwelt.

Alchieri, A.: Transpiration cutanée et travail musculaire. Arch. Biol. **74**, 51 (1924). — Aubert, H.: Untersuchungen über die Menge der durch die Haut des Menschen ausgeschiedenen Kohlensäure. Pflügers Arch. **6**, 539 (1872).

Babak, E.: Über die Wärmeregulation nach der „Firnissung" der Haut. Pflügers Arch. **108**, 389 (1905). — Barratt, W.: (a) On the normal and pathological elimination of carbonic acid and of water by the skin. J. of Physiol. **21**, 192 (1897). (b) On the elimination of water and of carbon dioxide from inflamed skin. Ebenda **22**, 206 (1897/98). (c) Further observations on the elimination of water and carbon dioxide by the skin. Ebenda **24**, 11 (1899).

Endres, G.: Zur $CO_2$-Ausscheidung durch die Haut. Klin. Wschr. **1928**, Nr 48, 2298.

Fubini, S. und J. Ronchi: Die Perspiration der Kohlensäure beim Menschen. Moleschotts Untersuchungen zur Naturlehre. Bd. 12, H. 1, 1878. Zit. nach Malys Jber. **8**, 328.

GANS, O.: Über die Gewebsatmung in der gesunden und kranken Haut. I. Gewebsatmung und Röntgenwirkung. Dtsch. med. Wschr. 1923, Nr 1, 16. — GERLACH: Müllers Arch. Anat., Physiol. u. wiss. Med. 1851, 431. Zit. nach H. AUBERT. — GESSLER, H.: (a) Über die Gewebsatmung bei der Entzündung. Arch. f. exper. Path. 91, 367 (1921). (b) Über die Gewebsatmung bei der vasomotorischen Reaktion. Ebenda 92, 273 (1922).

KREIDL, A.: Hautatmung. In Physiologie der Haut. MRAČEKs Handbuch der Hautkrankheiten. Bd. 1, S. 179. Wien: Alfred Hölder 1902. — KROGH, A.: (a) On the cutaneous and pulmonary respiration of the frog. Skand. Arch. Physiol. 15, 328 (1903). (b) Some experiments on the cutaneous respiration of vertebrate animals. Ebenda 16, 348 (1904).

MYIAKE, J.: Über die Abgabe von $CO_2$ und Wasserdunst durch die Perspiratio insensibilis bei einigen Dermatosen. Jap. J. of Dermat. 27, 4 (1924).

PLAUT, R. und E. WILLBRAND: Zur Physiologie des Schwitzens. Z. Biol. 74, 191 (1922).

REGNAULT und REISET: Zit. nach KREIDL. — REINHARD, C.: Betrachtungen über die Abgabe von $CO_2$ und Wasserdunst durch die Perspiratio cutanea. Z. Biol. 5, 28 (1869). — RÖHRIG: Dtsch. Klin. 1872, 209. Zit. nach AUBERT.

WILLEBRAND, E. A. v.: Über die Kohlensäure- und Wasserausscheidung durch die Haut des Menschen. Skand. Arch. Physiol. 13, 337 (1902). — WINTERNITZ, R.: Vergleichende Versuche über Abkühlung und Firnissung. Arch. f. exper. Path. 33, 286 (1894). — WOHLGEMUTH, J.: Die Fermente der Haut. V. E. KLOPSTOCK: Atmung und Glykolyse der Haut und ihre Beeinflussung durch Hormone. Biochem. Z. 175, 202 (1926).

ZUELZER, G.: Die Sauerstoffaufnahme durch die Haut. Ein Beitrag zur Lehre von der Hautatmung. Z. klin. Med. 53, 403 (1904).

# Histologische Technik der Haut.

Von

**Hermann Hoepke**-Heidelberg.

Mit 64 Abbildungen.

Die Haut gehört zu den am schwersten zu behandelnden Geweben. Das liegt einmal daran, daß sie aus einer sehr großen Zahl verschiedener Bestandteile besteht, die innig miteinander verflochten sind. Enthält doch selbst das einfachste Stückchen Haut neben einem vielschichtigen, in sich ungleichartigem und verhorntem Epithel kollagene Fasern, elastische Fibrillen und Netze, Drüsen, Fett, Gefäße und fast immer wenigstens Lanugo-Haare. Zum zweiten aber gehören die in der Haut in so großer Zahl und so starker Verflechtung vorkommenden kollagenen Fasern zu den am schwersten schneidbaren Geweben. Da alle unsere Fixierungsmittel die Gewebe verändern, sie quellen oder schrumpfen lassen, und da nicht alle die genannten Bestandteile der Haut sich ein und derselben Fixierungsflüssigkeit gegenüber gleich verhalten, ist mehr als bei jedem anderen Gewebe oder Organ unseres Körpers für den, der einwandfreie Präparate der Haut herstellen will, eine genaue Kenntnis der Gewebsveränderung durch unsere Behandlung von nöten. Wer die Schriften über den Bau der normalen Haut durcharbeitet, wird überrascht sein über die Fülle der gegeneinander stehenden Ansichten. Noch heute stimmen kaum zwei Autoren in ihren Auffassungen über die Basalmembran oder die Epithelfasern überein. Selbst wenn zugegeben werden muß, daß die Haut gewiß kein leicht zu untersuchendes Organ ist, so sind derartige Unstimmigkeiten zum Teil nur dadurch zu erklären, daß die Wirkungen der Fixierungsmittel nicht genügend bekannt waren. Es ist nicht gleichgültig, wie ein Gewebe behandelt wird, und vor allen Dingen nicht ein so ungleichmäßig zusammengesetztes Gewebe wie die Haut.

## I. Die Beobachtung lebenden Gewebes.

Die allererste Voraussetzung für die Beurteilung mikroskopischer Präparate sollte die Kenntnis des lebenden Gewebes sein. Die ist nun nicht ganz leicht zu erlangen, wird aber heute schon viel mehr erstrebt als in früheren Jahren. Es wäre sehr wünschenswert, wenn nach Möglichkeit immer fixiertes Gewebe mit lebensfrischem verglichen würde. Es läßt sich dann am ehesten entscheiden, ob etwa beobachtete Strukturen auch wirklich der lebenden Zelle angehören.

In jüngster Zeit hat besonders Vonwiller versucht, lebende Gewebe in ihrem natürlichen Zusammenhang — nicht im Explantat — bei stärksten Vergrößerungen zu beobachten. Er bediente sich dazu des Opakilluminators mit senkrechter Beleuchtung. Man kann auf diese Weise nicht nur die Oberfläche an sich undurchsichtiger Objekte untersuchen, sondern auch die Anordnung durchsichtiger Teile auf undurchsichtiger Unterlage. An Fischen und Amphibien

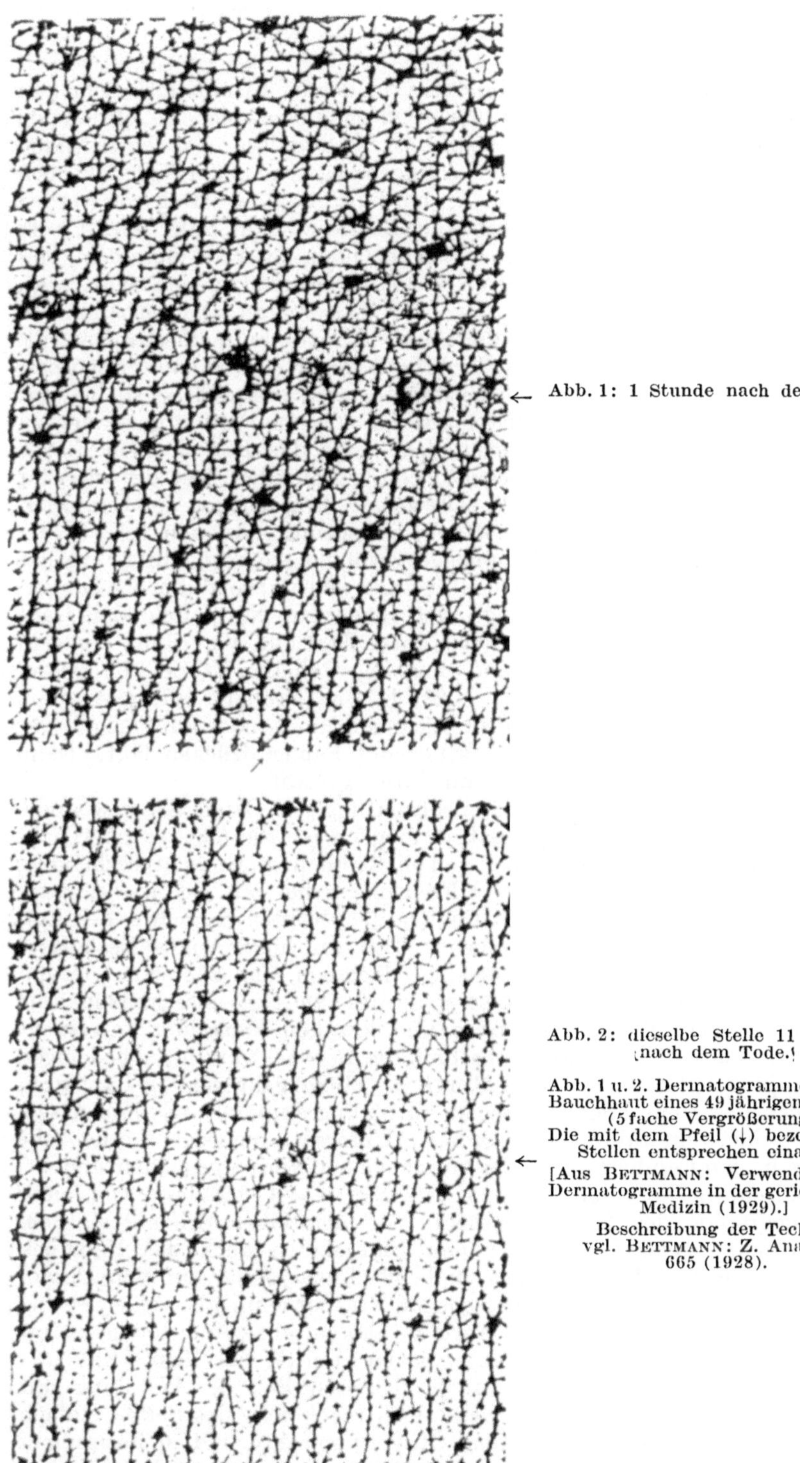

← Abb. 1: 1 Stunde nach dem Tode.

Abb. 2: dieselbe Stelle 11 Stunden
  ₁nach dem Tode.₎

← Abb. 1 u. 2. Dermatogramme von der
Bauchhaut eines 49 jährigen Mannes.
(5 fache Vergrößerung.)
Die mit dem Pfeil (↓) bezeichneten
Stellen entsprechen einander.
[Aus BETTMANN: Verwendung der
Dermatogramme in der gerichtlichen
Medizin (1929).]
Beschreibung der Technik
vgl. BETTMANN: Z. Anat. 85,
665 (1928).

z. B. wirkt die Lederhaut wie ein Reflektor, in dessen Strahlen Einzelheiten der durchsichtigen Epidermis hervortreten. Ob ohne eine solche reflektierende Schicht eine Beobachtung überhaupt möglich ist, steht dahin. Auf den lebenden Menschen haben sich Vonwillers Untersuchungen abgesehen vom Nagelfalz noch nicht erstreckt. Deshalb sei die Methode hier nur kurz erwähnt [1]. Dagegen werden sich voraussichtlich mit dem Verfahren von Ellinger und Hirt (1929) gute Erfolge erzielen lassen. Die Autoren haben lebenden Tieren Fluorescein eingespritzt und im ultravioletten Licht den Kreislauf in einigen Organen beobachtet.

Bettmann (1926—28) hat uns an zahlreichen, klaren Dermatogrammen auf bisher nicht beachtete Feinheiten der Hautoberfläche aufmerksam gemacht. Unterschiede des Alters und der Geschlechter, Eigenarten bestimmter Körpergegenden in gesundem und krankem Zustand treten aufs deutlichste hervor. Besonders wichtig ist es für den Histologen aus solchen Dermatogrammen zu sehen, daß schon wenige Stunden nach dem Tode das Bild der Oberfläche wesentlich verändert ist. Denn sie spiegelt doch nur Veränderungen des unter ihr liegenden Gewebes wieder (Abb. 1 u. 2). Die genaue Betrachtung der Hautoberfläche hat heute wieder große wissenschaftliche Bedeutung gewonnen. Ich will hier nur an die Erforschung des Hautbildes eineiiger Zwillinge erinnern. Bettmann hat jüngst (1928) die Bauchhaut in normalem Zustand und während der Schwangerschaft untersucht und dadurch gezeigt, daß man vom Normalbild der Haut sehr wohl zu einem Verständnis der Striae, ihrer Zahl und Verteilung kommen kann. Für die Deutung von Narben und ähnlichen Gebilden ist viel von diesem Verfahren zu erwarten. E. Fischer (1928) hat ein früheres Verfahren von Schött dahin verbessert, daß er die abzudrückende Hand- oder Fußfläche leicht mit Lanolin einfettet und gegen nicht saugendes Papier drücken läßt. Dann wird das Papier von dieser Seite her mit Eosin gefärbt.

Eine ungeheure Bedeutung hat die Beobachtung der Capillaren gewonnen. Im Jahre 1912 entdeckte Lombard, daß es möglich ist, die feinsten oberflächlichen Blutgefäße zu sehen, wenn man einen Tropfen stark lichtbrechenden, durchsichtigen Öles zwischen Haut und Frontlinse eines Mikroskops bei guter schräger Beleuchtung bringt. Das Öl dringt in die obersten Schichten der Epidermis ein und macht sie durchscheinend. Das Anbringen eines Deckglases zwischen Linse und Öl ist oft von Vorteil. Nachdem man zuerst auf Grund der ausführlichen Arbeiten von Weiss und Müller fast ausschließlich die Capillaren des Nagelwalles bei gesunden und kranken Menschen untersucht hatte, gestattet heute die verbesserte Technik die Beobachtung jeder beliebigen Stelle. In der jüngsten Zeit ist es sogar Bettmann (1926) gelungen, die Capillaren an allen Teilen des menschlichen Körpers zu photographieren. Es haben sich bei den inzwischen sehr zahlreich gewordenen Untersuchungen ganz erhebliche Unterschiede in den Capillarformen der verschiedenen Körpergegenden und bei beiden Geschlechtern herausgestellt, so daß Bettmann geradezu von einer Capillar - Topographie des Körpers spricht. Mit demselben Hilfsmittel, dem Capillar-Mikroskop, gelang es, außer den Blutgefäßen auch das Endstück des Schweißdrüsen-Ausführungsganges zu beobachten. Auch auf den Photographien von Bettmann ist er wenigstens im Str. corneum als weißer Strang zu sehen. So war es möglich, die Gänge zu zählen, ihre Anordnung zu erkennen, Ruhe- und Sekretionszustände zu beobachten (Weiss 1916, Parrisius 1921, Saphier, Schur 1920). War auch über den Bau der Wandung mit dieser Methode nichts zu erfahren, so war doch regelmäßig das Sekret einfach daran zu erkennen, daß es sich mit dem Öl nicht mischte und in Form eines Tropfens im „Sekretbecher" [Jürgensen (1924)] lag. Jürgensens Bestreben war es, „die Ausführungsgänge der Knäueldrüsen durch eine elektiv sich mit

---

[1] Vgl. Vonwiller: Schweiz. med. Wschr. 59 (1929).

dem Sekret verbindende Färbeflüssigkeit möglichst weit nach der Tiefe sichtbar zu machen". Wenn auch dies Vorhaben einstweilen nicht gelungen ist, so war es doch möglich, das Oberflächenbild der Haut in seiner ganzen Plastik sichtbar zu machen und die Vorgänge bei der Schweißabsonderung und eine eigentümliche Farbringbildung gut zu beobachten.

Auf die zu untersuchende Hautstelle werden einige Tropfen Zedernholzöl von dem spez. Gewicht 0,96 (Merck), gebracht. In dieses Öl wird die Farbe eines blauen Hautstiftes Nr. 2277 Faber vermischt, einfach dadurch, daß man mit ihm mehrmals kräftig über die Haut streicht. Die Farbpartikelchen sinken rasch zu Boden, das Gesichtsfeld hellt sich auf. Die Sekretbecher heben sich durch ihre dunklere Färbung deutlich von der Umgebung ab. In ihrem Grunde tauchen bald die Sekretperlen auf. BETTMANN (1926) hat das wohl überall bekannte und gebrauchte MÜLLERsche Capillarmikroskop in sehr zweckmäßiger Weise abgeändert. Er hat an dem Mantel des Mikroskops seitwärts unmittelbar über dem Fuß zwischen Schwalbenschwanznute und Lampenfassung einen Spalt, 20 mm hoch und 5 mm breit anbringen lassen. Dadurch ist ein Wärmeausgleich möglich, so daß die Linse des Mikroskops infolge der Transpiration der Haut nicht beschlägt. Man kann das Mikroskop infolgedessen beliebig lange aufsetzen. Man kann weiterhin alle möglichen Störungen, die sich während der Beobachtung einstellen, beseitigen, ohne das Mikroskop hochzuheben und schließlich kann man experimentelle Reize verschiedener Art setzen unter direkter Kontrolle des Mikroskops.

# II. Untersuchungen frischen, überlebenden Gewebes.

Die Untersuchung fixierter in feinste Schnitte zerlegter und gefärbter Gewebe ist erst in den letzten Jahrzehnten aufgekommen. Wir müssen heute ehrlich gestehen, daß sich zwar mit unseren außerordentlich verfeinerten Hilfsmitteln sehr viele Erfolge haben erzielen lassen, daß aber die Beobachtungen der alten Anatomen an frischem Gewebe noch heute zu Recht bestehen und nur erweitert worden sind. Gegen die einheitliche, ausschließliche Bewertung fixierter und gefärbter Präparate hat man sich deshalb in jüngster Zeit mit Recht immer wieder gewendet. Nicht nur insofern, als man die Betrachtung lebenden und überlebenden Gewebes zum mindesten neben fixierten Präparaten gefordert hat (HERXHEIMER u. a.), sondern auch dadurch, daß so hervorragende Kenner der Technik wie SCHAFFER und TELLYESNICKY (1926) die verändernde Wirkung der Fixiermittel auf die Gewebe erneut betont haben. Auch an frischen Schnitten oder Zupfpräparaten kann man färben und dadurch Einzelheiten gut hervortreten lassen. Und oft ist es empfehlenswerter, Zupfpräparate zu fixieren, zu färben und in Balsam zu bringen, als sich aus dünnen Serienschnitten ein Bild zu rekonstruieren. Für die Beobachtung des Fibrocyten-Netzes und der Capillaren haben v. MÖLLENDORF (1926) und BENNINGHOFF (1926) dies Verfahren wieder bevorzugt (s. S. 503, Abb. 40). Man muß sich natürlich vor starken Zerrungen des Gewebes hüten. Zupfpräparate allein sind ebensowenig ausreichend wie fixierte Präparate allein.

## 1. Abstriche.

Mit einem kleinen Messer streicht man über die frische Schnittfläche eines Gewebes, wobei man möglichst vermeidet, daß Blut in den Abstrich gelangt. Die am Messer festhaftenden Zellen — je weniger, desto besser — bringt man auf ein Tragglas und fügt einen kleinen Tropfen physiologischer Kochsalzlösung zu, so daß beim Auflegen des Deckglases die Flüssigkeit nicht über den Rand hervorquillt und die Zellen mit sich reißt. Zuviel Flüssigkeit saugt man mit Fließpapier ab. Zur Färbung der Kerne kann man dicht neben das Deckglas, das er gerade berühren, nicht bedecken darf, einen Tropfen dünner Methylenblaulösung bringen, der dann von selbst unter das Deckglas gesaugt wird. Wenn man auf der Gegenseite des Deckglases die Kochsalzlösung mit Filtrierpapier absaugt, beschleunigt man das Vordringen der Farbe.

## 2. Das Zerzupfen.

Will man faserhaltiges Gewebe, kollagene und elastische Fasern, Capillaren, Muskeln, Fettgewebe u. a. frisch untersuchen, so zerzupft man ein von vorn-

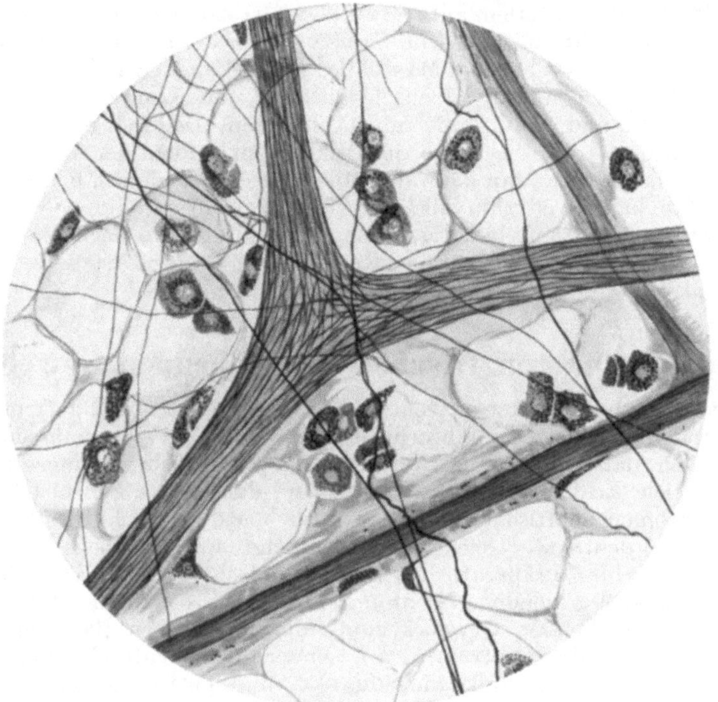

Abb. 3. Zupfpräparat vom Unterhaut-Bindegewebe der Ratte. Fixierung 10 °/₀ Formol 5- Min. Färbung Orceïn. Elastische Fasern und Mastzellen gefärbt. Vergr. 400 ×, auf ²/₃ verkleinert.

herein möglichst kleines Gewebsstück mit 2 einfachen Nadeln ohne Zusatz irgendeiner Flüssigkeit. Man muß es so lange auseinanderziehen, bis ein ganz dünnes Häutchen entstanden ist. Das Gewebe darf niemals eintrocknen. Ehe das geschieht, setzt man einen Tropfen physiologischer Kochsalzlösung zu und bedeckt das Gewebe mit dem Deckglas. Bei starker Abblendung erkennt man deutlich das Epithel und die kollagenen Bündel, während die elastischen Fasern im allgemeinen nur schlecht sichtbar sind. Färbung unter Umständen wie bei 1. Man kann durch Zerzupfen, wenn man es vorsichtig anwendet, ausgezeichnete Präparate bekommen (Abb. 3). In solchem Falle empfiehlt es sich, Dauerpräparate herzustellen (s. S. 386). Auch das *Quetschen* eines Hautstückchens zwischen Tragglas und Deckglas oder zwischen Traggläsern kann uns einen Einblick in den Aufbau des Gewebes verschaffen. Wenn man einem zerzupften Gewebe etwas Lugolsche Lösung zusetzt, treten Einzelheiten ganz gut hervor, wie z. B. die starke Verfilzung der kollagenen

Fasern. Während man durch Zerzupfen und Quetschen das natürliche Gefüge des Gewebes zerstört oder verschiebt, wird der Zusammenhang an dünnen Schnitten erhalten.

## 3. Die Herstellung von Schnitten

ist nicht leicht und will gelernt sein. Denn zur mikroskopischen Untersuchung eignen sich natürlich nur verhältnismäßig dünne Schnitte. Da aber die Haut, zumal wenn es sich um die des Handtellers oder der Fußsohle handelt, ein recht hartes Gewebe ist, so kann man mit dem *Doppelmesser* recht gut Schnitte anfertigen. Es besteht aus zwei, nur durch einen ganz kleinen Spalt getrennten Messern, die man durch eine Schraube einander nähern oder voneinander entfernen kann. Man muß senkrecht auf das Gewebe mit sägender Bewegung einschneiden. Der Schnitt liegt zwischen beiden Messern und muß vorsichtig mit Kochsalzlösung entfernt werden. Das gleiche oder meist noch Besseres erreicht man mit dem *Gefrier-Mikrotom* (s. S. 442). Man läßt ein Stück Haut kurz durchfrieren, schneidet, fängt in Wasser auf und bringt den Schnitt auf das Tragglas. Allerdings zerreißen die Schnitte leicht, kleben fest oder falten sich, so daß es im allgemeinen besser ist, vorher fixierte Schnitte zu schneiden (s. S. 446) Fast ebenso gute Ergebnisse kann man mit dem Rasiermesser erzielen, wozu allerdings die Haut vorher fixiert sein muß. Am vorteilhaftesten ist es, wenn sie längere Zeit vorher in starkem Alkohol gelegen hat. Hat man ein größeres Stück Haut zur Verfügung, so faßt man das möglichst feuchte Stück zwischen Daumen und Zeigefinger der linken Hand. Nachdem man auch das Messer mit dem gleichen Alkohol, in dem die Haut aufbewahrt war, befeuchtet hat, schneidet man so, daß das Messer zuerst die Epidermis trifft. Man darf weder sägen, noch einen Druck ausüben, sondern muß das Messer von links nach rechts durch die Haut ziehen. Viele Schnitte werden zu dick sein, ein großer Teil wird immer brauchbar werden.

Hat man nur ein kleines Stück Haut zur Verfügung, das man nicht zwischen den Fingern halten kann, so muß man es in ein anderes Gewebe einklemmen. Dazu eignet sich am besten Leber, die man vorher auch gründlich gehärtet haben muß. Man spaltet solch Leberstück durch einen Schnitt mit dem Rasiermesser etwa bis zur Hälfte seiner Höhe und klemmt das Hautstück in diesen Spalt hinein. Man drückt nun die beiden Leberhälften zwischen Daumen und Zeigefinger fest gegeneinander und schneidet genau so, wie oben angegeben wurde, Leber und Haut zusammen.

## 4. Reaktionen an frischem Gewebe.

Zerzupftes und gequetschtes Gewebe und ebenso Doppelmesser- oder Gefrierschnitte von frischem Gewebe betrachtet man zunächst immer in physiologischer Kochsalzlösung bei möglichst kleiner Mikroskop-Blende. Dabei treten Einzelheiten noch wenig hervor. Erst nach Zusatz anderer Flüssigkeiten, die bestimmte Eiweiße verändern, gelingt es, sie sichtbar zu machen. Es sind das alles ganz einfache Reaktionen, deren Handhabung gar keine Schwierigkeiten macht. Sie sind aber so wichtig und von so grundlegender Bedeutung, daß sie nie vernachlässigt werden dürften. Mit diesem ganz einfachen Verfahren haben noch RUD. VIRCHOW und seine Zeitgenossen ihre wichtigsten Entdeckungen gemacht. Man verfährt auch hier am besten so, daß man das Gewebe erst in physiologischer Kochsalzlösung bei starker Abblendung ansieht und dann von der Seite her andere Flüssigkeiten unter das Deckglas eindringen läßt. An der entgegengesetzten Seite saugt man mit Fließpapier die Kochsalzlösung ab. Es handelt sich um folgende Flüssigkeiten:

1. *1% Essigsäure.* Das Cytoplasma wird so gut wie gar nicht gefällt, einzelne in ihm enthaltene Eiweiße quellen, andere werden gelöst. Dadurch wird es heller, durchsichtiger, tritt also weniger hervor. Dagegen werden Eiweißstoffe im Kern gefällt, der Kern schrumpft etwas und wird dadurch besser sichtbar. Die kollagenen Fasern quellen und werden infolgedessen durchsichtiger, bis sie schließlich kaum noch zu sehen sind. Die elastischen Fibrillen und Netze aber, die von der Säure gar nicht angegriffen werden, heben sich nun deutlich ab. Fett wird nicht verändert, auch Bakterien nicht. Man kann der Essigsäure etwas Methylgrün oder Fuchsin zusetzen, damit die Kerne gleichzeitig gefärbt werden.

2. *1—3% Kalilauge.* Ihre Wirkung beruht darauf, daß sie die kollagenen Fasern fast ganz zerstört, während elastische Fibrillen und Netze, Fett, Pigment, Kalk, Amyloid und Bakterien unverändert erhalten bleiben. Leichte Erwärmung ist gut.

3. *Glykogen* färbt sich, vorausgesetzt, daß der Schnitt vorher nicht mit Wasser in Berührung gekommen ist, mit Lugolscher Lösung (1 Teil Jod, 2 Teile Jodkali, 300 Teile Aq. dest.). Setzt man Speichel hinzu, so löst sich das Glykogen. Die Jodreaktion des Glykogens wird nach Mann abgeändert in

> stärker braun durch Zinksulfat-Lösung und Alaunlösung,
> sehr dunkelbraun durch Kochsalzlösung,
> violett durch Natrium aceticum-Lösung.

4. *Amyloid* wird durch Lugolsche Lösung mahagonibraun gefärbt, aber auch Glykogen und Eleidin. Die Jodschwefelreaktion ist positiv.

5. *Fett* färbt sich mit 2—5% Osmiumsäure schwarz oder mit Scharlach R und Sudan III rot (Herstellung s. S. 517 [130][1]). Man kann es aber am allereinfachsten daran erkennen, daß es bei vollständiger Abblendung matt weiß aufleuchtet. Cholesterinester und Cholesterin-Fettsäure-Gemische zeigen Doppelbrechung, die bei leichter Erwärmung verloren geht, nach Abkühlung aber wieder auftritt. Bleibt bei Erwärmung die Doppelbrechung bestehen, hat man Cerebroside und Cephalin-Cholesteringemische vor sich. Neutralfette und Fettsäuren brechen das Licht nicht doppelt. Bei Seifen ist Doppelbrechung fraglich.

6. *Markscheiden* färben sich mit den gleichen Mitteln wie Fett.

7. *Kalk* tritt immer in Form von Körnern auf, die bei auffallendem Lichte stark glänzen, bei durchfallendem Lichte ganz dunkel erscheinen. $1^1/_2$—3% Schwefelsäure löst Kalk auf, wobei sich die bekannten Gipskrystalle bilden. Da Gips sich aber in Wasser löst, empfiehlt es sich, den Schnitt in 40% Alkohol, der Gips nicht löst, zu untersuchen und dann erst Schwefelsäure zuzusetzen. Durch Weiterbehandlung mit Bleiacetat und Schwefelammonium wird Gips in schwarzes Bleisulfid übergeführt [Macallum (1912)]. Man kann schließlich den Kalk in 3—5% Salzsäure auflösen und gleichzeitig Oxalsäure zusetzen, oder oxalsaures Ammonium. Von diesem letzteren rät allerdings Freudenberg ab (1926). Dann bilden sich Krystalle von oxalsaurem Kalk. Fettsaurer Kalk löst sich nicht in Salzsäure, oder erst dann, wenn man ihr Alkoholäther zufügt.

3—5% Salzsäure löst kohlensauren Kalk, wobei $CO_2$ in Form von Gasbläschen sichtbar wird. Handelt es sich um phosphorsauren Kalk, so erfolgt die Auflösung ohne Bläschenbildung.

8. *Kalium* wird durch Kobalt- und Natriumhexanitrit kenntlich gemacht [Macallum (1912)].

9. *Jod* färbt sich mit Stärkekleister oder Salpetersäure blau.

10. Die verhornenden Teile der Epidermis färben sich mit Tyrosin rot [Unna (1909)].

---

[1] Die Zahlen in den eckigen Klammern verweisen auf die am Rande des Textes angegebenen Nummern.

## 5. Das Färben frischer Präparate (supravitale Färbung).

Wenn man ganz frische Haut — z. B. von einer abgenommenen Extremität, von einer Operation her oder von einem eben getöteten Tier — zur Verfügung hat, kann man daran Färbungen vornehmen: Supravitale Färbungen. Man kann auf diese Weise bestimmte Teile des Gewebes deutlich hervorheben. Diese Färbungen sind möglich:

*I. an Doppelmesser- oder Gefrierschnitten oder an frisch zerzupftem Gewebe.* Die besten Erfolge hat man mit Methylenblau erzielt, das Nerven und ihre Endigung prachtvoll darstellt. Das Verfahren wird auf S. 523 besprochen.

Die *Kerne* färben sich mit Fuchsin, Methylenblau und Methylengrün in starker Verdünnung, 1:1000 oder dünner. Methylenblau färbt auch alle nicht abschuppenden Zellen der Epithelien [VONWILLER (1923)].

*Plastosomen* in Fibroblasten und Histiocyten färben sich mit Janusgrün 1:5000 nach 20—30 Minuten.

*Mastzellengranula* färben sich mit Neutralrot, in physiologischer Kochsalzlösung 1:1000 gelöst. Die Fibrocyten lassen sich mit Neutralrot nicht färben, oder enthalten wenigstens nur ganz wenige rote Körner oder Vakuolen [MAXIMOW (1906)]. Das Vakuom der Fibrocyten färbt sich aber supravital mit Neutralrot. Auch an den Histiocyten lassen sich mit Neutralrot in gleicher Verdünnung körnige oder vakuoläre Einschlüsse darstellen.

*II. An größeren Gewebsstücken:* Spritzt man z. B. in das Corium eines eben amputierten Gliedes mit der Rekordspritze etwas physiologische Kochsalzlösung, die mit Neutralrot gesättigt ist, so kann man an kleinen, mit der Schere herausgenommenen Stücken feststellen, daß Kerne und Mastzellengranula die Farbe angenommen haben. (v. GAZA und SCHÄFER 1924.) Oder man kann subcutanes Gewebe frisch getöteten Tieren oder sich selbst entnehmen und einige Zeit in frisch bereitete RINGER-LOCKE-Lösung mit Zusatz von Trypanblau bringen. Solches Gewebe fixiert LEPPER (1925) mit HELLYscher Flüssigkeit, die Trypanblau gut erhält, und färbt mit Azur-Eosin (S. 535 [181]), Fuchsin oder Alauncarmin (S. 479 [9]) nach.

PETROFF (1923) spritzte subcutan oder intravenös Trypanblau oder Lithiumcarmin in 0,5% Lösung. Die elastischen Fasern der Gefäßwand färbten sich diffus.

v. GAZA (1924) hat seine Untersuchungen an Wunden, die durch Absetzung von Gliedmassen entstanden oder deren Granulationen zu Transplantationen abgekratzt wurden, vorgenommen. Er injiziert 1 ccm Lithioncarmin (nach der Vorschrift KIYONOS) mit feiner Kanüle unter sanftem Druck einmal ins Granulationsgewebe (in einigen Fällen nochmals). Die Injektion ist schmerzlos, die Heilung nicht verzögert. Da Lithioncarmin gelegentlich das Gewebe schädigt, hat er neuerdings verdünnte Lösungen davon benutzt. Auch Trypanblau hat er mit gutem Erfolg verwendet, ebenso kolloidale Metalle, z. B. Silber.

Alle anderen Versuche, den Farbstoff ins Gewebe zu bringen, z. B. das Bestreuen der Wunde mit Farbstoff, schlugen fehl. Auch das von VOGT mit so großem Erfolg bei Embryonen angewandte Verfahren, mit Farbstoff durchtränkte Agarstückchen auf die Wunde zu bringen, führte zu keinem Erfolg. Wenn die Farbstoffe einmal in den Zellen gespeichert sind, halten sie sich sehr lange darin. Nachfärbung mit Methylenblau oder Hämalaun.

Diffusfärbung trat da ein, wo das Gewebe durch die unphysiologische Lösung oder durch die Injektion irgendwie geschädigt war. So wurden durch Lithioncarmin kollagene Fasern, Gefäßwände und deren Wandzellen diffus rosa, durch Silber gelblich bis dunkelbraun gefärbt.

Es speichern den Farbstoff die Adventitiazellen, die „jungen sternförmigen und spindelförmigen Zellen" und die Histiocyten (Macrophagen, Klasmatocyten).

Es speichern nicht: Endothelzellen, polynucleäre Leukocyten, Lymphocyten und Plasmazellen.

In den polynucleären Leukocyten findet man nur an den ersten 2 Tagen einige Farbstoff- oder Metallteilchen.

*III.* Spirochäten[1] färben sich supravital mit Viktoriablau B (Kahlbaum) oder Viktoriablau 4 R (Bayer). [Gutstein, Neisser und Dhar (1927).]

Dünne Schnitte oder Zupfpräparate solchen supravitalen Gewebes fixiert v. Möllendorf in $20\%$ Formol und bettet rasch in Celloidin-Cedernöl-Paraffin ein. Maximow[2] empfiehlt Zenkersche Flüssigkeit, der vor Gebrauch 10 ccm Formol (und auch noch 10 ccm einer $2\%$ Osmiumsäure) zugesetzt werden. Die Schnitte werden, wenn nicht ungefärbt untersucht, mit Bismarckbraun ($1\%$ wässerig), van Gieson (S. 487 [37]), Eosin-Phosphormolybdänsäure-Methylblau gefärbt. Glykogen wurde mit Bestschem Carmin (S. 552 [220]) nachgewiesen. An Gefrierschnitten wird Fett mit Sudan nachgewiesen (S. 517 [130]). Für Bindegewebe eignet sich gut die Pappenheim-Kardossche Färbung (Eisler 1926). Man färbt möglichst schwach, damit die vital gefärbten Granula besser hervortreten.

## 6. Das Einschließen frischer Präparate.

Hat man sich gute, frische Präparate hergestellt, so kann man sie auch in bestimmten Flüssigkeiten dauernd aufbewahren, ohne daß man sie durch viele Alkohole und Xylol bis in Balsam bringt. Fette z. B. und andere Stoffe würden diese Behandlung auch gar nicht vertragen. Man muß dann dafür Sorge tragen, daß ein Mittel zum Einschließen verwendet wird, das Zersetzungen im Gewebe verhindert und gleichzeitig eine geeignete Lichtbrechung hat. Diese Bedingung erfüllt das Glycerin, das eine etwas geringere Lichtbrechungszahl hat, als Kanadabalsam (n D = 1,456), was aber gerade für die Beobachtung ungefärbter Präparate von Vorteil ist. Durch Umranden schützt man das Glycerin vor Verdunstung (s. S. 387)[3].

Das Zupf- oder Schnittpräparat wird nach der Beobachtung in physiologischer Kochsalzlösung gut gerade gestreckt. Mit Fließpapier wird möglichst vollständig die Flüssigkeit abgesaugt.

1. Ein kleines Tröpfchen *Glycerin* bringt man auf das Präparat, das man dabei nicht berühren darf, ein anderes Tröpfchen auf das Deckglas. Man vermeidet so am besten das Auftreten von Luftblasen. Das Glycerin darf nicht über den Rand des Deckglases hervortreten, sonst haftet die Umrandung nicht. Es verdunstet, wenn auch erst nach langer Zeit, wenn man das Deckglas nicht umrandet. Aber man soll Glycerinpräparate 6—8 Wochen erst liegen lassen, ehe man sie umrandet. Erst nach dieser Zeit ist das in ihm enthaltene Wasser verdunstet. Deshalb ist es oft einfacher und billiger, das Präparat in Gummi arabicum, Mucilago Gummi arabicum, Fischleim oder auch Syndeticon einzuschließen.

2. Statt Glycerin kann man *Glyceringelatine* verwenden. 7 g Gelatine werden 2 Stunden lang in 42 ccm Aqu. dest. eingeweicht. Dann werden 50 g Glycerin und 1 g konz. Carbolsäure zugesetzt, 10—15 Minuten umgerührt und erwärmt. Nachdem die Masse durch den Heißwassertrichter filtriert ist, läßt man abkühlen. Vor Gebrauch erwärmt man die Glyceringelatine, bis sie gerade geschmolzen ist und bringt wieder ein Tröpfchen auf das Präparat, eines auf das Deckglas. Man muß schnell arbeiten, damit die Flüssigleit nicht erstarrt, andererseits darf man das Deckglas nicht zu heftig auflegen, weil sich sonst leicht das Gewebe verzerrt. Noch einfacher ist es, ein Bröckchen der erstarrten Glyceringelatine

---

[1] Am besten erkennt man Spirochäten im Dunkelfeld.

[2] Maximow: Z. Mikrosk. **16** (1909).

[3] Zum schnellen Einschließen genügen auch Gummi arabicum, Fischleim und Syndeticon.

auf dem Deckglas über der Spiritusflamme zu verflüssigen. Man dreht um und legt auf. Die Glyceringelatine wird schnell fest.

3. Der *Gelatinebalsam* (HERINGA und TEN BERGE) leistet gleich gute Dienste. Im Wasssserbad werden bei 55⁰ in 15 ccm Aq. dest. 26 g krystall. Lävulose gelöst. Ist abgekühlt, so setzt man 1,125 g Gelatine zu und läßt quellen. Einbettungs- sowie Aufklebegelatine nach HERINGA kann man von Dr. HOLBORN-Leipzig beziehen. Es wird erneut auf 50⁰ erwärmt. Der gelösten Gelatine setzt man 0,075 g Kalialaun zu und filtriert. Diese Masse kann vorrätig gehalten werden. Vor dem Gebrqauch werden 1,25 ccm dieser festweichen Masse bei 37⁰ verflüssigt und mit 2 Tropfen unverdünntem Formalin versetzt. Diese Mischung (der Gelatinebalsam) darf nicht abkühlen, sonst ist sie kaum wieder zu verflüssigen. Man bewahrt sie am besten in fest verschlossenem Glase im Brutschrank auf. Brechungszahl bei 15⁰ 1,464.

Da in Glycerin die meisten Farben rasch verblassen, hat man für gefärbte, frische Präparate noch andere Einschlußmittel empfohlen.

4. Amyloid-haltige Gewebe schließt man am besten in Lävulose ein. 30 g Fruchtzucker werden mit 20 ccm Wasser angerührt und bei 37⁰ 24 Stunden im Brutofen gelassen. Der dickflüssige Syrup greift allerdings Hämatoxylin- färbungen an. Anilinfarben aber halten sich

5. APATHI empfiehlt einen Gummisirup aus

> 50 g reinem Gummi arabicum,
> 50 g Rohrzucker,
> 50 ccm Aq. dest.
> 1 ccm Formol,

auf dem Wasserbad gemischt. Brechungszahl 1,524. Hämatoxylin wird angegriffen. Anilinfarben halten sich auch gut in Kalium aceticum.

6.

> Kal. acet.,
> Methylalkohol und
> Wasser

werden zu gleichen Teilen gemischt. Brechungszahl 1,370.

## 7. Das Umranden der Präparate.

Alle in Glycerin eingeschlossenen Präparate müssen umrandet werden, weil sonst das Glycerin, wenn auch nur sehr langsam, verdunstet. Die Umrandung haftet am Glase nur, wenn es zuvor ganz trocken war. Überfließende Flüssig- keit saugt man entweder mit Fließpapier ab oder man versetzt sie mit etwas Bleiglätte, die mit dem Messer abgekratzt werden kann, sobald sie sich mit dem Glycerin zu einer kittähnlichen Masse verbunden hat[1]. Es sind folgende Ver- fahren zur Umrandung empfohlen worden.

1. Möglichst heißes Bienenwachs wird mit einem Pinsel in einer Breite von 3—5 mm rings um das Deckglas aufgetragen. Ist es erstarrt, wird es noch mit einer dicken Lösung von Kanadabalsam in Terpentinöl überzogen. Auch mit dieser letzteren Masse allein kann man umranden.

2. Man zündet eine dünne Wachskerze an, bläst sie sofort wieder aus und führt mit dem Docht, an dem das heiße Wachs herunterläuft, rings um das Deck- glas herum. Auch hier kann man mit Terpentin-Kanadabalsam überziehen.

3. Im Bunsenbrenner wird der Boden eines Reagensglases mit einer Strick- nadel von innen her etwas vorgetrieben und durchstoßen, so daß die Öffnung 1 mm weit ist. In das Reagensglas füllt man Paraffin oder eine Mischung von trockenem Kanadabalsam und Paraffin von 60⁰ Schmelzpunkt (nach Apathy).

---

[1] Das gelingt nicht immer leicht und sauber. NEUMANN und HUEBER (1927) schlagen dafür Tragacantha pulv. vor. Es bildet sich ein halbweicher Kitt, der nach einigen Tagen mit dem Messer gerade geschnitten wird; dann Umrandung mit Wachs.

Vor Gebrauch erwärmt man und umfährt mit dem Schnabel das Präparat [Kovacs (1925)].

4. Der Kröningsche Lack besteht aus 2 Teilen Wachs, dem in geschmolzenem Zustande 7—9 Teile Kolophonium stückweise unter Umrühren zugesetzt werden. Es wird durch Gaze filtriert (feuergefährlich).

Als Firnis kann man neben dem in Terpentinöl gelösten Kanadabalsam auch Bernsteinasphalt oder Maskenlack benutzen. Sie stehen den erstgenannten aber an Güte nach (Romeis, Migula).

5. Romeis (1926) empfiehlt eine Mischung aus

     gelbem Bienenwachs       2 Teile
     Paraffin (Schmelzpunkt 56°)  1  „
     Kanadabalsam            1  „

Das Gemisch wird in einem kleinen Porzellantiegel bis zum Aufsteigen von Dämpfen erhitzt und dann mit einem Borstenpinsel aufgetragen. Schließlich hat Kovacs (1922) eine kleine Eprouvette hergestellt, die mit einer Einschließmasse gefüllt wird. Mit ihr kann man dank einer kleinen seitlichen Öffnung Deckgläser bequem umranden.

6. Migula (1927) empfiehlt als besten Lack, japanischen Mikroskopierlack (Firma Max Troglowitz in Eisenach). An der Luft erhärtet, ist er unlöslich in allen in Betracht kommenden Lösungsmitteln.

## 8. Die Untersuchung im hängenden Tropfen.

Das Verfahren hat insofern einen verhältnismäßig geringen Wert, als man nur sehr kleine Gewebsstücke untersuchen kann. Den Nachteil, daß der

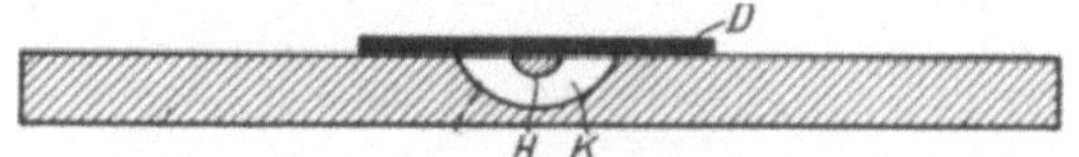


Abb. 4. Feuchte Kammer von R. Koch. (Aus Enzyklopädie der mikrosk. Technik II. 1926.)
D Deckglas. H hängendre Tropfen. K Kammer.

Tropfen rasch verdunsten könnte, hat man durch Herstellung der „feuchten Kammer" aufgehoben. Da aber dieser kein frischer Sauerstoff zugeführt werden kann, verändert sich das Gewebe doch rasch und es empfiehlt sich daher auf alle Fälle, so schnell wie möglich zu untersuchen. Gegen die Abkühlung hat man geeignete Maßnahmen getroffen (s. u.). Das Gewebe bringt man in einen Tropfen Kochsalzlösung oder Serum.

Wohl die einfachste „feuchte Kammer" ist von Strassburger angegeben worden.

Aus gewöhnlicher Pappe wird ein Ring geschnitten, der kleiner als das Deckglas sein muß. Er wird so lange in Wasser gelegt, bis er sich ganz vollgesaugt hat. Dann wird er auf das Tragglas gedrückt und über seinen Ausschnitt kommt das Deckglas zu liegen, an dessen dem Auge zugekehrter Seite der Tropfen hängt. Man kann von Zeit zu Zeit einige Tropfen Wasser auf den Pappring bringen.

Ähnlich ist die Kammer von Stricker. Auf ein Tragglas wird ein Ring von Glaserkitt angebracht, auf den das Deckglas mit dem hängenden Tropfen gelegt wird. Auf den Boden der Kammer kommt ein Tropfen Wasser.

Die feuchte Kammer von Thanhoffer besteht aus einem Tragglas, in dessen Oberfläche sich eine Rinne befindet. Das von ihr begrenzte Feld ist etwas niedriger als die Oberfläche des übrigen Objektträgers und leicht eingedellt. In diese Delle kommt das zu untersuchende Gewebe, in die Rinne die Flüssigkeit.

Die gebräuchlichste Kammer stammt von ROBERT KOCH (Abb. 4). Ein Tragglas enthält eine sphärische Aushöhlung von 14 mm Durchmesser und 1,5 mm Tiefe. Über diese Mulde wird das Tragglas mit dem hängenden Tropfen gelegt.

Es gibt eine sehr viel größere Anzahl von Modellen, als hier angeführt wurden. Das Wesentliche ist aus den hier beschriebenen Modellen leicht zu ersehen. Ich verweise auf den Beitrag von MÜLLER in der Enzyklopädie der mikroskopischen Technik, Bd. II, 1926: Lebendes und überlebendes Objekt, S. 1254—1282.

Um frisch entnommenes Gewebe bei Körperwärme längere Zeit beobachten zu können, hat man heizbare Objekttische konstruiert: das einfachste Modell stammt von MAX SCHULTZE. Es besteht aus einer U-förmig gebogenen Metallplatte, deren Mittelteil mit 2 Holzplatten auf dem Mikroskoptisch liegt. In seiner Mitte über dem Kondensor ist eine Öffnung, dicht daneben ein Thermometer angebracht. Unter jeden der beiden, etwa 20 cm langen Arme wird eine Spiritusflamme gesetzt. Die Länge der Arme ist so berechnet, daß in der Mitte des Tisches 35—40⁰ C Wärme herrschen. Natürlich bleibt die Wärme nicht dauernd die gleiche, zumal die Temperatur des Präparates auch von der des Objektivs beeinflußt wird. Deshalb ist man sehr bald dazu übergegangen, das Präparat in Kästen zu bringen, die durch fließendes Wasser erwärmt werden. Auch dadurch wurden aber nicht alle Nachteile beseitigt. So schloß man denn schließlich das ganze Mikroskop mitsamt dem Präparate in Wärmeschränke ein, die nur den Tubus des Mikroskops und die Schrauben freiließen. Trotzdem auf diese Weise die Wärme in gleicher Höhe gehalten werden kann, haften dem Apparate doch wesentlich mehr Nachteile an, als dem heizbaren Objekttisch. Denn hier stehen der bequemen Handhabung des Beleuchtungsspiegels, der Anbringung eines Zeichenapparates und der Bewegung des Objektträgers auf dem Tisch des Mikroskopes keinerlei Hindernisse im Wege. Der Firma E. Leitz verdanken wir einen neuen, sich automatisch einstellenden elektrischen Heiztisch, den W. J. SCHMIDT (1923) geprüft und warm empfohlen hat. Die größte Schwankung der Temperatur betrug, abgesehen von den Schwankungen beim Einstellen in der ersten halben Stunde, nur 1,2⁰ C.

Durch 2 kräftige Klemmen (Abb. 5), die in die Löcher des Mikroskoptisches eingesetzt werden, wird ein Gehäuse von 18 mm Höhe und 75 mm Durchmesser mit 2 seitlichen Ansätzen federnd gegen den Mikroskoptisch gedrückt. Zwischen Heiztisch und Objekttisch bleibt ein schmaler Spalt bestehen. Im Gehäuse befinden sich Heizeinrichtung, Kondensor und die Wärme aufnehmenden Abschnitte der beiden Thermometer.

Das Anbringen des Kondensors im Gehäuse war deshalb notwendig, weil sonst das Präparat der Wirkung des gewöhnlichen Kondensors entzogen worden wäre. Er kann also jetzt herausgenommen werden. Der Heizkörper besteht aus einer ringförmigen Heizspirale, an deren Enden die Zuführungsdrähte befestigt werden. Innerhalb des Heizkörpers liegt der spiralig gebogene, blind endigende Abschnitt des Regulierthermometers, dessen äußerer, sichtbarer Teil in die Form eines doppelten Knies gebogen ist und sich dann senkrecht erhebt. Das äußere Knie ist mit Quecksilber angefüllt. Das Regulier-Thermometer ist durch zwei mit Glasperlen versehene Drähte, die von den Kontakten für die Heizspirale herkommen, in Nebenschluß gebracht. Einer der Drähte führt zum Quecksilber, der andere in eine Schiebhülse am Steigrohr, an der sich im Innern ein Kontaktdraht mit Platinspitze befindet.

Auf dem Gehäuse wird schließlich ein runder Aufsatz von 40 mm Durchmesser und 10 mm Höhe angebracht. Eine Öffnung von 20 mm Durchmesser gestattet den Einblick auf das Präparat, das von der Seite her eingeschoben wird und durch Klemmen befestigt werden kann. In diesem Aufsatz liegt das gleichfalls gebogene Ende des schräg aufsteigenden Ablese-Thermometers. Schaltet

man nun den Strom ein — Gleich- oder Wechselstrom von 110 oder 220 Volt,
der quer durch den Widerstand geht — so erwärmt sich die Heizspirale und die
Luft, die sich im blinden Ende des Regulierthermometers befindet. Dadurch
steigt schließlich das Quecksilber im äußeren Knie. Sowie die gewünschte
Temperatur erreicht ist, was man am Ablesethermometer erkennt, senkt man die
Schiebhülse so weit, daß die Platinspitze gerade das Quecksilber berührt. Dann
nimmt der Strom den bequemen Weg durch das Quecksilber des Regulierthermometers, die Heizspirale kühlt sich ab und das Quecksilber sinkt. Dadurch wird
der Kontakt unterbrochen, der Strom geht wieder durch die Heizspirale und
sofort. Es ist leicht möglich, die Temperatur bei geheiztem Tisch abzuändern. Will
man sie steigern, so hebt man den Kontaktdraht, bis die gewünschten Grade

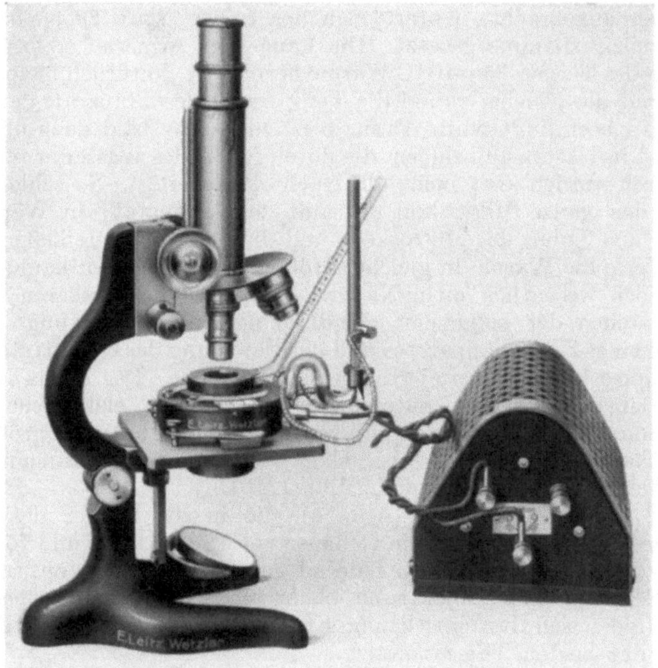

Abb. 5. Heizbarer Objekttisch nach W. J. Schmidt.
(Aus Enzyklopädie der mikrosk. Technik, Bd. II. 1926.)

am Thermometer abgelesen werden können, will man sie senken, muß man zuvor durch Ausschaltung des Stromes die Temperatur entsprechend senken.

Auf der Oberfläche des Quecksilbers bilden sich bei häufigem Gebrauch
Schlacken, die man dadurch beseitigt, daß man es aus einer tubulierten Flasche
durch eine mit Salpetersäure (spez. Gew. 1,1) gefüllte Röhre fließen läßt (vgl.
die Arbeit von W. J. Schmidt 1924).

Beim Arbeiten muß man darauf achten, daß der Widerstand so weit vom
Präparat entfernt steht, daß er durch seine Erwärmung dessen Temperatur
nicht beeinflußt.

Es wurde hier absichtlich auf eine Beschreibung aller Apparate verzichtet,
die bei Müller (l. c.) eingehend beschrieben sind.

Die Flüssigkeit, in der am häufigsten untersucht wird, ist die physiologische,
isotonische Kochsalzlösung (0,9% für Warmblüter). In ihr verändern sich die

Gewebe am wenigsten. Es ist vorgeschlagen worden, 9 Teilen der Lösung 1 Teil Hühnereiweiß zuzusetzen (HERXHEIMER).

Ebenso gut, wenn nicht besser, ist die RINGERsche (LOCKEsche) Lösung. Sie muß allerdings immer frisch bereitet werden. Sie besteht aus

$$
\begin{array}{ll}
\text{Na Cl} & 0,9 \text{ g} \\
\text{Ca Cl}_2 & 0,02 \text{ g} \\
\text{K Cl} & 0,02 \text{ g} \\
\text{Na}_2 \text{HCO}_3 & 0,01-0,02 \text{ g} \\
\text{Aq. dest.} & 100 \text{ ccm.}
\end{array}
$$

$CaCl_2$ darf erst zugesetzt werden, wenn sich die anderen Salze gelöst haben. Es fällt sonst als unlösliches Calciumcarbonat aus. Auch darf man die Lösung nicht kochen, damit nicht $CO_2$ frei wird und Calciumcarbonat ausfällt. LEWIS setzt noch $0,001-0,25^0/_0$ Dextrose zu.

Die von STRAUB empfohlene Normosal-Lösung hat dieselbe Zusammensetzung wie die RINGERsche Lösung, wird aber in Form eines Salzgemisches geliefert (Sächsische Serumwerke Dresden). Man kocht dest. Wasser ab, läßt es bis auf Körperwärme wieder abkühlen und löst darin den Inhalt einer Ampulle auf und schüttelt bis zur Lösung um. Erwärmung über $50^0$ ist schädlich. Nach ROSTOCK (zit. nach ROMEIS) halten sich in Normosal eingelegte Organstücke mehrere Stunden länger am Leben als in physiologischer Kochsalzlösung.

TYRODE-Lösung enthält:

$$
\begin{array}{ll}
\text{Chlornatrium} & 0,8 \text{ g} \\
\text{Kaliumchlorid} & 0,02 \text{ g} \\
\text{Calciumchlorid} & 0,02 \text{ g} \\
\text{Magnesiumchlorid} & 0,01 \text{ g} \\
\text{Mononatrium phosphat} & 0,005 \text{ g} \\
\text{Natriumbicarbonat} & 0,1 \text{ g} \\
\text{Traubenzucker} & 0,1 \text{ g} \\
\text{Aq. dest.} & 100 \text{ ccm.}
\end{array}
$$

Die KRONECKERsche Flüssigkeit enthält:

$$
\begin{array}{ll}
\text{Chlornatrium} & 6,0 \text{ g} \\
\text{Natriumcarbonat} & 0,06 \text{ g} \\
\text{Aq. dest.} & 1000 \text{ ccm.}
\end{array}
$$

Neuerdings hat DE MOULIN (1917, 24, 25) die Untersuchung in diesen Flüssigkeiten ganz abgelehnt. Er verlangt von einem Mittel, in dem lebende Zellen untersucht werden sollen, daß es klar und durchsichtig, chemisch indifferent und isotonisch für die Eiweißstoffe ist. Es muß gleichen osmotischen Druck, gleiche Oberflächenspannung, gleiche Viscosität und Temperatur wie das Gewebe haben. Es darf ferner keine Veränderung des Dispersitätsgrades und keine Phasentrennung der Kolloide in den Zellen zulassen. Fast gegen alle diese Punkte verstößt die physiologische Kochsalzlösung. In einer Auflösuung von reiner Gelatine im Glaskörper des Pferdeauges glaubt DE MOULIN die Mischung gefunden zu haben, die alle diese Bedingungen erfüllt, Ohne an dieser Stelle auf eine Kritik einzugehen, sei erwähnt, daß DE MOULIN auf diese Weise die „Mikrohomogenität auch der menschlichen Hautzellen festgestellt zu haben glaubt: das Stratum granulosum ist homogen, Zellzwischenräume gibt es nicht, die Epithelfasern entstehen erst postmortal.

Der richtige Kern dieser Untersuchungen ist der, daß Körperflüssigkeit in jedem Falle geeigneter ist, als eine indifferente Salzlösung. Deshalb ist Blutserum, Augenkammerwasser und Amnionflüssigkeit vorzuziehen. Blutserum wird aus dem Herzen, das man mit einem Scherenschlag eröffnet, mit einer Rekordspritze aufgesaugt und zentrifugiert.

Sehr viel gebraucht wird heute das *Jodserum* (M. SCHULTZE). Ganz frische, dem trächtigen Uterus von Kuh oder Schaf oder wenigstens einem Säugetier entnommene Amnionflüssigkeit wird mit reinem krystall. Jod gesättigt.

## 9. Die Maceration.

Bei einem vielschichtigen Epithel, wie wir es in der Epidermis vor uns haben, bei einem so festen Zellverband wie dem des Nagels und dem der Haare, kann man über die Gestalt der einzelnen Zellen verhältnismäßig wenig aussagen, wenn man nur Schnitte zur Verfügung hat. Auch über den Zusammenhang zwischen Epidermis und Corium, das unendlich vielgestaltige Ineinandergreifen von Cristae und Papillen bekommt man kein richtiges Bild. Auch die oben geschilderten Verfahren des Zerzupfens usw. versagen hier so gut wie ganz. In solchen Fällen, wo es darauf ankommt, die Gestalt jeder einzelnen Zelle und die Art ihres Zusammenhanges mit denNachbarzellen kennenzulernen, wendet man die Maceration, die Lockerung des Gewebes an. Wodurch im einzelnen Falle die Trennung der Zellen erreicht wird, ist nicht ganz sicher; man nimmt im allgemeinen an, daß Grund- oder Kittsubstanzen aufgelöst oder wenigstens gelockert werden. An der Haut kommt die Maceration im allgemeinen nur für die Epidermis, für Haare und Nägel in Betracht. Der Aufbau des Coriums läßt sich besser an zerzupftem Gewebe, das man mit Zusatzflüssigkeit behandelt, erkennen. Die kollagenen Fasern sind sehr widerstandsfähig gegen Maceration, die elastischen nicht [Schaffer (1912)].

Bei der Maceration muß man einige wichtige Regeln beobachten:

1. Darf man nur so viele Flüssigkeit nehmen, daß das Gewebe gerade bedeckt ist, also kaum mehr als das Doppelte des Volumens des zu macerierenden Stückes. (Es gibt nur ganz wenige Ausnahmen.) Andernfalls maceriert die Flüssigkeit nicht, sondern fixiert.

2. Man soll nur lebensfrisches oder jedenfalls einigermaßen frisches Gewebe verwenden.

3. Wärme nicht über $40^{0}$ beschleunigt den Vorgang.

4. Man darf die Flüssigkeit nie wechseln, es sei denn, daß Fäulnis eintritt.

Es ist natürlich nicht möglich, auf diese Weise Zellen zu erhalten, deren Cytoplasma und Kern auch nur ein annähernd genaues Bild der lebenden Zelle böten. Die Form aber bleibt, wenn man nur die richtigen Mittel anwendet, durchaus gewahrt. Es ist schlechterdings unmöglich, aus der ungeheuren Menge von Macerationsflüssigkeiten alle in Betracht kommenden zu nennen. Spalteholz führt allein 58 an (Enzyklopädie Bd. II, 1926).

### Trennung von Epidermis und Corium.

1. Legt man ein Stück Haut — am besten Sohlenhaut — in $^{1}/_{4}\,^{0}/_{0}$—$^{1}/_{3}\,^{0}/_{0}$ Essigsäure (Loewy und Philippson), so kann man nach 1—3 Tagen das Stratum corneum leicht von Str. germinativum ablösen und dieses vom Corium. Betrachtet man unter der binokularen Lupe die Oberfläche des Coriums und die Unterfläche der Epidermis, so bekommt man ein geradezu prachtvolles Bild der beiden Flächen (Abb. 6). Die losgelösten Häute lassen sich bequem einbetten und färben. An solchen Präparaten treten die Wurzelfüßchen der Basalzellen klar und deutlich hervor.

Philippson setzt der Essigsäure einige Tropfen Chloroform zu. Die Trennung von Epidermis und Corium erreicht man auch mit $6\,^{0}/_{0}$ Holzessig-Lösung (Loewy) und mit ganz dünnen Lösungen von Ameisen-Oxal- und Citronensäure.

Böhm und Davidoff erreichen sie durch längeres Kochen mit Wasser.

### Isolierung der Epidermiszellen.

Zur Isolierung der Hornzellen menschlicher Epidermis hat Rausch folgende Flüssigkeiten angegeben:

a) Wasserstoffsuperoxyd, neutral gemacht, erhält ausgezeichnet das Relief der Zellen. Man maceriert einige Tage bei 37⁰, bringt etwas von dem Hornzellenbrei auf das Tragglas und setzt einen Tropfen Essigsäure zu. Fixierung über der Flamme. Färbung ist möglich.

b) 1 Teil Wasser und 2 Teile Jodtinktur oder konz. wässerige Lösung von Jodkalium.

c) Konzentrierte Lösung von Kochsalz.

d) Alkohol 30 ccm, kohlensaures K oder kohlensaures Na 10,0, Wasser 60,0.

e) Reine Essigsäure.

f) Reiner Holzessig.

g) gesättigte wässerige Salycylsäure-Lösung mit einigen Tropfen Alkohol.

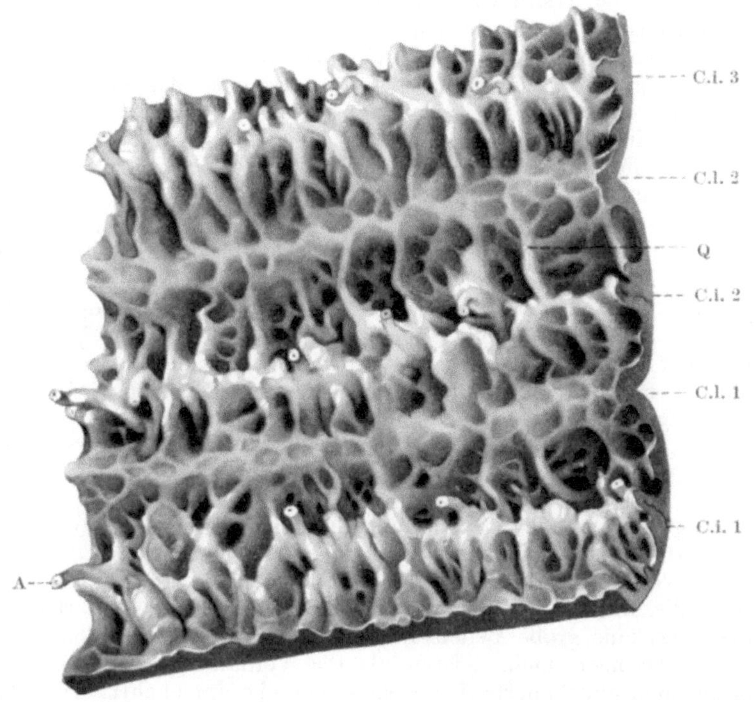


Abb. 6. Stratum germinativum der Epidermis, durcht ¼⁰/₀ige Essigsäure vom Corium abgelöst und von unten her betrachtet. C.i. (1, 2, 3) Christae intermediae. C.l. (1, 2) Cristae limitantes. Q Querleiste. A Ausführungsgang einer Schweißdrüse. [Nach HOEPKE (1927).]

Nicht ganz so gut wirkt nach RAUSCH 1⁰/₀ Osmiumsäure.

KÖLLIKER empfiehlt 0,05⁰/₀ Chromsäure oder 0,5⁰/₀ Kochsalzlösung.

LANGERHANS benutzt konzentrierte Salzsäure mehrere Tage und eine Mischung von Speichel mit MÜLLERscher Flüssigkeit nach CZERNY, LEVI 1⁰/₀ Fluornatrium, LANDOIS Kaliumphosphat, Natriumsulfat und Ammoniak je 5,0, Aq. dest. 100,0.

RANVIERs Drittelalkohol (1 Teil 70⁰/₀ Alk. + 2 Teile Wasser) ist besonders geeignet für Epithelien.

RAWITZ empfiehlt 1—¹/₂₀⁰/₀₀ Chromsäure.

SCHIEFFERDECKER (1886) sättigt einige Kubikzentimeter Aq. dest. mit Pancreatinum siccum, filtriert und läßt frische Stücke, von Haut bei Körperwärme 3—4 Stunden lang verdauen. Dann kann man die Epidermiszellen leicht abschaben und voneinander trennen. Kerne und Epithelien sind gut sichtbar.

### Nachbehandlung macerierter Zellen und Gewebe.

Das mit macerierenden Mitteln behandelte Gewebe zerfällt nicht immer gleich in einzelne Zellen, sondern manchmal lösen sich ganze Schichten im Zusammenhang ab, oder größere Zellklumpen bleiben im Zusammenhang. In solchen Fällen muß man die einzelnen Zellen mechanisch von einander trennen (Dissoziation). Das muß sehr vorsichtig geschehen, da die Zellen nach der Maceration meist äußerst empfindlich sind. Aus diesem Grunde ist es besser, isolierte Zellen nicht in Xylol und Balsam zu bringen, sondern in Glycerin zu untersuchen. Für Färbungen darf man nur wasserlösliche Farben verwenden, da Alkohol starke Schrumpfungen verursacht.

Die mechanische Trennung kann man so vornehmen, daß man

1. ein Stück isolierten Gewebes in seiner Macerationsflüssigkeit stark schüttelt, so daß es auseinander fällt. Man läßt den Zellbrei sich am Boden des Reagensglases setzen, gießt vorsichtig ab, füllt mehrmals Wasser auf und saugt schließlich mit einer Pipette etwas vom Bodensatz zur Untersuchung auf. Mit einer Zentrifuge kommt man rascher zum Ziel, man läuft allerdings Gefahr, daß feine Fortsätze, z. B. die der Langerhansschen Zellen, in der Epidermis abbrechen.

2. Handelt es sich um kleine Gewebsstücke, so zerzupft man sie mit Metall- oder Glasnadeln auf dem Tragglas oder bedeckt sie mit einem Deckglas, unter dessen 4 Ecken man Wachsfüßchen anbringt (4 Teile gelbes Wachs, 2 Teile venetianisches Terpentin, 1 Teil gelbes Vaselin (Apathy), dieselbe Mischung ohne Vaselin (P. Mayer), weißes Wachs mit der Hälfte oder $^2/_3$ seiner Masse venetianischen Terpentins verrührt Vossler). Dann klopft man vorsichtig auf das Deckglas, so daß es langsam gegen das Tragglas gedrückt wird und die noch zusammenhängenden Zellen auseinanderzerrt.

# 10. Verdauung.

Man bringt ein Gewebe in Verdauungsflüssigkeiten, um einzelne Bestandteile dadurch deutlich hervortreten zu lassen, daß man andere eben durch die Einwirkung von Verdauungsflüssigkeiten beseitigt. Für die Haut hat diese Behandlung durch die Darstellung der verschiedenen Hornsubstanzen (Unna, Unna und Golodetz) eine große Bedeutung erlangt. Während im allgemeinen gute spezifische Färbungen mehr leisten als die Verdauung, liegt beim Stratum corneum der menschlichen Haut die Sache beinahe umgekehrt. Die Färbungen geben hier kein einheitliches Bild — es sei nur an die Rauschschen Färbungen und ihre Beurteilung erinnert — während man durch Verdauung ein prachtvolles Bild der Keratinhüllen erhält.

Einige Vorbemerkungen sind wichtig [Spalteholtz (1927)]. Bei allen Verdauungsversuchen muß man ganz steril arbeiten. Instrumente, Gläser und Flüssigkeiten müssen steril sein, sonst dringen Bakterien ein. Pepsin und Trypsin — diese beiden Fermente kommen hier eigentlich nur in Frage — kann man trocken, am besten im Exsiccator über Schwefelsäure, Jahre lang aufheben, ohne daß sie ihre Eigenschaften verlieren. Den Flüssigkeiten setzt man am besten 1,0—2,0 ccm Toluol oder Chloroform auf 100 ccm Flüssigkeit zu, oder einige Thymolkrystalle. Am besten benützt man Gefrierschnitte von frischem Material, allenfalls ist Fixierung durch Hitze-,,Koagulation'' oder kurze Zeit durch Alkohol zulässig. Formol, Chrom- und Osmiumsäure hindern die Wirkung der Fermente. Auch an Paraffin- oder Celloidinschnitten nach Alkoholfixation kann man die Verdauung angreifen lassen. Die Fermente müssen ganz rein sein, d. h. aus Magen- oder Pankreassaft von Tieren mit Pawlowscher Fistel

gewonnen sein. Optimale Wärme (bei Pepsin etwas unter 40⁰, bei Trysin 37—40⁰
ist notwendig. Das Wirkungsoptimum des Pepsins liegt bei $p_H = 1{,}77$, des Tryp-
sins bei $p_H = 7{,}7$.

Am zweckmäßigsten nimmt man die Verdauung an Schnitten vor.

## Schnittverdauung.

Da an sich schon die Haut für die Herstellung von Gefrierschnitten besonders
geeignet ist, empfiehlt es sich auch, die Verdauungsflüssigkeiten auf Schnitte
einwirken zu lassen. Nach PATZELTs Untersuchungen (1926) schadet Fixierung
in Formol nicht, jedenfalls nicht kurze Fixierung. Aber man kann ja auch Gefrierschnitte von frischem, oder in Alkohol fixiertem Gewebe anfertigen. Unter
allen Umständen aber muß gründlich ausgewaschen werden.

Am wirksamsten ist die Pepsin-Salzsäuremischung, die nach langer Einwirkung nur die Hornsubstanzen bestehen läßt. Eine gewisse Zeit leisten auch
die verhornten Epithelfasern Widerstand WEIDENREICH (1901). Zweckdienlich
ist es, die Gewebe vor der Verdauung gründlich durch absoluten Alkohol, Äther
oder Benzin zu entfetten.

UNNA (1897) empfiehlt:

Acid. muriat.   1,0 ccm<br>
Pepsin          0,5 g<br>
Aq. dest.    100,0 ccm

WEIDENREICH (1900) hat Stücke oder Schnitte von Haut bei 42⁰ 12 Stunden
bis 8 Tage in der Lösung gelassen. Haut von Handteller und Fußsohle lockert
sich viel früher als die von anderen Körperstellen (Abb. 7).

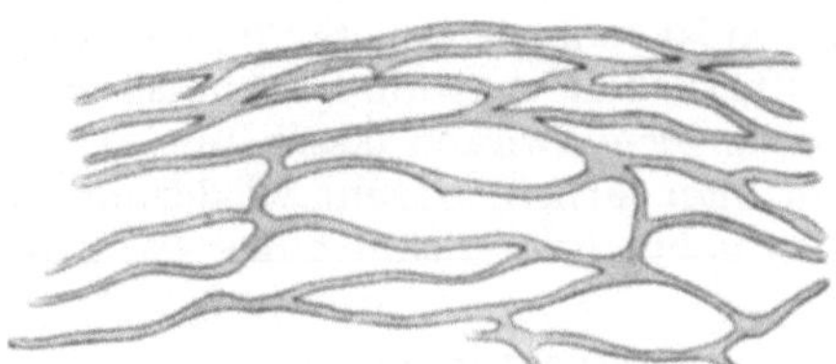

Abb. 7. Schnitt durch in toto verdaute Epidermis der Hüfte. Alkohol. Hämalaun.
(Nach WEIDENREICH.)

Sehr umständlich und zeitraubend ist die Verdauung unaufgeklebter
Paraffinschnitte. Man darf

1. nur ganz fettfreie Traggläser benutzen, sonst schwimmen die Schnitte
ab. Man legt sie zu diesem Zweck 2—3 Tage in konzentrierte Salpetersäure
und wäscht sie danach in fließendem Wasser gut aus. Auch 3—4 tägiger Aufenthalt in Seifenlösung ist gut. (Über die Reinigung schon gebrauchter Traggläser
s. S. 438.)

2. Man muß die Schnitte mit Wasser, nicht mit Eiweißglycerin auf die entfetteten Traggläser aufkleben, denn Eiweißglycerin wird verdaut. Daher legt
man die Traggläser am besten wagerecht in einer feuchten Kammer in den
Brutofen.

3. Man muß mit der Entparaffinierung noch einmal eine Entfettung verbinden, indem man die Schnitte nach Xylol und absolutem Alkohol für 6—7 Tage
in Benzin bringt oder 1—3 Tage in Benzin bei 37⁰ (HOEHL).

4. Um das Gewebe für die Verdauung gefügiger zu machen, aufzulockern,
hat KOLSTER (nach ROMEIS) empfohlen, die Schnitte nach dem Alkohol für
24 Stunden in Barytwasser zu bringen.

5. Die Schnitte müssen sehr vorsichtig von einer in die andere Flüssigkeit gebracht werden, dürfen nicht in zu stark fließendem Wasser stehen und nicht länger, als es unbedingt nötig ist, in der Verdauungsflüssigkeit verweilen. Färbungen der nicht verdauten Bestandteile lassen sich sehr gut vornehmen. So stellt WEIDENREICH (1900) die Epithelfasern in den Hornzellen mit Eisen-Hämatoxylin dar, PATZELT (1926) mit HELDschem Molybdän-Hämatoxylin.

Kurz zusammengefaßt würde sich die Behandlung folgendermaßen gestalten:

1. Traggläser entfetten.

2. In Alkohol oder Sublimat oder kurz in Formel fixiertes Gewebe 6—8 $\mu$ dick schneiden.

3. Paraffin in Xylol (3—4 Stunden) entfernen.

4. Über Alkohol abs. in Benzin bei 37⁰ 24—72 Stunden.

5. Durch die Alkohole vorsichtig abwärts bis Aq. dest.

6. 24 Stunden Barytwasser.

7. Abspülen in fließendem Wasser.

8. Verdauen in Pepsin-Sodalösung (1 Messerspitze Pankreatin. sicc. auf 100 ccm einer 0,3⁰/₀ Sodalösung). 6—24 Stunden bei 37⁰.

9. Abspülen in fließendem Wasser. Vorsicht!

10. Färben nach HEIDENHAIN mit Eisen-Hämatoxylin oder nach HELD mit Molybdän-Säure-Hämatoxylin.

11. Wässern.

12. Steigende Alkoholreihe. Balsam.

Nur Keratin und kollagene Fasern sind zu sehen.

Für Gefrierschnitte gelten nur die Punkte 6 oder 7—12.

Die Verdauungsflüssigkeit wirkt aber auch auf Schnitte, die noch nicht von Paraffin befreit sind, und so ist es unter Umständen ratsam, die Paraffinschnitte frei auf der Verdauungsflüssigkeit schwimmen zu lassen. Nur muß man die Flüssigkeit entsprechend länger einwirken lassen (mehrere Tage). Nach gründlichem Auswaschen kann man färben, wäscht wiederum aus und löst nun erst an dem auf das Tragglas gebrachten Schnitt des Paraffin.

### Stückverdauung.

3 g Pankreatinum siccum (Grübler oder Merck) werden in 100 ccm einer 0,3⁰/₀ wässerigen Lösung $Na_2 CO_3$ Lösung aufgelöst. Gegen Fäulnis setzt man 2—3 ccm Toluol zu. Man bringt das Gewebe mit der Flüssigkeit in den Ofen bei 37⁰. Die Temperatur darf 50⁰ nicht übersteigen, weil sonst das Ferment unwirksam wird. Durch Pankreatin (Trypsin) werden nach längstens 24 stündiger Einwirkung elastische Fasern und Netze, Eiweißkörper und Nucleine gelöst. Das kollagene Gewebe, Fett, Kohlenhydrate, das Chromatin, der Kern und Keratin bleiben erhalten.

SCHIEFFERDECKER (1886) bringt frische Epidermis in eine wässerige, in der Kälte gesättigte und filtrierte Lösung von Pankreatinum siccum für 3—4 Stunden bei 40⁰. Man kann die so behandelten Stücke lange in Glycerin-Wasser-Alkohol aufbewahren. Sie lassen sich leicht zerzupfen und zeigen die isolierten Zellen sehr schön.

Mit den bisher angegebenen Vorschriften wird man nur an unbehaarter Haut Erfolg haben. Die in den Haaren und Nägeln vorhandenen Hornsubstanzen leisten zu starken Widerstand. Sie bestehen auch nicht aus derselben Hornmasse, wie die Zellen des Str. corneum. Es ist UNNA, UNNA und GOLODETZ und JUDIN gelungen, durch Verbindung der Verdauung mit Säure- und Alkalibehandlung und durch Färbung die verschiedenen Hornsubstanzen des menschlichen (und tierischen) Körpers darzustellen. Was wir an den Epidermiszellen der höheren Schichten durch Verdauung darstellen können, ist das *Keratin A.* Es bildet eine feste Hülle um einen aus Keratin B und Hornalbumosen bestehenden Inhalt, der verdaut wird. Die genannten Autoren benutzen zu ihren Verdauungsversuchen Pepsin-Salzsäure mit dem gleichen Erfolge, daß nur die Keratinhüllen erhalten bleiben. Ein Unterschied in der Stärke der Hüllen ergab sich in den Zellen über und zwischen den Papillen des Coriums. Die letzteren (UNNAs H-Zellen, RAUSCHs rote Zellen, intrapapilläre Zellen) bestehen fast nur aus Keratin A und B, die ersteren (UNNAs A-Zellen, RAUSCHs blaue Zellen, suprapapilläre Zellen) aus viel Hornalbumosen, wenig Keratin B neben der Hülle aus Keratin A. Auch die Schüppchen der Haar-Cuticula bestehen aus Keratin A. Die Nagelzellen unterscheiden sich von den verhornten Zellen der Epidermis dadurch, daß auch ihr Inhalt, wenn auch in anderer Art und Weise, verhornt ist. Infolgedessen wird durch Pepsin-Salzsäure nichts von den Nagelzellen verdaut. Nur wenn stark oxydierende Säuren, z. B. rauchende Salpetersäure und Chromsäure einwirken, wird der Zellinhalt gelöst und nur eine Hülle bleibt bestehen. Der Inhalt der Nagelzellen ist Keratin B. Aus einer anderen Art Horn-Keratin C bestehen die Rinden- und Markzellen des Haares. Dazu kommt das in den Markzellen enthaltene Trichohyalin.

Man kann die 3 Hornsubstanzen nach UNNA und GOLODETZ durch folgende Reaktionen gut von einander unterscheiden[1].

*Keratin B* ist unverdaulich in Pepsinsalzsäure, verdaulich in rauchender Salpetersäure. Die Xanthoproteinreaktion ist positiv. Es löst sich schon in der Kälte in verdünnten Alkalien, ebenso in starken Säuren. Die Biuret- und die Millonsche Reaktion sind positiv. Bei Einwirkung rauchender Salpetersäure entsteht Gas (u. a. $CO_2$).

*Keratin C* ist unverdaulich in Pepsinsalzsäure und rauchender Salpetersäure. Die Xanthoprotein-Reaktion ist positiv. Bei Einwirkung rauchender Salpetersäure entstehen Gase (u. a. $CO_2$).

*Keratohyalin* tritt in Form von eckigen, scholligen Granulis in den oberen Zellagen des Str. germinativum auf. Es ist stark lichtbrechend. Von Pepsin-Salzsäure und Sodatrypsin wird es verdaut, in starken Minerallösungen ist es löslich. In schwachen Lösungen von Alkalien und kohlensauren Alkalien löst es sich in der Kälte nicht, wohl aber in starker Kali- und Natronlauge, besonders in der Wärme. Nach Zusatz von Ammoniak treten die Granula besonders scharf hervor, in verdünnten alkalischen Lösungen quellen sie etwas auf und runden sich ab. In Eisessig quellen sie auf, blassen aber bei längerer Einwirkung ab. In Wasser, Alkohol und Äther, Terpentinöl, Kreosot und Chloroform werden sie nicht gelöst.

*Eleidin* entsteht wahrscheinlich durch Verflüssigung und Zusammenfließen der Keratohyalin-Granula. Es tritt in Tropfenform aus frisch angeschnittenen Zellen aus. In kochendem Wasser ist es löslich, in Chloroform teilweise löslich, in Benzin bei 60°. Äther, Aceton, Benzin, Benzol, Schwefelkohlenstoff führen in 24 Stunden eine teilweise Lösung herbei [UNNA und SCHUMACHER (1925)].

Alkalien, z. B. 1% Soda und stärkere Säuren lösen es schon bei Körperwärme. Schwache Säuren und Salzlösungen fällen es [LORBEERBAUM und UNNA (1925)].

*Trichohyalin* im Haarmark und in den Zellen der inneren Wurzelscheide ist in 40% Kalilauge unlöslich, in 50% Schwefelsäure bei Wärme löslich. Glykogen kommt in der Epidermis wahrscheinlich nicht frei, sondern an Eiweiß gebunden vor. Näheres über die Chemie dieser Stoffe siehe in UNNA und SCHUMACHER: Lebensvorgänge in der Haut des Menschen und der Tiere 1925.

---

[1] Keratin A ist unverdaulich in Pepsin-Salzsäure und rauchender Salpetersäure. Die Xanthoprotein-Alkali-Reaktion (Gelbfärbung) ist negativ.

# III. Die Behandlung fixierter Gewebe.
## 1. Die Gewinnung des Materials.

Wenn im letzten Abschnitt gezeigt werden konnte, wie wichtig es für alle mikroskopischen Untersuchungen ist, lebensfrisches Gewebe zu erhalten, so soll hier gesagt werden, daß man das so fixierte Gewebe so schonend wie nur irgend möglich behandeln muß, bis es eingebettet ist[1]. Gegen diese eigentlich ganz selbstverständliche Forderung wird nur allzu oft verstoßen. Operativ gewonnene Hautstücke, die mit scharfem Messer ringsherum ausgeschnitten wurden, soll man nur an einem kleinen Zipfel des subcutanen Fettgewebes mit der Pinzette anfassen. Niemals darf das ganze Stück oder auch nur die Epidermis zwischen die Schenkel der womöglich chirurgischen Pinzette gebracht werden. Jedes Reißen und Zerren des Gewebes muß unter allen Umständen vermieden werden. Es ist zu begrüßen, daß jetzt Verfahren beschrieben worden sind, die es ermöglichen, Hautstücke ohne Schädigung zu erhalten. Aber schließlich kann man auch ohne solche Apparate zum Ziele kommen, wenn man vorsichtig ist.

Scharpff (1926) ließ sich einen kleinen Block aus Hartgummi anfertigen, in dem 6—10 Metallnadeln so angebracht sind, daß ihre Spitzen nach außen sehen. Bevor ein Hautstück entfernt wird; drückt man die Nadeln in die Haut ein. Erst dann wird die Haut um den Block herum ausgeschnitten. Der Block ist 10:12—18:18—25 mm groß, die 6—8 mm langen Nadeln bestehen aus Nickel. Die Haut wird frühestens im absoluten Alkohol, wenn keine Schrumpfungen mehr eintreten können, vom Block entfernt. Die Abbildungen sprechen außerordentlich für dieses Verfahren. Es geht daraus hervor, daß es viel mehr leistet als das bisher oft geübte Verfahren, ein Stück Haut nach der Herausnahme mit Igelstacheln auf Kork festzustecken. Besonders zeigt sich die Wirkung an der gut erhaltenen Lichtung der Capillaren.

Oelze (1927) verschafft sich frisches Gewebe durch einen stählernen, rotierenden Hohlzylinder, der mit Hilfe einer biegsamen Welle an einen Elektromotor angeschlossen ist, wie es von den Bohrmaschinen der Zahnärzte her bekannt ist. Die von ihm benützten Hohlzylinder haben einen Durchmesser von 1 und $1^1/_2$ cm und eine Höhe von nicht ganz $^1/_2$ cm. (Zu beziehen von dem Dentaldepot Paul Buss, Berlin, Joachimsthalerstr. 33/34.) Nach Desinfizierung einer Hautstelle wird die Stange in schnelle Umdrehung versetzt und nur den Bruchteil einer Sekunde ohne Druck aufgesetzt. Bei sanftem Druck geht der Schnittkanal schon bis in das Unterhaut-Fettgewebe. Man faßt dann das umschnittene Stück mit einer chirurgischen Pinzette und trennt mit einem Skalpell das kreisförmige Hautstück von der Unterlage ab. Anwendung eines Anästheticums ist nicht nötig. Die vorherige Einspritzung einer schmerzstillenden Lösung würde ja auch das Gefüge des Gewebes verändern. Die im allgemeinen wenig blutende Wunde wird wie üblich behandelt. Zur Fixierung würde ich das Hautstück vorsichtig auf Fließpapier aufdrücken.

Haut von der Leiche darf man nur mit ganz scharfem Rasiermesser entfernen. Jedes Zerren oder Quetschen verändert das spätere mikroskopische Bild. Dringend zu warnen ist vor dem leider so beliebten Herausschneiden eines Hautstückes mit der Schere. Dabei entstehen derartige Verschiebungen im Gewebe, daß solche Stücke für wissenschaftliche Untersuchungen überhaupt nicht in Frage kommen sollten. Soviel Zeit hat auch der viel beschäftigte Pathologe, daß er ein Gewebestück sorgfältig und vorsichtig entfernen kann. Es ist gut, wenn man das entfernte Hautstück sofort in die Fixierungsflüssigkeit bringen kann, die man am besten vorher auf Körperwärme gebracht hat und dann abkühlen läßt. Man kann immer wieder beobachten, daß Hautstücke

---

[1] Es sei nochmals auf Abb. 1 und 2 S. 379 verwiesen.

in der Flüssigkeit sich sehr stark falten und zusammenziehen. Ja, dünne
Scheiben von Epidermis allein können sich vollständig einrollen. Das beruht
darauf, daß die verschiedenartigen Bestandteile der Haut sich der Fixierungsflüssigkeit gegenüber ganz verschieden verhalten, in Formol z. B. verschieden
stark quellen. Diesem Übelstand kann man gut begegnen, wenn man das Hautstück mit einer Schnittfläche sanft auf ein trockenes Stück Fließpapier aufdrückt. Dann bleibt das Hautstück in allen Flüssigkeiten ganz glatt liegen.
Wählt man diesen sehr zu empfehlenden Weg, dann muß man allerdings das
Gewebe sofort in die Fixierungsflüssigkeit bringen, denn sonst entzieht das
Papier dem Gewebe die Flüssigkeit und setzt dadurch starke Veränderungen.
Genau so verkehrt wäre es, das Stück Haut etwa in Gaze einzuwickeln. Hat
man die Fixierungsflüssigkeit nicht sofort zur Stelle, so schließt man am besten
die Haut ohne jeden Zusatz in einem kleinen, fest verkorkten Fläschchen ein
(MARTINOTTI).

## 2. Fixierung und Härtung.

Unter Fixierung und Härtung hat man die Maßnahmen zu verstehen, denen
das frische, weiche Gewebe, das später geschnitten und mikroskopisch untersucht werden soll, zuerst unterworfen wird. Wir beabsichtigen, durch die
Fixierung das Gewebe möglichst in dem Zustand zu erhalten, den es „im Leben
oder wenigstens zur Zeit des Einlegens in die Fixationsflüssigkeit" (HERXHEIMER)
hatte. Alle Mittel, die wir zu diesem Zwecke anwenden, verändern den Zustand
der lebenden Zellen mehr oder weniger stark. Deshalb ist es für wissenschaftliche
Untersuchungen unbedingt notwendig, das später mikroskopisch zu untersuchende Material so schnell wie möglich in die Fixierungsflüssigkeit zu bringen,
ehe durch Autolyse oder Zersetzungen das Bild der lebenden Zelle entstellt
wird. Freilich gilt das auch nur mit gewissen Einschränkungen, denn HEIDEN-
HAIN hat uns gezeigt, daß am Uterusepithel durch sofortige Fixierung Veränderungen auftreten können, die an der lebenden Zelle niemals zu sehen sind.
Die Forderung, alle Gewebe möglichst lebenswarm zu fixieren, muß trotz einiger
weniger Ausnahmen, die übrigens nicht die Haut betreffen, unbedingt aufrecht
erhalten werden. Die Abb. 1 und 2 auf Seite 379 zeigen ja mit aller Deutlichkeit,
wie rasch sich das feine Gefüge der Haut nach dem Tode ändert. Geradezu
entscheidend ist die sofortige Fixierung für alle Drüsen (SCHAFFER). Die
sezernierenden Zellen der apokrinen Drüsen in der Achselhöhle des Menschen
z. B. lösen sich sehr bald nach dem Tode von ihrer Unterlage ab (SCHAFFER).
Der Befund HOLMGRENs (1922), daß bei der Sekretion dieser Drüsen nicht
nur zungenförmige Fortsätze der Zellen, sondern auch ganze Zellen in das
Lumen normalerweise abgestoßen würden, konnte sicher nur an nicht frisch
genug fixiertem Gewebe erhoben werden. Wir wissen zwar genau, daß die
lebende Zelle dem Eindringen von Farbstoff und anderen Mitteln einen erheblichen Widerstand entgegensetzt und es ist nicht unwahrscheinlich, daß ihr
Cytoplasma sich dabei anders gruppiert als in Zeiten ruhiger Tätigkeit. Man
hat von einer „membranogenen Wirkung" (TELLYESNICKY) der eiweißfällenden
Fixierungsmittel gesprochen, was besagen soll, daß sich in dem Augenblick,
in dem sich Cytoplasma und Fixierungsflüssigkeit berühren, eine Schicht ge-
ronnenen Eiweißes an der Oberfläche bildet, die dem raschen Weiterdringen
der Flüssigkeit einen gewissen Widerstand entgegensetzt. Die Richtigkeit dieser
Anschauung wird bestätigt durch Beobachtungen von BECHER und DEMOLL,
die bei der Fixierung abgestorbener Gewebe rascheres Eindringen der Flüssigkeit sahen. Diese Beobachtung darf aber nicht etwa dazu verleiten, Hautstücke
nicht lebenswarm zu fixieren. Wir wollen ja nicht ein möglichst getreues Abbild
abgestorbener, sondern lebender Zellen haben. Wenn wir im einzelnen auch nicht

wissen, welche Veränderungen beim ruhigen Absterben der Zellen vor sich gehen, so wissen wir doch, daß Zersetzungen manchmal sehr rasch auftreten. Wie dem auch sei: das Bild der Zelle wird durch den natürlichen wie durch den gewaltsamen Tod bei der Fixierung unter allen Umständeen verändert. Das Beispiel der Drüsen zeigt aber schon, daß sofortiges Fixieren manchmal unbedingt erforderlich ist. Und eine große Reihe histologischer Erfahrungen erweist es, daß wir wenigstens nicht zu lange warten sollen. Eile geboten ist besonders bei der Haut insofern, als ein aus ihr heraus geschnittenes Stück auf der einen Seite von der undurchlässigen Hornschicht, auf der anderen Seite von dem ebenso schwer durchgängigen Panniculus adiposus begrenzt ist. Einen gewissen Anhaltspunkt geben die Kernteilungen. Patzelt (1926) hat zwar noch in einem 12 Stunden nach dem Tode entnommenen Hautstück Mitosen gefunden, während im allgemeinen (Peter) der Ablauf einer Mitose mit $^1/_2$ Stunde angegeben wird. Man muß aber diesen einen Fall durchaus als seltene Ausnahme betrachten. Alle Autoren, auch Patzelt, geben übereinstimmend an, daß man gerade in Hautstücken sehr selten Mitosen findet. Ich glaube, hierin ein Zeichen dafür zu sehen, daß die Fixierungsmittel recht lange Zeit brauchen, um an das Stratum germinativum heranzukommen. Auch in den hin und wieder beschriebenen „Kernvakuolen" oder Höhlen um den Kern sehe ich nichts anderes wie „Pseudostrukturen", die durch Fixierung zu großer oder nicht mehr lebensfrischer Stücke entstanden sind. Man darf freilich annehmen, daß $^1/_4$ Stunde nach dem Tod oder nach operativer Entfernung die Gewebe noch leben (Tellyesnicky). Je schwerer aber die Fixierungsflüssigkeit, wie an der Haut durch Horn- und Fettschicht, eindringt, desto rascher muß fixiert werden. Es ist mehrfach vorgeschlagen worden, in der Wärme des Brutschranks zu fixieren, weil die Flüssigkeiten schneller eindringen. Das hat sich als nicht richtig erwiesen. Ganz im Gegenteil verändern sich die Zellen im Innern eines Stückes, ehe die Fixierungsflüssigkeit eingedrungen ist, in der Wärme so rasch, daß man keine einwandfreien histologischen Bilder bekommt. Fixierung im Eisschrank ist infolgedessen viel richtiger. Noch besser ist es, lebenswarmes Gewebe zunächst in Körperwarme Flüssigkeit, und dann in den Eisschrank zu bringen.

Will man sich ein genaues Bild von der Wirkung der Fixierungsmittel auf ein Hautstück machen, so muß man unbedingt das Bild der lebenden Zelle und ihre Zusammensetzung kennen, soweit es für histologische Zwecke in Betracht kommt. Da wir nun in der Haut freie Zellen, z. B. Mastzellen, ein Netz verzweigter Zellen, das Fibrocytennetz, ein mehrschichtiges Epithel aus membranlosen, von einer Membran umgebenen und schließlich verhornten Zellen vor uns haben, so ist es klar, daß Untersuchungen, die an anderen, einfacher gebauten Organen vorgenommen wurden, nicht ohne weiteres für die Zellen der Haut Geltung haben können. Aber sie enthalten so wichtige Hinweise, daß man an ihnen nicht vorübergehen kann.

Sehen wir zunächst einmal von den verhornten Zellen und ihren Vorstufen ab, also von den Zellen im Stratum granulosum, lucidum und corneum, so wird für die übrigen Zellen annähernd dasselbe gelten wie für die Spermiogonien des Salamanderhodens, an denen Tellyesnicky seine Untersuchungen anstellte, deren Ergebnisse ich hier wiedergebe. An einer solchen lebenden Zelle erscheint der Kern vollständig gleichartig, selbst bei stärkster Vergrößerung, während das Cytoplasma trübe aussieht. Nur der Nucleolus tritt dank seiner stärkeren Lichtbrechung deutlich hervor. Auch de Moulin (1924) hat von der „Mikrohomogenität der tierischen Zelle" gesprochen. Seine Untersuchungen sind uns besonders lehrreich, weil sie gerade auch an Hautzellen angestellt wurden (s. S. 391). Er behauptet Zellzwischenräume in der Epidermis und Epithelfasern entstünden erst nach dem Tode durch „Phasenscheidung" der

Kolloide, das Stratum granulosum sei homogen. CHAMBRES und RÉNYI konnten
bei Beobachtungen von Zellen des Stratum germinativum im hängenden Tropfen
im Cytoplasma nur wenige Körnchen erkennen, während nach ihnen der Kern
homogen und flüssig erschien. Brücken zwischen den Zellen waren wohl zu
erkennen, aber nicht Fasern im Innern der Zellen. Ich möchte hinzufügen, was
TELLYESNICKY jüngst (1926) gesagt hat: „Es möge sich niemand ohne schwer-
wiegende Gründe bei den Untersuchungen der lebenden Zelle darauf berufen,
daß die Gleichheit der Lichtbrechung die angenommene Struktur des Plasmas
unsichtbar macht . . . . . weil dieses Berufung . . . . immer die bequemste Art war,
eine ganz willkürliche und beliebige Struktur in das Plasma hineinzudenken“.
Diese wenigen Beobachtungen zeigen uns, wie ungeheuer wichtig die
Kenntnis der lebenden Zelle ist. Die Eiweiße des Kerns sind Nucleoproteide,
die des Cytoplasmas Globuline und Albumine. Die nicht differenzierte Zelle
befindet sich in einem „tropfbar-flüssigen Zustand“ (TELLYESNICKY). Das
beruht auf dem hohen Wassergehalt der Zelle, der $80\%$ erreichen kann. Dies

Wasser ist in so feiner Verteilung
vorhanden, daß es nicht in Tropfen-
oder Vakuolenform erkannt werden
kann. Die Eiweißkörper des Kerns
und des Cytoplasmas machen $12\%$
aus, Salze und andere Stoffe $1\%$,
und Fette schließlich und fettartige,
überhaupt ätherlösliche Stoffe $7\%$
(s. Abb. 8). Auch sie sind so überaus fein im Cytoplasma verteilt, daß
sie mit unsern Fettfarbstoffen nicht
dargestellt werden können. Die
diffuse Bräunung der Osmiumsäure
ist wohl auf ihre Anwesenheit zurückzuführen. Hält man sich diese Zusammensetzung der Zellen vor Augen
und vergegenwärtigt man sich, daß
die Einbettung in Paraffin und
Celloidin die vollständige Entziehung
der $80\%$ Wasser und der $7\%$ Fette

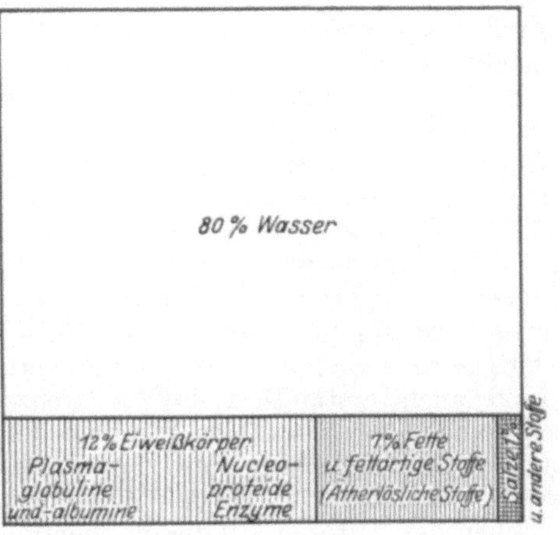


Abb. 8. Das Mengenverhältnis der Substanzen der
Zelle, veranschaulicht im Rahmen eines Vierecks.
[Nach TELLYESNICKY (Enzyklopädie Bd. II, 1926).]

erfordert, so wird ohne weiteres klar, wie starke Veränderungen Fixierung
und Härtung hervorrufen müssen. Und es ergibt sich weiter, daß in der
ganzen Behandlung des Gewebes vom Fixieren bis zur Einbettung in Balsam
*die Fixierung der bedeutsamste Vorgang ist.* Sie entscheidet über das mikroskopische Bild, sie schafft die später sichtbare „Zellstruktur“. Nachbehandlung und Einbettung, richtig gehandhabt, können an dem durch Fixierung
festgelegten Bilde nichts Wesentliches mehr ändern.

Anders wie diese nicht differenzierten Zellen verhalten sich naturgemäß die
Hornzellen des Stratum corneum, der Haare und Nägel. Sie sind zum Teil
ganz fest geworden, zum Teil besitzen sie wenigstens eine feste Hülle. Die drei
Horngebilde des menschlichen Körpers sind nicht nur anatomisch, sondern
auch chemisch verschieden gebaut (UNNA, UNNA und SCHUMACHER). Eine
Hornzelle aus der schwieligen Fußsohle des Menschen besteht aus einer Hülle
von Keratin A, das $13\%$ ausmacht, aus Keratin B ($10\%$) und im Innern aus
Hornalbumosen zu $77\%$. Allein die Tatsache, daß Keratin A erst nach langem
Kochen in Alkalien und Säuren gelöst wird — in der Kälte widersteht es den
stärksten Säuren und Alkalien lange Zeit — zeigt schon, wie verschieden diese
Hornzellen von den übrigen Zellen des Gewebes sind.

Trotz dieser ihrer im allgemeinen großen Widerstandsfähigkeit gegen Alkalien und Säuren sind aber auch sie nicht ganz unveränderlich unsern Fixierungsmitteln gegenüber. Das zeigte mir schon ein ganz einfacher Versuch: Ich brachte ein Stückchen Sohlenhaut vom Menschen von 0,8 qcm Oberfläche in wenig $^{1}/_{4}\%$ Essigsäure. Nach 2 Tagen hatte sich die Epidermis vom Corium leicht gelöst, ohne daß der Umfang der Oberfläche verändert war. Ich ließ die beiden Stücke in der Essigsäure. Nach 3 Tagen hatte sich die Epidermis erheblich gedehnt und zwar gleichmäßig nach allen Seiten. Die Oberfläche der Epidermis maß jetzt 1,3 cm im Quadrat, während die des Coriums unverändert war. Ein und dieselbe Flüssigkeit wirkt unter gleichen Bedingungen, also anders auf das Epithel wie auf das Bindegewebe. Dabei ist noch weiter zu berücksichtigen, daß sogar innerhalb des Epithels die Essigsäure und auch andere Säuren [Patzelt (1926)] unterschiedlich wirken.

Zu diesen mannigfaltigen Unterschieden der Hautzellen gesellt sich nun auch noch ein chemischer Unterschied zwischen Epidermis und Corium. Die Epidermis reagiert sauer, das Corium alkalisch (Unna). Innerhalb der Epidermis bestehen sogar starke Unterschiede. So hat die Basalschicht eine Wasserstoff-Ionenkonzentration von 6,8—6,9, die höheren Schichten von 7,3—7,5, die Hornschicht schließlich von 6,2 [Pinkus (1927)]. Diese Reaktion betrifft nicht nur die Zellen der beiden Gewebe, sondern auch die zwischen ihnen fließende Lymphe, die auf Silber beispielsweise innerhalb der Epidermis anders anspricht wie in den Saftspalten des Coriums. Dieser Unterschied macht sich naturgemäß bei der Fixierung bemerkbar. Die besten Fixierungsmittel sind im allgemeinen diejenigen, die leicht sauer reagieren. Sie wirken am schnellsten auf alkalisch reagierende Gewebe ein. Daraus ergibt sich, daß ein Fixierungsmittel für die Darstellung des Coriums ausgezeichnet sein kann, während es die Feinheiten der Epidermis nicht gut darzustellen vermag oder umgekehrt. Es ist aus diesem Grunde auch verständlich, daß die Grenzschicht zwischen den beiden verschieden reagierenden Geweben, der Streifen, der die Basalmembran und das Stratum basale umschließt, sich meist färberisch etwas anders verhält wie das beiderseits benachbarte Gewebe. Möglicherweise sind manche Unstimmigkeiten zwischen den Autoren auf diesen chemische Eigentümlichkeiten zurückzuführen. Ich erinnere nur an den immer wieder aufflammenden Streit, ob es eine Kittsubstanz zwischen den beiden Geweben gibt oder nicht [Schaffer, Patzelt (1926), Hoepke (1924)].

Man könnte hier noch die größere Affinität des Calciums zum Corium, und des Kaliums zur Epidermis anführen, auf die Dähn 1926 hingewiesen hat.

Nachdem nun so dargelegt ist, daß jede Fixierung die lebende Zelle, deren mikroskopisches Bild und chemische Eigentümlichkeit in großen Zügen dargestellt wurde, erheblich verändern muß, kann die Wirkung der Fixierungsmittel besprochen werden.

Diese Wirkung äußert sich in zweierlei Weise. Einmal werden Eiweiße der lebenden Zelle gefällt, gelöst oder durch Wasserentziehung zum Gerinnen gebracht. Zum zweiten wird der physikalische Aggregatzustand abgeändert dadurch, daß die im lebenden Zustand vorhandene Struktur dauerfähig gemacht wird; sie wird gehärtet. Man hat sich oft darüber gestritten, ob wirklich bei jeder Fixierung eine Härtung auftritt [Tellyesnicky, Schaffer (1891, 1921), Mayer, Sjöbring (1900)]. Blum-Wetzels Untersuchungen (1920) haben gezeigt, daß in der Tat beide Begriffe eng zusammen gehören. Ich habe deshalb über das Kapitel „Fixierung und Härtung" geschrieben und werde unter Härtung im engeren Sinne die Härtung durch Alkohol, bedingt durch dessen wasserentziehende Kraft, verstehen. Wetzels Untersuchungen haben ein allgemeines Interesse, da sie uns zeigen, wie stark durch die Fixierung die Gewebe auch physikalisch verändert werden. Mit Hilfe der Biegungsfähigkeit hat er den Elastizitätsmodul des Gewebes ermittelt.

Ein aus verschiedenen fixierten Organen (Haut ist nicht darunter) herausgeschnittener Balken wurde an einem Ende festgeklemmt, am freien Ende aber mit kleinen Gewichten belastet, so daß er sich mehr oder weniger bog. Aus der Tabelle 1 ist zu ersehen, daß Aceton und Alkohol eine 400—500 mal so große Biegungsfestigkeit hervorriefen als Essigsäure. Beide Flüssigkeiten geben dem Muskel annähernd die Festigkeit des Knorpels oder Osseins.

| Fixierungsflüssigkeit | Elastizitäts-modul. |
|---|---|
| Aceton . . . . . . . | 4717,3 |
| Alkohol . . . . . . . | 4625,3 |
| Formalin . . . . . . | 1734,0 [1] |
| Sublimat . . . . . . | 1105,9 [1] |
| Platinchlorid . . . . | 229,8 [1] |
| Chromsäure . . . . . | 232,0 [1] |
| Trichloressigsäure . . | 263,5 |
| Osmiumsäure . . . . | 171,4 |
| Kaliumbichromat. . . | 85,5 [1] |
| Pikrinsäure . . . . . | 68,9 [1] |
| Salpetersäure . . . . | 26,2 |
| Essigsäure . . . . . | 9,4 |

Neuere Untersuchungen von HIRSCH und JAKOBS (1926) haben gezeigt, daß ein Fixierungsgemisch durchaus nicht äquimolekular zur Blutflüssigkeit zu sein braucht. Wenn auch der Wassergehalt eines Gemisches für das Auftreten von Schrumpfungen nicht belanglos zu sein scheint, so ist die Konzentration des Gemisches nicht maßgebend für die Güte der Fixierung. Entscheidend sind vielmehr die wechselnden chemischen und physikalischen Faktoren der verschiedenen Fixierungsmittel neben der Beschaffenheit der zu fixierenden Gewebe, z. B. ihrer Dichte und ihrer elektrischen Ladung. HERVERDEN (1927) konnte zeigen, daß man mit sehr starken Verdünnungen der Fixierungsmittel (Formol $0,1^0/_0$, Sublimat $0,001^0/_0$, Pikrinsäure $0,01^0/_0$) an Protozoen umkehrbare Gelbbildung hervorrufen kann. Bringt man die Tiere *rechtzeitig* wieder in Wasser zurück, so werden sie nicht getötet — fixiert. Nach diesen allgemein gehaltenen Ausführungen sollen nun die besonderen Wirkungen der für die Haut in Betracht kommenden

# 3. Fixierungsmittel

besprochen werden.

## 1. Formol.

Das Aldehyd der Ameisensäure heißt Formaldehyd (neuerdings nennt man es Methanol). Es ist ein farbloses, stechend riechendes und die Schleimhäute, hin und wieder auch die Epidermis reizendes (Formol-Ekzem) Gas. Formol und Formalin sind gleichlautende Bezeichnungen für die etwa $40^0/_0$ Lösung des Gases in Wasser. In die histologische Technik wurde es 1893 von F. BLUM eingeführt. In der Literatur wird der Ausdruck Formol leider sehr oft auch für Formaldehyd gebraucht, und die Verwirrung wird dadurch noch größer, daß die deutsche Pharmakopoe die Namen Formol und Formalin überhaupt nicht anführt, sondern nur von Formaldehydum solutum spricht. Deshalb hat BLUM jüngst vorgeschlagen, der Pharmakopoe zu folgen und unter Formaldehydum solutum eine konzentrierte wässerige Lösung zu verstehen, die etwa $40^0/_0$ Formaldehyd enthält. [$35—36^0/_0$ nach HERXHEIMER (1921)]. Es wird aber wohl kaum gelingen, die Ausdrücke Formol und Formalin, die überall eingebürgert sind, zu beseitigen. Unbedingt gefordert werden muß aber, daß jeder Autor mit den

---

[1] Im Mittel.

Worten Formaldehyd, Formol und Formalin richtige Vorstellungen verbindet und bei Mitteilung von Fixierungsmitteln oder Färbvorschriften richtige Prozentzahlen angibt. Es bedeuten also $10\%$ Formol und $4\%$ Formaldehyd annähernd dasselbe.

Wenn es darauf ankommt, die Prozentzahl des Formaldehyds genau festzustellen, so versetzt man eine gemessene Probe Formaldehyd mit titrierter Ammoniaklösung im Überschuß in einer Flasche mit eingeschliffenem Glasstopfen unter Zusatz von etwas Wasser. Nach einigen Stunden gibt man quantitativ dem Gemische soviel Normal-Salzsäure zu, daß die Lösung stark sauer reagiert. Nunmehr wird unter Benutzung von Cochenille-Tinktur als Indikator mit Normallauge zurücktitriert. Der Endpunkt ist erreicht, sobald das Gelb der Flüssigkeit in Rot umschlägt. Aus der Differenz der verbrauchten Normallauge und Normal-Salzsäure läßt sich erkennen, wieviel Ammoniak noch zum Binden der Säure frei war; hieraus wiederum, wieviel Ammoniak von Formaldehyd absorbiert war. Da nun die Reaktion zwischen Formaldehyd und Ammoniak sich nach der Gleichung vollzieht: $6\,CH_2O + 4\,NH_3 = 6\,H_2O + N_4\,(CH_2)\,6$, so entspricht jedem verbrauchten Molekül Ammoniak 1,5 Molekül vorhandenen Formaldehyds oder, da das Molekulargewicht des Ammoniaks 17, das des Formaldehyds 30 ist, ist für je eine Gewichtseinheit (z. B. Gramm) verbrauchten Ammoniaks $^{45}/_{17} = 2{,}647$ Formaldehyd zu setzen (Blum 1924).

Das käufliche Formol (Formalin) reagiert immer sauer, weil es durch Oxydation entstandene Ameisensäure enthält. Das wird von den meisten Autoren als ein Vorteil angesehen, denn im allgemeinen sind leicht saure Flüssigkeiten die besten Fixiermittel. Nach Fischers — auch von Unna bestätigter — Ansicht reagieren die meisten Gewebe alkalisch, und so wird gerade durch ein leicht saures Fixiermittel die Koagulation der Eiweiße beschleunigt. So hat v. Tellyesnicky vorgeschlagen, je 100 ccm Formol 5 ccm Essigsäure zuzusetzen und auch Herxheimer tritt für Ansäuerung ein. Von anderer Seite ist — allerdings nur für die Fixierung von Haut — neutrales Formol empfohlen worden, das auch im Handel zu erhalten ist. Bei der Beurteilung der Frage, ob man für die Fixierung von Haut saures oder neutrales Formol verwenden soll, muß man zuvor wissen, wie denn überhaupt der saure Bestandteil, die Ameisensäure, allein angewendet wirkt. Da ergibt sich, daß sie „die allerstärkste Quellung des leimgebenden Bindegewebes" verursacht [Herxheimer (1921)]. Und es scheint, daß beim Wässern nach der Behandlung mit Ameisensäure erneute Quellung eintritt. Das Corium ist ja nun im wesentlichen ein Geflecht kollagener Fibrillen und Fasern, und da es bis zum Stratum subepitheliale alkalisch reagiert, hat die Ameisensäure hinreichend Möglichkeit, ihre Wirkung zu entfalten. Zum Studium also des Aufbaues der Lederhaut und der Basalmembran, deren Zusammensetzung wohl nur deshalb so verschieden beurteilt werden konnte, weil die Wirkung der Fixierungsmittel gar nicht oder ungenügend berücksichtigt wurde, ist säurehaltiges Formol als Fixierungsmittel besser nicht zu verwenden. Das neutrale Formol ist hier um so mehr zu empfehlen, als sich während der Fixierung im Innern des Gewebes Säure bildet [Spatz (1923)], deren Auftreten man nicht hindern kann, ohne den Gang der Fixierung zu stören. Neuerdings (1927) haben Bendien und Gans die Untersuchungen von Spatz nachgeprüft und festgestellt, daß Eiweiße in Formol angegriffen und gelöst werden. Mit steigender Fixationszeit nimmt die Pufferwirkung zu und saure Produkte bilden sich. Alkalisch darf Formol nicht reagieren, weil manche Eiweißkörper dann nicht gefällt werden [Schaffer (1921)]. Anders verhält sich die Epidermis insofern, als sie sauer reagiert. Die in ihr enthaltenen Epithelfasern sind weder den elastischen noch den kollagenen Fibrillen gleich und vertragen durchaus einen geringen Grad von Säure. Ich habe z. B. an Schweineembryonen viel stärkere Schrumpfungen auftreten sehen, wenn ich sie in gewöhnlichem Formol fixierte, als in neutralem.

Der Kern ist nach der Behandlung mit Formalin auffallend gleichartig, sagt v. Tellyesnicky, d. h. er ähnelt dem Bilde des lebenden Kernes ganz außerordentlich und kommt dem Aussehen des mit Osmiumsäure fixierten Kernes am nächsten. Demgegenüber will mir der Einwand HERXHEIMERs, daß feinste Zelldetails bei der Formolhärtung nicht gut konserviert werden, nicht berechtigt erscheinen. Es ist eben mehr als wahrscheinlich, daß viele feinste Strukturen, Pseudostrukturen sind (vgl. Abb. 13). Sehr schade ist es, daß TELLYESNICKY nicht auch ein Bild einer nur durch Formol, nicht auch noch durch Alkoholhärtung veränderten Zelle gebracht hat. Das Cytoplasma erscheint bei Anwendung einer geeigneten Konzentration, die natürlich für jedes Gewebe wechselt, „in ausgezeichneter Weise konserviert, in einer Form, die sich fast überall als die vitale herausstellt" [SJÖBRING (1900)]. Nur als Lob kann noch LEEs Äußerung aufgefaßt werden, daß bei Anwendung von 1 Teil Formol auf 3 Teile Wasser die Zellen „so homogen aussehen wie osmierte Zellen". Sie sehen ja den lebenden Zellen bei weitem am ähnlichsten.

Fette und Lipoide bleiben bei Formol-Fixierung erhalten, Glykogen und Harnsäure werden gelöst, Kern- und Cytoplasma-Färbungen gelingen ausgezeichnet.

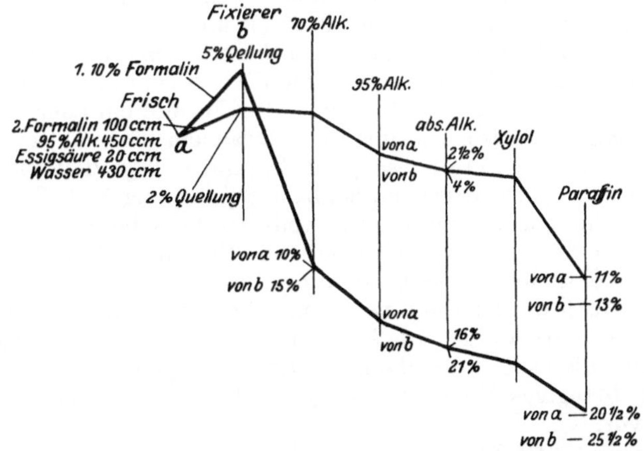


Abb. 9. 1. Längenveränderung von 22, durchschnittlich 17,7 mm langen Schweine-Embryonen bis zur Paraffineinbettung. 2. Dasselbe bei 26 durchschnittlich 19,8 mm langen Schweine-Embryonen. (Aus PATTEN und PHILPOTT, nach TELLYESNICKY 1926.)

Durch Einlegen in eine 10% Formollösung quellen die Gewebe bis zu 5% auf (Abb. 9). Von der Regel, daß hypertonische Lösungen Schrumpfungen, hypotonische Quellung verursachen, macht das Formol (auch Sublimat-Eisessig und MÜLLERsche Flüssigkeit) eine Ausnahme, da es bei einer Gefrierpunkterniedrigung von — 2,85° als hypertonisch anzusehen ist [STOELTZNER (1906)]. Da durch alle Säuren das Volumen tierischer Zellen vergrößert wird, so kann die Quellung auf Kosten der Ameisensäure und der sich während der Fixierung bildenden Säuren gesetzt werden. Da die Entstehung der letzteren zum Wesen der Formolfixierung gehört, kann es unter Umständen wichtig sein, wenigstens die Ameisensäure zu beseitigen. Die Quellung des Gewebes wird dadurch jedenfalls verringert. Eine neutrale Lösung stellt man sich am besten her, indem man das Formol in brauner Flasche über einer Schicht von Magnesiumcarbonat (ROMEIS), Kreide oder Marmor (CAJAL) aufbewahrt oder Lauge oder Soda zusetzt (BLUM). Die Firma Merck teilt mir mit, daß ihr Formol mit 3—4 ccm einer ⅕ normal Kalilauge je 50 ccm neutralisiert wird. Die Reaktion wird mit Lackmuspapier geprüft.

An anderen Organen (Milz, Leber, Niere, Gehirn, auch an ganzen Embryonen) sind die Einwirkungen des Formols in verschiedener Konzentration untersucht worden [Stoeltzner (1906), Berg (1903, 1904, 1907 und 1908), Patten und Philpott (1921)]. Sie haben für uns nur einen bedingten Wert. Wichtig ist es aber doch, daß sich fast immer Quellungen gezeigt haben, Schrumpfungen eigentlich nur an der Leber (Berg). Das kann vielleicht auf den Gehalt an Glykogen zurückgeführt werden, das gelöst wurde. Blum hatte eine $10^0/_0$ Formollösung als am besten geeignet zur Fixierung empfohlen, nachdem er $1-100^0/_0$ Lösungen in ihrer Wirkung miteinander verglichen hatte.

Die Wirkung des Formols auf das Gewebe besteht darin, daß es mit Amidogruppen unter Wasserabscheidung zu Methylenverbindungen kondensiert wird [Blum (1926)]. Die Eiweißkörper werden wasserunlöslich und gehärtet. Dabei nimmt die Acidität des Gewebes zu (Sörensen, zit. nach Blum, Spatz). Aber nicht bei allen Eiweißkörpern verläuft diese Umsetzung in gleicher Weise, Serumalbumin und Ovalbumin werden nicht nur nicht gefällt, sondern in gewissem Sinne sogar löslicher als vorher gemacht (Blum l. c.). Bei Anwendung geeigneter Lösungen werden die Gewebe widerstandsfähig gegen weitere Behandlung, auch gegen die Einwirkung von Alkohol, wenn sie nur richtig angewandt wird (s. S. 423). Den Hauptvorteil des Formols aber hat man in seiner hervorragenden Diffussionsfähigkeit zu sehen, und diese Eigenschaft macht es gerade auch für klinische Untersuchungen, die oft die Fixierung großer Stücke erfordern, geradezu unentbehrlich. Man tut dann gut, das Formol ein oder mehrere Male zu wechseln. Längere Aufbewahrung in schwachem Formol schadet nichts. Bei Anwendung der $10^0/_0$ Formollösung ist das einige Tage dauernde Verweilen darin sogar dienlich. Martinotti empfiehlt, in $8^0/_0$ Lösung $5-6$ Tage zu fixieren und dann, wenn man nicht gleich zum weiteren Verarbeiten kommt, in eine $4^0/_0$ Lösung zu überführen. Wie ich einer mündlichen Mitteilung meines Kollegen Froboese entnehme, leidet allerdings nach langer Aufbewahrung die Sudanfärbung. Auch werden die Gewebe manchmal recht hart. Die kollagenen Fasern können so starr werden, daß sie die Quellbarkeit in Säuren verlieren (Schaffer). Um dieses Gewebe dann wieder schnittfähig zu machen, schlägt F. W. Schmidt 14 tägiges Einlegen in $1^0/_0$ AgNO$_3$-Lösung oder $10^0/_0$ wässerige Citronensäure vor.

Hin und wieder entsteht in den Formolflaschen ein weißer Bodensatz, ein Zeichen, daß Zersetzungen stattgefunden haben. Dieser Übelstand kann zum Teil durch Verwendung brauner Flaschen beseitigt werden. Aus demselben Grunde empfiehlt es sich, auch das Fixieren in braunen Gefäßen oder im Dunkeln vor sich gehen zu lassen. Reichlich Flüssigkeit zu verwenden, ist hier wie überall angebracht, hier besonders, weil die Gewebe Formaldehyd absorbieren (Blum). Beachtet man diese Vorschriften nicht genau, so treten auch in den Schnitten später amorphe Niederschläge von Paraform auf, die zwar leicht zu entfernen sind, deren Entfernung aber Zeit kostet und dem Gewebe nicht immer gleichgültig ist. Kardasewitsch (1925) hat festgestellt, daß sich das amorphe Paraformsediment nicht in Wasser, Alkohol und Äther löst. Er empfiehlt eine $1-5^0/_0$ Lösung von NH$_4$OH in $70^0/_0$ Alkohol. Danach wird in fließendem Wasser ausgewaschen. Sein Verfahren ist das beste. Melanin, Hämosiderin, anthrakotisches und braunes Abnutzungspigment bleiben unverändert [Di Biasi (1926)].

Verocay bringt die Präparate in 1 Teil wässerige Kalilauge $+$ 25 Teile $80^0/_0$igen Alkohols für 10 Minuten. Dann 5 Minuten in zweimal gewechseltes Wasser, 5 Minuten in $80^0/_0$igen Alkohol, der dann in fließendem Wasser gut ausgewaschen wird.

Schridde benutzt $75^0/_0$igen Alkohol 200 ccm $+$ Ammoniak 1,0 ccm, und läßt die Präparate darin $^1/_2$ Stunde, dann wässern.

Diewitzky benutzt H$_2$O$_2$,

Schueninoff $3^0/_0$ H$_2$O$_2$ oder eine blaßrosa Lösung von Kal. hypermangan. bis zum Gelbwerden. Danach eine $1-2^0/_0$ wässerige Lösung von Oxalsäure. Wässern.

Gierke benutzt eine Lösung von Schwefelammonium.

SEEMANN (1926) hält übrigens die „Formalin-Niederschläge" für eine Umwandlungsform des Hämaglobins, die durch Einwirkung des Formaldehyds auf gelöstes Hämoglobin entsteht.

Was nun im besonderen die *Fixierung der Haut* betrifft, so hat MARTINOTTI in vielen Abhandlungen immer wieder das Formol empfohlen. Eindringlich hat er darauf hingewiesen, daß die Stärke der Lösung verschieden gewählt werden muß, je nach den Eigentümlichkeiten des Gewebes, die man darstellen will. Ich gebe seine Vorschriften hier wieder, die ich mit bestem Erfolge selbst mehrfach angewandt habe.

Das Formol muß klar, durchscheinend und frei von Niederschlägen sein. Ist es durch langes Stehen gelb geworden, so schüttet man es besser weg, denn alle Versuche, den zu groß gewordenen Säuregehalt zu neutralisieren, nützen nichts mehr. Um Zersetzungen zu verhüten, die besonders unter der Einwirkung des Lichtes auftreten, wird Formol in braunen Flaschen und fest verkorkt aufbewahrt. Der Gehalt an Formaldehyd muß $35-40^0/_0$ betragen. Übersteigt er diese Grenze bis zu $52^0/_0$, so treten Polymerisationen — Paraformaldehyde und Trioxymethylene — auf, die das Formol unbrauchbar machen. Die Reaktion muß neutral — das von der Firma Schering ist, wenn es frisch ist, neutral — oder *leicht* sauer sein. Mittlere und starke Grade schaden der Fixierung.

Das neutrale Formol hat auch FENGER (1920) empfohlen, der nach Fixierung mit saurem Formol gelbe bis braune Niederschläge auftreten sah. Die zum Fixieren der Gewebsstücke nötigen Lösungen müssen immer frisch mit Aqua dest. bereitet werden, das am besten auch in braunen Flaschen aufbewahrt wird.

Für das Studium der *Verhornung,* also für die Darstellung des Stratum granulosum, lucidum und corneum, wie überhaupt der *Epidermis* ist am besten eine $4-8^0/_0$ Lösung Formol (2 ccm auf 25 ccm Aq. dest.) $10^0/_0$ darf sie keinesfalls übersteigen, weniger, bis herab auf $1-2^0/_0$ kann sie betragen, man muß dann aber mindestens 1 Woche fixieren. Eine $8^0/_0$ Lösung vollendet die Fixierung in $5-6$ Tagen. Will man so fixierte Stücke längere Zeit aufbewahren, dann überträgt man sie tunlichst in eine $4^0/_0$ Lösung von Formol. Ich verwende jetzt immeı $4^0/_0$ neutrales Formol.

Für das *Corium,* für Veränderungen am Bindegewebe, Infiltrate, Neoplasien, Degenerationen ist eine rasche Fixierung mit einer starken $20^0/_0$ Lösung — 1 Teil Formol auf 4 Teile Aqua dest. — geeigneter. Eine einwandfreie Darstellung der Fette, Lipoide und aller faserigen Substanzen gelingt nur bei rascher Fixierung am frischen Material. Dieselbe Lösung haben — nicht gerade für die Haut, sondern als allgemein gut verwendbar — SJÖBRING und ROMEIS empfohlen. Ich verwende auch hierfür, wenigstens für kleine Stücke, $4-8^0/_0$ Formol. Über die Nachbehandlung sollen schon hier einige Worte gesagt werden, obgleich später (S. 420—427) ausführlich darüber gesprochen wird. Im allgemeinen ist es gut, fixierte Gewebestücke rasch in Paraffin oder Celloidin einzubetten. So halten sie sich ohne Veränderungen Jahre lang. Langes Aufbewahren in Alkohol macht die Stücke hart, und langes Verweilen in Formol verwandelt mit der Zeit das Corium in ein lederartiges Gewebe (MARTINOTTI). Die Nachbehandlung — Härtung im engeren Sinne — wird im allgemeinen viel zu rasch und zu wenig sorgfältig durchgeführt. Aus den auf S. 405 u. 444 angeführten Kurven von PATTEN und PHILPOTT geht deutlich hervor, daß bei der Härtung in Alkohol ganz erhebliche Schrumpfungen auftreten, ganz gleichgültig, wie das Gewebe vorher fixiert war. Nach Formalinfixierung beträgt sie im absoluten Alkohol $26^0/_0$! Gewiß sind dabei die angeführten Untersuchungen an Schweine-Embryonen, also an wenig differenzierten und daher besonders empfindlichem Gewebe, vorgenommen worden. Aber zugegeben, daß diesem Umstand einige Prozente zugeschrieben werden können, eine mehr oder weniger erhebliche

Schrumpfung kommt auch an differenziertem Gewebe sicher zustande. Sie auf ein Mindestmaß herabzudrücken, muß unter allen Umständen erstrebt werden.

Wenn Martinotti vorschlägt, die Präparate aus dem Formol sofort in $80\%$ Alkohol zu bringen, Sjöbring und Romeis sogar in $95\%$, so können meines Erachtens Schrumpfungen nicht ausbleiben. Daß auf diese Weise die natürlichen Farben wieder auftreten, ist für mikroskopische Präparate belanglos. Auch die Abb. 84 in Tellyesnickys Abhandlung über die Fixation (1926) zeigt, wie er selbst sagt, die stark schrumpfende Wirkung der Nachbehandlung. (Es ist nicht gesagt, ich nehme aber an, daß auch sein Präparat aus Formol sofort in höheren Alkohol kam.)

Die Schrumpfungen lassen sich nun gut vermeiden, wenn man die fixierten Präparate zunächst wässert und dann von Wasser aus durch den Gräperschen Tropfapparat ganz langsam durch immer stärker werdenden Alkohol bringt. (Genaue Beschreibung S. 424). Ich habe die allerbesten Erfahrungen damit gemacht und wende diesen Apparat ausschließlich an.

Beobachtet man alle diese Vorschriften genau, so kann man erst recht behaupten, was andere Autoren (Reimar, Lubarsch, Romeis, Blum u. a.) schon ohne so vorsichtige Handhabung zugegeben haben, daß wir im Formol ein ganz hervorragendes Fixierungsmittel haben. Für die Haut ist es das beste. Da es für einige Silbermethoden überhaupt als einziges Fixierungsmittel in Betracht kommt, da es auch die Pigmente der Haut nicht löst, da ferner die in ihm fixierten Gewebe noch anderen Fixierungen und Beizungen unterworfen werden können und fast alle Färbungen und alle Einbettungen möglich sind, so kann man es als „Universalmittel" (Blum, Lubarsch) ansehen.

## 2. Äthyl-Alkohol.

Über kein Fixierungsmittel sind so verschiedene Urteile gefällt worden, wie über den Alkohol. Daraus geht zunächst hervor, daß die mit diesem Mittel an *einem* Gewebe gemachten Erfahrungen nicht maßgebend sind für andere Gewebe. Genaue Messungen oder Beobachtungen über seine Wirkung auf die Haut liegen nicht vor. Wenn ich

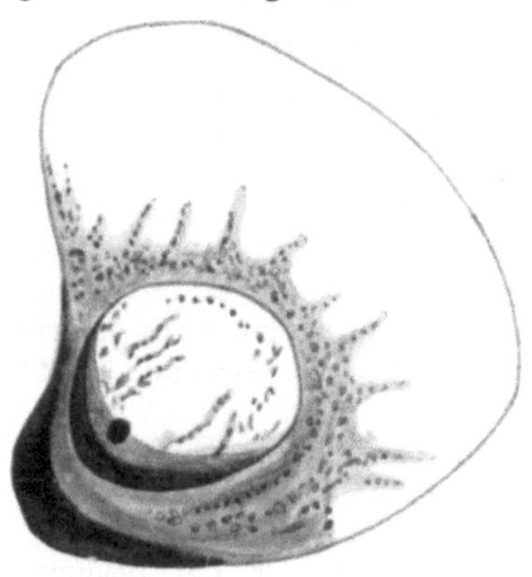

Abb. 10. Eine große Spermiogonie des Salamanders nach Fixieren mit Alkohol absolutus vom Rande des Schnittes. [Nach Tellyesnicky (Enzyklopädie Bd. II. 1926).] Vgl. dazu Abb. 15.

zunächst Tellyesnickys Beobachtungen über den Einfluß auf Zellen des Salamanderhodens mitteile (Abb. 10), so bildet dies deshalb nur einen ungefähren Anhaltspunkt. Das Bild veranschaulicht die Wirkung des absoluten Alkohols, die darin besteht, daß alles Wasser aus der Zelle entfernt und alle Fette oder fettartigen Stoffe (Cholesterinverbindungen) und Mitochondrien gelöst werden. Da guter Alkohol neutral reagieren muß, kommt als keineswegs unwichtiger Punkt dazu, daß weder Salze noch andere Stoffe, an denen viele Fixierungsmittel so reich sind, in der Zelle abgelagert werden. Aus diesen Gründen schrumpfen die Zellen sehr stark. Was an färbbarer Substanz in der Zelle bleibt, ist reines geronnenes Eiweiß, das sich infolgedessen ausgezeichnet färben läßt[1]. Der Alkohol fällt Eiweiß durch Wasser-

---

[1] Da die Eiweiße durch Alkohol nur wenig verändert werden, so bezeichnet Heidenhain (1926) die Färbbarkeit des Gewebes nach dieser Fixierung als „natürliche Färbbarkeit".

entziehung, Schleim-Granula, Glykogen, Mastzellen-Granula, Eisen, Kalk und nicht lipoidlösliche Pigmente bleiben erhalten. An der beigegebenen Abbildung sieht man, daß Kern und Cytoplasma nach einer Seite der Zelle zusammengeschoben sind. Da, wo der Alkohol zuerst in die Zelle eingedrungen ist, ist alles Cytoplasma verschwunden (a). Wäre die Einwirkung konzentrisch erfolgt, was hier nicht der Fall ist, so wäre auch das Bild der Schrumpfung ein anderes. Genau das gleiche ist an dem mit Carnoys Flüssigkeit fixiertem Bild zu sehen (Abb. 54, S. 552). Hier ist das in den Zellen gleichmäßig verteilte Glykogen fast überall an eine Seite der Zellen gedrängt worden. Die am Rande des Schnittes liegenden Zellen sind schon nicht mehr so stark verändert wie die abgebildete Zelle. Denn es nimmt ja der Alkohol aus allen Zellen Wasser auf und mildert dadurch selbst seine Konzentration. Da sich aber nicht alles Wasser sofort mit dem Alkohol mischt, sondern zum Teil an den Boden des Gefäßes sinkt, so muß man, wenn man mit Alkohol fixiert, immer dafür Sorge tragen, daß die Gewebe allseitig und reichlich von Flüssigkeit umgeben sind. Man hängt sie daher entweder in der Flüssigkeit auf oder legt sie auf eine dicke Schicht Watte, Glaswolle oder Filtrierpapier. Die Menge des Alkohols soll etwa das 1000 fache des Präparates betragen und möglichst oft erneuert werden.

Die Diffussionsgeschwindigkeit des Alkohols ist etwa eine mittlere. Daher ist es unangebracht, größere Stücke in ihm zu fixieren. Nach TELLYESNICKY dringt er in Leber, Niere, Milz und Gehirn in 1 Stunde etwa 1 mm, in 24 Stunden 8 mm tief in das Gewebe ein.

Die Frage, ob der absolute Alkohol als Fixierungsmittel gut oder ungeeignet ist, läßt sich nicht ganz einfach beantworten. Nachteilig ist es, daß die Wasserentziehung sehr rasch vor sich geht, so daß viele Eigentümlichkeiten des Zellbaues zerstört werden können, daß ferner Fette, fetthaltige Stoffe, Cholesterinverbindungen und Eleidin gelöst werden. Die starke Härtung kann vermieden werden, wenn man nur so lange fixiert, wie eben nötig ist, und wenn man geeignete Intermedien verwendet.

Demgegenüber steht die Schnelligkeit des Verfahrens. Man fixiert, entwässert und härtet zugleich. Die chemische Konstitution der Proteide wird nach HEIDENHAIN am wenigsten durch absoluten Alkohol verändert. Deshalb haben UNNA und seine Schüler für ihre histochemischen Untersuchungen ausschließlich Alkoholfixierung angewandt (s. a. SCHUMACHER). Die Färbbarkeit des Gewebes, auch der Bakterien, ist ausgezeichnet. Versuche mit Verdauungsflüssigkeiten lassen sich am besten an alkoholfixierten Schnitten ausführen. Schließlich ist für den Nachweis von Glykogen, Eisen, Calcium und Harnsäure der Alkohol das einzige in Frage kommende Fixierungsmittel.

Immerhin, es stehen erheblichen Vorteilen erhebliche Nachteile gegenüber, und so nimmt es nicht wunder, daß einige Autoren ihn empfehlen (KÜCHENMEISTER, LENDENFELD, FISCHER, GRUBER, UNNA), andere ihn ablehnen (O. HERTWIG, SOLGER, KAISERLING, GARNIER, BONNET, RIBBERT und LEWASCHOF). Sehr viele Autoren haben einen weniger konzentrierten Alkohol empfohlen, z. B. SCHMORL 96—100$^0/_0$, ebenso BÖHM, OPPEL, FRIEDLÄNDER. Ja, man hat sogar vorgeschlagen, bei 5$^0/_0$ (HASSAN RESCHAD), bei 25$^0/_0$ (ARNOLD) oder 40$^0/_0$ (ZMAILOWITSCH) anzufangen und langsam in Stufen von je 10$^0/_0$ bis zum absoluten Alkohol aufzusteigen. Um die Diffusionsgeschwindigkeit zu erhöhen, schlagen v. ADELUNG, RAUTHER, RITTER, DIPPEL, KLUGE heißen oder kochenden Alkohol als Fixierungsmittel vor. Ganz allgemein kann man sagen daß, je schwächer der Alkohol ist, desto geringer seine Fixierungskraft ist und auch seine Diffusionskraft nimmt mit steigendem Wassergehalt ab. Andererseits ist die Schrumpfung geringer, wenn das Zellwasser weniger stürmisch entzogen wird.

Des Interesses wegen führe ich eine Untersuchung von KARDASEWITSCH an, der Eier von Ascaris in Alkohol verschiedener Stärke fixiert und in Celloidin einbettete.

Lebende Eier haben einen Durchmesser von $54-60\ \mu$.

| Nach Fixierung im | | Alkohol beträgt | |
|---|---|---|---|
| $10^0/_0$ | ,, | ,, | $D = 75-84\ \mu$ |
| $20^0/_0$ | ,, | ,, | $69-75$ ,, |
| $30^0/_0$ | ,, | ,, | $45-51$ ,, |
| $40^0/_0$ | ,, | ,, | $42-48$ ,, |
| $50^0/_0$ | ,, | ,, | $36-48$ ,, |
| $60^0/_0$ | ,, | ,, | $30-42$ ,, |
| $70^0/_0$ | ,, | ,, | $48-54$ ,, |
| $80^0/_0$ | ,, | , | $51-60$ ,, |
| $90^0/_0$ | ,, | ,, | $45-51$ ,, |
| $100^0/_0$ | ,, | ,, | $25-30$ ,, |

Für die Fixierung der Haut erscheint mir wenn nicht aus bestimmten Gründen Alc. abs. genommen werden muß, der $80^0/_0$ Alkohol am geeignetsten. Dem Formol gegenüber hat Alkohol einen sehr schwerwiegenden Nachteil: die Gewebe, und keines mehr als die Haut, werden außerordentlich hart in ihm. Während man ein Stück Haut jahrelang in Formol liegen lassen kann, ohne daß es in irgendeiner Hinsicht leidet, wird es schon nach einigen Tagen im höheren Alkohol so hart, daß das Schneiden oft kaum möglich ist. Fixieren heute noch die meisten Kliniken in Alkohol, so wird, glaube ich, bald das Formol sich mehr einbürgern, sobald das Gefrierverfahren bekannter wird. Ich will aber schon hier darauf hinweisen, daß Formolalkohol in bestimmter Mischung die Vorzüge beider Fixierer vereinigt (vgl. S. 417).

Es ist zweckmäßig, Alkohol verschiedener Stärke immer zur Hand zu haben. Der den Kliniken und Instituten gelieferte ist meist nicht $96^0/_0$, sondern nur $94-95^0/_0$. Zum Messen gibt es besondere Instrumente: die Alkoholometer (nach PLATES Angaben von Erich Koellner in Jena hergestellt).

Um Verdünnungen herzuzustellen, benutzt man am bequemsten die hier beigefügte Tabelle von DE ROUVILLE, die ich dem Taschenbuch von ROMEIS entnehme.

KARDASEWITSCH verdünnt nach der Formel $x = \dfrac{a \cdot b}{c}$, wobei a die gewünschte Menge Alkohol, b die gewünschte Konzentration, c die gegebene Konzentration ist. Oder nach ROMEIS: ,,Soll aus einer Konzentration von a $^0/_0$ eine solche von b $^0/_0$ hergestellt werden, dann gibt man zu b-Teilen der a Lösung (a—b-Teile des Lösungsmittels) und erhält a Teile der gewünschten b $^0/_0$ Verdünnung. Z. B.: es soll $70^0/_0$ Alkohol aus $95^0/_0$ hergestellt werden. Man nimmt 70 Teile des $95^0/_0$ Alkohols, fügt $95-70 = 25$ Teile Aq. dest. hinzu, und erhält 75 Teile $70^0/_0$ Alkohols.

Um immer wieder das Rechnen oder Nachschlagen zu vermeiden, tut man gut, auf allen Flaschen die zur Mischung notwendigen Mengen von Alkohol und Wasser zu vermerken.

Absoluten Alkohol kann man sich in jedem Laboratorium leicht aus dem käuflichen $96^0/_0$ oder überhaupt schwächeren Alkohol herstellen. Verunreinigungen mit Farbe schaden gar nichts, Zusatz von Xylol, Benzol u. a. ist aber zu vermeiden.

Wir verwenden dazu jetzt einen von LOHR (Chemisches Institut Heidelberg) hergestellten Apparat, der ganz hervorragend ist (Abb. 11). Ein etwa 3 Liter fassender *kupferner* Kessel wird bis zu einem Drittel seiner Höhe mit ungelöschtem Kalk beschickt, auf den dann der $95^0/_0$ Alkohol gegossen wird. Dieser Kessel ist in einem andern gleichfalls kupfernen Kessel eingelassen, der bei A mit Wasser gefüllt wird. Das Wasserstandsrohr W zeigt die Höhe des Wasserspiegels an.

## Tabelle 1. Verdünnungstabelle für Alkohol.

Beispiel: Man hat 90 %igen Alkohol und wünscht 70 %igen zu erhalten: Man suche die Vertikalreihe des 90 %igen Alkohols, verfolge dieselbe abwärts bis zur Horizontalreihe des 70 %igen Alkohols; an dieser Kreuzungsstelle findet man die Zahl 31,05; man muß also 31,05 ccm Wasser zu 100 ccm 90 %igen Alkohol hinzusetzen, um 70 %igen zu erhalten.

Prozentgehalt des zu verdünnenden Alkohols

| Prozentgehalt des verdünnten Alkohols | 95° | 90° | 85° | 80° | 75° | 70° | 65° | 60° | 55° | 50° | 45° | 40° | 35° |
|---|---|---|---|---|---|---|---|---|---|---|---|---|---|
| 90° | 6,50 | | | | | | | | | | | | |
| 85° | 13,36 | 6,56 | | | | | | | | | | | |
| 80° | 20,16 | 13,79 | 6,83 | | | | | | | | | | |
| 75° | 29,66 | 21,89 | 14,48 | 7,20 | | | | | | | | | |
| 70° | 39,16 | 31,05 | 23,14 | 15,35 | 7,64 | | | | | | | | |
| 65° | 50,66 | 41,53 | 33,03 | 24,66 | 16,37 | 8,15 | | | | | | | |
| 60° | 63,16 | 53,65 | 44,48 | 35,44 | 26,47 | 17,58 | 8,76 | | | | | | |
| 55° | 78,36 | 67,87 | 57,90 | 48,07 | 38,32 | 28,63 | 19,02 | 9,47 | | | | | |
| 50° | 96,36 | 84,71 | 73,90 | 63,04 | 52,43 | 41,73 | 31,25 | 20,47 | 10,35 | | | | |
| 45° | 117,86 | 105,34 | 93,30 | 81,38 | 69,54 | 57,78 | 46,09 | 34,46 | 22,90 | 11,41 | | | |
| 40° | 144,86 | 130,80 | 117,34 | 104,01 | 90,76 | 77,58 | 64,48 | 51,43 | 38,46 | 25,55 | 12,8 | | |
| 35° | 178,86 | 163,28 | 148,01 | 132,88 | 117,82 | 102,84 | 87,93 | 73,03 | 58,31 | 43,59 | 27,6 | 14,3 | |
| 30° | 224,4 | 206,22 | 188,6 | 171,1 | 154,3 | 136,04 | 118,9 | 101,7 | 84,5 | 67,5 | 50,6 | 33,4 | 16,8 |

Wir entnehmen diese Tabelle dem Taschenbuch von ROMEIS.

Andere als diese beiden Öffnungen bestehen nicht. Diese beiden fest miteinander verbundenen Kessel ruhen ihrerseits in einem eisernen Gehäuse, das unten weit offen auf 3 Füssen ruht und oben rings herum mehrere kleine Öffnungen $O$ hat. Ein Bunsenbrenner wird unter das Gehäuse gesetzt. Seine Wärme verteilt sich gleichmäßig um den Kupferkessel herum. Der Dampf entweicht bei $A$. Bei $W$ läßt man ständig einige Tropfen Wasser zufließen, so daß der Wasserspiegel annähernd immer gleich bleibt. Bei $R$ befindet sich eine Schraube mit Lederdichtung, die das Rohr aufnimmt, das den Alkohol durch einen Kühler zur Flasche hinleitet. Der Apparat kann unbeobachtet viele Stunden hintereinander brennen. Vor Glasapparaten ähnlicher Bauart ist wegen Feuersgefahr dringend zu warnen.

Man erhält so 99,5—99,9% Alkohol. Um ihn ganz wasserfrei zu machen, bringt man an den Boden der Flasche Bariumoxyd (Berthelot. St. Jile) oder Kupfersulfat. Bei Verwendung von Bariumoxyd habe ich oft ohne erkennbaren Grund starke Gelbfärbung des Alkohols bekommen. Ich ziehe deshalb Kupfersulfat vor (Romeis umgekehrt). Das ausgeglühte wasserfreie Kupfersulfat ist weiß. Wenn es aus dem Alkohol Wasser anzieht, wird es grün. Um etwa auftretende freie Säure zu binden, setzt man etwas geschabte Kreide zu [Elsching (1893)]. Es ist nicht unvorteilhaft, vorausgesetzt, daß man den Alkohol in weithalsigen Gefäßen aufbewahrt, das Kupfersulfat mit Fließpapier zu umwickeln oder in einen Leinenbeutel zu tun. Man muß es aber unter allen Umständen vermeiden, daß auch nur feiner Staub an die Präparate kommt, da das Schneiden dadurch erschwert wird. Das Ausglühen geschieht tunlichst unter dem Abzug, da der feine Staub Hustenreiz verursacht. Wenn das Kupfersulfat längere Zeit in Alkohol gelegen hat, in dem viel Fett gelöst war, ist ein sauberes Ausglühen nicht mehr möglich. Man entfernt es am besten.

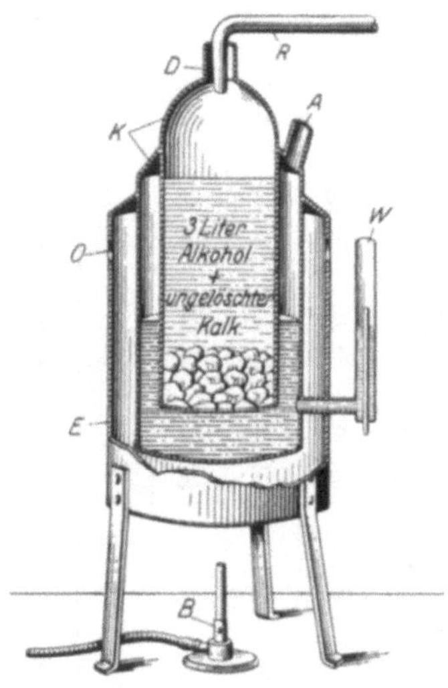


Abb. 11.
Apparat zur Herstellung absoluten Alkohols von Lohr, Heidelberg.

Winkler kocht einige Stunden mit metallischem Calcium im Wasserbad, Ecans und Fetsch erwärmen $1^{1}/_{2}$—2 Stunden mit Magnesium-Amalgam. Würz gibt metallisches Natrium zu, Mendelejeff durchglühte Pottasche. Laussure destilliert mit Chlorcalcium.

Absoluter Alkohol ist teuer, oder, wenn man ihn sich selbst herstellen muß, nicht immer schnell und in größeren Mengen zu beschaffen. Deshalb hat Barta (1923) den brauchbaren Vorschlag gemacht, ihn dadurch zu vermeiden, daß dem 95% Alkohol 3—5% Acid. carbolicum cryst. zugesetzt werden. Ein Gelbwerden der Flüssigkeit — das im übrigen nichts schadet — vermeidet man durch Aufbewahren in braunen Flaschen. Aus diesem Carbol-Alkohol kommen die Hautstücke in Carbol-Benzol oder Carbol-Chloroform, gleichfalls 3—5%. (3% genügen.) Danach schließlich in reines Benzol oder Chloroform. Es ist unbedingt wichtig, zwischen Carbol-Alkohol und Benzol noch das Carbol-Benzol einzuschieben, weil das Gewebe erst in dieser letztgenannten Flüssigkeit wirklich wasserfrei wird. Die Carbolgemische kann man sich in beliebiger Menge jederzeit herstellen. Ihre Haltbarkeit ist unbegrenzt. Bei der Einbettung in Celloidin kommen die Stücke aus 95% Alkohol in ein Gemisch aus Carbol (3%)-

Alkohol und Carbol (3%)-Äther zu gleichen Teilen und dann sogleich in Celloidin. Für die gemischte Einbettung gelten die gleichen Vorschriften wie für die Paraffineinbettung.

Um festzustellen, ob der absolute Alkohol wirklich wasserfrei ist, wirft man einige Körnchen Calciumcarbid hinein. Ist noch Wasser vorhanden, so entwickelt sich Acetylengas, das man am Geruch sofort feststellen kann. Außerdem entsteht eine leichte Trübung durch Kalkhydrat. Mit Benzol tritt eine Trübung erst ein, wenn der Wassergehalt 3% übersteigt, mit Xylol schon früher.

Der absolute Alkohol, überhaupt höher konzentrierter reiner Alkohol ist sehr teuer. Leider sind auch die wissenschaftlichen Institute durch die heutigen Bestimmungen gezwungen, vergällten Alkohol zu kaufen, der allerdings sehr viel billiger ist. Zusatz von Methylalkohol ist nicht für alle Färbungen empfehlenswert. Lösungsbenzol II riecht schlecht und gibt bei niederer Konzentration Trübungen, die aber nicht schaden. Campher als Vergällungsmittel wäre besser, ist aber nur für kosmetische Mittel genehmigt. Man tut gut, für wichtige Präparate sich immer etwas reinen Alkohol vorrätig zu halten [1].

### 3. Osmiumsäure (Osmiumtetroxyd, Über-Osmiumsäure).

Die Osmiumsäure ist fraglos das beste Fixierungsmittel, das wir besitzen. Die Veränderungen gegenüber den lebenden Zellen sind ganz gering (Abb. 12). Der Kern bleibt homogen, der Nucleolus scharf sichtbar. Das Cytoplasma erscheint durch Schwärzung der Fette diffus braun und wird etwas trübe. Fetttropfen werden schwarz durch Reduktion des Osmiumtetroxydes und gleichzeitig unlöslich. Die Eiweißstoffe werden, ohne daß Niederschläge eintreten, erheblich härter. In 2% Lösung und auch bei stärkerer Verdünnung verursacht sie niemals Niederschläge (FISCHER, BERG). Bei Zusatz von etwas Säure wird das Eiweiß in unlöslicher Form rasch gefällt. Elastische Fasern färben sich graubraun.

Osmiumsäure ist sehr teuer, 1 g 22.— RM. Es wird in kleinen zugeschmolzenen Röhrchen verkauft. Man stellt sich am besten eine 2% Lösung her, die mit ganz reinem, frisch gekochtem destilliertem Wasser bereitet werden und fest mit einem Glasstopfen verschlossen werden muß, da schon Staub reduzierend wirkt. Die Flasche muß im Dunkeln aufbewahrt

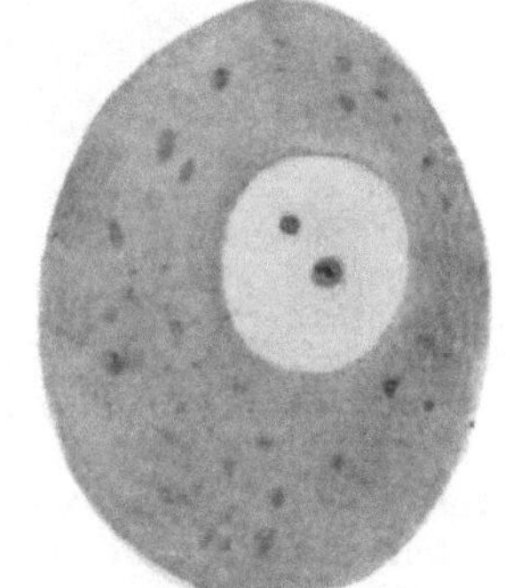

Abb. 12.
Eine große Spermiogonie des Salamanders, vom Rande des Schnittes nach Wirkung 1%iger Osmiumsäure.
(Nach TELLYESNICKY 1926.)
Vgl. dazu Abb. 15.

werden. Die Osmiumsäure ist äußerst flüchtig und reizt die Schleimhäute an Nase und Auge. Sie hat eine ganz geringe Diffusionskraft und kommt deshalb für Haut als Fixierungsmittel für sich allein gar nicht in Frage, es sei denn, daß man sie für bestimmte Zwecke braucht. Ganz dünne Schnitte sind unbedingt erforderlich. Nach der Fixierung wäscht man gut aus und kann dann sofort in 70% Alkohol übertragen, dem man etwas Natriumsulfid zusetzt (HEIDENHAIN). Dadurch wird die Schwärzung des Fettes noch stärker. Äther und Xylol müssen bei der Einbettung vermieden werden, da sie osmiertes Fett auflösen. Man benutzt am besten Tetrachlorkohlenstoff [PLECNIK (1902)], Petroläther oder reines Benzin.

---

[1] Wer empfindliche Hände hat, muß sich vor dem vergällten Alkohol in acht nehmen. Die meisten Zusatzmittel verursachen Brennen oder Ekzeme.

Mit Osmiumsäure fixierte Gewebe färben sich schlecht. Daher muß man schnell einbetten und sofort schneiden. Altes Osmium-Material färbt sich überhaupt nicht mehr [1].

Aus all diesen Gründen benutzt man tunlichst Osmium-Säure-Gemische (s. S. 418 [8 u. 9).

#### 4. Chromsäure und Kalium bichromicum.

Die früher als Fixierungsmittel viel angewendete $0,5-1\%$ Chromsäure erfreut sich heute mit Recht keiner Beliebtheit mehr. Sie dringt sehr schlecht ein und setzt die Färbekraft der Gewebe erheblich herab. In den chromhaltigen Gemischen, die heute viel gebraucht werden (Flüssigkeiten von MÜLLER, ZENKER, ORTH, HELLY, MAXIMOW) spielt das Kalium bichromicum die entscheidende Rolle. Unter seiner Einwirkung wird das Cytoplasma so gut wie gar nicht verändert; es bleibt fast gleichartig. Fett und fettartige Bestandteile werden größtenteils unlöslich gemacht. Die Größe der Zelle wird nicht verändert. Das Kalium bichromicum fällt die Eiweiße der Zelle erst in Verbindung mit Säuren, aber nach längerer Einwirkung werden sie gehärtet (Abb. 13).   Der

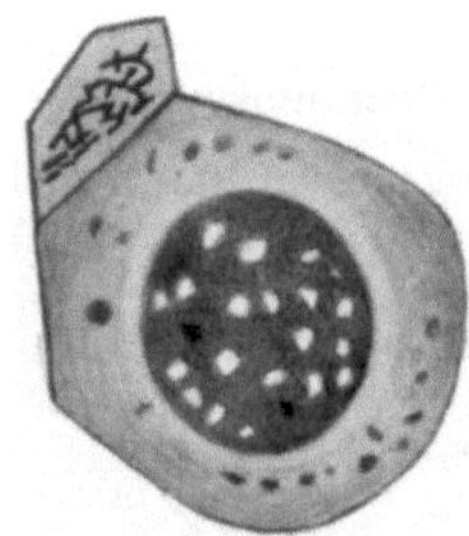

Abb. 13.
Eine große Spermiogonie des Salamanders und eine Cystenzelle nach Wirkung der MÜLLERschen Flüssigkeit. (Nach TELLYESNICKY 1926.)
Vgl. dazu Abb. 15.

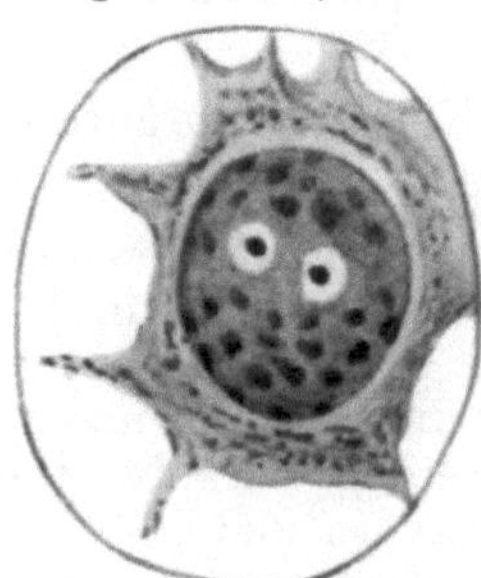

Abb. 14.
Eine große Spermiogonie des Salamanders nach Wirkung des konzentrierten Sublimats.
Vgl. dazu Abb. 15.

Kern wird erheblich verändert dadurch, daß zahlreiche Vakuolen in ihm auftreten und sich ein „Chromsalznetz" bilden kann, wie es in Abb. 13 links oben zu sehen ist.   Diesem Netz liegt keine natürliche Struktur zugrunde, es ist vielmehr aus Kernsubstanz durch Veränderungen entstanden (TELLYESNICKY).

Aus allen diesen Gründen sind weder Chromsäure noch Kalium bichromicum für sich allein sehr gute Fixiermittel. Mischungen mit anderen Mitteln erfolgten unter dem Gesichtspunkt, die geringen Veränderungen am Cytoplasma zu erhalten, bei besserer Wahrung der Kernstruktur.

#### 5. Sublimat (Hydrargyrum bichloratum).

Es werden 65—70 g Sublimat in 1000 ccm destilliertem Wasser unter Erwärmen gelöst. Nach Abkühlung bilden sich am Boden weiße Krystallnadeln. Auch in absolutem Alkohol löst sich Sublimat im Verhältnis 1 : 3, in Äther 1 : 4.

Die Diffusionsgeschwindigkeit dieser wässerigen konzentrierten Lösung ist nicht übermäßig stark, so daß es sich empfiehlt, nur kleine Stücke zu fixieren. Die Wirkung des Mittels erkennt man leicht an der weißlichen Verfärbung der Gewebe. Sehr häufig wird die Sublimatlösung mit $0,5-0,25\%$ Kochsalzlösung

---

[1] Durch oxydierende Mittel (Kalium bichromicum, offizinelles Chlorwasser, $5\%$ Lösung von Perhydrol) oder nachträgliches Einwirken von Sublimat kann aie Färbbarkeit zum Teil wieder hergestellt werden [HEIDENHAIN (1926)].

angesetzt, das ändert aber an der Fixierung nichts. Die konzentrierte Lösung läßt das Cytoplasma sehr stark schrumpfen, was auf der starken eiweißfällenden Kraft beruht. Fette und Lipoide bleiben meist erhalten. Die Kerne dagegen schrumpfen nicht, in ihnen werden die Teilungsfiguren durch Sublimat sogar besonders gut dargestellt (Abb. 14). Die Schrumpfungen werden nicht unerheblich vermindert, wenn man die Lösung zur Hälfte mit destilliertem Wasser verdünnt [HEIDENHAIN (1917)]. Ein Nachteil haftet der Sublimatfixierung an: es bilden sich im Gewebe amorphe oder krystallinische Niederschläge, die teils aus metallischem Quecksilber, teils aus Kalomel bestehen (P. MAYER). Sie müssen durch Jod entfernt werden. Am zweckmäßigsten ist es, das gut durchfixierte Stück sofort in $70\%$ Alkohol zu bringen, dem etwas Jod-Jodkali-Lösung zugesetzt ist (J 2 g, KJ 2 g, $90\%$ Alk. 100 ccm[1]). Auch reines Jod kann man zusetzen, so daß der Alkohol die Farbe des hellen Bieres annimmt. Doch läuft man Gefahr, daß dann rotes Quecksilberchlorür entsteht, das sich nicht löst (P. MAYER). Wenn man gleichzeitig viele Stücke mit Jod-Alkohol behandelt, schwindet die braune Färbung des Alkohols rasch. Man muß dann so lange Jod zusetzen, bis sich die Farbe unverändert hält. Es ist auch möglich, die Sublimatkrystalle erst aus den Schnitten zu entfernen. Mit ihnen soll man aber so wenig Handgriffe wie möglich vornehmen. Deshalb ist es, wie schon gesagt, besser, die „Jodierung" mit der Härtung zu vereinigen (SPULER).

Hämatoxylin-Färbungen und solche mit Anilinfarben leiden erheblich unter Resten von Jod im Gewebe[2]. Deshalb hat HEIDENHAIN 1908 vorgeschlagen, Schnitte vor dem Färben einige Minuten mit einer $0,25\%$ Lösung von Natriumsulfat zu bleichen. SPULER entjodet auch schon vor dem Einbetten.

Aus dem Gesagten geht hervor, daß eine Sublimatlösung, unabhängig von ihrem Gehalt, nicht geeignet ist zur Fixierung. Man wendet sie daher auch nur vermengt mit anderen Flüssigkeiten an. Zeitraubend ist die Entfernung der Niederschläge. Es gibt aber einige Färbungen, die eine Fixierung mit Sublimat oder wenigstens Sublimat enthaltenden Flüssigkeiten verlangen. Die Herstellung von Gefrierschnitten ist möglich, doch läßt sich in Formol fixiertes Gewebe viel besser schneiden.

Nach Sublimatfixierung gelingen alle Färbungen gut, ja es scheint die Aufnahmefähigkeit für Farben noch zu steigen [HEIDENHAIN (1926)].

### 6. Essigsäure.

Unter Eisessig versteht man $100\%$ Essigsäure. Die sog. konzentrierte Essigsäure enthält $4\%$ Wasser. Der gewöhnliche Essig ist eine $5—15\%$ Lösung von Essigsäure in Wasser. Essigsäure mischt sich in jedem Verhältnis mit Wasser, Alkohol und Äther. Siedepunkt: $118^0$. Die Wirkung einer $1\%$ Essigsäure erkennt man am besten, wenn man Abb. 15 und 16 miteinander vergleicht. Die mit ihr fixierte Zelle ist ein wenig vergrößert, während umgekehrt der Kern seine Homogenität verloren hat und neben dem unveränderten Nucleolus ein deutliches Chromatingerüst zeigt. Es hat also die Essigsäure auf die Eiweiße des Kerns anders gewirkt wie auf die des Cytoplasmas, was natürlich darauf beruht, daß sich im Cytoplasma andere Eiweißstoffe finden wie im Kern. Letztere die Nucleoproteide sind unter der Einwirkung der verdünnten Essigsäure gefällt worden, die ersteren haben kaum einen Niederschlag gegeben, sind zum Teil sogar gelöst worden oder gequollen (TELLYESNICKY). Der Eisessig unterscheidet

---

[1] Oder man löst nach MAYER 5 g Jodkalium in 5 ccm Aqua dest. und 0,5 g Jod in 45 ccm $96\%$ Alkohols. Nachdem man beide Lösungen zusammengegossen hat verdünnt man sie mit gleichen Teilen Alkohol oder Wasser und legt die Gewebe für 24 Stunden ein.

[2] Es wird zwar nicht die Färbung an sich verhindert, wohl aber zerstört das Jod nach längerer Zeit die Farbe.

sich in seinen Wirkungen wenig von der seiner dünneren Lösungen (Berg).
Die Essigsäure hat eine gute Diffusionsgeschwindigkeit. Allein wird sie nicht

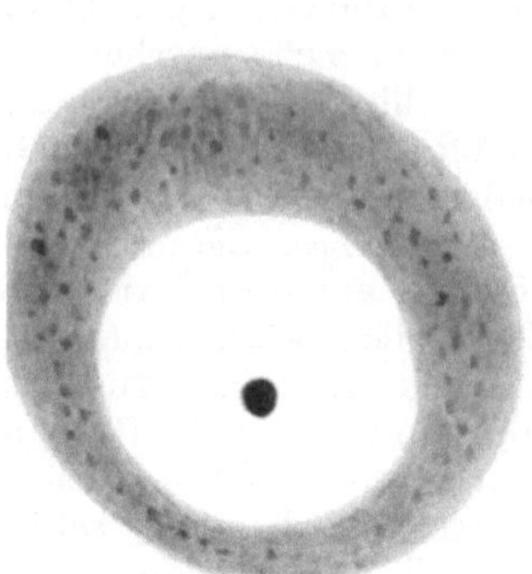

Abb. 15.
Lebende große Spermiogonie des Salamander-
hodens, in seiner eigenen Flüssigkeit untersucht.
Leitz hom. Immers. $^1/_{12}$ Comp. Oc. 4.
(Nach Tellyesnicky 1926.)

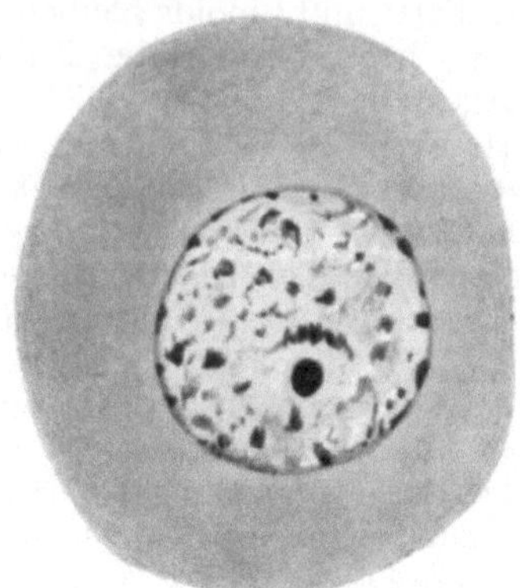

Abb. 16.
Wirkung 1%iger Essigsäure auf dieselbe Zelle,
die in Abb. 15 gezeigt ist.
(Nach Tellyesnicky 1926.)

verwendet, wohl aber häufig als Zusatz zu anderen Flüssigkeiten (s. Alkohol-
Eisessig, Alkohol-Chloroform-Eisessig, Carnoy). Schon 1% Essigsäure fällt die
meisten Schleime.

## 7. Aceton.

Es ist in der Wirkung dem absoluten Alkohol außerordentlich ähnlich,
ja, entzieht sogar das Wasser aus den Geweben noch rascher und verursacht
dadurch noch stärkere Schrumpfungen. Deshalb ist es ohne Zusatz anderer
Flüssigkeiten nicht brauchbar. Es wird nur deshalb erwähnt, weil es für Schnell-
einbettungen empfohlen wurde und hin und wieder der Ersatz des Alkohols
durch Aceton nach der Fixierung angeraten wird. Hier ist es in der Tat nicht
unangebracht, wenn nur die Gewebe nicht zu lange in ihm verweilen. Sie
werden dadurch sehr hart. Neuerdings hat van Walsem (1924, 1925) es
wieder mehrfach empfohlen.

## Fixierungsgemische [1].

Von den angegebenen Fixierungsmitteln ist keines — Formol und allenfalls
Alkohol ausgenommen — so frei von Nachteilen, daß es allein für sich geeignet

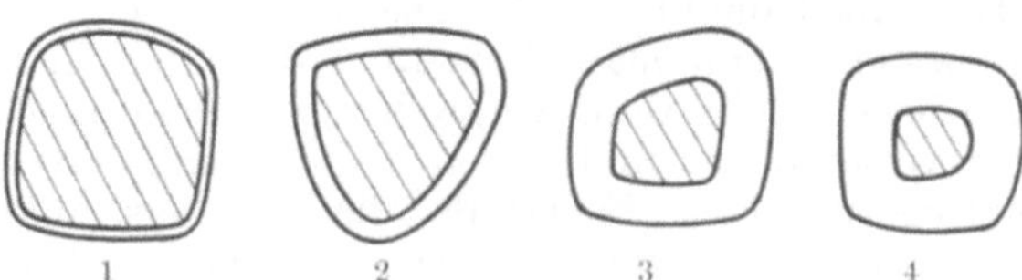

Abb. 17. Tiefenwirkung von 4 Fixierern auf Leberstücke in 4 Stunden.
1 1% Osmiumsäure $^1/_2$—1 mm. 2 Konz. Sublimat $1^1/_2$—2 mm. 3 2% Salpetersäure 3—4 mm.
4 Konz. Formalin 4—5 mm. (Nach Tellyesnicky 1926.)

wäre, möglichst alle Bestandteile der Zellen gut zu erhalten. Man hat deshalb
die Fixierungsflüssigkeiten in der mannigfachsten Art und Weise vermischt, um

---

[1] Nach der Fixierung bringt man die Gewebe sofort in 70% Alkohol, nur Schmorl
wässert die Gewebe 24 Stunden lang in fließendem Wasser aus und führt dann erst in
Alkohol über.

die Vorzüge mehrerer Mittel gleichzeitig wirken lassen zu können, oder um schädliche Einwirkungen der einen Flüssigkeit durch hervorragende Eigenschaften der anderen auszugleichen. So setzt man dem stark schrumpfen machenden Alkohol Formol oder Eisessig zu, die beide quellend wirken. Oder man mischt die schwer eindringende Osmiumsäure mit dem rasch diffundierenden Formol. Aus Abb. 17, die TELLYESNICKY entworfen hat, geht nun aber hervor, daß die verschiedenen Flüssigkeiten sich nicht zu einheitlicher Wirkung vereinen, sonsern jedes einzeln wirkt in seiner Eigenart. Wenn man das Eindringen der Osmiumsäure in Abb. 17 mit dem auf Abb. 18 vergleicht, so ergibt sich nicht der

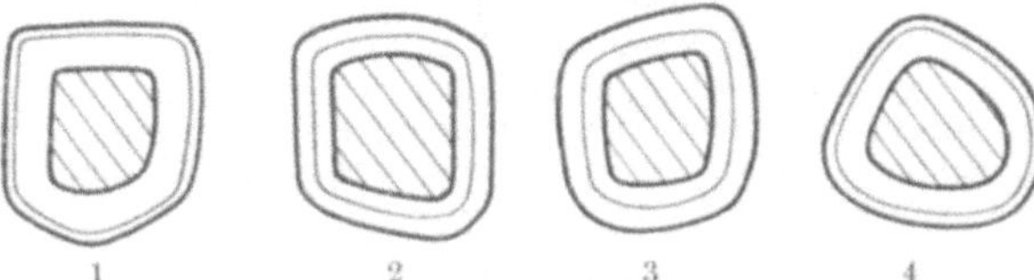

Abb. 18. Tiefenwirkung von Fixierungsgemischen auf Leberstücke in 4 Stunden.
1 1% Osmiumsäure + 5% Essigsäure. 2 Konz. Sublimat + 1% Essigsäure. 3 Kalium bichromat-Essigsäure (TELLYESNICKY). 4 Chrom-Osmium-Essigsäure (FLEMMING). (Nach TELLYESNICKY 1926.)

geringste Unterschied. Nichts kennzeichnet besser als die Abb. 18, daß nur die Randschnitte einwandfreie histologische Bilder liefern können.

Es sind so viele Gemische angegeben worden, daß es unmöglich ist, sie hier aufzuzählen. Ich führe nur die besten und vielfach erprobten in alphabetischer Reihenfolge an. Im übrigen gehört es zum guten Ton in der Histologie, selber ein Gemisch anzugeben:

**1.**             **Alkohol-Eisessig.**

Man setzt zu 100 ccm 80% Alkohols 5 ccm Eisessig oder zu 100 ccm absoluten Alkohols 20 ccm Eisessig. Da die Flüssigkeit sehr rasch eindringt, darf man die Gewebe nicht zu lange darin lassen.

**Alkohol-Formol (SCHAFFER).**

**2.**            90% abs. Alkohol 2 Teile
                     Formol           1  „

Man fixiert 1—2 Tage und überträgt danach in den gleichprozentigen reinen Alkohol. Dieses oft empfohlene und angewendete Gemisch ist für die Haut nicht sehr geeignet. Ganz ausgezeichnet ist Formol-Alkohol aber, wenn man zu

           90 Teilen 70% Alkohols
           10 Teile Formol        gibt.

**3.**          **Alkohol 96% + 2% Chlorzink**

empfehlen REIMANN und UNNA (1912) als besonders geeignet für Protoplasma.

**ALTMANNsche Flüssigkeit.**

**4.**         Osmium-Säure     2% +
           Kaliumbichromat 4%     zu gleichen Teilen.

**BLESSche Flüssigkeit.**

**5.**         80% Alkohol      90,0
             Formol           7,0
             Eisessig         3,0

**BOUINsche Flüssigkeit (BOUIN 1897).**

**6.**        Kalte gesättigte wässerige Pikrinsäure 75,0
                   Formol         20,0
                   Eisessig         5,0

Die Flüssigkeit dringt rasch ein, nur die kollagenen Fasern quellen etwas. Färbbarkeit gut. Man überführt sofort in 80% Alkohol. Der Farbton der Carmine und Hämatoxyline wird durch die Fixierung mit Pikrinsäure verändert.

van Walsem (1926) ändert das Gemisch wie folgt ab:

gesättigte wässerige Pikrinsäure 52,0
Formol     14,0
Eisessig     1,0
Aceton     33,0

Das Gemisch ist lange haltbar. Die Stücke bleiben darin etwa 18 Stunden, kommen dann für $1^1/_2$ Stunden in Aceton-Alkohol 3 : 1 und 1 Std. in kochendes Aceton, $^3/_4$ Std. in kochendes Chloroform und dann in Paraffin.

## Carnoys (van Gehuchtens) Flüssigkeit.

**7.**

Alkohol abs.   6 Teile
Chloroform   3  „
Eisessig   1  „

Die Flüssigkeit dringt sehr rasch ein. Im allgemeinen genügen bei nicht zu großen Stücken 3 Std. Bei längerem Aufenthalt entstehen Schrumpfungen. Man bringt danach sofort in absoluten Alkohol. Besonders die Kerne werden gut fixiert. Glykogen bleibt erhalten. Alle Färbungen gelingen sehr gut.

## Flemmings Gemisch.

**8.**

$1\%$ Chromsäure   15,0
$2\%$ Osmiumsäure   4,0
Eisessig   1,0

Die einzelnen Flüssigkeiten werden erst unmittelbar vor dem Gebrauch zusammengegossen. Das Gemisch dringt sehr langsam ein, deshalb muß man mehrere Tage fixieren. Danach 24 Std. in fließendem Wasser auswaschen und in die aufsteigende Alkoholreihe überführen. Färbungen gelingen nach dieser Fixierung sehr schlecht. Am ehesten kommen in Betracht Safranin, Heidenhains Eisenhämatoxylin und Gentianaviolett. Altes, nicht gleich verarbeitetes Gewebe färbt sich so gut wie gar nicht mehr. Diese Fixierung ist nur für ganz kleine Stücke zu empfehlen. Sie ist notwendig zum Nachweis von Fett, wenn man nicht vorzieht, Gefrierschnitte anzufertigen und mit Sudan zu färben.

## Hellysches Gemisch (1914).

Das Gemisch ist das gleiche wie die Zenkersche Flüssigkeit (11), nur wird statt Eisessig Formol genommen.

**9.**

Sublimat   5,0
Kalium bichrom.   2,5
Natrium sulfuricum   1,0
Aq. dest.   100,0

Vor Gebrauch werden 5 Teile Formol zugesetzt. Fixierung 4—6 Std. Auswaschen in fließendem Wasser. Aufsteigende Alkoholreihe. Das Gemisch ist ausgezeichnet. Die Färbbarkeit ist durch die Chromsäure herabgesetzt. Besonders gut bleibt das Cytoplasma erhalten.

## 10.        Maximows Gemisch (1904).

ist dasselbe wie Hellys Gemisch, nur werden nicht $5\%$, sondern $10\%$ Formol zugesetzt. Auch 10 ccm einer $2\%$ Osmiumsäure können zugefügt werden. Kerne und Cytoplasma hleiben gut erhalten, die Färbbarkeit der Gewebe wird wie immer durch Chromsäure etwas berabgesetzt.

## Orthsches Gemisch (1896).

**11.**

Kalium bichrom.   2,5 ⎫
Natrium sulfuricum   1,0 ⎬ 9 Teile
Aq. dest.   100,0 ⎭
Formol   1 Teil.

Das Formol darf erst unmittelbar vor dem Gebrauch zugesetzt werden. Die Mischung ist besonders schön für Drüsengewebe geeignet. Wässern. Aufsteigende Alkoholreihe.

## Pikrin-Salzsäure (Mayer).

**12.**

Kalte gesättigte Pikrinsäure-Lösung   100,0
Offizinelle Salpetersäure (25%)   5,0

Zunächst fällt viel Pikrinsäure aus. Man wartet 24 Stunden und filtriert dann. Das Gemisch dringt rasch ein. Mitosen werden besonders gut erhalten. Man überführt sofort in $80\%$ Alkohol. Die Pikrinsäure verändert die Färbbarkeit der Gewebe, so daß der Farbton der Hämatoxyline und Carmine verändert wird [Heidenhain (1926)].

### REGAUDsche Flüssigkeit.

**13.**          Kalium bichrom. 3%   4 Teile
                 Formol            1 Teil

**14.** Die von SANNOMIYA (1926) empfohlene **Sulfosalicylsäure** (3% Lösung in Alk. abs. + 5% Eisessig) ist, obwohl sie besonders die Kerne gut darstellt, für Haut nicht besonders zu empfehlen. Zur Fixierung von Lipoiden und Glykogen ist sie gut.

### STIEVEs Flüssigkeit (1926).

**15.**          gesättigte wässr. Sublimat-Lösung 76,0
                 Formol                   20,0
                 Eisessig                 4,0

### Susa [HEIDENHAIN (1916)].

**16.**          Sublimat              4,5
                 Kochsalz             0,5
                 Wasser               80,0
                 Trichloressigsäure    2,0
                 Formol                20,0.

Es wird sofort in 90% Alkohol übertragen, dem Jodkalium zugesetzt wird. Ein hervorragendes Fixierungsmittel. Alle Färbungen gelingen ausgezeichnet.

### TELLYESNICKYs Flüssigkeit.

3% Kaliumbichromat-Lösung setzt man vor Gebrauch 5% Essigsäure zu. Man fixiert 1—2 Tage. Auswaschen. Aufsteigende Alkoholreihe, bei 15% Alkohol beginnend, im Dunkeln.

### ZENKERsche Flüssigkeit.

**17.**          Sublimat               5,0
                 Kalium bichrom.    2,5
                 Natrium sulf.       1,0
                 Aq. dest.           100,0

werden in der Wärme gelöst. Unmittelbar vor dem Gebrauch setzt man 5 Teile Eisessig zu. Man fixiert 24 Stunden und wässert ebenso lange in fließendem Wasser. Dann folgt die aufsteigende Alkoholreihe. Quecksilberniederschläge müssen durch Jod entfernt werden (s. S. 415). Die ZENKERsche Flüssigkeit ist eines unserer besten Fixierungsmittel. Kern und Protoplasma werden gleich gut erhalten. Die Färbbarkeit der Gewebe wird allerdings etwas herabgesetzt und an altem Material gelingen die Färbungen oft schlecht. Es bildet sich nach UNNA chromsaures Chromoxyd.

Die Zahl der Fixierungsflüssigkeiten ließe sich leicht ins Unübersehbare vermehren. Zusammenfassend läßt sich sagen, daß für die Wahl einer Fixierungsflüssigkeit immer maßgebend ist, einmal welchen Teil der Haut man für bestimmte Untersuchungen am besten fixiert wissen will. Zweitens aber die Zeit, in der man das fertige Präparat braucht. Um den letzten Punkt vorwegzunehmen, so kommen dafür nur Formol oder Alkohol, ihre Gemische oder Sulfosalicylsäure in Betracht, denn alle Gemische, die Sublimat enthalten, müssen „gejodelt" werden, und das erfordert viel Zeit. Nun trifft es sich gut, daß wir im Formol ein Mittel haben, das für die Epidermis geradezu vorzüglich und auch für das Corium durchaus brauchbar ist. Ich benutze eine 4—8% Lösung. Alkohol scheint mir (und MARTINOTTI) in der Stärke von 70—80% am geeignetsten. Einige Tropfen Eisessig zuzusetzen, ist gut. MARTINOTTI hat auch vorgeschlagen, dem Formol Ferrocyankali oder Karlsbader Salz zuzusetzen. Wo Schnelligkeit nicht unbedingt nötig ist, ist die ORTHsche, HELLYsche, ZENKERsche, MAXImowsche und TELLYESNICKYsche Flüssigkeit hervorragend geeignet. Ebensogut sind SUSA und STIEVES Flüssigkeiten, die ich besonders gut für embryonales und tierisches Gewebe gefunden habe.

Will man die Epithelfasern darstellen, so muß man Eisessig und Osmiumsäure am besten vermeiden (MARTINOTTI). Für die Fixierung der Drüsen sind gerade wieder Osmiumsäure enthaltende Gemische am geeignetsten oder die vorzüglichen Gemische von Zenker (s. Drüsen), Altmann, Regaud. Nur muß man ganz kleine Stücke verwenden. Aber auch Carnoys Gemisch, Alkohol-Formol und Sublimatgemische kommen in Betracht, auch reines Formol [4%, Melzer (1923)]. Wenn genügend Gewebe zur Verfügung steht, soll man immer mehrere Stücke in verschiedenen Flüssigkeiten fixieren. Man kann mit einer Fixierung niemals alle Bestandteile eines Gewebes gleich gut darstellen.

## 4. Die Nachbehandlung.

### Das Wässern.

Aus den auf S. 405 u. 444 wiedergegebenen Kurven geht deutlich hervor, daß die Nachbehandlung, das Härten mit Alkohol in immer stärkerer Konzentration, die Gewebe stark schrumpfen läßt. War schon durch die Fixierung mit fast allen Flüssigkeiten eine Schrumpfung eingetreten, so wird nun durch die Nachbehandlung das Gewebe noch mehr verändert. Diese durch Wasserentziehung bedingte Schrumpfung ist nun aber, wie aus den beiden Kurven gleichfalls leicht zu erkennen ist, ganz verschieden stark, je nachdem, mit welcher Flüssigkeit das Gewebe fixiert war. Am auffallendsten ist dieser Unterschied zwischen Formol und dem Gemisch aus Formol, Alkohol und Essigsäure. Auch diese Kurven zeigen also wieder, daß der entscheidende Schritt für die Einbettung

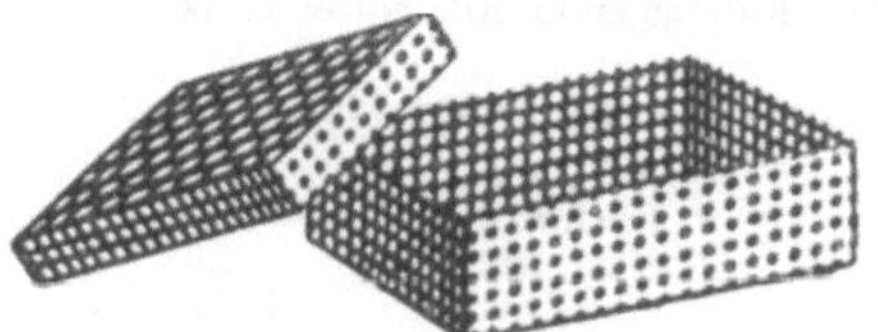

Abb. 19. Metallkästchen zum Wässern von Präparaten.

die Fixierung ist. Sie bestimmt nicht nur den Zustand des Gewebes, die Form und das Aussehen seiner Zellen, sondern auch die Veränderungen während der Nachbehandlung. Wenn somit die Fixierung sozusagen auch in die Nachbehandlung hinübergreift, so kommt es doch ganz wesentlich darauf an, daß die Entziehung des Wassers so vorsichtig wie möglich geschieht. Dieser Punkt wird im allgemeinen viel zu wenig berücksichtigt.

Die Nachbehandlung gestaltet sich verschieden, je nachdem, ob das Gewebe vor der Härtung gewässert werden muß oder nicht. Eine gründliche Wässerung ist notwendig bei allen Fixierungsmitteln, die Chromsalze enthalten: Müller-sche-, Zenkersche-, Tellyesnickysche Flüssigkeit. Meist gelingt es nicht, während des Wässerns den gesamten Überschuß der Chromsalze aus den Geweben zu entfernen. Noch während der Durchführung durch Alkohol tritt immer eine Gelbfärbung der Flüssigkeit auf. Da durch die Fixierung mit Chromsalzen die Kernfärbung immer etwas schwach wird, muß auf deren völlige Entfernung besonders geachtet werden.

Wo Wässern der Gewebe vorgeschrieben ist, sollte diese Vorschrift immer strengstens befolgt werden. Denn es muß unter allen Umständen verhindert werden, daß die Farbstoffe noch durch die nicht genügend herausgespülten Fixierungsmittel chemisch verändert werden. Oder anders ausgedrückt: die Reaktion zwischen den gefällten Eiweißkörpern und den Farbstoffen muß eine möglichst reine sein. Durch gute Wässerung wird außerdem die Diffusion zwischen Farblösung und Gewebe befördert. Nur wenn man mit einem Fixierungsmittel gleichzeitig beizen will, wäscht man gar nicht oder nur kurz aus [Heidenhain (1926)].

Für gewöhnlich wird nach Formolfixierung nicht gewässert, sondern gleich in einen höheren Alkohol überführt. Einige Autoren empfehlen, mit $70\%$ zu beginnen, MARTINOTTI befürwortet den $80\%$, andere den $96\%$ Alkohol.

Die Kurve auf S. 405 zeigt aber, daß nach Fixierung in Formol die Schrumpfung des Gewebes bei der Härtung weitaus die stärkste ist. Selbst wenn man berücksichtigt, daß es sich dort um embryonales, wenig differenziertes und deshalb besonders empfindliches Gewebe handelt, so ist doch immerhin der Unterschied in der Größe des fixierten und sofort in $70\%$ gebrachten Tieres ein außerordentlich großer. Und man kann annehmen, daß er noch viel größer geworden wäre, wenn die Embryonen sogleich in $80\%$ oder $95\%$ Alkohol überführt worden wären. Ich habe deshalb nach Formolfixierung grundsätzlich gewässert. Eine Quellung tritt dabei nicht auf, und man bekommt meist keine Niederschläge von Paraform. Nach dem Wässern bringe ich die Stücke in den GRÄPERschen Tropfapparat (S. 424).

Für das Wässern sind eine große Menge guter Ratschläge gegeben und Apparate angefertigt worden, von denen hier nur einige angeführt werden sollen.

1. Die Stücke kommen in ein weithalsiges Glas, in das man den Strahl der Wasserleitung laufen läßt. Wen dies Geräusch stört, der stecke nach SCHUBERGs

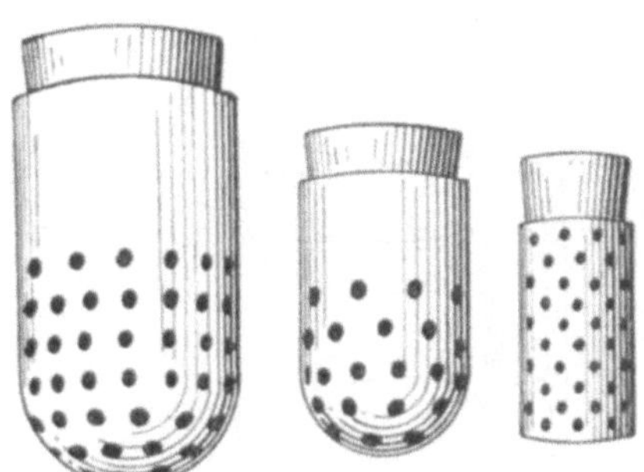

Abb. 20. Porzellansieb nach FAIRCHILD.

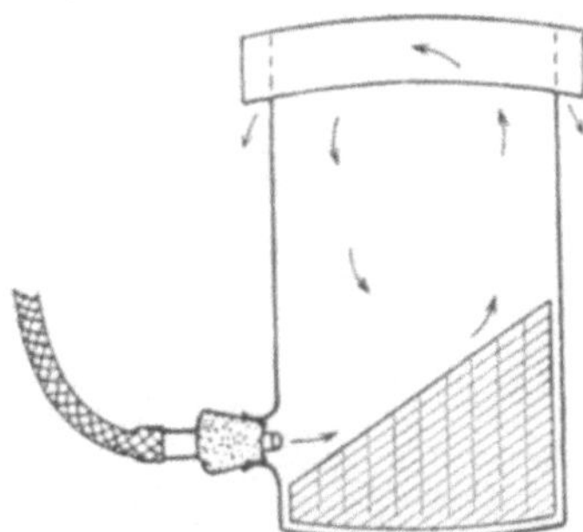

Abb. 21. Entwässerungsapparat nach BREUNING.

Vorschrift einen durchbohrten Kork um den Hahn und klemme zwischen Hahn und Kork einen Bindfaden ein, der bis in das Glas hineinreicht. Über den Rand des Glases stellt man einen bis zum Boden herabreichenden Saugheber. Zufluß und Abfluß müssen sich die Wage halten. Besteht irgendwie die Gefahr des Wegschwimmens kleiner Stücke, so kann man sie in ein allseitig durchbohrtes Metallkästchen bringen, das in das größere Glasgefäß gelegt wird (Abb. 19), oder auch in die FAIRCHILDschen Porzellansiebe, die mit einem Kork verschlossen werden (Abb. 20).

2. Die Präparate kommen in eine Spritzflasche, tunlichst aus nicht zu dünnem Glas. Die kurze Röhre wird durch einen Gummischlauch mit der Wasserleitung verbunden. Das lange Rohr darf keine zu feine Ausflußöffnung haben; seine andere Öffnung im Glas kann man mit Gaze überziehen, damit kleinere Stücke nicht wegschwimmen (ROMEIS).

3. BREUNING füllt ein kleines Batterieglas (10,5 cm hoch, Durchmesser 8,5 cm), das er entsprechend geneigt hält, mit einem Block aus hartem Paraffin, in den er Bleistücke einschmilzt. Wenn der Block erstarrt ist, bildet er in dem horizontal gestellten Glas eine schiefe Ebene. Dicht über dem tiefsten Punkt des Paraffinblocks wird eine seitliche Tubusöffnung angeschmolzen. In sie wird, durch Gummistopfen abgedichtet, ein Rohr von der Wasserleitung her eingeführt. Zugedeckt wird das Glas mit dem Deckel einer Petrischale. Das

einfließende Wasser steigt an der schiefen Ebene empor, wendet sich an der Petrischale nach abwärts und fließt zum Teil zwischen ihr und dem Gefäß ab (Abb. 21).

4. Schaffer biegt aus einem schwachen Platindrahtnetz von 5 cm Seitenlänge und 1 mm Maschenweite ein Körbchen zurecht mit 2 cm Bodendurchmesser. Sein Rand läuft in vier Zipfel aus, die man so weit auseinander biegen kann, daß sie in einem Glaszylinder von etwas geringerem Durchmesser in jeder Lage federnd stehen bleiben. Hat man eine Reihe gleich großer Gläser, so kann man in diesem Korb die Präparate wässern, färben und härten. Für die Durchspülung mit Wasser benutzt man ein Glas mit Tubus am Boden.

5. Steinachs Siebdose besteht aus zwei Glasdosen, von denen die innere einen siebartig durchlöcherten Boden hat. Dadurch, daß an ihr Füße angebracht sind, reicht sie nicht unmittelbar auf den Boden der größeren Dose. Die Präparate kommen in die innere Dose und werden in ihr weitergebracht, während die äußere Dose mit wechselnden Flüssigkeiten gefüllt werden kann.

6. Der Apparat von Romeis besteht aus einem eiförmigen Glasgefäß mit weiter Öffnung. In sie hinein wird ein breit ausladender Trichter mit

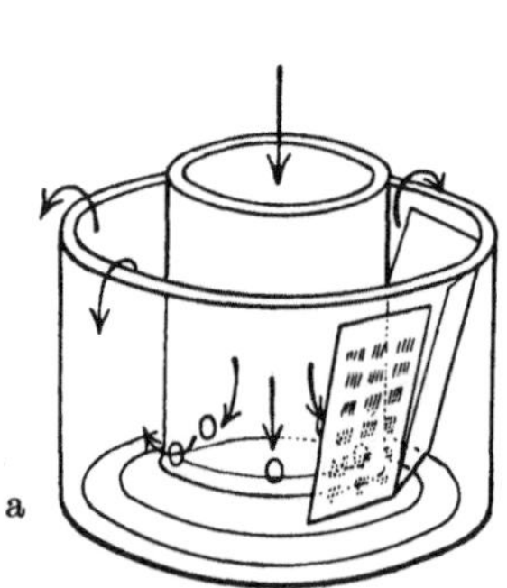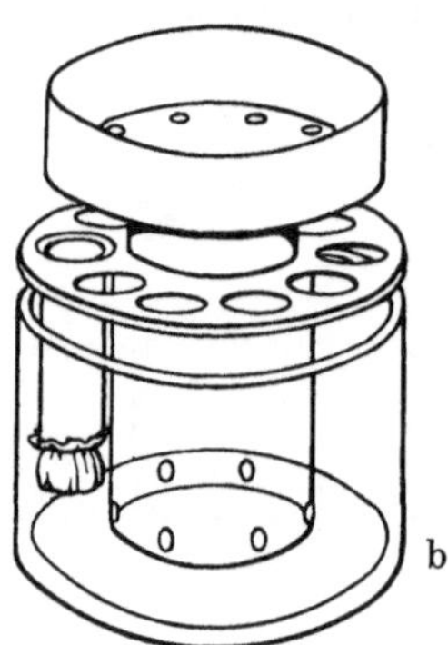

Abb. 22. Apparat zum Wässern kleiner und großer Gewebsstücke, Traggläsern und Glasplatten von Vierling.

kurzer abgeschrägter Trichterröhre aufgesetzt. Der Trichter darf nicht so fest aufsitzen, daß nicht feine Spalten zwischen ihm und dem Glasgefäß bestehen blieben. Am unteren Pole des Wassergefäßes ist an einer kurzen, durchgehenden Glasröhre ein kleiner Aufhängetrichter angesetzt. An der Berührungsstelle von Glasröhre und Trichter ist die Röhre durchlocht. Durch sinnreich angebrachte Füße ist es möglich, den Apparat aufzustellen oder aufzuhängen. Die fixierten Stücke kommen in das Glasgefäß, in das man durch den Trichter Wasser einlaufen läßt. Sowie das Gefäß gefüllt ist, läuft das Wasser unter dem Trichter über, am Glasgefäß entlang und sammelt sich im Aufhängetrichter, aus dem es nach unten abfließt. Man kann mehrere dieser Apparate übereinander schalten.

7. Der von Gräper angegebene Tropfapparat kann auch zum Wässern benutzt werden. Im Gegensatz zu allen anderen Apparaten geht die Wässerung hier sehr langsam vor sich, was bei zarten Objekten durchaus erwünscht ist (Beschreibung S. 424).

8. Antonow (1925) bringt an der Wand über der Wasserleitung einen Metallring, am besten aus Zink an, in den hinein ein Glastrichter gesetzt wird. Sein Rohr wird durch einen Schlauch mit der Wasserleitung in Verbindung gebracht, während die Öffnung des Trichters mit Gaze überspannt wird.

9. Ein ausgezeichnetes, nicht nur zum Wässern vieler großer und kleiner Objekte, sondern auch zum Wässern und Säubern ganzer Platten geeignetes Gefäß hat VIERLING angegeben (Abb. 22a und b). Es besteht aus 2 Teilen: 1. dem Auswaschgefäß aus Glas. In einem großen Glaszylinder ist ein kleinerer befestigt, der dicht über dem Boden mehrere Öffnungen aufweist. Läßt man in den inneren Zylinder Wasser laufen, so tritt es durch diese Öffnungen in den äußeren Zylinder, bis es über seinen Rand, der niedriger ist als der des Innenzylinders, wegfließt. Präparate, die im Innenzylinder gewässert werden, können nicht weggespült werden. Man kann sie auch noch mit einem Faden an kleinen Haken befestigen, die am Gefäßrand festgeklemmt werden.

10. Aus einem Aufsatz, der selbst wieder aus zwei Teilen besteht. Ein mit mehreren Öffnungen versehener Aufnahmering wird auf den inneren Glaszylinder aufgesetzt. In die Öffnungen werden Glaszylinder gehängt, teils unten offen und mit Gaze überspannt oder mit rundem, durchbohrten Boden. Sie bieten Platz für Stücke bis zu 25 mm Durchmesser. Auf den Aufnahmering wird der Wasserbehälter gesetzt, der ebenso viel feine Öffnungen hat, wie der Aufnahmering. Das Wasser der Leitung tritt also aus dem oberen Becken durch dessen Löcher in die darunter hängenden Glaszylinder, durch deren Öffnungen in den äußeren Zylinder und schließlich über dessen Rand nach außen. (Zu haben bei L. Hormuth-Heidelberg.)

## Das Härten (im engeren Sinne) = Entwässern.

Nach dem Wässern kommen die Präparate in die „aufsteigende Alkoholreihe" Man beginnt gewöhnlich mit dem 50% Alkohol. Die Kurve auf S. 444 zeigt, daß nach der Fixierung in TELLYESNICKYscher Flüssigkeit, in Wasser, 35% und 50% Alkohol so gut wie gar keine Schrumpfung eintritt, während sie sich nach ZENKERscher Flüssigkeit schon etwas mehr, und nach ORTHscher Flüssigkeit schon recht erheblich bemerkbar macht. Sowie die Präparate aber in höheren Alkohol kommen, wird die Schrumpfung überall beträchtlich. Mikroskopisch macht sie sich bemerkbar an starken, entstellenden Zusammenziehungen des Cytoplasmas. Sie ist um so stärker, je rascher dem Gewebe das Wasser entzogen wird und je kräftiger die dabei auftretenden Diffusionsströme sind. Um solche zu vermeiden, muß man möglichst langsam die höheren Konzentrationen von Alkohol zuführen. Die meisten Autoren beginnen mit 50% Alkohol und bringen die Stücke über 60, 70, 80, 90, 96% in absoluten Alkohol. Viele benutzen nur 50, 70, 96% und absoluten Alkohol. Nur STIEVE gibt an, daß er von 70% Alkohol an nur immer in 5% stärkeren Alkohol überführt hat uns sogar im Brutschrank bei 37°. Abgesehen davon, daß bei dieser Temperatur der Alkohol etwas schneller in die Gewebe eindringt, als bei Zimmertemperatur, worauf es aber bei der Nachbehandlung gar nicht ankommt, gilt hierfür dasselbe, was auf S. 400 über das Fixieren in erwärmten Flüssigkeiten gesagt war. Die Dauer des Aufenthaltes richtet sich nach der Größe der Stücke. Man darf bei all diesen Handhabungen die Präparate natürlich nie mit der Pinzette anfassen, sondern muß sie mit dem BORNschen Sieblöffel oder einem Spatel übertragen. An den Boden der den Alkohol enthaltenden Gefäße bringt man auch hier, wie bei den Fixierungsmitteln, Glaswolle, Watte oder Zellstoff, damit der Alkohol von allen Seiten gleichmäßig eindringen kann. Es ist auch aus dem Grunde wichtig, daß die Objekte nicht auf dem Boden liegen, weil das aus den Objekten verdrängte Wasser schwerer ist als Alkohol und zu Boden sinkt, und so verhindern kann, daß das Stück überhaupt vom Alkohol der gewünschten Stärke durchdrungen wird. Das Endziel der Härtung ist die völlige Entziehung des Wassers. Paraffin- und Celloidinblöcke schneiden sich nur dann gut, wenn sie wirklich ganz wasserfrei sind. Schon geringe Spuren von Wasser machen sich sehr störend bemerkbar.

Wenn es der Zweck der Fixierung war, das Gewebe möglichst so zu erhalten, wie es im Leben aussah, so muß es das Ziel der Nachbehandlung sein, den durch die Fixierung erhaltenen Zustand nach Möglichkeit nicht weiter zu verändern. Man wird zugeben, daß die Durchführung durch die aufsteigende Alkoholreihe mühselig und zeitraubend, und daß sie für vergeßliche Leute ganz ungeeignet ist. Will man nur grobe Übersichtspräparate erhalten, dann genügen natürlich einige wenige Alkohole. Für einwandfreie Präparate aber kann die Härtung nicht sorgfältig genug durchgeführt werden.

Seit Gräper (1924) seinen Tropfapparat eingeführt hat, gibt es hier gar keine Schwierigkeiten und auch keine unterschiedliche Behandlung guter oder weniger guter Präparate. Das Aufbauen des Apparates erfordert 2 Minuten Zeit. Dann arbeitet er, ohne daß auch nur der geringste Eingriff nötig wird, selbsttätig durch 24 oder mehr Stunden. Die Überführung in immer höheren Alkohol geht ganz langsam und allmählich vor sich, so daß Diffusionsströme, wenn sie überhaupt auftreten, auf das denkbar kleinste Maß beschränkt sind. Das gleiche gilt von der Schrumpfung.

Der Apparat (Abb. 23) ist so eingerichtet, daß der Kasten, in dem die Gläser und alles Zubehör verpackt ist, für den Aufbau mitbenutzt wird. Er trägt auf seiner Oberfläche 5 Gläser von etwa 3 cm Durchmesser und 8 cm Höhe. Sie sind durch bis auf den Boden reichende Uförmige Heber miteinander verbunden. Zum Abfangen von Verunreinigungen und Gasbläschen sind sie am Knie erweitert. Man füllt nun in das erste Glas (rechts) den niedrigsten Alkohol, wobei es darauf ankommt, in welcher Flüssigkeit sich das zu härtende Stück bei Beginn der

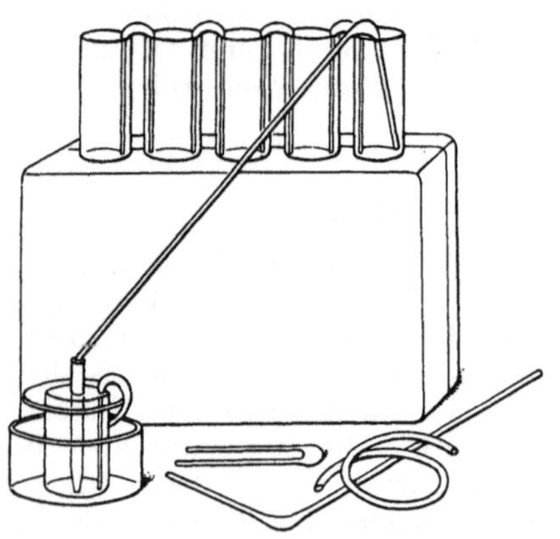

Abb. 23. Tropfapparat nach Gräper.

Härtung befindet. In das zweite Glas kommt der stärker konzentrierte Alkohol, und so fort bis zum 96% und absoluten Alkohol. Die einzelnen Gläser werden durch die Heber miteinander in Verbindung gesetzt, indem man an dem einen Ende einen kurzen Gummischlauch befestigt, am anderen eine Spritze, mit der man ansaugt. Hat sich der Heber gefüllt, dann streift man den Schlauch ab, hebt das Glas mit dem Heber hoch und taucht in ihn das Nachbarglas ein. Wenn dann alle Gläser fortlaufend miteinander verbunden sind, stellen sich die Spiegel der Flüssigkeit wegen des Unterschiedes im spezifischen Gewichte etwas voneinander abweichend ein. Das oder die Präparate werden nun in ein mit Wasser gefülltes Objektglas auf etwas Glaswolle gebracht. Auf die Öffnung wird ein Deckel gelegt, durch den ein Einflußrohr und ein Ablaufheber gesteckt werden können. Beide erreichen den Boden. Der Heber wird wieder mit der Spritze angesaugt. Dadurch sinkt der Spiegel immer bis zur Höhe der Ausflußöffnung. Das die Objekte enthaltende Glas wird in ein weites Gefäß gesetzt, das die überfließende Flüssigkeit aufnimmt. Nun wird nur noch das den niedrigsten Alkohol enthaltende Glas mit dem Einflußrohr des Objektglases verbunden. Es werden zu diesem Zweck drei Tropfheber geliefert, die Schilder tragen: kurze, mittlere, lange Tropfdauer. Je nach Bedarf wählt man. Man saugt den langen capillaren Schenkel (am besten mit dem Munde) an und legt ihn in das Einflußrohr. Nun tropft durch 24 Stunden oder länger — man kann ja beliebig nachfüllen — Alkohol in das Objektglas, ohne daß man sich um den Ablauf im geringsten zu kümmern braucht.

Gehen wir vom Beispiel der in Formol fixierten Haut aus, die nach mehrtägigem Verweilen darin gründlich gewässert worden war. Das Hautstück wird in das mit Wasser gefüllte Objektglas gebracht. In die Vorratsgläser wird 33, 50, 70, 80 und $96^0/_0$ Alkohol gefüllt, die Gläser durch die Heber miteinander verbunden. Einer der Tropfheber, meinetwegen „mittlere Laufdauer", wird angesaugt, und in das Einflußrohr gebracht. Der $33^0/_0$ Alkohol tropft durch das Einflußrohr auf den Boden des Objektglases, steigt durch das Wasser an die Oberfläche und vermischt sich dabei mit ihm. Der Spiegel im ersten Vorratsglas sinkt, aus dem 2. Vorratsglas fließt durch den Heber leichtere Flüssigkeit nach ($50^0/_0$ Alkohol) und verstärkt durch ihr Aufsteigen den $33^0/_0$ Alkohol, so daß ein Konzentrationsgefälle hergestellt wird. Derselbe Vorgang spielt sich in den anderen Vorratsgläsern ab. Der Enderfolg ist der, daß das Objekt aus Wasser ganz langsam in immer stärkeren Alkohol überführt wird.

Man braucht auch nicht mit $33^0/_0$ Alkohol zu beginnen. Auch wenn man das erste Vorratsglas mit $70^0/_0$ Alkohol füllt, wird dasselbe Konzentrationsgefälle hergestellt, nur geht die Überführung schneller. Um unnötiges Verdunsten des Alkohols zu vermeiden, kann man die Vorratsgläser mit Korken schließen, an denen man Einschnitte für die Tropfheber angebracht hat.

Wenn die Vorratsgläser leer sind, fülle ich das erste noch einmal mit $96^0/_0$ Alkohol, damit das Objekt auch auf alle Fälle gut durchgehärtet wird. Dann erst fülle ich in dasselbe Glas absoluten Alkohol. Muß das Objekt für Paraffin- oder Celloidineinbettung ganz wasserfrei werden, dann muß man es in ein gut verschließbares Gefäß bringen und den absoluten Alkohol mindestens zweimal wechseln. Überführt man in Menthylbenzoat, so braucht man nur bis zum $90^0/_0$ Alkohol aufzusteigen. Ich habe aber die Erfahrung gemacht, daß es für das Gelingen der Paraffinschnitte unbedingt notwendig ist, mindestens mit $96^0/_0$ Alkohol zu durchtränken. Ganz sicher geht man jedenfalls, wenn man im GRÄPERschen Apparat auch den absoluten Alkohol auf das Stück einwirken läßt, und dann erst in Methylbenzoat (s. S. 467) überführt.

Ein weiterer großer Vorteil des Apparates besteht darin, daß er auch das tropfenweise Zuführen der Intermedien gestattet, das ist um so wichtiger, weil gerade beim Übergang vom absoluten Alkohol zum Intermedium (Xylol, Benzol, Tetrachlorkohlenstoff, Chloroform usw.) besonders starke Diffusionsströme und Schrumpfungen entstehen können. Der einzige Nachteil des GRÄPERschen Apparates ist wohl der, daß er ziemlich viel Alkohol schluckt. Aber der ist ja hier nicht verloren, sondern läßt sich durch Destillation (s. S. 412) wieder gebrauchsfähig machen.

Neuerdings hat RANKE (1928) einen größeren Apparat beschrieben, der sich im Pathologischen Institut Freiburg gut bewährt hat. In ihm können eine große Anzahl von Präparaten über Nacht vollständig entwässert werden, indem sie mit den Deckeln des Alkoholgefäßes in bestimmten Zeitabständen durch Heben und Senken eines Schwimmers mit Hilfe von Wasserkraft umgelegt werden. Der GRÄPERsche Apparat ist aber insofern vorteilhafter, als er allmählich, nicht ruckweise in höhere Alkohole überführt. Ein von KRALLINGER angegebener Apparat scheint mir nicht einfacher als der GRÄPERsche zu sein.

Es ist also offensichtlich, daß die auf der Kurve von PATTEN und PHILPOTT für das Formol und die nachfolgende Härtung mit Alkohol recht ungünstige Kurve wesentlich zugunsten der beiden Flüssigkeiten abgeändert werden muß, sobald man nur, wie angegeben, verfährt. Wenn ich oben gesagt habe, daß ich die Härtung an dem im Wasser liegenden Objekt beginne, so könnte man einwenden, daß sich die macerierende Wirkung der niedrigen Alkohole geltend

machen müßte. Das ist nicht der Fall. Dazu ist die Dauer der Einwirkung viel
zu kurz.

Wie stark die Gewebe physikalisch durch das Wässern und die nachfolgende
Härtung verändert werden können, mag eine zweite, der Arbeit von Wetzel
entnommene Tabelle zeigen (Veränderungen am Muskel).

Nach der Fixierung wurden die Stücke gewässert und ihr Elastizitätsmodul
in der gleichen Weise festgestellt, wie es auf S. 403 beschrieben wurde. Die gewässerten Stücke kommen je einen Tag in 25, 35, 50, 70 und $80\%$ Alkohol.
In letzterem bleiben sie 4 Tage.

| Fixierungsflüssigkeit | | Gewässert | In $80\%$ Alk. | Zunahme in $\%$ |
|---|---|---|---|---|
| Sublimat . . . . . . . . . . . . . | a) | 712,2 | 1529,6 | 114,8 |
| | b) | 1492,5 | 2029,2 | 74,4 |
| Chromsäure . . . . . . . . . . . | a) | 272,5 | 519,4 | 90,6 |
| | b) | 191,5 | 315,9 | 65,0 |
| Trichloressigsäure . . . . . . . . | | 263,5 | 469,4 | 78,9 |
| Kaliumbichromat. . . . . . . . . | a) | 79,4 | 123,2 | 55,2 |
| | b) | 92,1 | 189,7 | 105,9 |
| Salpetersäure . . . . . . . . . . | | 26,2 | 93,3 | 256,1 |
| Essigsäure . . . . . . . . . . | | 9,4 | 47,4 | 404,3 |

Das wesentlichste Ergebnis ist darin zu sehen, daß die Erhöhung des Moduls
eine ganz verschiedene ist ($65$—$404\%$), je nachdem, mit welcher Flüssigkeit
vorher fixiert worden war. „Diejenigen Stücke, die nach der Fixierung einen
hohen Modul hatten, weisen auch eine weitere starke Erhöhung des Moduls
auf" (Wetzel). Man sieht auch hieran wieder, daß die Fixierung der entscheidende Schritt in der Behandlung des Gewebes ist. Sie ist, streng genommen,
erst beendet (Apathy), wenn das Objekt in $96\%$ Alkohol gebracht ist. Die
Härtung bedingt immer noch Veränderungen im Gewebe, mögen es Lösungen
oder Niederschläge sein. Die starke Erhöhung des Elastizitätsmoduls durch
den Alkohol und im besonderen durch den absoluten Alkohol, hat zur Folge,
daß die mit ihm behandelten Gewebe sehr hart werden. Das ist bei einem an
sich schon harten Gewebe, wie die Haut, ein schwerwiegender Nachteil. Durch
langes Liegen in Alkohol kann die Haut so hart werden, daß man brauchbare
Paraffinschnitte überhaupt nicht mehr erhalten kann. Deshalb ist es erster
Grundsatz, Haut nie länger als unbedingt nötig in starkem Alkohol liegen zu
lassen. Auch die Färbbarkeit kann unter zu langem Aufenthalt in Alkohol
erheblich leiden, besonders nach Fixierung in chromhaltigen Flüssigkeiten.
Sog. „alte Zenkerpräparate" sträuben sich oft gegen jede Kernfärbung.

Man kann auf zweierlei Weise versuchen, diesen Übelstand etwas zu mildern.
Einmal ist es möglich, durch bestimmte Intermedien das Gewebe wieder weicher
zu machen (s. S. 434). Zum anderen versucht man, den absoluten Alkohol,
der die stärkste Schrumpfung und Härtung verursacht, zu umgehen.

Ein ganz ausgezeichnetes Verfahren hat Peterfi angegeben. Man kann
nämlich schon aus $96\%$ Alkohol in Methylbenzoat überführen. Besser ist es
allerdings, was auch Romeis empfiehlt, die Stücke doch bis zum absoluten Alkohol zu bringen. Methylbenzoat mischt sich mit Celloidin und Alkohol von
$90\%$ an. Paraffin löst es nicht, mit Wasser ist es auch nicht mischbar. Es wird
1 g (auch 2 g) getrocknetes Celloidin in 100 ccm Methylbenzoat gelöst. Die
Lösung dauert mindestens eine Woche. Man stellt sich deshalb am besten eine
große Menge her. So behandelte Präparate kann man über Benzol in Paraffin
oder auch in Celloidin einbetten (s. im Kapitel: Intermedien und S. 466).

Neben dem Methylbenzoat kommt das Anilinöl (S. 431) ganz besonders für die Abkürzung
des Aufenthaltes in Alkohol in Frage, weil es sich schon mit $60\%$ Alkohol mischt. Freilich
ist es nicht zweckmäßig, schon aus diesem schwachen Alkohol in das Öl zu übertragen.
Da durch die Härtung im Gräperschen Apparat aber keine Schrumpfungen entstehen

und auch das Anilinöl nicht schrumpfend auf die Gewebe wirkt, so kann man die Hautstücke ruhig bis zum 96% Alkohol im Tropfapparate lassen und dann in Anilinöl überführen. Man spart dadurch Zeit und Öl.

Ein anderes Mittel, den absoluten Alkohol zu vermeiden, ist die Einschaltung von Carbolalkohol (S. 412). Die Carbolsäure nimmt 6,2% Wasser auf und so kann man aus 96% Alkohol in Carbolalkohol übertragen. So brauchbar dieser Weg ist, so scheint er mir nach Einführung des GRÄPERschen Tropfapparates und des Einbettungsverfahrens von PETERFI (S. 467) überflüssig.

Ebenso wie die Gewebe entwässert werden müssen, ehe sie in Paraffin eingebettet werden, genau so muß man auf ein Tragglas aufgeklebte Schnitte wasserfrei machen, wenn man sie in Canadabalsam einschließen will. Man benutzt dazu meist sog. Flotten, Holzklötze, in denen eine Reihe von zylindrischen Gläsern stehen. Sie sind teils mit Farben, teils mit Alkoholen verschiedener Stärke gefüllt. In ihrer Weite sind diese Gläser so berechnet, daß man 3 Traggläser in Dreiecksform gegeneinander stellen kann (ROMEIS 1924). Das Standglas für den Alkohol abs. muß mit einem eingeschliffenen Knopfdeckel versehen sein.

Um den Alkohol immer wasserfrei zu halten, genügt es nicht, auf den Boden etwas Kupfersulfat o. ä. zu schütten, es wird beim Einsetzen des Tragglases immer aufgewirbelt und verunreinigt Alkohol und Schnitt.

WEIDENREICH (1926/27) hat deshalb kleine Einsatzschälchen anfertigen lassen, in die hinein ausgeglühtes Kupfersulfat gebracht wird. Das Schälchen wird dann mit einem ebenfalls eingeschliffenen Deckel, der aus einem Glasfilter besteht, verschlossen. An dem Deckel ist ein kleiner Knopf, so daß man ihn, wenn das Kupfersulfat einmal gewechselt werden muß, leicht mit der Pinzette abheben kann. Auf diesen Filterdeckel stellt man die Traggläser. Etwaiges Wasser wird durch das Filter vom Kupfersulfat aufgenommen (zu beziehen bei L. Hormuth, Heidelberg, Hauptstr. 7).

Einfacher, aber oft hinderlich, ist es, wenn man Kupfersulfat in Fließpapier einrollt und diese kleine oft zu wechselnde Rolle in das Zylinderglas einbringt.

## Entkalken, Enthornen, Bleichen, Entpigmentieren und Entfetten[1].

### 1. Entkalken.

Wer Schnitte durch einen ganzen Finger oder eine ganze Zehe herstellen will, ist gezwungen, aus dem Knochen allen Kalk zu entfernen, der die Herstellung von Schnitten verhindern würde. Aber auch sonst kommt ja unter pathologischen Bedingungen hin und wieder Kalk im Gewebe vor. Seine Entfernung gelingt mehr oder weniger schnell durch die meisten Säuren. Doch muß man bei der Wahl des Entkalkungsmittels folgende Punkte [nach SCHAFFER (1893, 1902)] berücksichtigen.

1. Die Säure darf das kollagene Gewebe nicht quellen lassen.
2. Das Chromatin des Kerns und
3. Die Färbbarkeit des Gewebes darf nicht beeinträchtigt werden.
4. Es dürfen keine Niederschläge im Gewebe entstehen.
5. Die Entkalkung muß rasch vor sich gehen, denn ein zu langer Aufenthalt in den naturgemäß nicht ganz schwach-prozentigen Säuren schädigt die Gewebe.
6. Die Säure muß sich leicht aus dem Gewebe wieder entfernen lassen.

Um nun nach Möglichkeit Schädigungen des Gewebes beim Entkalken zu vermeiden, sollte man grundsätzlich vorher fixieren, und zwar am besten mit Formol. Während nach einer Fixierung mit Sublimat, Alkohol oder auch

---

[1] Über Entjoden s. S. 415.

Osmiumsäure immer noch Quellungen des Bindegewebes im Entkalkungsmittel auftreten, ist das nach Formol nicht der Fall (Herxheimer). Man
kann in dieser Beziehung ganz sicher gehen, wenn man nach der Fixierung in
Formol auch noch der zur Entkalkung benützten Salpetersäure Formol zusetzt,
z. B. nach Schridde.

|  |  |  |
|---|---|---|
|  | Formol | 1 Teil |
|  | Salpetersäure | 2 Teile |
|  | Wasser | 9 „ |
| oder | Salpetersäure | 10 ccm |
|  | Formol | 100 „ |

In diesen Gemischen geht aber die Entkalkung nicht so rasch vor sich, wie
in wässeriger Salpetersäure allein (Schaffer).

Die hier nun schon erwähnte Salpetersäure (Acid. nitr. conc. von 1,40 spez.
Gewicht) ist fraglos das beste Entkalkungsmittel, wenn man sie in $5^0/_0$ Lösung
in Wasser benützt, die $10^0/_0$ Lösung entkalkt zu stürmisch. Die Gewebe bleiben
darin so lange, bis der Knochen ganz biegsam ist oder sonst aller Kalk aus
dem Gewebe entfernt ist. Man kann das durch vorsichtiges Einstechen mit
einer Nadel feststellen. Die Salpetersäure muß oft, mindestens täglich einmal,
gewechselt und immer reichlich gegeben werden. Das Gewebe hängt man am
besten in der Flüssigkeit auf oder legt es wenigstens auf Fließpapier. Nach
der Entkalkung bringt man die Gewebe, wiederum um Quellungen durch
sofortiges Wässern zu vermeiden, für 24 Stunden in eine $5^0/_0$ Alaun- $5^0/_0$ Lithium
carbonicum- oder $5^0/_0$ Natriumsulfatlösung, die man tunlichst auch mehrfach
wechselt. Dann wässert man gründlich und überführt zur Einbettung in Alkohol,
wenn man nicht das Schneiden auf dem Gefriermikrotom vorzieht.

Ein Entkalken ist auch noch möglich, wenn das Gewebe bereits in Celloidin
eingebettet war. Man härtet dann den Block in $80^0/_0$ Alkohol, bringt ihn langsam
in Wasser und daraus in die $5^0/_0$ Salpetersäure.

Außer der Salpetersäure kommen zur Entkalkung noch in Betracht:

$5^0/_0$ schweflige Säure, mit oder ohne Zusatz von $10^0/_0$ Formol.

$5^0/_0$ wässerige Trichloressigsäure, der man auf je 90 ccm 10 ccm Formol
zusetzt. Man muß danach in $90—96^0/_0$ Alkohol auswaschen.

## 2. Enthornen[1].

Wegen der Härte des Keratins gelingt die Anfertigung von Hautschnitten
nicht immer leicht, wenngleich bei genauer Beachtung aller Vorschriften über
Fixierung, Härtung und Einbettung die Schwierigkeiten nicht allzu groß sind.
In dem von P. Schulze (1922) eingeführten Diaphanol besitzen wir aber ein
Mittel, das das Keratin gefügiger und weicher und dadurch schnittfähiger macht.
Nur durch Gasblasen, die sich bei der Einwirkung auf das Gewebe bilden, können
Schädigungen auftreten.

Man fixiert und bringt das Gewebe bis zur gründlichen Härtung in $96^0/_0$
Alkohol und dann bis in $63^0/_0$ Alkohol zurück und von hier sofort in Diaphanol,
bis es weich ist. Das Diaphanol ist eine gelbe, unangenehm scharf riechende
Flüssigkeit, Chlordioxyd-Essigsäure, die in Gläsern mit eingeschliffenem Stopfen
aufbewahrt werden muß. Wird sie nach längerer Einwirkung auf das Gewebe
wasserhell, so muß sie nochmals erneuert werden.

Aus dem Diaphanol werden die Stücke sofort wieder in $63^0/_0$ Alkohol gebracht,
den man am besten mehrfach wechselt. Dann bettet man in der üblichen Weise,
am besten in Paraffin, ein, da ja der Zweck der Enthornung die Herstellung
möglichst dünner Schnitte war. Diaphanol bleicht Pigmente und osmiertes Fett.

---

[1] Vgl. auch das S. 543 unter „Nägel" Gesagte.

### 3. Bleichen (Entpigmentieren).

Am zweckmäßigsten entfernt man Pigment aus Schnitten, nicht aus dem ganzen Gewebsstück, und zwar sind die hier zunächst genannten Verfahren in gleicher Weise für Paraffin-, Gefrier- und Celloidinschnitte geeignet. Man bleicht in aktivem Sauerstoff ($H_2O_2$), Chlor (P. MAYER) oder in Gemischen von beiden (Chlorwasser, Chlordioxyd, Aqua Javelli). Die Wirkung dieser Gemische ist im allgemeinen schwach, sie müssen mehrfach frisch bereitet werden [KOPSCH (1928)]. Das so häufig verwendete Wasserstoffsuperoxyd ist durchaus nicht das beste Mittel zum Bleichen. Wenn man es verwenden will, benutzt man eine 3—10% Lösung.

Sehr wirksam ist das Verfahren von MAYER (1880), das in gleicher Weise auch auf Gewebsstücke wirkt. Man setzt das Tragglas mit den von Paraffin befreiten Schnitten in ein mit 50—70% Alkohol gefülltes Glas, an dessen Boden Krystalle von Kaliumchlorat liegen. Durch eine bis auf den Boden reichende Pipette bringt man einige Tropfen Salzsäure auf die Krystalle. Das sich bildende freie Chlor bleicht die Gewebe in $1/_4$ Stunde bis 2 Tagen.

Man kann auch [MAYER (1907)] 2 ccm der Chlorsäurelösung von Merck zu 15 ccm 95% Alkohols gießen und die Schnitte bei 42° etwa 10 Stunden darin lassen.

Die bisher genannten Verfahren lassen sich nun auch [MAYER (1907)] auf freie Schnitte anwenden, die noch nicht von ihrem Paraffin befreit sind. Das dauert natürlich dementsprechend länger. Nach dem Bleichen muß man kräftig auswaschen. Da man schließlich die von Paraffin umhüllten Schnitte auch noch färben oder mit Silber imprägnieren kann (S. 508), so braucht man das Paraffin erst kurz vor dem Einschluß in Balsam mit Xylol zu entfernen.

KOPSCH (1928) hat besonders an Haaren sehr gute Ergebnisse gehabt mit

1. 5% wässeriger, frisch bereiteter und filtrierter Chlorkalklösung + 1% wässeriger Chromsäure zu gleichen Teilen. 90—100 $\mu$ dicke, dunkelbraune Kopfhaare des Menschen waren in 10—15 Minuten gebleicht. Auch nach 48 Stunden bleicht das Gemisch noch. Das Haar wird weich, die Cuticula lockert sich. Nachfärbung mit Hämatoxylin-Eosin ist möglich.

2. 100 ccm einer 1% wässerigen Chromsäurelösung + 5 ccm Eisessig + 100 ccm Chlorkalk. Diese Lösung ist schwächer als die vorige. Haare werden in 15—20 Minuten gebleicht.

Weiter sind empfohlen worden, und zwar für Stücke und Schnitte:

1. Eine gesättigte Lösung der schwefligen Säure in Alkohol [WADDINGTON (1883)].
2. 80% Alkohol    2 Teile
Glycerin          1 Teil
Salzsäure        1—3 Teile auf 100 ccm.
Auswaschen in 80% Alkohol.,
3. 80% Alkohol    2 Teile
Glycerin          1 Teil
2 ccm Salpetersäure auf 100 ccm.
Auswaschen in 60% Alkohol.
4. 3 Tropfen offizinelle Natronlauge auf 15—20 ccm 96% Alkohols (RAWITZ).

Diese zuletzt genannten 4 Verfahren lösen die Pigmente.

Für Celloidinschnitte im besonderen empfiehlt ALFIERI (1897) das Einlegen der Schnitte 8—24 Stunden in eine Lösung von Kaliumhypermanganat 1:2000 und nachfolgende Entfärbung in Oxalsäure 1:300 oder schwächer. Auch Diaphanol (S. 428) bleicht Pigmente.

### 4. Entfetten.

Fett wird von den höheren Alkoholen besonders in der Wärme leicht gelöst, ebenso von Xylol, Äther, Chloroform und Schwefelkohlenstoff. Bei der üblichen Einbettung in Paraffin und Celloidin wird also alles Fett gelöst.

# 5. Die Intermedien.
### (Dazu eine Tabelle auf S. 434.)

Die Vorbedingung für eine Einbettung in Paraffin oder Celloidin ist die völlige Wasserfreiheit der Gewebe. Sie wird durch die Überführung in die aufsteigende Alkoholreihe bis zum absoluten Alkohol hinauf erreicht. Paraffin löst sich nun nicht in absolutem Alkohol, deshalb kann man aus Alkohol nicht sofort in Paraffin übertragen, das nicht eindringen könnte. Man muß also ein Mittel zwischenschalten, das sowohl absoluten Alkohol als auch Paraffin löst und den Alkohol ganz verdrängt. Weniger Schwierigkeiten bereitet in dieser Hinsicht die Einbettung in Celloidin, das selbst in Äther und absolutem Alkohol zu gleichen Teilen gelöst ist. Hier bedarf es eines Intermediums kaum. Man schaltet nun, um den Übergang zwischen Alkohol und Celloidin möglichst schonend für das Gewebe zu gestalten, einen Aufenthalt in Äther-Alkohol ein (vgl. Celloidineinbettung S. 461). Die Mittel also, von denen im folgenden die Rede ist, dienen als Zwischenmittel, Intermedien, für die Einbettung in Paraffin. Sie kommen aber in gleicher Weise in Betracht, wenn es gilt, Paraffin- oder Celloidinschnitte in Harze, für gewöhnlich Canadabalsam, einzubetten. Es gibt hier eine große Zahl. Apathy hat von einem guten Intermedium verlangt, daß es schon in der Kälte möglichst viel Paraffin löst, daß sein Siedepunkt ein möglichst niedriger ist und daß sein spezifisches Gewicht möglichst verschieden von dem des Paraffins ist. Wir werden sehen, daß diese Forderungen sehr berechtigt, aber noch nicht weitgehend genug sind. Martinotti hat noch weitere Forderungen gestellt und so die wirklich guten Mittel noch schärfer hervorgehoben. Er fordert aus den von Apathy genannten Gründen, daß die Geschwindigkeit, mit der hartes Paraffin von 56—58 gelöst wird, möglichst groß ist, daß die Fähigkeit, in die Gewebe einzudringen, eine möglichst große ist, und daß dabei weder schrumpfende noch härtende Wirkungen entstehen dürfen. Es zeigt sich bei seinen Untersuchungen, daß z. B. fast alle Öle, mit denen er Versuche anstellte, ungeeignet waren, weil sie das Gewebe außerordentlich stark verhärten oder schrumpfen ließen. Ich gebe auf S. 434 eine Tabelle, die ich aus verschiedenen Tabellen Martinottis zusammengestellt habe. Aus ihr geht hervor, daß nach Martinottis Ansicht Benzol und Chloroform die besten Intermedien für die Haut sind. Ich kann nach meinen eigenen Erfahrungen, die mit denen anderer Autoren übereinstimmen, das Cedernholzöl nicht ablehnen, trotzdem ja in der Tat die in der Tabelle angeführten Tatsachen durchaus gegen seine Verwendung sprechen. Genau so wird das Xylol von vielen Autoren anders beurteilt.

Wenn van Walsem (1923) sagt, die Schnittfähigkeit eines Gewebes würde durch Intermedien nicht bedeutend beeinflußt, so kann ich dem nicht ganz beistimmen. Für die Epidermis ist es tatsächlich ziemlich gleichgültig, welches Intermedium man wählt, aber die kollagenen Fasern und das subcutane Fettgewebe werden doch erheblich durch manche Intermedien in ihrer Schneidefähigkeit beeinflußt. Es ist richtig, wenn er sagt, daß Art des Gewebes und Fixierungsmittel den entscheidenden Einfluß haben. Aber daneben spielen Art und Dauer der Entwässerung und des Intermediums eine durchaus nicht unwesentliche Rolle. Ich rate deshalb dringend von Xylol ab, und empfehle Benzol, Chloroform und Cedernholzöl.

Viele der Intermedien machen infolge der starken Lichtbrechung die Gewebe durchsichtig. Diese Aufhellung ist an sich für die Einbettung ganz gleichgültig, sie ist aber insofern von Vorteil, als sich in dem aufgehellten Gewebe die noch nicht wasserfreien Teile als weißliche Stellen vom übrigen Gewebe deutlich abheben. Man muß dann das Stück noch einmal in absoluten Alkohol zurückbringen, bis wirklich alles Wasser entfernt ist. Durchaus nicht alle Intermedien hellen auf, und andererseits gibt es Stoffe, z. B. Glycerin und Harze, die auch aufhellen, ohne Zwischenmittel zwischen Alkohol und Paraffin zu sein.

Die Intermedien sind in der alphabetischen Reihenfolge aufgeführt:

1. **Anilinöl.** Es hat den ungeheuren Vorteil, der es vor allen anderen Ölen auszeichnet, daß es sich schon mit 60% Alkohol mischt und die Gewebe weder schrumpfen noch hart werden läßt. Es wäre aber natürlich unangebracht, Gewebsstücke sofort aus 60% Alkohol in das Öl zu bringen, denn man müßte es außerordentlich oft erneuern, wenn anders die Durchdringung mit Öl und die Entziehung von Wasser gewährleistet sein soll. Wegen seiner großen Aufnahmefähigkeit für Wasser benutzt man es häufig, besonders bei Celloidinschnitten, zur Vermeidung des absoluten Alkohols. Oder man trocknet, wie es sich nachher in einigen Farbvorschriften zeigen wird, auf dem Tragglas festgeklebte Schnitte mit Fließpapier ab, um so den größten Teil des Wassers zu entfernen. Man kann dann ohne Schaden mit Anilinöl übergießen. Es hat weiterhin eine stark differenzierende Wirkung besonders auf Anilinfarben. UNNA hat gezeigt, daß durch Zusatz von Säuren und Salzen (Salpetersäure 1%/oo, Tannin 5—10%, Chlornatrium im Überschuß, Jod 1%) diese Wirkung gesteigert werden kann. Andererseits mildert Vermischung mit Xylol diese Eigenschaft (WEIGERT). Als Intermedium für die Paraffineinbettung ist es mehrfach empfohlen worden. Einige Autoren bringen die Gewebe aus 80%, andere aus 95% (MARTINOTTI 1924), wieder andere aus absolutem Alkohol in Anilinöl. Zwischen Anilinöl und Paraffin kann man in Benzol, Chloroform, Cedernholzöl, Xylol oder Schwefelkohlenstoff überführen. Man läßt die Gewebe so lange im Öl, bis sie ganz durchscheinend sind. In der zweiten Zwischenflüssigkeit (Benzol u. a.) kann man das Entweichen des Anilinöls deutlich an Schlieren in der Flüssigkeit erkennen. Aus Benzol usw. überträgt man in Benzolparaffin und schließlich in Paraffin.

MARTINOTTI (1924) überträgt nach 95% Alkohol in ein Gemisch aus 2 Teilen dieses Alkohols mit 1 Teil Benzol oder Chloroform, dann in 1 Teil Alkohol mit 2 Teilen des Intermediums, dann erst in das reine Intermedium.

2. **Benzol.** Der große Vorzug des Benzols, das chemisch rein, wasser- und alkoholfrei sein muß, besteht darin, daß es sehr flüchtig ist. Es dringt, was bei der Einbettung von Haut immer wichtig ist, nicht nur rasch in die Hornzellen ein [MARTINOTTI (1919)], sondern geht auch rasch wieder heraus, ohne einen Rückstand zu hinterlassen. Trübungen treten als weißliche Stellen deutlich hervor, da seine Brechzahl hoch ist (1,501). Es löst Fette und fettähnliche Stoffe und auch sehr gut Canadabalsam. Bei 20° werden nach APATHY 8% Paraffin von 57—58° Schmelzpunkt gelöst. Sein Siedepunkt liegt bei 80,5°. Nachteilig ist seine Feuergefährlichkeit.

Als Zwischenflüssigkeit für Haut ist es sehr gut geeignet. Noch besser ist es, zwischen absoluten Alkohol und Benzol Methylbenzoat-Celloidin einzuschalten. ROMEIS wendet nur noch diese Methode an. Sie leistet in der Tat Vorzügliches (ausführliche Beschreibung S. 467). MAYER bringt die Gewebsstücke aus absolutem Alkohol in Benzol, das er ein oder zweimal wechselt, um sicher allen Alkohol zu entfernen. Dann fügt er geschabtes Paraffin zu. Das so mit Benzol-Paraffin gefüllte Gefäß läßt er bis zu 18 Stunden offen stehen. Dann erwärmt er den Brutschrank in etwa 2 Stunden auf 60° und gießt in dem Maße, wie Benzol verdampft, geschmolzenes Paraffin nach. Zum Schluß wird das Paraffin nochmals gewechselt.

3. **Cedernholzöl.** Cedernholzöl mischt sich schon mit 95% Alkohol. Es ist aber dringend zu empfehlen, Hautstücke doch bis zum absoluten oder wenigstens dicht an den absoluten Alkohol heranzubringen. Nach FREUDENTHALs

Untersuchungen (1922) leidet die Schneidefähigkeit erheblich, wenn die Stücke
nicht wasserfrei ins Cedernöl kommen. Auch der Aufenthalt in Öl mußte dann
verlängert werden, weil es in wasserhaltiges Gewebe schwerer eindringt. Es löst
nur 4—6% Paraffin. Es ist also sehr schwer, das Öl ganz aus dem Paraffin
herauszubringen. Nach Lees Untersuchungen ist das indessen nicht nachteilig,
im Gegenteil, das Paraffin schneidet sich, vermischt mit wenig Öl, sogar besser.
Die Beurteilung des Cedernholzöles als Zwischenmittel ist eine ganz außerordentlich verschiedene, ein Zeichen, daß die Schnittfähigkeit des Gewebes eben
von vielen Einflüssen: Fixierung, Entwässerung und Zwischenflüssigkeit abhängt. Mayer (1919) und Romeis (1924) ziehen Benzol vor, Freudenthal
(l. c.) hat gute Erfahrungen mit Cedernholzöl nach Alkoholfixierung gemacht.
Er hat die Stücke 2 Stunden bis mehrere Tage in Öl gelassen. Die Schneidefähigkeit war am besten bis zu 24 Stunden Aufenthalt in Öl. Bei längerem Verweilen
wurden die Stücke härter und spröder. Lee schließlich sieht in Cedernholzöl
das beste Intermedium. In Öl schwimmen die Stücke zunächst an der Ober-
fläche und es kann beim Eindringen des Öles leicht Schrumpfung entstehen.
Deshalb unterschichtet man am besten nach O. Schultze (1902) den absoluten
Alkohol mit Öl und saugt erst ab, wenn die Stücke ganz von Öl umgeben sind.
Ich habe mit Cedernholzöl sehr gute Erfahrungen gemacht und möchte es für
Haut sehr empfehlen, besonders nach Formolfixierung. Wenn ich 100 Teilen
Öl 25 Teile wasserfreien Acetons zufügte, waren die Ergebnisse noch besser, die
Schneidefähigkeit vorzüglich. Apathy hat vorgeschlagen, die Stücke aus dem
Öl in Chloroformparaffin und dann erst in Paraffin zu bringen.

Pranter überführt für 12 Stunden in Ligroin, ebenso lange in Ligroin-
Paraffin, dann in reines Paraffin. Martinotti rät von der Verwendung von
Cedernholzöl ab.

Alkohol kann durch Chlorcalcium entfernt werden.

Das spezifische Gewicht des Cedernholzöles beträgt 0,95 bei 15°, die Brechungszahl ist 1,504 bei 20°, der Siedepunkt liegt zwischen 270° und 290°.

4. Chloroform wird mit Recht als äußerst brauchbarer Mittler zwischen
Alkohol und Paraffin empfohlen (Apathy, van Walsem, Martinotti). Es
siedet bei 61,2°, hat ein spezifisches Gewicht von 1,489 und mischt sich leicht
mit Alkohol und Paraffin. Für die Haut halte ich im allgemeinen Benzol für
noch geeigneter, weil es nach meinen Erfahrungen, die in diesem Punkt mit
denen Martinottis nicht ganz übereinstimmen, langsamer in die Gewebe eindringt und schwerer aus ihnen entfernt werden kann. Man muß deshalb die
Stücke länger im Paraffin lassen, als nach Vorbehandlung mit Benzol.

Bringt man das Chloroform nicht vollständig aus dem Gewebe heraus, so
leidet die Schneidefähigkeit erheblich. Die Gewebsstücke schwimmen, wenn sie
aus Alkohol in Chloroform überführt werden, längere Zeit auf seiner Oberfläche,
ehe sie untersinken. Man tut deshalb gut, Chloroform mit absolutem Alkohol
zu überschichten, so daß die Stücke langsam aus einer Flüssigkeit in die andere
sinken [Senkverfahren, P. Mayer (1880), Giesebrecht (1881)]. Erst wenn
keine Schlieren mehr sichtbar sind, die durch Mischen der beiden Flüssigkeiten
entstehen, kann man endgültig in reines Chloroform übertragen. Das käufliche
Chloroform ist meist nicht frei von Wasser und Alkohol. (Es nimmt aber
höchstens 0,07 ccm Wasser auf 100 ccm auf.) Deshalb entwässert Apathy
mit gebranntem Natriumsulfat, Kempf (1910) mit Calciumchlorid, das gleichzeitig Alkohol bindet. Das so wasserfrei gemachte Chloroform hebt man, wenn
es danach filtriert ist, in vollgefüllter, brauner Flasche auf, um weitere Zersetzungen zu verhüten. Man tut gut, aus Chlcroform zunächst in Chloroform-
Paraffin bei 35° zu übertragen, und dann erst in reines Paraffin.

5. **Petroläther** ist ein Gemenge von Pentan, Hexan und Heptan. Je nach der Größe des Anteiles dieser Bestandteile schwankt sein Siedepunkt zwischen 18 und 120°. Gewöhnlich liegt er bei 50—60°, also nicht immer so niedrig, wie es auf der Tabelle angegeben ist. Man kann die Gewebe in den Petroläther schon aus 95% Alkohol, zur Not auch schon aus 90% bringen. Nach MAYER verdunstet es so rasch, daß das Paraffin nicht schnell genug nachdringen kann. Auf diese Weise kommen starke Schrumpfungen zustande. Es ist deshalb besser, ein Gemisch mit höherem Siedepunkt zu wählen. MARTINOTTI hat, trotzdem er Ligroin von 37—50° Siedepunkt verwendet hat, nur geringe Schrumpfungen beobachtet. Er bringt die Gewebe aus 95% (oder Alkohol abs.) in ein Gemisch aus dem letzteren mit Petroläther, dann in reinen Petroläther und in Paraffin.

Wichtig ist die Tatsache, daß Ligroin osmiertes Fett nicht löst.

6. **Schwefelkohlenstoff.** Für die Haut ist Schwefelkohlenstoff eines der besten Intermedien. Den vorhin (S. 430) erwähnten Forderungen APATHYs entspricht es am meisten, nach denen MARTINOTTIs steht es nicht an erster Stelle. Nachteilig sind seine Feuergefährlichkeit, die es mit dem Benzol teilt und sein schlechter Geruch. Wenn man allerdings die Flasche, in der es aufbewahrt wird, nicht schüttelt, ist der Geruch einigermaßen erträglich. HEIDENHAIN (1901) hat den Schwefelkohlenstoff mit Recht besonders empfohlen, denn er löst schon bei 40° das 3—4 fache Volumen Paraffin. MAYER stellte fest, daß 20 ccm Schwefelkohlenstoff ($CS_2$) bei 17° $4^1/_2$ g Paraffin von 56° Schmelzpunkt lösen, bei 38° schon über 18 g. Der Schwefelkohlenstoff dringt sehr rasch in die Gewebe ein, wird auch rasch wieder aus ihnen verdrängt und macht die Gewebe nicht spröde. HEIDENHAIN geht so vor, daß er das Gewebe aus absoluten Alkohol in ein Gemisch aus ihm und Schwefelkohlenstoff zu gleichen Teilen überführt, dann in reinen Schwefelkohlenstoff. Diesem setzt er bei 30° — man setzt also das Gefäß auf den erwärmten Brutofen — soviel geschabtes Paraffin zu, daß die Lösung gesättigt ist. Dann wird bei 40—42° erneut Paraffin zugesetzt, schließlich in reines Paraffin überführt, das gewechselt wird. In Paraffin Schwefelkohlenstoff wird das Gewebe durchsichtiger. Manchmal tritt merkwürdigerweise eine Bräunung des Gewebes in Schwefelkohlenstoff ein. HEUDORFER hat empfohlen, um diesen Übelstand zu vermeiden, zwischen absolutem Alkohol und Schwefelkohlenstoff Tetrachlorkohlenstoff einzufügen. MAYER hält den Schwefelkohlenstoff dem Benzol oder Chloroform nicht für überlegen. ALAGNA (1910) verwendet statt Alkohol Acton, mischt dann Aceton mit Schwefelkohlenstoff und bringt in reinen Schwefelkohlenstoff.

KALWARYISKI (1924) bringt die völlig wasserfreien Stücke in eine Mischung gleicher Teile Chloroform und Schwefelkohlenstoff. Größere Stücke bringt er zunächst in Schwefelkohlenstoff allein und fügt, sobald das Stück durchsichtig geworden ist, Xylol zu.

Die Haut schneidet sich nach Behandlung mit Schwefelkohlenstoff sehr gut.

7. **Tetrachlorkohlenstoff** hat von den angeführten Zwischenflüssigkeiten das höchste spezifische Gewicht. Aus diesem Grunde schwimmen die Gewebe auf ihm, wenn sie aus Alkohol übertragen werden. Störend wirkt auch der Umstand, daß er schwer aus dem Paraffin herausgeht. MAYER findet wenig Rühmenswertes an ihm. Osmiertes Fett löst er nicht.

8. **Tetralin** ist von DRAHN (1922) empfohlen worden. Es macht nicht so spröde wie Xylol, dringt ebenso schnell ein wie Schwefelkohlenstoff und löst mehr Paraffin als Chloroform.

Brechzahl = 1,545. Siedepunkt 206—208. Ich verwende es nicht mehr.

9. **Toluol.** Das Toluol ist fraglos von den angeführten Intermedien das am wenigsten brauchbare. Es ist gegen das Wasser recht empfindlich.

H. Hoepke: Histologische Technik der Haut.

Tabelle 2.

| | Siede-punkt | Spez. Gewicht bei 15° C | Löst Proz. Paraffin von 56—58° bei 25—30° | Geschwin-digkeit der Auflösung des Paraffins bei 25° | Durch-dringung des Gewebes | Das Gewebe schrumpft | Härtung des Gewebes | Schneidbarkeit von | |
|---|---|---|---|---|---|---|---|---|---|
| | | | | | | | | Kollagen | Hornhaut |
| Anilinöl . . . . . . . | 186° | 1,034[1] | 8—10 | 5—6 | sehr gut | sehr wenig | keine | gut | gut |
| Benzol . . . . . . . . | 80,5° | 0,88 | — | — | sehr gut | nicht | keine | vorzüglich | vorzüglich |
| Cedernholzöl . . . . . | 280° | 0,95 | 4—6 | 30—40 | nicht gleich-mäßig | stark (?) | schwach | mittelmäßig | mittelmäßig |
| Chloroform . . . . . . | 61° | 1,49 | 10—12 | 3—4 | aus-gezeichnet | sehr wenig | schwach | aus-gezeichnet | gut |
| Petroläther . . . . . . | 37—50° | 0,63 | 13—15 | 2—3 | gut | sehr wenig | schwach | gut | gut |
| Schwefelkohlenstoff . . | 46° | 1,27 | 16—18 | 1 | aus-gezeichnet | stark | schwach | gut | gut |
| Tetrachlorkohlenstoff . | 77° | 1,63 | 14—16 | 1—2 | aus-gezeichnet | nicht | schwach | aus-gezeichnet | mittelmäßig |
| Toluol . . . . . . . . | 111° | 0,87 | 10—11 | 2—3 | mäßig | stark | wenig | | |
| Xylol . . . . . . . . | 138° | etwa 0,8 | 12—13 | 5—6 | gering | stark | mittelstark | mittelmäßig | gut |

[1] Bei 0°.

**10. Xylol.** Obgleich ich persönlich mit dem Xylol keine guten Erfahrungen gemacht habe, da es vor allem das Bindegewebe spröde macht und von allen Mitteln am empfindlichsten gegen Wasser ist, will ich es doch hier erwähnen, weil es in jüngster Zeit von FREUDENTHAL (1922) wieder sehr gelobt wurde. Er läßt Hautstücke nur so lange darin, bis sie ganz durchsichtig sind, also höchstens 2 Stunden. Dann wurde bei 37⁰ in ein Gemisch aus Paraffin und Xylol für 3 bis 6 Stunden überführt. JOSEPH und LOEVENBACH ließen das Gewebe im selben Gemisch 24 Stunden. MARTINOTTI lehnt das Xylol wegen seiner schlechten Durchdringungsfähigkeit, seiner schrumpfenden und härtenden Wirkung ab. Wieder ein Beispiel dafür, daß jeder selbst Erfahrungen sammeln muß.

Xylol hält man über Chlorcalcium wasserfrei.

Von großer Bedeutung aber ist das Xylol für die Entfernung des Paraffins aus aufgeklebten Schnitten. Theoretisch kommen hierfür natürlich sämtliche Intermedien in Betracht. Man benutzt aber aus Gründen der Billigkeit, des Geruchs, der Feuergefährlichkeit und vor allen Dingen wegen seiner geringen Verdunstung das Xylol. Das Tragglas mit dem in leichter Wärme aufgeklebten Schnitt (s. S. 459) wird einige Minuten (lieber länger!) in Xylol gestellt, das man auch leicht erwärmen kann, bis alles Xylol gut entfernt ist. Dann geht man die Alkoholreihe abwärts. Oft dauert es sehr lange, bis das Paraffin ganz gelöst ist. Denn setzt man am besten die zugedeckte Schale mit Xylol eine halbe Stunde in den Brutschrank. Ist das Paraffin nicht vollständig entfernt, dann leidet später die Färbung.


## 6. Einschlußmittel für fixierte und entwässerte Schnitte.

Gefärbte Schnitte, die frei von Wasser und Alkohol sind, können unbegrenzt lange in einem Harz oder Balsam aufbewahrt werden — Dauerpräparate. Unter einem Balsam versteht man eine dicke Lösung fester Harze in flüssigen Ölen (MAYER).

Das Einschließen der Gewebe in Harze hat aber den Nachteil, daß ungefärbte Bestandteile im Gewebe nicht sichtbar werden, wenn ihre Brechungszahl der des Einschlußmittels gleicht. Je mehr die Brechungszahlen voneinander abweichen, desto stärker treten sie hervor. Es ist aus diesem Grunde so außerordentlich wichtig, neben gefärbten Präparaten immer frische zu untersuchen. MAYER hat auch deshalb (1880) empfohlen, Schnitte vor dem Einschluß erst in Terpentin- oder Bergamottöl und danach in Zimt- oder Nelkenöl zu untersuchen. Bevor daher die Einschlußmittel selbst besprochen werden, seien die Brechungszahlen verschiedener Flüssigkeiten angeführt:

Brechungszahlen. (Nach MAYER.)

| | | | |
|---|---|---|---|
| Luft | 1,00 | Terpineol | 1,481—1,484 |
| Methylalkohol | 1,330 | Toluol | 1,496 |
| Aqua dest. | 1,333 | Xylol | 1,494—1,496 |
| Alkohol abs. | 1,361 | Cedernöl | 1,504—1,515 |
| Gesättigte Lösung von | | Methylbenzoat | 1,514 |
| Kaliumacetat in Wasser | 1,370 | Dammarharz | 1,541 |
| Formaldehyd 35% | 1,372 | Canadabalsam, flüssig | 1,524 |
| Glyceringelatine | 1,407—447 | Canadabalsam, fest | 1,547 |
| Chloroform | 1,449 | Carbolsäure | 1,530—1,550 |
| Glycerin | 1,473—1,476 | Schwefelkohlenstoff | 1,628 |

*Die gebräuchlichsten Einschlußmittel sind der Canadabalsam und das Dammarharz.*

1. *Canadabalsam* [1] löst man gewöhnlich unter leichter Erwärmung in Xylol auf, das verhältnismäßig langsam verdunstet. Auch Chloroform kann man verwenden. Benzol sollte man als Lösungsmittel nur nehmen, wenn man ein besonders rasches Verdunsten und damit Erhärten des Balsams wünscht. Indessen ist das nicht übermäßig anzuraten, weil dabei leicht Verzerrungen im Gewebe auftreten können. Selbst wenn man die fertig eingeschlossenen Präparate 24 Stunden lang im Brutofen bei 30—35° trocknet (Mann), bleibt in größeren Präparaten ein großer Teil des Balsams in der Mitte oft noch jahrelang flüssig, weil durch den festgewordenen Rand eine Verdunstung nicht mehr möglich ist. Man muß daher auch mit alten Präparaten sehr vorsichtig umgehen und jeden Druck auf das Deckglas vermeiden, besonders bei großen Platten mit Reihenschnitten. Der Canadabalsam des Handels enthält 20—25% ätherischen, dem Terpentinöl sehr ähnlichen Öles, und 75—80% amorphen Harzes.

Dieser Balsam hat den *Nachteil, daß in ihm zahlreiche Farbstoffe ausbleichen.* Terpentinhaltiger Balsam *ist demnach als für die Färbungen schädlich* zu verwerfen. *Zu empfehlen* ist der terpentinölfreie, in *Xylol gelöste Balsam.*

*Für Azur-* und Eosin-*Methylenblau-Präparate* ist neutraler Canadabalsam zu benutzen, der in luftdicht verschlossenen Gläsern zu halten ist.

Die in solchen Canadabalsam eingeschlossenen Präparate sind vor Licht geschützt aufzubewahren.

Für Gewebsschnitte, die in Canadabalsam eingeschlossen werden sollen, ist Xylol das beste Intermedium. Öle, die mehrfach dafür empfohlen wurden, verdunsten oft schlecht und färben den Balsam dunkler. Unna (1910) hat mehrfach Bergamottöl empfohlen. Nach manchen Färbungen wird Einschluß in neutralem Balsam verlangt, den man am besten bei Holborn in Leipzig fertig bezieht. Nach Mayers Angaben wird auch er nach einiger Zeit leicht sauer, ist es aber immer in sehr viel geringerem Grade als der meist gebrauchte Balsam. Man entgeht allen Schwierigkeiten, wenn man immer neutralen Balsam benutzt (Grübler).

2. Das *Dammarharz* wird für gewöhnlich in Xylol gelöst. Chloroform in Benzol sind auch geeignet. Das Dammarharz ist, besonders in dicker Schicht, heller als der Canadabalsam. Es ist außerordentlich zu empfehlen.

Außer diesen beiden Mitteln, mit denen man vollständig auskommt, sind eine ganze Anzahl anderer, und Mischungen dieser mit Cedernholzöl, Methylsalicylat, Methylbenzoat und andere Mittel empfohlen worden:

3. Das *Euperal*, das bei *Holborn* zu haben ist. Es hat zwei Vorteile: Einmal bricht es das Licht weniger stark als die beiden Harze, was unter Umständen erwünscht sein kann. Zum zweiten kann man die Schnitte aus 90% Alkohol unmittelbar in das Euparal bringen. Dem steht als Nachteil gegenüber, daß es sehr rasch verdunstet und mehrfach nachgefüllt werden muß.

4. *Terpineol* von (Schimmel u. Co.) ist von Mayer wegen seiner niedrigen Brechzahl 1,481 als Einschlußmittel empfohlen worden. Wenn es wasserfrei ist, kann man Blöcke oder Schnitte schon aus 80% Alkohol in Terpineol überführen, aus 90% aber unter allen Umständen. Dauerpräparate kann man sich dadurch herstellen, daß man das Deckglas mit Gummisirup (S. 387) umrandet. Es ist aber ebenso einfach, nach Überführung in Benzol oder Xylol in Balsam einzuschließen.

van Walsem (1917) empfiehlt:

5. 10 g Tolubalsam pulverisiert werden in 10 ccm Chloroform gut zerteilt. Man läßt über Nacht stehen und dekantiert.

**Das Auflegen des Deckglases** auf das mit einem Tropfen des Einschlußmittels bedeckte Gewebe muß langsam und vorsichtig geschehen, damit nicht Luftblasen auftreten. Man vermeidet sie sicher, wenn man je einen kleinen Tropfen des Mittels auf das Gewebe und auf die Unterseite des Deckglases bringt.

---

[1] Balsam, weil das Harz ein wie Terpentinöl riechendes Gas enthält.

Die aus dem Intermedium kommenden Gewebe müssen sofort mit dem Einschlußmittel bedeckt werden. Jedes Eintrocknen verursacht Veränderungen. Man hüte sich gegen die Präparate zu atmen, da die Intermedien Feuchtigkeit anziehen.

Den Korken der Flasche, die Balsam enthält, reibt man mit Glycerin ein, wenn anders man ein Festkleben am Flaschenhals vermeiden will.

## 7. Das Beschriften der Traggläser

ist eine der wichtigsten Angelegenheiten besonders für den, der täglich viele Präparate herstellt. Man sollte sich daran gewöhnen, grundsätzlich jedes Präparat zu beschriften, auch wenn man es nur kurze Zeit aufzuheben gedenkt. Ich schreibe jetzt auf jedes Tragglas, unmittelbar nachdem der Schnitt aufgelegt ist, mit einem Diamantstift alles Wissenswerte: Art des Gewebes, Fixierung, Schnittdicke und, wenn es sich um Reihenschnitte handelt, fortlaufend die Nummer des Tragglases. Später kann man ein Papierschild darüber kleben. MAYER bezeichnete jedes Tragglas mit einer Zahl, auch mit dem Diamantstift und trug alle weiteren Vermerke unter dieser Zahl in ein Buch ein. Das Schreiben mit dem Diamantstift ist einfacher als das von CLEVENGER (1905) empfohlene Verfahren, das Tragglas, soweit es beschriftet werden soll, in Paraffin zu tauchen. Er schreibt dann mit einer Nadel in das Paraffin und ätzt mit ein Paar Tropfen Flußsäure das Glas rasch an.

VAN WALSEM (1923) benutzt einseitig an einer Schmalseite gerauhte Traggläser und schreibt darauf mit Bleistift. Oder er klebt sich kleine Papierstreifen mit *Gelatine* fest. Wenn sie fest geworden ist, bestreicht er die Oberfläche des Papiers mit unverdünntem Formol. Die Gelatine wird dann unlöslich und das Papier heftet fest. Das Beschriften mit einem *Fettstift* ist nicht so gut, weil sich seine Spuren doch manchmal leicht verwischen oder abgreifen. *Glastinte* löst sich nicht in Wasser, Alkohol und Benzol. Man kann also auch damit sofort nach Auflegen der Schnitte beschriften. Aber manchmal hat man doch Mißerfolge. Die Wärme des Brutschrankes scheint ihr nicht gut zu sein. An anderer Stelle (1928) empfiehlt VAN WALSEM das Tragglas mit einer $4\%$ Lösung von Mastix in Äther zu bestreichen. Die bepinselte Fläche nimmt sofort Bleistift an.

## 8. Das Reinigen von Tragglas und Deckglas.

Klare mikroskopische Bilder kann man nur erhalten, wenn Tragglas und Deckglas ganz sauber sind. So wie man sie im Handel bekommt, sind sie fast immer trübe. Aber selbst wenn sie sauber aussehen, kann ein leichtes Anhauchen zahlreiche Ungleichmäßigkeiten aufdecken. Die meisten Verunreinigungen lassen sich mit ganz feiner Schlemmkreide entfernen. Man taucht einen reinen, nicht fettigen Leinwandlappen in $96\%$ Alkohol und danach in Kreide, und reibt das Tragglas mehrmals gründlich damit ab. Wiederum prüft man durch Anhauchen den Grad der Reinheit. Sind die Traggläser sauber, so reibt man sie mit einem trockenen Lappen nach, bis alle Kreidespuren entfernt sind. Danach bringt man die Gläser in ein großes, gut verschlossenes Gefäß mit $96\%$ Alkohol oder, um wirklich jede Spur von Fett zu lösen, in ein Gemisch aus Alkohol abs., Benzin und Benzol (oder Chloroform) zu gleichen Teilen. Man tut gut, sich immer eine größere Menge vorrätig zu halten.

Nach VAN WALSEM (1925) ist ein Tragglas rein, wenn sich destilliertes Wasser in dünner Schicht gleichmäßig auf ihm ausbreitet, wenn es „Wasser annimmt".

Er bewahrt schon gebrauchte Gläser in Alkohol auf, trocknet sie vor Gebrauch mit einem reinen Tuch ab und bedeckt sie dann mit einem kleinen Tropfen $20^0/_0$ NaOH, der mit einem Wattebausch kräftig verrieben wird. Dann wird mit Wasser abgespült und wieder getrocknet.

Es sei an dieser Stelle auch gleich darauf hingewiesen, daß man Capillarröhren (z. B. am Gräperschen Tropfapparat) oder Pipetten nach Walsems Vorschlag (1925) mit konzentrierter Bromlauge reinigt ($20^0/_0$ NaOH, der man Brom bis zur Gelbfärbung zusetzt).

Die sehr viel empfindlicheren Deckgläser behandelt man in gleicher Weise, nur muß man den mit Alkohol und Schlemmkreide befeuchteten Lappen zwischen Daumen und Zeigefinger umschlagen und das Deckglas vorsichtig zwischen den Fingern bewegen. Die Deckgläser, die man immer schnell zur Hand haben muß, bewahrt man nach der Reinigung am besten trocken in einer Petrischale auf.

Im allgemeinen genügt die Säuberung mit Schlemmkreide (Mayer). Manchmal aber haftet den Gläsern außerordentlich fest sog. Hüttenrauch an. Um ihn oder alkalische Silikate zu entfernen, die sich durch Zersetzung auf den Gläsern bilden, legt man sie 2—3 Tage in konzentrierte Salpetersäure oder 1 Stunde in ein Gemisch aus $1^0/_0$ Schwefelsäure und $1^0/_0$ Chromsäure zu gleichen Teilen. Dann werden sie gründlich in Wasser abgespült, und, wie oben angegeben, aufbewahrt.

Zur Entfernung von Verunreinigungen an schon gebrauchten Gläsern hat Zettnow [nach Romeis (1924)] folgendes Verfahren angegeben:

100 g Kaliumbichomat werden in 1 Liter Wasser unter Erwärmung gelöst. Während des Abkühlens werden vorsichtig 100 ccm konzentrierte rohe Schwefelsäure unter Umrühren zugefügt. In dieser Flüssigkeit bleiben die Gläser 1 bis 3 Tage[1]. Danach spült man sie mit Wasser ab, taucht sie in verdünnte Kali oder Natronlauge und wäscht sie nochmals über Nacht in fließendem Wasser aus. Hiernach werden sie, wie oben angegeben, aufbewahrt.

Knauer [nach Herxheimer (1912)] kocht gebrauchte Gläser im emaillierten Blechtopf in $10^0/_0$ Lysollösung $^1/_2$ Stunde lang unter dem Abzug, und spült gründlich in Wasser ab.

Mit Canadabalsam aufgeklebte Deckgläser entfernt man, indem man die Traggläser solange vorsichtig über der Flamme erhitzt, bis der Balsam unter Bildung von Luftbläschen schmilzt. Dann kann man das Deckglas leicht abziehen.

In Xylol löst sich der Balsam erst nach einigen Tagen. Alle früher schon einmal benutzten Gläser zieht man nach der Reinigung und vor dem Gebrauch 2—3mal durch eine nicht leuchtende Bunsenflamme (Helly). Dabei muß die Seite, auf der der Schnitt befestigt werden soll, der Flamme zugewendet sein.

## 9. Mikrotome und Mikrotom-Messer.

Es würde den Rahmen dieses Buches überschreiten, wenn auch nur die gebräuchlichsten Mikrotome hier beschrieben werden sollten. Da sich die Handhabung eines Mikrotoms doch nur durch stetes Umgehen mit ihm erlernen läßt, mag es genügen, wenn hier einige wenige neue Modelle abgebildet werden. Für Einzelheiten sei auf den Abschnitt „Mikrotome" in R. Krauses Emzyklopädie der mikroskopischen Technik, 3. Aufl. Bd. II, S. 1528—1548 hingewiesen. Ganz kurz sei nur erwähnt, was man von einem guten Mikrotom verlangen muß:

---

[1] Die Deckgläser kann man auch unter ständigem Umrühren in einer Porzellanschale in dieser Flüssigkeit 10 Minuten kochen.

Es muß schwer, stabil sein, dabei aber einfach und übersichtlich in seinem Bau. Man muß an das Messer und den Objekttisch von allen Seiten bequem herankommen. Das Messer muß nach allen Seiten hin verstellbar sein und in jeder Lage unbedingt feststehen. Der Objekttisch muß ebenso nach allen Seiten hin drehbar sein. Als bequemstes Mittel, ihn in die Schnittebene des Messers zu bringen, muß die Kurbel angesehen werden. Das „Fördern", d. h. das Heben des Objekttisches muß automatisch geschehen. Die empfindlichen Teile des Mikrotoms müssen gegen Staub, Flüssigkeit und Paraffinbröckel gesichert sein [Kisser (1926)].

Man unterscheidet Mikrotome mit beweglichem Messer und solche mit feststehendem Messer.

Zur 1. Form gehört das *Mikrotom H 3* von der Firma Jung in Heidelberg (Abb. 24). Der Paraffin- oder Celloidinblock wird mit der Klemmschraube fest eingespannt. Durch Umstellung der Hebel 1, 2 und 3 kann man seine Lage durch

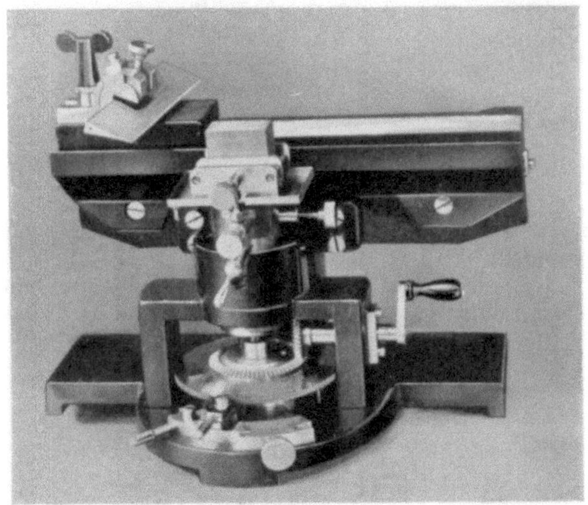

Abb. 24. Mikrotom H 3 der Firma Jung, Heidelberg.

Drehung um die 3 Achsen verändern. Zur groben Einstellung mit Zahn und Trieb kann die den Block tragende Klammer mit der Kurbel n gehoben oder gesenkt werden. Die Schnittdicke wird durch Verschieben von i gegen h mit der Schraube 4 eingestellt. „Gefördert", d. h. gehoben um den bei i und h eingestellten Betrag, wird durch Vorbringen des Hebels m. Das Messer gleitet, fest in einen Messerhalter eingespannt, auf wagerechter Schlittenbahn.

Ihm stehen kaum nach die Schlittenmikrotome Nr. 30 und 31 von der Firma Sartorius, Göttingen, bei denen der Messerschlitten auf geschliffenen Stahlzylindern läuft. Auch ihnen können Paraffin- und Celloidinblöcke geschnitten werden. Ein besonderer Vorteil ist es, daß der Gefriertisch von ten Berge mit Leichtigkeit hier angebracht werden kann (s. a. S. 442). Man erhält völlig gleichmäßig dicke Gefrierschnitte.

Zu der 2. Gruppe, bei der das Messer feststeht und der Gewebsblock bewegt wird, gehört das *Tetrander* der Firma Jung in Heidelberg (Abb. 25). Es ist wohl das stabilste und beste bisher erbaute Mikrotom. Am meisten bewährt es sich beim Schneiden größerer Blöcke. Das Messer ist an 2 Messerhaltern befestigt, deren Entfernung voneinander je nach der Größe des Gewebsblockes verändert werden kann. Die Messerhalter sind, um den Winkel der Messer beliebig verändern

zu können, drehbar eingerichtet. Durch den langen Hebel g wird der Objekthalter o, der auf 5 Bahnen gleitet, bewegt. Der Gewebsblock kann auch um die
senkrechte Achse gedreht werden. Die Förderung erfolgt automatisch.

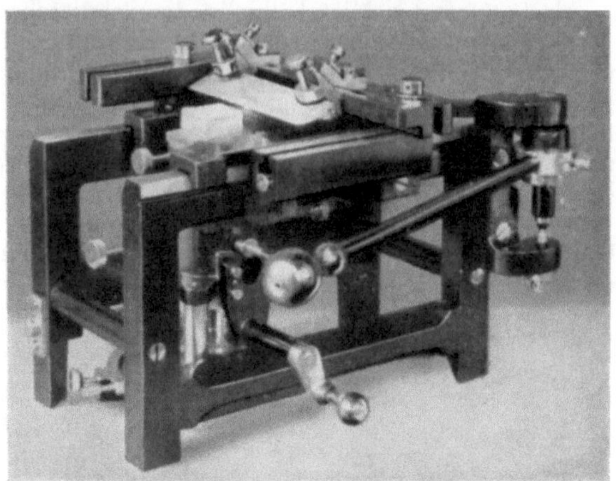

Abb. 25. Tetrander der Firma Jung, Heidelberg.

Auch an dieses Mikrotom kann ein von der Firma Jung hergestellter
Gefriertisch angebracht werden.

Ein anderes Modell dieser Art, das allerdings viel leichter gebaut ist, zeigt die
Abb. 26. Beim Grundschlittenmikrotom der Firma Leitz wird das Messer gleich-

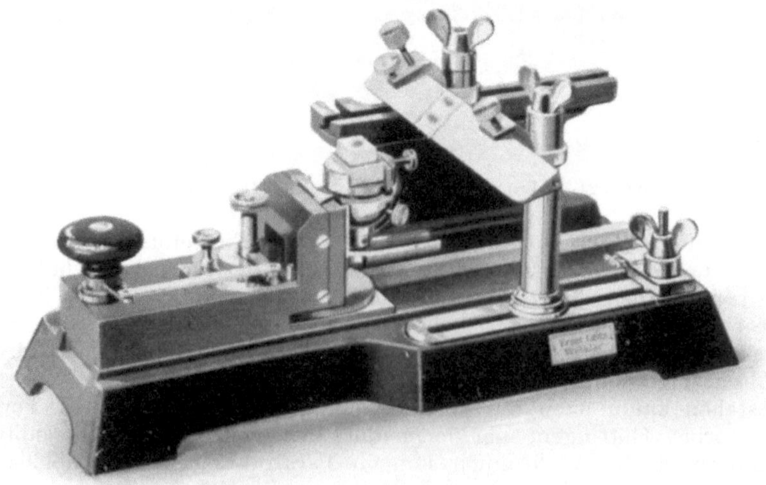

Abb. 26. Grundschlitten. Mikrotom der Firma Leitz.

falls von 2 Messerhaltern gehalten, durch deren Verschiebung das Messer quer
und längs zur Bahn gestellt werden kann. Mit einer (dem Messer zugewandten)
Mutterzange wird der Objekthalter grob eingestellt. Diese Vorrichtung ist unzweckmäßig und müßte durch eine Kurbel ersetzt werden. Der Objekthalter
ruht auf einem schweren, an 2 Längsschienen beweglichen Schlitten. Seine

Einstellung erfolgt automatisch durch Drehen des hölzernen Griffkopfes. Man fördert und bewegt also den Schlitten mit der gleichen Hand. Trotz einiger offensichtlicher Nachteile hat das Mikrotom den Vorteil, daß mit der linken Hand gefördert wird. Dadurch ist die rechte Hand frei, die Paraffinschnitte mit dem Pinsel vom Messer zu nehmen. Das Entfernen der sich oft rollenden oder faltenden Schnitte ist beim Schneiden bei weitem das Schwierigste, und ich benutze dazu lieber die rechte als die linke Hand. Besonders bei der Anfertigung von Reihenschnitten bewährt sich das Grundschlitten-Mikrotom gut.

Die *Mikrotommesser* müssen stets mit der allergrößten Sorgfalt behandelt werden. Vor allen Dingen muß die Schneide vor Berührung mit dem Pinsel u. a. und Feuchtigkeit behütet werden. Im Querschnitt ist ein Messer dreieckig oder fünfeckig[1] (Abb. 27). Den Winkel, den die beiden, die Schneide begrenzenden Facetten bilden, nennt KISSER (1926) Schneidewinkel. Er ist natürlich besonders gering, das Messer also besonders scharf, wenn die obere Facette hohlgeschliffen ist. Die Schärfe der Schneide auszunutzen, ist Haupterfordernis

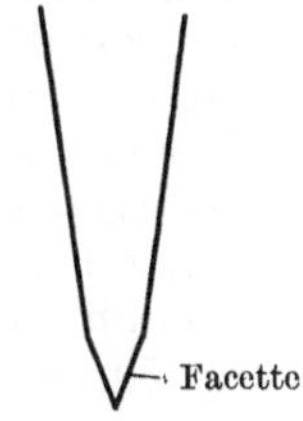



Abb. 27.
Mikrotommesser
nach SCHUBERG.

für gutes Schneiden. Je steiler man das Messer gegen die Schnittebene des Blockes stellt, je größer also der Anstellwinkel $\beta$ (KISSER) ist, desto stumpfer wird das Messer. Im allgemeinen erfordern harte Gewebe einen etwas größeren Anstellwinkel als weiche, aber das muß von Fall zu Fall entschieden werden. Man muß nur unter allen Umständen auf diesen Punkt achten[2]. Der

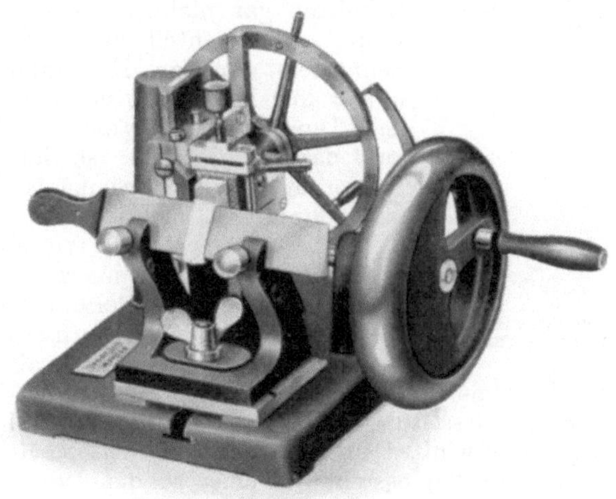

Abb. 28. Mikrotom von MINOT (Firma Leitz).

Schnittwinkel ändert sich nun aber auch, wenn man den Winkel, den das Messer mit der Schlittenbahn des Mikrotoms bildet, den Schnittwinkel (KISSER) ändert. Je kleiner dieser Winkel wird, je mehr man das Messer also längs stellt, desto schärfer wird die Schneide. Und deshalb ist es oft sehr vorteilhaft, die sich schwer schneidende Haut mit dem Längsmesser zu schneiden (Weiteres

---

[1] Auf der Oberseite hohlgeschliffene Messer sind zwar außerordentlich scharf, sie eignen sich aber nur für weiche Objekte; bei harten, so auch bei der Haut, weicht die Schneide federnd leicht aus (KISSER 1926).

[2] Sollten sich die Schnitte eng zusammen rollen, tut man gut, den Anstellwinkel etwas zu vergrößern, d. h. den Messerrücken etwas zu heben.

s. S. 455). Auch der Widerstand des Objekts nimmt bei Ausnutzung der ganzen Messerlänge ab [Kisser (1926)]. Die Schneide leidet empfindlich, wenn man zu dicke Schnitte anfertigt. Das muß man vor allem vermeiden, wenn man den Gewebeblock zuerst mit dem Messer in Berührung bringt, um die richtige Schnittebene zu bekommen. Das richtige Schleifen der Messer ist so schwer, daß man am besten die Finger davon läßt. Selbst gute Berufsmesserschleifer bringen es nicht immer richtig fertig. Es ist umständlich, aber lohnend, die Messer der Firma R. Jung Heidelberg zum Schleifen zuzusenden.

Bei dem Mikrotom nach Minot der Firma Leitz (Abb. 28) steht der Messerblock auch fest, aber in der Senkrechten. Die Messerschneide sieht nach oben. An dem starken Pfeiler links vor dem Messer ist der Objektschlitten in Schwalbenschwanzführung angebracht. Durch ein Schwungrad wird der Objekttisch auf und ab und vorwärts bewegt. Die Feineinstellung erfolgt automatisch durch das in 500 Zähne geteilte Zahnrad. Martinotti rühmt dies Mikrotom außerordentlich, durchaus mit Recht.

## Die Gefrier-Mikrotome

haben in der letzten Zeit durch die Erfindung des Gefriertisches von Ten Berge (1925) eine so wesentliche und grundlegende Verbesserung erfahren, daß ich alle bisherigen Apparate hier gar nicht mehr erwähne. Denn mit ihnen war es in der Tat nicht möglich, eine größere Reihe gleichmäßig dicker Schnitte zu erhalten, von dünnen Schnitten gar nicht zu reden. Ihnen haftete weiter der Nachteil an, daß der für gutes Schneiden günstige Härtegrad des Gewebes immer nur kurze Zeit vorhanden war. Gleich nach Durchfrieren war das Gewebe spröde, und bald danach zu weich, so daß man nochmals Kohlensäure neu zuströmen lassen mußte. Es wäre nun durch nichts gerechtfertigt, alle bisher gebrauchten Modelle zu übergehen, wenn es sich bei der Erfindung Ten Berges um ein teures Instrument handelte, dessen Anschaffung den meisten Kliniken und Instituten nicht möglich wäre. Es handelt sich aber lediglich um

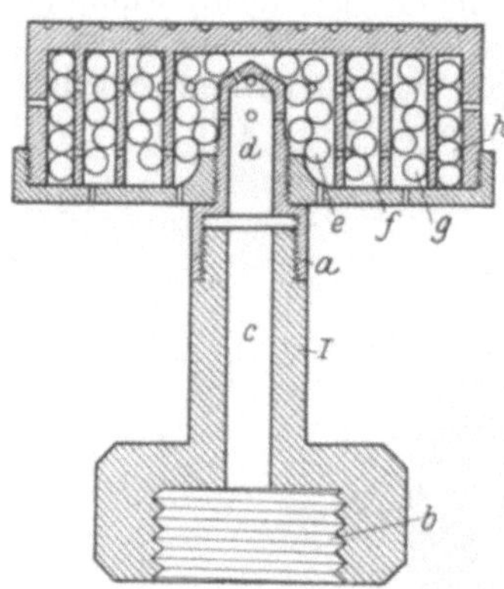

Abb. 29. Gefriertisch von Ten Berge. (Buchstabenerklärung im Text.)

einen Gefriertisch, der ohne weiteres fast allen gebräuchlichen Mikrotomen eingefügt werden kann, und dessen Preis gering ist. Er ist bei den Firmen Sartorius, Göttingen und van Gerrewink, Utrecht, Nieuwe Gracht zu haben.

Der Gefriertisch (Abb. 29) besteht aus einer runden Dose C. D. mit konzentrisch geriefter Oberfläche. Die Dose ist bei a auf das Ansatzstück I festgeschraubt, das seinerseits mit dem Gewinde b unmittelbar an die Kohlensäure-Bombe festgeschraubt wird. Der immer hinderliche und im entscheidenden Augenblick immer undichte Verbindungsschlauch fällt ganz weg. Öffnet man nun die Öffnungsschraube der Kohlensäurebombe, so strömt die Kohlensäure durch den Kanal c in das Mittelstück d des Gefriertisches und von hier durch viele kleine Öffnungen in die Seitenteile.

Dieser Hohlraum der Dose ist durch 3 konzentrisch gestellte zylindrische Scheidewände in vier Räume e, f, g, h geteilt, die alle miteinander durch kleine Öffnungen verbunden sind. Die Verbindung mit der Außenluft wird schließlich durch einige Löcher am Boden und an den Seitenwänden hergestellt. Die vier Räume sind außerdem mit kleinen Metallkugeln angefüllt. Durch sie und durch die Scheidewände wird eine erhebliche Vergrößerung der Oberfläche erreicht.

Man schraubt, ehe man schneiden will, das Verbindungsstück J mit der Dose an die Bombe an, legt obenauf ein feuchtes Stückchen Fließpapier und auf dieses das Gewebsstück. Während man nun *langsam* Kohlensäure einströmen läßt, drückt man das Gewebe sanft mit einem breiten Messer oder dem Finger gegen die Unterlage fest. Es ist erstaunlich, mit wie wenig Kohlensäure man auskommt. Sie darf nur unter geringem Druck aus den Öffnungen der Dose herauszischen. Länger als 1 Minute braucht man nicht zu öffnen. Man schließt jetzt die Öffnungsschraube der Bombe, schraubt die Dose a ab, und befestigt sie auf einem Ansatzstück, das in der Klemmschraube des Mikrotoms angebracht wird[1]. Das alles erfordert so wenig Zeit, daß inzwischen meist das Gewebe noch nicht durchgefroren ist. Sowie das eingetreten ist, kann man meist auch schon schneiden. Die sinnvolle Einrichtung des Gefriertisches ermöglicht es nun, daß man 10—15 Minuten lang ohne Unterbrechung dünne und immer gleichmäßig dicke Schnitte, also lückenlose Reihen herstellen kann. Ein größerer, aber sonst gleich gebauter Gefriertisch gestattet sogar 45 Minuten lang — ich habe allerdings nie mehr als 30 Minuten erreicht, aber das genügt ja auch in jedem Falle — ununterbrochenes, gleichmäßiges Schneiden.

Am besten läßt sich der Gefriertisch am MINOTschen Mikrotom (S. 441) anbringen, ich habe ihn an dem von Sartorius[1] benutzt. Die Firma Jung hat für ihr Mikrotom einen eigenen Gefriertisch gebaut.

Die von vielen Autoren bisher gegen die Gefriermikrotome und auch gegen das Gefrierverfahren überhaupt erhobenen Vorwürfe sind heute größtenteils nicht mehr berechtigt.

Das Verfahren hat so ungeheure Vorzüge, daß es viel häufiger angewendet werden müßte. Einzig und allein das Aufkleben von Reihenschnitten macht noch Schwierigkeiten, aber auch das wird wohl mit der Zeit besser werden.

## 10. Die Einbettung.

### 1. Gegenüberstellung der einzelnen Verfahren.

Das Gefüge der Haut wird uns erst ganz verständlich, wenn wir dünne Schnitte herzustellen imstande sind. Hatte uns Maceration, Isolation, Verdauung und Zerzupfen über die einzelnen Bestandteile unterrichtet, die am Aufbau der Haut teilnehmen, so zeigt uns nun der Schnitt den natürlichen Zusammenhang aller dieser Teile. Und es bedarf keiner Erörterung, daß das uns durch den Schnitt übermittelte Bild des Organs nur dann einigermaßen Anspruch auf Richtigkeit hat wenn wir das Gewebe vorher so schonend wie möglich behandelt haben. Quetschen, Drücken, Wasserentziehung, Einlegen in Flüssigkeiten, Kälte und Hitze verändern jedes in seiner Weise das Gewebe. Das beste Bild des Gefüges der Haut gibt uns ein Schnitt an einem möglichst wenig vorbehandelten Gewebe. Von diesem Gesichtspunkt aus gesehen leisten das Schneiden mit dem Doppelmesser und der Gefrierschnitt am frischen Gewebe am meisten. Beide Verfahren ermöglichen in ganz kurzer Zeit, Aussagen über das Gewebe zu machen und gegebenenfalls eine Diagnose zu stellen. Indessen sind beide nicht ganz einfach zu handhaben, lassen nicht alle Färbungen zu und liefern Schnitte, die für wissenschaftliche Untersuchungen nicht immer dünn genug sind.

Durch die Dauer und die Art der Vorbehandlung unterscheiden sich die anderen Verfahren voneinander. Ein dünner Schnitt hat für uns nur dann

---

[1] Wir haben uns einen Holzklotz mit einer Öffnung in der Mitte für das Ansatzstück zurecht schneiden lassen, damit es fest in der Klemmschraube ruht. Das Ansatzstück ist da, wo es mit Teilen des Mikrotoms in Berührung kommt, durch Hartgummi isoliert, damit nicht Wärme auf den Gefriertisch übertragen werden kann.

Zweck, wenn wir die einzelnen Bestandteile des Gewebes durch verschiedene Färbungen kenntlich machen können. Und das ist in aller Vielseitigkeit und Vollkommenheit nur möglich an fixiertem Gewebe. Der Zweck bestimmt auch hier die Wahl des Verfahrens. Wollen wir rasch ein Bild von dem normalen oder pathologisch veränderten Aufbau der Haut erhalten, dann leistet das Gefrierverfahren uns die besten Dienste, wenn vorher in Formol (zur Not auch, in Alkohol oder Orthscher Flüssigkeit) fixiert war. So behandeltes Gewebe schneidet sich ganz prachtvoll und zahllose Färbungen für alle Besonderheiten stehen zur Verfügung. Ja, dank den ausgezeichneten Gefrier-Mikrotomen, die wir heute haben, kann man Gefrierschnitte zu jeder wissenschaftlichen Untersuchung benützen. Es ist bedauerlich, daß so viele große Institute oder Kliniken noch keine guten Gefriermikrotome haben.

Die *Einbettung in Gelatine* erfordert Gefrierschnitte. Nun lassen sich solche auch von frischen oder in Formol fixiertem Material herstellen, ohne daß man zuvor mit Gelatine durchtränkte. Doch hat die Einbettung den Vorteil, daß lockere Gewebe besser zusammengehalten werden. Für Haut erübrigt sich

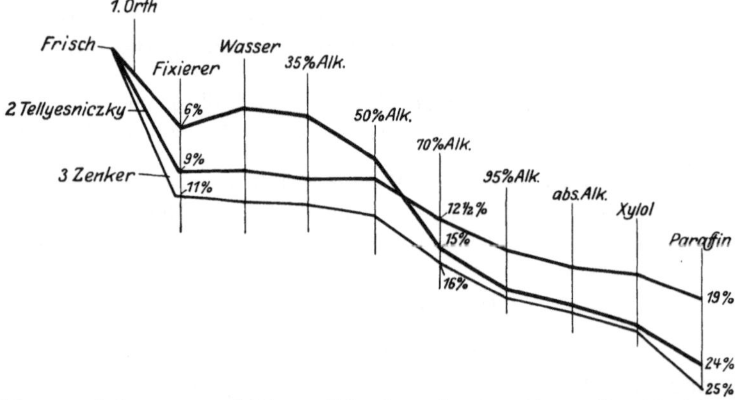


Abb. 30. Längenveränderung verschiedener Schweineembryonen bis zur Paraffineinbettung nach Fixierung in Orthscher, Tellyesnickyscher und Zenkerscher Flüssigkeit. (Nach Patten und Philpott aus Tellyesnicky 1926.)

im allgemeinen die Einbettung in Gelatine, da Epidermis und Corium ja sehr fest gefügt sind. Sehr schwer schneidet sich allerdings fixiert und unfixiert das Fettgewebe. Wenn es für die Untersuchung belanglos ist, schneide man es vor dem Schneiden ab. Aber nicht stehend freihändig oder mit stumpfem Messer sägend oder gar mit der Schere, sondern auf dem Gefriertisch am durchgefrorenen Block. So wird jede Zerrung und Quetschung vermieden. Ohne oder mit nur wenig Fettgewebe schneidet sich die Haut prachtvoll. Eine Einbettung in Gelatine ist nötig eigentlich nur bei sehr dünner Haut, oder falls überhaupt nur ein sehr kleines Stückchen Haut zur Verfügung steht, wie es im klinischen Betrieb oft genug der Fall ist. Die Durchtränkung mit Gelatine geht ziemlich rasch vor sich. Da Formolfixierung erforderlich ist, die nicht nur für die Haut ausgezeichnet ist, sondern auch Fette und Lipoide erhält und zudem keine Schrumpfungen hervorruft, so erhält man durch Gefrierschnitte fraglos die besten Bilder von allen Einbettungen. Noch haften der Technik einige Mängel an, die voraussichtlich in absehbarer Zeit beseitigt sein werden. Mit den neuen Gefriermikrotomen kann man heute gleichmäßig starke Schnitte herstellen und eine Schnittdicke von 10 $\mu$ leicht, eine solche von 5 ohne große Schwierigkeiten, wenn auch vielleicht nicht regelmäßig, erzielen. Die Herstellung lückenloser Schnittreihen ist allerdings mit sehr starken Schwierigkeiten verknüpft. Ein weiterer Vorteil ist schließlich die Durchsichtigkeit der Gelatine, die genaue Einstellung des Blockes in bestimmte Ebenen gestattet. Nachteilig ist es, daß sich die Gelatine häufig mitfärbt.

Der größte *Nachteil der Paraffineinbettung* liegt in der Schrumpfung (bis zu $25^0/_0$) des Gewebes, die man auch durch sorgfältigste Behandlung der Gewebe nicht ganz vermeiden kann (Abb. 30). Der Aufenthalt im Alkohol macht außerdem das Gewebe härter und spröder. Demgegenüber steht der ungeheure Vorteil, daß man in den verschiedensten Flüssigkeiten fixieren und sehr dünne Schnitte herstellen kann — mehrere Autoren reden von 2 $\mu$ —, die für manche Untersuchungen, z. B. Epithelfasern, geradezu unentbehrlich sind. Und außerdem lassen sich lückenlose Reihen ohne jede Schwierigkeit herstellen. Fast alle Färbungen sind möglich.

Die *Celloïdineinbettung* hat vor der Paraffineinbettung den Vorzug, daß die Gewebe nicht der Wärme des Brutofens ausgesetzt werden und infolgedessen weniger schrumpfen. Nachteilig ist die lange Dauer der Einbettung. Auch so dünne Schnitte wie aus Paraffinblöcken lassen sich nicht herstellen. Dabei ist aber zu bedenken, daß in einem Paraffinschnitt, der durch den Aufenthalt in der Wärme mehr schrumpft als ein Celloidinschnitt, mehr Zellen übereinanderliegen als in den letzterem (MAYER), so daß man vielleicht sagen kann, ein Celloidinschnitt von 15 $\mu$ Dicke entspricht einem Paraffinschnitt von 10 $\mu$ Dicke. Lückenlose Reihen herzustellen, ist zeitraubend und nicht ganz einfach. Da Celloidin durchsichtig ist, oder, wenn dies nicht der Fall sein sollte, durchsichtig gemacht werden kann, lassen sich die Blöcke leicht in jede für die Schnittrichtung gewünschte Ebene bringen. Das ist z. B. für das Schneiden behaarter Haut ein ungeheurer Vorteil. So kommt denn die Einbettung in Celloidin nur für wissenschaftliche Arbeiten in Betracht. Nicht vergessen werden darf, daß die meisten Farben in Celloidinschnitten mit besonderer Kraft leuchten.

## 2. Das Gefrierverfahren.

Mit voller Absicht ist von den beschriebenen Einbettungen das Gefrierverfahren an die erste Stelle gesetzt worden. Die Technik ist heute so gut durchgearbeitet, daß das Verfahren, was die Anfertigung von Hautschnitten betrifft, durchaus gleichberechtigt neben den andern steht. Seine Vorzüge sind leider noch lange nicht überall anerkannt, und ein so ausgezeichnetes Buch wie die *Zoomikrotechnik* von P. MAYER bringt eigentlich nur einige historische Bemerkungen. Die Pathologen haben den Wert des Verfahrens am ersten erkannt. Es wäre aber ganz verfehlt zu sagen, es hätte nur für den pathologischen Anatomen Bedeutung. Wenn auch zuerst sicher die Möglichkeit, rasch von einem Gewebe Schnitte zu bekommen, das Verfahren beliebt gemacht hat, so handelt es sich heute um weit mehr als die Schnelligkeit. Es gibt kein anderes Verfahren, das die Gewebe so wenig angreift und verändert wie das Gefrierverfahren. Die gesamte Nachbehandlung mit Alkohol und die Schrumpfung im Paraffin fällt weg. Da außerdem die Fixierung mit Formol die beste Vorbehandlung für das Gefrierverfahren ist, Formol aber für die Haut ein hervorragendes Fixierungsmittel ist, das zudem keine Schrumpfungen verursacht, so geben die Gefrierschnitte von Formolmaterial die denkbar besten Bilder. Daß Fette und Lipoide in den Zellen erhalten bleiben, ist ein weiterer Vorzug.

Wenn ich hier das Gefrierverfahren mit den üblichen Einbettungen vergleiche, so ist das in einer Hinsicht nicht richtig. Man *kann* zwar in Gelatine einbetten, ehe man das Gewebe gefrieren läßt, aber man muß nicht. Vorteilhaft ist es aber immer dann, wenn man weicheres Gewebe, Stufen oder gar ganze Reihen untersuchen will. Die Gelatine festigt ähnlich wie das Celloidin den Zusammenhang des Gewebes. Gewarnt werden soll aber auch an dieser Stelle, wie es besonders scharf auch von Rawitz (1907) geschehen ist, vor dem Schneiden frischen, nicht fixierten Gewebes, insofern man auf diese Weise einwandfreie Schnitte zu bekommen hofft. Die sich bildenden Eiskrystalle zerstören die feinsten Zellstrukturen, was an vorher eingebettetem oder auch nur fixiertem Material nicht der Fall ist. Epidermis und Corium schneiden sich zwar recht gut, aber die Subcutis außerordentlich schwer.

Wenn man natürlich ganz schnell ein grobes Übersichtsbild haben will, kommt es auf diese Feinheiten nicht an, und in solchem Falle ist gegen das Schneiden nicht fixierten Gewebes nicht das geringste einzuwenden. So ganz leicht ist das nun aber auch nicht. Die Schnitte werden nicht nur sehr leicht verletzt, sondern rollen sich auch leicht auf dem Messer und entrollen sich schlecht im Wasser. Meist ballen sie sich klobig zusammen. Auch Färbungen, besonders solche mit sauren Farblösungen, gelingen meist nicht gut. Man kann alle diese Nachteile ein wenig vermindern, wenn man die Schnitte statt in Wasser in Formol auffängt und dann in Alkohol bringt, also nachträglich fixiert und härtet. Das aber setzt Schrumpfungen, die stärker sind als an vorfixiertem Gewebe. Im übrigen schneiden sich Hautstücke aus verschiedenen Körpergegenden ganz verschieden gut. Von Haut mit starker Epidermis von Handteller und Fußsohle lassen sich leicht gute Schnitte herstellen. Sehr schlecht schneidet sich immer Fettgewebe.

Noch in jüngster Zeit (1926) ist Solger sehr lebhaft für die „primäre Gefriermethode", das Schneiden frischen, unbehandelten Gewebes eingetreten. Er rühmt an ihr, daß sie rascher Schnitte liefert als das Doppelmesser und dazu Schnitte von vollkommener Beschaffenheit. Daß es keinen besseren Weg gibt, während einer Operation oder Sektion sofort ein Übersichtsbild zu bekommen, kann nicht bestritten werden. Aber eben *nur* ein Übersichtsbild. Ich führe aus der Solgerschen Arbeit noch das Verfahren an, das die Berliner Klinik für Hals- und Nasenkranke anwendet: die vom Mikrotom abgenommenen Schnitte kommen in heißes Wasser zur Fixierung, in Hämatoxylin, absol. Alkohol und Xylol. Wenn man in diesem und den schon vorhin angegebenen Verfahren den Alkohol und die Überführung in Xylol wegließe und durch Glyceringelatine ersetzte, würden die Schnitte sicher besser ausfallen.

Es gibt noch einen von Schridde (1910) empfohlenen, nicht gerade schönen, aber immerhin einen Ausweg: Man kocht ein kleines Stück Haut in $40^0/_0$ Formol im Reagensglas; d. h. man erwärmt recht langsam und läßt dann 3 mal gerade aufkochen. Dann wird auf dem Gefriermikrotom geschnitten.

Wirklich hervorragende Ergebnisse aber erzielt man nach guter, sorgsamer Fixierung in schwach saurem oder neutralem Formol. Man kann die Haut aus dem Formol unmittelbar auf den Gefriertisch bringen. Das ist besser als vorher zu wässern, weil Formoleis weicher als gewöhnliches Eis ist.

Auch in Alkohol und Formol-Alkohol (S. 417) fixierte Gewebe kann man auf dem Gefriermikrotom schneiden, sie müssen allerdings ganz gründlich gewässert werden. Noch vorteilhafter ist es, der Alkoholfixierung erst einen 24stündigen Aufenthalt in Formol anzuschließen und dann zu wässern und zu schneiden [Benda (1895)]. Weniger gut schneiden sich in Müllerscher oder Orthscher Flüssigkeit oder in Osmiumsäure, schlecht in Sublimat fixierte Stücke. Sie alle müssen vorher gründlich gewässert werden, was nach Sublimatfixierung wegen der eintretenden Quellungen nicht günstig ist. Nicht zu umgehen ist das Gefrierverfahren, wenn man Fette und Lipoide darstellen will. Diese feinen Schnitte kann man mit dem Deckglas auffangen, sie auf ihm färben, indem man mit einer Pipette einige Tropfen der Lösung zusetzt und in Glyceringelatine bringt. Man kann die Schnitte aber auch festkleben (s. S. 449).

Durch die Einbettung in Gelatine wird das Gewebe in keiner Weise geschädigt, da keine höhere Wärme als 37⁰ angewandt wird, eher werden die Schädigungen durch den Vorgang des Gefrierens durch das Einbettungsmittel herabgemindert. Ein großer Vorzug liegt darin, daß man das Gewebe in der durchsichtigen Gelatine außerordentlich bequem in eine bestimmte Lage zum Messer bringen kann. Durch die Umhüllung mit Gelatine werden die Schnitte schließlich größer und sind leichter zu behandeln. Der einzige Nachteil ist der, daß die Gelatine sich manchmal mitfärbt. Besonders Anilinfarben haften sehr stark in der Gelatine und sind niemals ganz zu entfernen. Bakterienfärbungen sind deshalb oft erschwert. Ebenso gelingen Versilberungen schlecht, und die Eisen-Hämatoxylinfärbung von HEIDENHAIN und die nach VAN GIESON. Andererseits ist es möglich, die Gelatine zu entfernen.

Die **Einbettung in Gelatine** wird in verschiedener Weise gehandhabt.

1. Das ursprünglich von GASKELL (1912/13) angegebene Verfahren ist von GRÄFF (1916) weiter ausgebaut worden.

Man stellt sich eine 25⁰/₀ Gelatinelösung her, nachdem man zuvor die Gelatine in kaltem Wasser weich geknetet hat. So lautet die Vorschrift. Seit aber die „Einbettungsgelatine" [1] eingeführt ist, würde ich unbedingt auch bei diesem Verfahren zu ihrer Verwendung raten. Man stellt sich also eine 25⁰/₀ und eine 12¹/₂⁰/₀ Gelatine her, die nicht in Wasser, sondern in 1⁰/₀ Karbolsäurelösung bei 37⁰ [Thymol-Wasser nach HERINGA und TEN BERGE (1923)] angesetzt wird. Die in Formol — nicht mehr als 8⁰/₀ — fixierten Gewebe müssen sehr gut gewässert werden, da Formol die Gelatine gerinnen läßt. In jede der beiden Lösungen kommen die Gewebe 3—24 Stunden im Brutofen bei 37⁰. Die Gefäße oder Schalen müssen verschlossen sein. Dann läßt man die Gelatine in einer Petrischale (oder Papierkästchen) möglichst rasch in kalter Luft erstarren und schneidet sobald wie möglich den Block zurecht, der so hart wie ein Radiergummi werden muß. Er wird für 1—2 Tage in Formol 1:4 übertragen. Schneidet man dann nicht sofort, so bewahrt man in Formol 1:10 auf. Man kann die in Formol gehärteten Blöcke auch mit dicker Gelatine auf einem Holzklotz befestigen und mit dem Schlittenmikrotom schneiden, dessen Messer mit 30⁰/₀ Alkohol befeuchtet wird. Das ist aber nicht ganz einfach.

Das Verfahren von GASKELL-GRÄFF hat den Nachteil, daß die Gelatine, wenn sie nach dem Einbetten mit Formol fixiert wird, nicht wieder gelöst werden kann. Und da sie sich oft mitfärbt, kann ihre Anwesenheit beim Mikroskopieren recht störend wirken. Auch sind eine ganze Reihe von Färbungen nicht gut möglich, so lange die Gelatine nicht aufgelöst ist, z. B. VAN GIESON, Thionin-Pikrinsäure Versilberungen usw.

2. Deshalb entfernt ADRION die Gelatine wieder aus den Schnitten. Fixierung in Formol. Gründlich entwässern. 6—24 Stunden in 12¹/₂⁰/₀ Gelatine-Lösung in 1⁰/₀ Carbolsäure. 6—24 Stunden in 25⁰/₀ Gelatinelösung. 6—8 Stunden läßt man die dicke Gelatine in möglichst kalter Luft erhärten, bis sie die Härte eines Radiergummis hat. Man schneidet, so bald sie genügend erstarrt ist, einen Block zurecht, falls man nicht von vornherein in ein Papierkästchen eingebettet hat. Auf dem Gefriermikrotom läßt man einmal durchfrieren und wieder auftauen, ehe man endgültig gefrieren läßt und schneidet.

Durch dies vorherige Gefrierenlassen wird die Gelatine weniger quellbar und ist genau so gut zu schneiden, als ob sie mit Formol fixiert wäre. Die Gelatine wird entfernt, indem man die Schnitte zunächst in frisches Leitungswasser und dann in angesäuertes Wasser (3—4 Tropfen Eisessig auf 20 ccm Wasser) im

---

[1] Aus der Liymen-(Gelatine-)Fabrik Delft (Holland), zu beziehen durch Dr. K. Hollborn, Leipzig.

Brutofen auf 37⁰ bringt. Empfindliche Schnitte kann man vorher mit Eiweißglycerin auf ein Tragglas kleben. Man drückt sie dazu fest mit Fließpapier an
und stellt das Tragglas noch 1—2 Stunden in den Brutschrank.

Wässern. Färben. Einschluß in Glyceringelatine.

3. Auch Heringa und ten Berge (1923) lösen die Gelatine auf.

> Fixierung: Formol (oder Sublimat).
> Gründliches Auswässern (2—6 Stunden).
> 2—6Stunden in $10^0/_0$,
> ebenso lange in $20^0/_0$ Gelatine bei 37⁰. (Auch $15^0/_0$ genügen.)
> Mehrere Stunden erstarren lassen in möglichst kalter Luft.
> Zurechtschneiden des Blockes. Aufblocken. Schneiden.

Blöcke, die man aus irgend einem Grunde nicht gleich schneidet, kann man in Paraffinum
liquidum aufbewahren.

Die Schnitte werden in einer bei 50⁰ hergestellten Thymollösung [1] aufgefangen und mit einem Glasstäbchen in reines Wasser übertragen. Hier sollen
sie sich strecken. Tun sie es nicht, so ist das Wasser thymol-haltig und muß
erneuert werden. Die Traggläser, mit denen man die Schnitte auffängt, sind
vorher mit $3^0/_0$ Gelatine überzogen worden. Nachdem die Gelatine an der Luft
getrocknet war, kommen die Traggläser für 2 Stunden in eine $5^0/_0$ $Na_2SO_4$-
Lösung, die die Gelatine weniger löslich macht. Wenn man danach gründlich
mit Wasser abspült, kann man die behandelten Traggläser sehr lange aufbewahren. Auf jedes Tragglas wird ein mit Wasser eben angefeuchteter Fließ-
papierstreifen von der Größe des Tragglases gelegt und so werden viele übereinander geschichtet. Diese ganze Tragglassäule wird in eine Klemmpresse
mit mäßigem Druck eingespannt. So werden die Schnitte gegen das Tragglas
angepreßt und gleichzeitig löst sich in der Wärme bei 37⁰ und in dem aus dem
Papier herausgepreßten Wasser die Gelatine zum Teil. Nach 10 Minuten nimmt
man die Traggläser aus der Klemme und stellt sie senkrecht in Wasser von
37—40⁰, worin die Papierstreifen abfallen und die Gelatine sich vollends löst.
Der Aufenthalt im warmen Wasser darf nicht zu lange dauern, sonst schwimmen
die Schnitte ab.

Um jede schrumpfende Wirkung des Alkohols zu vermeiden, wird nur in
Farbstoffen gefärbt, die in Wasser oder höchstens in $50^0/_0$ Alkohol löslich sind.

Auch ein besonderes wässeriges Einschlußmittel wird vorgeschrieben: Gelatinebalsam.

Man löst 26 g kryst. Lävulose in 15 ccm Aq. des. bei 55⁰ auf dem Wasserbad, 1,125
Gelatine werden nach dem Abkühlen zugesetzt. Man verflüssigt dies Gemisch bei 50⁰,
setzt 0,075 g Kalialaun zu und filtriert.

Zum Gebrauch gibt man zu 1,25 ccm der erstarrten Masse, die man bei 37⁰
verflüssigt, 2 Tropfen Formol. Diese Lösung läßt man in einem fest verkorkten
Glas dauernd im Brutofen. Denn bei Abkühlung erstarrt die, um nicht wieder
flüssig zu werden.

4. Schließlich hat noch Apathy (1913) einen Weg gezeigt, die Einbettung
in Gelatine mit der Durchtränkung mit Terpineol zu verbinden (Ölgelatine).
Das Verfahren ist außerordentlich umständlich. Der Vorteil des Gefrierens
bestand ja gerade darin, daß jede Berührung des Gewebes mit den Schrumpfungen verursachenden Alkohol vermieden wurde. Hier wird der Gelatineblock
durch die aufsteigende Alkoholreihe bis in Terpineol gebracht. Der größte Vorzug des Verfahrens wird also geopfert zugunsten allerdings des Vorteiles, daß
man mit größter Wahrscheinlichkeit lückenlose Reihen herstellen kann. Apathy
erreicht nämlich durch sein Verfahren die Herstellung eines Gelatineblockes,
der sich mit den üblichen Mikrotomen, nicht mit dem Gefriermikrotom
schneiden läßt.

---

[1] Ein wenig Thymol wird gelöst. Das Wasser wird nachher kalt filtriert.

Zwar kann man auch Gelatineblöcke, die nach GASKELL-GRÄFF eingebettet wurden, mit dicker Gelatine auf einem Holzblock befestigen und mit dem Schlittenmikrotom schneiden. Der Block muß nur 24 Stunden in Formol (1 : 4) gelegen haben und das Messer mit 30°/₀ Alkohol befeuchtet werden. Lückenlose Schnittreihen aber auf diese Weise zu erhalten, ist kaum möglich. Es fehlt noch ein Verfahren, dem Gelatineblock die Härte des Celloidins zu geben, ohne ihn durch Alkohol oder andere Mittel schrumpfen zu lassen.

Das **Aufkleben der Gefrierschnitte** geschieht am besten nach folgenden Verfahren:

1. Nach HERINGA und TEN BERGE. Diese Vorschriften sind schon auf S. 448 im Anschluß an die Schilderung der Einbettung mitgeteilt worden.

2. Nach OLT. 10 g feinster Gelatine löst man in 100 ccm Aq. dest. auf dem Wasserbad, setzt das Eiweiß eines Hühnereies zu und kocht unter Umrühren auf. In der Wärme wird filtriert und dann 10 ccm einer 5°/₀ Carbolsäurelösung zugesetzt. Zum Gebrauch werden 10 g der erstarrten Masse in 100 ccm aq dest. gelöst und ein wenig davon auf das Tragglas gebracht. Nachdem man den Schnitt aufgefangen hat, saugt man den Überschuß an Flüssigkeit ab. Für 1 Stunde werden dann die Traggläser Formoldämpfen in gut geschlossenen Gefäßen ausgesetzt und kommen dann noch in 10°/₀ Formollösung, in der die Eiweißgelatineschicht ganz hart wird. Mit Fließpapier trocknet man das Formol gut ab und stellt dann das getrocknete Tragglas noch wenige Minuten in den Brutofen. Die Schnitte haften sehr fest. Die Gelatine färbt sich allerdings manchmal mit.

3. CARL (1924) hängt den Gefrierschnitt mit einem Tragglas auf und zentrifugiert dann das Tragglas. Dazu bringt er an der gewöhnlichen, kleinen Handzentrifuge statt eines Tubus ein Metallrähmchen an, das mittels zweier Schrauben beweglich an dem Ringe der Zentrifuge befestigt wird. In diesen Rahmen wird das Tragglas eingespannt. Durch die starke Drehung wird das Wasser aus dem Schnitt herausgeschleudert, so daß es sich ganz fest an das Tragglas heranlegt. Es genügen meist 5—6 Umdrehungen. Bei längerem Zentrifugieren kann der Schnitt trocken werden. Dann wird wie gewöhnlich, zunächst in Formoldämpfen, weiterbehandelt. CARL (1924) empfiehlt auch Blutserum mit einem Zusatz von 10°/₀ Formol. Schnell durch die Flamme ziehen. Nachhärten in Formoldämpfen.

### 3. Die Paraffin-Einbettung.

Alle Gewebe, die in Paraffin eingebettet werden sollen, müssen völlig frei von Wasser und Alkohol sein. Schon geringe Spuren davon beeinträchtigen die Schnittfähigkeit erheblich. Es ist eine alte Erfahrung, daß Wasser und Alkohol gerade immer an den Stellen haften bleiben, die man untersuchen will. Als besonders geeignet für die Paraffineinbettung war nach der Entwässerung im Tropfapparat die Überführung der Gewebe in Methylbenzoat und Benzol, Schwefelkohlenstoff oder in Cedernholzöl (mit Acetonzusatz) empfohlen worden (S. 430). Wenn in diesen Zwischenflüssigkeiten die Gewebe durchscheinend geworden sind, kommen sie in Paraffin, wobei möglichst wenig von der Flüssigkeit mit übertragen werden darf. Man benutzt zu diesem Zweck am besten den BORNschen Sieblöffel. Das Ziel der Einbettung ist es, Gewebe mit Paraffin vollständig zu durchtränken. Auf welchem Wege man am besten zu diesem Ziele gelangt, darüber gehen die Ansichten der Gelehrten sehr auseinander. Man kann aus dieser Fülle von Meinungen nur den Schluß ziehen, daß viel Wege zum Ziel führen. Welcher der gangbarste ist, hängt von den Erfahrungen jedes einzelnen ab.

Es kommt Paraffin von verschiedenem Schmelzpunkt in den Handel. (40 bis 42°, 46—48°, 52—54°, 56—58°, 58—60°, 74—80°.)

Ein bestimmter Schmelzpunkt wird deshalb meist nicht angegeben, weil er sehr schwer zu bestimmen ist. Man begnügt sich damit, Beginn und Ende des Schmelzens anzugeben.

Leichter ist der Erstarrungspunkt festzustellen. Da sich unter den Paraffin-Brocken, die man im Laufe der Zeit sammelt, Paraffine von sehr verschiedenem Schmelzpunkt befinden, ist es mitunter notwendig, den Erstarrungspunkt dieses Gemisches festzustellen. Das gelingt am leichtesten nach Kisser (1927) folgendermaßen: In ein kleines Becherglas 7 : 4 cm bringt man Wasser, das ungefähr $4-10^0$ wärmer ist als der zu ermittelnde, mutmaßliche Schmelzpunkt des Paraffins. Auf das Wasser bringt man ein kleines Stück Paraffin, das nach dem Schmelzen ein Auge von etwa 6 mm Durchmesser bildet. Sobald das Paraffin geschmolzen ist, taucht man ein an einem Gestell befestigtes Quecksilberthermometer so tief in das Wasser ein, daß das Quecksilber ganz von Wasser bedeckt ist. Wenn sich auf dem Paraffin-Auge ein feines Häutchen bildet, liest man schnell die Temperatur ab, die den Erstarrungspunkt anzeigt. Abkühlung oder Zugluft dürfen das Paraffin natürlich nicht treffen. (Genauere Verfahren siehe bei Kisser 1927.)

Für die Einbettung von Haut eigenen sich weder Paraffine von geringem noch die vom höchsten Schmelzpunkt. Wenn man im allgemeinen sagt, daß man desto dünnere Schnitte herstellen kann, je härter das Paraffin ist, so ist das zweifellos richtig. Demgegenüber steht aber die Tatsache, daß Paraffin vom Schmelzpunkt 60 beim Erstarren sich um $20^0/_0$ [Mayer (1881), $13,76^0/_0$ Kisser (1927)], das von 55 nur um $15^0/_0$ [Graefe (1910), $12,64^0/_0$ Kisser (1927)], das von 54 nur um $10^0/_0-15^0/_0$ zusammenzieht. Von dieser Zusammenziehung wird aber, wenn auch nur zum Teil, auch das Gewebe ergriffen und die schon durch die Vorbehandlung eingetretene Schrumpfung kann durch zu hartes Paraffin noch vergrößert werden. Deshalb empfiehlt es sich, für die Hautstücke Paraffin von $52-58^0$ Schmelzpunkt zu wählen. Hartes mit weichem Paraffin zu mischen, um einen bestimmten Schmelzpunkt zu erhalten, gelingt leicht, da die Paraffine im allgemeinen isomorph sind. Freudenthal z. B. verwendet für Haut 5 Teile Paraffin von $56^0$ und 1 Teil Paraffin von $46^0$ Schmelzpunkt. Zusatz von $5^0/_0$ gelbem Wachs, den van Walsem vorgeschlagen hat (1900 und früher), hat sich uns gut bewährt. [Karsch (1913) fügt noch dazu $1^0/_0$ Mastix.] Becher und Demoll (1913) fügen zu Paraffin von $50^0$ $2-3^0/_0$ Ceresin von $73^0$ Schmelzpunkt zu. Bei der Wahl eines Paraffins von bestimmten Schmelzpunkten muß man sich auch von der Wärme des Zimmers und der Außenluft leiten lassen. Im Sommer muß man also härteres Paraffin wählen.

Kisser (1927) hat zwei Formeln aufgestellt, nach denen man leicht Paraffin von verschiedenen Schmelzpunkten mischen kann, um eines von neuem Schmelzpunkt zu erhalten. Zum Beispiel: Ich besitze Paraffin von $40^0$ und $60^0$ Schmelzpunkt und möchte solches von $55^0$ erhalten. Wenn X die Menge (100 g) des Paraffins vom Schmelzpunkt s, Y (100 g) vom Schmelzpunkt $s_2$, Z die gewünschte Menge vom geforderten Schmelzpunkt ist und $s_1$ höher ist als $s_2$, so ist

$$Y = X \frac{s_1 - s_2}{s_3 - s_2} \cdot Y = 100 \frac{60-55}{55-40} \; Y - 33\,^1/_3 \; g,$$

d. h. ich muß zu 100 g Paraffin von $60^0$ $33^1/_3$ g von $40^0$ zusetzen.

$$X = Z \frac{s_3 - s_2}{s_1 - s_3} \; x = 100 \frac{55 - 40}{60 - 55} \; X = 300,$$

d. h. ich muß zu 100 g Paraffin von $40^0$ 300 g vom Schmelzpunkt $60^0$ zusetzen, um solches von $55^0$ zu erhalten.

Die Güte des käuflichen Materials ist oft recht gering, weil es noch gasförmige Bestandteile enthält. Werden diese nicht vor der Einbettung entfernt, so entstehen nachher in und um das Gewebe Blasen, das Paraffin wird bröckelig und die Schnitte zerreißen. Deshalb soll man tunlichst das Paraffin wochenlang in flachen Schalen bei $70^0$ stehen lassen, nachdem es im Brutschrank mehrmals vorher durch gehärtetes Papier filtriert ist [Apathy (1913), Peczulski (1918).] Je öfter es gebraucht und filtriert wird, desto besser wird es. Deshalb soll man Abfälle alter Blöcke immer wieder verwenden[1]. Spee (1885) hat, wenn er

---

[1] Ist es durch Verunreinigung schmutzig geworden, so filtriert man es am besten (Kisser 1927) im Brutschrank bei etwa $70^0$ durch ein Filter, Watte oder dichte Glaswolle, auf die man gut getrocknete Tierkohle bringt.

Bänder schneiden wollte (s. S. 456), überhitztes Paraffin verwendet. Er stellte es her, indem er es auf einer kleinen Flamme 6—24 Stunden im Abzug kochte, bis es bräunlichgelb wurde und nach dem Erkalten fettig oder seifig aussah. HERXHEIMER rühmt es für Organe, die reich an Bindegewebe sind. Man kann es von Grübler beziehen. WEIDENREICH (1900) hat Haut darin eingebettet, ohne Vorteil bemerkt zu haben. Ich ebenfalls nicht.

Sehr geteilt sind die Ansichten darüber, wie lange die Gewebe in Paraffin bleiben sollen. Sehr viele Verfasser von Vorschriften — nur APATHY (1912) hat sich dagegen ausgesprochen und HERXHEIMER (1921) hält das Verfahren für überflüssig — schalten vor der endgültigen Überführung in Paraffin ein Gemisch aus der zuvor angewendeten Zwischenflüssigkeit und fein geschabtem Paraffin bei geringer Wärme etwa 37° ein (HEIDENHAIN nach Schwefelkohlenstoff, FREUDENTHAL nach Xylol, ROMEIS nach Benzol und Chloroform). Das hat in der Tat seine Vorteile, und es kann auch nichts schaden, wenn man die Gewebe über Nacht in diesem Gemisch läßt. Zweck hat dieses Verfahren aber nur dann, wenn die Zwischenflüssigkeit einen nennenswerten Betrag Paraffin zu lösen vermag (vgl. Tab. 2 S. 434). Aceton und Cedernholzöl kommen hierfür kaum in Betracht. Wenn man so eine vorbereitende Durchtränkung des Gewebes mit Paraffin erreicht hat, überträgt man sofort mit dem BORNschen Sieblöffel in das harte Paraffin, in das man einbetten will. APATHY (1912) hat zuerst darauf hingewiesen, daß es ganz zwecklos ist, vor dem harten Paraffin noch weiches einzuschalten, das doch nicht mehr aus dem Gewebe verdrängt werden kann. Ich verfahre jetzt immer nach seiner Vorschrift und auch FREUDENTHAL (1922) tut das gleiche. In dem harten Paraffin muß der Block bleiben, bis er vollständig durchtränkt ist. Das kann man ihm leider nicht von außen ansehen. Man kann annehmen, daß auch hierbei die erste durch die Fixierungsflüssigkeit bedingte physikalische Veränderung des Gewebes nicht ohne Einfluß ist. JOSEPH und LOEWENBACH (1915) haben 12 Stunden vorgeschlagen, RETTERER (1903) $\frac{1}{2}$ Stunde, allerdings im Vakuum, FREUDENTHAL (s. S. 435) 6 Stunden. Er hat aber auch nach 24 und 36 stündigem Aufenthalt bei vorhergegangener Alkoholfixierung keine Änderung der Schneidefähigkeit bemerkt. Nun kommt es auf diese allein nicht an, sondern mindestens ebenso sehr auf die Erhaltung des Gewebes, dessen Aufbau es zu erkennen gilt. Für die Haut genügen nach meinen Erfahrungen 3—5 Stunden vollständig, vorausgesetzt, daß die Gewebe vollkommen frei von Wasser und Alkohol sind. Ist das nicht der Fall, so wird durch längeres Verweilen in Paraffin nicht das geringste gebessert, im Gegenteil, die Schneidefähigkeit wird immer geringer. Ich habe den Eindruck, daß nach dem Verfahren von PETERFI mit Methylbenzoat-Benzol ein wesentlich längerer Aufenthalt als 6 Stunden in Paraffin schädlich und schrumpfend wirkt. Vorausgesetzt ist hierbei immer, daß das Paraffin 2 oder 3 mal gewechselt wird und daß nicht zu große Stücke verwendet werden. Im übrigen braucht man sich in diesem Punkt nicht ängstlich an die Vorschriften zu halten. VAN WALSEM (1923) hat ganz recht, wenn er meint, die Gewebe bleiben solange im Paraffin, bis man vom Intermedium (Benzol, Chloroform usw.) weder mit Nase noch Auge etwas bemerkt. Je kürzer, desto besser.

Bei anderem Gewebe scheint die Sache anders zu liegen. BRINKMANN (1903) sagt, ihm wären dünne Schnitte von Uterus der Selachier erst gelungen, wenn das Gewebe 3—5 Tage in Paraffin gelägen hätte, und Poso (1910) und MAYER berichten vom menschlichen Uterus dasselbe unter ausdrücklicher Betonung, daß Schrumpfungen oder Verhärtungen auch nach 1 Woche nicht vorgekommen sind. APATHY (1913) ist der Ansicht, daß Tage und selbst Wochen nichts schaden, wenn nur kein Wasser oder Alkohol im Gewebe war. Ob das Paraffin auch bei sehr langer Einwirkung überhaupt alle feinsten Teilchen durchdringt, muß fraglich erscheinen. Aus der Tatsache, daß man Paraffinschnitte färben und mit Silber imprägnieren kann, muß man schließen, daß es nicht der Fall ist. Ein Versuch von Mayer bestätigt dies. Bringt man auf einen angeschnittenen Paraffinblock eine wässerige Farblösung, so färben sich die Gewebe, quellen auf und können bis zu 30 $\mu$ über den Block hervorragen. Am wenigsten quellen die leicht durchtränkbaren. Nicht einmal das Aufschmelzen der Schnitte auf das Tragglas verhindert die Färbung.

Um den Aufenthalt der Gewebe im Wärmeschrank möglichst abzukürzen, hat man vorgeschlagen, die Schälchen mit Paraffin in einen Exsiccator zu setzen, der über einem Wasserbad erwärmt wird. Er wird mit einer Wasserstrahlpumpe von der Firma Erich Köllner-Jena verbunden. Man kommt auf diese Weise mit einem Zehntel der sonst gebrauchten Zeiten aus (nach Herxheimer). Das Verfahren wurde zuerst von Hoffmann (1884) empfohlen und ist von Wolff auch schon für Intermedien empfohlen worden (1914). Das Einschließen in Paraffin kann gar nicht sorgfältig genug vorgenommen werden. Ich beschreibe hier absichtlich kein Verfahren, das die Einbettung mechanisieren will [z. B. Drastich (1923) und Fricke (1928)]. Als Öfen kann man elektrische Öfen nicht dringend genug empfehlen.

## Schnell-Einbettungen in Paraffin.

Nur in ganz seltenen Fällen sollte man diese Verfahren anwenden, die zwar verhältnismäßig wenig Zeit erfordern, diesen Vorteil aber auf Kosten des Gewebes erreichen, das doch meist stark schrumpft und sich nicht immer gut färben läßt. *In allen Fällen wird man mit Gefrierschnitten schneller zum Ziele und zu besseren Erfolgen kommen.* Voraussetzung sind möglichst kleine Stücke und ein guter Gefriertisch (S. 442).

Henke und Zeller (1905) bringen das Gewebe 1 Stunde in reines Aceton und dann sofort $^1/_2$—$1^1/_2$ Stunde in Paraffin, das einmal gewechselt wird. Sitsen (1905) hat dies Verfahren nachgeprüft und berichtet, daß Kerne nicht gut, Kernkörperchen nur zum Teil erhalten waren, daß man Fett und Glykogen noch nachweisen konnte und daß die Schnitte mehr oder weniger trübe waren. Er hat das Verfahren wie folgt, abgeändert:
Fixierung in 10% Formol oder Müllerscher Flüssigkeit 15—30 Minuten, Aceton 30 Minuten, Paraffin 30 Minuten; hat man in Müllerscher Flüssigkeit fixiert, so muß man vor Aceton wässern. Oder: Fixierung 30 Minuten in Alkohol beliebiger Konzentration, 30 Minuten Aceton, Paraffin.
Brunck (1905) bringt kleine Stücke in reines Aceton, das er durch Kupfersulfat wasserfrei hält, für 20—50 Minuten. Xylol 5—10 Minuten, Paraffin. Die Blöcke sollen „hervorragend schnittfähig" sein. Man kann mit Formol, Sublimat oder Flemmingscher Flüssigkeit vorfixieren. Dem Aceton kann man gegebenenfalls Jod zusetzen.
Lubarsch fixiert $^1/_2$ Stunde in Formol bei 37°, bringt dann, oder auch sofort ohne Formol-Fixierung $^1/_2$—$^3/_4$ Stunden in Alcohol abs., dann in Anilinöl bei 50—56° $^1/_2$—1 Stunde, weiter $^1/_2$—1 Stunde in Xylol, das man solange wechseln muß, bis keine Gelbfärbung mehr auftritt. Dann in Paraffin.
Martinotti fixiert in Formol, bringt in 60—80% Alkohol, dann in wasserfreies Aceton, das zweimal gewechselt wird (24—28 Stunden). Von da sofort in Paraffin vom Schmelzpunkt 52—56° 3—6 Stunden). Auch dies muß zweimal gewechselt werden.
Retterer (1903) fixiert Haut, besonders ihr Bindegewebe, in Zenkerscher oder Flemmingscher Flüssigkeit. Auswaschen. 1 Stunde Alkohol von 90%, $^1/_2$ Stunde Alkohol abs., 20 Minuten Xylol, 20 Minuten Xylol-Paraffin, $^1/_4$ Stunde Paraffin von 36° Schmelzpunkt im Vakuum bei 40°, 10 Minuten in Paraffin von 54° Schmelzpunkt.
Melton (1922) bedeckt frisches, dünn geschnittenes Gewebe im Reagensglas mit 10% Formol. Dann wird 3 Minuten lang gekocht. Nach Abgießen des Formols wird noch dreimal mit immer erneuertem Leitungswasser je 1 Minute, dann mit dreimal erneuertem 95% Alkohol ebenfalls je 3 Minuten gekocht. $^1/_2$—1 Stunde absoluter Alkohol bei 55°. Celloidin 6,5 g auf 60 Äther und 40 Alkohol. $^1/_2$—1 Stunde bei 55°. Dann kommt das Glas auf Eis, bis die Stücke zimmerwarm sind. Aufkleben auf einen Holzblock, 5—8 Minuten an der Luft trocknen, 20—40 Minuten in Chloroform versenken. Schneiden.
Walsem (1925) betont, daß er mit seiner Schnelleinbettung genau so gute Ergebnisse erzielt, als mit anderen Verfahren.

Er fixiert über Nacht in Formol, bringt 2 Stunden in

Alkohol 1 Teil +<br>Aceton   3 Teile,

kocht 1 Stunde in Aceton (Siedepunkt 56,5°. Feuergefährlich!), $^1/_2$ Stunde in Chloroform. Eine Stunde verweilt das Gewebe in Paraffin.

Das Kochen geschieht am besten unter dem Abzug.

Sein Verfahren ist folgendes:

Ein etwa 100 ccm fassender Metallbecher wird mit Wasser und etwas Emailschrot gefüllt, das die Wärme des Bunsenbrenners gleichmäßig verteilen soll. In das Wasser taucht eine Flasche, die das Aceton oder Chloroform mit dem Gewebe enthält. Auch an ihrem Boden liegt etwas Schrot. Die Flasche ist mit einem Korkring abgeschlossen, in dem ein mit kaltem Wasser gefülltes Reagensglas steckt, das als Rückflußkühler wirkt. Aceton und Chloroform müssen immer frisch sein, da sie durch Kochen leiden.

Das folgende Verfahren stammt gleichfalls von WALSEM (1926).

Fixierung in einer abgeänderten BOUINschen Flüssigkeit,

gesättigte wässerige Lösung von Pikrinsäure — 52<br>
Formol . . . . . . . . . . . . . . . . . . . 14<br>
Eisessig . . . . . . . . . . . . . . . . . . 1<br>
Aceton . . . . . . . . . . . . . . . . . . . 33<br>

höchstens 18 Stunden,
$1^1/_2$ Stunde Aceton-Alkohol 1 : 3 bei Zimmertemperatur
1 Stunde Aceton kochend,
$^3/_4$ Stunden Chloroform kochend,
1 Stunde Paraffin.

Sobald die Stücke lange genug im Paraffin gewesen sind, bringt man sie in Gefäße, in denen man das Paraffin erstarren läßt. Alle diese Behälter bringt man vorher in den Wärmschrank, damit das Paraffin nicht erstarrt, ehe das Gewebe in die richtige Lage gebracht ist. Man kann andererseits das Paraffin vor dem Eingießen auf etwa 70° erwärmen. Handelt es sich um kleine Stückchen, so nimmt man ganz einfach ein Uhrgläschen, auf dessen Boden man etwas Glycerin verreibt, damit sich später das Paraffin leicht vom Glase löst. Nimmt man zuviel davon, so dringt beim Abkühlen Wasser zwischen Paraffin und Glas ein, das unliebsame Schrumpfungen der Gewebe durch ungleiches Abkühlen hervorrufen kann. Bei größeren Stücken kann man eine Petrischale nehmen, die man in gleicher Weise vorbehandelt. Ihre Größe gestattet die gleichzeitige Einbettung mehrerer Stücke, denen man auch eine bestimmte Richtung geben kann. Ich schneide mir Hautstücke schon vor dem Fixieren oder in Alkohol rechtwinklig zu, so daß bei Stücken von Handteller und Fusßohle die Schmalseite immer senkrecht zu den Leisten verläuft. Da aber für andere Hautstücke eine solche Anordnung nicht immer einfach ist, kann man, wenn am Boden der Schale oder des Papierkästchens das Paraffin gerade zu erstarren beginnt und auch das Gewebe schon festliegt, mit einer Präpariernadel die Schnittrichtung auf der erstarrten Paraffinschicht einzeichnen. Am festen Block sieht man später diese Linie deutlich [SCHARRER (1927)]. In der Petrischale ordne ich die Stücke so an, daß sie in der Richtung eines Halbmessers liegen, die Schmalseite also senkrecht zum Halbmesser steht. Auf diese Weise findet man auch in undurchsichtigem Paraffin immer die richtige Anschnittfläche. Das Entfernen der Paraffin-Füllung aus der Glasschale gelingt leicht, wenn man die Schale über Nacht in Wasser stehen läßt, das unter das Paraffin eindringt. Wenn nicht schon das Paraffin von selbst aus der Schale herausschwimmt, kann man es durch drehende Bewegungen ohne Schwierigkeiten herausheben. Oder aber: man setzt die Petrischale für kurze Zeit in den Brutofen, bis das Paraffin am Boden eben angeschmolzen ist.

Sehr bequem sind auch Formen aus Metall: 2 rechtwinklig gebogene Platten, die auf eine mit Glycerin bestrichene Glas- oder Metallplatte gesetzt werden. Die Winkel können gegeneinander verschoben werden, so daß die Größe des Raumes nach Wunsch gewählt werden kann.

Den gleichen Dienst leisten geschliffene Glasklötze [Frankl (1897)], nur sind sie sehr teuer. Das hineingegossene Paraffin kühlt sehr schnell ab, sodaß kein Paraffin ausläuft, vorausgesetzt, daß nicht im entscheidenden Moment die Winkel verrutschen.

Kleine Kästchen aus Papier lassen sich sehr leicht anfertigen und sind im Gebrauch sehr handlich. Man stellt sie folgendermaßen her: Man legt in die Mitte eines Stückes kräftigen Papiers ein Holz- oder Stabilitklötzchen, wie man sie zum Aufblocken von Celloidin- oder Paraffinblöcken benutzt. Dann biegt man das Papier an den Längsseiten nach oben und hält es mit den Fingern in dieser Lage fest. Dann biegt man in gleicher Weise das Papier an den beiden anderen Seiten nach oben und biegt die vorstehenden Ecken gegen den Block zu um. Nun werden nur noch die nach oben stehenden Papierstreifen rechtwinklig abgeknickt und das Kästchen ist fertig [Vodrazka (1927)]. Man kann in ihnen die Gewebsstücke insofern leichter richten, als sich auf dem Boden bequem Bleistiftstriche anbringen lassen. Eine Durchtränkung des Papiers mit Glycerin ist nicht notwendig, da sich das Papier, besonders wenn es naß ist, ohne Schwierigkeit vom Paraffin ablösen läßt.

Ein von P. Mayer[1] angegebenes Verfahren zur Herstellung von Papierkästchen ist gegenüber dem eben beschriebenen von Vodrazka so umständlich, daß ich es hier nicht erwähnen will. Schließlich ist es ja auch kein so großes Kunststück, sich solch Kästchen herzustellen, ohne das Alphabet von a—q und 3 Abbildungen nötig zu haben. Beim Einlegen der Gewebsstücke in das Paraffin des Einbettungsgefäßes füllt man zweckmäßig erst eine dünne Schicht Paraffin auf, die man erstarren läßt. Diese Maßnahme bezweckt, das Gewebe allseitig gut mit Paraffin zu umgeben, was für das Schneiden viel vorteilhafter ist, als wenn es auf einer Seite fast frei zutage tritt. Das Anordnen der Stücke in eine bestimmte Richtung geschieht mit einer erwärmten Nadel. An kaltem Werkzeug erstarrt sofort das Paraffin. Ebenso muß man das Gewebe aus dem Brutofen in das Einbettungsgefäß mit einem erwärmten Spatel oder Sieblöffel übertragen.

## Abkühlen des Paraffins.

Sobald das Gewebsstück in die richtige Lage gebracht ist, muß man das Paraffin so rasch wie nur irgend möglich erstarren lassen, weil es sonst nicht gleichförmig erstarrt, sondern auskrystallisiert. Zu diesem Zweck sind zwei Verfahren angegeben worden. Bei dem ersteren taucht man das Einbettungsgefäß rasch mit dem Boden in kaltes Wasser, nicht unter $10^0$. Dann bläst man auf die Oberfläche des Paraffins, um es auch von oben her rasch zum Erstarren zu bringen. Sowie sich ein einigermaßen festes Häutchen gebildet hat, taucht man rasch unter und zwar so, daß die ganze Oberfläche gleichzeitig mit Wasser bedeckt wird. Den richtigsten d. h. den frühesten Zeitpunkt dafür zu erkennen gelingt erst nach längerer Erfahrung. Der Anfänger wird zunächst einmal merkwürdige ballonartige Gebilde aus der Tiefe auftauchen sehen. Die Abkühlung darf nicht zu früh unterbrochen werden, denn erst nach einer Viertelstunde ist der Block ganz erstarrt. Während dieser Zeit muß das Einbettungsgefäß in fließendem Wasser schwimmen oder im Eisschrank stehen. Denn kleine Wassermengen erwärmen sich sehr schnell. Ich wende dies Verfahren nur an, wenn ich sicher bin, ganz reines, gasfreies Paraffin vor mir zu haben. Bei schlechtem Paraffin bilden

---

[1] P. Mayer: Zoomikrotechnik 2. Aufl. 1922.

sich oft in der Mitte des Paraffins, wo die beiden Erstarrungskrusten zusammentreffen, sehr viele Gasblasen. Dann ist das Schneiden sehr erschwert.

Bei dem zweiten Verfahren taucht man das Einbettungsgefäß wie beim ersten möglichst tief in Wasser, man taucht nur nicht unter. Es werden vielmehr die sich auf der Oberfläche bildenden Häutchen immer wieder entfernt oder mit einem heißen Spatel aufgelöst. Die Erstarrung erfolgt also nur von unten her, nicht von oben und unten. APATHY ist der Ansicht, daß es nur so gelingt, die Intermedien vollständig verdunsten zu lassen. ROMEIS hat mit dem ersten Verfahren bessere Erfolge erzielt, ich bevorzuge das zweite, von SCHRIDDE (1910) angegebene Verfahren, bei dem auch die Schrumpfung des Paraffins und der Gewebe geringer ist. Auch Gasblasen treten nie auf.

## Das Schneiden von Paraffinblöcken.

Das erstarrte Paraffin schneidet man sich zu einem Block mit glatten Rändern zurecht. Das Gewebe muß allseitig gut von Paraffin umgeben sein. Eine besonders breite Masse muß man an der Seite lassen, mit der der Block aufgeklebt wird. Es ist am vorteilhaftesten, wenn man den Paraffinblock auf einem Klotz aus Buchen- oder Eichenholz — Tanne ist ungeeignet — befestigt, der in das Mikrotom eingespannt wird. Unerläßliche Vorbedingung für gutes Schneiden ist es, daß Block und Messer ganz fest eingespannt sind. Auf dem Holzklotz schmilzt man den Paraffinblock dadurch an, daß man zuerst ein paar Bröckel Paraffin mit heißem Spatel auf dem Holz erweicht, und dann in gleicher Weise auf der Unterseite des Blockes das Paraffin verflüssigt. Schnell wird der Block gegen das Holz festgedrückt und zum raschen Erstarren des Paraffins für einige Minuten in Wasser geworfen. Sollte der Block nicht überall gleichmäßig der Unterlage anliegen, so kann man mit einem erhitzten Messer noch einmal die Ränder umfahren.

Ein sachgemäß vorbehandeltes und gut eingebettetes Stück Haut muß sich gut schneiden lassen. Wenn sich Schwierigkeiten ergeben, so kann das durch folgende Ursachen bedingt sein:

### 1. Die Stellung des Messers kann verkehrt sein.

Man kann die Mikrotommesser in der Wagerechten so drehen, daß entweder der Paraffinblock an seiner Stirnseite getroffen wird, die nicht unbedingt gleichlaufend mit dem Messerrand zu sein braucht, sondern auch spitz auf ihn zulaufen kann. Das Messer steht also quer, senkrecht zur Bahn = Quermesser. Oder aber man dreht das Messer soweit, daß zuerst nicht die Stirnseite, sondern eine Längsseite des Blockes mehr oder weniger gleichzeitig getroffen wird, oder wenigstens Stirn- und Längsseite zugleich. Das Messer steht annähernd in der Richtung der Bahn = Längsmesser. Gerade für die Haut lassen sich durchaus keine allgemeinen Regeln aufstellen. Man erzielt oft mit dem Längsmesser die besten Erfolge, wo das Quermesser vollständig versagte und umgekehrt. Ich halte es für ganz verkehrt zu sagen, wie es vielfach geschieht, Haut- oder Paraffinblöcke muß man mit quergestelltem Messer schneiden. VAN WALSEM z. B. (1926) schneidet immer mit schräg gestelltem Messer. Ich fange gewöhnlich mit quer gestelltem Messer an zu schneiden, und wenn ich damit keinen rechten Erfolg habe und andere Fehlerquellen nicht entdecke, dann stelle ich das Messer schräg. Bei der gemischten Einbettung nach PETERFI (S. 467) habe ich mit geringer Querstellung des Messers im allgemeinen bessere Erfolge erzielt. Ich betone nochmals: Der in Paraffin eingebettete Block läßt sich immer mindestens 10 $\mu$ dick schneiden, wenn die Gewebe wasserfei, Paraffin und Mikrotom gut sind[1]. Oft empfiehlt es sich, die Form

---

[1] Im übrigen genügen für die meisten Fälle auch 15—25 $\mu$ dicke Schnitte.

des Paraffin-Blockes der neuen Stellung des Messers anzupassen. Schon aus diesem Grunde darf man beim Zurechtschneiden des Blockes nicht gleich zuviel Paraffin entfernen. Die Stellung des Messers kann aber auch insofern verkehrt sein, als es um eine wagrechte Achse in verkehrtem Anstell-Winkel [Kisser (1926)] gegen die Oberfläche des Blockes gekantet ist. Anders ausgedrückt: der untere Rand des Rückens soll etwas höher liegen als die Schneide (Abb. 31). Liegen sie in gleicher Höhe, so wird das Paraffin zusammengedrückt oder es wird ein zu dicker, keilförmiger Schnitt geliefert. Ist aber der Winkel zwischen der Oberfläche des Blockes und der Unterfläche des Messers zu groß, so bekommt man zerrissene, bröckelige Schnitte.

Nach Kisser (1927) ist der beste Anstellwinkel für Paraffin von 60° Schmelzpunkt, eine Zimmerwärme von 18° und eine Schnittdicke von 6—10 $\mu$ 10—12°. Bei einem Paraffin von 50° ist unter gleichen Bedingungen ein Anstellwinkel von 7—10° am günstigsten. Wählt man bei hartem Paraffin den Anstellwinkel zu klein, so rollen sich die Schnitte meist zusammen. Wenn man mit dem Längsmesser schneidet, was sich bei Haut oft empfehlen wird, muß man den Messerrücken etwas mehr heben, als es beim Quermesser angebracht ist.

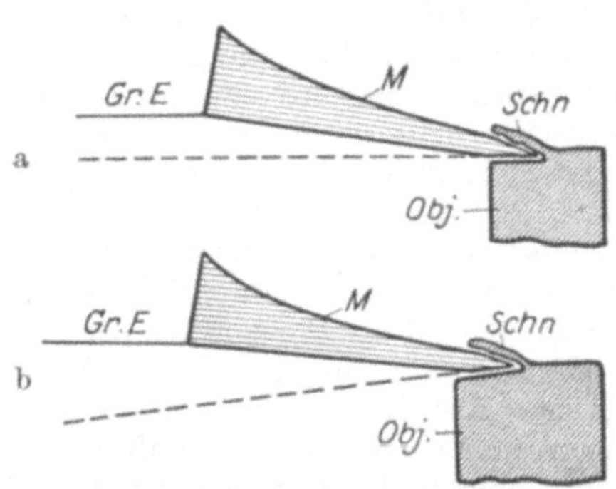



Abb. 31. Einstellung des Messers.
a Richtige, b falsche, zu steile.
(Nach Schiefferdecker aus Schuberg.)

## 2. Das Messer kann Scharten haben.

Man erkennt sie an längsverlaufenden Rillen auf der Oberfläche des Blockes. Solche Rillen können aber auch von harten Bestandteilen des Gewebes (Kalk) oder von Verunreinigungen des Paraffins oder des Gewebes, z. B. Bröckeln von Kupfersulfat im absoluten Alkohol herrühren. Eine letzte Möglichkeit ist gegeben durch Paraffinbröckelchen, die am Messer haften. Man entfernt sie, indem man einige Tropfen Xylol dicht an die Schneide heranbringt. Sie lösen das an der Schneide haftende Paraffin auf. Man saugt das Xylol vorsichtig mit etwas Fließpapier wieder ab.

## 3. Die Form und Stellung des Paraffinblockes kann eine verkehrte sein.

Hier lassen sich keine allgemeinen Regeln aufstellen. Mayer hat empfohlen, für das Schneiden mit dem Quermesser den Block rechtwinklig zu schneiden und ihn mit einer Spitze gegen die Schneide zu stellen. Das hat den Vorteil, daß die Schneide an der entgegengesetzten Spitze austritt. Je weniger Paraffin nach dem Durchschneiden das Messer berührt, desto leichter läßt sich der Schnitt vom Messer entfernen. Man kann aber auch den Block so einklemmen, daß eine seiner Längsseiten gleichlaufend zum Messerrand ist. Um sich das Abheben vom Messer zu erleichtern, kann man die der Messerschneide abgewendete Seite etwas abrunden. Das muß fortfallen, wenn man *Bänder* schneiden will. Darunter versteht man das rasche Schneiden eines genau rechtwinklig (oder quadratisch) zugeschnittenen Blockes, wodurch erreicht wird, daß auf dem Messer ein Schnitt am andern haften bleibt, daß also ein fortlaufendes Band von Schnitten gebildet wird. Der Druck des Messers erzeugt nämlich beim Schneiden etwas Wärme, durch die die Bänder des Paraffins erweicht werden und so zusammenkleben. Dann kann man auch dadurch entgegenkommen, daß man den Block vor dem Schneiden kurz in Paraffin vom Schmelzpunkt 40°

taucht, das auf 80⁰ erhitzt wurde. Dann ist der Block rings von weichem Paraffin umgeben, das sich beim Bänderschneiden noch leichter erwärmt und das man nach dem Erstarren von den beiden Längsseiten, mit denen die Schnitte ja nicht zusammenhaften, wieder wegnehmen kann. Für Hautstücke kommt das Bänderschneiden überhaupt kaum in Frage, da sie aus zu ungleichen Bestandteilen zusammengesetzt sind. Diese ihre Zusammensetzung erschwert das Schneiden oft erheblich. Wenn in manchen Arbeiten der Rat gegeben wird, grundsätzlich den Block so einzustellen, daß die Grenze zwischen Epidermis und Corium gleichlaufend mit dem Messer ist, so kann ich nur sagen, daß ich mit den verschiedensten Stellungen gute Erfahrungen gemacht habe. Gut ist es immer, wenn das Gewebe in der Ecke des Blockes liegt, die zuletzt durchschnitten wird. Auch soll man darauf achten, daß nur ein möglichst kleiner Teil des Messers mit dem Gewebe in Berührung kommt; der Widerstand ist dann am geringsten.

### 4. Die Schnittdicke kann eine verkehrte sein.

Schnitte, die sich auf dem Messer aufrollen, legen sich oft glatt, sowie man etwas dünner schneidet. Man beginnt am besten, zunächst 10 $\mu$ dicke Schnitte herzustellen und kann dann, wenn es möglich ist, die Dicke langsam verringern. Je härter das Paraffin ist, desto dünner schneidet man im allgemeinen und umgekehrt.

### 5. Die Härte des Paraffins ist nicht richtig gewählt.

Wenn die Schnitte sich beim Schneiden aufrollen oder splittern, kann das ein Zeichen für zu große Härte des Paraffins sein. Wenn man in der Nähe des Mikrotoms eine Lampe aufstellt, kann man leicht die richtige Wärme herstellen. Wenn das Bestreben des Schnittes, sich aufzurollen, nicht übermäßig stark ist, genügt es, die Spitze des Schnittes mit einer Pinselspitze zu fassen und ganz leise gegen das Messer zu, nicht auf das Messer, zu drücken. Im übrigen hat man Schnittstrecker hergestellt, die aber entbehrlich sind. Man kann auch das Wasser mit 0,1—0,5% Seifenlösung in Wasser oder 0,1—0,5% Gelatinelösung befeuchten [KISSER (1928)]. Die Flüssigkeiten breiten sich längs der Schneide aus, ohne daß es zur Tropfenbildung kommt.

VAN WALSEM (1923) bedeckt die Oberfläche des Blockes mit einem kleinen Stückchen Fließpapier, das er vorher mit der Zunge angefeuchtet hat. Die nach dem Messer zu sehende Kante des Blockes darf nicht bedeckt sein, während nach den Schneidenden hin das Papier den Block etwas überragen darf. Ein Aufrollen der Schnitte wird so vermieden. Oft genügt es schon, den Block unmittelbar vor dem Schneiden anzuhauchen [MAYER (1910), HEIDENHAIN (1916)]. Ist das Paraffin zu weich, was sich in einem Zusammenschieben der Schnitte äußert, so öffnet man die Fenster oder geht mit dem Mikrotom in ein kühleres Zimmer. Hilft auch das nicht, bettet man am besten in härteres Paraffin um. Es sind die eigenartigsten Apparate, Gebläse, ja ganze Ausrüstungen für den Schneidenden [FOOT und STROEBELL (1905)] beschrieben worden, auf die ich hier nur kurz verweise. (Näheres bei MAYER, 1920, S. 184/85.)

### 6. Das Zeitmaß des Schneidens kann verkehrt sein.

Man kann mit dem Messer ziemlich schnell über den Block hinweg fahren. Manchmal erhält man aber gute Schnitte nur, wenn man das Messer ganz langsam, doch gleichmäßig führt. Niemals darf man, wenn das Messer den Block durchschneidet, zögern. Die Oberfläche muß spiegelglatt sein. Zeigen sich irgendwelche Querfurchen, so „scheppert" das Messer, weil es nicht fest eingespannt ist.

### 7. Das Paraffin kann Blasen enthalten.

Ist das in großem Umfange der Fall, so bettet man tunlichst in besseres Paraffin um. Einzelne Bläschen öffnet man mit heißer Nadel und schmilzt mit etwas Paraffin zu.

### 8. Es kann an der Natur des Gewebes liegen,

und die Haut gehört zu den sich sehr schwer in Paraffin schneidenden Organen. Wenn es trotz aller Bemühungen nicht gelingt, einigermaßen dünne und vor allen Dingen heile Schnitte zu erhalten, dann kann man jedesmal vor dem Schneiden die Oberfläche des Blockes mit einer Masse überziehen, die den Schnitt zusammenhält. Natürlich darf sie nur ganz dünn aufgetragen werden. Es sind verschiedene Lösungen vorgeschlagen worden:

Apathy (1901) benutzt eine $1^0/_0$ Lösung von Celloidin in Ätheralkohol. Jordan (1900) dieselbe oder nur $^1/_2\,^0/_0$ Lösung $+$ 5 Tropfen Cedernholzöl. Rabl (1894) überstreicht die Oberfläche mit Paraffin von $52^0$ Schmelzpunkt, das aber sehr viel stärker erwärmt wird. Mir scheint diese Lösung die beste. Wenn nämlich andere Mittel, wie Schellack, Mastix, Collodium aufgetragen werden, so entstehen bei der Entfernung des Paraffins oder bei der Färbung Schwierigkeiten.

Siding (1905) preßt mit den Fingern ein Stückchen Paraffin zu einer dünnen, durchscheinenden Platte von der Größe der Schnittfläche zurecht und drückt sie gegen den Paraffinblock. Der Paraffinschnitt haftet dann glatt an der Unterfläche der Platte. Beide drückt man gegen das mit Eiweißglycerin bestrichene Tragglas. Oder er erhitzt auf einem Spatel etwas weiches Paraffin bis zu seinem Schmelzpunkt (nicht höher!) und gießt es auf die Schnittfläche aus.

Hochstetter (zitiert nach Siding) drückt ein Stückchen Seidenpapier fest auf die Schnittfläche des Blockes.

*Das Ablösen der Schnitte vom Messer* geschieht mit einem Pinsel, den man etwas mit Wasser anfeuchtet. Niemals darf das Messer dabei benetzt werden, weil sonst der nächste Schnitt an diesem Tropfen festklebt. Niemals darf man mit dem Pinsel zwischen Block und Messer oder überhaupt gegen die Schneide kommen. Es entstehen sofort Scharten. Niemals darf die Schneide naß werden, der kleinste Rostfleck setzt eine Scharte. Um die Schneide zu schonen, ist es besser, nicht jeden Schnitt sofort abzuheben. Man schneidet 2 mal hintereinander und löst dann den 1. Schnitt vom 2., der auf dem Messer bleibt. Die Schnitte werden mit der dem Messer zugekehrten, glänzenden Seite auf das Tragglas übertragen.

## Das Aufkleben der Paraffinschnitte.

In der Regel werden Paraffinschnitte auf das sauber gereinigte Tragglas (s. S. 437) festgeklebt. Die freie Behandlung ist möglich, aber schwerer und langwieriger (s. S. 468).

1. Den vom Wasser entfernten Schnitt bringt man mit der dem Messer zugewendeten Fläche nach unten auf warmes Wasser von $37^0$. Der Schnitt breitet sich glatt aus und wird auf das Tragglas gezogen. Er klebt einfach durch Capillarextraktion fest [Gaule (1881)]. Osmierte und chromierte Gewebe haften sehr schlecht.

2. Seit Mayer (1883 und 1887) das Eiweißglycerin als Haftmittel eingeführt hat, wird fast ausschließlich das von ihm beschriebene Verfahren angewendet. Man bringt auf das gut gereinigte Tragglas einen ganz kleinen Tropfen Eiweiß-

glycerin. Es besteht aus 50 ccm Hühnereiweiß + 50 ccm Glycerin + 1 g Natrium-salicylat, die gut gemischt und filtriert werden. Das dauert mehrere Tage, die Lösung ist aber unbegrenzt haltbar, auch wenn sie braun wird. Einen kleinen Tropfen dieser Lösung verreibt man ganz fein mit dem Finger auf dem Tragglas. Es darf wirklich nur ein Hauch davon auf dem Glase sein. Zweckmäßig bewahrt man das Eiweißglycerin in einem Fläschchen auf, dessen Kork- oder Kautschuk-stopfen von einem Glasstäbchen durchbohrt ist. Man kann es so einstellen, daß immer nur die Spitze in die Flüssigkeit taucht, an der dann beim Heraus-nehmen des Stopfens nur ein ganz kleiner Tropfen Eiweißglycerin sitzt [KISSER (1926)]. Man bringt die Paraffinschnitte auf das Glycerineiweiß und drückt sie, wenn es nötig sein sollte, mit einem weichen Pinsel etwas an. Das Trag-glas wird dann etwa $^1/_4$ Stunde in den Brutofen gelegt oder kurz über die Flamme gezogen, bis das Paraffin gerade schmilzt. Dann kann man das Paraffin mit Xylol entfernen, absteigend die Alkoholreihe benutzen und färben. Die Schnitte haften fest in alkoholischen und wässerigen Flüssigkeiten. Alkalien lösen das Eiweiß.

Mit diesem Verfahren kann man sehr rasch arbeiten, sein Nachteil ist es, daß gerollte Schnitte sich nicht strecken, man kann also nur glatte verwenden.

3. Die beiden geschilderten Verfahren wurden zuerst von HENNEGUY (1891) miteinander verbunden und damit wird wohl der Zweck am besten erreicht. Man bestreicht das Tragglas mit Eiweißglycerin ganz dünn. Nun bringt man auf das Glas einen Tropfen warmen destillierten Wassers, das man mit kleiner Flamme dauernd neben dem Mikrotom erwärmt, legt auf den Tropfen schnell den Schnitt, der sich sofort streckt. In dieser Weise kann man viele Schnitte nebeneinander reihen. Dann legt man das Tragglas über Nacht in den Brutschrank bei 37°, in dessen Wärme die Schnitte sich noch einmal strecken und das Wasser verdunstet. Stärkere Erwärmung läßt Kerne und Zellen schrumpfen (HEIDENHAIN). Eine Erhitzung des Eiweißglycerins vor dem Auf-tragen der Schnitte bis zur Wolkenbildung, wie es HERXHEIMER (1912) vor-geschlagen hat, ist nicht notwendig.

Hat man größere Reihen anzufertigen, so zieht man auf der Glasplatte mit dem in warmes Wasser getauchten Pinsel unter Anhauchen des Glases einen Strich und legt die Schnitte der Reihe nach auf ihn. So läßt man je nach der Größe des Glases mehrere Reihen genau ausgerichtet aufmarschieren. Trägt man zu reichlich Wasser auf, so schwimmen die Schnitte regellos durcheinander, nimmt man zu wenig, kleben sie unter Umständen fest, ehe sie genügend gestreckt sind. Am besten fügt man, wenn alle Reihenschnitte aufgelegt sind, zum Schluß noch etwas Wasser an den Enden jeder Reihe zu. Die Schnitte und die Reihen dürfen aber nicht zu dicht neben- und untereinander liegen, denn sie müssen genügend Platz haben, sich in der Wärme zu strecken. Wenn sie gegeneinander stoßen, falten sie sich. Schnitte aber, die nicht glatt dem Glase aufliegen, werden später in Alkohol oder anderen Flüssigkeiten abgespült.

4. CARL (1924) klebt auch Paraffinschnitte, genau wie es (S. 449) für Gefrier-schnitte beschrieben wurde, durch Zentrifugieren an das Tragglas fest. Nach-dem der Schnitt mit Wasser entweder auf das reine oder mit Eiweißglycerin behandelte Tragglas gebracht worden und in der Wärme gestreckt worden ist, wird das Wasser mit Fließpapier vorsichtig abgesaugt. Nun kommt das Trag-glas in den Rahmen der Zentrifuge. 20 Umdrehungen genügen. Dann wird noch einmal das Tragglas kurz über der Flamme erwärmt und jetzt kann sofort mit der Entfernung des Paraffins und der Weiterbehandlung begonnen werden. Das 24 stündige Trocknen im Brutofen fällt also ganz weg.

VAN WALSEM (1923) bringt auf ein Tragglas ein Stückchen stets vorrätig gehaltener 10% Gelatine, die durch Thymolzusatz haltbar ist (Gefrierverfahren).

Er schmilzt sie auf dem Tragglas durch leichte Erwärmung und bringt auf die flüssige Gelatine den Paraffinschnitt, der sich bei nochmaliger Erwärmung — aber ja nicht zu stark! — auch streckt. Wenn dann die überflüssige Gelatine abgelaufen ist, preßt man den Schnitt mit Fließpapier fest an und kann ihn nun sofort weiterbehandeln.

Wenn man eine zum Trocknen von Paraffinschnitten brauchbare Zentrifuge hat, kann man in der Tat sehr viel Zeit sparen. Wo aber eine solche nicht vorhanden ist, scheint mir das Aufkleben der Schnitte mit Eiweißglycerin noch immer am besten zu sein. Wenn man überhaupt einmal in Paraffin eingebettet hat, was ja an sich schon nicht ganz schnell geht, dann spielen ein paar Stunden mehr auch keine erhebliche Rolle. Ist Eile geboten, dann kann und wird man immer am besten zum Gefrierverfahren greifen. An die ursprüngliche Vorschrift, die Schnitte müßten über Nacht im Wärmeschrank bleiben, braucht man sich nicht ängstlich zu halten. 6 Stunden genügen im allgemeinen auch. Ich will hier aber auch das Verfahren von van Walsem (1924) anführen, das erprobt und gut ist, aber in den Händen des nicht Geübten doch leicht zu Mißerfolgen führen kann. Denn Erwärmen des Tragglases über der Flamme und Andrücken der Schnitte mit Fließpapier gegen die Unterlage sind etwas rohe Verfahren, die ich nicht gerne empfehle. Die meisten Kollegen gehen mit ihren Schnitten viel zu grob um, und es ist das reinste Wunder, daß die Präparate manchmal alle Mißhandlungen einigermaßen gut überstehen. Man kann gar nicht genug immer wieder Vorsicht, zarteste und sauberste Behandlung aller Schnitte empfehlen.

Van Walsem legt auf den Paraffinblock, ehe er ihn schneidet, ein Stückchen Fließpapier, das er mit der Zunge befeuchtet. Es wird so zurechtgeschnitten, daß die Stirnseite d. h. die nach dem Messer zu sehende Seite des Blockes, nicht bedeckt ist, dafür aber die nach dem Schneidenden hinsehende Kante überragt wird. Wenn man nun schneidet, bleibt der Paraffinschnitt, der sich nun auch nicht aufrollen kann, am Fließpapier kleben. Man faßt das Papier und legt es, den Schnitt nach oben, auf kaltes Wasser. Das Papier sinkt unter, der Schnitt schwimmt. Mit einem sauberen Tragglas fängt man ihn auf, setzt etwas Wasser neben ihn, so daß er bequem auf Wasser schwimmt. Nun wird das Tragglas „geheizt", bis der Schnitt sich streckt. „Findet an irgendeinem Punkt ein vollständiges Aufschmelzen statt, so schadet das nicht, jedoch soll man dies . . . . . lieber vermeiden." Ich kann nur sagen, wenn auch nur das geringste Aufschmelzen stattfindet, ist der Schnitt wertlos. Die Veränderungen, die eine auch nur etwas über $37^0$ steigende Erwärmung setzt, sind so groß, daß man aus solchen Schnitten keine sicheren Schlüsse ziehen oder sie wenigstens nur für eine ganz grobe Übersicht gebrauchen kann. Es ist viel besser, man legt den Schnitt für 5 Minuten in den Wärmeschrank, dann streckt er sich auch. Oder noch besser man hat neben dem Mikrotom ein Schälchen mit warmem Wasser über der Stichflamme des Bunsenbrenners stehen und legt den Schnitt gleich auf einen Tropfen warmen Wassers. So kann man fast immer auch das Stückchen Fließpapier entbehren. Van Walsem legt dann den Schnitt nach der Streckung wieder auf kaltes Wasser und fängt ihn nun auf einem vorbehandelten Tragglas auf, wie er es in großen Mengen immer vorrätig hat. Er übergießt eine Hälfte des Tragglases mit

| | | |
|---|---|---|
| $2\%$ Celloidin-Lösung | 4 | Teile |
| Äther | $1^1/_2$ | „ |
| Alkohol abs. | $1^1/_2$ | „ |

Der Schnitt wird gegen das so behandelte Tragglas „tüchtig angedrückt" mit Fließpapier $10\times10$ cm. Dann wird mit der Zentrifuge getrocknet, 1 Minute.

Nun wird das Tragglas nochmal erwärmt, „ohne daß der Schnitt selber erhitzt wird". Darauf wird Xylol und Chloroform zu gleichen Teilen über den Schnitt gegossen und so das Paraffin entfernt. Dann, gegebenenfalls wieder unter Erwärmung, 96% Alkohol. Er erweicht das Celloidin, gegen das man den Schnitt nun noch einmal mit Fließpapier andrückt. Wenn man nun mit 96% Alkohol, dem 10% Chloroform zugesetzt sind, übergießt, wird das Celloidin hart. Jetzt färbt man wieder unter Erhitzen, bis Dampf abzieht bei ständiger „Bewegung" mit Hämatoxylin.

Nach Abkühlung differenzieren mit salzsaurem Alkohol. Abspülen mit Chloroform-Alkohol, Ammoniak-Chloroform-Alkohol, wiederum abspülen mit Chloroform-Alkohol, dann 5 Minuten in $^1/_4$% Eosin in 75% Alkohol, abspülen und entwässern in Chloroform-Alkohol. Xylol. Balsam.

Meiner Ansicht nach ist diese „Prozedur" *nicht* „aller Gefahr und Schwierigkeiten entkleidet", wenigstens nicht für den nicht überaus Geübten.

Ob man die Schnitte auf Leitungswasser oder destilliertes Wasser auflegen soll, ist oft erörtert worden. Besser ist besser, ich benutze immer Aq. dest.

Die weitere Behandlung besteht darin, daß man die Traggläser mit den aufgeklebten Schnitten zunächst in Xylol bringt, um das Paraffin zu entfernen. Vom Paraffin werden die aufgeklebten Schnitte gewöhnlich durch Xylol befreit. Es darf der Aufenthalt der Traggläser im Xylol nicht zu kurz bemessen werden, denn die vollständige Entfernung des Paraffins dauert eine ganze Weile. Bleiben Spuren von Paraffin in den Geweben, dann wird später die Färbung ungleichmäßig. Es ist deshalb gut, das Tragglas zweimal durch Xylol zu bringen. Noch besser ist es, das Paraffin in warmem Xylol aufzulösen, was im elektrischen Ofen ungefährlich ist. Offene Flammen in der Nähe sind gefährlich. VAN WAL-SEM (1923) empfiehlt ein Gemisch aus Xylol und Chloroform zu gleichen Teilen. Da das Xylol u. a. sich allmählich mit Paraffin anreichert, muß es von Zeit zu Zeit erneuert werden. Von Xylol usw. kann man unmittelbar in 96% Alkohol übertragen, was umgekehrt nicht möglich ist. Dann überführt man in immer schwächeren Alkohol, wobei man die Spanne von einem zum anderen wegen der Diffusionsströme nicht zu groß wählen darf (90, 80, 70, 50). Aus destilliertem Wasser oder bei in Alkohol gelösten Farben aus dem zum Gemisch verwendeten Alkohol überträgt man in die Farblösung, mit der man bestimmte Teile des Gewebes hervorzuheben wünscht.

## 4. Die Celloidin-Einbettung.

Von der Paraffineinbettung unterscheidet sich die Celloidineinbettung hauptsächlich dadurch, daß jede Erwärmung vermieden wird. Dadurch bleibt den Geweben eine gewisse Schrumpfung erspart. Celloidin ist eine besonders reine Schießbaumwolle und unterscheidet sich nur durch diese Reinheit von Kollodium, mit dem es chemisch identisch ist. Es wird in Tafeln geliefert. Eine solche Tafel zerschneidet man nach APATHYS (1889) Vorschlag in möglichst kleine Würfel, die man in der Wärme und staubfrei solange trocknen läßt, bis sie hart und gelb geworden sind. Dann setzt man zunächst [ESCHING (1893)] absoluten Alkohol, in dem das Celloidin quillt, zu und nach 24 Stunden die gleiche Menge wasserfreien Äther. HERXHEIMER befürwortet reinen Methylalkohol statt absoluten, MAYER rät davon ab. Die Lösung geht sehr langsam vor sich, so daß man häufig umrühren muß.

*Alkohol* entwässert man über Kupfersulfat oder Bariumoxyd, *Äther* mit Natriumdraht.

Alle Celloidinlösungen müssen in einwandfrei fest schließenden Gefäßen aufbewahrt werden, nicht nur weil Äther außerordentlich flüchtig ist, sondern auch, weil Alkohol stark Wasser anzieht, das das Celloidin trübt. Man dichtet am besten die eingeschliffenen Glasstopfen mit Vaselin ab.

*Celloidin* entwässert man mit Natriumdraht, Kupfer oder Natriumsulfat. Die Gewebe, die man in Celloidin bringen will, kommen nacheinander in eine $2^0/_0$, $4^0/_0$ und $8^0/_0$ Lösung. Sie müssen völlig wasserfrei und nach dem Aufenthalt in absolutem Alkohol 24 Stunden in einem Gemisch aus absolutem Alkohol und Äther zu gleichen Teilen gewesen sein. Ich habe auch von etwa $98^0/_0$ Alkohol in Methylbenzoat und von da in Celloidin überführt. Auch Aceton als Zwischenflüssigkeit ist empfohlen worden [Fish (1899)]. In jeder der Celloidinlösungen müssen die Hautstücke mindestens 24 Stunden bleiben. Je länger, je besser. Auch ein Vierteljahr schadet nichts, wenn man so lange Zeit hat. Zum Einbetten kann man Papierkästchen benutzen, wie sie auf S. 454 beschrieben wurden. Kleine Stücke kann man auch einfach in Uhrschälchen legen. Sehr vorteilhaft sind kleine Glasgefäße mit eingeschliffenem Deckel oder Glasringe mit eingeschliffener Boden- und Deckelscheibe. Alle Gefäße müssen ganz trocken sein. Die dicke Celloidinlösung wird vorsichtig eingegossen, so daß keine Luftblasen entstehen, und das Gewebe eingelegt. Treten trotz aller Vorsicht Luftblasen auf, so legt man (Romeis) für einige Stunden den Deckel auf die Schale oder setzt die offene Schale in fest schließendem Exsiccator 1—2 Stunden Ätherdämpfen aus [Busse (1892)]. Das Celloidin muß nun, um schnittfähig zu sein, weiter eingedickt werden. Auch das geschieht am besten im Exsiccator über Schwefelsäure. Auch eine Glasglocke kann man benutzen, wenn sie fest auf eine Glasplatte aufgeschliffen ist. Sie wird am Tage nur 1—2 mal für wenige Sekunden gelüftet. Man kann auch die mit Celloidin gefüllte Glasdose in eine größere setzen, in die man statt Schwefelsäure $70^0/_0$ Alkohol gießt. Neumayer (1908) setzt die mit Celloidin gefüllte, verschlossene Glasdose in den Exsiccator, an dessen Boden eine Schale mit ausgeglühtem Kupfersulfat und eine mit absolutem Alkohol steht. Diese Verfahren haben zum Ziele, Äther und Alkohol aus dem Celloidin herauszuziehen und so die Lösung weiter einzudicken. Der fest verschlossene Exsiccator hindert den Zutritt von Wasser. Wenn der Spiegel des Celloidins etwa auf die Hälfte seiner ursprünglichen Höhe gesunken ist, erfolgt die endgültige Härtung, indem das eingedichtete Celloidin zunächst Dämpfen von $70^0/_0$ Alkohol ausgesetzt wird und schließlich in $70^0/_0$ (Apathy) bis $85^0/_0$ (Busse, Lee) Alkohol kommt. Hier können die nunmehr zurechtgeschnittenen Blöcke ohne jeden Schaden lange Zeit bleiben. Wenn man sie mit Paraffin überzieht, ist trockene Aufbewahrung möglich [Apathy (1888)].

Das *Aufkleben der Celloidinblöcke* kann mit dicker Celloidinlösung oder mit Wasserglas vorgenommen werden [Windholz (1923)]. Im ersten Falle bringt man auf einen ganz trockenen Stabilitklotz dickes Celloidin. Mit trockener Pinzette faßt man den Block, taucht ihn mit der Bodenfläche kurz in Äther und drückt ihn fest in das Celloidin ein, so daß es an allen Seiten überquillt. Es ist wichtig, daß das untere Ende des Blockes tief in Celloidin steckt. Reicht es nicht aus, bringt man noch etwas hinzu und verstreicht es mit der Pinzette rings herum. An der Luft läßt man den Block solange trocknen, bis man mit einem Fingernagel das Celloidin nicht mehr eindrücken kann. Dann kommt der Klotz mit dem Block in $70^0/_0$ Alkohol, dem man etwas Formol zusetzen kann (oder wird im Exsiccator Chloroformdämpfen ausgesetzt). Nach 3—4 Stunden ist das Celloidin so hart, daß der Block fest am Klotz haftet und geschnitten werden kann. Stehen Stabilitklötze nicht zur Verfügung, sondern nur Holzklötze, so muß man diese vorher in $2^0/_0$ Sodalösung kochen und danach noch einige Zeit in Ätheralkohol aufbewahren. Auf diese Weise entfernt man die Gerbsäure, die sonst vom $70^0/_0$ Alkohol ausgezogen wird, in den Celloidinblock eindringt

und spätere Färbungen zu nichte macht. Nur Buxbaumholz kann man ohne
Schaden verwenden. Stabilit kann man mit Tinte oder Tusche beschreiben.
Auf Holzklötze schreibt man mit Bleistift oder besser Fettstift. Das Haften
wird erleichtert, wenn die Oberfläche der Klötze recht rauh ist.

Im 2. Falle bringt man das Gewebe mit dem dicken Celloidin in ein Kästchen
aus rauhem Kartenpapier. Nach dem Erstarren des Celloidins werden die Seiten-
wände entfernt und die Bodenfläche wird auf einen dick mit Wasserglas be-
schickten Stabilitklotz gedrückt. In 10 Minuten haftet der Block fest. Noch
schneller geht es, wenn man zuerst das leere Kästchen mit Wasserglas aufklebt und dann erst Celloidin einfüllt. Dann erstarren beide Lösungen
gleichzeitig.

Auch mit Nelkenöl-Celloidin von APATHY (1912) haben wir gute Erfahrungen
gemacht: 10 Teile einer 10% Alkohol-Äther-Celloidinlösung werden mit 1 Teil
Nelkenöl gemischt, oder (ROMEIS) mit Methylbenzoat. Nachdem man den ab-
getrockneten Block in diese Masse eingedrückt hat, kommt er 1—2 Stunden
in 70% Alkohol oder Chloroform.

Das *Schneiden der Celloidinblöcke* gelingt im allgemeinen gut. Wirklich
wasserfreie Gewebe — das ist hier wie beim Paraffin das Entscheidende — lassen
sich bequem 10 $\mu$ dick, manchmal dünner schneiden. Das Messer muß möglichst
in der Richtung der Bahn stehen = Längsmesser und muß, ebenso wie der
Block dauernd mit 70% Alkohol befeuchtet werden, den man von Zeit zu
Zeit mit dem Pinsel aufträgt. Man muß das Messer langsam durch das Gewebe
ziehen. Die Schnitte rollen sich selten auf, auf alle Fälle ist das Einrollen leicht
zu verhindern. Man nimmt sie meist zu mehreren mit dem Finger oder dem
feuchten Pinsel vom Messer und bringt sie in ein Schälchen mit 70% Alkohol.
Zur Färbung bringt man sie durch absteigenden Alkohol in Wasser und von
da in die Farblösung, mit der man bestimmte Bestandteile des Gewebes darzustellen wünscht. Ist ein Farbstoff in Alkohol gelöst, so erübrigt sich das Überführen in Wasser. Färbungen gelingen nach Celloidineinbettung meist sehr
gut. Aus 70% Alkohol kann man die Blöcke auch in Glycerin bringen, in dem
sie ganz durchsichtig werden, und dann schneiden, wobei man das Messer mit
Glycerin befeuchtet. Die Schnitte lassen sich danach auch in Glycerin oder
Glyceringelatine einschließen. Schwierigkeiten macht die lückenlose Herstellung
von Reihen, weil das Aufkleben der Schnitte nicht immer einfach ist. Um dieser
Schwierigkeit aus dem Wege zu gehen, hat man Verfahren ersonnen, die Celloidinblöcke in Paraffinblöcke umzuwandeln; mit bestem Erfolg. Doch sollen hier
zunächst die verschiedenen Verfahren angegeben werden, Celloidinschnitte
aufzukleben.

1. OLT benutzt folgende Eiweißgelatine, mit der die Traggläser eingerieben
werden: in 100 ccm Aq. dest. werden 10 g feinste Gelatine auf dem Wasserbad
gelöst. Nachdem das Eiweiß eines Hühnereies zugesetzt ist, wird 10 Minuten
unter Umrühren gekocht. Es wird heiß filtriert und dem Filtrat werden 10 ccm
einer 5% Karbollösung zugesetzt. Beim Erkalten erstarrt die Masse. Zum
Gebrauch werden 10 g dieser Masse in 100 ccm aq. dest. unter leichtem Erwärmen
gelöst. Man überträgt auf das Tragglas einen ganz kleinen Tropfen und verreibt ihn. Dann legt man die in 60% Alkohol aufgefangenen Celloidinschnitte
mit möglichst wenig Flüssigkeit auf das Tragglas, drückt sie mit glattem Fließpapier vorsichtig, aber fest an die Unterlage und stellt das Tragglas 1 Stunde
lang in ein größeres, fest verschlossenes Gefäß oder einen Exsiccator, in dem sich
gleichzeitig eine weite Schale mit 40% Formaldehyd befindet. Aus den Dämpfen
kommt das Tragglas noch für einige Minuten in 10% Formol. Dann wird gewässert und gefärbt. Will man das Celloidin vorher (oder nachher) lösen, so
geht man von Wasser durch die aufsteigende Alkoholreihe über absoluten

Alkohol in Alkoholäther. Zur Einbettung in Balsam ist das Auflösen des Celloidins nicht notwendig, da es ganz durchsichtig wird.

2. Weigerts Verfahren (1885) ist wohl das am häufigsten angewendete Eine gut gesäuberte Glasschale wird mit gewöhnlichem Kollodium übergossen. Man bringt dazu eine bestimmte Menge des Mittels auf die Mitte des wagrecht gehaltenen Tragglases und läßt es durch leichtes Kanten nach allen Seiten hinfließen. Der Überschuß wird in die Flasche zurückgegossen. Man stellt das Glas nun auf eine Kante und läßt das Kollodium trocknen, was nur einige Minuten dauert. Die Celloidinschnitte ordnet man schon auf dem Messer mit möglichst wenig Alkohol in bestimmter Reihenfolge an. Wenn man Klosettpapier, das man in der Form der Traggläser geschnitten hat, vorsichtig gegen die Schnitte drückt, bleiben sie daran kleben. Der zuerst abgenommene Schnitt muß am linken Rande des Streifens haften. Schnitte und Papier müssen stets feucht bleiben. Das erreicht man dadurch, daß man neben das Mikrotom einen flachen Teller mit Alkohol stellt, in dem mehrere Lagen Fließpapier übereinander geschichtet sind. Darauf legt man den Streifen Klosettpapier mit den Schnitten nach oben. Sind alle für ein Tragglas in Betracht kommenden Schnitte in der richtigen Reihenfolge aufgelegt, so drückt man den Streifen Klosettpapier mit den Schnitten sanft gegen die Kollodiumschicht des Tragglases. Die Schnitte bleiben kleben, und man kann das Papier allein abziehen. Mit einer 4 fachen Schicht Filtrierpapier entfernt man den Alkohol und gießt, ohne daß die Schnitte eintrocknen dürfen, Kollodium darüber. Sobald diese Schicht trocken geworden ist, kann man das Tragglas in Wasser übertragen, wobei sich das Kollodium allmählich ablöst. Die ganze Schicht ist aber so hart, daß man sie wie ein Glasplatte behandeln kann. Man färbt in der gewöhnlichen Weise, bringt aufwärts durch Alkohol bis $96\%$ Alkohol — absoluter löst das Kollodium — und über Karbolxylol, Origanumöl in Balsam.

3. Herxheimer hat dies Verfahren abgeändert. Das Tragglas wird mit dem gewöhnlichen Eiweißglycerin (S. 458) bestrichen, und um das Eiweiß gerinnen zu lassen, einige Male durch die Flamme des Bunsenbrenners gezogen. Die Schnitte werden genau wie bei dem Weigertschen Verfahren gesammelt, auf das Tragglas gedrückt und mit Fließpapier getrocknet. Dann wird zweimal Äther übergossen, der etwas von dem Celloidin löst und 1 mal absoluter Alkohol. Nach 5—10 Minuten stellt man das Glas etwas senkrecht, um den Alkohol mit einem Teil des gelösten Celloidins abfließen zu lassen. Dann kommt das Tragglas $^1/_2$ Stunde in $70\%$ Alkohol zum Härten und wird wie gewöhnlich weiter behandelt. Dies Verfahren ist besser als die sog. „italienische Methode" (Carazzi), die deshalb hier wegbleiben kann.

4. Eine andere Abänderung stammt von Fischer (1925). Zunächst werden die Gläser oder die von ihr auch benutzten alten photographischen Platten nach Ablösung der Schicht in konzentrierte Salzsäure getaucht, dann in heißem Seifenwasser und Ätheralkohol abgewaschen. Auf die so gesäuberten Platten wird ein Gemisch aus Kollodium und Ätheralkohol zu gleichen Teilen gegossen. Dies Gemisch ist sehr dünnflüssig, löst aber das Celloidin nicht auf und wird nach dem allerdings etwas länger dauernden Eintrocknen genügend fest. Das Trocknen muß sorgfältig geschehen, nur dürfen die Schnitte nicht dabei leiden. Auf die getrocknete Schicht werden die in der üblichen Weise mit Papier vom Messer genommenen Schnitte aufgelegt und zunächst mit $70\%$ Alkohol feucht gehalten. Ihn entfernt man dann mit vierfach gefaltetem Fließpapier und gießt dann sofort die 2. Schicht darüber, die aus einem Gemisch von $^1/_3$ Kollodium und $^2/_3$ Alkohol abs. besteht, dem man zu je 60 ccm etwa 1—2 ccm $95\%$ Alkohol zusetzt. Ist diese Schicht getrocknet, so kann man die Platten in $80\%$ Alkohol aufbewahren oder sofort weiter verarbeiten.

Für die weitere Verarbeitung der Platten hat die Verfasserin einige Gestelle und Gläser angefertigt, auf die hier nur hingewiesen werden kann [1].

5. Das Verfahren von OBREGIA (1890) ist sehr gut. Man stellt eine Lösung her aus 3 Teilen Zuckersirup, 2 Teilen $95^0/_0$ Alkohol und 1 Teil durchsichtigem Dextrin. Damit bestreicht man die Traggläser und läßt sie bei $30^0$ trocknen. In diesem Zustand kann man sie lange aufbewahren. Die Celloidinschnitte werden in der üblichen Weise zunächst auf feuchtem Klosettpapier ($95^0/_0$ Alkohol), das die Größe des Tragglases haben muß, aufgereiht. Dann wird der Streifen Papier leicht gegen die spiegelglatte Zuckerschicht gedrückt, so daß die Schnitte haften, wenn man das Papier abzieht. Sie werden dann noch einmal mit 4 fach gefaltetem, glatten Fließpapier angedrückt und getrocknet. Nun wird das Tragglas mit $3^0/_0$ Photoxylinlösung überschichtet. Sobald sie getrocknet ist, stellt man das Tragglas in Wasser. Die Zuckerschicht löst sich und die Celloidin schnitte sind in der nun abhebbaren Photoxylinhaut vereinigt. Sie kann man nur weiter behandeln wie einzelne Schnitte.

6. Nur für dünne — $3-7\,\mu$ — Schnitte eignet sich die Methode von RUBASCHKIN (1907) und DANTSCHAKOFF (1908), der MAXIMOW (1909) die beste Form gegeben hat. Die unter $70^0/_0$ Alkohol hergestellten Schnitte kommen auf ein mit Eiweißglycerin (2:1) bestrichenes Tragglas. Sie werden mit gefaltetem Fließpapier angedrückt und getrocknet und mit Nelkenöl übergossen, das man bis zu 20 Minuten, jedenfalls solange, bis die Schnitte ganz durchsichtig sind, darauf stehen läßt. Dann gießt man vorsichtig ab, das Tragglas kommt erst in $95^0/_0$ Alkohol, und dann in 2—3 mal gewechselten absoluten Alkohol. Will man das Celloidin ganz lösen, geht man bis in Alkohol-Äther. Zur Färbung überführt man absteigend durch Alkohol in Wasser.

7. *Die Ölcelloidin-Methode von* APATHY (1912). Eingebettet wird in Celloidin und der Block in der üblichen Weise in $70^0/_0$ Alkohol gehärtet (nicht in Chloroform). Dann kommt er für 24 Stunden in $90^0/_0$ Alkohol. Darauf in ein Ölgemisch, das in brauner Flasche unbegrenzt haltbar ist:

| | | |
|---|---|---|
| 4 | Gewichtsteile | Chloroform |
| 2 | ,, | Origanumöl |
| 4 | ,, | Cedernholzöl |
| 1˙ | ,, | Alkohol absolutus |
| 1 | ,, | Karbolkrystalle. |

In diesem Gemisch, dessen Bestandteile wasserfrei sein müssen, bleibt der Block, bis er durchsichtig ist. Dann wird er noch zweimal in frisches Öl überführt. Zur Entfernung des Ölgemisches überbringt man den Block in wasserfreies Terpineol (Schimmel & Co.). Hierin kann man die Blöcke beliebig lang aufbewahren. Sie werden in Terpentinöl so durchsichtig, daß es machnmal empfehlenswert ist, dem $90^0/_0$ Alkohol etwas Safranin zuzusetzen. Auch trockene Aufbewahrung der Blöcke ist möglich. Aus dem Ölgemisch kann man Wasser durch Natriumsulfat entfernen. Je wasserfreier alle Gemische und Flüssigkeiten, sind, desto dünnere Schnitte kann man anfertigen. APATHY hatte früher, vor Angabe dieses Verfahrens, ein anderes ausgearbeitet, bei dem die Gewebe nicht ganz wasserfrei wurden und sich deshalb nicht dünn schneiden ließen.

Aufgeklebt werden die Blöcke, nachdem ihre Aufklebefläche trocken gerieben wurde, mit einem Gemisch aus 3 Teilen $10^0/_0$ Celloidinlösung in Ätheralkohol und 1 Teil Nelkenöl (oder Methylbenzoat-ROMEIS). $^1/_4$ Stunde läßt man trocknen und legt dann in Terpineol ein.

Ölcelloidin-Blöcke kann man trocken schneiden oder auch unter Terpineol. Das Aufkleben der Schnitte ist nicht ganz einfach. Sind die Schnitte dünn genug, nicht mehr als $10\,\mu$ dick, so kann man sie, nachdem sie in $90^0/_0$ Alkohol

---

[1] Zeitschr. f. wiss. Mikr. 42, 1923, S, 172.

aufgefangen sind, mit Fließpapier an ein mit Eiweiß bestrichenes Tragglas drücken. Man überschichtet sie 20 Minuten, bis die Schnitte durchsichtig werden, mit Nelkenöl, oder Methylbenzoat (Romeis), bringt sie in $95^0/_0$ Alkohol usw. wie unter 6 (S. 465). Das von Apathy (1912) angegebene Verfahren ist außerordentlich umständlich.

8. *Das Verfahren von* Lee. Die Gewebe werden wie gewöhnlich bis in dickes Celloidin gebracht und im Exsiccator mit Chloroformdämpfen gehärtet. Sie werden weiterhin in 1 Teil Chloroform und 2—3 Teile Cedernholzöl übertragen. Das Gefäß stellt man am besten offen in leichte Wärme auf den Paraffinofen, damit das Chloroform verdunsten kann. Man füllt entsprechend Cedernholzöl nach. Schließlich wird der Block ganz durchsichtig. Er wird mit dickem Celloidin aufgeklebt und trocken geschnitten. Man kann die Blöcke in Cedernholzöl aufbewahren.

## 5. Celloidin-Paraffin-Einbettung.

Noch im Jahre 1907 schrieb Rawitz: „Eine sinnlosere Kombination als die, celloidiniertes Material zu paraffinieren, gibt es nach meiner Erfahrung wohl kaum. Beider Methoden Vorteile werden vernichtet und es summieren sich nur die Fehler". Dies Urteil ist heute nicht mehr berechtigt. Man kann ganz im Gegenteil sagen: Die Vorzüge der beiden Verfahren werden vereinigt (Romeis). Schmorl ist zurückhaltender; er glaubt, daß wenigstens für pathologisch-histologische Zwecke keines der angegebenen Mischverfahren mehr leistet als jedes für sich. Für die Haut liegt die Sache nun so: Dünne Paraffinschnitte, besonders in lückenloser Reihenfolge, herzustellen, ist unter allen Umständen nicht einfach. Die besten Bilder von der Haut erhält man aber — abgesehen von der Gefriermethode — durch Einbettung in Celloidin, das für Gewebe von der Härte der Haut und ihrer Anhangsgebilde fraglos das beste Einbettungsmittel ist. Die lange Dauer der Einbettung indessen, die Schwierigkeiten des Härtens und der Herstellung von Reihenschnitten sind Nachteile. Bringt man den Celloidinblock in Paraffin, so setzt man ihn stärkerer Erwärmung aus. Damit raubt man dem Celloidinverfahren allerdings seinen größten Vorzug, der eben darin bestand, daß jede Erwärmung und die damit bedingte Schrumpfung vermieden wurde. Da aber die Stücke, bevor sie in das verflüssigte Paraffin gebracht werden, von Celloidin durchtränkt sind, ist die Schrumpfung geringer.

Auf der anderen Seite gelingt es nach der gemischten Einbettung viel leichter, dünne Schnitte zu erhalten, die sich, wie die Erfahrung lehrt, kaum von Celloidinschnitten unterscheiden. Färbungen gelingen ausgezeichnet, das Aufkleben geht ebenso schnell wie bei Paraffinschnitten und gegenüber der reinen Einbettung in Celloidin wird erheblich Zeit gewonnen. In einem einzigen Punkte bestehen manchmal Schwierigkeiten. Die Schnitte strecken sich nicht immer ganz glatt und zeigen leichte Fältelungen. Man muß gleich beim Auflegen der Schnitte auf den Wassertropfen des Tragglases darauf bedacht sein, sie mit dem Pinsel so glatt wie möglich zu legen. Am besten ist es, wenn man neben dem Mikrotom etwas warmes Wasser stehen hat, auf dem sich der Schnitt schnell streckt, aber ja nicht wärmer als $40^0$, sonst wird das Gewebe verzerrt. Man kann auch das ganze Tragglas auf eine Metallplatte legen, die man mit kleiner Flamme ständig erwärmt. Oder man kann auf diese Platte ein Schälchen mit Wasser stellen und den freien Schnitt auf die Oberfläche bringen und ihn, wenn er sich gestreckt hat, wieder mit dem Tragglas auffangen. Hat man nur kaltes Wasser zur Verfügung, dann muß das Tragglas mit dem Schnitt sofort in den Wärmeschrank von $37^0$ bringen. Das Tragglas über den Bunsenbrenner zu halten, rate ich ab, weil die Erwärmung leicht zu stark werden und das Gewebe mit dem Paraffin auseinander fließen kann.

Seit in letzter Zeit PETERFI (1921) die Durchtränkung mit Celloidin auf ein Mindestmaß beschränkt hat, besitzen wir ein Einbettungsverfahren, das geradezu hervorragend genannt werden muß. ROMEIS hat so gute Erfahrungen damit gemacht, daß er es fast ausschließlich anwendet. Ich schließe mich seinem Urteil an und kann auch gerade für die Haut dies Verfahren nur dringend empfehlen. Der Aufenthalt in Benzol darf allerdings nicht über das notwendige Maß hinaus ausgedehnt werden. Ich gebe hier das Verfahren im Zusammenhang,wenngleich auf Einzelheiten schon an früheren Stellen (S. 425/426) hingewiesen wurde.

1. Fixierung beliebig.
Wässern oder sofortige Übertragung in Alkohol je nach Fixierung.
Entwässern im Tropfapparat.
Aus etwa 98% Alkohol oder besser absolutem Alkohol 24 Stunden in dreimal ge-wechseltes Methylbenzoat-Celloidin.
1 g oder auch 2 g getrocknetes Celloidin wird in 100 ccm Methylbenzoat aufgelöst. Die Auflösung auch kleinerer Stücke dauert mindestens 1 Woche. Man stellt die bis an den Hals gefüllte Flasche alle paar Stunden wechselnd auf den Kopf und auf den Boden.
3 Stunden (nicht mehr!) in wasserfreies Benzol.
3—12 Stunden bei 35° in gesättigtes Benzol-Paraffin-Gemisch. Höchstens 6 Stunden in heißes Paraffin von 55—58° Schmelzpunkt.

ROMEIS, dem ich beipflichte, rühmt das Verfahren sehr: „die bei einfacher Paraffin-Einbettung leicht eintretenden Schrumpfungen sind . . . . . beträchtlich verringert, die Schnittfähigkeit der Präparate ist sehr gut. Auch dicke Bündel aus Bindegewebe oder glatter Muksulatur lassen sich ohne Schwierigkeiten schneiden. Die Schnitte sind weniger zerreißlich".

2. Das von KULTSCHITZKY (1887) angegebene erste Verfahren dieser Art lautet unter geringer Abänderung

Fixieren, Wässern, Einbetten in 4% Celloidin wie üblich. Übertragen des Blockes in Origanum-Öl für etwa 12 Stunden, dann in Origanum-Öl-Paraffin, schließlich in mehr-fach gewechseltes reines Paraffin, Das Öl muß gut entfernt werden. Ich lasse die Gewebe, 12 Stunden in Paraffin, vorausgesetzt, daß sie wasserfrei sind.
Das Verfahren ist sehr brauchbar. Die Schnitte werden wie Paraffinschnitte mit Eiweißglycerin aufgeklebt und weiter behandelt.

3. TSCHERNIACHIVSKY (1925) überträgt aus Celloidin in Chloroform, Chloro-form-Paraffin und Paraffin von nicht zu hohem Schmelzpunkt, weil sonst das Celloidin zu hart wird. Die Schnitte bringt er auf ein mit Eiweißglycerin be-strichenes Tragglas mit 30% Alkohol, preßt mit Fließpapier an und löst das Celloidin mit Nelkenöl.

4. APATHY (1913) setzt das in dickem Celloidin eingebettete Gewebe zu-nächst Chloroformdämpfen aus und bringt es dann für 24 Stunden in Chloroform selbst. Um Wasser und Alkohol ganz zu entfernen kommt der Block in ein Gemisch von:

| | | |
|---|---|---|
| Chloroform | 4 | Teile |
| Origanumöl | 2 | ,, |
| Cedernöl | 4 | ,, |
| Aklohol abs. | 1 | Teil |
| Carbolsäure, kryst. | 1 | ,, |

das völlig wasserfrei sein muß. Ist der Block hierin durchsichtig geworden, so kommt er in Xylol, zumal das Ölgemisch auch kein gutes Lösungsmittel für Paraffin ist. Bleibt der Block in Xylol trübe, so ist er nicht wasserfrei und muß in das Gemisch zurück. Ist er wasserfrei, so wird er in Benzol für 6—8 Stun-den überführt, daraus in eine gesättigte Lösung von Paraffin und Benzol bei leichter Erwärmung, und schließlich in reines Paraffin. Schrumpfungen treten nicht ein.
Auch die nach APATHY in Terpineol gebrachten Ölcelloidin-Blöcke kann man durch Xylolbenzol-Paraffin in Paraffin bringen.

BECHER und DEMOLL (1913) betten in Celloidin, wie üblich, ein und härten in Chloroform. Oder sie bringen den in 70% Alkohol gehärteten Block über Alcohol abs.-Chloroform in reines Chloroform. Wenn der Block in Chloroform aufgehellt und auch gleich zurecht geschnitten ist, kommt er für 2 Stunden in Chloroformparaffin und für weitere 2 Stunden in reines Paraffin. An dem dann herausgenommenen Block wird das Paraffin abgekratzt, der Block selbst zum Abkühlen ins Wassser geworfen, bis er weiß und undurchsichtig wird. Er läßt sich nun wie ein Paraffinblock schneiden.

## 6. Die Behandlung freier Schnitte.

Man kann alle Schnitte: Gefrier-, Gelatine-, Paraffin- und Celloidinschnitte, frei behandeln, d. h. sie durch alle Flüssigkeiten bis zum Balsam bringen, ohne daß man sie auf ein Tragglas aufklebt. Es liegt auf der Hand, daß alle diese Schnitte viel vorsichtiger behandelt werden müssen als aufgeklebte.

*Gefrierschnitte* von frischem Gewebe zerreißen oft schon beim Schneiden oder unmittelbar danach. Besonders das Fettgewebe klebt leicht fest und verklumpt. Deshalb fängt man solche Schnitte am besten sofort in 5% Formol auf, damit sie etwas härter und widerstandsfähiger werden. Für die Weiterbehandlung dieser Gefrierschnitte und solcher von vorher fixiertem Material gibt es nur 2 Wege.

Entweder fängt man solche Schnitte mit einem dünnen Glasstab, der vorn nicht spitz sein darf, aus der Flüssigkeit auf und überträgt sie so in eine andere bis zum Xylol. Diesen Weg zu beschreiten ist notwendig bei lange dauernden Färbungen und z. B. bei Silberimprägnationen. Da alle nicht eingebetteten freien Schnitte, besonders auch durch Diffusionsströme, stark gefährdet sind, darf man sie nicht vom Wasser sofort in starken Alkohol bringen oder umgekehrt. Sie wirbeln dann auf der Oberfläche stark hin und her und können leicht zerreißen. Wenn man die Schnitte mit dem Glasstab fest unter Wasser hält, vermeidet man das Umhertanzen an der Oberfläche.

Man kann aber doch aus starkem Alkohol sofort in Wasser übertragen, wenn man einen von KNIPPING (1922) vorgeschlagenen Kunstgriff anwendet. Man berührt die Oberfläche des Wassers, kurz ehe (oder unmittelbar nachdem) man den Schnitt hinein bringt, mit einem Stückchen Seife. Dann bewegt sich der Schnitt nur träge auf der Oberfläche, weil die Oberflächenspannung erheblich herabgesetzt ist. Die Schnitte werden in keiner Weise gefährdet.

Oder — auch diese Angabe stammt von KNIPPING (l. c.) — man legt auf den Boden eines mit Wasser gefüllten Behälters ein kleines ganz mit Wasser gefülltes Glasgefäß mit der Öffnung nach unten. Eine Kante wird durch einen kleinen Gegenstand etwas erhöht. Die freien Schnitte werden mit einer Nadel aus Alkohol unter das kleine Gefäß gebracht, indem sie bis zur Decke aufsteigen, an der sie nicht umherwirbeln können. Auf diese Weise diffundiert der Alkohol langsam heraus und die Schnitte fallen zu Boden.

Oder man fängt einen z. B. in Wasser schwimmenden Schnitt gleich mit dem Tragglas auf, das man langsam und vorsichtig unter ihn schiebt. Dann hält man den Schnitt an einer Ecke mit dem Glasstäbchen fest und zieht das Tragglas mit dem Schnitt möglichst wagerecht und langsam aus dem Wasser heraus. Läßt man das überschüssige Wasser nun vorsichtig ablaufen, oder fängt man es mit Fließpapier ab, dann liegt der Schnitt fest auf dem Tragglas. Nun kann man nacheinander mit einer Pipette tropfenweise Farblösung, 50%, 70%, 96%, absoluten Alkohol und Xylol auf den Schnitt bringen und die Flüssigkeiten immer wieder ablaufen lassen. Man darf das nur nicht zu schnell machen und muß dafür Sorge tragen, daß der Schnitt auch von jeder Flüssigkeit wirklich

Tabelle 3. Die gebräuchlichsten Einbettungsverfahren.

| Formol 4% | Formol | Carnoy | Sulfosalicyl-säure | Alk. 80% + 3% Eis-essig | Susa | Formol | Flemming Regaud Tellyes-nicky | Bouin | Zenker Helly Maximow Formol u. a. |
|---|---|---|---|---|---|---|---|---|---|
| Gefrier-schnitte | Alk. abs. | Alk. Abs. | Alk. abs. | Alk. 95% | Alk. 90% + Jod | Alk. 80% | Wässern | Alk. 80% | Wasser |
| | Aceton | Chloroform | Methyl-benzoat | Alk. abs. | Alk. abs. | steigend Alkohol | steigend Alkohol | Alk. 95% | Entwässern |
| | Paraffin | Paraffin | Benzol | Schwefel-kohlenstoff | Cedernholzöl (+ $\frac{1}{3}$ Aceton) | Ligroin Petroläther āā | Alk. abs. | Alk. abs. | Alk. 70% + Jod |
| | | | Paraffin | Paraffin | Paraffin | Petroläther | Tetrachlor-Kohlenstoff | Zedernöl | steigend Alkohol Alk. abs. |
| | | | | | | Paraffin | Paraffin | Ligroin | Alk. abs. Äther āā |
| | | | | | | | | Ligroin-Paraffin | Dünnes Celloidin |
| | | | | | | | | Paraffin | Dickes Celloidin |

(Zum Teil nach Angaben von Heidenhain, Martinotti, Shapiro u. a.). Die unter dem starken Querstrich stehenden Mittel, die sich alle an Alkohol absol. anschließen, können in den einzelnen Spalten vertauscht werden.

durchtränkt wird. Gelatine-, Paraffin- und Celloidin-Schnitte sind den erwähnten Gefahren weniger ausgesetzt. Einen Celloidinschnitt kann man sogar an einer Ecke getrost mit der Pinzette fassen. Paraffinschnitte kann man auch färben, ohne daß das Paraffin entfernt wird, man muß es sogar manchmal tun, wenn z. B. der Farbton eines Gewebes durch die nachstehende Alkoholbehandlung allzu leicht wieder ausgewaschen wird. Dann läßt man den Paraffinschnitt eine Zeitlang auf der Farbe schwimmen — die Färbung haftet oft überraschend schnell —, läßt ihn trocknen und braucht nur noch das Paraffin mit Xylol zu entfernen. Dieses Vorgehen ist für manche Färbungen und Versilberungen vorgeschrieben. Ich habe z. B. Paraffinschnitte von vital mit Trypanblau gefärbtem Gewebe so mit $1^0/_0$ Safranin oder $1^0/_0$ wässerigen Azocarmin G mit bestem Erfolg behandelt. Während man im allgemeinen das Celloidin vor der Färbung nicht entfernt, ist es beim Paraffinschnitt in den meisten Fällen notwendig. Man legt dazu den ausgebreiteten Schnitt auf das Tragglas und tropft Xylol oder Xylol und Chloroform zu gleichen Teilen gemischt [van Walsem (1923)] auf den Schnitt auf und läßt es vorsichtig solange immer wieder ablaufen, bis das Paraffin gelöst ist. Die Auflösung geht schneller vor sich, wenn man vorher Tragglas und Schnitt erwärmt oder wenn man das Xylol vorher erwärmt (Vorsicht vor Feuer!). Dann bringt man mit einer Pipette nacheinander tropfenweise die verschiedenen Alkohole, Farblösungen, Wasser und so fort auf den Schnitt.

# 7. Die Färbungen.

Man kann aus zweierlei Gründen Gewebe färben. In erster Linie will man ihre Struktur erkennen, man will das seiner Natur nach Verschiedene mit verschiedenen Farben oder wenigstens Farbabstufungen hervorheben [Rawitz (1907)]. Das gelingt am besten, wenn man nur einen Teil des Gewebes durch einen bestimmten Farbton hervorhebt, während man die anderen Teile gar nicht oder nur wenig färbt. Vorbedingung dafür ist eine richtige Fixierung, die gerade für die Bestandteile besonders geeignet ist, die man färben will. Wer Epithelfasern färben will, darf nicht mit Essig- oder Osmiumsäure fixieren, die diese Fasern vollständig oder in erheblichem Umfange auflöst. Wer die Basalmembran kennen lernen will, darf nicht quellende Mittel verwenden. Wer kräftige, leuchtende Farben zu sehen wünscht, soll nicht altes, in Zenker fixiertes Material schneiden. Wer, um noch ein Beispiel zu nennen, nach Sublimatfixierung Anilinfärbungen vornehmen will, muß alles Jod vorher gründlich entfernen.

Mit dieser Darstellung der Strukturen des Gewebes haben wir uns hier zu befassen. Inwiefern man — und das ist der zweite Grund, aus dem man Gewebe färbt — die Farbe verwenden kann, um die mikrochemische Zusammensetzung eines Gewebes kennen zu lernen, wird in dem folgenden Abschnitt von G. P. Unna und P. Unna behandelt. Es ist das große Verdienst Unnas, gerade an den Bestandteilen der Haut ganz neue Wege gewiesen zu haben. Ob die Färbung ein physikalischer oder ein chemischer Vorgang ist, kann noch nicht als entschieden gelten.

Auf den heutigen Stand der Theorie der Färbung einzugehen, ist hier nicht der Platz. Ganz kurz sei nur erwähnt, daß gegenüber Unnas Ansichten, die Färbung sei ein rein chemischer Vorgang, v. Möllendorff und seine Schüler (Krebs, Tomita) darauf hingewiesen haben, daß die verschiedene Dichte der einzelnen Strukturen und der Dispersitäts-Grad der Farbstoffe eine Rolle spielen. v. Möllendorff unterscheidet zwei Arten von Färbungen: eine Durchtränkungsfärbung, die saure wie basische Farbstoffe hervorrufen können, und eine Niederschlagsfärbung, die nur basischen Farbstoffen zukommt, und die wiederum nur solchen, die sich im Reagensglas mit sauren Kolloiden ausflocken lassen. Weitere Untersuchungen [Keller (1925), PISCHINGER (1926, 1927)] haben dann gezeigt, daß elektrische Kräfte, die Ladung einer Substanz, die Wasserstoffionenkonzentration und wohl auch chemische Kräfte neben den erwähnten Momenten eine Rolle spielen. Vorerst kann von einer einheitlichen Auffassung noch nicht gesprochen werden.

Bei der Färbung hat man die Wahl zwischen *Stückfärbung* (Durchfärbung HEIDENHAIN) und *Schnittfärbung.* Den ersten Weg zu gehen, d. h. das fixierte und gewässerte Gewebe vor seiner Einbettung zu färben, empfiehlt sich im allgemeinen nicht. Man kann den Grad der Färbung nicht prüfen und deshalb ergeben sich oft zu starke oder zu schwache Färbungen. Für die Stückfärbung kommen im allgemeinen die Hämatoxyline und Carmine in Betracht: BÖHMERsches-, DELAFIELDsches-, Alaun- und Chrom-Hämatoxylin und Alaun- und Boraxcarmin u. a. Hat man das Stück mit Carmin gefärbt, so kann man später, wenn eine blaue Kernfärbung erwünschter sein sollte, ohne weiteres mit einem Hämatoxylin überfärben. Um ein Beispiel zu geben, sei die Färbung mit saurem alkalischen Carmin nach MAYER angeführt.

Das fixierte Gewebe kommt aus Alkohol oder nach der Wässerung je nach der angewandten Fixierung in folgende Lösung:

| | |
|---|---|
| Carminum rubrum optimum | 4 g |
| Aq. dest. | 15 ccm |
| Acid hydrochl. | 30 Tropfen. |

Man kocht vorsichtig auf, bis alles Carmin gelöst ist. Dann werden 95 ccm von 85% Alkohol zugefügt. Dann wird noch warm filtriert, und Ammoniak zugesetzt, bis sich gerade ein Niederschlag bildet. Dann wird noch einmal filtriert. Die Farbe muß 2—8 Tage einwirken. Danach wird in 80% Alkohol ausgewaschen, bis keine Farbwolken mehr abgehen. Weitere Vorschriften siehe bei SCHMORL.

Für wirklich genaue, gute Färbung erweist sich als brauchbar nur die *Schnittfärbung,* d. h. die auf ein Tragglas aufgeklebten Schnitte werden der Farbflüssigkeit ausgesetzt. Dies Verfahren hat den ungeheuren Vorteil, daß man die Färbung jederzeit unterbrechen kann und mit dem Mikroskop — gegebenenfalls sogar mit Wasserimmersion $D$ von Zeiß — zu prüfen imstande ist, wie die Farbe angenommen wurde.

Die verschiedenen Arten zu färben sind verschieden benannt worden. EHRLICH und LAZARUS nennen eine Färbung, bei der nur eine bestimmte Zellart hervorgehoben wird, eine singuläre, und eine solche, die viele oder alle Bestandteile des Gewebes zu färben vermag, eine panoptische.

MAYER hat als erster eine progressive (direkte) von einer regressiven (indirekten) Färbung unterschieden, eine Einteilung, die sich erhalten hat.

RAWITZ schließlich hat eine substantive von einer adjektiven getrennt.

Bei der progressiven Färbung wendet man möglichst dünne Farblösungen an, die man dafür desto länger einwirken läßt, bis über 24 Stunden. Es gibt Farbstoffe, z. B. Gentianaviolett, die überhaupt nur bei progressiver Färbung einwandfreie Bilder liefern. Mit dieser Art zu färben erreicht man, daß der Farbstoff so fest an bestimmte Teile des Gewebes gebunden ist, daß er durch weitere Einwirkung nicht verändert werden kann. Wenn der Schnitt aus der Farblösung genommen wird, ändert sich der Farbton weder durch Alkohol noch durch Wasser. Die wissenschaftliche Bedeutung derartiger Färbungen ist darin enthalten, daß „in diesen Fällen die spezifische Affinität der Gewebsbestandteile zu den Farben das einzig maßgebende Prinzip ist; wir können daher aus derartigen Tinktionen mit gutem Recht Rückschlüsse auf die chemische Konstruktion der Gewebe machen" [HEIDENHAIN (1926)].

Bei einer *regressiven* Färbung setzt man die Schnitte einer mehr oder weniger starken Farblösung aus, die zunächst das Gewebe überfärbt. Mit einem für bestimmte Farben bestimmten Differenzierungsmittel beseitigt man dann die Überfärbung. Der große Unterschied gegen die progressive Färbung liegt darin, daß man hier den Vorgang der Differenzierung beliebig unterbrechen kann, Je nach dem, ob man der Differenzierung früher oder später ein Ende setzt, bekommt man verschiedene Bilder. Man unterbricht naturgemäß immer dann, wenn ein bestimmter Bestandteil des Gewebes, den man besonders deutlich „elektiv" hervorheben will, gerade scharf vor anderen Bestandteilen hervortritt. Das läßt sich im allgemeinen nur unter dem Mikroskop entscheiden und kann von Sekunden abhängen. Je weniger stark die Differenzierungsmittel gewählt werden, desto größer ist der Spielraum. Wenn in so vielen Vorschriften der Aufenthalt in bestimmten Lösungen auf Sekunden genau festgelegt ist, so hat das nur einen recht bedingten Wert. Damit eine regressive Färbung gut gelingt, müssen nach Heidenhain folgende Bedingungen u. a. erfüllt sein:

1. Die Schnitte müssen dünn und unter sich gleichmäßig dick sein.

2. Die Farblösung soll durchaus nicht besonders kräftig sein. Der verdünnte Farbstoff führt die Überfärbung zwar langsam herbei, liefert aber bei der Entfärbung viel gleichmäßigere Bilder. Viel Wasser macht den Farbstoff außerdem durch Dissoziation chemisch aktiv.

3. Hämatoxylin und basische Anilinfarben eignen sich am besten zu regressiven Färbungen. Der Farbstoff soll kein Gemenge, sondern rein sein.

4. Man soll möglichst langsam, also mit dünnen Lösungen differenzieren.

5. Es ist gut, den Bestandteil, den man färben will, durch irgendwelche Mittel quellen zu lassen.

Das beste Beispiel einer regressiven Färbung ist die mit Eisenhämatoxylin nach Heidenhain. Sie ist aber gleichzeitig eine *adjektive* Färbung, weil sie eine Beize anwendet, um den Farbstoff haften zu lassen, der ohne Beize nicht haften würde.

Von einer Beize muß verlangt werden, daß sie mit bestimmten Teilen des Gewebes eine feste Verbindung eingeht und daß sie mit der Farblösung einen unlöslichen, stark gefärbten Niederschlag bildet. Alle bisher bekannten Beizmittel fällen Eiweiß, daher wirken manche Fixierungsmittel als Beize. Der Vorzug einer Beizung ist u. a. auch darin zu erblicken, daß man altes Alkoholmaterial, das sich sonst nicht färbt, durch vorherige Beizung zur Annahme einer Farbe bringen kann. Die zwischen Beize und Farbstoff entstandene Verbindung nennt man einen Farblack.

v. Möllendorff und Tomita (1926) haben in ihren wichtigen Untersuchungen über die Theorie der Färbung auch die Bechersche Beizen-Farbstofftheorie ausführlich erörtert. Sie sehen die Wirkung der Beize darin, daß ein nur zur Durchtränkungsfärbung befähigter Farbstoff in einen mehr oder weniger stark zur Niederschlagsfärbung geeigneten Lack umgewandelt wird. Es kann hier aber nicht weiter darauf eingegangen werden.

Zur *substantiven* Färbung schließlich bedarf es keiner Beize. Das Gewebe nimmt die Farbe ohne weiteres an.

Jeder gefärbte Schnitt sollte mit frischen und ungefärbten Schnitten verglichen werden.

## Die vitale Färbung.

Unter *vitaler* Färbung im Gegensatz zu supravitaler (S. 385) versteht man eine Färbung, die am lebenden Tier oder an z. B. im Explantat lebenden Zellen vorgenommen wird. Zu diesem Zweck setzt man dem Wasser, in dem Tiere leben, Farbstoffe in stärkster Verdünnung zu, oder spritzt Warmblütern subcutan, intraperitonaeal oder intravenös Farbstoffe ein. Diese dürfen natürlich das Tier und Zellen nicht schädigen oder vergiften, was vorkommen kann, wenn man den Farbstoff häufiger einspritzt, ,,hochtreibt", besonders bei Neutralrot [PoLITZER (1924)]. Man kann mit sauren und basischen Farbstoffen arbeiten, wobei man verschiedene Bilder erhält. Die am häufigsten benutzten sauren Farbstoffe sind: Trypanblau, Pyrrolblau und Lithiumcarmin, basisch sind Bismarckbraun, Neutralrot, Nilblausulfat und Methylenblau. Nach Einspritzung saurer Farbstoffe treten im Cytoplasma bestimmter Zellen des Körpers gefärbte Graunla auf, die vorher nicht vorhanden waren, z. B. in den Histiocyten des subcutanen Bindegewebes (Abb. 32). Man kann alle Übergänge von kleinen, blaß gefärbten Tröpfchen bis zu oft eckigen, unregelmäßigen Schollen erkennen.

Für das Studium der Haut hat die vitale Färbung eine verhältnismäßig geringe Bedeutung, weil nur sehr wenig Zellen darin den Farbstoff speichern. Die Fibrocyten verhalten sich im allgemeinen ganz ablehnend. Nur wenn man

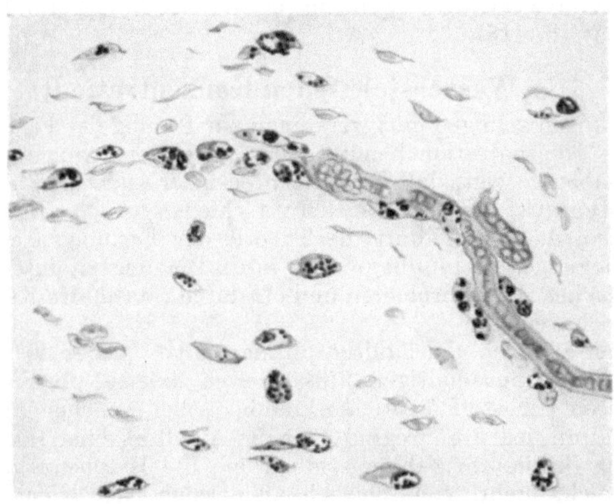

Abb. 32. Subcutanes Bindegewebe einer zweimal mit 1 ccm 1 °/₀ Trypanblau gespritzten Ratte. Keine Gegenfärbung. Paraffinschnitt. Die Histiocyten, zumeist entlang den Gefäßen angeordnet, haben gespeichert, die Fibrocyten nicht.

den Farbstoff sehr hochtreibt, treten manchmal kurze, perlschnurartige Einschlüsse in ihnen auf [v. MÖLLENDORFF (1920)]. Und auch in unmittelbarer Nähe der Einstichstelle speichern sie [MAXIMOW (1928)]. Wohl aber sind immer die ruhenden Wanderzellen mit Granulis beladen (Abb. 32).

Grundsätzlich wichtig ist es, daß basische Farbstoffe sich an Bildungen anzulagern pflegen, die von vornherein im Cytoplasma vorhanden waren, während saure Farbstoffe auf sehr verwickelte Weise ins Cytoplasma gelangen und schließlich in Form von Granulis unabhängig von Strukturen abgelagert werden [vgl. v. MÖLLENDORFF (1920)].

Die Funktion des Bindegewebes zu erforschen, haben vitale Färbungen eine entscheidende Rolle gespielt [v. MÖLLENDORFF (1926, 1927)].

Zur Einspritzung benutzt man im allgemeinen eine 0,5—1°/₀ Lösung des Farbstoffs. Durch Kochen wird die filtrierte Lösung steril. Einer Maus spritzt man je 20 g Körpergewicht 1 ccm, einem Kaninchen je 100 g 1 ccm ein.

v. GAZA (1924) hat vitale Färbungen am Menschen vorgenommen. Er spritzt in die vorher mit Äther gesäuberte Haut mit feinster Kanüle $1/_4$—1 ccm einer 1°/₀ oder besser einer auf die Hälfte mit physiologischer Kochsalzlösung verdünnter Lithion-Carminlösung ein. Im letzteren Falle wird die sonst auftretende Blasenbildung vermieden. Das Gewebe wird durch die Injektion geschädigt, was durch diffuse Färbung zum Ausdruck kommt. Außerdem können die Gefäße des Papillarkörpers thrombosieren. Am Rande des Einstichgebietes speichern Histiocyten, Fibroblasten und Adventitiazellen. Epidermis, Haarbälge, Talg- und Schweißdrüsen speichern nicht. Nur gelegentlich fand sich in der Lichtung der Schweißdrüsen der Farbstoff. An Tieren konnten die gleichen Befunde erhoben werden.

Manganotti (1928) injiziert intradermal $^1/_{10}$—2 ccm steriler Trypanblau- oder Pyrrolblaulösung. Nach 12—18 Stunden waren Histiocyten, Adventitiazellen, Fettzellen und Zellen, die morphologisch den Fibroblasten ähnlich waren, „imprägniert“. In Leukocyten und Makrophagen waren Granula zu erkennen. Carcinom- und Sarkomzellen, ebenso Lupusgewebe blieben ungefärbt.

Zu welch schönen Erfolgen die vitale Färbung an Wirbellosen schon geführt hat, zeigen die Arbeiten von Keller (1925) und Gicklhorn (1926).

Man fixiert vital gefärbte Gewebe am besten mit $10^0/_0$ Formol oder Helly-scher Flüssigkeit (S. 418).

## Die Wasserstoff-Ionen-Konzentration.

Einige Färbungen gelingen nur, wenn man zur Lösung der Farbstoffe Wasser von bestimmter Konzentration benutzt. Neuere Untersuchungen [Pischinger (1926, 1927)] haben gezeigt, daß bei fortschreitender Änderung der Wasserstoffionenkonzentration (CH) die Gewebe sich verschieden färben. Es ist mit Sicherheit anzunehmen, daß in Zukunft die Theorie der Färbungen stark von derartigen Untersuchungen beeinflußt werden wird. Die meisten unserer Färbungen sind durch vielfaches Herumprobieren und oft durch rätselhafte Künste zustande gekommene Kochrezepte.

War es bisher ziemlich gleichgültig, ob man mit $5^0/_0$ oder $20^0/_0$ Formol, mit Alkohol- oder Chromsäure-haltigen Flüssigkeiten fixierte, ob man mit diesem oder jenem sauren Farbstoff färbte, so kommt es bei manchen Färbungen entscheidend darauf an, jeden Säuregrad oder die Alkalität einer Lösung eindeutig durch eine ganz bestimmte Zahl auszudrücken, die H-Ionenzahl der Lösung.

Es genügt nicht mehr, von schwach alkalischen oder leicht angesäuerten Lösungen zu sprechen, sondern es müssen diese Ausdrücke durch Angabe der Wasserstoffionenkonzentration zu quantitativen gemacht werden. Ich kann an dieser Stelle nicht ausführlich auf die Lehre von der Wasserstoffionenkonzentration eingehen und verweise deshalb auf das Buch von Mislovitzer (1928), dem ich hier auch folge.

Das Wasserstoffion ist ein elektrisch geladenes Wasserstoffatom. Das Atom hat einen positiven Kern, um den ein negatives Elektron kreist. Die Atome verschiedener Körper unterscheiden sich, von ihrer Wesensart abgesehen, durch Kernladung und Elektronenzahl. Der positive Kern sucht immer so viel negative Elektronen an sich zu ziehen, als seine Ladung festhalten kann. Ist das erreicht, dann heben sich positive und negative Ladung gegenseitig auf, das Atom zeigt nach außen keine elektrische Ladung. Werden nun ein oder mehrere Elektronen durch irgendwelche Einflüsse abgespalten, so erscheint das Atom positiv geladen. Ist eine Überzahl von Elektronen vorhanden, so erscheint das Atom negativ. Wir nennen Atome, die eine elektrische Ladung zeigen, *Ionen*. Das H-Atom hat einen positiven Kern, um den ein negatives Elektron kreist; das H-Ion ist also ein elektrisch geladenes H-Atom. Diese H-Ionen spielen nun in Lösungen eine bedeutende Rolle, wenn entweder das Lösungsmittel oder der zu lösende Stoff oder gar beide ionisierbare H-Atome haben. Auch im reinsten Wasser sind immer H-Ionen vorhanden. Das ist wichtig, weil wir es ja überwiegend, mit wässerigen Lösungen zu tun haben. Das Wasser hat eine außerordentlich große „ionisierende Kraft", d. h. es ist in besonders hohem Maße imstande, gelöste Körper zu ionisieren. Es besteht nun ein Parallelismus zwischen dieser ionisierenden Kraft und dem sog. dielektrischen Verhalten der Lösungsmittel, das man durch die Dielektrizitätskonstante ausdrückt. Ist an sich der Atomkern bemüht, viel Elektronen an sich zu ziehen, so daß das Atom nach außen hin keine elektrische Ladung zeigt und streben ebenso die Ionen zum ungeladenen Molekül zusammen, so müssen wir in dem dielektrischen Vermögen des Lösungsmittels eine Kraft sehen, die diesen Zusammenschluß zu verhindern sucht. Je stärker das dielektrische Vermögen, die Dielektrizitätskonstante eines Lösungsmittels ist, desto mehr Ionen sind da. Wasser hat eine außerordentlich große

| | |
|---|---|
| Dielektrizitäts-Konstante | 81,7 |
| Methylalkohol | 32,4—35,4 |
| Aceton | 20,7 |
| Chloroform | 4,95 |
| Benzol | 2,26 |

(Nach MISLOVITZER.)

Wasser liefert nicht nur selbst aus seinen H-Atomen H-Ionen, es kann auch aus gelösten Substanzen, sofern sie nur H-Atome enthalten, in besonders starkem Maße H-Ionen freimachen. Aus einem Molekül $H_2O$ entsteht ein H-Ion und ein OH-Ion. In reinem Wasser ist deshalb die Anzahl der H-Ionen gleich der Anzahl der OH-Ionen und ebenso sind auch ihre Grammäquivalente gleich groß. Ein Grammäquivalent H-Ion wiegt 1,008 g (Atomgewicht von H = 1,008) und ein Grammäquivalent OH-Ion wiegt 17,008 g (Atomgewicht von O = 16,00). Man hat berechnet, daß das Gewicht der H-Ionenmenge eines Liters reinen Wassers ein Zehnmillionstel-Gramm beträgt $= \dfrac{1}{10\,000\,000} = 10^{-7}$. Das Gewicht der OH-Ionen ist das gleiche, immer vorausgesetzt, daß das Wasser „neutral" d. h. frei von freien Säuren und freien Basen ist. Eine Vermehrung der H-Ionen oder der OH-Ionen kann nur durch Zufuhr von Säuren oder Basen zustande kommen. Wir drücken heute saure und basische Reaktion durch die H-Ionenkonzentration aus, wobei sich aus dem Gesagten ergibt, daß die OH-Ionenkonzentration in dem Maße zunimmt, als die H-Ionenkonzentration abnimmt. *Eine Lösung ist sauer, wenn ihre H-Ionenkonzentration größer als* $10^{-7}$ *ist, also* $10^{-6}$—$10^{-1}$ *und* $10^{0}$. *Eine Lösung ist alkalisch, wenn ihre H-Ionenkonzentration kleiner als* $10^{-7}$ *ist, also* $10^{-8}$—$10^{-14}$.

Es wäre nun ungeheuer umständlich, immer mit den negativen Potenzen von 10 umgehen zu müssen, wenn man die H-Ionenkonzentration einer Lösung ausdrücken will. Deshalb hat SÖRENSEN (nach MISLOVITZER) dies Verfahren vereinfacht, indem er die Zahlen der H-Ionenkonzentration logarithmierte. Da ich dem nicht zu folgen vermag, teile ich gleich das Endergebnis mit:

Der negative Logarithmus der H-Ionenkonzentration wurde Wasserstoffexponent = $p_H$ genannt.

Wenn wir früher sagten: in neutralem Wasser ist die H-Ionenkonzentration $10^{-7}$, so drücken wir das jetzt einfacher aus: im neutralen Wasser ist $p_H = 7$, in saurem 6,9—1, in alkalischem 7,1—14.

Das $p_H$ nimmt ab, wenn die H-Ionenkonzentration steigt und umgekehrt. Wasser von der richtigen Wasserstoffionenkonzentration stellt man sich am besten her, indem man 9,078 g von primärem Kaliumphosphat ($KH_2PO_4$) nach SÖRENSEN, zu beziehen von Kahlbaum, mit 1000 ccm Aq. dest. im Maßkolben mischt, bei der auf dem Kolben angegebenen Eichtemperatur von 18—20°. Weiterhin löst man 11,876 g sekundäres Natriumphosphat ($Na_2HPO_4 \times 2\,H_2O$) nach SÖRENSEN (zu beziehen von Kahlbaum) mit 1000 g Aq. dest. Dann schüttet man 4 Teile der primären mit 6 Teilen der sekundären Phosphatlösung zusammen und verdünnt dieses Gemisch mit der 10—20fachen Menge Aq. dest. Die Wasserstoffionenkonzentration dieses Wassers beträgt 6,98. Auch muß das Wasser frei von Kohlensäure sein, die man am einfachsten dadurch entfernt, daß man das Wasser 5—10 Minuten lang im verschlossenen Jenenser Glas kochen läßt.

## Basische und saure Farbstoffe.

Die Farbstoffe werden herkömmlicherweise eingeteilt in saure, basische und indifferente. Diese Einteilung genügt den heutigen Anforderungen nicht mehr ganz. Die zahlreichen Untersuchungen über Fixierung und Färbung haben ergeben, daß es neben diesen erwähnten Eigenschaften der Farbstoffe auch auf ihre Dispersität, ihre Teilchengröße, ihre elektrische Ladung u. a. ankommt. Nachdem v. MÖLLENDORFF (1924) zunächst gegen UNNA (1924) gezeigt hatte, daß basische Farbstoffe an der Oberfläche des Gewebes ausgeflockt werden und so eine Niederschlagsfärbung hervorrufen, während saure und auch manche basische das Gewebe durchtränken, haben andere Forscher in der elektrischen Ladung der Gewebe wie die Farbstoffteilchen den entscheidenden Punkt der Färbung gesehen. So werden die basischen Farbstoffe als elektrisch $+$, die sauren als negativ geladen angesehen. Doch hängt dieser Zustand wiederum von der Wasserstoffionenkonzentration ab. Über den Dispersitätsgrad der einzelnen Farbstoffe ist schließlich heute noch so wenig bekannt, daß hier die übliche Einteilung der Farbstoffe in saure und basische beibehalten wurde.

Zum Verdünnen der Farbstoffe muß man immer ganz reines und säurefreies Aq. dest. verwenden. Es darf bei Zusatz von Silbernitrat-Lösung keine Opalescenz, bei Zusatz von Phenolphthalein keine Rotfärbung zeigen.

### Basische Farbstoffe.

| | | | |
|---|---|---|---|
| Acridinrot | Fuchsin B. | Methylenblau | Phosphin |
| Anilingelb | Gentianaviolett | Methylgrün | Rhodamin B |
| Auramin | Gentianablau 6 B. | Methylviolett | Rhodamin S |
| Azophosphin | Indazin | Nachtblau | Rubin |
| Azur | Indoinblau | Naphtalinrot | Safranin |
| Bismarckbraun | Janusgrün J. | Naphtolblau R | Smaragdgrün |
| Chinolinblau | Kresylblau | Neublau R | Solidgrün |
| Chrysoidin | Kresylviolett B | Neutralviolett | Thionin |
| Chrystallviolett | Kresylviolett R | Neutralrot | Thioninblau |
| Dahlia | Krystallviolett | Nilblau | Toluidinblau |
| Diamantfuchsin | Magenta | Nilblausulfat | Trypaflavin |
| Echtblau | Malachitgrün | Pyronin | |

### Saure Farbstoffe.

| | | | |
|---|---|---|---|
| Aurantia | Congoblau | Lichtgrün FS | Ponceau S |
| Azoblau | Congorubin | Marineblau I a | Pyrolblau |
| Azofuchsin B | Congocorinth | Metanilgelb (Orange | Reinblau I a |
| Azofuchsin G | Chrystallponceau | MN) | Rose bengale |
| Azocarmin | Crotein | Methylblau (Baum- | Resorcinbraun |
| Azorubin | Cyanin B | wollblau) | Rosazurin B |
| Azosäureblau | Cyanosin | Methylorange | Rosazurin G |
| Baumwollblau | Diamantblau | Naphtolgelb | Rubin S |
| Benzoazurin | Diamantgrün | Naphtolgrün | Safrosin |
| Benzopurpurin | Echtbraun | Naphtolorange | Säurealizarinblau |
| Blauschwarz | Echtgelb | Naphtolrot | Säurealizaringrün |
| Bleu de Lyon | Erythrosin | Naphtolschwarz | Säurebraun |
| Brillantblau | Fluoreszin | Nigrosin | Säurefuchsin |
| Brillantgrün | Gallein | Opalblau | (Fuchsin S) |
| Brillantschwarz | Helianthin | Orange G | Säureviolett 6 B |
| Chinablau | Indaminblau | Orseillin BB | Thiazinrot |
| Chinagrün | Indulin | Patentblau | Thiazinbraun |
| Chromgrün | Isaminblau | Phloxinrot | Trypanblau |
| Chromotrop | Jodeosin | Ponceau RR | Wasserblau |
| | | | Wollschwarz |

# Kernfarbstoffe.

Für die Färbung der Kerne steht uns eine große Anzahl von Farbstoffen zur Verfügung. Die Wahl eines solchen wird sich immer danach zu richten haben, ob man am Kern selbst seine verschiedenen Bestandteile in normalem oder verändertem Zustande erkennen will, oder ob man dem Kerne eine gute Kontrastfärbung zu irgendeinem Bestandteil des Gewebes geben will, das es zu untersuchen gilt. Zwar färben auch einige Kernfarbstoffe bestimmte Granula oder Sekrete im Gewebe mit, die meisten aber färben nur die Kerne und lassen das übrige Gewebe farblos. Deshalb wird man immer zu einer oder mehreren Färbungen greifen müssen, um die verschiedenen Bestandteile der Haut in einem Präparat darstellen zu können. Will man beispielsweise die kollagenen Fasern blau färben, so ist es unzweckmäßig, auch die Kerne blau zu färben. Man wählt dazu dann einen roten Farbstoff. Wenn hier nun die Hämatoxyline und Karmine in einem besonderen Abschnitt und ausführlicher behandelt werden als so viele andere Kernfarbstoffe, so hat dies seinen Grund in der überragenden Bedeutung und den zahlreichen Spielarten dieser beiden Farben. Man kann fast alle anderen Bestandteile der Haut in brauchbaren Gegenfarben zu diesen beiden Mitteln darstellen und sie sind in gleicher Weise an Gefrier-, Paraffin- und Celloidinschnitten zu gebrauchen. Auch ist es ganz gleichgültig, womit das Gewebe vorher fixiert wurde. Da aber verschiedene Fixierungsmittel das natürliche Gefüge des Kerns erheblich abändern, darf derjenige, der Untersuchungen gerade am Kerne vornehmen will, sich niemals nur mit *einer* Fixierung oder nur *einer* Kernfärbung begnügen.

## 1. Die Hämatoxyline.

Das *Hämatoxylin* wird aus dem mexikanischen Blauholz gewonnen. Es löst sich in kaltem Wasser ziemlich schwer, in heißem Wasser, Glycerin und Alkohol leicht. Eine Eigentümlichkeit aller Hämatoxyline liegt darin, daß sie erst einige Zeit nach ihrer Herstellung ihre volle Färbekraft erlangen: sie müssen „reifen". Es wird dabei das Hämatoxylin in Hämatein umgewandelt, das streng genommen der Farbstoff ist. Um dies recht Zeit raubende Reifen abzukürzen, das chemisch eine Oxydation durch Entfernung von 2 Atomen Wasserstoff ist, sind eine ganze Reihe von Vorschlägen gemacht worden: Man setzt Kaliumpermanganat oder Kaliumbichromat zu (HANSEN) oder Wasserstoffsuperoxyd (MARTINOTTI). Ich führe zwei solcher schnell gebrauchsfertiger Lösungen an:

### HANSEN (1895)

löst 1 g Hämatoxylin in
10 ccm Alkohol abs. **1.**

Diese Lösung vermischt man mit einer 10% Lösung von Kalialaun in warmem Aq. dest., die gut filtriert sein muß. Dazu gießt man 3 ccm einer kaltgesättigten wässerigen Kaliumpermanganatlösung und erwärmt unter stetem Umrühren bis zum Sieden. Nach Abkühlung wird filtriert.

### MARTINOTTI (1925) **2.**

fügt 10 ccm einer 10% Lösung von Hämatoxylin in Alkohol abs. zu 100 ccm einer gesättigten wässerigen Lösung von Alaun. Man kocht kurz auf und läßt über Nacht bei 37° im Brutschrank stehen. Nach Erkalten füllt man mit abgekochtem Aq. dest. auf 100 ccm auf. Unter stetem Umrühren fügt man hinzu: Methylalkohol und Glycerin je 25 ccm und danach 10 ccm Wasserstoffsuperoxyd. Die Lösung ist nach wenigen Stunden gebrauchsfertig und hält sich jahrelang. Vor Gebrauch muß man filtrieren.

### Hämalaun. **3.**

a) Man löst 1 g Hämatein — das im Handel käuflich ist — in 50 ccm 90% Alkohol unter Erwärmen und gießt es zu einer Lösung: 50 g Alaun in 1 l Aq. dest. Man setzt etwas Thymol zu und filtriert nach dem Erkalten.

b) Noch besser ist das Mayersche saure Hämalaun.
1 g Hämatoxylin wird in 1 l Aq. dest. gelöst. Dazu fügt man

50 g Alaun,
 0,2 g Natriumjodat
20 ccm Eisessig — oder

statt Eisessig     50 g Chlorahydrat und
1 g Citronensäure.

## 4.  Böhmers Hämatoxylin.

1,5 g Hämatoxylin werden in 30 ccm Alcohol abs. gelöst. Von dieser Lösung setzt man einer Lösung von 0,1 g Alaun in 30 ccm Aq. dest. tropfenweise soviel zu, daß eine violette Färbung entsteht. Die Lösung muß in offener Flasche reifen. Es ist das am wenigsten empfehlenswerte Hämatoxylin.

## 5.  Delafieldsches Hämatoxylin.

Man löst 4 g Hämatoxylin in 25 ccm Alkohol. abs. und gießt diese Lösung zu 400 ccm einer konzentrierten wässerigen Ammonalaun-Lösung. Das Gemisch muß 3—4 Tage offen am Licht stehen bleiben. Dann filtriert man und fügt je 100 ccm Glycerin und Methylalkohol zu. Nach einigen Tagen wird nochmal filtriert und vor dem Gebrauch nach Bedarf verdünnt. Ein ausgezeichnetes Gemisch.

### Ehrlichs Hämatoxylin.

Zu

**6.**

wird eine Lösung von

100 ccm Aq. dest.,
100 ccm Glycerin,
10 ccm Eisessig und
2 g Kalialaun
2 g Hämatoxylin in
100 ccm Alkohol. abs.

gegossen. Die Lösung muß mindestens 14 Tage in offenem Gefäß reifen, wenn man nicht das Hämatoxylin durch 0,25—0,5 g Hämatein ersetzen will.

## 7.  Weigerts Eisen-Hämatoxylin.

Man stellt sich zwei Lösungen her:
I. 1 g Hämatoxylin wird in 100 ccm 96% Alkohol gelöst.
II.             4 ccm Liq. ferri sesquichlorati
            1 ccm offizinelle Salzsäure,
          95 ccm Aq. dest.
werden zusammengegossen. Beide Lösungen halten sich lange.

Unmittelbar vor dem Gebrauch gießt man von I und II gleiche Teile zusammen. Dies Gemisch verdirbt sehr schnell. Die Schnitte werden 1—2 Minuten darin gefärbt. Diese Weigertsche Lösung ist auch in solchen Fällen vorzüglich, in denen andere Hämatoxyline nicht recht färben, z. B. an altem Zenker-Material.

## 8.  Hämatoxylin nach Harris

[von van Walsam (1926) besonders empfohlen]:

10 g Alaun werden in 100 ccm Aq. dest. in der Hitze gelöst, und 0,5 g Hämatoxylin in 5 ccm Alkohol. Am nächsten Tage werden die Lösungen zusammengegossen. Dazu werden 0,250 g rotes oder gelbes Quecksilberoxyd gegeben. Es wird bis zum Kochen erhitzt und schnell abgekühlt. Am nächsten Tage filtrieren.

Wenn eine Trübung auftreten sollte, wird nach einigen Tagen nochmals filtriert.

Weitere Hämatoxyline werden an den Stellen beschrieben, wo sie zu bestimmten Färbungen gebraucht werden.

### 2. Die Carmine.

Der wirksame Farbstoff der Cochenille (Cochenille-Blattlaus) ist die Carminsäure. Das Carmin besteht aus carminsaurem Kalk, carminsaurer Tonerde und Eiweißkörpern von unbekannter Zusammensetzung. Es löst sich so gut wie gar nicht in Wasser und Alkohol, leidlich gut in Säuren und Basen, vollständig in Ammoniak. Der Farbstoff ist leider nicht immer rein. Das hat Heidenhain veranlaßt, die Carmine ganz zu meiden und dafür das *Azocarmin* einzuführen, mit dem man in der Tat gute Erfolge erzielt. Aus diesem Grunde führe ich hier

aus der großen Anzahl vorhandener Carmin-Gemische nur vier an und weise
ausdrücklich auf die Azan-Färbung hin (S. 488 [40])[1].

Zur Nachfärbung empfiehlt HEIDENHAIN (1903) Blauschwarz B in 1%
wässeriger Lösung.

### Carmalaun nach P. MAYER (Alaun-Carmin).

**9.**

3—5 g Kali- oder Ammoniakalaun werden in
100 g Aq. dest.
gelöst, dann gibt man    1 g Carmin zu
und kocht 15—20 Minuten. Nach dem Abkühlen wird filtriert und 1 ccm Formol zugesetzt.
Schnitte werden darin $^1/_2$—24 Stunden gefärbt. Die Lösung ist nicht lange haltbar, oder:

P. MAYER kocht (1897):

2 g Carmin mit
5 g Alaun und
100 g Wasser, 1 Stunde lang.

### Paracarmin nach P. MAYER.

**10.**

1 g Carminsäure,
0,5 g Chloraluminium,
4 g Chlorcalcium,
100 ccm 70% Alkohol
werden zusammen erwärmt. Nach dem Abkühlen wird filtriert. Man kann vor dem Gebrauch bis zur 10 fachen Menge mit 70% Alkohol verdünnen und auf 100 ccm 3 Tropfen
Essigsäure zusetzen. Zur Differenzierung benutzt man 2% Essigsäure in 70% Alkohol
und wäscht dann in 70% Alkohol.

### Lithioncarmin.

**11.**

2,5 g Carm. rubr. opt. werden in 100 ccm kalt gesättigter wässeriger Lösung von Lithion
carbonicum gelöst. Kochen. Filtrieren. Man färbt 5—10 Minuten und differenziert in
Salzsäure-Alkohol.

Das Lithioncarmin ist für Paraffinschnitte ungeeignet, da das die Schnitte am Tragglas
befestigende Eiweißglycerin aufgelöst wird. Die Schnitte schwimmen infolgedessen ab.
*Löst man aber 10 Teile Lithioncarmin in 70 Teilen salzsauren Alkohols, so wird dieser Übel-
stand vermieden.*

### 3. Boraxcarmin (alkoholisch).

**12.**

2—3 g Carmin rubr opt. werden mit 4 g Borax fein zerrieben und in 100 ccm Aqua dest.
aufgekocht. Nach dem Erkalten fügt man 100 ccm 70% Alkohol zu. Die Lösung färbt erst
nach einigen Wochen gut. Filtrieren. Besonders geeignet für Stückfärbung (S. 508 [101]).

MARTINOTTI (1920) fixiert in 10% Formol, dem er 5% Karlsbader Salz, Mg-
sulfat, Na-carbonat oder Li-carbonat zusetzt. Gefrierschnitte. Diese werden 12—24 **13.**
Stunden chromiert in 10—20% Lithion-Kupfer- oder Calciumbichromat. Kurz abwaschen.
Färbung 12—24 Stunden in 1% wässeriger Lösung von *Azocarmin.* Kurz abwaschen.
Höchstens eine halbe Sekunde in eine gesättigte wässerige Lösung von Lithionpikrat.
Waschen. Alkohol abs. Benzol. Xylol. Dammarharz. Kerne rot auf gelbem Grund.


### 4. Weitere Kernfarbstoffe.

Die basischen Anilinfarben färben die Kerne. Aber alle diese Färbungen
sind nicht annähernd so brauchbar und auch nicht so dauerhaft wie die mit
Hämatoxylin und Carmin. Außerdem halten sich Lösungen nicht lange und die
Farbe geht aus, wenn die Präparate in Glycerin aufbewahrt werden. Es kommen
hier für unsere Zwecke nur wenige in Betracht.

### 1. Bismarckbraun.

**14.**

Man kocht    Bismarckbraun    2 g
96% Alkohol    60 ccm
Aq. dest.    40 ccm.
Nach dem Abkühlen wird filtriert. Gegen etwaiges Aufkommen von Bakterien setzt
man etwas Carbolsäure zu.

---

[1] Nach FYG [Z. Mikrosk. **45** (1928) soll die Wirkung des Carmins durch Metallsalze
gesteigert werden. Z. B. 6 g reinen Chromalaun in 100 ccm Aqua dest. heiß lösen, 1 g
Carmin zusetzen und 15 Minuten kochen. Nach Abkühlen filtrieren.

### 2. Fuchsin (nicht Säurefuchsin), auch Magenta oder Rubin genannt.

Man braucht es in $1\%$ Lösung in Alcohol. abs., oder auch in Aq. dest. Es wird aufgekocht und filtriert. Wenn Überfärbung eintritt — man färbt am besten 24 Stunden — wird in $96\%$ Alkohol differenziert.

### 15. 3. Gentianaviolett.

Man gebraucht $1-2\%$ Lösung in Aq. dest., die aufgekocht und nach dem Abkühlen filtriert wird. Bei Überfärbung wird mit $96\%$ Alkohol differenziert.

### 16. 4. Kresylechtviolett R extra.

Man stellt eine konzentrierte wässerige Lösung her, der man nach $1-2$ Tagen die gleiche Menge $96\%$ Alkohol zusetzt. Man differenziert in $70\%$ Alkohol oder in schwach mit Essigsäure angesäuertem Wasser.

### 17. 5. Methylenblau (Löffler).

Man stellt eine konzentrierte Lösung von Methylenblau in Alkohol. abs. her. Zu 30 ccm dieser Lösung gibt man 100 ccm einer $1\%_{00}$ Kalilauge. Gefärbt wird $5-10$ Minuten, differenziert in $70\%$ Alkohol.

### 18. 6. Methylgrün

färbt in den Kernen nur das Chromatin. Zu 100 ccm der $1\%$ wässerigen Lösung gibt man 25 ccm Alkohol abs. und färbt etwa 10 Minuten. Alle mit Methylgrün in Berührung kommenden Flüssigkeiten müssen neutral oder schwach sauer sein.

### 19. 7. Safranin.

Das Safranin ist ein ausgezeichneter Kernfarbstoff, und zwar nicht nur in alkoholischer, sondern auch in $1\%$ wässeriger Lösung. Es färbt sehr rasch, man muß aber die Schnitte nach der Färbung sehr schnell durch Alkohol bringen und darf kein Karbol-Xylol benutzen, das die Farbe wieder entzieht. Man färbt für gewöhnlich in Lichtgrün in $1\%$ wässeriger Lösung nach. Dies gibt sehr schöne Bilder, man muß aber auch hier außerordentlich rasch färben, weil das Lichtgrün das Safranin differenziert. Genau so verhält es sich mit Pikrinsäure, wässeriger oder alkalischer Lösung, Viktoriagrün, Anilinblau, überhaupt sauren Farbstoffen. Aus diesem Grunde ist es gut, möglichst mehrere Stunden mit Safranin zu färben.

Es färbt außer den Kernen in wässeriger oder schwach alkoholischer Lösung Schleim metachromatisch gelb oder auch violett.

Es sind folgende Lösungen vorgeschlagen worden:

1. Konzentrierte alkoholische (abs.) Lösung, die mit der Hälfte Wasser verdünnt wird [Flemming (1881)].
2. 5 g Safranin wird in 15 ccm Alkohol abs. gelöst und mit der Hälfte Wasser verdünnt [Blanc (1883)].
3. Konzentrierte wässerige Lösung [Nikiforow (1888)].
4. $1\%$ wässerige Lösung (Unna).
5. 1 g Safranin + 10 ccm Alkohol abs. + 90 ccm Anilinwasser [Hermann (1881)].
6. 1 g Safranin + 10 ccm Alkohol abs. + 90 ccm $4\%$ Formol [Morel und Dalous (1907)].

Differenziert wird am besten, wenn es sich überhaupt notwendig erweisen sollte, mit schwach salzsaurem Alkohol ($70\%$).

### 20. 8. Thionin

wird in $1\%$ wässeriger Lösung angewendet. Man färbt $\frac{1}{2}-24$ Stunden. Schleim, Knorpel und Mastzellengranula färben sich metachromatisch. Man muß mit Thionin gefärbte Präparate sehr schnell durch Alkohol bringen.

### 21. 9. Toluidinblau.

Man stellt eine $1\%$ wässerige Lösung her und färbt damit unter Umständen bis zu 24 Stunden. Differenzieren in $96\%$ Alkohol.

### 22. 10. Indaminblau, Acridinrot.

Die normalen Kerne der Epidermis und die im Gebiet beginnender Verhornung färbt Martinotti (1924) unterschiedlich.

$1\%$ wässerige Lösung von Indaminblau 5 Minuten Aqua dest. $1\%$ wässerige Lösung von Acridinrot 2 Minuten. Aqua dest. Alkohol abs. Benzol. Xylol. Balsam.

Eleidin rot. Gewöhnliche Kerne blau, verhornende Kerne rot.

## Färbung mit künstlichen Beizenfarbstoffen.

Becher (1921) hat eine ganze Reihe von Farbstoffen neu eingeführt, die besonders unempfindlich gegen Wasser und Alkohol und andere Mittel sein sollen. Wir verdanken noch Mayer (1922) eine Arbeit, in der die Brauchbarkeit dieser Farbstoffe nachgeprüft hat. Er hat sie nicht sonderlich günstig beurteilt und hat geraten, bei Hämatoxylin und Carminsäure zu bleiben. Ich möchte wenigstens ein Verfahren hier anführen, das auch nach Romeis (1924) einfach zu handhaben und brauchbar ist.

0,1 g Gallocyanin wird in 100,0 ccm einer 5% Chromalaun-Lösung unter Um- **23.** rühren aufgekocht. Nach Erkalten wird filtriert. Frisch bereitete Lösungen färben am besten (Romeis). Aus Aq. dest. werden die Schnitte bis zu 24 Stunden in die Farblösung gebracht. Danach muß man gründlich, bis zu 48 Stunden, in Wasser auswaschen. Alkohol. Xylol. Balsam.

*Man erhält eine reine, blaue Kernfärbung.* Die Becherschen Farbstoffe kommen wegen der langen Färbezeit, die sie beanspruchen, für Pathologen und Kliniker kaum in Betracht [Siegel (1924)]. Über das Wesen der Färbung mit Beizenfarbstoffen vgl. v. Möllendorff und Tomita (1925).

### Darstellung der Kerne mit Silber.

Bei sehr vielen Silber-Imprägnationen werden oft, wenn auch in sehr unregelmäßiger Weise und meist unerwünscht, die Kerne mit dargestellt. Rio Hortega (1916) erreicht durch eine seiner Imprägnationen eine gute Darstellung der Kerne und Centrosomen neben der der Epithelfibrillen. Da wohl niemand, um eine gute Kernfärbung zu bekommen, zum Silber greifen wird, sei an dieser Stelle nur auf das Verfahren hingewiesen, das auf S. 510 ausführlicher behandelt wird. (S. a. Abb. 42 S. 510.)

### Darstellung der Kernteilungsfiguren.

Im allgemeinen findet man in der Haut und ihren Anhangsgebilden nicht gerade übermäßig häufig Kernteilungsfiguren, am ehesten noch in den Bulbis der Haare. In einer Talgdrüse Mitosen zu finden, gehört geradezu zu den Seltenheiten. Flemming hat angenommen, daß Zellteilungen rhythmisch erfolgen und nach einer Arbeit von Drooglerer Fortuyn van Leyden (1926), die sich allerdings nicht auf menschliche Haut bezieht, scheint in der Nacht der Höhepunkt der Kernteilungen zu liegen. Da weiterhin eine mitotische Kernteilung etwa $^{1}/_{2}$—1 Std. in Anspruch nehmen dürfte, hängt es natürlich von der raschen Fixierung des Gewebes ab, ob man Kernteilungsfiguren findet oder nicht. Daß Patzelt (1926) nach 12 Stunden nach dem Tode in einer menschlichen Epidermis Mitosen fand, muß sicher als Ausnahme angesehen werden.

Zur Fixierung wählt man am besten die Carnoysche oder Bouinsche Flüssigkeit. So hervorragend sonst für diese Zwecke die Flemmingsche Flüssigkeit ist, so wenig kommt sie gerade für die Haut in Betracht. Thuringer (1925), dessen Untersuchungen gerade den Kernteilungen in der menschlichen Epidermis galten, hat mit Formol, Bouinscher Flüssigkeit oder Zenker fixiert. Schneider hat der Bouinschen Flüssigkeit noch 5% Sublimat zugesetzt. Peter (1924) fixiert in einem Gemisch von Sublimat in $^{1}/_{2}$% Kochsalzlösung mit 1% Osmiumsäure.

Auch Heidenhains Susa ist ausgezeichnet.

Färberisch werden Kernteilungsfiguren durch alle Hämatoxyline gut dargestellt, besonders wenn man mit 1% Salzsäure differenziert (1 ccm Salzsäure auf 100 ccm 70% Alkohol). Die Schnitte verlieren darin ihre blauviolette Farbe und werden rötlich. Sowie genügend differenziert ist, d. h. wenn nur noch die Kerne gefärbt sind, überträgt man in Leitungswasser, in dem die Schnitte wieder blau werden („Nachbläuen"). Um wirklich alle Säure zu entfernen, die im Laufe der Zeit die Färbung zerstören würde, fügt man am besten dem 70% Alkohol, in den der Schnitt bei der Weiterbehandlung kommt, ein wenig Natrium bicarbonat. oder Ammoniak zu. Wendet man das Delafieldsche Hämatoxylin an, so differenziert man am besten in 0,5—1% Alaunlösung.

Bei weitem am besten ist aber Heidenhains Eisen-Hämatoxylin-Färbung. Die Paraffinschnitte müssen dazu möglichst dünn sein. Man bringt sie in eine 1,5—5% wässerige Eisenalaunlösung, die aus hellvioletten — nicht grünen — Krystallen hergestellt werden muß. Die Schnitte bleiben darin 6—12 Stunden. Dann wird 24—36 Stunden gefärbt.

**24.** 1 g Hämatoxylin wird in 10 ccm 96% Alkohol gelöst. Nachdem man 90 ccm Aq. dest. zugesetzt hat, läßt man die Lösung mindestens 4 Wochen reifen. Die Schnitte werden hierin ganz schwarz. Zur Differenzierung bringt man sie in dieselbe Eisenalaun-Lösung, in der man gebeizt hatte. Es kommt nun darauf an, daß man die Differenzierung im richtigen Augenblick unterbricht. Dazu spült man die Schnitte von Zeit zu Zeit mit Leitungswasser ab und prüft, gegebenenfalls mit Wasser-Immersion unter dem Mikroskop, ob die Kernteilungsfiguren schon ganz deutlich sind. Erfolgt die Differenzierung zu rasch, so verdünnt man die Eisenalaun-Lösung. Schließlich wäscht man $\frac{1}{2}$—1 Stunde in mehrfach gewechseltem Leitungswasser aus und bringt die Schnitte aufwärts durch Alkohol über Xylol in Balsam.

Die Kernteilungsfiguren, Chromatinstrukturen, Nucleoli, Centrosomen, Mitochondrien sind scharf schwarz gefärbt.

Das Protoplasma kann man mit einer 1% Lösung von Säurefuchsin, Lichtgrün oder Orange G nachfärben.

Die so gefärbten Gewebe halten sich jahrelang. Ein Nachlassen der Färbung tritt nur ein, wenn nach Sublimat-Fixierung das Jod nicht gründlich entfernt wurde (s. S. 415).

Ein sehr verkürztes, aber auch nicht so feines Verfahren gibt Cole (1925) an.

**25.** Fixierung in Bouinscher Flüssigkeit. Paraffin. Beizen in einer Lösung von

$\qquad$ 5,4 g Eisenchlorid und
$\qquad$ 12,9 g Kalialaun in
$\qquad$ 200,0 g Aq. dest.

Nach kurzem Abspülen wird gefärbt in

$\qquad$ 5 ccm Aq. dest.
$\qquad$ + 1 Tropfen Ammoniak
$\qquad$ + 5 Tropfen einer Hämatoxylin-Stammlösung.

(5 g Hämatoxylinkrystalle gelöst in 100 ccm 95% Alkohol). Differenzieren in $\frac{1}{10}$% Salzsäure unter dem Mikroskop. Nachbläuen in Ammoniakwasser. Gegenfärbung mit Erythrosin, das man dem 70% Alkohol zufügt.

**26.** Eine Färbung ähnlich der mit Heidenhainschen Hämatoxylin hat Salazar nach Beizung mit Tannin-Essigsäure erhalten, die kräftiger und schneller beizt als die übliche wässerige Tanninlösung. Man gießt 2 Teile Wasser zu 1 Teil Essigsäure zusammen und fügt solange Tannin zu, bis die Lösung ambraartig aussieht. Etwas Thymol wird der Haltbarkeit wegen zugefügt. Die entparaffinierten Schnitte werden über Alkohol bis Wasser gebracht. Dann kommen sie für 1—2 Minuten in die Tannin-Essigsäure-Beize. Abspülen in Aq. dest. Dann am besten die Eisensalzlösung, die Heidenhain für seine Färbung angegeben hat. Die Stärke der Färbung verfolgt man unter dem Mikroskop. Kerne sind hell, „Tannophile" Einschlüsse sind schwarz. Es empfiehlt sich, möglichst kleine Gewebsstücke zu nehmen und mit Bouinscher Flüssigkeit zu fixieren. Die Pikrinsäure muß gut ausgewaschen werden.

**27.** Pappenheim-Unna färben mit Methylgrün-Pyronin. Fixierung Alkohol Zenkersche, Orthsche oder Hellysche Flüssigkeit oder Alkohol-Sublimat. Auch an in Formol fixiertem Gewebe gelang mir die Färbung, wenn ich die Präparate ganz schnell durch die Alkohole brachte. Die Färbung ist ganz hervorragend gut, weil einmal Chromatin und Nucleolus anders gefärbt sind und zweitens ruhende und sich teilende Kerne verschieden dargestellt werden. Erstere erscheinen fast blau, letztere leuchtend grün, das Cytoplasma rot.

Es werden gemischt:

| | |
|---|---|
| Methylgrün 00 kryst. gelblich | 0,15 g |
| Pyronin | 0,25 „ |
| 96 % Alkohol | 2,5 ccm |
| Glycerin | 20,0 „ |
| kryst. Karbolsäure | 0,5 „ |
| Aq. dest. | 100 „ |

Färbezeit 10—25 Minuten. Kurz abspülen in Aq. dest., ganz kurz differenzieren in 70 % Alkohol, ganz rasch in Alkohol. abs. und sofort in Xylol. Balsam. Kein Karbol-Xylol benutzen!

MARTINOTTI stellt sich die Lösung etwas anders her:

| I. Aq. dest. 75 ccm | II. Aq. dest. 75 ccm |
|---|---|
| Methylgrün 1,0 | Pyronin 1 g. |

Beide Gemische werden leicht erwärmt und dann wird zu jeder Lösung

$$95\,\% \text{ Alkohol} \quad 5 \text{ ccm}$$
$$\text{Glycerin} \quad 20 \text{ „}$$

gegeben. Zur Färbung gießt man zu

20 ccm der Methylgrünlösung,
30 ccm der Pyroninlösung.

Alles andere wie oben.

Weniger gut, weil die Farben sich nicht lange halten, ist die Färbung von EHRLICH-BIONDI, die von HEIDENHAIN (1892) folgendermaßen abgeändert wurde:

Man stellt sich konzentrierte wässerige Lösungen von Methylgrün, Orange G und Säurefuchsin her, indem man einen Überschuß von Farbe mehrere Tage in Aq. dest. stehen läßt, dann gießt man von

| | | **28.** |
|---|---|---|
| Methylgrün | 50 ccm | |
| Orange G | 100 „ | |
| Säurefuchsin | 20 „ | |

zusammen und färbt damit die in Sublimatlösungen fixierten und aus Paraffinblöcken gewonnenen Schnitte. Am besten verdünnt man die Lösungen sehr stark und färbt darin 24 Stunden.

Auswaschen in 90 % Alkohol 1—2 Minuten. Kurz Alcohol. abs. Xylol. Balsam.

Die Kernteilungsfiguren sind leuchtend blaugrün, die ruhenden Kerne bläulich, das Bindegewebe und Fibrin rot gefärbt.

### Chromatinfärbung nach MANN (1894).

Fixierung: Sublimat. Sublimat-Eisessig, SUSA, ZENKER. Einbettung Paraffin. Man mischt

| | | **29.** |
|---|---|---|
| 1 % Lösung von Methylblau | 35 ccm | |
| 1 % wässerige Lösung von Eosin | 45 „ | |
| Aq. dest. | 100 „ | |

und färbt darin 24 Stunden.

Aq. dest.

Abspülen in Aq. dest. Aufsteigende Alkoholreihe. Differenzieren in Alcohol abs. 60 ccm + 10 Tropfen einer 1 % Lösung von NaOH in Alkohol. abs., bis die Schnitte rot sind. Auswaschen in Alkohol. abs., Waschen mit Leitungswasser, dem einige Tropfen Essigsäure zugesetzt werden, 2—3 Minuten. Alkohol. Xylol. Balsam.

Das Chromatin ist blau gefärbt.

### Färbung nach BENDA (1906).

**30.**

Fixierung frischen Gewebes 2 Tage in 96 % Alkohol.

1 Tag Einlegen in offizinelle Salpetersäure 1 Teil, Aq. dest. 10 Teile.

1 Tag in 2 % wässerige Kalium bichromicum-Lösung.

1—2 Tage in 1 % wässerige Kalium bichromicum-Lösung.

1 Tag Wässern. Aufsteigende Alkoholreihe. Gefrierschnitt oder Einbetten in Paraffin oder Celloidin.

24 Stunden Beizen in Liq. ferri sulfurici oxydati 1 Teil, Aq. dest. 1 Teil.

Kurz wässern.

Einlegen der Schnitte in eine hellgelbe Lösung von sulfalizarinsaurem Natrium, bis sie kupferrot werden. Das kann bis zu 24 Stunden dauern.

Kurz abspülen in Wasser.

Einlegen der Schnitte in 0,1 % wässerige Toluidin-Blau-Lösung für 24 Stunden in der Kälte (oder kürzere Zeit in der Wärme), bis die Schnitte blau überfärbt sind.

Gründlich auswaschen.

Ganz kurz durchziehen durch 1% Essigsäure.

Ganz kurz durch Alkohol ziehen.

Differenzieren in Kreosot etwa 10 Minuten, bis der Untergrund wieder kupferrot erscheint.

Xylol. Balsam.

Die Zentralkörperchen sind blau, ebenso die Sphäre.

BIZZOZERO (1882 und 1885) färbt Schnitte 5—10 Minuten in konzentrierter wässeriger Gentianaviolett-Lösung in Anilinwasser (oder 1,5% Lösung des Farbstoffs in konzentrierter wässeriger Alaunlösung, UNNA (1894)

**31.** 5 Sekunden Alkohol absol.
2 Minuten Jod 1 g + Kal. jodat. 2 g + Aq. dest. 300 g.
20 Sekunden Alkohol. abs.
30 Sekunden 1% wässerige Chromsäure.
15 Sekunden Alkohol. abs. Nelkenöl. Balsam.

Es färben sich nur die Kerne, bei starker Differenzierung nur die Nucleolen und Mitosen.

Wenn man statt in reinem Alkohol. abs. in einer konzentrierten Lösung von Orange G, Rubin S oder Erythrosin differenziert, erhält man gleichzeitig eine Färbung des Cytoplasmas.

## Die Nucleal-Färbung.

Sehr gut gelingt die Darstellung des Chromatins der Kerne mit der Nuclealreaktion von FEULGEN und ROSSENBECK (1924). Ob das Verfahren allerdings wirklich mikrochemisch Kernsubstanz nachweist, muß bezweifelt werden (vgl. Diskussions-Bemerkungen zum Vortrag Voss Verhandl. d. Anat. Ges. 1925). An menschlicher Epidermis erhält man eine reine Kernfärbung bis zum Stratum lucidum. Keratohyalin bleibt ungefärbt [PATZELT l. c. (1925)]. Die Chromosomen und Nucleolen färben sich, die Granula der Mastzellen nicht [Voss (1925)].

Fixierung: Sublimat 100 ccm, Eisessig 2 ccm. Auswaschen, Alkoholreihe, Einbettung in Paraffin.

Die Schnitte werden von Paraffin befreit und kommen über Alcohol abs. für 24 Stunden in 96% Alkohol, danach durch die absteigende Alkoholreihe in Aq. dest. Den Alkoholen setzt man je 1% „Dimedon" (KAHLBAUM) zu.

Dann taucht man die Schnitte kurz in $^1/_1$ n Salzsäure — 82,5 ccm konzentrierte Salzsäure vom spezifischen Gewicht 1,19 in 1 l Wasser — und bringt sie dann für genau 4 Minuten in eine gleiche, aber auf 60° erwärmte Lösung. Aus der erwärmten Lösung bringt man die Schnitte wieder kurz in die kalte und dann in Aq. dest.

Dann überführt man 1—1½ Stunden in fuchsinschweflige Säure.

**32.** 1 g Fuchsin wird fein zerrieben und in einem Erlenmeyerkolben mit 200 ccm siedendem Wassers übergossen und kräftig geschüttelt. Wenn die Flüssigkeit auf etwa 50° abgekühlt ist, wird in eine mit eingeschliffenem Stopfen versehene Flasche filtriert. Man setzt rasch 20 ccm n-Salzsäure zu, kühlt durch Berieseln mit Wasser auf etwa 25° ab und fügt noch 1 g trockenes Natriumbisulfit pro Analysi zu. Das Gemisch muß 24 Stunden bei Zimmerwärme stehen bleiben. In dieser Zeit entfärbt es sich. Gut verschlossen und im Dunkeln aufbewahrt, ist es einige Zeit haltbar. Wenn es wieder rötlich wird, ist es nicht mehr brauchbar.

Das Präparat wird nunmehr während etwa 5—10 Minuten nacheinander durch drei Gläser geführt, die folgende Lösung enthalten:

10 ccm Natriumbisulfit (wasserfrei),
10 „ n-Salzsäure (s. o.),
200 „ Leitungswasser.

Dann werden sie gründlich in Wasser ausgewaschen. Alkohol. Xylol. Balsam.

Die Darstellung „kranker Kerne" bei Psoriasis [LIPSCHÜTZ (1926)].

**33.** Fixation: HELLYsche Flüssigkeit 5—12 Stunden. Einbettung: Paraffin. Entjoden. Natriumthiosulfat. Wässern. 3 Minutensaures Hämatoxylin. Leitungswasser. Eosin (oder wässerige Rubinrot-Lösung). Wasser. Alkohol. Xylol. Balsam. Kernmembran dunkelblau, „chromophane Kernmasse" homogen lila, Nucleolus tief dunkelschwarzblau.

Man kann auch vor der Färbung in 5% wässerige Salpetersäure einlegen. Gut auswaschen.

Statt saurem Hämatoxylin kann man Giemsalösung oder das HEIDENHAINsche Eisen-Hämatoxylin verwenden.

| | Gesunde Kerne | Kranke Kerne |
|---|---|---|
| Hämatoxylin Eosin | bläulich | dunkelblau-violett bis dunkelbraun |
| HEIDENHAIN | hellgrau | tiefschwarz |
| GIEMSA | hell | blau |
| LÖFFLERs Methylenblau diff. mit Glycerin-Äther | hellblau | dunkelblau |

## Darstellung der Centriolen.

Die weitaus beste und sicherste Verfahren ist die Eisenhämatoxylin-Färbung von HEIDENHAIN (S. 482). Als Fixierungsmittel kommen in erster Linie Sublimat oder Sublimat-Gemische in Betracht (Sublimat $+ 5^0/_0$ Eisessig, Trichloressigsäure-Sublimat, ZENKERsche Flüssigkeit, SUSA u. a.), dann aber auch FLEMMINGsche und CARNOYsche Flüssigkeit. Der schwierigste Punkt der Färbung liegt in der Differenzierung. Man muß oft die Differenzierung mit Leitungswasser unterbrechen und unter dem Mikroskop ihr Fortschreiten prüfen.

Ein Nachteil der Färbung ist allenfalls darin zu erblicken, daß sich außer den Centriolen auch andere Zelleinschlüsse mitfärben können. Vorfärbung mit $1^0/_0$ Bordeaux R-Lösung oder Nachfärbung mit Orange G ($1^0/_0$) oder Lichtgrün ($1^0/_0$) ist möglich.

Auch die unter S. 483 angegebene Färbung von EHRLICH-BIONDI ist gut.

Schließlich sei die von FLEMMING (1891, 1895) angegebene und von WINIWARTER und SAINMONT abgeänderte Färbung (1908) mitgeteilt:

Fixierung: FLEMMINGsche Flüssigkeit. 24 Stunden in fließendem Wasser auswaschen. Einbetten in Paraffin und sofort schneiden. Die von Paraffin befreiten Schnitte werden abwärts bis in $65^0/_0$ Alkohol gebracht. Dann wird 24 Stunden mit Safranin gefärbt. 1 g Safranin wird in 100 ccm Alkohol abs. gelöst. Einige Tropfen Anilin- **34.** wasser (5—10 ccm Anilin. puriss. + 100 ccm Aq. dest. werden dnrch kräftiges Schütteln vermischt und durch Filtrierpapier, das mit Aq. dest. angefeuchtet ist, filtriert.

Gründlich auswaschen mit Aq. dest.

24 Stunden $1^0/_0$ wässerige Gentianaviolett-Lösung.

Gründlich auswaschen mit Aq. dest.

Kurzes Färben mit einer $1^0/_0$ wässerigen Orange G-Lösung. Wenn das Gewebe die Farbe nicht annimmt, muß man eine stärkere Lösung nehmen.

Eintauchen in Alcohol. abs., dem auf 100 ccm 6—8 Tropfen von Alcohol. abs. und einer Salzsäure zu gleichen Teilen zugcsetzt sind. Sowie violette Farbwolken auftreten, muß sofort in Alkohol abs. überführt werden.

Vorsichtig differenzieren unter dcm Mikroskop in Nelkenöl und Alkohol abs. zu gleichen Teilen, dann reines Nelkenöl. Oder — nach ROMEIS differenzieren in Terpineol — Alkohol und reinem Terpineol.

Nachdem man das Öl hat ablaufen lassen: Xylol. Balsam.

Kerne blau, Nuclcolus hellrot, Chromosomen, Centriolen rot. Bindegewebe gelb bis braun.

LANDAU (1924) bringt Schnitte über Nacht in eine $2^0/_0$ Lösung von Ferrum sesquichloratum. Kurz abspülen in Aq. dest. 2—5 Minuten $2^0/_0$ Tanninlösung, die leicht erwärmt wird, oder

|  |  |
|---|---|
| Aq. dest. | 100 ccm, |
| Tannin | 1 g, |
| Acid. gallicum | 1 g. |

**35.**

Die pechschwarzen Schnitte werden in $2^0/_0$ Eau de Javelle-Lösung differenziert.

Gründlich auswaschen in Aq. dest.

Alkohol. Xylol. Balsam.

Die Darstellung der Centrosomen mit Silber nach RIO HORTEGA (1916) ist nicht ganz einfach. Sie ist nach MELCZER (1924) zwar an Epidermis und Bindegewebszellen möglich. Es färbten sich aber die Hornschicht und das Bindegewebe so stark mit, daß die Bilder nicht übersichtlich sind.

## Übersichtsfärbungen.

Die bisher beschriebenen Färbungen stellten ausschließlich den Kern und seine Bestandteile in den verschiedensten Zuständen dar. In diesem Abschnitt werden nun Färbungen beschrieben, die neben den Kernen das Cytoplasma verschiedener Zellen oder andere Bestandteile färben. Alle Teile der normalen Haut in einem Präparat darzustellen, ist nicht möglich. Man wird auch hier immer mehrere Färbungen anwenden müssen, um sich ein Bild des Gesamtgefüges zu machen. Der Wert solcher Übersichtsfärbungen besteht darin, daß man an einem so gefärbten Präparat in den meisten Fällen schon erkennen

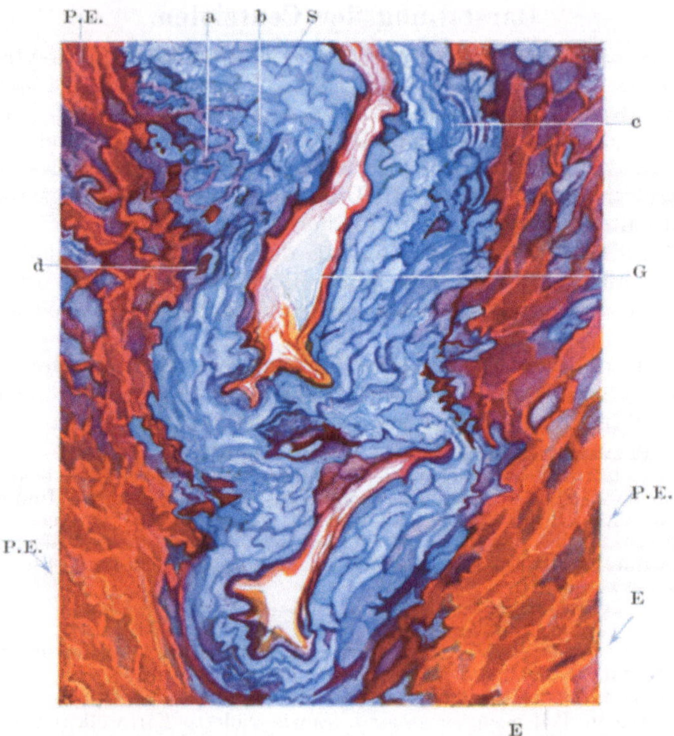


Abb. 33. Gefrierschnitt durch Sohlenhaut eines Hingerichteten. Formol. Färbung nach Martinotti. 6 μ. Vergrößerung 500 mal. Die Pfeile geben die Richtung der Schichten an. E Elcidin; P.E. Str. posteleidinicum; S Schweißzellen. Bei a, b, c, d verschiedene Stufen der Einwirkung des Schweißes auf Hornzellen.

kann, wo das Gewebe verändert ist. Die Wahl einer Färbung für bestimmte Teile ergibt sich dann meist leicht aus solcher Übersicht.

*Hämatoxylin-Eosin.*

Fixierung beliebig. Paraffin- oder Celloidin-Schnitte kommen 3—5 Minuten in eines der S. 477/478 angeführten Hämatoxyline. Auswaschen in Leitungswasser, bis die Kernfarbe blau geworden ist. Kurz differenzieren in Salzsäure-Alkohol (100 ccm 70% Alkohol + 1 ccm Salzsäure). Gründlich wässern in Leitungswasser, bis die rot gewordenen Kerne wieder blau geworden sind. 1 Minute etwa in 1% wässerige Eosinlösung. Aufsteigende Alkoholreihe, wobei der größte Teil des Eosins wieder ausgewaschen wird. Um die dadurch verursachte Rotfärbung der Alkohole zu vermeiden, ist es besser, dem 96% Alkohol 1% Eosin zuzusetzen. Alkohol. abs. Xylol. Balsam.

**36.** Kerne blau, Nucleolus und rote Blutkörperchen rot, kollagenes Gewebe und Muskeln rosa.

Statt Eosin kann man eine 1% Lösung von Orange G in Wasser nehmen. Falls die Färbung nicht recht anschlägt, kann man der Farblösung etwas Säure (Essig- oder Salpetersäure) zusetzen. Cytoplasma, kollagenes Gewebe und Muskeln färben sich verschieden gelb, Eleidin leuchtend gelb. Elastische Fasern sind bei beiden Färbungen nicht sichtbar.

MARTINOTTI betont mit vollem Recht, daß man an einer gewöhnlichen Hämatoxylin-Eosinfärbung schon erkennen kann: Etwaige Unregelmäßigkeiten des Kernbaues, Veränderungen im Stratum spinosum der Epidermis, wie Atrophien, Hypertrophien, abnorme Kernvermehrungen, das Vorhandensein oder Fehlen von Keratohyalin, Veränderungen der Hornschicht, z. B. Parakeratose, weiterhin im Corium exsudative oder infiltrative Prozesse. Die Eosinophilie weißer Blutkörperchen, STERNBERGsche Riesenzellen und GUARNERIsche Körperchen treten deutlich hervor.

VAN GIESON-Färbung. **37.**

Fixierung beliebig. Kernfärbung mit einem Hämatoxylin 3—5 Minuten. Auswaschen in Leitungswasser. Höchstens 1 Minute kurz färben in konzentrierter wässeriger Pikrinsäure, der man so lange konzentrierte, wässerige Säurefuchsinlösung zusetzt, bis das Gemisch leuchtend dunkelrot ist. Kurz abspülen in Wasser, 96%, absoluter Alkohol, Xylol. Balsam.

Kerne braun, Bindegewebe rot, Muskeln und elastische Fasern gelb. Amyloid, Hyalin und Schleim sind verschieden getönt. Der rote Farbton verblaßt bald.

Es ist eine lange Reihe von Abänderungen dieser Färbung erschienen. Sie sind meines Erachtens nicht besser als die ursprüngliche Vorschrift.

Der Wert dieser Färbung liegt darin, daß man Bindegewebe und Muskeln sofort unterscheiden kann.

Die feinsten elastischen Fasern treten aber bei dieser Färbung nicht scharf genug hervor. Wer ihr Verhalten und ihre Zahl genau erkennen will, muß mit Resorcin-Fuchsin (S. 511/512) oder Orcein färben.

Ganz prachtvoll — besonders für alle Schichten der Epidermis — ist die von MARTINOTTI angegebene Färbung. Sie gelingt hervorragend gut an Gefrierschnitten (Abb. 33), weniger gut an Paraffinschnitten. An Celloidinschnitten entstehen Färbungen von einer Leuchtkraft, wie ich es sonst noch nicht gesehen habe.

Fixierung 4—8% Formol. Zur Färbung stellt man drei Lösungen her:

|       |              |                                                  |
|-------|--------------|--------------------------------------------------|
| I.    | Orange G     | 5 g                                              |
|       | Aq. dest.    | 100 ccm                                          |
| II.   | Methyleosin  | 1 g (oder sonst ein wasserlösliches Eosin)       |
|       | Aq. dest.    | 80 ccm                                           |
|       | Alkohol 95%  | 10 „                                             |
|       | Glycerin     | 10 „                                             |
| III.  | Wasserblau   | 1 g + (oder Anilinblau, Chinablau, Diaminblau 2 R) |
|       | Aq. dest.    | 80 ccm                                           |
|       | Alkohol 95%  | 10 „                                             |
|       | Glycerin     | 10 „                                             |

**38.**

In gelben Flaschen halten sich die Lösungen unbeschränkt. Zum Gebrauch stellt man folgendes Gemisch her:

|        |     |        |
|--------|-----|--------|
| Lösung | I   | 20 ccm |
| „      | II  | 30 „   |
| „      | III | 40 „   |

Man färbt 5—10 Minuten, Überfärbung kommt nicht vor. Wässern. Alkohol. abs. Xylol. Balsam.

Str. germinativum blau, Keratohyalin violett, Eleidin goldgelb bis orange, Zwischenschichten rot, Keratin dunkelblau. Für das Corium ist die Färbung weniger geeignet.

Gleichfalls für die Epidermis und die sich an ihr zeigenden Veränderungen gilt folgendes Verfahren von MARTINOTTI (1924) für Gefrierschnitte

Färben mit 1% Lösung von Eosin wasserlöslich, 0,5% Lösung von Aurantia, 1% **39.** Lösung von Indulin zu gleichen Teilen 5—20 Minuten. Abwaschen in Aqua dest.

Keratohyalin purpurrot bis violett. Grenzschichten rot, Eleidin orangegelb, Keratin braun.

Azan-Färbung nach HEIDENHAIN (MALLORY) (1915).

Fixierung: Am besten Trichloressigsäure-Gemisch, dann sublimathaltige Flüssigkeiten (ZENKER, SUSA) BOUIN, CARNOY, HELD, zur Not Formol. — Die Schnitte kommen dann

in: 1% alkoholische (96%) Lösung von Anilin oder Cinchosein (auch Pyridin und Chinolin)
$^{1}/_{2}$ Stunde, um in den alkalisch gemachten Schnitten eine bessere Kernfärbung zu erzielen.
1% wässerige Lösung von Azocarmin G bei 56° $^{1}/_{2}$—1 Stunde und dann 1—2 Stunden bei
27° in fest verschlossenen Gläsern[1].

**40.** (Die 1% Aufschwemmung von Azocarmin wurde gekocht und nach Erkalten durch ein nicht gehärtetes Filter filtriert. Es gehen nur soviele der feinen Farbkrystalle durchs Filter, als später im Brutschrank gelöst werden. Nach dem Filtrieren setzt man je 100 ccm Farbe — 1 ccm Eisessig zu.)

Kurz in Wasser, werden die Schnitte dann in der oben genannten Anilinlösung, der man einige Tropfen destilliertes Wasser zusetzen kann, differenziert, bis die Kerne sich

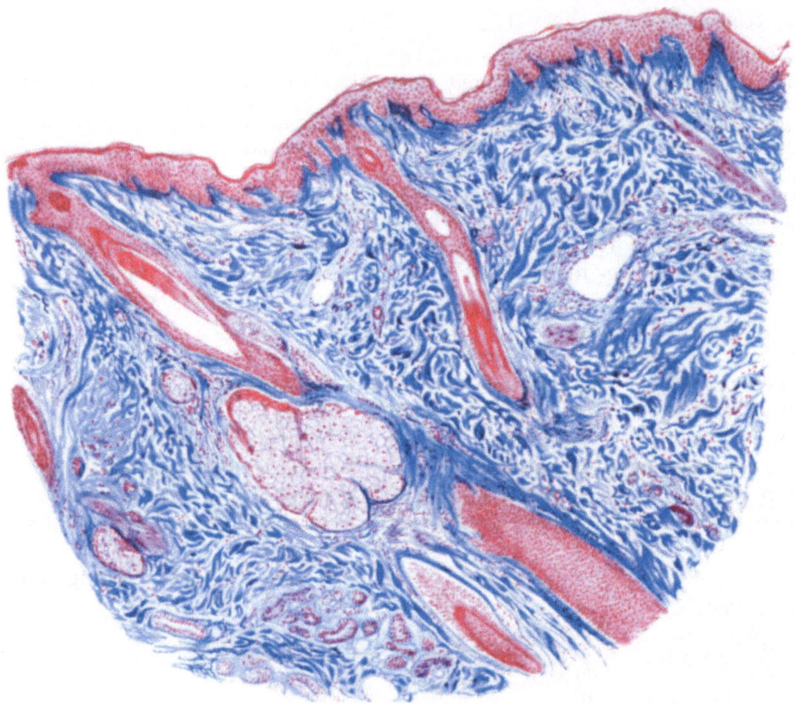

Abb. 34. Kopfhaut, Mensch. Fixierung Susa. Azanfärbung nach Heidenhain. Man beachte die starke Quellung der feinsten kollagenen Fasern im Stratum subepitheliale. Vergr. 200fach. Vgl. dies Bild mit dem Gefrierschnitt Abb. 41, S. 506 und dem Celloidinschnitt Abb. 43, S. 515.

deutlich rot von dem rötlichen Cytoplasma abheben, was unter dem Mikroskop geprüft werden muß, werden in 96% Alkohol, den man mit Essigsäure 1 : 100 ansäuert, ausgewaschen und kommen 3 Stunden in 5% Lösung von Phosphorwolframsäure, die das Azocarmin aus dem Bindegewebe herauszieht und dann kurz in Aq. dest.

1—3 Stunden in folgendes Gemisch (nach Mallory):

Anilinblau 0,5
Orange G 2,0
Eisessig 8,0 ccm
Aq. dest. 100,0 ccm,

das gekocht und nach dem Erkalten filtriert wird. Es wird vor dem Gebrauch mit der gleichen, doppelten oder auch dreifachen Menge Wassers verdünnt.

Differenzieren in 96% und absolutem Alkohol, bis die Schnitte im ganzen bläulich aussehen. Xylol. Balsam.

Die Kerne sind rot, das Cytoplasma hellrosa, Keratohyalin-Körner hellrot. Achsenzylinder von Nerven, glatte Muskelfasern sind rötlich, kollagene Fasern

---

[1] Den gleichen Erfolg erzielt man, wenn die Schnitte in der Azocarmin-Lösung 24 Stunden bei Zimmerwärme bleiben.

ganz leuchtend blau, auch feine Fasern werden dargestellt, Keratin, Fibrin: leuchtend rot. Das Bild ist überaus farbenprächtig. Die Azanmethode von HEIDENHAIN ist der ursprünglichen Mallorymethode und fast allen Abänderungen [WOOLEY (1903), BEWENSTEIN (1908)] derartig überlegen, daß sie allein hier erwähnt werden soll. Die kollagenen Fasern, besonders die feineren, quellen allerdings, wie es auch auf das im Str. subepitheliale zu sehen ist (Abb. 34).

### Färbung nach PAPPENHEIM.

Fixierung $80\%$ Alkohol (oder erst Formol $20\%$, dann Alkohol $80\%$). Einbetten in Paraffin.

Zum Färben braucht man zwei Lösungen. Unter schwacher Erwärmung löst man

**41.**

| | | |
|---|---|---|
| I. Methylgrün | 1 g in | |
| Aq. dest. | 75 ccm, | |
| II. Pyronin | 1 g in | |
| Aq. dest. | 75 ccm, | |
| dann fügt man zu der Lösung 95% Alkohol | 5 ccm, | |
| Glycerin | 20 „ | |

Wenn die Lösungen in gelben Flaschen aufbewahrt werden, halten sie sich unbegrenzt. Zum Gebrauch schüttet man von Lösung I — 2 ccm, von Lösung II — 3 ccm zusammen.

Färben 5—10 Minuten. Kurz wässern.

Alkohol abs., mehrfach gewechselt. Benzol. Xylol. Balsam.

Das Cytoplasma im Stratum germinativum ist rot gefärbt (vgl. S. 482/483). Mastzellen-Granula orange.

KRUGENBERG und TIELEMANN (1917, 1918) haben eine außerordentlich vielseitige Färbung für die Bestandteile der Haut angegeben.

Fixierung: Alkohol. Einbettung: Celloidin.

Schnitte von pathologisch verändertem Gewebe werden zunächst einer Mischung von Pepsin $1/_2\%$ + Salzsäure $1/_2\%$ 1 Stunde lang ausgesetzt. Dann kommen die Schnitte in eine frisch bereitete Farblösung von:

**42.**

6 Tropfen einer $1\%$ Wasserblaulösung
15 Tropfen einer $1/_2\%$ wasserlöslichen Eosinlösung
15 Tropfen einer $1\%$ Phloxinlösung

2—10 Minuten.

Dies Gemisch ist auch fertig unter dem Namen WEP-Pulver bei Hollborn als Pulver oder $1/_2\%$ Lösung zu haben. Man färbt in der $1\%$ Lösung 2—10 Minuten.

Kurz abspülen in Leitungswasser. $1/_2$ Minute entfärben in 0,1 g Ammoniumcarbonat auf 100 ccm Alkohol. abs. Kurz abspülen in Leitungswasser. Alcohol abs. Öl. Balsam.

Noch vielseitiger wird das Bild, wenn man als Farblösung benutzt:

**43.**

16 Tropfen einer $1\%$ WEP-Lösung (Hollborn)
2 Tropfen einer $1\%$ Eosinlösung,
2 Tropfen einer $1\%$ Phloxinlösung,
2 Tropfen einer $1\%$ Echtgelblösung

(auch als WEPE-Pulver bei Grübler zu haben. 1 g der Substanz in 100 ccm heißen Aq. dest. gelöst).

Man färbt 4—5 Minuten. Abspülen in Aq. dest. 1 Sekunde. Eintauchen in ein Gemisch von 1 g Ammoniumcarbonat mit 100 ccm Alkohol. abs. 1 Sekunde. Abspülen mit Aq. dest. Kurzes Eintauchen in salzsauren Alkohol 1 Sekunde. Wasser. Alkohol abs. Bergamott. Öl. Balsam.

*Gelb* gefärbt ist das Stratum corneum und die innere Wurzelscheide,

*Rot* die Kerne der Epithelien, Bindegewebszellen, Leukocyten und das Innere der dicken kollagenen Balken,

*Blau* die feinen kollagenen Fasern, der Haarbalg, die Basalmembran und das Cytoplasma vereinzelter Bindegewebszellen.

*Violett* das Cytoplasma der Zellen im Stratum germinativum und der Bindegewebszellen.

Neuerdings wird empfohlen *Multicolor Solution Hollborn* fertig zu beziehen.

Man legt die Schnitte in die Farblösung, die sich in einem bedeckten Schälchen befindet und färbt 3 Stunden oder über Nacht. Danach bringt man die Schnitte aus der Farblösung kurz durch 1. 60—70%igen Alkohol, 2. absoluten Alkohol, 3. Xylol, schließlich in Canadabalsam in Xylol gelöst.

**44.**

Die Lösung färbt gleichzeitig die Kerne rot, die elastischen Fasern braun, rote Blutkörperchen, Hornsubstanzen usw. gelb.

## Färbung des Cytoplasma im Stratum germinativum.

Das Cytoplasma der Basalschicht verhält sich färberisch immer etwas anders wie das der höheren Lagen. Saure Farbstoffe nimmt es stärker an als basische.

**45.** Pyronin und UNNAs polychromes Methylenblau färben am kräftigsten. Färbt man mit sauren und basischen Farben, so ergibt sich meistens eine Mischung beider, in der aber die saure Farbe häufig überwiegt. Bei der üblichen Hämatoxylinfärbung sieht das Cytoplasma oft glasig aus, und bei anderen Färbungen stellt sich das Cytoplasma meist etwas abweichend gefärbt dar.

### Färbung nach GIEMSA-SCHMORL.

Fixierung Formol 20%, dann 80% Alkohol. Einbetten in Paraffin.

12—24 Stunden färben mit verdünnter Giemsalösung (1 Tropfen auf 1 ccm Aq. dest.), in der die Traggläser senkrecht stehen müssen. Aq. dest. Ganz kurz in 9—10% Kalialaun-Lösung, die Entfärbung muß langsam vor sich gehen. Wässern in Leitungswasser. Abtrocknen mit Fließpapier. Alkohol abs., zweimal gewechselt. Benzol. Xylol. Balsam.

Protoplasma im Str. germinativum himmelblau, Kern dunkelblau, Schleimhäute rötlich. Mastzellen violett, Bindegewebe rosa, Eosinophile Granula kräftig rot.

**46.** PATZELT (1926) hat die von HERXHEIMER 1926) für Darstellung des Keratohyalins angegebene Färbung mit Kresylechtviolett (S. 495 [68]) an Gefrier- und Celloidinschnitten versucht nach Fixierung in Alkohol, Formol und Formolalkohol. Neben kräftiger Kernfärbung erhielt er eine schöne Färbung des Cytoplasmas bis zum Str. lucidum, Keratohyalin-Granula und Epithelfasern bleiben ungefärbt. Nach Fixierung in ZENKERscher Flüssigkeit allerdings färbt sich das Keratohyalin metachromatisch mit. Im übrigen kommen hier auch alle Übersichtsfärbungen in Betracht (S. 486—489).

## Färbung der Zellmembran im Stratum germinativum.

Bisher habe ich mich noch nicht von dem Vorhandensein einer doppelt konturierten Membran an den Zellen des Str. germinativum überzeugen können, übrigens in Übereinstimmung mit den meisten Autoren. Trotzdem sei hier ein Verfahren von MARTINOTTI angegeben, wodurch diese Membran dargestellt werden soll.

**47.** Fixierungen: 10% Magnesium-Bichromat-Lösung    10 ccm
10% Kupfer-Bichromat-Lösung      5 „
10% Lithium-Bichromat-Lösung    10 „
10% Calcium-Bichromat-Lösung     5 „

Je älter die Lösungen sind, desto besser. Auch die TELLYESNICKYsche Flüssigkeit ist geeignet.

Wässern. Einbetten in Paraffin über Benzol. Färben in einer 1% Azocarmin-Lösung. Kurz wässern. Höchstens 1 Minute in wässerige gesättigte Pikrin-Ammoniak-Lösung. Wässern. Alkohol. abs. Benzol. Xylol. Balsam.

Die Membran der Zellen im Str. germinativum und die Zellbrücken sind rot. Str. lucidum rot.

### Granoplasma.

Das Cytoplasma aller Zellen enthält in verschieden starker Menge eine amorph-körnige Substanz, das Granoplasma, das sich in den Maschen des formgebenden Teils der Zelle, des Spongioplasmas befindet. Mit den gebräuchlichen Protoplasmafarbstoffen, den basischen Farben, erzielen wir immer nur eine Färbung des Granoplasmas, vorausgesetzt, daß in Alkohol absolutus fixiert oder das Gewebe auf dem Gefriermikrotem geschnitten wurde. Die Epidermis, Talg- und Schleimdrüsen, die Plasmazellen enthalten es. Besonders reichlich kommt es in der Haut bei Psoriasis, Lichen, Trichophytie, Granulomen, Sarkomen und Carcinomen vor. Das Spongioplasma nimmt nur wenige Farben an. Man erkennt es am besten im Gerüst der Talgdrüsenzellen nach Entfernung des Fettes, in den Zellen des spitzen Kondyloms und in den Schaumzellen.

Die Färbungen dieser beiden Zellbestandteile sind bei UNNA S. 583—586 wiedergegeben.

## Färbung der Epithelfasern.

Zu ihrer Darstellung sind zahlreiche Verfahren angegeben worden. Trotz aller bisher verwandten Mühe ist es bisher nicht gelungen, in allen Fragen zu übereinstimmenden Ansichten zu kommen [vgl. HOEPKE (1924, 1927)]. Ein großer Teil der Unstimmigkeiten beruht ohne Zweifel darauf, daß ungeeignete, d. h. die Fibrillen lösende oder zum Teil lösende Mittel angewendet wurden. So sind Flüssigkeiten, die viel Osmiumsäure und viel Essigsäure enthalten, ungeeignet.

Am besten zur Fixierung der Epithelfibrillen sind Chromsäure und Formol $8^0/_0$ und Gemische von beiden (ORTHsche, MAXIMOWsche Flüssigkeit). MARTI-NOTTI hat besonders das $8^0/_0$ Formol empfohlen, ebenso auch noch Formol mit Zusatz von Ferrocyankali nach BULLIARD oder von 5% Karlsbader-Salz nach BONN.

Ein vollständiges Bild aller Fasern kann man nur durch Vergleich verschieden fixierter und gefärbter Bilder bekommen. Für Paraffinschnitte sind folgende Verfahren angewendet worden.

### UNNA.

Fixierung: ORTHsche Flüssigkeit, Formol, Formol-Alkohol. Pikrin-Säure. Sublimat. Dünne Schnitte. Celloidinschnitte müssen vom Celloidin befreit werden.

Zur Färbung stellt man sich 3 Lösungen her:

**48.**

|  |  |  |
|---|---|---|
| I. Wasserblau | 1 | g |
| Orcein | 1 | ,, |
| Eisessig | 5 | ccm |
| Glycerin | 20 | ,, |
| Alkohol $96^0/_0$ | 50 | ,, |
| Aq. dest. | 100 | ,, |
| II. Alkohollösliches |  |  |
| Eosin | 1 | g |
| Alkohol abs. | 80 | ,, |
| III. Hydrochinon | 1 | g |
| Aq. dest. | 100 | ccm. |

Zur Färbung gießt man zusammen:
Von I. — 10 ccm mit je 3 ccm von II und III. Färbung 10 Minuten. Abspülen in Aq. dest. 10 Minuten $1^0/_0$ wässerige Lösung von Safranin. Abspülen in Aq. dest. 10—30 Minuten $1/_2 {}^0/_0$ wässerige Lösung von Kalium bichromicum. Abspülen in Aq. dest. Alkohol. Toluol (Bergamottöl). Balsam.

Kerne schwach violett, Nucleolus rot, Epithelfasern rot, Protoplasma blauviolett, Kollagen blau, Elastin rot.

Früher angegebene Verfahren UNNAS mit denselben Farbstoffen sind durch diese ausgezeichnete Färbung überholt.

### PASINI.

Fixierung: Formol. Alkohol. Sublimat. ZENKERsche und ORTHsche Flüssigkeit. Einbettung: Paraffin und Celloidin. Die Schnitte kommen in eine $2^0/_0$ Lösung von Phosphorwolfram-Säure 10 Minuten. Kurz abspülen in Aq. dest.

**49.**

Färben mit einem Gemisch von Wasserblau-Orcein nach UNNA (s. 1) 10 Tropfen
  + $2^0/_0$ Lösung von Eosin B. A. in $50^0/_0$ Alkohol 12 ,,
  + gesättigte wässerige Lösung von Säurefuchsin 1 ,,
  + neutrales Glycerin 5 ,,

Abspülen in Aq. dest. Differenzieren in Alkohol abs. Kurz einlegen in $2^0/_0$ Phosphorwolfram-Säure. Alkohol abs. Xylol. Balsam.

Kerne, Epithelfasern, Keratohyalin rot, Protoplasma hellblau, kollagenes Gewebe blau. Keratin gelbrot.

## HOEPKE.

Fixierung: Formol. Alkohol 70%, Susa, Zenkersche Flüssigkeit.

Die Schnitte kommen 12—24 Stunden in gesättigte wässerige Kupfersulfatlösung. Ganz kurz in Aq. dest. abspülen. Färben mit einem Gemisch von

**50.**  Wasserblau-Orcein nach Unna (S. 598 [48]) 5 ccm
+ Orange G 5 „
+ Glycerin 5 „
+ Säurefuchsin (alt) 2 „

etwa 1 Minute, bis das Präparat dunkelblau erscheint. Alkohol 70%, absoluter Alkohol. Xylol. Balsam.

Kern blau, Nucleolen rot, Protoplasma violett, Epithelfasern blau (Abb. 35).

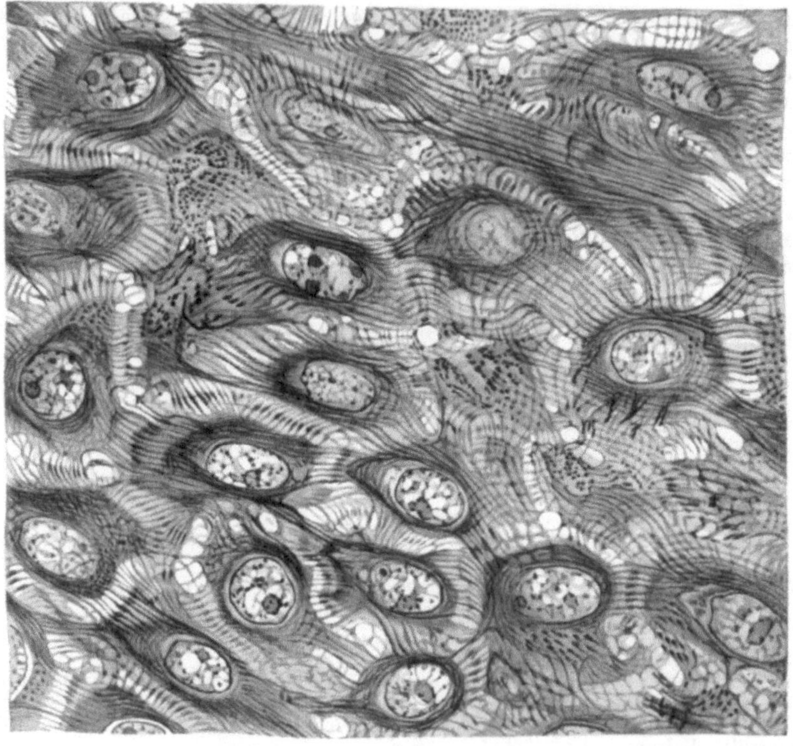

Abb. 35. Tonofibrillen im spitzen Condylom. Fixierung Susa. Färbung: Wasserblau-Orzein, Glycerin, Säurefuchsin, Orange. 2 $\mu$. Zeiß Ölimmersion $^1/_{12}$. Ok. 4. Vergr. 1300 fach. [Nach Hoepke (1925).]

## HEIDENHAIN.

Fixierung: Susa- oder Sublimat-Lösungen. Höchstens 5 $\mu$ dicke Schnitte! 1 bis 12 Stunden in eine 1,5—5% wässerige Eisenalaunlösung (Lösung von schwefelsaurem Eisenoxydammon, das violett aussehen muß, nicht grün).

Gefärbt wird in einer Lösung von 1 g Hämatoxylin in 10 ccm Alkohol 96%. Nachdem man 90 ccm zugesetzt hat, muß die Lösung mindestens 4 Wochen reifen. Vor der Benutzung verdünnt man mit der gleichen Menge Aq. dest. Die Dauer der Färbung beträgt 24 bis 36 Stunden.

**51.**  Zur Differenzierung kommen die Schnitte in die vorher benutzte Eisenalaunlösung. Die ganz schwarzen Schnitte werden rasch hell. Es kommt darauf an, daß man den Grad der Differenzierung unter dem Mikroskop prüft. Dazu müssen die Schnitte in Leitungswasser gebracht werden, das die Differenzierung unterbricht.

Dann wird 1 Stunde in Leitungswasser gründlich ausgewaschen. Alkohol. Xylol. Balsam (nicht Bergamottöl).

Man kann vorher das Plasma mit einer 1% wässerigen Lösung von Bordeaux R oder hinterher mit einer 1% Lösung wässerigen von Rubin S, Orange G oder Lichtgrün 5 Minuten nachfärben.

Neben verschiedenen Kern- und Cytoplasma-Bestandteilen sind die Epithelfasern schwarz gefärbt. Es färben sich die Fasern zwischen den Zellen besser als in den Zellen.

## HERXHEIMER. 52.

Fixierung: absoluter Alkohol. Einbettung: Paraffin. Dünne Schnitte. Bei Celloidinschnitten Celloidin entfernen. Färben 10 Minuten mit in Anilinwasser gesättigter Gentianaviolettlösung. 1 Minute in LUGOLsche Lösung. 2 g Jodkali werden in 300 ccm Wasser gelöst, 1 g Jod zugefügt. Differenzieren in Anilin 1 + Xylol 2 Teile, bis der Schnitt dunkelblau ist. Xylol. Balsam.

## KROMAYER. 53.

hat dieses Verfahren etwas abgeändert. Fixierung absoluter Alkohol. Paraffineinbettung. Dünne Schnitte. Kernfärbung mit Alauncarmin. Auf dem Tragglas wird 5 Minuten mit gleichen Teilen von konzentrierter wässeriger Lösung von Methylviolett 6 B gefärbt. Jod-Jodkali (LUGOLsche Lösung) (s. unter 5) 1 Sekunde. Differenzieren in Anilin 1 Teil + Xylol 2 Teile. Prüfen unter dem Mikroskop. Die Differenzierung wird durch Übertragen in Xylol unterbrochen. Balsam.

## KROMAYER. 54.

Färbung mit Bismarckbraun oder Safranin. Abspülen. Kurze Färbung mit Anilinwasser + Methylviolett 6 B (wie in 6). Abspülen. Abtrocknen mit Fließpapier. Übergießen mit Anilin 2 + Xylol 3 Teile. Xylol. Balsam.

## FISCHEL. 55.

Färbung mit Anilinwasser und konzentriertem Gentianaviolett 6 B zu gleichen Teilen 10—15 Minuten. Gründlich auswaschen. 30 Sekunden bis 1 Minute LUGOLsche Lösung. Auswaschen, Abtrocknen mit Fließpapier, aber nicht vollständig. Differenzieren in warmem Anilinxylol (1:1—1:3, je nach Schnittdicke), bis keine Wolken mehr abgehen. Xylol. Balsam

## UNNA.

Fixierung Alkohol. abs. Einbettung Celloidin. Färben mit:

<table>
<tr><td>Gentianaviolett</td><td>1,5</td><td rowspan="3">56.</td></tr>
<tr><td>Alaun</td><td>10,0</td></tr>
<tr><td>Aq. dest.</td><td>100,0</td></tr>
</table>

1 Stunde. Abspülen in Wasser. Die Schnitte kommen dann in ein Uhrschälchen mit 5% Jodkalilösung, der ein Jodkrystall zugesetzt wird. Auf dem Tragglas werden die Schnitte leicht abgetrocknet. $\frac{1}{2}$—1 Minute überspülen mit Anilin 1 : Xylol 4. Dann wird Anilin-Xylol 1 : 1 aufgetropft. Xylol. Balsam.

## BENEKE 57.

färbt nach Fixierung in Alkohol. abs., Sublimat oder Formol gleichfalls 10 Minuten in Gentianaviolett 6 B (wie in 8). Es wird in 0,6% Kochsalzlösung abgespült (oder in Wasser). Die Schnitte kommen 10 Minuten in LUGOLsche Lösung. Nach Abtrocknen mit Fließpapier wird in Anilin-Xylol 2 : 3 differenziert. Xylol. Balsam.

## PATZELT 58.

färbt mit HELDs Molybdänhämatoxylin. (1 g Hämatoxylin wird in 100 ccm 70% Alkohol gelöst. Dann gibt man Acid. molybdän. pur. im Überschuß zu, bis die anfangs blaue Lösung schwarz wird. Die Lösung muß lange reifen). Auf 10—120 ccm Aq. dest. gibt man 1 Tropfen der Lösung. Die Schnitte bleiben darin 6—24 Stunden und werden fast schwarz. Kurz abspülen in Aq. dest. Alkohol. Xylol. Dammarlack.

Die Epithelfasern treten metachromatisch in blaugrünem, stellenweise auch in rötlichem Ton der Lösung scharf hervor.

UNNA.

Färbung mit Hämatoxylin nach DELAFIELD, MAYER oder UNNA

**59.**

> (Hämatoxylin    0,5
> Alkohol. abs.    10,0
> $H_2O_2$         10,0
> Glycerin         10,0
> Soda             0,1
> Alaun            2,5
> Aq. dest. ad     100,0 über Nacht).

Abspülen in Wasser. $^{1}/_{2}$ Minuten gesättigte wässerige Pikrinsäure-Lösung. 20—30 Sekunden 0,5% alkoholische Pikrinsäure-Lösung. Alcohol. abs. Öl. Balsam.

Für *Gefrierschnitte* kommen in Betracht:

**60.**        RIO HORTEGA.

Auch mit Silber-Imprägnation gelingt es, die Epithelfasern neben dem Kern und anderen Zelleinschlüssen darszutellen. Fixierung 10% Formol mindestens 10 Tage. Gefrierschnitt. Die Schnitte werden in Aq. dest. aufgefangen und kommen für 5 Minuten in eine 3% wässerige Lösung von Tannin bei 50—55° C. Danach werden sie mit einem Glasstäbchen in ein Schälchen mit 20 ccm Aq. dest. + 4 ccm Ammoniak übertragen. Auf dunklem Untergrund erkennt man am besten, wenn die Schnitte wieder durchsichtig geworden sind. Dann kommen die Schnitte nacheinander in 3 Schälchen, deren jedes mit 10 ccm Wasser + 1 ccm ammoniakalischer Silberlösung gefüllt ist. (Man gießt zu 30 ccm einer 10% Silberlösung 40 Tropfen einer 40% Natronlauge. Der schwarzgraue Niederschlag wird ganz gründlich mit Aq. dest. ausgewaschen, mindestens 10 mal. Man fügt nun 50 ccm Aq. dest. zu und gießt unter ständigem Umrühren Ammoniak zu, bis der Niederschlag eben gelöst ist. Mit Aq. dest. wird auf 150 ccm aufgefüllt. In brauner Flasche hält sich die Lösung Jahre lang.) Sowie der Schnitt im ersten Schälchen sich leicht gelb färbt, kommt er ins zweite, dann ins dritte. Auswaschen in reichlich Aq. dest. 20 bis 30 Minuten in eine 2% Lösung von Goldchlorid bei 40—45° Auswaschen in Aq. dest. 2 Minuten Fixieren in 5% Fixiernatron. Auswaschen. Alkohol Xylol. Balsam.

**61.**        MARTINOTTIS Verfahren.

Vorbedingung: Formol-Fixierung (8%) und Gefrierschnitte. Die „eleganteste" Färbung ist folgende: 1% wässeriges Acridinrot 5 Minuten. Aq. dest. 1% wässerige Erythrosinlösung. Aq. dest. 1% Lösung von Cyaninblau in 95% Alkohol. 5—10 Minuten. Aq. dest. Alkohol. abs. Die Differenzierung muß unter dem Mikroskop beobachtet werden. Alkohol. abs. Benzol. Xylol. Balsam.

Die Epithelfibrillen und Keratohyalin sind violett, Eleidin rot oder orange. Auch die Grenzschichten oberhalb und unterhalb des Str. lucidum sind verschieden gefärbt (vgl. S. 499).

Statt Erythrosin Bengalrosa oder Floxinrot nehmen. Färbung mit 1% wässeriger Lösung von Viktoriablau B 3—5 Minuten oder länger. Aq. dest. 1% wässerige Lösung **62.** von Krystall ponceau 1 Minute. Aq. dest. Differenzierung in Alkohol. abs., bis das Kollagen rosa ist. Benzol. Xylol. Balsam.

Kerne, Epithelfasern, elastische Fasern, Kollacin und Kollastin (vgl. S. 514) sind blauviolett, Membran der Hornhaut blau, Stratum lucidum und Muskeln rot.

**63.** Man färbt mit konzentriertem wässerigen Indigoblau 5 Minuten (1 Messerspitze auf ein Uhrschälchen). Wässern. 0,5% wässerige Helianthinlösung 1 Minute. Wässern. Differenzieren in Alkohol abs., bis das Bindegewebe goldgelb ist. Benzol. Xylol. Balsam.

Statt Indigoblau kann man Diazingrün, Naphtindon, Diazinschwarz oder Methylindon verwenden. Auch Pyrolblau oder 1—2% Isaminblau und Gegenfärbung von 1% Eosin sind geeignet.

## Färbung der Zellzwischenräume in der Epidermis.

Die Saftlücken der Epidermis lassen sich durch Injektion in die Lymphbahnen vom Corium her darstellen. Dies Verfahren haben KEY und RETZIUS (1881) angewandt, indem sie Asphalt-Chloroform, UNNA, indem er Gold einspritzte. Der Nachteil dieses Verfahrens liegt darin, daß der bei der Einspritzung

angewandte Druck den normalerweise im Gewebe herrschenden erheblich übersteigt. PATZELT (1926) hat diesen Fehler vermieden. Er behandelte Gefrierschnitte von Sohlenhaut mit Thionin-Pikrinsäure nach SCHMORL.

Die Schnitte kommen aus Wasser in konzentrierte Lösung von Thionin in 50% Alkohol
1 ccm + Aq. dest. 10 ccm 5—10 Minuten. Die tiefblauen Schnitte werden in Aq. dest.
abgespült und $^1/_2$—1 Minute in Pikrinsäure übertragen, die heiß gesättigt und nach
dem Erkalten filtriert sein muß. Abspülen in Wasser. 70% Alkohol, bis keine **64.**
Farbwolken mehr abgehen. Alkohol. Xylol. Balsam.

In den Saftlücken bildet sich ein deutlicher, körniger Niederschlag.

Auch bei dem Verfahren von MELZCER (S. 562) treten die Zellzwischenräume hervor.

## Färbung des Keratohyalins.

Schon bei den allergewöhnlichsten Färbungen werden die Keratohyalin-
Granula mit dargestellt. So erscheinen sie nach Färbung mit Hämatoxylin
und Eisenhämatoxylin blau, mit Carmin und Safranin rot, mit der WEIGERT-
schen Fibrinfärbung blau, mit VAN GIESON blaugrau, mit Pikrincarmin rotbraun. Auch bei der GRAMschen Färbung, der von PASINI und vielen anderen
werden sie mit dargestellt. Es sind aber auch noch andere Verfahren gerade für
Keratohyalin angegeben worden. Besonders scharf treten die Granula her- **65.**
vor, wenn man die Schnitte nach der Hämatoxylinfärbung noch für 10 Sekunden in eine 0,05%ige wässerige Lösung von Kaliumpermanganat taucht[1].

*Paraffineinbettung* erfordern:

### UNNAS Verfahren (1895).                    **66.**

Fixierung Alkohol. Überfärben der Schnitte mit Alaun-Hämatoxylinen. 10 Sekunden
in 5%oo Kalium hypermanganicum-Lösung oder 10 Minuten in 33% Eisenvitriollösung
oder 20 Minuten in 10% Lösung von gelbem Blutlaugensalz. Differenzieren in Alkohol. abs.,
nur wenn mit gelbem Blutlaugensalz behandelt war, wird mit salzsaurem Alkohol differenziert. Danach Alcohol. abs. Xylol. Balsam.
Kerne rot. Keratohyalin blauschwarz.
Weitere Methoden von UNNA s. Mschr. f. prakt. Dermat. Bd. 20 und das folgende
Kapitel von P. G. UNNA und P. UNNA in diesem Bande.

### HERXHEIMERS Verfahren (1889).                    **67.**

Vor der Färbung müssen die Schnitte 24 Stunden in Alkohol. abs. liegen. Die Schnitte
werden in Anilinwasser Methylviolett eine halbe Stunde gefärbt. 15—30 Minuten entfärben mit 2% Methylvasogen, und zwar so, daß das Vasogen nur aufgetropft und mit
Filtrierpapier wieder abgetupft werd. Aufsteigende Alkoholreihe. Xylol. Balsam.
Keratohyalinkörner blauviolett.

### HERXHEIMERS Verfahren (1916).                    **68.**

Fixierung Formol. Die Schnitte werden 3—4 Minuten in eine konzentrierte, wässerige
Lösung von Kresylechtviolett gebracht. Auswaschen. Differenzieren in Alkohol 90%,
bis das Bindegewebe entfärbt ist. Alkohol abs. Xylol. Balsam.
Keratohyalin und Keratin violett.

### PATZELT (1926)                    **69.**

hat für *Gefrierschnitte* die GRAMsche Färbung in etwas abgeänderter Form angewendet.
Fixierung Formol. Färben 3—5 Minuten mit Anilinwasser 100 ccm, konzentrierter
alkoholischer Lösung von Gentianaviolett, 11 ccm. Abspülen in Wasser. Aufgießen von
LUGOLscher Lösung (1 g Jod, 2 g Jodkali, 300 ccm Wasser) 2 Minuten. Differenzieren in
96% Alkohol, Unterbrechen der Differenzierung in Terpineol.
Es müssen Kerne und Plasma ungefärbt sein. Nur die Keratohyalingranula und die
dickeren Epithelfasern im Stratum germinativum treten hervor.

### MARTINOTTI

hat noch einige Verfahren ausgearbeitet, die wohl nur in Betracht kommen, wenn in
pathologischen Bildungen der einwandfreie Nachweis von Keratohyalin erbracht werden
muß. Das Stratum lucidum wird bei diesem Verfahren kaum mitgefärbt. Es werden
Formolfixierung und Gefrierschnitte verlangt.

---

[1] Vgl. auch S. 487 [39], S. 491 [49], S. 494 [61].

**70.** Färben mit 1% wässerigem Indazin 5—10 Minuten. Aq. dest. Wässerige gesättigte Pikrinsäure 30—60 Sek. Aq. dest. Alkohol abs., bis keine Farbe mehr abgeht. Benzol. Xylol. Dammarharz.

Kerne rot, Keratohyalin blau-blaugrün, Stratum lucidum grünlich.

Färbung mit Amethystviolett (Tetraäthylphenolsafranin) 1%, 1—5 Minuten. Aq. dest. 0,5 wässerige Pikrinsäure 1 Minute. Aq. dest. Differenzieren mit Alkohol abs.

Kerne rot, gelber Grund. Keratohyaline und Stratum lucidum violett.

**71.** Färben mit Tannin-Heliotrop (oder Clematin). 1% wässerig, 3—5 Minuten. Aq. dest. Wässerige gesättigte Pikrinsäure 1 Minute. Differenzieren in Alkohol. abs. Benzol. Xylol. Dammarharz.

Braune Kerne, gelber Grund. Keratohyaline und Eleidin kirschrot.

Das Stratum lucidum bleibt mit allen diesen Farben fast ungefärbt, wohl aber werden manchmal das Stratum germinativum oder Teile des Bindegewebes mitgefärbt. Es läßt sich aber bequem vorher das Eleidin färben.

Auch für die gleichzeitige Darstellung von Keratin und Eleidin sei nach Martinotti ein Beispiel angeführt:

**72.** Färbung mit 1% wässeriger Rhodamin B-Lösung 3—5 Minuten. Aq. dest. Färbung mit 1% wässeriger Dianilblau 2 R-Lösung 2—3 Minuten. Wässern. Alkohol. abs. Benzol. Xylol. Balsam.

Schließlich sei hier eine Färbung angeschlossen, die das *Keratin und alle bei seiner Bildung entstehende Stoffe* darstellt, alle Schichten von Stratum granulosum einschließlich bis zum Stratum corneum. Martinotti empfiehlt, diese Färbung anzuwenden, ehe man bestimmte Hornsubstanzen spezifisch färbt. Man kann an der Hand eines solchen Übersichtsbildes das Mengenverhältnis der einzelnen Bestandteile sehr gut erkennen und dann je nach Lage des Falles eine oder die andere Schicht besonders hervorheben.

Diese Färbung eignet sich nur für Gefrierschnitte. Die Lösung besteht aus:

**73.** 1% Lösung von Eosin in Aq. dest., 0,5% Auranzialösung in Wasser, 1% Indulinlösung in Wasser zu gleichen Teilen. Man fügt zu einer bestimmten Menge dieses Gemisches die gleiche Menge Wasser. Färbedauer 5—20 Minuten. Wässern. Alkohol. Xylol. Balsam.

Keratohyalin rot bis violett. Grenzschichten rot. Eleidin orangegelb, Keratin bräunlich.

## Färbung des Eleidins.

Eleidin löst sich in Wasser, Glycerin und Ammoniak, im Überschuß von Salzsäure und Essigsäure und in konzentrierten Lösungen von Kupfersulfat, Zinksulfat und Ferrocyankalium. Unlöslich ist es in Kochsalzlösung, Magnesiumsulfat und Ammonsulfat, in Salpetersäure, Schwefelsäure, Oxalsäure, Pikrinsäure, Ameisensäure, Trichloressigsäure, Phosphorwolframsäure, Chromsäure und Formol. Durch Alkohol und Erhitzen auf $75^0$ wird es in Schnitten zur Gewinnung gebracht [Unna (1913)]. Das alles muß bei der Fixierung und Behandlung der Schnitte beachtet werden. Sublimathaltige Flüssigkeiten sind nicht angebracht.

Bei der Hämatoxylin-Eosinfärbung bleibt das Eleidin ungefärbt oder wenigstens fast ungefärbt. Eisenhämatoxylin färbt es stärker. Mit Pikrinsäure wird es gelb, mit Carmin rot. Mit dem von Kromayer angegebenen Verfahren färben sich Keratohyalin und Eleidin gleich. Alkanatinktur färbt es rot, mit Osmiumsäure schwärzt es sich sekundär (s. unter Fettmethoden S. 518).

**74.** Buzzi (1896): Fixierung Alkohol. Färbung: 2—3 Minuten in verdünnter Kongorotlösung (zu 5—10 ccm Aq. dest. werden 2—3 Tropfen einer 1% wässerigen Kongorotlösung gesetzt). Auswaschen. Kernfärbung mit einem Hämatoxylin. Auswaschen. (Man darf nicht mit Salzsäurealkohol differenzieren.) Alkohol. Xylol. Balsam (Abb. 36).

Eleidin rot, Keratin blau. Das Verfahren ist von Weidenreich (1901) sehr gerühmt worden.

**75.** Buzzi hat weiter das Nigrosin empfohlen. Auf ein Uhrschälchen mit Aq. dest. gibt man einige Tropfen der 1% Lösung. Färbedauer 1—2 Minuten.

Dreysel und Oppler färben Haut 2—3 Tage in Alkohol abs. und betten in Celloidin ein. Beim Schneiden darf das Messer nicht befeuchtet werden. Färbung in:

Carmin 1 g
Liq. ammon. caustici 1 ccm
konz. wässerige Pikrinsäure 1 „
Aq. dest. 200 „

**76.**

$^1/_2$—1 Minute. Die Lösung muß, ehe sie angewandt wird, einige Tage offen gestanden haben, damit das Ammoniak verdunsten kann. Man färbt darin $^1/_2$—1 Minute. Läßt man das Tragglas länger bis zu 5 Minuten in der Farbe, dann färbt sich auch das Keratohyalin mit. Nach der Färbung überträgt man in $^1/_2$% alkoholische Pikrinsäurelösung 1 Minute. Alkohol. Xylol. Balsam.

Eine große Reihe von Farbstoffen mit einer „natürlichen Affinität" zum Eleidin hat Martinotti eingeführt.

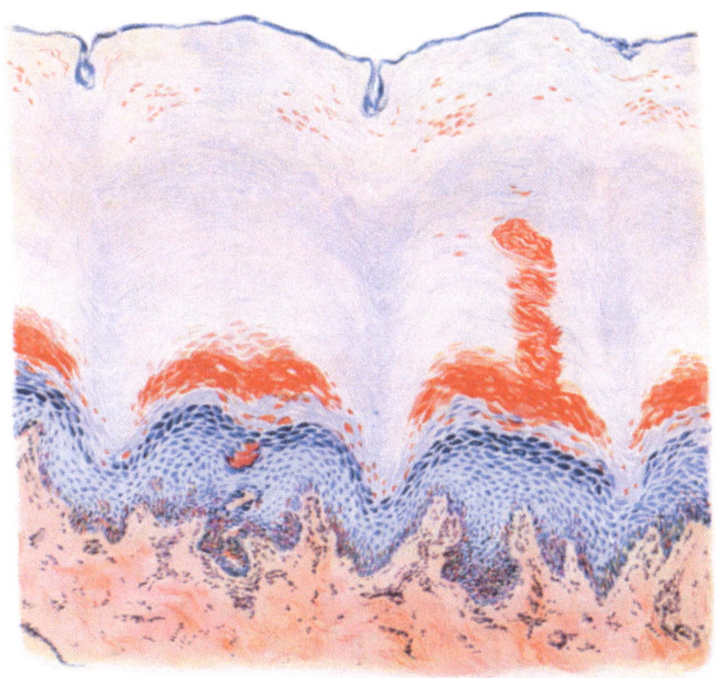

Abb. 36. Epidermis. 4% Formol. Celloidinschnitt. Hämatoxylin-Kongorot. Vergr. 200 fach.
Atypische Eleidin-Bildung.

Es wird Fixierung in 8% Formol verlangt und, wenn nicht gleich geschnitten wird, Aufenthalt in 4% Formol.

Die Färbungen eignen sich *nur für Gefrierschnitte*. Alle unten genannten Farbstoffe werden in 1% frisch bereiteter wässriger Lösung angewendet. Danach wird in Alcohol abs. differenziert und entwässert, in Balsam eingebettet. Es erübrigt sich daher, jede Färbung einzeln anzuführen. Voran geht immer die Kernfärbung mit Delafieldschem, Mayerschem oder Weigertschem Hämatoxylin oder mit Alauncarmin, wenn das Eleidin blau gefärbt werden soll. Es dürfen wirklich nur die Kerne dargestellt werden, im anderen Falle muß differenziert werden.

Die in der vorgeschriebenen Weise anzuwendenden Farbstoffe sind:

Azofuchsin . . . . . . färbt lebhaft rot
Chromazonrot . . . . . „ rot
Tolanrot . . . . . . . „ lebhaft rot

**77.**

| | |
|---|---|
| Chromotrop 2 R . . . . | färbt lebhaft rot |
| Naphthylaminrot . . . | „ „ „ |
| Naphtholrot . . . . . . | „ „ „ |
| Rhodamin B . . . . . | „ rot |
| Azocarmin . . . . . . | „ „ |
| Irisamin G und G extra | „ schwach rot |
| Azorubin . . . . . . . | „ „ „ |
| Viktoriaviolett . . . . . | „ hellblau-violett |
| Phenylblau . . . . . . | „ „ |
| Indigocarmin . . . . . | „ „ |
| Indazin . . . . . . . . | „ hellblau (Abb. 37). |

Im übrigen können noch Benzoreinblau, Benzoechter Scharlach, Halbwollcyanin, Diamingrün, Alkaliblau, Wasserblau und Pikrocarmin[1] empfohlen werden

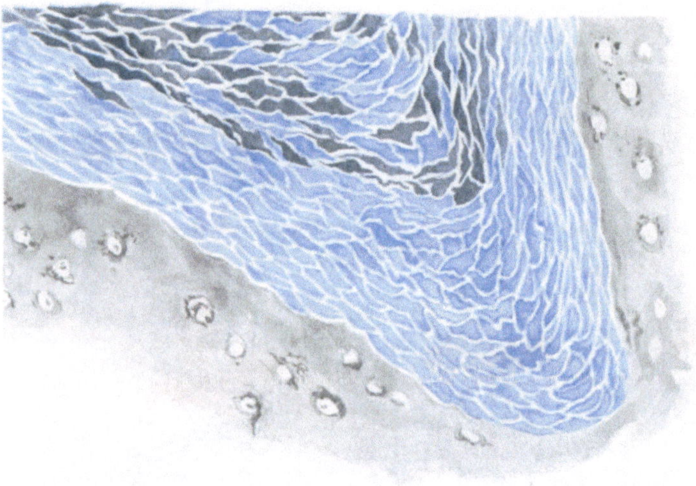

Abb. 37. Haut von der Fußsohle. Mensch. 4 % Formol. Gefrierschnitt. 1 % Indazin. Färbung der Eleidinzellen. Vergr. 200 fach.

[Unna (1913)]. Zusatz von Pikrinsäure, die Eleidin fällt, zu anderen sauren Farben verstärkt deren Wirkung [Unna (l. c.)][2].

## Färbung der Grenzschichten des Eleidins.

Seit Schröns Untersuchungen (1857) war es schon bekannt, daß sich der Übergang vom Stratum lucidum sowohl zum Stratum granulosum, wie zum Stratum corneum sehr allmählich vollzieht. Es gibt zwei „Grenzschichten" (Martinotti): die präeleidine und die posteleidine Schicht.

Unna hat diese drei Schichten an ihrem verschiedenen Verhalten der Osmiumsäure gegenüber erkannt. Er unterscheidet ein Stratum infrabasale, basale und suprabasale. Nur das Stratum basale schwärzt sich, ein wenig auch das Stratum suprabasale im oberen Teil. Das Stratum infrabasale kann man außerdem mit Bests Carmin, Jod und Glycerin darstellen. Sudan und Scharlach färben nicht. Wenn man gleichzeitig die Hornsubstanz mit Methylenblau oder Viktoriablau färbt und das Eleidin mit Nigrosin oder Diamingrün färbt, erhält man prachtvolle Bilder [Unna (1913)].

[1] Auch für Paraffinschnitte.

[2] Vgl. auch S. 480 [22], S. 486 [36], S. 487 [38, 39], S. 490 [47], S. 494 [61, 62], S. 496 [72, 73], S. 499 [78—82].

MARTINOTTI hat aber eine ganze Reihe von Farbstoffen festgestellt, die gleichzeitig die beiden „Zwischensubstanzen" färben. Er hat auch darauf hingewiesen, daß die Perlen des Cancroids bald auf Eleidin, bald auf Eleidinogen (Präeleidin) ansprechen. Auch hier werden Formolfixierung und Gefrierschnitte gefordert[1].

**78.**

Färbung mit 0,5—1% Lösung von Monophenil-Rosanilin (SCHUCHARDT) in 95% Alkohol 1—2 Minuten. Abspülen in Aq. dest. Differenzieren in salzsaurem Alkohol. Alkohol. Färben in 1% wässeriger Rhodamin B-Lösung 2—5 Minuten. Aq. dest. Alkohol. abs. Benzol. Xylol. Dammarharz.

Eleidin rot. die Zwischenschichten blau.

**79.**

Färben in 1% wässeriger Rhodamin B-Lösung 5—10 Minuten. Aq. dest. Färben mit 1% Lösung von Viktoriablau in 5% Alkohol 1—2 Minuten. Benzol. Xylol. Balsam.

Eleidin violett, Zwischenschichten rot.

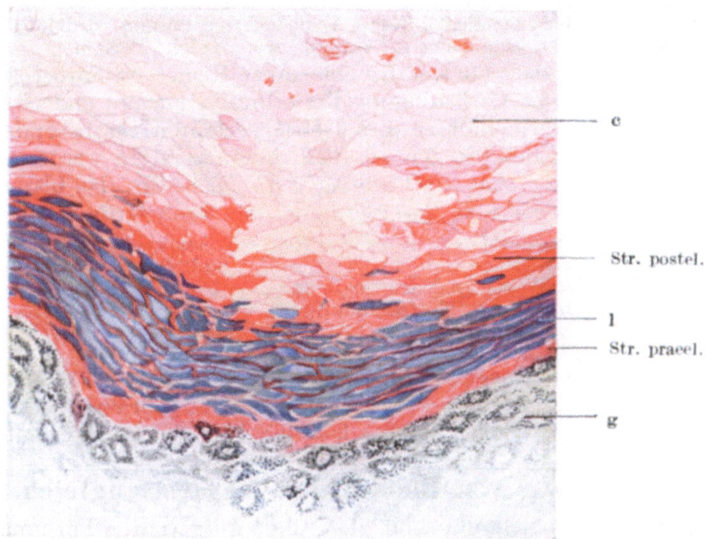


Abb. 38. Nach einem Präparat von MARTINOTTI. Gefrierschnitt von Sohlenhaut. Färbung: Viktoria-violett-Safrosin. Darstellung der Grenzschichten des Str. lucidum (l) eleidinicum MARTINOTTI, g Str. granulosum, Str. praeel., Str. praeeleidinicum, Str. postel., Str. posteleidinicum. c Str. corneum. (Aus HOEPKE 1927.) Zeiß Apochr. 8 mm. Ok. K. 6. Vergr. 270 fach.

**80.**

1% wässerige Indazinlösung 5—10 Minuten. Aq. dest. 1% Echtrotlösung in 95% Alkohol 1—3 Minuten. Aq. dest. Alkohol. abs. bis zur Differenzierung. Benzol. Xylol. Dammarharz.

Eleidin blau, Zwischenschichten rot.

**81.**

1% wässerige Eosinlösung mit Wasser oder Methyl-Eosin 5—10 Minuten. Aq. dest. 1% Lösung von Gallein in mit Lithiumcarbonat gesättigtem Wasser. 2—3 Minuten. Kurz wässern. Alkohol. abs. Benzol. Xylol. Dammarharz.

Eleidin violett, Zwischenschichten rot.

**82.**

1% wässerige Viktoriaviolettlösung 5—10 Minuten. Aq. dest. 1% Safrosinlösung in 95% Alkohol 1—2 Minuten. Aq. dest. Kurz Alkohol. abs. Benzol. Xylol. Dammarharz.

Eleidin blau, Zwischenschichten rot (Abb. 38).

Wenn die Safrosinfärbung übertrieben ist, kann man mit einer Base differenzieren: Lithium carbon, NH₄, sehr verdünnt, oder wässerigem gesättigtem NH₄ Pikrin.

*Die Eleidinzellen* haben einen *blauen Zellkörper, rote Membranen. Zwischenschichten sind rot* (Abb. 38).

---

[1] Vgl. auch S. 487 [38 u. 39].

## Färbung des Keratins.

Auf S. 395 war bereits gesagt worden, daß man das schönste Bild der Keratinhüllen der Hornzellen durch künstliche Verdauung erhält. Es lassen sich die so gewonnenen Präparate auch bequem färben. Aber auch von Paraffinschnitten ist eine Färbung möglich:

Bei der Färbung mit Eisenhämatoxylin nach Heidenhain (S. 482 [24]) wird das Keratin schwarz, beim Färben nach Mallory (S. 504 [92]) oder Pasini (S. 505 [96]) leuchtend rot, nach Herxheimer (S. 495 [68]) violett. Die Gramsche Färbung stellt sogar die Keratinhüllen allein dar, wenn man mit Salzsäure Alkohol kurz differenziert (Ernst).

**83.** Man färbt 3—5 Minuten mit 11 ccm einer konzentrierten alkoholischen Lösung von Gentianaviolett in 100 ccm Aq. dest. Abspülen mit Wasser. 2 Minuten gießt man auf den Schnitt Lugolsche Lösung. (Es werden 2 g Jodkali in 300 ccm Aq. dest. gelöst und 1 g Jod zugefügt.) Nach Abgießen der Lösung wird kurz in Salzsäure-Alkohol differenziert. Überführung in Alcohol. abs. Xylol. Balsam.

Martinotti hat auch für Keratin eine ganze Reihe von Farbstoffen bekanntgegeben. Auch hier ist Vorbedingung Fixierung in Formol und Gefrierschnitte. Gerade für das Keratin hält er dies Gefrierverfahren für besonders gut, weil durch die anderen Einbettungen ein Teil davon zerstört werden soll.

Am meisten eignen sich zur Färbung: *Dianilblau* 2R, das blauviolett, *Kongorubin,* das lebhaft rot und *Dianingrün* B, das dunkelgrün färbt. Außerdem

**84.**

| | |
|---|---|
| Azoviolett | rötlich violett |
| Wasserblau | hellblau |
| In Wasser gelöstes Nigrosin | blauschwarz |
| In Wasser gelöstes Indolin | dunkelblau |
| Dianingrün G | hellgrün |
| Dianinviolett | rötlichviolett |
| Columbiaschwarz | ziegenbraun. |

Alle werden in konzentrierter wässeriger Lösung gebraucht. Differenzierung in Alc. abs. Mit Azoviolett habe ich keine gute Färbung erhalten.

## Färbung von Eleidin und Keratin zugleich.

Beide Substanzen traten schon bei früher mitgeteilten Färbungen deutlich hervor (S. 496—500). Hier folgen noch 3 Färbungen von Martinotti (1924).

**85.** Fixierung: Formol. Gefrierschnitte. Kernfärbung. Färbung mit 1% wässerigen Rhodamin B 3—5 Min. Aqua dest. 1% wässerige Lösung von Dianilblau 2 R, 2 bis 3 Min. Aqua dest. Alkohol abs. Benzol. Xylol. Balsam. Eleidin rot, Keratin blauviolett.

**86.** Färbung mit 1% wässerigem Chromazon- oder Tolanrot 5 Minuten. Aqua dest. 1% wässeriges Diamingrün B oder G. 5 Minuten. Aqua dest. Alkohol abs. Benzol. Balsam.

**87.** Färbung mit 1% wässerigem Viktoriaviolett 5 Minuten. Aqua dest. 1% Kongorubin 5 Min. Aqua dest. Alkohol abs. Benzol. Balsam. Keratin rot, Eleidin violett.

Daß sich auch mit Silber (Rio Hortega) fast alle Eigentümlichkeiten der verhornenden Epidermis darstellen lassen, zeigt die nebenstehende Abb. 39.

## Die Darstellung der Basalmembran

zwischen Epidermis und Corium und den Membranae propriae der Drüsen.

Nach den neueren Untersuchungen besteht die Basalmembran zwischen Epidermis und Corium aus einem ganz dichten Geflecht von Bindegewebs-, elastischen und Gitterfasern. Ob daneben noch eine Kittsubstanz vorkommt, ist umstritten. Der Anteil der verschiedenen Bestandteile wechselt in den verschiedenen Lebensaltern. Im Alter fehlt eine Basalmembran nie, wohl weil das kollagene Bindegewebe vermehrt ist [Born (1916)]. Wenn sie an Haut von jüngeren Individuen bei Übersichtsfärbungen nicht sichtbar ist, so kann das am Überwiegen der elastischen Fibrillen liegen. Die Untersuchungen Borns (1916) haben uns gezeigt, daß an verschieden fixierten und verschieden gefärbten Präparaten die Stärke der Basalmembran eine verschiedene ist. Nach Alkohol- oder Sublimatfixierung fehlt sie häufig. Es scheint mir aber, daß neben den Fixierungsmitteln auch noch Beizen oder Differenzierungsmittel u. a. quellend

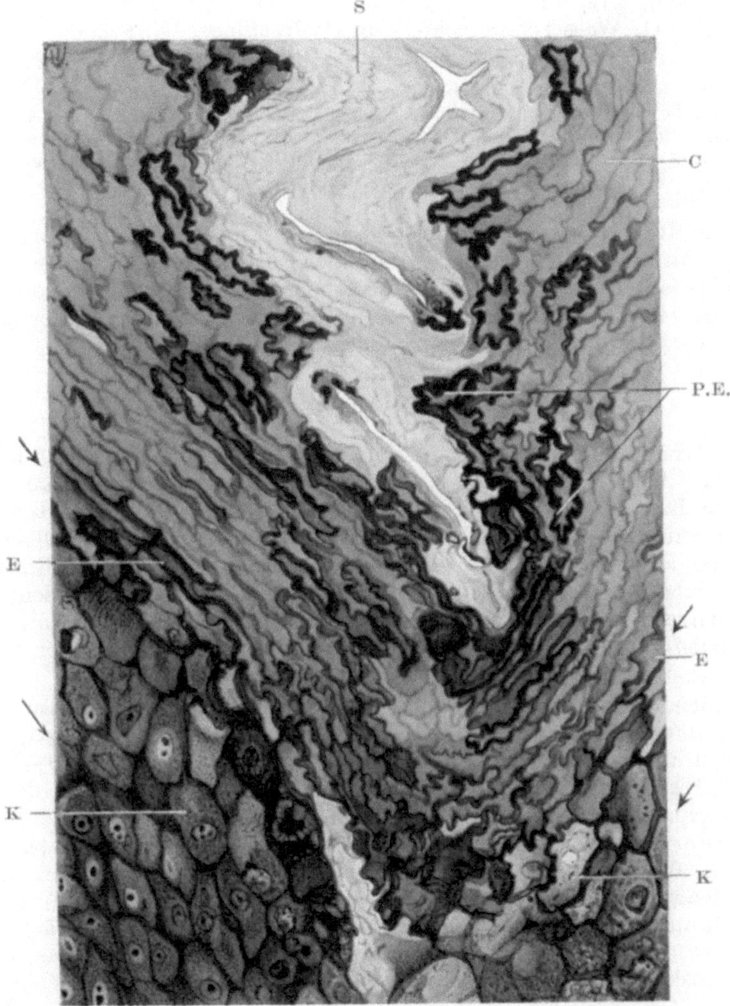

Abb. 39. Gefrierschnitt durch Sohlenhaut eines Hingerichteten parallel zu den Leisten. Versilberung nach Rio Hortega, II. Methode. Die Pfeile geben die Richtung der Schichten an. K Keratohyalin-haltige Zellen des Str. granulosum; E Eleidinhaltige Zellen; P.E. Str. posteleidinicum; C Str. corneum; S Schweißzellen. Vergr. 500 mal.

oder schrumpfend wirken können, denn nach einer van Gieson-Färbung war sie $2\mu$, nach einer Malloryfärbung $8\mu$ dick. Nach Hofmeisters Untersuchungen (zitiert nach Born) quillt Bindegewebe in Salzlösungen in folgender Reihenfolge: am stärksten in Phosphaten, weniger stark in Tartraten, Sulfaten, Chloriden, Bromiden, Nitraten, Jodiden.

Aus dem Gesagten geht hervor, daß man mit *einer* Färbung niemals alle Bestandteile der Basalmembran darstellen kann. Es genügt daher, wenn hier auf die Darstellung der kollagenen Fasern (S. 503 ff.), der elastischen Fibrillen (S. 511 ff.) und der Gitterfasern (Abb. 42) hingewiesen wird. Bei der Färbung mit Hämatoxylin-Eosin ist von der Basalmembran so gut wie nichts zu sehen.

Am deutlichsten tritt sie, eben wegen des Überwiegens der kollagenen Fasern, nach Bindegewebsfärbungen hervor, z. B. nach Mallory (S. 504), Azan (Heiden-hain) (S. 488), Bielschowsky-Maresch (S. 507), Polychromes Methylenblau-Orcein (Unna), Wasserblauorcein-Eosin-Hydrochinon (Unna) (S. 491).

Von Kogoj (1923) wird besonders die Färbung von Tryb (1923) gerühmt.

**88.** Man färbt in einer 1% wässerigen Lösung von rotem Blutlaugensalz und 2% wässerigen Lösung von Ferrum sesquichloratum zu gleichen Teilen 3—5 Minuten. Abspülen in Aq. dest. Färben mit Heidenhains Eisenhämatoxylin (S. 482 [24]), bis der Schnitt schwarz ist. 2 Minuten Aq. dest. 5—10 Minuten konzentrierte alkoholische Pikrin-säurelösung. Gut auswaschen in Leitungswasser. 5—10 Minuten van Gieson (S. 487 [37]). Abspülen. Alkohol. Xylol. Balsam.

Für die Membranae propriae der Drüsen und ihrer Ausführungsgänge kommen dieselben Färbungen in Betracht. Auch hier ist zu bedenken, daß sie aus kolla-genen, elastischen und Gitterfasern bestehen. An den Achseldrüsen gelang es Häggquist (1915), mit Eisenhämatoxylin von Heidenhain von der Membrana propria zwischen die Drüsenzellen aufsteigende Züge zu färben.

## Färbung der Fibrocyten.

Ihre Darstellung gelingt schon mit jeder Protoplasmafärbung, doch ist es sicher, daß dabei das Cytoplasma nicht bis in die feinsten Ausläufer gefärbt wird. Um das zu erreichen, hat v. Möllendorff (1926) die Eisen-Hämatoxylin-Färbung von Heidenhain abgeändert. Er hat zwar nicht menschliche Gewebe untersucht, aber die Färbung gelingt auch hier. Besonders gute Bilder erhielt er an frisch entnommenen Häutchenpräparaten der Haut. Solch frisches Gewebe wird rasch auf ein Tragglas ausgebreitet und sofort in 10% Formol fixiert (24 Stunden). Das Präparat darf nicht eintrocknen. Nach kurzer Wässerung wird in Alauncarmin oder Bismarckbraun gefärbt.

**89.** Zur Färbung wird 1 g Hämatoxylin in 10,0 Alkohol abs. aufgelöst, Aq. dest. wird auf 100 ccm aufgefüllt. Die Lösung muß 2—3 Wochen reifen, darf aber nicht älter als 4—5 Monate werden. Dann gießt man etwa 30—40 ccm der 2% Eisenalaun-Lösung zu. Das Mischungsverhältnis ist je nach der Reife des Hämatoxylins verschieden. Das Gemisch muß bei 56° spätestens nach 10 Minuten ausflocken. Beim Zusammengießen sieht die Lösung violett aus, schlägt aber nach 30 Minuten in Blau um und wird dabei undurchsichtiger. Entstehen sofort Niederschläge, so enthielt die Lösung zuviel Hämatoxylin, bilden sich nach 10 Minuten noch keine, so enthielt sie zuviel Eisenalaun. Man färbt 10 Minu-ten bei 56° dann wird mit 2% Eisenalaunlösung differenziert, was man unter dem Mikroskop prüfen muß. Kollagene Fibrillen sollen ganz farblos bleiben. Die Fibrocyten sind bis in ihre feinsten Ausläufer gefärbt, die elastischen Fibrillen sind schwarz (Abb. 40).

Gute Bilder liefert die [auch von Möllendorf (1926)] empfohlene Färbung nach Kardos-Pappenheim. Sie ist besonders deshalb brauchbar, weil sie neben den Fibrocyten auch sehr gut die Mastzellen und weiße Blutkörperchen färbt. Der Farbstoff ist ein Gemisch von Panchrom mit Methylgrünorangeat (Kardos Fol. Hämatol. Bd. XII).

**90.** Fixierung: Orthsche oder Hellysche Flüssigkeit. Einbettung: Paraffin. Die Schnitte kommen für 1—2 Stunden bei 37° in verschlossenem Gefäß in die „Pappenheim-Kardos-Lösung" Grübler. Abspülen mit Aq. dest. Abtrocknen mit Fließpapier. Alkohol. abs. Xylol. Balsam.

Kerne violettrot, Cytoplasma blau.

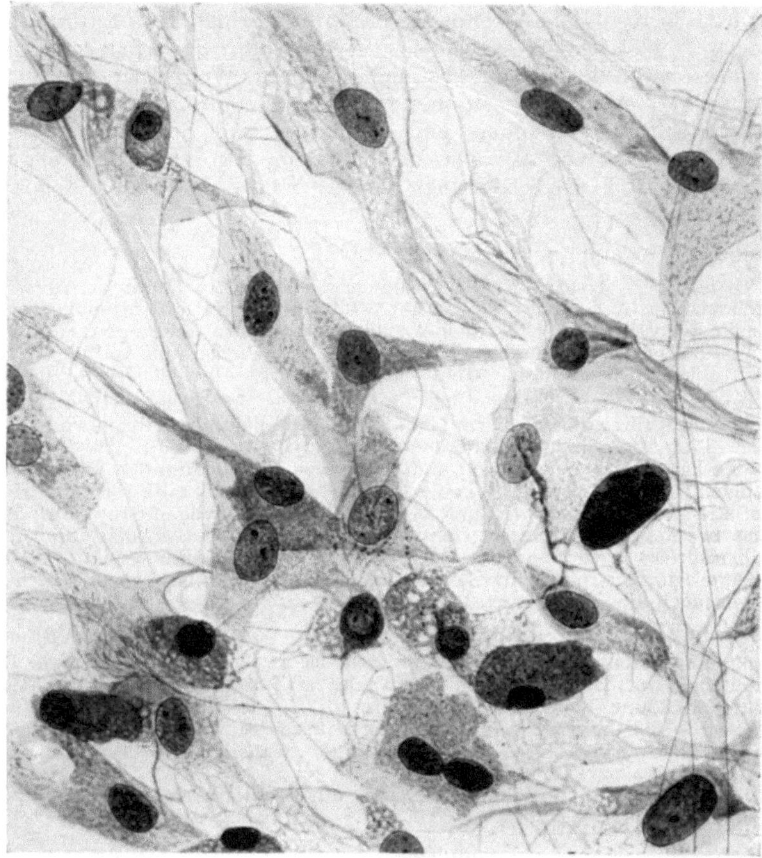

Abb. 40. Lockeres Bindegewebe vom Rücken des Kaninchens, Injektionsstelle, 13 Tage nach sub-
cutaner Injektion von 20 ccm Trypanblau. Eisenhämatoxylin. Die Zellausbreitung ist im vollen
Gange, Leukocyten fehlen vollständig. Rundliche, dunkle „Macrophagen, gelappte Formen bis
zu weit ausgespannten Fibrocyten wechseln miteinander ab. Auch beim Kaninchen treten in diesem
Stadium die plasmatischen Ausläufer besonders deutlich hervor. Zeiß DD. Co. Ok. 3. Vergr. 270 mal.
[Nach W. u. M. v. MÖLLENDORFF (1926).]

## Färbung der kollagenen Fasern.

Das Corium der menschlichen Haut besteht aus einem derben Geflecht
sich kreuzender kollagener Bündel. Neben diesen im allgemeinen kräftigen
Fasern kommen allerfeinste Fibrillen vor, die besonders im Stratum subepitheliale, in der sog. Basalmembran und um die Ausführungsgänge der Drüsen
vorkommen. Diese ganz zarten Fibrillen nennt man Gitterfasern. Sie sind
nicht rein kollagen, stehen aber ohne Frage den kollagenen Fibrillen chemisch
sehr nahe, zumal man Übergänge zwischen beiden beobachtet hat. Die elastischen Fibrillen stehen ihnen unter allen Umständen ferner. Die für kollagene
Fasern angegebenen Färbemethoden stellen meist die Gitterfasern nicht mit
dar, nur die Silbermethoden imprägnieren in gleicher Weise die beiden Faser-
sorten, ja meist sogar die Gitterfasern noch schärfer. Die gröberen kollagenen
Bündel färben sich nun immer schon mit den gewöhnlichen Protoplasma-Färbe-
mitteln, so daß man mit der üblichen Hämatoxylin-Eosin-Färbung schon recht
brauchbare Bilder erhält. Noch schärfere Bilder bekommt man, wenn man
nach Färbung der Kerne mit Hämatoxylin eine konzentrierte Lösung von

Chromotrop 2 R in absolutem Alkohol an die Schnitte bringt [HEIDENHAIN (1905)]. Das Kollagen ist viel weniger sauer als die Zellsubstanz der Epidermis und hat deshalb keine Verwandtschaft zu basischen Farben. Wohl aber nimmt es die sauren Farben wie Eosin und Orcein und vor allem die Sulfofarben (SäureFuchsin und Wasserblau u. a.) besonders gut an [UNNA und SCHUMACHER (1925)].

An erster Stelle ist hier die Azan-Färbung von HEIDENHAIN zu erwähnen, die schon unter S. 488 [40] beschrieben wurde. Es sei hier nur ein abgekürztes Verfahren genannt.

## 91.                    GEIDIER (1927)

färbt in 1%wässerigem Azocarmin B bei Zimmerwärme 10—15 Minuten. Abspülen in Wasser. Differenzieren in Anilinöl 1 : 96% Alkohol 1000, bis die Kerne deutlich hervortreten. Auswaschen in Essigsäure 1 : 96% Alkohol 100, $^1/_2$—1 Minute Beizen mit Phosphorwolframsäure 5—10 Minuten. Kurz Abspülen in Aqua dest. Färben mit Anilinblau-Orange-Eisessig (wie oben) [2—5 Minuten. Abwaschen in Wasser. Alkohol. Xylol. Balsam.

Der Azocarminfärbung außerordentlich ähnlich ist die von PETERSEN 1924 angegebene Färbung mit Säure-Alizarinblau, die an Paraffin- und Celloidin-Schnitten vorgenommen werden kann. 10 g Aluminiumsulfat werden unter Aufkochen in 100 g Wasser gelöst und 0,2—0,5 g des Farbstoffes zugefügt. Dann wird nochmal 10 Minuten aufgekocht, auf 100 ccm aufgefüllt und filtriert. Die heiße Lösung ist blau, die kalte rot. Gefärbt wird 15 Minuten oder länger. Dann wird mit 2—5% Phosphor-Molybdän-Säure differenziert. Nachfärbung mit MALLORYs Gemisch wie oben (S. 488). Man muß schnell durch Alkohol in Xylol überführen. Wenn man die Nachfärbung nach MALLORY wegläßt, bleibt das kollagene Gewebe farblos, nur seine Zellen sind deutlich. Die elastischen Fasern treten gefärbt hervor, auch die Muskulatur. Der Farbton wechselt je nach der Fixierung.

Die ursprüngliche, sehr brauchbare Vorschrift von MALLORY (1900) lautet:

Fixierung am besten in Sublimat oder ZENKERscher Flüssigkeit. Anders fixierte Schnitte stellt man vor der Färbung einige Stunden in ZENKERsche Flüssigkeit oder 3% Kaliumbichromat-Lösung. 3 Minuten färben in 0,1% wässeriger Säurefuchsin-Lösung. Kurz Waschen: 3—5 Minuten 1% Phosphor-Molybdänsäure. Auswaschen. 2 Minuten in Anilinblau 0,5 g + Orange G 2 g + Oxalsäure 2 g (kochen, filtrieren). Auswaschen. 96% Alkohol. Alkohol abs. Xylol. Balsam.

Kollagene Fasern blau, Schleim blau, Kerne rot, Muskeln orange.

WEIDENREICH (1926) ändert MALLORYs Gemisch ab:

## 92.

| | |
|---|---|
| Anilinblau | 0,5 |
| Säurefuchsin | 0,5 |
| Oxalsäure | 2,0 |
| Aqua dest. | 100,0. |

### HEIDENHAINs Verfahren.   [Von NEUBERT (1922) veröffentlicht.]

Fixierung: Susa und sublimathaltige Flüssigkeiten. Vorfärbung mit Eisen-Hämatoxylin nach HEIDENHAIN oder DELAFIELDschem Hämatoxylin. Färbung in

## 93.

| | |
|---|---|
| Aq. dest. | 200 ccm |
| 0,5% wässerige Lösung von Thiazinrot | 90 „ |
| Gesättigte Lösung von Pikrinsäure | 10 „ |
| 96% Alkohol | 30 „ |

Auswaschen. Alkohol. Xylol. Jetzt werden die Schnitte alkalisch gemacht, indem man sie für kurze Zeit in ein Gefäß stellt, dessen Boden mit einigen Tropfen Salmiakgeist benetzt ist. Balsam.

Ergebnis: Das kollagene Bindegewebe hebt sich kräftig von den übrigen Bestandteilen des Gewebes ab.

### HEIDENHAINs Färbung mit Pikroblauschwarz (1908).

Fixierung: Alkohol, Sublimat, ORTHsche oder HELLYsche Flüssigkeit. Kernfärbung mit Lithioncarmin (beachte die Vorschrift S. 479 [11]). Färben in

## 94.

| | |
|---|---|
| Blauschwarz B | 1 g |
| Konz. wässer. Pikrinsäure | 400 ccm |
| Methylalkohol | 80 ccm |
| Aqua dest. | 320 ccm.   (Lange haltbar.) |

Zur Hälfte mit Wasser verdünnt.

Den Fortschritt der Färbung muß man unter dem Mikroskop prüfen.

Bindegewebe, auch feinste Fasern, schwarz, Muskeln gelblich, Kerne rot, Knorpel grau.

### Herxheimers Verfahren. 95.

Fixierung: 24 Stunden in Lugolscher Lösung. $^1/_2$ Stunde wässern. Entwässern in 70%, 90 % und absolutem Alkohol. Einbettung über Xylol oder Chloroform in Paraffin. Schneiden. 2 Minuten 10% Phosphormolybdänsäure. Färbung mit Mallorys Hämatoxylin 8—15 Minuten. (0,1 g Hämatoxylin wird in 80 ccm Aq. dest. unter Erwärmen gelöst. Nach Abkühlung werden 20 ccm einer 10% Lösung von Phosphorwolframsäure zugesetzt und 0,2 ccm Wasserstoffsuperoxyd zur Beschleunigung der Oxydation.) Wässern bis die Schnitte blau aussehen. Aufsteigende Alkoholreihe, Xylol. Balsam.

Ergebnis: Feinste kollagene Fasern werden dargestellt.

### Pasinis Verfahren (1905).

Fixierung: Formol, Alkohol, Zenker, Sublimat, Orthsche Flüssigkeit. Einbettung: Paraffin, Celloidin. Aus Wasser kommen die Schnitte 10 Minuten in eine 2% Lösung von Phosphorchromsäure, werden kurz in Wasser abgespült, kommen 15—20 Minuten in ein Gemisch von:

96.

| | | |
|---|---|---|
| Wasserblau-Orcein (Unna) | | 3 ccm |
| (Wasserblau | 1 g | |
| Orcein | 1 „ | |
| Eisessig | 5 ccm | |
| Glycerin | 20 „ | |
| 96% Alkohol | 50 „ | |
| Aq. dest. | 100 „ | |
| Eosin in 50% Alkohol | | 3 „ |
| Säurefuchsin (gesättigte wässerige Lösung) | | 0,4 ccm |
| Neutrales Glycerin | | 2,5 „ |

(Die Mengen in Kubikzentimeter wurden von Romeis berechnet, Pasinis Angaben beziehen sich auf Tropfen.)

Ergebnis: Kollagene Fasern scharf blau, Protoplasma hellblau, Kerne, Epithelfasern, Keratohyalin rot, Keratin gelbrot.

### Ribberts Färbung (1897).

Eine von Mallory (1891) für die Färbung von Achsencylindern gegebene Vorschrift ist von Ribbert so umgestaltet worden, daß sie in dieser Form kollagene Fasern färbt.

Fixierung am besten in Alkohol, aber auch andern Mitteln. Einbetten in Paraffin, Celloidin. Auch Gefrierschnitte. $^1/_2$ Minute 10% wässerige Phosphormolybdänsäure. Glasnadeln benutzen. 20 Minuten wird gefärbt mit:

97.

| | |
|---|---|
| 10% wässerige Phosphormolybdänsäure-Lösung | 10 ccm |
| Hämatoxylin | 1,75 g |
| Ac. carbolicum cryst. | 5,0 „ |
| Aq. dest. | 200,0 ccm. |

Die Lösung muß mindestens 24 Stunden, besser wochenlang in der Sonne gereift sein. Wässern. Alkohol. Xylol. Balsam.

Ergebnis: Die kollagenen Fasern sind dunkelblau-schwarz.

Hüter (1911) hat diese Methode etwas abgeändert, indem er statt Phosphormolybdänsäure Phosphorwolframsäure benutzt. Die sonst ganz genau so zusammengesetzte Lösung muß gleichfalls lange reifen. Formolfixierung ist für diese Färbung die geeignetste. Nach Färbung und Wässerung wird in 50% Alkohol so lange differenziert, bis die Schnitte durchsichtig sind. Mit Carmin kann man vorfärben, Herxheimer empfiehlt besonders Lithioncarmin.

Ergebnis: Kollagene Fasern tiefblau, Kerne rot. Nucleoli dunkelviolett.

### Färbung nach Verocay (1909).

Diese Methode erfordert, daß wegen sonst eintretender starker Schrumpfungen nur aufgeklebte Schnitte verwendet werden. Ob man Gefrier-, Celloidin- oder Paraffin-Schnitte verwendet, ist gleichgültig. Paraffinschnitte werden am besten vom Paraffin befreit und mit Celloidin überzogen. Dasselbe gilt für Gefrierschnitte (vgl. S. 449). Altes Formolmaterial färbt sich nur sehr schwer.

Die aufgeklebten Schnitte müssen ganz besonders gründlich gewässert werden. 98. Sie werden 1—24 Stunden oder noch länger in 1% wässeriger Chromsäurelösung bei 46° gebeizt. Die Dauer der Beizung richtet sich nach der Art der Fixierung. Alkoholfixierung erfordert etwa 10 Stunden, Formolfixierung etwa 12 Stunden mehr. Gründliches Wässern. $^1/_2$ bis 2 Stunden Färben in Delafieldschem Hämatoxylin. Kurz Auswaschen.

Färben des Cytoplasmas mit Eosin, Pikrinsäure, Orange G, Aurantia. Wässern. Alkohol, Xylol. Balsam.

Ergebnis: Kollagenfasern erscheinen blauschwarz.

### Callejas Verfahren.

Kernfärbung mit einem Carmin oder Hämatoxylin. 5—15 Minuten in eine Lösung von 0,25 g Indigocarmin in 100 ccm gesättigter wässeriger Pikrinsäure. Kurz abspülen in 1%

**99.**

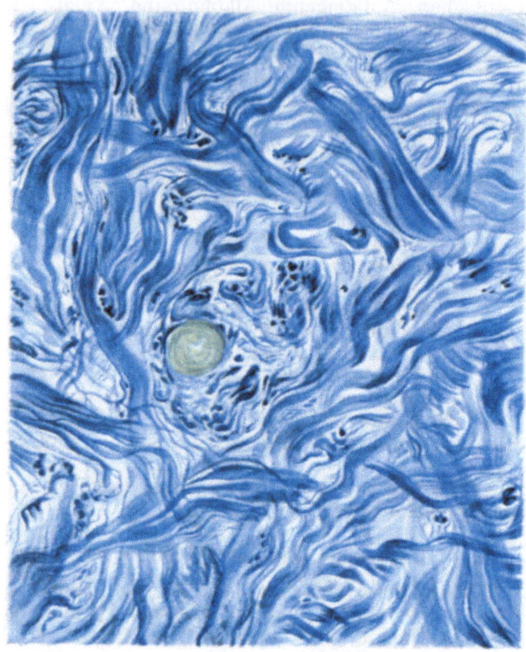

Abb. 41. Gefrier-Flachschnitt durch Fußsohlenhaut von Menschen, 6 μ.
Neutrales 4% Formol. Pikroindigocarmin. Zeiß Ok. 4,8. Obj. Apochrom. 8 mm. Vergr. 400 fach.
Das Carmin ist, wie häufig, an dem 1 Jahr alten Präparat schon verblichen.
Schweißdrüsengang hellgrün.

Essigsäure. Alcohol. abs. Xylol. Balsam. Bindegewebe blau. Muskulatur gelbgrün (Abb. 41). Besonders geeignet für Gefrierschnitte. Vgl. den Erhaltungszustand des kollagenen Gewebes mit dem auf Abb. 34, S. 488 (Paraffin) und Abb. 43, S. 515 (Celloidin). Abb. 41 zeigt, wie hervorragend gut das kollagene Gewebe in Gefrierschnitten erhalten ist.

## Silberimprägnationen.

Alle Silberimprägnationen sind launisch, an einem Tage gelingen sie, an einem andern nicht, Es ist deshalb wichtig, die von den Autoren gegebenen Vorschriften genau zu beobachten. Freilich gelingen auch dann die Imprägnationen noch nicht immer. Aber man muß von dieser Grundlage ausgehen, um durch leichte Abänderungen der Zeiten oder ähnliche Maßnahmen zu guten Ergebnissen zu kommen. Nur nach längerer Erfahrung erzielt man schließlich mit großer Wahrscheinlichkeit gute Erfolge.

Unumgänglich notwendig ist peinliche Sauberkeit bei jedem Arbeiten mit Silber. Man darf für eine bestimmte Lösung immer nur wieder dasselbe Gefäß benutzen, man muß bestimmte Maßgläser nur für Silberlösungen haben und darf nur mit sauberen Glasstäben arbeiten. Beim Übertragen der Schnitte aus einer Lösung in die andere muß man bedacht sein, die Flüssigkeiten nicht zu verunreinigen. Eine Schale mit destilliertem Wasser muß immer bereit stehen zum

Abspülen der Glasstäbe, ein sauberes Handtuch bereit liegen, sie abzutrocknen. Das verwendete Wasser muß ganz rein sein, was man durch Zusatz einiger Tropfen einer 10% Silbernitratlösung prüft. Das Wasser darf dabei nicht trübe werden.

Das gebräuchlichste und wohl auch beste Verfahren ist das von BIEL-SCHOWSKY-MARESCH. Es gelingt am besten nach Fixierung in Formol 1: 4 und an Gewebsstücken, die nicht zu lange Zeit in Formol gelegen haben. Allerdings hat KRAUSPE (1922) festgestellt, daß auch an jahrelang fixiertem Gewebe die Durchtränkung gelingt, wenn man es nur vor dem Schneiden in erwärmte 10% Formollösung bringt und danach gründlich auswäscht. MARESCH selbst hat auch in Alkohol fixierte Gewebe geschnitten. Erfolge wurden aber nur dann erzielt, wenn die Schnitte für mehrere Stunden in 10% Formollösung gebracht wurden und dann gut ausgewaschen wurden. MATONI (1915) fixiert nur 1—2 Wochen in Formol, wässert dann und bewahrt das Gewebe jahrelang in Alkohol auf, wodurch die Imprägnation keinen Schaden erleiden soll. ROMEIS (1924) hat sogar nach Fixierung in Kaliumbichromat-Formol-Eisessig nach HELD an Gefrierschnitten einwandfreie Bilder bekommen. Von der Fixierung in Pikrinsäure und Trichloressigsäure enthaltenden Flüssigkeiten rät er ab, weil die Fasern zu stark quellen. TELLO (1915) behandelt die Schnitte von altem Formolmaterial vor der Versilberung mit konzentrierter Tanninlösung.

**100.** Fixierung: Formol 1 : 4 mehrere Tage. 6—24 Stunden Auswaschen in fließendem Wasser. Gefrierschnitte 5—10 $\mu$ dick. Die Schnitte kommen für 1—2 Stunden in mehrfach gewechseltes Aq. dest. 24—28 Stunden in 2—3% Höllensteinlösung im Dunkeln. Ganz kurz abspülen in Aq. dest. Aufenthalt länger als 3 Sekunden schadet der Imprägnation. 5—10 Minuten in frisch bereitete ammoniakalische Silberlösung. (Zu 10 ccm einer 10% Höllensteinlösung werden 5 Tropfen reinster 40% Natronlauge zugesetzt. Es bildet sich ein schwarzgrauer Niederschlag von Silberoxyd. Nun wird unter ständigem Schütteln solange Ammoniak (Liq. ammon. caust. triplex zugesetzt, bis der Niederschlag gerade gelöst ist. Vorsicht! Zu viel Ammoniak stellt die Imprägnation in Frage. Dann wird Aq. dest. auf 20 ccm aufgefüllt. In dieser Lösung sind die leicht reduzierbaren Silbersalze. Silber-ammoniumnitrat und Silberoxydammonium enthalten.) Abspülen in Aq. dest. höchstens 3 Sekunden. 5—30 Minuten in 1 Teil Formol und 3 Teile Leitungswasser, bis keine weiß-lichen Wolken mehr abgehen und die Schnitte grau bis schwarz werden. Kurz abspülen in Aq. dest. 10—60 Minuten in 10 ccm Aq. dest., 2—3 Tropfen Eisessig, 5 Tropfen einer 1% wässerigen Goldchloridlösung. Die Präparate werden in dieser Lösung klarer, das Gold schlägt sich in den versilberten Strukturen nieder. 30—60 Sekunden fixieren in Fixiernatron (5% Natriumthiosulfatlösung). Mehrere Stunden wässern in Leitungswasser. Alkohol. Xylol. Balsam.

Wenn neben dem Bindegewebe noch andere Bestandteile des Gewebes in störender Weise mitgefärbt sind — Kerne oder wenigstens Kernkörperchen und Granula treten sehr oft hervor, so kann man nach BERG (1921) die über-färbten Schnitte 2—10 Sekunden in eine 0,5—1% Cyankalilösung legen, dadurch wird der Untergrund stark aufgehellt, sodaß die Fasern deutlich hervortreten. Zum gleichen Ziele führt Eintauchen in 1—2,5% Lösung von Kaliumperman-ganat. Stundenlanger Aufenthalt in der erwärmten Cyankalilösung entfernt das Silber vollständig, daß man das Gewebe mit anderen Farbstoffen behandeln kann. Im allgemeinen kann man sagen: je besser Kerne und Kernkörperchen gefärbt sind, desto schlechter ist es das Bindegewebe.

Das Ergebnis der BIELSCHOWSKY-MARESCH-Versilberung ist folgendes:

Kollagene Fasern treten bräunlich bis tief schwarz hervor, größere Bündel braunviolett. Die Gitterfasern sind schwarz.

Es sind eine ganze Reihe von Abänderungen vorgeschlagen worden, — auch dies von MARESCH angegebene Verfahren ist eine Abänderung des von BIELSCHOWSKY für Neurofibrillen-Imprägnation vorgeschlagenen Verfahrens — von denen hier einige genannt seien.

Bei der Herstellung der ammoniakalischen Silberlösung setzt MATONI (1915) statt Natronlauge 6 Tropfen $10^0/_0$ Kalilauge zu; Agduhr (1917) 25—30 Tropfen einer $25^0/_0$ Natronlauge.

Die Reduktion in Formol geht oft ziemlich rasch vor sich, deshalb ist es nach Herxheimer besser (1921), $1—2^0/_0$ Formol zu verwenden, um diesen Vorgang möglichst zu verlangsamen. Bielschowsky selbst (1909) hat noch ein anderes Verfahren vorgeschlagen, das sich aber nicht so bewährt hat, wie das eben beschriebene. Er überträgt die Gefrierschnitte aus Aq. dest. zunächst in reines Pyridin (Merck) für 24—38 Stunden. In destilliertem Wasser bleiben sie dann so lange, bis jeder Pyridingeruch verschwunden ist. Dann folgt die Imprägnation in der angegebenen Weise. Löwenstädt (1924) hat ausgeprobt, daß die Vorbehandlung in der $2^0/_0$ Silberlösung ohne Schaden wegbleiben kann, und daß auch die Vergoldung nicht unbedingt nötig ist.

Es ist ein besonderer Vorzug des Verfahrens von Bielschowsky-Maresch, daß es auch an entkalkten, in Celloidin oder Paraffin eingebetteten Stücken und an ganzen, unzerschnittenen Gewebsstücken angewendet werden kann. Zur Entkalkung hat Studnička (1906) $3^0/_0$ Salpetersäure mit Alkohol benutzt. Während man an Celloidinmaterial am besten das Celloidin entfernt und dann die Schnitte wie angegeben behandelt, kann man Paraffinschnitte imprägnieren, ohne daß das Paraffin vorher entfernt wird. Das ist natürlich ein großer Vorteil bei brüchigem Material. Die Ergebnisse sind durchaus gute, aber die besten Bilder liefern doch Gefrierschnitte von Formolmaterial. Die vom Paraffin nicht befreiten Schnitte werden bei $30^0$ auf eine $2^0/_0$ Silbernitratlösung gelegt, auf der sie mindestens 24 Stunden, gegebenenfalls bis zu 4 Tagen schwimmen. Die weitere Behandlung ist genau die gleiche wie die der Gefrierschnitte, nur muß man das sehr viel schwerere Eindringen aller Flüssigkeiten berücksichtigen und die Zeiten entsprechend verlängern.

Amoniakalische Silberlösung mindestens $^1/_2$ Stunde, Formol ebenso, Goldbad 1 Stunde, Fixiernatron 2 Minuten, Aq. dest., mehrfach erneuert, 6—12 Stunden.

Schließlich werden die Schnitte auf saubere Traggläser gebracht und getrocknet, wie sonst Paraffinschnitte auch. Das Paraffin wird durch Xylol gelöst, abgesaugt und durch Balsam ersetzt.

Stückfärbung nach Bielschowsky-Maresch.

**101.** Stückfärbung nach Bielschowsky-Maresch. Fixierung nicht zu großer Stücke in Formol. Wässern. 3—4 Tage in reines Pyridin (Merck). Aq. dest. häufig gewechselt, bis der Pyridingeruch verschwunden ist. 3—5 Tage in $3^0/_0$ Höllensteinlösung bei $37^0$ im Dunkeln. Kurzes Auswaschen in Aq. dest. 24 Stunden in die ammoniakalische Silberlösung, der man einige Tropfen Ammoniak im Überschuß zusetzt und die dann mit der fünffachen Menge destillierten Wassers verdünnt wird. Im Dunkeln. 2 Stunden wässern in häufig gewechseltem destillierten Wasser. Etwa 24 Stunden reduzieren in Formol $20^0/_0$. Aufsteigende Alkoholreihe. Einbetten in Paraffin. Schneiden. Paraffin aus den aufgeklebten Schnitten entfernen. Alkoholreihe absteigend, Wasser. 1—2 Stunden Vergolden der Schnitte. 5—15 Minuten Fixiernatron ($5^0/_0$ Natriumthiosulfatlösung). 6—12 Stunden wässern. Alkohol. Xylol. Balsam.

Dies Verfahren hat Agduhr wie folgt abgeändert:

**102.** Er fixiert 5 Tage in Formol 1:10, das schwach sauer sein muß (nicht alkalisch). 7 Tage Auswaschen in oft erneuertem destillierten Wasser. 6 Tage im Dunkeln in $3^0/_0$ Silbernitratlösung, die nicht mehr als die dreifache Menge des Gewebsstückes betragen soll. Auswaschen in Aq. dest. 20 Stunden ammoniakalische Silberlösung, die er anders herstellt: 10 ccm einer $10^0/_0$ Höllensteinlösung werden unter stetigem Umrühren 20 Tropfen einer $25^0/_0$ Natronlauge zugesetzt. Nachdem noch 200 ccm Aq. dest. zugegossen sind, wird wieder unter Umrühren solange Ammoniak zugesetzt, bis der schwarze Niederschlag fast verschwunden ist. 1 Stunde in Aq. dest. 4 Tage in Formollösung, die mit Natronlauge neutralisiert ist. Sie darf Lakmuspapier nicht verändern. Zur Verdünnung des Formols wird Leitungswasser benutzt. Nach dem 1. Tage wird die Flüssigkeit gewechselt. Wässern. Einbetten in Paraffin. Die Vergoldung und Fixierung wird wie oben an den Schnitten vorgenommen.

Das Verfahren von Achucarro-Ranke (1911, 1913).

Er benutzt dieselbe ammoniakalische Silberlösung wie die von BIELSCHOWSKY-MARESCH, nur in anderer Verdünnung. Sie unterscheidet sich durch Anwendung einer Beize. Die besten Ergebnisse erhält man auch hier an Gefrierschnitten, doch führt auch Schnittfärbung zum Ziel.

Fixierung in Formol 1 : 3. (Das Gewebe darf nicht länger als ein Jahr fixiert sein.) Gefrierschnitte höchstens 20 $\mu$ dick. Wässern in Aq. dest. 15 Minuten in **103.** kalt gesättigte Lösung von Acid. tannicum puriss. Merck bei 50⁰. Nach Abkühlen kurzes Abspülen mit Aq. dest. Jeder Schnitt muß einzeln behandelt werden.

In Aq. dest. 20 ccm, dem 8 Tropfen der BIELSCHOWSKYSCHEN Silberlösung zugesetzt sind (S. 507), wird der Schnitt mit einer Glasnadel solange bewegt, bis er unter Abgehen brauner Wolken eine bräunliche Färbung angenommen hat. Wie stark dieser Farbton sein muß, kann nur Erfahrung lehren. Ganz kurz abspülen in Aq. dest. Reduzieren in 10⁰/₀ Formollösung. Auswaschen in Wasser. Alkohol. Xylol. Balsam.

Für die Schnittfärbung gibt RANKE (1913) folgende Vorschrift an:

Fixierung in 10⁰/₀ Formol, 96⁰/₀ Alkohol oder KAISERLINGsche Flüssigkeit, Ein-betten in Celloidin (HULISCH) oder Paraffin. 1 Woche oder länger werden die Schnitte **104.** in 80⁰/₀ Alkohol gelegt, dem einige Korkstückchen (wegen ihres Tanningehaltes) zugefügt sind. Auswaschen in Leitungswasser. 8—12 Stunden 10⁰/₀ Formollösung. Kurz abspülen. Einlegen in konzentrierte wässerige Tanninlösung bei 50⁰ einige Minuten bis Stunden. Auswaschen in Aq. dest., bis die Schnitte nach Abgabe des Tannins wieder ganz durchsichtig geworden sind. Die Schnitte kommen dann einzeln in 2 ccm Aq. dest., dem man 12 Tropfen der BIELSCHOWSKYSCHEN Silber-Ammoniaklösung zusetzt. Sie werden auch hier mit einem Glasstab solange bewegt, bis sie eine bestimmte Braunfärbung erreicht haben. Sie kommen dann ohne Auswaschen sofort in 10⁰/₀ Formollösung zur Reduktion. Auswaschen. Alkohol. Xylol. Balsam. Nachfärbung mit basischen und sauren Farben ist möglich (RANKE). HUBISCH hat keine guten Erfahrungen damit gemacht.

Für Celloidinschnitte hat KLARFELD ein Verfahren angegeben (nach ROMEIS).

Die 10—15 $\mu$ dicken Schnitte kommen für 24 Stunden in Formol 1 : 3, werden **105.** dann in Wasser angespült. Dann bringt man sie 20—30 Minuten in eine kalte ge-sättigte Tanninlösung und 2—3 Stunden bei 50⁰ in den Brutofen. Nach Abkühlen werden die Schnitte in Aq. dest. solange ausgewaschen, bis sie wieder durchsichtig sind.

Das Verfahren von HORTEGA (1916).

Fixierung in Formol 1 : 10 oder besser lange in Alkohol. Gefrierschnitte. 5 Minuten beizen mit 10⁰/₀ alkoholischer Tanninlösung bei 55⁰. Ganz kurz abwaschen in Aq. dest. Die Schnitte kommen dann rasch nacheinander in 3 vorher bereit gestellte Uhrgläser, deren jedes 10 ccm Aq. dest. und 1 ccm folgender Silberlösung enthält:

Wenn man zu 30 ccm einer 10⁰/₀ Silbernitratlösung 40 Tropfen einer 40⁰/₀ **106.** Natronlauge setzt, erhält man einen schwarzgrauen Niederschlag. Ihn wäscht man 10—12 mal mit Aq. dest. gründlich aus, und setzt nach dem letzten Abgießen 50 ccm Aq. dest. zu. Unter stetem Bewegen wird solange Ammoniak zugesetzt, bis der Nieder-schlag gerade eben gelöst ist. Dann wird bis auf 150 ccm Aq. dest. aufgefüllt. Die in brauner Flasche aufgehobene Lösung hält sich lange.

In den drei Schälchen darf der Schnitt nicht dunkler als braungelb werden. Gründlich auswaschen in Aq. dest. 15—20 Minuten in eine wässerige 2⁰/₀ Lösung von Goldchlorid bei 40—50⁰. Fixieren in 5⁰/₀ Fixiernatron. Wässern. Alkohol. Xylol. Balsam. Das kollagene Gewebe ist violett gefärbt.

## Darstellung der Gitterfasern.

In der menschlichen Haut finden sich Gitterfasern in großer Menge im Stra-tum subepitheliale, in der Basalmembran, in der Membrana propria der Knäuel-drüsen und in der Wand der kleinen Arterien [HOMMA (1922), WALLI (1924)]. Unter pathologischen Bedingungen kommen sie in Geschwülsten und verschie-denen Haut-Efflorescenzen vor [EDELMANN (1925), ZURHELLE (1922)].

Bei weitem am häufigsten wurde zur Darstellung der Gitterfasern die Silber-imprägnation nach BIELSCHOWSKY-MARESCH angewendet, die auf S. 507 beschrie-ben ist. Bei ihr erscheinen die Gitterfasern immer ganz schwarz, während der Ton der kollagenen Fibrillen je nach Konzentration des Formols und des Goldbades verschieden ausfällt (braun, rot, violett). EDELMANN hat die Silber-schnitte so kurz wie möglich mit Thionin gefärbt, um die Kerne zu erhalten. Auch nach dem Verfahren von ACHUCARRO-RANKE lassen sich die Gitterfasern gut darstellen (S. 508). Ein weiteres Verfahren stammt von Rio Hortega (1916). Er verfährt folgendermaßen:

Fixierung Formol 1 : 10 oder länger in Alkohol. Gefrierschnitte 10—15 $\mu$ (Celloidinschnitte, aus denen man vorher das Celloidin entfernen muß, sind nicht empfehlenswert). 5 Minuten in eine 1% alkoholische Tanninlösung bei 55°. Kurz auswaschen in Aq. dest., bis gerade das Tannin entfernt ist. Man bringt die Schnitte mit einem Glasstäbchen rasch hintereinander in 3 Schälchen, deren jedes mit 10 ccm Aq. dest und 1 ccm einer ammoniakalischen Silberlösung gefüllt ist. Der Schnitt darf im dritten Schälchen nicht dunkler sein als hellgelb.

**107.** Wenn man zu 30 ccm einer 10% Silbernitratlösung 40 Tropfen einer 40% Natronlauge setzt, erhält man einen schwarzgrauen Niederschlag. Ihn wäscht man 10 bis 12 mal mit Aq. dest. gründlich aus und setzt nach dem letzten Abgießen 50 ccm Aq. dest. zu.

Unter stetem Bewegen wird soviel Ammoniak zugesetzt, daß der Niederschlag gerade eben gelöst ist. Dann füllt man bis auf 150 ccm noch Aq. dest. zu. Die Lösung muß in brauner Flasche aufbewahrt werden und ist dann haltbar.

Nachdem im 3. Schälchen der Schnitt gelb geworden ist, kommt er, ohne daß man ihn darin bewegt, in Aq. dest. Hier wird er dunkler. Schließlich kommt er in säurefreies, über Kreidepulver aufbewahrtes Formol 2 : 10. In dieser Lösung wird der Schnitt mehr oder weniger schnell schwarz, so daß man für rechtzeitiges Unterbrechen der Reduktion sorgen muß, indem man den Schnitt in Wasser bringt. Alkohol. Xylol. Balsam.

Die Gitterfasern sind schwarz, das kollagene Gewebe schwach bräunlich (Abb. 42).

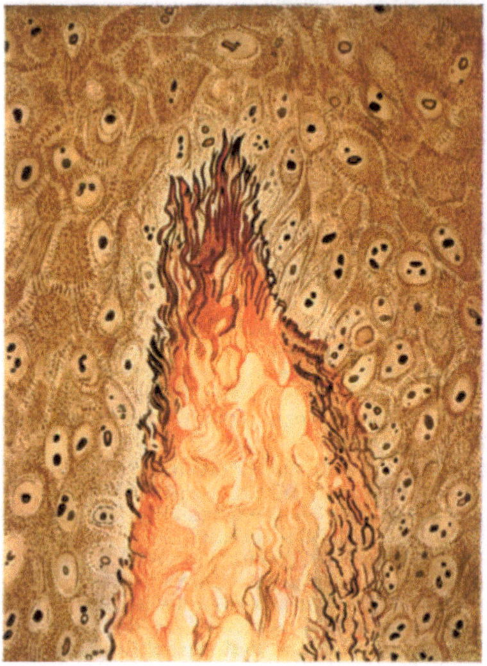

2. Zurhelle (1922) wendet zur Darstellung der Gitterfasern in syphilitischen und anderen Hautefflorescenzen das Verfahren von Schmorl an:

**108.** Fixierung in Formol 2%. Einbetten in Paraffin. Möglichst dünne Schnitte! 2% Höllensteinlösung 24—48 Stunden. Abspülen in Aq. dest. ½ Stunde in ammoniakalischer Silberlösung:

Zu 25 ccm einer 10% Höllensteinlösung werden 25 Tropfen einer 40% Natronlauge gesetzt. Der sich bildende

Abb. 42. Fixierung Formol. Fußsohle. Mensch. Gefrierschnitt 5 $\mu$.
Es sind, wie so oft bei Silberfärbung, bei weitem nicht alle Fasern dargestellt. Aber nur so sind Einzelheiten zu erkennen. Vergr. 400 fach.

schwarze Niederschlag wird durch tropfenweisen Zusatz von Ammoniak unter Umschütteln gelöst. Ja nicht zuviel Ammoniak zusetzen! — Lieber ein ganz klein wenig Niederschlag durch Filtrieren entfernen, als durch zuviel Ammoniak die Imprägnation in Frage stellen. Nach dem Filtrieren wird mit Aq. dest. auf 100 ccm aufgefüllt.

Abspülen in Aq. dest. ½ Stunde in 5 oder 10% Formollösung. Auswaschen in Leitungswasser. 1 Stunde in Goldchloridlösung 1 : 100. 2 Minuten in eine 5% Lösung von Fixiernatron. 6—12 Stunden in mehrfach gewechseltes Leitungswasser. Alkohol. Xylol. Balsam.

Für diese Silberimprägnation lassen sich auch in Alkohol fixierte Stücke verwenden [Maresch (1905)]. Man bringt die Schnitte zunächst für mehrere Stunden in eine etwa 10% Formollösung, wäscht in Aq. dest. aus und behandelt nach der Vorschrift von Bielschowsky-Maresch. Nachfärbungen sind durchaus möglich.

Löwenstädt (1024) hat die Gitterfasern auch erhalten, wenn er bei dem Verfahren von Bielschowsky-Maresch (S. 507) das erste Silberbad und die

Vergoldung wegließ. Am besten gelang die Imprägnation an Gefrierschnitten von Gewebe, das in Formol fixiert war (weniger gut Alkohol).

ZURHELLE (1922) hat besonders schöne Bilder bei van GIESON-Behandlung erhalten, die das kollagene Gewebe gut rot färbte. Es ließen sich Übergänge von Gitterfasern in kollagene Fasern nachweisen. Auch Hämatoxylin-Eosin, Orcein und die PAPPENHEIMsche Färbung erweisen sich brauchbar.

3. Die Imprägnation mit Gold, durch die KUPFER zuerst die Gitter- **109.** fasern dargestellt hat, ist schwieriger und unsicherer. Dünne Doppel- messer- oder Gefrierschnitte werden in 0,05% Chromsäure abgespült und im Dunkeln in eine Lösung von 0,1 g Goldchlorid und 0,1 ccm offizineller Salpeter- säure in 1000 ccm Aq. dest. gebracht. Nach mehreren Tagen erscheinen in Glycerin die Gitterfasern tief blauschwarz auf lichtrotem Grunde.

4. Außer den Silber-Imprägnationen sei noch die Färbung von RIBBERT, die von HUETER (1911) abgeändert wurde, erwähnt.

Fixierung beliebig. Einbettung Paraffin. Man kann die Kerne mit Carmin färben. Dann kommen die Schnitte in 10% Phosphorwolframsäure 15—30 Sekunden, werden ganz kurz in Aq. dest. abgespült und in Farbe gebracht, Glasnadeln benutzen.

<pre>
Hämatoxylin                              1,75 g         110.
Acid. carb. cryst.                       5    „
10% wässerige Phosphorwolframsäure 10 ccm
Aq. dest.                              200    „
</pre>

Die Lösung muß mehrere Monate an der Sonne reifen.
Nach der Färbung kommen die Schnitte in mehrfach gewechselten 50% Alkohol, dann Alkohol. abs. 1—15 Minuten. Xylol. Balsam.
Die Gitterfasern sind leuchtend blau.

Besonders für reticuläres Gewebe haben BELLONI und MAGATON (1926) das HORTEGAsche Verfahren stark abgeändert. Die Verfasser rühmen als be- sonderen Vorteil, daß nach der Imprägnation Gegenfärbungen mit Hämatoxylin- Eosin, Methylenblau, van GIESON und Picronigrosin möglich sind.

Fixierung: 10% Formol. Gefrierschnitte. 15—20 Minuten Auswaschen in Aq. **111.** dest. 3—5 Minuten ammoniakalische Silberlösung (wie bei HORTEGA), der man auf je 10 ccm 2 Tropfen Pyridin zusetzt, bei 45—50° C. Die Schnitte müssen bewegt werden, bis sie hellbraun sind. Kurz auswaschen in Aq. dest. Reduktion in 1% Formol, bis die Schnitte dunkelbraun sind. Gründlich auswaschen in Aq. dest. Kurz eintauchen in 1% Goldchloridlösung. 1—2 Minuten Fixierung in 5% Natriumhyposulfit. Gründlich aus- waschen in Aq. dest.
Hier würden sich die Gegenfärbungen anschließen.

## Färbung der elastischen Fibrillen und Fasern.

Das ganze Bindegewebe der Haut ist überaus reichlich von elastischen Fibrillen und Netzen durchsetzt.
Bei weitem die beste Färbung ist die von WEIGERT (1898).

Fixierung: Alkohol, Formol, Sublimat-Gemische. Einbettung: Gefrierschnitt-Einbettung in Paraffin oder Celloidin. Kernfärbung mit Lithioncarmin 1—5 Stunden (S. 479). Für Paraffinschnitte sei dafür dringend empfohlen: 10 Teile Lithioncarmin, 90 Teile salz- saurer Alkohol = 1% Salzsäure + 99% 70% Alkohol. Die Paraffinschnitte schwimmen dann nicht ab. Differenzierung in Salzsäure-Alkohol. Färben 20 Minuten bis 1 Stunde in WEIGERTs Resorcin- Fuchsin-Lösung.
In einem Porzellangefäß werden gemischt:

<pre>
Resorcin     1 g                     112.
Fuchsin      2 g
Aq. dest.    200 ccm
</pre>

Das Gemisch wird aufgekocht und gleich danach werden 25 ccm Liq. ferri sesquichlorati zugefügt. Man läßt noch einmal aufkochen. Nach dem Erkalten wird die Lösung filtriert. Dabei bleibt im Filter ein beträchtlicher Niederschlag zurück, den man im Filter vorsichtig in dasselbe, nicht gesäuberte Porzellangefäß bringt. Man setzt 200 ccm 94% Alkohol zu und kocht unter stetem Umrühren auf. Wenn sich der Niederschlag gelöst hat, entfernt man das Fließpapier. Nach Abkühlen wird erneut filtriert und die Flüssigkeit mit 94%

Alkohol auf 200 ccm aufgefüllt. Dazu gibt man noch 4 ccm Salzsäure. Die Lösung ist sogleich gebrauchsfertig. Zum Färben soll man aber nicht zu alte Lösungen benutzen.

Nach der Färbung zieht man, um eine recht scharfe Differenzierung zu erreichen, die Schnitte kurz durch Salzsäure-Alkohol ($1^0/_0$), Alkohol abs., bis die Schnitte rot sind. Xylol. Balsam.

Kerne rot, elastische Substanz blauschwarz. Es färben sich Knorpel, Schleim und Horn etwas mit. Wenn man aber sehr lange in Alkohol abs. differenziert, so bekommt man nur das elastische Gewebe gefärbt.

Die mehrfach angegebenen Änderungen erreichen nicht mehr als die ursprüngliche Vorschrift von WEIGERT.

FISCHER hat den von WEIGERT hergestellten Farbstoff „Fuchselin" genannt. Er hat nach der gleichen Vorschrift ein „Safranelin" bereitet, das das elastische Gewebe rot darstellt. In diesem Falle färbt man mit Hämatoxylin vor.

**113.** Dasselbe gute Ergebnis wie mit der Färbung nach WEIGERT erhält man nach der Vorschrift von HART (1908), der zu 100 ccm des $1^0/_0$ Salzsäurealkohols (1 ccm Salzsäure auf 100 ccm $70^0/_0$ Alkohol) 5 ccm des WEIGERT-schen Resorcin-Fuchsin-Gemisches setzt. In dieser Farbe bleiben die mit Lithioncarmin vorgefärbten Schnitte 24 Stunden. Alkohol abs., Xylol, Balsam.

Die Färbung nach UNNA-TÄNZER (1894) ist gleichfalls ganz hervorragend.

Fixierung: Alkohol, Formol, sublimathaltige Gemische. Gefrierschnitte oder Einbettung in Paraffin und Celloidin. Färben in Lithioncarmin[1]. Differenzieren in Salzsäure-Alkohol $1^0/_0$. Auswaschen. Färben bei $37^0$ $^1/_2$—1 Stunde in folgender Lösung: Man mischt

**114.**

| | | |
|---|---|---|
| Orcein D | 1 | g |
| Salzsäure | 1 | ccm |
| Alkohol. abs. | 100 | „ |

Es darf nur wenig Flüssigkeit über dem Schnitt stehen, und das Gefäß muß fest verschlossen sein, so daß der Alkohol langsam verdunstet. Auswaschen in $70^0/_0$ Alkohol. Kurz differenzieren in Salzsäure-Alkohol. Auswaschen[2]. Alkohol. Xylol. Balsam.

ARGAUD (1926) setzt zu 50 ccm in Alkohol abs. oder $95^0/_0$ Alkohol gesättigter Orceinlösung 2,5 cm Salzsäure. Die Mischung kann sofort gebraucht werden und hält sich unbegrenzt. Die elastischen Fibrillen sind tief rotbraun, Kerne und Muskelgewebe leicht rosarot.

Mit beiden Färbungen (WEIGERT und UNNA-TÄNZER) färben sich auch Mastzellengranula (Abb. 3, S. 382), Schleim und Knorpel, manchmal auch Gitterfasern [SPALTEHOLZ (1904)].

**115.** MARTINOTTI (1918) stellt sich ganz ähnlich wie WEIGERT einen Farbstoff aus Viktoriablau B her. Er kocht davon 1 g in 150—200 ccm Wasser auf. Wenn es aufgelöst ist, fügt man 2 g Resorcin zu, nach einiger Zeit 25 ccm Eisenperchlorür. Nach dem Abkühlen wird filtriert und der Rückstand zu 100—200 ccm $95^0/_0$ Alkohol geschüttet. Für die Färbung genügt es, 1 ccm des Rückstandes mit 200 ccm $95^0/_0$ Alkohols zu verdünnen. Man färbt darin 12—24 Stunden. Abwaschen in Aqua dest. Gegenfärbung in $1^0/_0$ wässeriger Lösung von Safranin oder besser Alauncarmin. Alkohol abs. Benzol. Xylol. Balsam. Elastin und alle seine Degenerationsmassen wie Collastin sind blau gefärbt.

**116.** BENIANS (1926) färbt in Formol fixierte und mit dem Gefrier-Mikrotom geschnittene Haut 10 Minuten mit Kongorot. Nach dem Auswaschen kommen die Schnitte $^1/_2$ Minute in $1^0/_0$ wässerige Pikrinsäure, danach 3—4 Minuten in salzsauren Alkohol. Im Alkohol. abs. bleiben die Schnitte so lange, bis das Gewebe im ganzen dunkelrot aussieht. Xylol. Balsam. Ich habe hiermit keine guten Erfolge erzielt, bessere noch an Celloidin-Schnitten.

Das Verfahren von FRÄNKEL (1918) bezweckt, neben dem elastischen Gewebe das kollagene und die Muskulatur darzustellen, ist also gerade für Haut sehr brauchbar.

Färbung mit Lithioncarmin[1]. Differenzieren in Salzsäure-Alkohol $1^0/_0$. 24 Stunden färben in

**117.**

| | | |
|---|---|---|
| Orcein D | 1,5 | g |
| Alkohol $96^0/_0$ | 120 | ccm |
| Aq. dest. | 60 | „ |
| Salpetersäure | 2 | „ |

---

[1] Beachte dabei S. 479 [11].
[2] Falls nicht vorgefärbt ist, kann man hier mit UNNAS blauem Polychrom nachfärben.

Von diesem Gemisch setzt man einer 3%, alkoholischen Salpetersäurelösung soviel zu, daß sie schwarzbraun wird. Differenzieren in Alkohol 80%. 10—15 Minuten Einlegen in konzentrierte wässerige Pikrinsäure 200 ccm, Indigocarmin 0,5 ccm. Kurz abspülen in 96% Alkohol. Alkohol abs. Xylol. Balsam.

Kerne rot, elastisches Gewebe schwarzbraun, Muskulatur gelb, kollagenes Gewebe grün.

**Ähnlich vielseitig ist das Verfahren von Matsuura (1925).**

Fixierung: Alkohol. Formol. 12—24 Stunden färben in einer frisch bereiteten, 1%, Lösung von Kongorot in 90% Alkohol (Schütteln). Kurz abspülen in Alkohol abs. **118.** 5 Minuten Einlegen in Phosphormolybdänsäure 1 ccm, Alkohol abs. 100 ccm (frisch bereiten), bis das Präparat blau wird. Origanumöl. Balsam.

Kerne und elastisches Gewebe rot, Bindegewebe grün. Epithelien rotbraun. Drüsenzellen braunrot.

**Schubenko-Schubin (1925) fixiert in:**

| | | | | |
|---|---|---|---|---|
| Kalium bichrom. | 5 ccm | Eisessig | 4 ccm | **119.** |
| Formol | 10 „ | 2% Salpetersäure 100 „ | | |

bis 6 Stunden. Färbung wie in 118. Einbettung Paraffin. Xylol. Balsam.

Elastische Fasern bläulich, Muskeln rot, Bindegewebe rotbraun.

Mit dem elastischen Gewebe lassen sich gleichzeitig auch noch andere Gewebsbestandteile färben. Will man z. B. auch noch Fibrin darstellen, so färbt man wie S. 511 [112] angegeben wurde, differenziert in Alkohol. **120.** abs. und färbt nach Weigert auf Fibrin (S. 550 [214]) weiter. Dabei werden dann noch die grampositiven Bakterien mit dargestellt.

Die gleichzeitige Darstellung von Fett geschieht mit dem Verfahren von B. Fischer.

Fixierung: Formol. Gefrierschnitte. 1 Stunde färben in Weigerts Resorcin-Fuchsin 74 ccm, Aq. dest 16 ccm. Diese Lösung wird aufgekocht und dabei fügt man Sudan III oder Scharlach R im Überschuß hinzu. Nach dem Abkühlen wird filtriert. **121.** Während des Färbens muß die Schale gut zugedeckt sein. $^1/_4$ Stunde differenzieren in heiß gesättigter Lösung von Scharlach R in 80% Alkohol. Kurz abspülen in 70% Alkohol. Einschließen in Glyceringelatine.

**Herxheimer (1912) empfiehlt Fixierung in Formol und Gefrierschnitte.**

1 Stunde in Weigerts Resorcin-Fuchsin-Gemisch, in dem der Alkohol 96% durch 70% ersetzt wird. Ganz kurz durchziehen durch Salzsäure-Alkohol. Abspülen in Alkohol 70%. Einlegen in:

| | | | |
|---|---|---|---|
| Alkohol 70% | 50 ccm | | |
| Reines Aceton | 50 „ | | **122.** |
| Scharlach R bis zur Sättigung. | | | |

Etwa 20 Minuten filtrieren. Abspülen in Alkohol. Wässern. Einschließen in Glycerin-Gelatine (vgl. weitere Färbungen S. 519/520).

**Thuringer (1926)**

fixiert in Formol, Alkohol, Zenkerscher oder Hellyscher Flüssigkeit. Gefrierschnitte. Paraffin- oder Celloidin-Einbettung. Die Schnitte kommen für 5 Minuten in eine $^1/_2$—1% Phosphorwolframsäure. Gut auswaschen in Aq. dest. 3—5 Minuten färben in:

| | | |
|---|---|---|
| Hämatein | 1,25 g | |
| Eisessig | 10 ccm | |
| Glycerin | 100 „ | |
| Alkohol. abs. | 100 g | **123.** |
| Kalialaun | 10 g | |
| Aq. dest. | 10 ccm. | |

Die Lösung hält sich jahrelang. Differenzieren in $2^1/_2$% Essigsäure. Auswaschen in Aq. dest. Färben mit Eosin. Alkohol. Xylol. Balsam.

Für die Darstellung der Schwalbeschen Scheiden an elastischen Fasern hat Ewald (1919) ein Verfahren angegeben.

Fixierung 60%, absoluter Alkohol oder 10% Formol. Man stellt Rasiermesser-Schnitte her und benutzt tunlichst nur deren dünne Ränder. Einbettung in Celloidin oder Paraffin ist ungeeignet. Gefärbt wird mit einer ganz dünnen, wässerigen, hell lila erscheinenden Lösung von Gentiana-Violett 24 Stunden. Ohne auszuwaschen über- **124.** trägt man die Schnitte in eine 1% wässerige Lösung von Phosphor-Molybdän-Säure 2 Minuten. Aq. dest., 96%, absoluter Alkohol, Xylol, Balsam.

Das kollagene Bindegewebe ist hellblau und an den elastischen Fasern sind nur die Schwalbeschen Scheiden rotviolett gefärbt.

## Elacin, Kollastin und Kollacin.

Im höheren Alter verändern sich an den unbedeckt getragenen Stellen der Haut, besonders an Wange und Schläfe die elastischen Fasern: sie werden saurer, basophiler und werden deshalb Elacinfasern genannt. Kollastin verhält sich färberisch zwar wie Elastin, gleicht aber in seiner Struktur ganz dem kollagenen Gewebe. Es kommt bei seniler und kolloider Degeneration der Haut und bei Myxödem vor. Kollacin färbt sich wie Elacin, hängt aber stofflich mit präexistenten kollagenen Fasern zusammen. Alle in Betracht kommenden Färbungen sind im gleichen Bande dieses Handbuchs von UNNA beschrieben worden (Färbung 55—65). Ich führe deshalb hier nur eine Färbung an, die alle diese Bestandteile färbt.

**125.** Angesäuertes Orcein (Orcein 1,0 HCl cc. 1,0 Alkohol abs. 100,0) 12—24 Stunden Alkohol. Wasser. Carbolfuchsin 5 Minuten. Wasser. Konz. wässeriges Tannin 5—10 Minuten. Wasser. 1% Wasserblau 1 Minute. 1% salzsaurer 70% Alkohol 10 Sekunden. Alkohol. Öl. Balsam.

Elastin und Kollastin braun, Kerne, Elacin und Kollacin rot. Kollagen blau. (Vgl. auch MARTINOTTIS Verfahren S. 512 [115].)

## Färbung von Muskeln.

Muskeln, und zwar glatte ebenso wie quergestreifte, färben sich mit Eosin rot (S. 486 [36]), mit van GIESON gelb (S. 487 [37]) nach CALLEJA gelbgrün (S. 506 [99]), mit der Azanfärbung rötlich bis orange (S. 488 [40]), mit blauem Polychrom-Orcein bläulich bis bräunlich (S. 512 [114]), mit Orange G (S. 486 [36]) gelb. Die Fixierung ist dabei gleichgültig, auch die Einbettung. (Vgl. auch die Färbung mit Pikroblauschwarz S. 504 [94].)

KRAUSE (1911) färbt die Kerne mit einem Carmin.

**126.** 5—10 Minuten in 300 ccm konzentrierter wässeriger Pikrinsäure und 1 g Indigcarmin. Auswaschen in 70% Alkohol. Aufsteigende Alkoholreihe. Xylol. Balsam. Kerne rot. Bindegewebe blau. Muskulatur grün.

Die Querstreifung der Muskulatur tritt sehr gut nach der Eisenhämatoxylin-Färbung von HEIDENHAIN hervor (S. 482 [24]).

Eine elektive Muskelfärbung erhielt BEBRIS (1927) an Celloidinschnitten dadurch, daß er Eosin, Fuchsin oder Lichtgrün Alaunlösung zusetzte.

1. Eosin-Alaun. Man stellt sich eine 2% wässerige Eosinlösung her und eine 5% Alaunlösung. Vor der Färbung gießt man 2 Teile Farblösung mit 1 Teil Alaunlösung zusammen. Am besten färbt man 24 Stunden. Abspülen in Aq. dest. 3—5 Minuten nachfärben in Pikro-Indigocarmin (200 ccm konzentrierter wässeriger Pikrinsäure und 97 g Indigocarmin) oder in 1% wässeriger Lösung von Lichtgrün. Abspülen in Aq. dest. Differenzieren in 70% Alkohol, bis keine Farbwolken mehr abgehen und das Celloidin entfärbt ist. Alkohol. Xylol. Balsam.

**127.** Die Kerne werden rot und die Muskeln.

2. Lichtgrün-Alaun. Farbmischung wird wie bei Eosin hergestellt. Färbung wie oben. Nachfärbung mit 1% Eosin 5—10 Minuten oder 1% S-Fuchsin 5 Minuten.

3. S-Fuchsin-Alaun färbt schon nach 20—30 Minuten gut. Man braucht zur Herstellung der Farbe nur eine 1% Lösung von S-Fuchsin.

Bei weitem am brauchbarsten ist die Färbung mit Alaun-Eosin und Nachfärbung mit Pikroindigocarmin. Das gibt Bilder von großer Farbenpracht (Abb. 43). Beim Zusammengießen von Alaun und Eosin entsteht ein Schlamm, der aber keine Niederschläge verursacht. Ich habe auch nach Filtrierung gefärbt, aber schlechtere Erfolge gehabt. 5 Stunden zu färben, genügt übrigens. Kerne zinnoberrot. Nach Sublimatfixierung sind glatte und quergestreifte Muskeln auch zinnoberrot. Nach Formol-Fixierung muß man sehr lange färben (24 Stunden), wenn die glatten Muskeln (Arrectores pilorum) zinnoberrot werden sollen. Epithelien rot, Drüsenzellen rosa, kollagene Fasern blau, elastische Fasern rot.

Okajima stellt glatte Muskeln wie folgt dar:
Schnitte kommen für 2—10 Minuten in
   1% Carminsäure (Grübler) -Lösung 100,0
   10% Phosphormolybdänsäure  2—10,0.
Abwaschen. Differenzieren mit 1% Phosphormolybdänsäure-Lösung, bis das Bindegewebe ganz entfärbt ist. Abwaschen. Alkohol. Xylol. Balsam.

**128.**

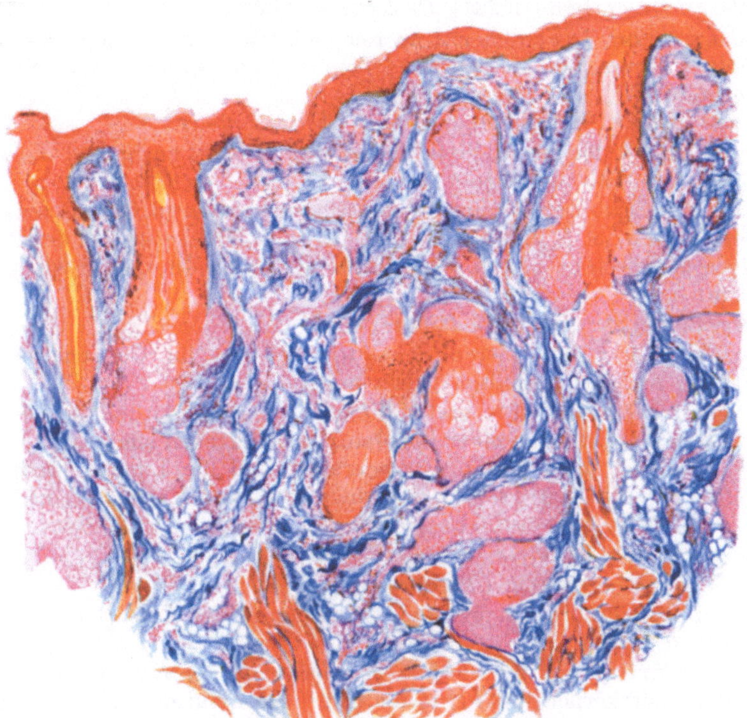

Abb. 43. Kopfhaut, Mensch. 4% Formol. Celloidin. Muskelfärbung nach Bebris. Kollagenes Gewebe rosa, Muskeln rot. Vergr. 200. Beachte die sehr viel bessere Erhaltung der kollagenen Fasern im Gefrierschnitt Abb. 41, S. 506.

## Färbung von Fetten und fettähnlichen Bestandteilen.

In der Haut und ihren Anhangsgebilden kommen die verschiedensten Fette vor. Wir kennen ihre genaue Zusammensetzung nur zum Teil und können heute nur sagen, daß mit histologischen Verfahren allein die Mannigfaltigkeit der Fettstoffe und die Fülle der vorkommenden Mischungen nicht darzustellen ist. Die Mikrochemie hat Bedeutendes geleistet, aber noch fehlt ein geschlossenes Bild über die Physiologie der Fette. Wenn in diesem Abschnitt eine Trennung der Färbungen nach ihrer Wirkung auf Neutralfette, Cholesterine und Lipoide und Myeline vorgenommen wurde, so entspricht das der üblichen Einteilung. Es ist keine dieser Färbungen spezifisch für eines der Fette und, wie gesagt, die Fette kommen wahrscheinlich überhaupt niemals rein im Körper vor. Damit derjenige, der Fettfärbungen an der Haut vornehmen will, sich unterrichten kann, welches Verfahren er anzuwenden hat, um zum Ziele zu kommen, gebe ich hier kurz eine Zusammenstellung darüber, wo in menschlicher Haut Fette vorkommen. Ich konnte dazu die Arbeit von Kawamura (K 1926) und die früheren von Unna, Unna und Schumacher benutzen (U).

33*

*Stratum germinativum: Lipoide.* In der Basalschicht Cholesterin, in den übrigen Schichten sehr wenig davon.

*Keratohyalin:* keine Fettfärbung.

*Eleidin:* keine Fettfärbung.

*Äußere Wurzelscheide* des Haares: *Cholesterin.*

*Nagelsubstanz* enthält 18,22% *Cholesterin* (Unna).

*Talgdrüsen:* vom 4. Fetalmonat an reichlich *Cholesterine.* Im frühen Kindesalter *Cholesterinester* und *Neutralfette.* Vom 5. Lebensjahr an nur *Neutralfette* (K), *Cholesterin* (U), *Glycerinfette* (U).

Meibomsche *Drüsen:* Fetal und postfetal *Cholesterinester.*

*Ekkrine Drüsen* der Haut: Vom 20. Jahr an, stetig zunehmend, *Lipoid* (K), *Glycerinfette* (U), *Cholesterin* (U).

*Apokrine Drüsen: Lipoide* und *Cholesterinester* treten in Ohrenschmalz- und perianalen Drüsen im 3. Lebensjahr auf, in Achseldrüsen erst in der Pubertät. Die übrigen a-Drüsen enthalten beide Stoffe gemischt. Im Cerum ist nur wenig Cholesterin.

*Bindegewebszellen:* wenig *Cholesterin.*

*Elastische Fasern* der oberen Schichten nehmen im Greisenalter diffuse Sudanfärbung an. Sie enthalten *Glycerinester.*

*Subcutanes Fettgewebe:* Die ersten Fettröpfchen im 4. und 5. Fetalmonat sind *Cholesterinester,* die von einer lipoiden Hülle umgeben sind. Später werden die Cholesterinester ganz von *Lipoiden* ersetzt und die Lipoide wieder durch *Glycerinester.* Die großen Tropfen bestehen stets aus *Neutralfett,* nach Unna enthalten sie auch Cholesterin.

*Endothelien der Capillaren:* wenig *Cholesterin.*

*Glatte Muskulatur:* wenig *Cholesterin.*

Während des Verhornungsprozesses entstehen in der *Epidermis Ölsäure* und *ölsaure Cholesterinester.*

Schließlich finden sich im *Stratum germinativum* der *Epidermis,* intra- und extracellulär Fettkörnchen, wahrscheinlich Phosphatide (Unna). Bei der *Parakeratose,* im *spitzen Kondylom,* bei *Eczema* seborrhoicum psoriatiforme, bei seborrhoischen *Exanthemen* und seborrhoischen Warzen finden sich besonders viele Fettkörnchen. Daß alle diese Fette nicht rein, sondern immer gemischt untereinander vorkommen, zeigt am besten die Tabelle in der Arbeit von Unna und Schumacher: Lebensvorgänge in der Haut des Menschen und Tiere (1925). Im übrigen sehen wir auf diesem Gebiete durchaus noch nicht klar, und die Angaben der Autoren weichen zum Teil sehr stark voneinander ab.

Wirklich positiv spezifisch sind nur

1. Sudan und Scharlach für Fette oder Lipoide,

2. Nilblausulfat für Neutralfette, die es rosa färbt, und

3. die Schultzsche Cholesterinreaktion (Kaufmann und Lehmann).

Ob die Färbung von Ciaccio spezifisch ist, wird bezweifelt (Hofheinz-Gossmann). Auch die Färbung von Smith-Dietrich (Kawamura, Kutschera Aichbergen, Kaufmann und Lehmann) und von Fischler (Kaufmann und Lehmann) wird nicht allgemein als spezifisch angesehen. Postmortale Myeline werden von Sudan und Scharlach nicht gefärbt (Gossmann-Hofheinz).

Außer durch Färbung kann man aus der *Lichtbrechung* bestimmte Schlüsse ziehen. Cholesterinester und Cholesterinfettsäuregemische zeigen Doppelbrechung, die bei leichter Erwärmung verloren geht, nach Abkühlung aber wieder auftritt. Wenn bei Erwärmung die Doppelbrechung bestehen bleibt, hat man Cerebroside und Cephalincholesteringemische vor sich. Neutralfette und Fettsäuren brechen das Licht nicht doppelt. Bei Seifen ist die Doppelbrechung fraglich.

Da die Fette sich in Alkohol, Äther und vielen Zwischenflüssigkeiten lösen, empfiehlt sich, die Einbettung in Paraffin, die allerdings unter bestimmten Vorsichtsmaßregeln möglich ist, nicht. Die besten Ergebnisse erzielt man deshalb mit dem Gefrierverfahren. Man fixiert in Formol 1:4 — 1:20 oder weniger gut, in ORTHscher Flüssigkeit. Gelatine-Einbettung stört die Fettfärbung nicht. Die Lochkerne der Fettzellen färbt SACK (1895) an Paraffinschnitten mit UNNAS polychromem Methylenblau 1—3 Minuten. Abspülen mit Aq. dest. differenzieren in $33^1/_3 \%$ Tanninlösung. Alkohol, Xylol, Balsam.

**129.**

Celloidinschnitte befreit er zunächst vom Celloidin, färbt dann 2—3 Minuten und so weiter wie oben.

Allen Färbungen vorangestellt werden soll die Sudanfärbung, weil ihr in der Tat eine ganz überragende Rolle für die Färbung von Fettstoffen und Fettgemischen im allgemeinen zukommt [KAUFMANN und LEHMANN (1926)]. Sodann ist sie ebenso wie Scharlach übrigens, spezifisch für Fette oder Lipoide. Sudan färbt, d. h. es löst sich in allen Fetten, auch in Myelin, in Cholesterinestern und auch im Lipochrom der Ganglienzellen (MICHAELIS: Enzyklopädie I, 1926). Die Neutralfette zeigen dabei einen leuchtend orangeroten Ton, Fettsäuren färben sich hellgelb und Cholesterinester und Cholesterinfettsäuregemische zeigen einen dunkelgelben, etwas rötlichen Ton. Dazu kommt, daß ROMEIS (1927) eine Färbung angegeben hat, die *für die Haut* mehr leistet als die bisher im allgemeinen angewandten Verfahren [HOEPKE (1928)]. Und weiterhin

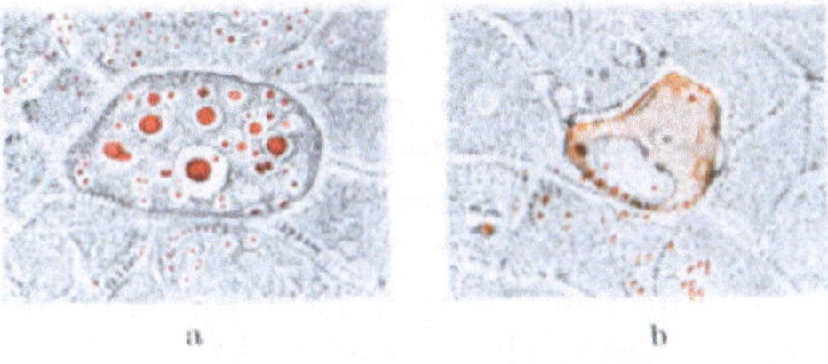

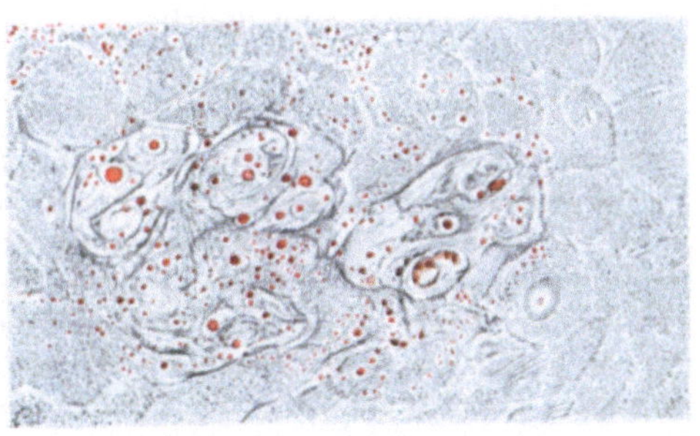

Abb. 44. Verfettung von Hornzellen im Str. corneum. Bei a und b einzelne Zellen, bei c ein Zellnest. Sohlenhaut eines Hingerichteten. Flachschnitt. 6 $\mu$. Färbung mit Sudan III nach ROMEIS. Vergr. 500 mal. (Aus HOEPKE 1928.)

sind wir durch KAUFMANN und LEHMANN (1926) über die Vielseitigkeit und durch FROBÖSE und SPRÖHNLE (1928) über die Theorie und Technik der Sudanfärbung besonders gut unterrichtet. Ich konnte mit ihr in der Epidermis Fettröpfchen nachweisen, die bei der Lösung des Sudans in $70\%$ Alkohol nicht auftreten (Abb. 44). Wenn auch FROBÖSE und SPRÖHNLE festgestellt haben, daß die Farbwirkung nicht darauf beruht, daß der $40\%$ Alkohol die Fette weniger angreift und löst, sondern auf der besonders gearteten kolloidalen Beschaffenheit dieser Lösung, so ist für die Haut jedenfalls die $40\%$ Lösung besser als die $70\%$.

ROMEIS (1927) gibt in $40\%$ Alkohol Sudan III im Überschuß. Es wird bei locker aufsitzendem Glasstöpsel bis zum Kochen erhitzt. Man läßt langsam abkühlen und filtriert vor Gebrauch. Dann wird 24 Stunden lang gefärbt. Nachfärbung mit Hämalaun [ROMEIS (1924), LUBARSCH und WOLFF, Enzyklopädie I (1926)] oder DELAFIELDS Hämatoxylin [FROBÖSE und SPRÖHNLE (1928)] 3—5 Minuten.

**130.**

Von einer Vorfärbung ist unter allen Umständen abzuraten, weil das Hämatoxylin auch manche Fettstoffe färbt, wenn es vor dem Sudan mit ihnen in

Berührung kommt. Gutstein (1925) konnte nachweisen, daß sich einige Lipoide, z. B. Lecithin, Bestandteile des Kerns, Nucleolus der Zellmembran und Granulationen im Cytoplasma genau so färben wie mit Hämatein färbbare Zellbestandteile.

Froböse und Spröhnle (1928) empfehlen eine Lösung von Sudan III im Überschuß in $70^0/_0$ Alkohol nach Aufkochen. Die Lösung ist nach Abkühlung und Filtration gebrauchsfähig. Wenn nach 15—20 Minuten noch kein genügendes Ergebnis erzielt ist, setzen sie zu 20 ccm (Farbschälcheninhalt) der Farblösung kurz vor der erneuten Färbung 2—3 ccm Aq. dest. hinzu und färben nochmals 20 Minuten. Die Lösung wird dadurch trübe. Die Alkoholkonzentration sinkt etwa um $4$—$5^0/_0$, aber die Färbekraft wird dadurch erhöht, weil die Lösung kolloidal wird. Aber auch auf diese Weise werden Niederschläge nicht ganz vermieden.

Dem Sudan III kommt in der Wirkung gleich [Michaelis (1901), Herxheimer (1903), Kitschensky (1902)] oder fast gleich [Froböse und Spröhnle (1928)] das Scharlachrot.

Benda (1900) unterscheidet normales Fettgewebe von nekrotischem dadurch, daß er vor der Färbung mit Sudan III die Schnitte mit Kupferacetat **131.** behandelt. Dabei färbt sich Ölsäure blaugrün, amorphe Massen von fettsaurem Kalk dagegen nur blaßgrün. Bei der dann folgenden Färbung ist der Unterschied sehr deutlich.

## I. Färbungen der Neutralfette (Glyzerinester der Fettsäuren).

Die früher fast ausschließlich zur Darstellung der Neutralfette benutzte Osmiumsäure[1] ist insofern nicht ganz zuverlässig, als sie auch andere Stoffe, z. B. Gerbsäure, mitfärbt. Gefrierschnitte von *frischem* Gewebe der Osmiumsäure auszusetzen, ist nicht empfehlenswert, weil die nicht fixierten Fettröpfchen oft zu größeren Tropfen zusammenfließen. Formol-fixierte Gefrierschnitte bringt man in $1^0/_0$ Osmiumsäure oder in Flemmingsche Lösung für 24 Stunden ins Dunkle. Hierbei schwärzt sich zunächst (primäre Osmierung) das Olein. Die Schnitte werden 24 Stunden lang in Aq. dest. im Hellen gewässert und können dann in Glycerin, Glyceringelatine oder Kalium aceticum (gesättigte wässerige Lösung) aufbewahrt werden. Das letzte Mittel verdient unbedingt bevorzugt zu werden, da Glycerin sich mit der Zeit schwärzt. An Schnitten von frisch fixierter Epidermis schwärzt sich das Eleidin mit Osmium nicht [Hoepke (1928)].

Eine „sekundäre Osmierung", eine Schwärzung auch des Palmitins und Stearins tritt ein, wenn man die gut gewässerten Schnitte mit Alkohol abs., der osmiertes Fett nicht löst, nachbehandelt. Man kann vor der Übertragung in Alkohol mit Aceton entwässern, in reines Benzin überführen und in Kanadabalsam oder venetianischem Terpentin einschließen. Die Schwärzung hält sich länger, wenn man nicht mit einem Deckglas zudeckt.

Noch sicherer erhält man die sekundäre Osmierung, wenn man Gefrierschnitte von Haut, die in Flemmingscher Lösung fixiert wurde, für 24 Stunden im Dunkeln in $1^0/_0$ Osmiumsäure nachfärbt, auswässert und 6—12 Stunden nach Entwässerung mit Aceton in Alkohol abs. bringt.

Bei beiden Verfahren kann man die Kerne mit Safranin färben. Man kann auch mit Osmiumsäure fixierte Gewebsstücke in Paraffin einbetten, muß dann aber Xylol vermeiden und durch Cedernholzöl, Benzin, Chloroform oder Petroläther ersetzen. Aceton darf, wenn man es zur Entwässerung benutzen will, nur kurze Zeit einwirken. Nach der sekundären Osmierung in $1^0/_0$ Osmiumsäure kommen die Schnitte in $80^0/_0$ Alkohol 6—24 Stunden. Will man nicht

---

[1] Vgl. S. 413.

in Glyceringelatine einschließen, so darf man nicht in Xylol gelösten Kanadabalsam benutzen, sondern nur durch Wärme gelösten [SATA (1900)].

*Sudan III.*

In ihrer einfachsten Form gestaltet sich die Färbung folgendermaßen:

Fixierung Formol, weniger gut das ORTHsche Gemisch. Gefrierschnitte. Auffangen der Schnitte in Wasser oder 40% Alkohol. Einlegen der Schnitte für 24 Stunden in 40% Alkohol, der mit Sudan III gesättigt ist (S. 517 [130]). Übertragen in Wasser. Kernfärbung mit Hämalaun 10 Minuten. Einschließen in Glyceringelatine (vgl. S. 386).

Das Fett ist orangerot gefärbt. **132.**

Die Ausbeute an Fett ist aber wesentlich größer, wenn man nach HERXHEIMER den Farbstoff in kochendem Alkohol löst und die Lösung bei 37° aufbewahrt und auch bei dieser Wärme färbt.

Scharlach R (Fett-Ponceau).

Man kann in den unter 132 angegebenen Färbungen das Sudan ohne weiteres durch Scharlach ersetzen. Der Erfolg ist der gleiche, nur der Farbton etwas anders. HERXHEIMER zieht Scharlach R dem Sudan vor. Bessere Erfolge erzielt man, wenn man (nach HERXHEIMER (1901)] das Scharlach in der Wärme bis zur Sättigung löst in:

Alkohol. abs.    70 ccm  
Wasser           10 „        **133.**  
10% Natronlauge 20 „

oder in

Alkohol 70%      50 ccm  
Reines Aceton    50 „   (HERXHEIMER 1913).

Bei längerer Einwirkung löst allerdings dies Gemisch Fett.

Das Verfahren ist folgendes::

Fixierung: Formol. Gefrierschnitte werden in Alkohol 70% — nicht in Wasser! — aufgefangen. Färben in Lösung I oder II etwa 2 Minuten. Schalen fest zudecken. Differenzieren in 70% Alkohol. Kurz nachfärben in Alaun- oder Eisenhämatoxylin. Auswaschen in Wasser. Abspülen in Wasser mit einigen Tropfen Ammoniak. Gründliches Auswaschen. Einschließen in Glyceringelatine. Fett ist rot, Amyloid leicht hellret, Kerne blau.

*Färbung mit Nilblausulfat.*

Die Gefrierschnitte kommen 10 Minuten in konzentrierte wässerige Lösung von Nilblausulfat. Abspülen in Wasser. Differenzieren in 1% Essigsäure (SCHMORL). Gründlich abspülen. Einschließen in Glyceringelatine. **134.**

Kerne blau, Bakterien blau, Protoplasma hellblau. Oleinsäure blau, Neutralfette und Cholesterinester rot. An altem Formolmaterial färben sich die Neutralfette blau (HERXHEIMER).

Mit dem von BENDA (1911) eingeführten Chlorophyll färbt EISENBERG (1910). Er stellt eine gesättigte Lösung in 80% Alkohol her und färbt in gut verschlossenem Gefäß 1—12 Stunden. Kernfärbungen mit Carmin sind möglich. Sudan ist unter allen Umständen vorzuziehen. **135.**

ARNDT (1924) hat das Verfahren weiter ausgebaut.

Er löst Chlorophyllum puriss. von G. Hell u. Co. (Troppau) in einem frisch bereiteten Gemisch von         Alkohol       70%        **136.**  
                         Aceton       āā

Darin färbt er 3 Minuten in der filtrierten Lösung. Abspülen in Alkohol 70%. Wasser. Man kann Kerne mit Carmin oder Hämatoxylin färben, Granula mit Eosin, Tuberkelbacillen mit Methylenblau, Bindegewebe mit VAN GIESON u. a. Einschließen in Lävulosesirup (s. S. 387).

HERXHEIMER (1913) verbindet mit seiner Scharlachfärbung eine Darstellung des elastischen Gewebes.

Fixierung: Formol. Die Gefrierschnitte kommen in WEIGERTS Resorcin-Fuchsin-Lösung (s. S. 511), die anstatt mit 96% Alkohol mit 70% Alkohol angesetzt wird. Durchziehen durch 1% Salzsäure-Alkohol. Abspülen in 70% Alkohol. 2—5 Minuten **137.** Einlegen in eine der beiden Scharlachlösungen (s. unter 4). Durchziehen durch 70% Alkohol. Kurze schwache Kernfärbung mit Alaun- oder Eisenhämatoxylin. Wässern. Einschließen in Glyceringelatine.

Kerne blau, Fett rot, elastisches Gewebe blauschwarz.

9. Fischer erstrebt dasselbe. Er löst Sudan III oder Scharlach R in kochender Weigertscher Resorcinfuchsinlösung, der auf je 24 ccm 26 ccm aq. dest. zugesetzt werden. Nach dem Abkühlen wird filtriert.

**138.** Fixierung: Formol. Färbung der Gefrierschnitte 1 Stunde in der beschriebenen Lösung. Differenzieren in einer heißgesättigten Lösung von Scharlach R in 70°/₀ Alkohol ¹/₄ Stunde. Gut zudecken. Kurz abspülen in 70°/₀ Alkohol. Einschließen in Glyceringelatine. Fett rot, elastische Fasern blauschwarz.

10. Auch Gornowski (1903) stellt beide Bestandteile des Gewebes dar. Fixierung: Formol.

Gefrierschnitte kommen 1 Stunde in Scharlach R (oder 6—12 Stunden in Sudan III), dann unmittelbar in

**139.**
Hämatoxylin 0,20 g
Resorcin-Fuchsin 0,04 „
(Pulver v. Grübler)
Alkohol 70°/₀ 100,00 ccm.

Zu je 5 ccm dieser Lösung werden

Liquor ferri sesquichlorati 1 ccm
Konzentrierte Salzsäure 2 „

gebracht. Die Schnitte bleiben darin 24 Stunden. Ohne Abspülen 1 Stunde in Scharlach R (oder 6—12 Stunden in Sudan III). Abspülen in Aq. dest. Einschließen in Glyceringelatine. Kerne dunkelgrün, Fett rot, elastische Fasern blauschwarz.

11. Imhofer (1914) ersetzt das Resorcinfuchsin dieser Lösungen durch Orcein.

Fixierung: Formol. Gefrierschnitte kommen 3—5 Stunden in

**140.**
Orcein 1 g
Scharlach R 2 „
Alkohol 70°/₀ 100 ccm.

(Die Mischung muß 2 Tage reifen und muß vor dem Gebrauch filtriert werden.) Abspülen in 1°/₀ Salzsäure-Alkohol 3 Minuten. Abspülen in mehrfach gewechseltem 70°/₀ Alkohol 5 Minuten. 30 Minuten färben mit Scharlach R. Kurz in 70°/₀ Alkohol. Wässern. Einschließen in Glyceringelatine.

Kerne dunkelbraun, Fett rot bis rotbraun, elastische Fasern blaugrau.

12. Christellers Verfahren (1916).

**141.** Fixierung: Formol. Die Gefrierschnitte kommen nach kurzem Aufenthalt in Wasser in eine frisch bereitete 1°/₀ wässerige Lösung von Phenylhydrazinhydrochlorid für 24 Stunden bei 37°. Dann sofort, mit Glasnadeln übertragen, in frisch bereitete wässerige 5°/₀-Lösung von Kaliumferricyanid 1 Minute. Der Schnitt kommt auf das Tragglas und wird einige Minuten mit konzentrierter Salzsäure betropft. Wässern 24 Stunden. Färbung mit Alaun-Hämatoxylin. Einschließen in Glyceringelatine.

Die Fette sind erst himbeerrot, dann sehr schnell kastanienbraun.

## II. Cholesterine.

Das Cholesterin bildet rhombische Krystalle.

1. Golodetz trennt das Cholesterin von Fetten und freier Ölsäure, indem er Schnitte mit einer Mischung aus 5 Teilen Schwefelsäure und 2. Teilen 30°/₀ Formol behandelt. Das Cholesterin färbt sich nach 1—2 Minuten schwarzbraun. Fette und freie Ölsäure färben sich zwar auch mit, man kann sie aber gleichzeitig in Osmiumdämpfen schwärzen. Nimmt also eine Substanz beide Farben an, so muß sie Cholesterin und Fette enthalten.

2. Reines Cholesterin schwärzt sich nicht mit Osmiumsäure.

3. Cholesterin bräunt sich weiter mit Jod, z. B. Lugolscher Lösung. Nach

**142.** Zusatz von starker Schwefelsäure schlägt die Farbe in blauviolett, blau und schließlich rot um.

4. Sudan III und Scharlach R färben die Cholesterine usw. mit dem unter „I. Neutralfett", 2—4 angegebenen Färbungen gelblich.

5. Nilblausulfat färbt sie rötlich, doch ist die Reaktion unsicher.

6. Man bringt eine 0,5%/_0 Lösung von Digitonin in 85%/_0 Alkohol auf den Schnitt. Das vorhandene Cholesterin setzt sich sofort in spitze Nadeln und Nadelbüschel um. Das sich bildende Digitonincholesterid ist unlöslich in Wasser, Aceton und Äther, löslich in Eisessig und Pyridin. Deckgläser und Traggläser müssen ganz sauber sein. Menschlicher Schweiß enthält Cholesterin.

Zur Darstellung der Oxycholesterine verfährt SCHULTZ (1924/25, 1925) folgendermaßen:

Fixierung: Formol. Einbettung: Gelatine. Die Schnitte werden auf dem Tragglas gut mit Fließpapier abgetrocknet. Dann gibt man einige Tropfen Eisessig und kon- **143.** zentrierte Schwefelsäure āā zu.

Alle cholesterinhaltigen Lipoide färben sich „bis in die kleinsten Partikelchen ausgezeichnet". Der Höhepunkt der Reaktion tritt aber erst nach mehreren Tagen und starker Belichtung, oder nach Bestrahlung mit Höhensonne ein. Das gleiche erreicht man, wenn man die Gefrierschnitte gleich nach dem Schneiden für 2—3 Tage bei 37⁰ in eine $2^{1}/_{2}$%/_0 Lösung von violettem Eisenalaun bringt. Dann erscheint ungebundenes Cholesterin rein blau, Cholesterin-Oleat trüb blaugrün.

Cholesterine und Cholesterinester mit Neutralfett reagieren gar nicht. (Ebenso LAUX 1926).  **144.**

*Darstellung der „Reststoffe" in Xanthom-Zellen.*

Gefrierschnitte kommen mehrere Stunden in Alkohol. abs., dann in Äther-Alkohol āā, in Äther, reines Benzin, Chloroform, je 2—6 Stunden bei 50—60⁰ und dann noch 24 Stunden bei Zimmerwärme. Dann färbt man Sudan III (S. 517) und Nilblausulfat.

Die Restfettstoffe haben Affinität zu basischen Farbstoffen (Neutralrot, Methylenblau). (SCHULTZ l. c.)

### III. Lipoide.

Unter Lipoiden (im engeren Sinne) und Myelinen sind P- und N-freie Substanzen zu verstehen wie Cholesterin, Cholesterinfettsäureester, Cholesterinfettsäureestergemische, freie Fettsäuren und Seifen. Dazu kommen N-haltige, aber P-freie Substanzen, die Cerebroside und schließlich N- und P-haltige Substanzen, wie Lecithin, Cephalin, Sphingomyelin.

1. Verfahren von CIACCIO (1909, 10—11).

Möglichst kleine Gewebsstücke werden fixiert in:

5%/_0 wässerige Kalium bichrom.-Lösung 80 Teile
Formol 20 „
Essigsäure 10—15 Tropfen

kommen dann 5—8 Tage in 3%/_0 wässerige Lösung von Kalium bichromat und werden 24 Stunden in fließendem Wasser ausgewaschen. Aufsteigende Alkoholreihe. Einbetten in Paraffin. Die vom Paraffin befreiten Schnitte kommen in 50%/_0 Alkohol, von **145.** da $^{1}/_{2}$—1 Stunde bei 30⁰ in eine der HERXHEIMERschen (S. 519 [133]) Scharlachlösungen. Abspülen in 70%/_0 Alkohol. Waschen in destilliertem Wasser. Kernfärbung mit Hämatoxylin. Wässern. Einschließen in

Gummi arab. 50 ccm
Rohrzucker 20 g
Wasser 50 ccm
Thymol 0,05 g

Die Lösung wird bei 55⁰ filtriert.

Lipoide rot.

2. Verfahren von SMITH (1908), DIETRICH (1910).

Fixierung: Formol. Gefrierschnitte kommen bei 37⁰ in gesättigte, wässerige Lösung von Kalium bichrom. 24—48 Stunden. 4—5 Stunden gründlich wässern in Aq. dest. 4—5 Stunden bei 37⁰—40⁰ in 2%/_0 Essigsäure — 90 ccm. 10%/_0, mindestens $^{1}/_{2}$ Jahr gereifte Lösung von Hämatoxylin in Alkohol abs. — 10 ccm. Abspülen in Wasser. Differenzieren in

Borax 2 g
Ferricyankali 25 „  **146.**
Aq. dest 100 ccm

über Nacht. Wässern. Einschließen in Lävulose-Sirup (S. 387).

Die Lipoide sind blauschwarz gefärbt, aber auch Eisen, Hämatoxylin und (nach SCHMORL) Gallenpigment färben sich mit.

## Die Nerven und ihre Endigungen

in der Haut lassen sich am besten darstellen:

1. mit Methylenblau (oder Rongalitweiß),
2. mit Silber,
3. mit Gold.

1. Methylenblau.

Das zur Färbung benutzte Methylenblau bezieht man von der Firma Hollborn in Leipzig („Methylenblau rectif. nach Ehrlich zu Injektionen in vitales Gewebe" oder Methylenblau B. X. nach S. Mayer). Davon bereitet man sich eine $1^0/_0$ Lösung in physiologischer Kochsalzlösung. Das dazu verwendete Kochsalz muß chemisch rein, das Wasser gut destilliert sein. Alle für die Färbung benutzten Gefäße müssen erst mit starker Salz- oder Salpetersäure, dann mit Wasser, Alkohol und schließlich mit physiologischer Kochsalzlösung gut ausgewaschen werden (Dogiel). Wenige Stunden vor Gebrauch stellt man sich aus der $1^0/_0$ Lösung die zur Färbung üblichen $^1/_2$—$^1/_{12}$ $^0/_0$ Lösungen her. Hat sich in der $1^0/_0$ Lösung ein Niederschlag gebildet, so muß man vor der Verdünnung erwärmen und dann filtrieren.

Am sichersten gelingt die Färbung an dünnen Schnitten, weniger gut am Stück. Es hat sich häufig gezeigt, daß die Färbung am besten nicht an frischem, sondern etwa 8 Stunden altem (post mortem) Gewebe eintritt.

a) Schnittfärbung.

Man schneidet lebenswarme Haut mit dem Doppel- oder Rasiermesser in möglichst dünne Scheibchen, und legt sie auf Glaswolle in ein flaches Schälchen, das man vorher leicht erwärmt hat. In dies hinein gießt man eine stark verdünnte **147.** Lösung von Methylenblau. Es sind $^1/_4$, $^1/_5$, $^1/_8$ und $^1/_{16}$ $^0/_0$ Lösungen in $0,75^0/_0$ Kochsalzlösung empfohlen wurden.

Am besten geeignet ist wohl die $^1/_2$ $^0/_0$—$^1/_{10}$ $^0/_0$ Lösung [Dogiel (1904)]. Das Gewebe darf nur gerade von der Flüssigkeit bedeckt sein. Das mit einem nicht fest schließenden Deckel bedeckte Schälchen kommt in den Brutofen von $36^0$. Um ein Eintrocknen des Gewebes zu vermeiden, betropft man es von Zeit zu Zeit mit einigen Tropfen einer $^1/_{15}$ $^0/_0$ Methylenblaulösung. Nach längstens $2^1/_2$ Stunden sind die Nervenfasern und ihre Endigungen dargestellt.

Die Färbung muß fixiert werden. Hat man von vornherein die Schnitte so dünn dargestellt, daß man sie als Ganzes, unzerschnitten, einschließen kann, dann fixiert man mit molybdänsaurem Ammonium in $5$—$8^0/_0$ Lösung.

Die Flüssigkeit muß reichlich bemessen sein. Es genügen bei dünnen Schnitten wenige Stunden zur Fixierung, langer Aufenthalt schadet aber nicht. Danach wird in mehrfach gewechseltem Aq. dest. gründlich ausgewaschen. Zur Entwässerung überträgt man nicht länger als unbedingt nötig in Alkohol abs. Xylol, Balsam [Dogiel (1926)].

Bethe empfiehlt zum Fixieren ganzer dünner Schnitte:

| | |
|---|---|
| Ammoniummolybdat oder phosphor-molybdänsaures Natron | 1 g |
| Aq. dest. | 10 ccm |
| $^1/_2$ $^0/_0$ Osmiumsäure | 10 „ |
| Salzsäure | 1 Tropfen. |

Es wird 4—12 Stunden fixiert. Auswaschen. Alkohol, Xylol, Balsam, oder Einbettung in Paraffin.

Zur Färbung dünner Rasiermesserschnitte ist auch sehr gut geeignet *Rongalitweiß* [1].

---

[1] Rongalitweiß ist eine Lösung von 1 Teil Methylenblau und 2 Teilen Rongalit, die unter Zusatz von etwas Salzsäure bis zur Entfärbung erwärmt werden.

Es ist von Unna eingeführt und für die Haut von Kreibich (1913) und Friebroes (1921) empfohlen worden.

Man bringt die möglichst dünnen Schnitte $^1/_2$ Stunde in eine 0,2—1$^0/_0$ Lösung von Rongalitweiß in physiologischer Kochsalzlösung. Im allgemeinen treten bei dünnen Lösungen mehr die Nerven*endigungen*, bei stärkeren Lösungen mehr die Nerven*fasern* hervor. Man muß von Zeit zu Zeit den Grad der Färbung unter dem Mikroskop prüfen. Man fixiert $^1/_2$—1 Stunde in 5$^0/_0$ wässeriger Ammoniummolybdat-Lösung. Auswaschen in Wasser. Alkohol, Xylol, Balsam. **148.** Oder in gesättigter, wässeriger Lösung von pikrinsaurem Ammoniak (Hollborn) je nach Größe der Stücke 2—24 Stunden. Die Flüssigkeit muß reichlich bemessen sein. Eingeschlossen wird in ein Gemisch aus der Fixierungsflüssigkeit und Glycerin zu gleichen Teilen, in der die Stücke aufgehellt werden.

b) Stückfärbung.

Die Herstellung von Rasiermesserschnitten ist bei weitem am meisten zu empfehlen, weil man die Nerven über große Strecken hier verfolgen und der Zusammenhang von Endigung und Nerv auf diese Weise am besten zu sehen ist. Doch ist es manchmal wichtig, größere Stücke (1—2 cm) zu färben, einzubetten und in Schnitte zu zerlegen. Man kann dann entweder eine $^1/_4$—$^1/_6$ $^0/_0$ Lösung von Methylenblau in die Gefäße, oder eine $^1/_6$—$^1/_8$ $^0/_0$ Lösung in das Bindegewebe einspritzen. Natürlich muß man die Gefäße vorher gut mit erwärmter physiologischer Kochsalzlösung ausspülen. Nachdem man dann die Methylenblaulösung etwa $^1/_2$ Stunde hat einwirken lassen, schneidet man Stücke aus dem Gewebe heraus, auf die man nochnals Methylenblau einwirken **149.** läßt. Dazu legt man die Stücke in einer flachen Schale auf Glaswolle, die mit einer $^1/_5$—$^1/_{15}$ $^0/_0$ Lösung durchtränkt ist. Die Schale wird mit einem nicht fest schliessenden Deckel bedeckt und in den Brutofen bei 36$^0$ gestellt. Länger als 2 Stunden dürfen die Gewebe darin nicht bleiben. Um Eintrocknen zu vermeiden, muß man ab und zu einige Tropfen einer $^1/_{15}$ $^0/_0$ Lösung auf das Gewebe bringen.

Zur Fixierung benutzt man eine gesättigte wässerige Lösung von pikrinsaurem Ammonium, in der die Stücke $^1/_4$ Stunde bleiben, bis sie violett gefärbt sind. Ein längerer Aufenthalt empfiehlt sich wegen der macerierenden Wirkung des Ammoniumpikrats nicht. Dann überträgt ohne vorheriges Wässern in Ammoniummolybdat 1 g (oder phosphormolybdänsaures Natron 1 g) + Aq. dest. 10 ccm + $^1/_2$$^0/_0$ Osmiumsäure 10 ccm + 1 Tropfen Salzsäure 4—24 Stunden, bis sich eine Bräunung durch Osmium bemerkbar macht.

Auswaschen. Alkohol, Xylolbalsam oder Paraffineinbettung. Nachfärbung mit Alauncarmin, Alauncochenille und neutralen Anilinfarben ist möglich.

Balabanow (1926) bringt kleine, operativ gewonnene Hautstücke in eine kleine Glas- oder Porzellanschale und übergießt sie mit der auf 37$^0$ erwärmten Farblösung, aber nur so weit, daß die Stücke nicht ganz bedeckt sind und die Luft Zutritt hat. Die Schale kommt in den Brutschrank bei 37$^0$. Als Farblösung kommen in Frage die Dogielsche ($^1/_8$—$^1/_{10}$ $^0/_0$ in physiologischer Kochsalzlösung), die von Kultschitzky in Aq. dest. oder die Lösung von Bayon:

Kochsalzlösung 100,0 und 1—2 ccm Seifen-Methylenblau nach Nissl

|  |  |
|---|---|
| Methylenblau B | 3,75 |
| Venet. Seife | 1,75 |
| Aq. dest. | 100,0 |

**150.**

Die besten Erfahrungen machte der Verfasser mit einer neu hergestellten Lösung:

|  |  |
|---|---|
| Physiol. Kochsalzlösung | 100 |
| Natr. phosphor. sehr trocken | 0,04 g |
| Methylenblau B oder nach Ehrlich bis zu | 1,0 g |

Die Lösung muß frisch und warm hergestellt und nach Abkühlen filtriert werden. In der Farblösung bleiben die Stücke 90—130 Minuten.

Fixiert wurde 1—12 Stunden in

Ammonium molybd.        10,0 g
Aq. dest.        100,0
Acid. form.        gtt.        9
Ges. wässerige Lösung von Natr. biboricum gtt. 9

Die Fixierungsflüssigkeit muß 1 mal gewechselt werden. Auswaschen in mehrfach gewechseltem Aq. dest. 1—2 Stunden. Aufsteigende Alkoholreihe. Xylol, Xylol-Paraffin. Paraffin. Wenn später aus den Schnitten das Paraffin entfernt ist, legt man die Traggläser nochmals für 3—5 Minuten in die Fixierungsflüssigkeit. Nachfärbung mit Eosin oder Jodgrün.

Die Färbung erscheint zuerst in den feinsten Capillaren, dann in Achsencylindern und freien Nervnendigungen. Zuletzt färben sich Nervenzellen und Myelin.

**151.** Kreibich (1928) färbt feinste Thiersch-Läppchen, nur aus Epidermis und Papillenspitzen bestehend, mit Methylenblau.

Zu 200 ccm physiologischer Kochsalzlösung gibt man ein Hühnereiweiß. Davon gießt man in eine Porzellanschale 100, in die andere 50 ccm. In die letztere gibt man noch 50 ccm

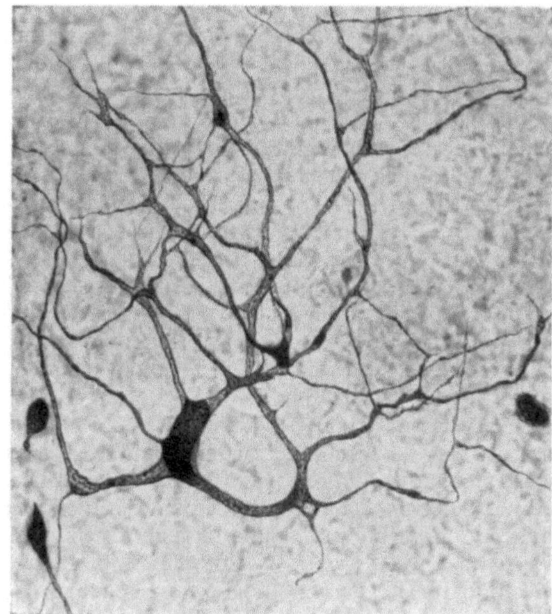

Abb. 45. Neurocyt, angelagert an reiches Nervengeflecht (Mikrophotogramm).

Kochsalzlösung. In beide Lösungen birngt man 0,25—1 ccm Rongalitlösung (Grubler). Darin färbt man die Stücke 4—6 Stunden. Danach werden die Stücke 1 Minute der Luft ausgesetzt und kommen 30 Minuten in 5°/₀ Ammonium molybdän. und 30 Minuten in Aqua dest. Alkohol abs. Xylol. Balsam. Auch Einbetten in Paraffin ist möglich (Abb. 45).

2. Silber:

Die Imprägnation mit Silber ist launisch, wie alle Verfahren mit Silber. Die gebräuchlichste Imprägnation ist die von Bielschowsky.

Fixierung: Neutrales Formol 1 : 4 (s. S. 507). Gefrierschnitte werden in Aq. dest. aufgefangen und in unverdünntes Pyridin (Merck) überführt für 24—48 Stunden. Sie müssen dann solange gewässert werden, bis man den Pyridingeruch nicht mehr wahrnimmt.

**152.** 24 Stunden (oder länger) 3°/₀ Silbernitratlösung. Ganz kurz abspülen in Aq. dest. und sofort in die ammoniakalische Silberlösung (5—10 Minuten).

Man gibt zu 100 ccm einer 10°/₀ Silbernitratlösung (saubere Gläser und Instrumente! vgl. S. 506) 5 Tropfen reinster 40°/₀ Natronlauge. Es bildet sich ein blättriger, schwärzlicher Niederschlag. Nun setzt man, während man ständig umschüttelt, solange Liquor ammonii caustici triplex zu, bis der Niederschlag gerade eben gelöst ist. Lieber etwas zu wenig als zu viel. Dann wird mit Aq. dest auf 20 ccm aufgefüllt. Ganz kurz abspülen in Aq. dest. 5—10 Minuten 1 Teil 40°/₀ Formol + 3 Teile Brunnenwasser, worin die Schnitte nach Angabe weißer Farbwolken schiefergrau werden. Kurz abspülen in Aq. dest. 10 bis 60 Minuten Goldbad: 5 Tropfen einer 1°/₀ Goldchloridlösung auf 10 ccm Aq. dest und 2—3 Tropfen Eisessig. Fixieren in einer 5°/₀ Natriumthiosulfatlösung ¹/₂—1 Minute. Mehrere Stunden Auswaschen in Leitungswasser. Alkohol, Xylol, Balsam.

Auch dieses Pyridinsilber-Verfahren von BIELSCHOWSKY kann man auf Stücke anwenden, die man natürlich nicht zu groß wählen darf. Es gelingt die Versilberung sogar noch an altem Formolmaterial.

Fixierung: Neutrales Formol 1 : 4. 3 Tage Pyridin (MERCK). Gründliches Auswaschen in sehr oft gewechseltem Aq. dest. 3—5 Tage 3°/₀ Silbernitratlösung bei 30°. 24 Stunden ammoniakalische Silberlösung wie S. 524 [152], nur daß man zum Schluß bis auf 100 ccm mit Aq. dest. auffüllt, statt auf 20 ccm. 2 Stunden Auswaschen in Aq. dest. **153.** Etwa 6 Stunden 20°/₀ Formollösung. Wässern, Alkohol, Xylol. Einbetten in Paraffin.

Auch an Hautstücken, die in Gelatine eingebettet wurden, kann man Versilberungen vornehmen [KADANOFF (1924)].

Fixierung: 10°/₀ Formol. Gründliches Auswaschen. Einbetten in Gelatine nach GAS-KELL (S. 447). Härten in Formoldämpfen. Schnittdicke 10—40 $\mu$. Die Schnitte kommen in eine 1—2°/₀ Lösung von Silbernitrat und bleiben darin 3—10 Tage. Reduktion in Hydrochinon-Formol-Gemisch (Hydrochinon 1 Teil, Formol 10 Teile, Aq. dest. 100 Teile) bei ständiger Überprüfung unter dem Mikroskop. Unter Umständen kann man in der 100 mal oder 200 mal verdünnten Lösung 24—48 Stunden im Dunkeln nachredu- **154.** zieren. Auswaschen in Aq. dest., dem man ein ganz klein wenig Eisessig beigibt.

96°/₀ Alkohol, Carbolxylol, Balsam. Die Nervenendigungen in der Epidermis und in der äußeren Wurzelscheide treten gut hervor.

### Das Verfahren von O. SCHULTZE [nach STÖHR (1921)].

Fixierung: Formol 1 : 10. Gewebe, die länger als 6 Monate in Formol gelegen haben, lassen sich nur schwer färben [STÖHR (1922)].

Die 30—50 $\mu$ dicken Schnitte kommen 24 Stunden lang bei 60° in dreimal erneuertes Aq. dest., dann 24 Stunden in 5—50 fach verdünnte Normalnatronlauge. 4 g Natr. hydr. pur. in bac. in 100 ccm Aq. dest. Die Lösung wird unmittelbar vor dem Gebrauch hergestellt.

Für die Haut eignet sich am besten ein Gemisch aus etwa 10 Teilen Normal-Natronlauge und 50 Teile Aq. dest.

Bei Geweben, die in Gelatine eingebettet sind, fällt die Behandlung mit Natronlauge weg.

1—2 Stunden gründliches Auswaschen in sehr oft gewechseltem Aq. dest. 24 Stunden 10°/₀ Silbernitratlösung. Reduktion in einer 80—120 fach verdünnten **155.** Hydrochinon-Formol-Lösung.

2,5 g Hydrochinon werden in 100 ccm Aq. dest. gelöst. Dazu gibt man 5 ccm Formol. Gut durchschütteln, die Lösung hält sich nicht länger als 3 Monate. Den richtigen Grad der Verdünnung zu treffen ist der schwierigste Punkt des Verfahrens.

Abspülen in zweimal gewechseltem Aq. dest. 96°/₀ Alkohol. Carbol-Xylol. Balsam.

DOGIEL (1905) hat kleine und ganz frische Hautstücke von Finger- und Zehenkuppen in eine 1—2°/₀ Lösung von salpetersaurem Silber 3—5 Tage bei 34—36° gebracht. Nach raschem Auswaschen in Aq. dest. kann das **156.** Gewebe in das reduzierende Gemisch von:

Formol 5 ccm, Pyrogallussäure 1—2 g und Aq. dest. 100 ccm, je 1—2 Tage. Kurz Abspülen in Aq. dest. Alkohol. abs. Einbetten in Celloidin.

Auf diese Weise stellte er die Nerven in den MERKELschen Tastscheiben, in den VATER-PACINIschen Körperchen, den KRAUSEschen Endkolben, den MEISSNERschen Körperchen und den papillären Büscheln von RUFFINI dar.

SMIRNOW (1893) fixiert in gleichen Teilen von

5°/₀ Kalium bichromicum und 2°/₀ Osmiumsäure. Abspülen in Argentum nitricum 1 : 1000. 18—48 Stunden 1°/₀ Argent. nitr. Abspülen in 70°/₀ Alkohol. Auf- **157.** hellen in Terpentinöl. Dammarharz.

3. Gold:

Noch launischer als die Imprägnation mit Silber ist die mit Gold. Deshalb sollen hier nur 3 Verfahren erwähnt werden. Wenn man dünne Rasiermesserschnitte färben will, tut man gut, sie auf frischen Kork aufzuspannen, da die Goldlösungen stark schrumpfend wirken.

### Fischers Verfahren (1876/77).

Es entspricht im wesentlichen dem von Löwit angegebenen Verfahren (1875).

**158.** Dünne Stücke Haut werden in ein Gemisch aus Aq. dest. und Ameisensäure (1,12 spez. Gew.) zu gleichen Teilen gebracht, und zwar solange, bis die Epidermis sich vom Corium abhebt. $^1/_4$ Stunde im Dunkeln $1-1^1/_2\%$ Goldchloridlösung, 24 Stunden 1 Teil Ameisensäure und $1-3$ Teile Aq. dest. im Dunkeln. 24 Stunden unverdünnte Ameisensäure im Dunkeln. Alkohol. abs. Nelkenöl. Dammarharz.

### Arnsteins Verfahren (1876).

**159.** Frische, kleine, behaarte Hautstücke kommen für 24 Stunden in Kalkwasser, bis die Epidermis sich abhebt. Abspülen in Aq. dest. 5 Minuten $4^1/_4\%$ Goldchloridlösung, bis die Haut bräunlich wird. 24 Stunden Aq. dest. Die Haut wird violett. Zur Entfernung von Niederschlägen und um Überfärbungen rückgängig zu machen, wird in $^1/_4\%$ Cyankalilösung differenziert. Alkohol abs. Nelkenöl. Dammarlack.

Goldscheider bringt kleine Hautstücke in $0,5\%$ Arsensäure. 30 Minuten $1-2\%$ Goldchloridlösung. Reduktion in $1\%$ Arsensäure. Abspülen. Alkohol. Nelkenöl. Dammarharz.

Langerhans (1868) hat die nach ihm benannten, in der Epidermis liegenden, verzweigten Zellen mit Goldchlorid dargestellt und am Licht reduziert.

## Darstellung der Haarscheiben.

Die von Pinkus (1902) entdeckten Haarscheiben lassen sich beim Menschen mikroskopisch erkennen. Sie sind glatter als die umgebende Haut und von einer feinen Furche umgeben. Die Haare neigen sich in spitzem Winkel über sie. Es empfiehlt sich, sie vor der Einbettung an zwei Seiten durch einen scharfen Messerschnitt zu umgrenzen, die man nachher unter dem Mikroskop leicht wiederfinden kann. Das Corium unter der Haarscheibe und die Epidermis selbst sind von zahllosen Nervenfasern durchsetzt.

Die Nerven der Haarscheibe — und auf sie kommt es wesentlich an — färben sich nach allen bisher mitgeteilten Verfahren: Methylenblau und Silber. Es wird daher auf diesen Abschnitt verwiesen. Pinkus selbst hat u. a. Methylenblau nach Dogiel gebraucht. Friedmann (1907) hat folgende Färbungen angewendet:

**160.** 1. Schnitte von Alkohol-Material werden $^1/_2-1$ Minute mit heißer Lösung von Methylenblau gefärbt. Auswaschen in $96\%$ Alkohol. Origanumöl. Balsam.

2. Färbung mit heißer Lösung von Methylenblau $^1/_2$ Minute. Auswaschen mit $90\%$ Alkohol. $15-30$ Minuten $^1/_{10}\%$ Lösung von Fuchsin in $96\%$ Alkohol. 1 Minute $96\%$ Alkohol, bis keine rote Farbe mehr abgeht. Nelkenöl. Balsam.

Ramon y Cajal (zit. nach Friedmann) färbt Schnitte von Haut, die in $96\%$ Alkohol oder besser in Sublimat fixiert wurde in einem Gemisch aus gleichen Teilen einer $1\%$ Methylenblau- und $1\%$ Fuchsinlösung.

## Darstellung der Markscheiden.

Auch hier stelle ich an erste Stelle Färbungen an *Gefrierschnitten*, weil es so am einfachsten und schnellsten möglich ist, auch Nachbarschnitte mit anderen Färbungen zu untersuchen.

**161.** 1. Fixierung in $5-10\%$ Formol, wenn möglich mehrere Tage. Kernfärbung mit Hämatoxylin. Wässern. Färbung mit Sudan III nach Romeis (S. 517 [130]). Wässern. Einschließen in Glyceringelatine. Die Markscheiden sind gelbbraun.

Es ist hier im Gegensatz zu der sonst üblichen Weise besser, mit Hämatoxylin vorzufärben, weil auch diese Farbe eine entfernte Affinität zu Fetten hat und der rote Sudanton dadurch etwas kräftiger wird.

**162.** 2. Renaud (1925) imprägniert das Gewebe 20 Minuten bis 1 Stunde mit Goldchlorid 1 : Aq. dest. 500. Nach kurzem Abspülen werden die Schnitte mit $1\%$ Formol behandelt. Die Markscheiden werden purpurrot oder schwarzviolett.

3. Verfahren von Schultze (1906). Fixierung Formol. Gefrierschnitte werden $^1/_2$ bis 2 Stunden in $0,2\%$ Osmiumsäure gelegt, werden mehrfach in Aq. dest. abgespült und

kommen dann $^1/_4$—1 Stunde in 1$^0/_0$ wässeriges Paraphenyldiamin, das einige Tage alt sein muß. Die Schnitte müssen darin schwarz werden. Danach werden sie $^1/_2$ Minute in $^1/_3{}^0/_0$ Kalipermanganatlösung gelegt, wieder abgespült und in einer Mischung von 1$^0/_0$ Oxalsäure und 1$^0/_0$ Lösung von Kalium sulfurosum zu gleichen Teilen 1—10 Minuten differenziert. Wässern. Alkohol. Balsam. **163.**

4. SPIELMEYERs *Verfahren.* Fixierung in Formol mindestens 3 Tage. Einbettung in Gelatine ist statthaft. Gefrierschnitte werden 6 Stunden lang in $2^1/_2{}^0/_0$ violettes Eisenalaun (schwefelsaures Eisenammoniakoxydlösung) gebeizt. Wässern. 10 Minuten 70$^0/_0$ Alkohol. Färben mit einer gut gereiften, schon möglichst oft benutzten Hämatoxylinlösung nach HEIDENHAIN (1 g Hämatoxylin wird in 10 ccm 96$^0/_0$ Alkohol gelöst, dann werden 90 ccm Aq. dest. zugesetzt.) 12—24 Stunden Abspülen. Differenzieren in derselben Eisenalaunlösung, in der vorher gebeizt wurde. Den Fortschritt der **164.** Differenzierung prüft man unter dem Mikroskop. Gründlich ausspülen in Aq. dest. Bläuen in Leitungswasser. Alkohol. Xylol. Balsam. Die Schnitte werden am besten mit Glasstäbchen übertragen.

KIHN (1924) hat mit den künstlichen Beizenfarbstoffen BECHERs versucht, Markscheiden an Gefrierschnitten zu färben, allerdings nur am Zentralnervensystem. Für uns kommen diese Verfahren wohl einstweilen nicht in Betracht.

*Paraffinschnitte* färbt man am besten nach MALLORY (S. 504 [92]), eine Färbung, die übrigens auch an Gefrierschnitten möglich ist. Die Markscheide erscheint hell orangerot, die SCHWANNsche Scheide scharfblau.

Im gleichen Farbton zeigen sich die Markscheiden nach der Azanfärbung von HEIDENHAIN (S. 488 [40]).

Ein kürzlich von MASSON veröffentlichtes Verfahren ist umständlich und unbrauchbar.

Für *Celloidinschnitte* kommt gleichfalls die Färbung nach MALLORY (S. 504) in Frage, weiterhin die von LANDAU (1923). Fixierung in 4$^0/_0$ Formol, das mehrfach gewechselt werden muß. Bleiben die Gewebsstücke längere Zeit im Formol, dann ersetzt man am besten das Wasser durch gesättigte, wässerige Pikrinsäurelösung. Dann muß man aber nachher, wenn das Gewebe auf dem Wege zur Einbettung durch 70$^0/_0$ Alkohol kommt, diesem etwas 2—3$^0/_0$ Lithium jodatum zusetzen. Einbetten in Celloidin. Die Schnitte werden gebeizt in einer 3$^0/_{00}$ Lösung der käuflichen offizinalen Lösung des Eisenchlorids oder in 3—4$^0/_0$ Lösung von Eisenalaun (violett). Nach flüchtigem Abspülen **165.** kommen die Schnitte für 12—24 Stunden in eine 1$^0/_0$ neutrale oder auch ungesäuerte oder alkalische Hämatoxylinlösung, also in eines der gebräuchlichen Hämatoxyline. Es muß gut filtriert sein. 1 Stunde Leitungswasser. Differenzieren 2—3 Stunden in käuflichem Wasserstoffsuperoxyd. Lange Wässern. Alkohol. Xylol. Balsam.

LANDAU (1923) empfiehlt weiter: Fixierung in Formol. Celloidin. Die Schnitte kommen 12—24 Stunden in eine 1$^0/_{00}$ Lösung von Osmiumsäure, dann in eine etwa 5$^0/_0$ **166.** Lösung von Tannin oder Hydrochinon. Auswaschen und Differenzieren in Wasserstoffsuperoxyd. Wässern. Alkohol. Xylol. Balsam.

LANDAU (1923/24) hat das WEIGERTsche Verfahren etwas abgekürzt. Er fixiert in BOUINscher Flüssigkeit, überträgt sofort in 70$^0/_0$ Alkohol, den ein wenig Lithium jodat. zugefügt wurde, und bettet in Celloidin ein. Die Schnitte werden dann 12—24 Stunden in einer 3$^0/_0$ Lösung von Eisenalaun oder in eine 1$^0/_0$ Lösung von Eisenchlorid **167.** gebracht. Differenziert wird in Kali bisulfurosum, dem einige Tropfen Salzsäure zugesetzt werden. Danach muß gründlich ausgewaschen werden.

# Darstellung von Pigment.

Unsere Anschauungen über Wesen und Herkunft der Pigmente haben sich in den letzten Jahren stark geändert. Daß noch lange keine Einigkeit erzielt ist, zeigen am besten die zusammenfassenden Darstellungen von BLOCH (Zbl. Hautkrkh. 8, 1923) und in diesem Handbuch I 1, MEIROWSKY (im selben Heft) und GANS und LUTZ (Erg. Anat. 26, 1925). Bei diesem Stande unserer Kenntnisse ist es ganz besonders wichtig, daß neben der mikroskopischen Betrachtung lebenden, überlebenden und fixierten Gewebes Beobachtungen im Dunkelfeld und im polarisierten Licht angestellt werden.

Morphologisch besteht das Melanin aus kleinsten Nadeln und Körnchen von bräunlicher Farbe, kann auch stäbchenförmig oder globoid sein. Das Hämosiderin hat die Form von Tropfen oder Schollen von goldgelber bis bräunlicher Farbe (HUECK (1912)]. Im polarisierten Licht bleiben die Melaningranula unter allen Stellungen bei gekreuzten Nikols dunkel [V. J. SCHMIDT (1918)], bei Dunkelfeldbeleuchtung erscheinen sie weißlich.

Nach UNNA (1913) und UNNA und SCHUMACHER (1925) haben wir drei Reihen genetisch verschiedener Hautpigmente zu unterscheiden: Die Epithel-, die Bindegewebspigmente und die Horngruppe.

Zu der ersten Gruppe gehört das Pigment des Stratum germinativum, der äußeren Haarwurzelscheide und des Haarbulbus, das körnige Pigment des Haarschaftes, das der dunklen Naevi und schließlich das Melanin, das sich „regelmäßig an varikösen Unterschenkeln oberhalb von diapedetischen Blutungen und nur so weit diese selbst in der Cutis reichen", findet (Hämomelanin).

Zu den Bindegewebspigmenten gehört in erster Linie das Hämosiderin und das Hippomelanin.

Hornfarben kennen wir nur in diffuser, verschieden starker Verteilung — hellgelb bis rot — im Stratum corneum der Epidermis, im Haarschaft, in allen Hautaffektionen, die mit übermäßiger Verhornung einhergehen und im Mitesser.

Die *Epithelpigmente* lösen sich in Kalilauge, werden von Oxydationsmitteln wie $H_2O_2$, Cl- und Br-Wasser angegriffen. Dabei besteht ein deutlicher Unter-
**168.** schied zwischen Epidermis und Haar, dessen Pigmente viel widerstandsfähiger sind. $10\%$ Mineralsäuren sind ganz wirkungslos.

Die *Bindegewebspigmente* sind unlöslich in Kalilauge, von Bleichungsmitteln werden sie nicht angegriffen. Von Chromsäure, Chlorsäure, Schwefelsäure + $H_2O_2$ und Natriumpersulfat, Salpetersäure und Kalium bichromicum in keiner Weise verändert. Nur Chlor und Brom färben die Hämosiderine grünlichbräunlich. Salzsäure und Schwefelsäure lösen sie allerdings auf. Die Essigsäure verhält sich indifferent. Durch Kaliumpermanganat + $H_2O_2$ werden sie gelöst.
**169.** Nur das dunkle alte Hämosiderin, das UNNA Melanosiderin nennt, wird nicht angegriffen, sondern noch dunkler gefärbt.

Die *Hornfarben* lösen sich beim Kochen mit Kalilauge, und werden beim Kochen mit Kalilauge + $H_2O_2$ gelöst. In Chlorsäure, Trichloressigsäure und Salpetersäure blassen sie ab, ohne gelöst zu werden. Das diffuse Haarpigment
**170.** wird von Kaliumpermangnat + Oxalsäure gelöst, das des Mitessers von Kaliumpermanganat + $SO_2$ gebleicht.

Zu den hier angeführten Reaktionen treten einige färberische Unterschiede. Es muß aber darauf hingewiesen werden, daß diese Farbreaktionen nur einen geringen Wert haben [GANS und LUTZ (1925)], denn was wir Melanin nennen, ist zur Zeit nur ein Sammelname für zwar ähnliche, aber doch verschiedene Stoffe [HUECK (1912), GANS und LUTZ (1925)].

Eine polychrome Methylenblaulösung färbt das Hautpigment smaragdgrün (UNNA).

**171.**
Pyronin-Methylgrün dunkel braunrot,
Safranin braunrot bis tiefrot,
Kresylviolett rotviolett,
Thionin grünlichblau.

Weitere Färbungen lassen sich am besten an der Tabelle 4 erkennen, die ich UNNA und SCHUMACHER (1925) entnahm.

Schließlich sei noch erwähnt, daß UNNA an Gefrierschnitten von dunkelpigmentierter menschlicher Haut und von pigmentierten Naevis eine Bläuung durch Rongalitweiß feststellte, so daß das gelbbraune Pigment dunkelgrün erschien. Hämosiderin wurde bei gleicher Behandlung dunkelgrün.

Die besten Fixierungsmittel für alle Pigmentuntersuchungen sind nach W. J. SCHMIDT (1918) Alkohol (70—100$\%$) und Formol (4—10$\%$).

Tabelle 4.

| Farbstoffe in 1⁰/₀₀ Verdünnung | Nävusmelanin | Hämosiderin | Hämomelanin |
|---|---|---|---|
| **A. Basische Farbstoffe.** | | | |
| Methylenblau . . . . . . | dunkelgrün | dunkelgrün | dunkelgrün |
| Toluidinblau . . . . . . | dunkelblaugrün | gelbgrün | graublau |
| Viktoriablau . . . . . . | gelbgrün | — | graugrün |
| Nachtblau . . . . . . . | graugrün | — | graugrün |
| Blau 1900 . . . . . . . | dunkel-schwarzblau | schwarzblau | schwarz |
| Methylgrün. . . . . . . | grün | — | grün |
| Leukogrün . . . . . . . | grünschwarz | schwarzblau | schwarz |
| **B. Sauere Farbstoffe.** | | | |
| Wasserblau . . . . . . . | schwach grünlich-blau | grün | — |
| Säuregrün . . . . . . . | — | hellolive | — |
| Patentblau . . . . . . . | — | hellolive | — |
| Benzoreinblau. . . . . . | — | dunkelgrün | grünlichbräunlich |
| Halbwollcyanin . . . . . | — | — | grünlichbräunlich |
| Halbwollchinesischblau. . | dunkelolive | schwärzlichgrün | — |

Aber auch Sublimat und Sublimatgemische sind geeignet, ferner ZENKERsche und ORTHsche Flüssigkeit. Osmiumsäure und ihre Gemische sind unangebracht, weil sie das Gewebe bräunen und dadurch die Erkennung der Pigmentgranula erschweren. Im übrigen schwärzt zum Teil 2⁰/₀ Osmiumsäure die Melaningranula.

Auch Lösungen von Silber verändern Melanin, das Pigment nimmt eine gesättigt dunkelbraune Farbe an [UNNA (1913)]. Es werden aber auch die Leukovorstufen der Melanine dabei unter Umständen geschwärzt. Von den Silberimprägnationen zur Darstellung des Melanins kommen folgende Verfahren in Betracht:

172.

Allein der Aufenthalt pigmentführender Schnitte in ¹/₂—1⁰/₀ Argentum nitricum-Lösung im Brutofen bringt das vorhandene Pigment kräftiger zur Darstellung.

BLOCH (1927) bringt Gefrier- oder Paraffinschnitte in eine 1⁰/₀ wässerige (oder ammoniakalische) Lösung von $AgNO_3$ bei 37⁰ einige Stunden. Aq. dest. 5 Minuten kalt gesättigte, wässerige Lösung von Natriumthiosulfat. Abspülen mit Aq. dest. Einschließen.

BECKER (1927) bringt Gefrierschnitte oder Paraffinschnitte in eine 2⁰/₀ Silbernitratlösung und läßt sie darin bei Zimmerwärme und zerstreutem Licht 2 Stunden. Nach Abspülen in Aq. dest. werden die Schnitte 1 Minute mit einigen Tropfen von Kalium-Thiosulfat bedeckt. Aq. dest. Nachfärben mit Methylgrün-Pyronin.

Die Melaningranula treten, besonders gut an Gefrierschnitten, tiefschwarz hervor.

STAEMMLER (1924) verdünnt die BIELSCHOWSKYsche ammoniakalische Silberlösung (S. 507 [100]) aufs Doppelte mit Aq. dest., erhitzt sie und imprägniert darin 3 Minuten. ¹/₂ Minute 5⁰/₀ Natriumthiosulfat. Wässern. Einschließen.

MASSON (1923, zit. nach BLOCH) imprägniert mit der Lösung von FONTANA-Silbernitrat 0,25 g, Aqua dest. 100 ccm und kleinste Tropfen Ammoniak, bis die Flüssigkeit leicht opalesziert. Dunkel aufbewahren! In dieser Lösung bleiben Gefrierschnitte 3 Minuten, Paraffinschnitte 5—6 Stunden. 1⁰/₀ Goldchlorid. Fixieren in Hyposulfit.

Das Verfahren von LEVADITI. Fixierung Formol 24 Stunden. 96⁰/₀ Alkohol 24 Stunden. Aq. dest. kurze Zeit. 3 Tage bei 37⁰ in 1,5—3⁰/₀ Argentum nitricum-Lösung. Kurze Zeit Aq. dest. 24—48 Stunden bei Zimmerwärme in brauner Flasche in:

Pyrogallussäure 4 g  
Formol 5 g  
Aq. dest. 100 ccm.

Wässern. Einbetten in Paraffin oder Celloidin.

Das Bindegewebe färbt sich nur schwach mit, Nervenfasern nicht sicher.

Eine ganz besondere Bedeutung hat in den letzten Jahren die Darstellung der Pigmentvorstufen gewonnen. Sie darzustellen, hat man verschiedene Wege beschritten. Kreibich (1913, 1917) fand in Pigment bildenden Zellen doppelbrechende Lipoide, die er für Vorstufen des Melanins hielt, Meirowsky leitet das Pigment vom Nucleolus ab, v. Szily und Jarisch vom Chromatin, Mertsching vom Keratohyalin und Hueck hält die vom Nucleolus abgestoßenen Substanzen nur für farblose Körper, an die sich das Melanin anlagert. Alle diese Beobachtungen wurden an Präparaten, die in der üblichen Weise fixiert und gefärbt worden waren (Methylgrün Pyronin z. B.) gemacht.

Anders liegt es aber bei der Dopa-(Dioxyphenylalanin)-Reaktion von Bloch, die zwar nicht allgemein anerkannt ist, aber doch von entscheidender Bedeutung gewesen ist und noch ist. Der positive Ausfall der Reaktion zeigt die Funktionstüchtigkeit der pigmentbildenden Zellen an.

## Die Dopa-Reaktion nach Bloch.

**173.** Das Wasser, das zum Auflösen des Dopa (Dioxyphenylalanin) dient, muß sterilisiert und absolut rein sein. Das käufliche destillierte Wasser enthält oft Verunreinigungen, von welchen es durch 4 auf einander folgende Destillationen befreit werden muß:

1. Destillation in Gegenwart von Kaliumpermanganat
2.     ,,    ,,    ,,    ,, Phosphorsäure
3.     ,,    ,,    ,,    ,, Soda
4.     ,, ohne Zusatz.

Das zur Bereitung der Lösungen verwendete Wasser muß vor Gebrauch aufgekocht werden, um die Kohlensäure zu vertreiben.

**Herstellung der gebrauchsfertigen Dopalösung vermittelst der Puffermethode.**

a) Die besten und sichersten Ergebnisse erhält man bei der Dopareaktion, wenn die fertige Lösung eine Wasserstoffionen-Konzentration von $p_H = 7{,}3$—$7{,}4$ besitzt. Diese Wasserstoffionen-Konzentration wird mit Hilfe der Indikatorenmethode eingestellt, indem man eine $1^0/_{00}$ Dopalösung mit einem solchen Gemisch von primärer und sekundärer Phosphatlösung versetzt, daß die schließliche Lösung gerade $p_H = 7{,}3$ (7,4) aufweist. Das Mischungsverhältnis dieser beiden Phosphatlösungen ist abhängig von der Reinheit des verwendeten destillierten Wassers.

b) Wenn diese Indikatorenmethode nicht zur Verfügung steht, kann man nach folgendem *Annäherungsverfahren* arbeiten:

Man fügt zu je 20 ccm $1^0/_{00}$ Dopalösung 0,5 ccm von Gemischen aus primärem und sekundärem Phosphat, welche in verschiedenen Verhältnissen hergestellt wurden, um so das für die Dopareaktiün günstigste zu ermitteln.

NB. Es ist notwendig, daß diese Phosphatmischung der Dopalösung zugesetzt wird, bevor die Schnitte zur Beobachtung eingelegt werden. Man verwendet frische Gefrierschnitte (evtl. vorherige Fixation während einiger Stunden in $5^0/_{00}$ Formol). Ich habe auch mit $1^0/_{00}$ Formol sehr gute Ergebnisse bekommen.

### Bereitung der Phosphatlösungen.

**174.** (Genaue Beschreibung bei L. Michaelis, Praktikum der physikalischen Chemie, 3. Aufl. Berlin: Julius Springer 1926, S. 37f.)

a) 9,078 g primäres Phosphat nach Sörensen $KH_2PO_4 \cdot 2 H_2O$ (Kahlbaum) gelöst in 1000 ccm $CO_2$-freiem Wasser.

b) 11,876 g sekundäres Phosphat nach Sörensen $Na_2 HPO_4$ (Kahlbaum) gelöst in 1000 ccm $CO_2$-freiem Wasser.

Diese Lösungen werden unter Ausschluß von $CO_2$ aufbewahrt.

## Technik des Annäherungsverfahrens.

1. 1 Teil Lösung a) wird zu 8 Teilen Lösung b) zugefügt und von dieser Mischung 0,5 ccm zu 20 ccm $1\,^0/_{00}$ Dopalösung gegeben. So vorbereitet ist die Dopalösung fertig zur Aufnahme der Schnitte.

2. 1 Teil Lösung a) wird zu 20 Teilen Lösung b) zugefügt und von diesem Gemisch ebenfalls 0,5 ccm zu 20 ccm Dopalösung gegeben.

Unter normalen Bedingungen genügen diese beiden angegebenen Mischungsverhältnisse, oft eines allein, und es ist nicht nötig, mit anders zusammengesetzten Gemischen zu arbeiten; solche müssen aber versucht werden, wenn nach 1 und 2 die Dopareaktion nicht eintritt.

## Weitere Behandlung.

Die Schnitte bleiben für *gewöhnlich* 24 Stunden bei Zimmertemperatur in der Dopalösung (evtl. kürzer oder länger, oder bei 37⁰, je nach dem Fall),

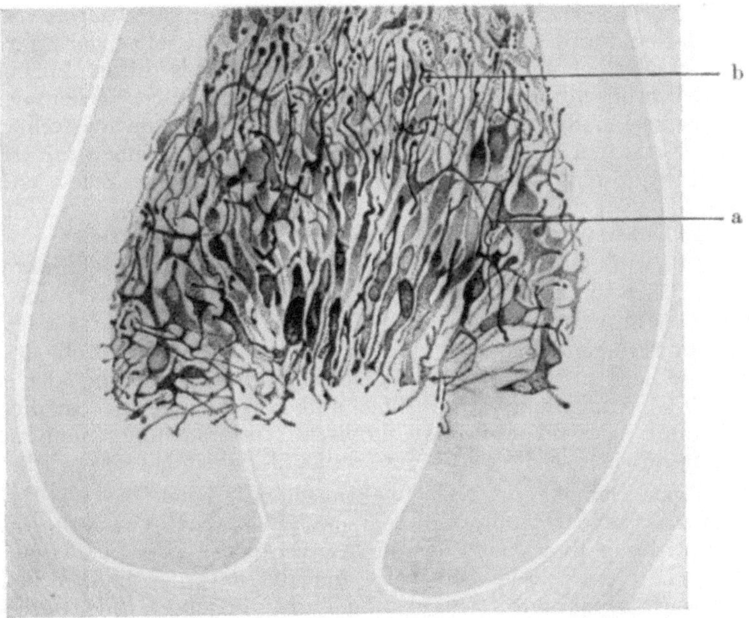


Abb. 46. Haarbulbus aus der Kopfhaut eines 22jährigen Mannes. Fixierung neutrales Formol $1\,^0/_{00}$, Dopafärbung nach BLOCH. Melanoblasten des Bulbus. a Anastomose. b Von pigmentierten Fortsätzen umgebene Rindenzelle. [Nach HOEPKE (1927).]

werden⁋dann herausgenommen, durch Wasser, Alkohol usw. in Canadabalsam gebracht. Auch Nachfärbung (am besten mit Pyronin-Methylgrün, evtl. auch Hämatoxylin) ist möglich.

Die Schnitte müssen leicht rauchgrau aussehen, schwarz dürfen nur die Pigmentierungsorte und die polynucleären Leukocyten sein. Die Anwesenheit von Hämosiderin stört oder hindert die Reaktion.

Das Cytoplasma der Zellen, die fähig sind, Pigmente zu bilden, ist diffus rauchgrau bis undurchsichtig schwarz, manchmal mit einem Stich ins Olivengrüne. Häufig überschreitet die Reaktion etwas die Zellgrenze, so daß ein schwächer sichtbarer Streifen (Auslaugungshof nach MIESCHER) rings um die Zelle zu sehen ist. Wahrscheinlich entsteht er durch den Austritt fermenthaltigen Cytoplasmas oder intracellulär gebildeten Dopamelanins. Wenn dicht nebeneinander liegende Zellen stark reagieren, entsteht unter Verwischung der Zellgrenzen ein schwarz gefärbter Streifen. Im Stratum germinativum der Epidermis reagieren nicht alle Zellen.

Die Schnitte halten sich jahrelang, blassen aber etwas ab.

Walthard (1925) hat Blochs Befunde bestätigt.

Becker (1927) hat die besten Ergebnisse erzielt, wenn er vor der Dopafärbung mit Formol (wie stark?) 2—3 Stunden fixierte. Die beste Zeit für die Färbung soll 6 Stunden post mortem sein. Aber einmal gelang ihm sogar 39 Stunden post mortem noch eine gute Färbung.

## Darstellung von Oxydasen.

### 1. Die Nadi-Reaktion (nach Gräff).

Wenn man zu einem Gewebe eine oxydable Substanz, meist in wässeriger Lösung zusetzt, so erhält man durch fermentativ oder katalysatorisch beschleunigte Oxydation die Bildung und Ausfällung eines Farbstoffes, der mikroskopisch als körniger oder scholliger Niederschlag oder auch als diffuse Färbung innerhalb der Zellen oder in ihrer Nachbarschaft zu erkennen ist. Zellen, deren Cytoplasma eine solche Reaktion zeigt, sind Träger von Oxydationsfermenten, von Oxydasen (Gräff in Abderhaldens Handbuch). Wir können mit Hilfe einer solchen Reaktion eine vitale oder postvitale Leistung der Zellen und Gewebe erkennen.

Für die Untersuchung der Haut kommen 2 Wege in Frage:

1. Man kann an formolfixiertem und mit dem Gefriermikrotom geschnittenen Gewebe feststellen, wie groß der Oxydasegehalt jeder einzelnen Zelle des Gewebes ist. Oder

2. man will nur makroskopisch prüfen, ob eine bestimmte Stelle des Gewebes in derselben Zeit und bei gleicher Versuchsanordnung stärker oder schwächer reagiert als eine andere (z. B. Vitiligo und normale Haut). In diesem Falle **175.** kommt es nicht auf mikroskopische Untersuchung, sondern auf die Zeit an, in der die zugefügte Nadi-Flüssigkeit gebläut wird.

1. Das gute Gelingen der Nadi-Reaktion hängt [nach Gräff (1924)] ab vom Alter, der Zusammensetzung und Temperatur des Nadi-Gemisches, der Dauer seiner Einwirkung und vom Zustand des Gewebes. „Zu Schlüssen über den Oxydase-Gehalt einer Zelle berechtigt nur die unter optimalen Bedingungen angestellte Nadireaktion" (Gräff l. c.). Es bedeutet einen großen Fortschritt, daß es Gräff gelungen ist, die Nadireaktion in jedem Fall an formolfixiertem Gewebe vorzunehmen. Die optimalen Bedingungen werden nämlich in keiner Weise gestört, wenn man das Gewebe bei derjenigen Wasserstoffzahl halten kann, die es im Augenblick der Fixierung (nach der Operation oder Sektion) hatte. Die übliche wässerige Formollösung ist dazu allerdings nicht geeignet. Wenn man die Lösung aber puffert, bleibt dem Gewebe eine bestimmte Wasserstoffionen-Konzentration ($p_H$) erhalten. Der Grad der Pufferung muß sich nach dem $p_H$ des Gewebes richten. Gräff hat Haut von $p_H = 8,0$ in gepufferte (7,6) Formollösung eingelegt. Nach 20 Stunden war $p_H = 6,8$. Die Lösung wurde erneuert. Nach 24 Stunden war $p_H = 7,2$. Nach 24 stündigem Wässern war $p_H = 7,4$.

Für eine Gewebs-$p_H$ von 6,0—8,0 verwendet Gräff Phosphatpuffer [1].

---

[1] Im allgemeinen genügt es vollständig, für die Haut eine $p_H$ zwischen 6,0 und 8,0 anzunehmen. Will man aber ganz genau verfahren, so kann man mit Hilfe von Indikatoren die $p_H$ annähernd genau feststellen. Wenn man dann die $p_H$ des Formols mit der des Gewebes in Übereinstimmung bringt, hat man optimale Bedingungen. (Über Indikatoren s. S. 534).

9,1 g primäres Kaliumphosphat und 11,9 g sekundäres Natriumphosphat werden je in einem Liter Leitungswasser unter Erwärmen gelöst. Ein Teil der Lösung 1 und 4 Teile der Lösung II werden zusammengegossen. Diese Salzlösung wird statt Leitungswasser zur Herstellung der 4—10$^0/_0$ Formollösung benutzt (durch entsprechende Mischung der Puffer läßt sich der Säuregrad ändern).

Man fixiert also Hautstücke in der gepufferten Formollösung und stellt Gefrierschnitte her. Sie werden kurz ausgewässert und in einer frisch bereiteten Nadilösung ausgebreitet und einer Wärme von 37—50$^0$ $^1/_2$—1 Stunde ausgesetzt.

Das Nadi-Gemisch besteht aus:

a) 25 ccm $\alpha$-Naphthol. Man stellt sich eine 10$^0/_0$ alkoholische Stammlösung her, indem man zu 1,0 g $\alpha$-Naphthol 9,2 ccm 90$^0/_0$ Alkohol gibt. Vor Gebrauch wird diese Stammlösung mit Aq. dest. verdünnt. Man pipettiert 1 ccm ab, wäscht die Pipetten gut mit Alkohol aus und fügt etwa 3 ccm Alkohol zu, weil sich Naphthol in Wasser sehr schwer, in Alkohol leicht löst. Dann füllt man auf 100 ccm mit Aq. dest. auf. Die Aufbewahrung dieser fertigen, klaren Lösung muß in brauner Flasche geschehen.

b) 25 ccm Dimethyl-p-phenylendiaminchlorhydrat, von MERCK in eingeschmolzenen Glasröhrchen zu beziehen.

0,6 g werden in 500 ccm Aq. dest. in brauner Flasche gelöst. Die Lösung muß klar und nur ganz leicht rötlich sein. Länger als 3 Wochen ist sie nicht haltbar.

c) 10 ccm von einem Puffer, und zwar kommt für Haut Phosphatpuffer in Betracht, da ihr p$_H$ im allgemeinen zwischen 6,0 und 8,0 liegt. Dafür kommt in Betracht „Sekundäres Natriumsulfat nach SÖRENSEN" (KAHLBAUM). 11,9 g werden in warmem Aq. dest. gelöst und im Meßkolben auf 1000,0 aufgefüllt.

Das gepufferte Nadi-Gemisch wird alle 15 Minuten, im ganzen 2—3 mal gewechselt. Nach $^1/_2$—1 Stunde treten die blauen J-Körnchen in den Zellen auf. Die Schnitten werden in heißem (etwa 55$^0$) Leitungswasser abgespült und in Glycerin oder Glyceringelatine betrachtet. Hierin hält sich aber die Körnelung nicht lange. Zur Fixierung legt man (GRÄFF) die Schnitte 2—3 Minuten in LUGOLsche Lösung 1 Teil und Aq. dest. 2 Teile oder (SCHMORL) in konzentriert wässerige Lösung von Ammonium molybdaenicum. Hat man in LUGOLscher Lösung fixiert, so überträgt man weiter in Aq. dest., dem auf je 10 ccm 1—2 Tropfen einer 0,5$^0/_0$ wässerigen Lithioncarbonatlösung zugesetzt sind. Hierin werden die Granula nach 10 Minuten bis 24 Stunden wieder blau. Gegenfärbung mit Alauncarmin oder Hämalauneosin ist möglich. Einschließen in Glyceringelatine.

2. Will man lediglich makroskopisch feststellen, ob ein Hautstück schneller Oxydase bildet als ein anderes, so muß man das Nadigemisch kleinen, frischen Gewebsstückchen zusetzen.

Man verfährt folgendermaßen:

Auf eine saubere Glasplatte, unter die man weißes Papier legt, bringt man mehrere, etwa erbsengroße, mit der gebogenen Schere entfernte Stückchen des zu untersuchenden Gewebes.

Möglichst rasch hintereinander, also möglichst gleichzeitig tropft man auf jedes Hautstückchen etwa 3 Tropfen des oben (S. 533) angegebenen, mit Phosphat gepufferten Nadi-Gemisches. Mit einem sauberen Glasstab kann man die Stücke etwas in der Flüssigkeit hin und her bewegen. Nach wenigen Minuten färbt sich die Flüssigkeit mehr oder weniger blau. Auf diese Weise kann man leicht erkennen, welches der untersuchten Stücke die meisten und stärksten Oxydasen enthält. Natürlich ist dies Verfahren ziemlich grob, wird aber doch in den meisten Fällen genügen. Will man ganz genaue Ergebnisse erzielen, so muß man zuvor die p$_H$ des zu untersuchenden Gewebes fest- **176.** stellen. Das ist nun wiederum für die Haut insofern nicht ganz leicht, als sie aus sehr verschiedenen Bestandteilen besteht. Denn während die Basalschicht sauer reagiert (p$_H$ = 6,8—6,9) haben die höheren Schichten eine p$_H$ von 7,3 bis 7,5, die Hornschicht von 6,2 (PINKUS (1927)]. Und das Bindegewebe reagiert alkalisch. Vergleichende Untersuchungen mit anderen, sehr viel umständlicheren Verfahren haben aber die Brauchbarkeit des GRÄFFschen Verfahrens erwiesen.

Es gibt einige Farbstoffe (Tabelle 5), die ihre Farbe auffallend ändern, je nachdem, ob sie mit saueren oder alkalisch ansprechenden Gewebssäften zusammenkommen. Während z. B. Methylrot, mit sauer reagierendem Gewebe zusammengebracht, rot bleibt, schlägt es in gelb um, sobald $p_H$ 6,2 beträgt. Man kann also aus dem Umschlagen einer Farbe in einen anderen Farbton einen ziemlich sicheren Schluß auf die $p_H$ des Gewebes machen. Das mit einem Indikator erhaltene Ergebnis kann man wesentlich dadurch stützen, daß man einem Gewebsstück der gleichen Art einen zweiten Indikator zufügt. Tabelle 6 zeigt, wie die Indikatorlösungen hergestellt werden.

Tabelle 5. Die Herstellung der Indikatorlösungen. [Nach Gräff (1924).]

| Indikator | sauer | über | alkalisch | $p_H$-Bereich |
|---|---|---|---|---|
| Methylrot . . . . . . . . . . | rot | — | gelb | 4,5—6,2 |
| Propylrot . . . . . . . . . . | rot | — | gelb | 4,8—6,6 |
| Bromkresolpurpur . . . . . . | gelb | grau | violett | 5,2—6,8 |
| Bromthymolblau . . . . . . . | gelb | grün | blau | 6,0—7,8 |
| Neutralrot . . . . . . . . . . | rot | — | gelb | 6,3—8,4 |
| Phenolrot . . . . . . . . . . | gelb | rot | rotviolett | 6,8—8,5 |
| Kresolrot. . . . . . . . . . . | gelb | — | rotviolett | 7,2—8,5 |

Tabelle 6. Die Indikatoren und ihre Farbumschläge. [Aus Gräff (1924).]

| Indikator | Stamm-Lösung | | | Gebrauchs-Lösung | | | |
|---|---|---|---|---|---|---|---|
| | Sub-stanz | 96% Alkohol | Aqua dest. | Stamm-Lösung | 96% Alkohol | Aqua dest. | Indikator Konzen-tration |
| Methylrot . . | 0,1 | 100 | erhitzt | a) 1,0 | — | 9,0 filtriert | 0,01% |
| Propylrot . . | 0,2 | 100 | erhitzt | b) 2,0 9,0 | 4,0 0,02% | 4,0 erhitzt | 0,02% |
| | | | — | b) 2,5 | 2,5 | 5,0 | 0,05% |
| Bromkresol-purpur . . | 0,4 | 10 | 90 | 1,0 | — | 9,0 | 0,04% |
| Bromthymol-blau . . . | 0,4 | 10 | 90 | 1,0 | — | 9,0 | 0,04% |
| Neutralrot . . | 0,1 | — | 100 | 1,0 | — | 9,0 | 0,01% |
| Phenolrot . . | 0,2 | 30 | 170 erhitzt | 1,0 | — | 4,0 | 0,02% |
| Kresolrot . . | 0,2 | 20 | 180 erhitzt | 1,0 | — | 4,0 | 0,02% |

Hat man auf diese Weise die $p_H$ des Gewebes festgestellt, so puffert man nun das Nadigemisch auf dieselbe Konzentration. Dann ist die Versuchsänderung so genau wie möglich. Es wird, wie gesagt, in den meisten Fällen überflüssig sein.

## 2. Nachweis von Peroxydasen.

In weißen Blutkörperchen lassen sich Peroxydasen nachweisen.

Fixierung: Formol. Gefrierschnitte werden für 3—5 Minuten in eine Benzidinlösung gelegt. 1 g Benzidinbase wird mit 200 ccm Aqua dest. gut geschüttelt. Filtrieren. **177.** Auf 50 ccm dieser Flüssigkeit gibt man 1 ccm einer 1% $H_2O_2$-Lösung. Diese wird aus Perhydrol Merck hergestellt 1 Teil + 29 Teile Aqua dest.

Alkohol. Xylol. Balsam. Kerne kann man nach dem Aufenthalt in Benzidin mit dünner, wässeriger Methylenblaulösung nachfärben. In manchen Zellen sieht man hellblaue, gelbe und braune Granula.

[Weitere Reaktionen s. bei LOELE (1920) und (1926).]

MAC JUNKIN (1922) gibt 2 Verfahren zur Färbung von Peroxydasen mit Benzidin an:

Fixierung: Formol. 1 mm dicke Stücke von menschlichem Gewebe kommen 1 Stunde in 70% Aceton, 30 Minuten in reines Aceton, 20 Minuten in Benzol, 20 Minuten in Paraffin. Schnitte 3,5—5 $\mu$ dick. Entparaffinierung, dann 5 Minuten Benzidinbad. Dies besteht aus: 0,1 g Benzidin, 25 ccm 80% Methylalkohol und 2 Tropfen $H_2O_2$. Vor Gebrauch wird das Bad mit der gleichen oder doppelten Menge Wassers verdünnt. Nach dem Bade **178.** 5 Minuten Auswaschen in Wasser. Färben mit 2 Minuten mit HARRISschem Hämatoxylin (S. 478). Auswaschen 1 Minute, dann kurz mit 0,1% Eosinlösung färben. Alkohol 95%. Alkohol abs. Xylol. Balsam.

2. Fixierung: Formol. Höchstens 1 mm dicke Gewebsstücke werden 30 Minuten in fließendem Wasser ausgewaschen und kommen dann in Aceton

Aceton      7 ccm
Aqua dest. 2  ,,
$H_2O_2$      1  ,,         **179.**
+ 0,2 g Benzidin.

30 Minuten Aceton, 20 Minuten Benzol, 20 Minuten Paraffin. Die graue Farbe schlägt bald in braun um. Hämosiderin kann man unmittelbar nach dem Benzidinbad mit Ferricyankalium und Salzsäure blau färben.

## Darstellung der Mastzellen.

In normaler wie in pathologisch veränderter Haut kommen Bindegewebs-Mastzellen regelmäßig vor. Da UNNA und GOLODETZ (1900) u. a. sie im Stratum germinativum der Haut und der äußeren Wurzelscheide, in den Knäueldrüsen und ihren Ausführungsgängen nachgewiesen haben, kann an ihrer Wanderungs-Fähigkeit nicht gezweifelt werden. Bei Carcinom und Urticaria pigmentosa sind sie gleichfalls beobachtet worden. Sie färben sich nur mit basischen Farben [HOLLÄNDER (1926)], mit keiner sauren Farbe spezifisch. Die Granula quellen in Wasser, sind unlöslich in Alkohol, Äther, Benzin und Chloroform, Alkalien und alkalische Salze lösen sich bei längerer Einwirkung auf, ebenso Salz- und Salpetersäure. Diese Tatsachen sind für die Fixierung wichtig. Die besten Färbungen sind die von UNNA angegebenen. Die beste Fixierung ist die mit Alkohol absolutus, weniger geeignet ist 95% Alkohol (SCHAFFER) oder Alkohol 95 und 2 Teile mit 1 Teil Formol (SCHAFFER) oder HELLYs oder ORTHs Gemisch. Ich weise aber auf Abb. 3, S. 382 hin. Da sind die Mastzellen im Zupf- **180.** präparat nach Formolfixierung und Färbung mit Orcein prachtvoll zu sehen. Von Färbungen nenne ich zuerst die mit Methylgrün Pyronin und die Azur-Eosinfärbung nach NOCHT[1].

Fixierung beliebig, am besten ZENKERsche, ORTHsche, MAXIMOWsche oder HELLYsche Flüssigkeit, Alkohol abs., Sublimat- oder Formolgemische. Man bereitet sich zwei Lösungen:
     I. Eosin wasserlöslich    1 : 1000        **181.**
     II. Azur II (Grübler)      1 : 1000.

Vor dem Färben werden 10 ccm von I mit 100 ccm Aqua dest. verdünnt. Dazu setzt man 10 ccm von II unter ständigem Umrühren mit einem Glasstab. In dieser schwachen Lösung läßt man die Schnitte am besten mindestens 12 (bis 24) Stunden. Dann wird in 96% Alkohol differenziert, bis keine Farbwolken mehr abgehen. Kurz Alkohol abs. Xylol. Balsam.

Es leuchtet in verschiedenem Farbton auch die einzelnen Kernbestandteile, das Cytoplasma, Zelleinschlüsse und die roten Blutkörperchen.

Man kann mit Hämatoxylin verfärben. Saubere Gläser! Reinstes Wasser! (Abb. 47.)

Fixierung wie oben. Färbung in stark verdünnter, blauer Polychromlösung, der man (auf ein Uhrschälchen) 1 Messerspitze Alaun zusetzt, 15—30 Minuten. Abspülen **182.** in Wasser. Trocknen mit Fließpapier. Alcohol. abs. Xylol (Bergamottöl). Balsam.

Nur die Mastzellen sind scharf rot in dem sonst schwach blau gefärbten Gewebe dargestellt. Der Kern der Mastzellen bleibt ungefärbt, während die Nucleoli violett erscheinen.

---

[1] Vgl. auch S. 480 [20], S. 489 [41], S. 490 [46], S. 502 [90], S. 504 [91] und S. 552 [220].

Färbung nach SCHWENTER-TRACHSLER. Fixierung wie oben. Färbung 15 Minuten in blauer Polychromlösung im Uhrschälchen, in das eine Messerspitze Alaun und ein paar

**183.** Tropfen Alkohols 75—95% gegeben werden. Abspülen in Alkohol von der benutzten Stärke. Nochmalige Färbung 15 Minuten in derselben Farbe ohne Alaun. Abspülen im selben Alkohol. Alkohol. abs. Xylol (Bergamottöl). Balsam.

**184.** Der Erfolg ist derselbe wie bei Färbung 1.
Einbettung in Paraffin oder Celloidin. Färbung in stark verdünnter blauer Polychromlösung. 15 Minuten. Abspülen in Wasser. Entfärbung mit Aq. dest. 4 Teile und

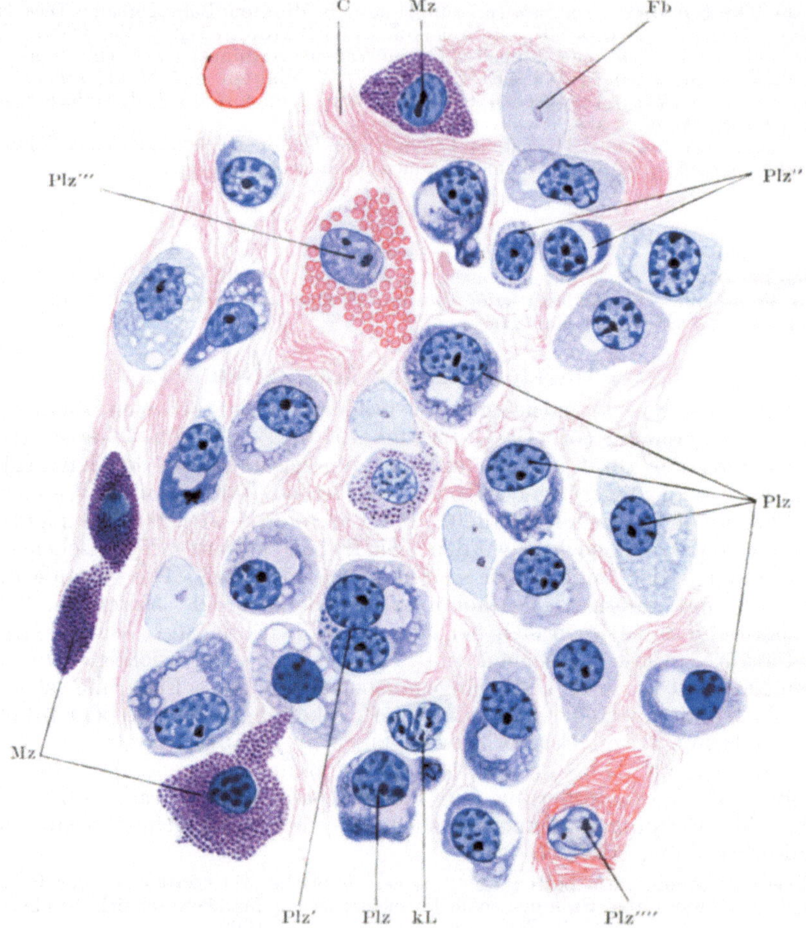


Abb. 47. Lockeres Bindegewebe aus der Umgebung der Tonsille, Mensch.
Fb Fibrocyten; Mz Mastzellen; kL kleine Lymphocyten; Plz Plasmazellen; Plz' zweikernige Plasmazelle; Plz'' Übergangsformen von kleinen Lymphocyten zu Plasmazellen; Plz''' Plasmazelle mit kugeligen acidophilen Einschlüssen; Plz'''' Plasmazelle mit krystalloiden acidophilen Einschlüssen; C Kollagen. Zeiß Ap. Hom. Imm. 2, Komp.-Ok. 8. (Nach A. MAXIMOW.)

Glycerinäther nach UNNA 1 Teil, bis der Schnitt kornblumenblau ist. Gründlich abspülen in Wasser. Abtrocknen mit Fließpapier. Granula rot, Kerne blau, Nucleoli violett.

**185.** Einbettung, Fixierung, Färbung und Wässern wie in 1. Entfärbung und Entwässerung in ¼% alkoholischer, neutraler Lösung von Orcein 1—10 Minuten. Alkohol abs. Xylol. Balsam.

**186.** Färbung von HOLLÄNDER. Fixierung wie oben. Färbung 15 Minuten in stark verdünnter blauer Polychromlösung. Abspülen in Wasser. 2—3 Minuten 2% Essigsäure. Abspülen in Wasser. Trocknen mit Fließpapier. Alkohol. abs. Xylol (Bergamottöl). Balsam.

Die Granula sind rot, die Kerne blau, die Nucleoli schwach violett gefärbt.

EHRLICH (1876) färbte mit folgender Lösung: Alkohol. abs., gesättigt mit Dahlia 50 ccm, Eisessig 10—12 ccm, Aq. dest. 100 ccm, bis zu 12 Stunden. **187.** Granula rot, Kerne nicht gefärbt, das übrige Gewebe nur ganz schwach.

SCHAFFER (1907) färbt nach seiner Fixierung mit einer $^1/_4\,^0/_0$ Lösung von Methylenblau, Thionin oder Toluidinblau in Alkohol von 70—80$^0/_0$. Die Lösung wird **188.** mit 1$^0/_0$ Salzsäure leicht angesäuert. Die Schnitte bleiben bis zu $^1/_2$ Stunde in der Farbe.

MAXIMOW (1906) fixiert in Alkohol abs. Färbung 1—2 Tage in 50$^0/_0$ Alkohol, der mit Thionin gesättigt ist. Die Granula sind rotviolett. **189.'**

Bei Anwendung der labilen Oxydasereaktion findet man zwischen den Granulis blaue Körnchen. In der Umgebung der Zellen kann man häufig metachromatische färbbare Höfe erkennen, so daß der Eindruck erweckt wird, als gäben die Zellen ihre Granula an die Umgebung ab [NAKAJIMA (1928)]. Sehr häufig beobachtet man Degenerationserscheinungen nicht nur am Kern, sondern auch an den Granulis. Sie geben nicht mehr den metachromatischen Farbton, sie quellen oder lösen sich auf oder zerfließen zu feinen Fasern. Auch Vakuolen treten im Cytoplasma auf. Bei Säuglingen sind im allgemeinen die Granula kleiner und weniger zahlreich, die Zellen selbst länger gestreckt mit exzentrisch verlagertem Kern.

## Die Färbung der Plasmazellen.

In gesunder Haut kommen nach UNNA keine Plasmazellen vor. Fixierung am besten: Alkohol abs.

Für die Plasmazellen kommen die Färbungen mit Methylgrün-Pyronin (S. 483), Azur-Eosin (S. 535 [181]) und [183] und [184] in Betracht.

Die MIKULICZschen Zellen, die nach GANS (1925) von Bindegewebszellen abstammen, zeigen ein sehr feines, schleimiges Maschenwerk, das sich mit Mucicarmin (S. 554 [224]) schwach rot, mit polychromem Methylenblau metachromatisch färbt. Die in dem Maschenwerk liegenden Schleimmassen, in denen die Rhinosclerombacillen sichtbar sind, erscheinen nach Fixierung mit Alkohol homogen, mit Osmium-Sublimat aber leicht gekörnt. Vielleicht liegt hier ein Kunstprodukt vor (GANS l. c.). Die Bacillen färben sich sehr gut mit der **190.** WEIGERTschen Fibrinfärbung (S. 550 [214]), mit Anilinwasser-Gentianaviolett (S. 554 [224]), wenn man demnach mit Essigsäure differenziert, oder auch mit polychromem Methylenblau, Safranin, Anilin und Alaun. Diese Mischung stellt man sich her, in ein Glas mit Anilinöl gepulvertes Alaun 1—2 Finger hoch schüttet das Anilinöl nimmt langsam Aluminiumsulfat auf und entfärbt sich dabei (UNNA). In dies Gemisch bringt man die Schnitte aus dem Xylol für 5—10 Minuten. Nachdem sie sich genügend entfärbt haben, schließt man in Balsam ein.

Für die Färbung der „Schaumzellen" hat UNNA (1924) 2 Verfahren angegeben:

Alkoholische, mit Salpetersäure angesäuerte Orceinlösung 1 Nacht. Abspülen **191.** mit Alkohol. abs. und Aq. dest. Blaues Polychrom 5 Minuten. Abspülen mit Wasser. 1$^0/_0$, nicht angesäuerte Orceinlösung 5—15 Minuten. 70$^0/_0$ Alkohol, Alkohol. abs. Xylol. Balsam.

Das zweite Verfahren beginnt wie das vorige. Nachdem das blaue Polychrom gewässert ist, wird wie folgt, fortgefahren:

1$^0/_0$ Lösung von rotem Blutlaugensalz 1—2 Minuten. Abspülen mit Wasser. Salzsäure-Alkohol (1 ccm Salzsäure und 100 ccm 70$^0/_0$ Alkohol) 1—2 Minuten. Alkohol **192.** abs. Öl. Balsam.

## Darstellung der Haare.

Die mikroskopische Untersuchung von Haaren beginnt am besten mit einer Betrachtung des Haares unter dem Deckglas ohne jeden Zusatz, zunächst bei schwacher, dann bei stärkerer Vergrößerung [1].

---

[1] Auf die Untersuchung im polarisierten Licht sei besonders hingewiesen. [W. J. SCHMIDT: Mikrokosmos 1925/26 und Dermat. Z. **53** (1928).]

Während beim Menschen das Herausreißen des Haares mit der Wurzel meist leicht gelingt, ist das am Tierfell fast niemals möglich[1]. Mindestens werden die Haare dabei so gedehnt, daß sie ihre Form verlieren. Unbeschädigte Haare erhält man am besten, wenn man das Fell in Fäulnis übergehen läßt; dann kann man die Haare büschelweise leicht ausreißen [Lühring (1928)].

Nun kann man in Aqua dest. die Verdrängung der in Rinde und Mark enthaltenen Gasbläschen betrachten. Entfernt man das Wasser, so tritt die Luft beim Trocknen des Haares wieder ein.

Will man zur Untersuchung des feineren Baues und der Pigmentierung der Haare die *Luft aus den Haaren entfernen,* so genügt das Einschließen des vorher entfetteten Haares in Canadabalsam nicht. Streckenweise bleibt immer Luft im Haar, selbst wenn der Balsam dünnflüssig ist. Am schnellsten kommt man zum Ziel, wenn man 3—5 Haare zusammen in einige Tropfen Glycerin zwischen Tragglas und Deckglas bringt und im Trockenschrank bei 160—180° 2 Minuten lang erhitzt [Lühring (1928)]. Bei diesem etwas gewaltsamen Verfahren treten naturgemäß leicht Formveränderungen auf. Deshalb ist es besser, die Haare nur einer Wärme von 70° auszusetzen, allerdings dann 1—5 Tage. Bei manchen Haaren, z. B. Mäusehaaren, braucht man unter Umständen 2—4 Wochen [Ziehen (1926)]. Es ist aber zu berücksichtigen, daß die Haare dabei dicker werden. So fand Spöttel (1925), daß Schafwolle in den ersten 5 Tagen zwar noch nicht dicker wurde, dann bis zum 9. Tage im Durchmesser zunahm. Bei der Maus setzt die Dickenzunahme schon am ersten Tage ein (Ziehen). Das Glycerin muß möglichst wasser- und luftfrei sein. Wernecke (1926) hat die mit etwas Glycerin unter das Deckglas gebrachten Mäusehaare über der Spiritusflamme gekocht und danach das Deckglas mit Kitt umrandet. Er hat die Erfahrung gemacht, daß Einschließen in Canadabalsam Luftzutritt nicht ausschließt. Man entfettet in Äther.

**193.** Die *Oberhautzeichnung* des Haares erkennt man bei richtiger Beleuchtung meist schon ohne Färbung. Frieboes (1921) hat sie mit polychromem Methylenblau, Sauer (1922) mit der Gramschen Färbung (S. 564 [249]) hervorgehoben.

Heiße konzentrierte Schwefelsäure isoliert die Rinden- und Markzellen am besten. Frieboes (1921) hat Unnas Verfahren zur Gewinnung von Hornalbumosen auf Haare übertragen: Man bringt sie in eine Mischung von konzentrierter Schwefelsäure und Wasser zu gleichen Teilen für 24 Stunden. Nach Auswaschen in Wasser überführt man für 24 oder mehr Stunden in verdünnte Ammoniaklösung. Die Rinde lockert sich, die Haarcuticula-Zellen heben sich ab.

Die Form der Markzellen tritt am besten hervor, wenn man Haare etwa 2 Wochen lang mit $2^0/_0$ $H_2O_2$ behandelt. Die Rinde dehnt sich stark, die Markzellen verlieren ihre ursprüngliche Anordnung und werden so in ihrer Scheibenform gut sichtbar [Lühring (1928)].

Man kann auch in konzentrierter $30-33^0/_0$ Natron- oder Kalilauge kochen. Ebenso zerfällt nach langem Aufenthalt in Barytwasser, Kalilauge oder Ammoniak das Haar in seine Bestandteile. Man muß dann weiter in Wasser oder Glycerin untersuchen.

Günther (1895) bringt Haare 2—3 Tage in Pepsinsalzsäure-Glycerin bei 40°. Nach kurzem Abspülen mit Wasser wird auf dem Tragglas durch leichtes Reiben mit einer Nadel zerzupft. Gebleicht werden Haare mit Wasserstoffsuperoxyd oder Chlorwasser.

Es war bisher an Säugetierhaaren nur in ganz vereinzelten Fällen möglich, zwei verschiedene Melanine voneinander zu unterscheiden, was bei Vögeln

---

[1]) Vgl. Basler: Die Wurzelfestigkeit von Tierhaaren. Z. Tierzüchtg 11 (1928).

immer gelingt [zit. nach ZIEHEN (1926)]. Man kann schwarze oder schwarz-braune Eumelanine, die sich erst in $35^0/_0$ KOH lösen, von braunen bis gelben, schon in $2^0/_0$ KOH löslichen Phäomelaninen trennen.

Diffuses Pigment löst sich meist schon in schwacher KOH, während sich UNNAS „Hornfarben" meist erst in stärkerer KOH und bei Erwärmung auf $100^0/_0$ lösen.

Das gelbe körnige Pigment der Mäuse löst sich anscheinend in Glycerin, wobei ZIEHEN es dahingestellt sein läßt, ob die Körnchen gelöst werden oder nur ihre Farbe verlieren. Für das gelbe *diffuse* Pigment gilt das eben Gesagte nicht.

Lipochrome kann man lösen, wenn man Haare in ein Gemisch von 9 Teilen $75^0/_0$ Alkohol und 1 Teil Äther für 6—10 Wochen bringt. Die Flüssigkeit färbt sich dann gelb-gelbgrün. Auf diese Weise wurde Lipochrom beim Fuchs, Braunen, Falben, Isabell und Rappen, nicht beim Schimmel festgestellt.

Zur Untersuchung des Haarschaftes ist man immer auf diese Verfahren angewiesen. Denn es gelingt nur sehr schwer, ihn mit dem Mikrotom zu schneiden. Meist springt das Haar aus dem Schnitt heraus. Die Haarwurzel dagegen er-hält man bei allen Einbettungen gut. Allerdings kann man das Haar mit Dia-phanol oder nach dem Verfahren von FUJIWARA und KOJIMA (1923) erweichen. Dann gelingen auch dünne Paraffinschnitte.

Die Haare werden in Wasser und Alkohol abs. von allen Verunreinigungen befreit. Dann werden sie etwa 15 Minuten in den „Depilator" gebracht, der folgendermaßen hergestellt wird:

Durch eine lange Gaswaschflasche, in der 200 ccm einer $10^0/_0$ Kalkmilch sind, wird Schwefelwasserstoff hindurchgeleitet, bis sich der Inhalt grünlich-grau färbt. Der Niederschlag wird in einer Schale dekantiert. Einige Tage nach der Herstellung wirkt das Reagens am besten. Nach 7—15 Minuten quillt das Haar auf. Dann gründliches Auswaschen in Wasser.

Färben mit $1^0/_0$ Safraninlösung einige Minuten (auch Orange-G-Kongorot, Methylenblau, Erythrosin und Nigrosin sind geeignet).

Auswaschen, aufsteigende Alkoholreihe, Xylol, Paraffin, Schneiden.

Für behaarte Haut von Mäusen empfiehlt ZIEHEN (1926) Einbetten in über-hitztes Paraffin oder in Nelkenölcollodium. Er erhielt auf diese Weise eine Schnittdicke von 7,5 $\mu$.

Nach Entfernung des Paraffins werden die Querschnitte mit einem Deck-glas bedeckt, auf dessen Mitte ein Tropfen safraninhaltiger Natronlauge ge-träufelt ist. Einschluß in Kalilauge + Sirup simplex. Abdichtung mit Masken-lack.

Die Zellen der Cuticula, der Rinde und des Markes sind deutlich sichtbar.

Über das Bleichen von Haaren wurde auf S. 429 berichtet.

Will man gute Längs- oder Querschnitte von Haaren bekommen, so darf man nur solche Hautstücke fixieren, in denen die Haare möglichst parallel zu einander stehen. Die Fixierung ist verhältnismäßig gleichgültig. Man kann Gefrierschnitte mit oder ohne Gelatine-Durchtränkung, Paraffin- oder Celloidin-Schnitte herstellen, je nachdem, was bezweckt ist. Celloidinblöcke haben den Vorteil der Durchsichtigkeit, die die Herstellung einwandfreier Längsschnitte ermöglicht. In den meisten Fällen, vor allen Dingen bei Gefrierschnitten, ist es ratsam, das subcutane Fettgewebe soweit als möglich (!) wegzunehmen und dann so zu schneiden, daß zuerst der Bulbus, zuletzt der Schaft getroffen wird. Wirkliche Querschnitte erhält man nur, wenn man im spitzen Winkel zur Ober-fläche schneidet, da die Haare ja schräg in die Haut eingesenkt sind [1].

---

[1] Um Quer- oder Längsschnitte abgeschnittener Haare zu erhalten, kann man nach KOCKEL: Dtsch. Z. gerichtl. Med. **6** (1925) verfahren.

## Übersichtsfärbungen.

Die meisten Bestandteile der Haare treten bei den gewöhnlichen Übersichtsfärbungen genügend von einander abgehoben hervor (S. 486—489).

Norris-Shakespeare (zit. nach Ledermann Enzykl. II. 1924):

**194.** 20 Minuten färben in: Lösung I: Carmin 2,0
Borax 8,0
Aq. dest. 130,0
Lösung II: Indigocarmin 8,0
Borax 8,0
Wasser 130,0

Gleiche Teile beider Lösungen werden zusammengegossen. 20 Minuten konzentrierte
wässerige Oxalsäurelösung. 20 Minuten Alcohol. abs. Xylol. Balsam.

Äußere Wurzelscheide rot, Henlesche
Schicht hellgrün, Huxleysche Schicht dunkelviolett, Cuticula grün, Mark rot.

Gavazzeni (1908) färbt mit Hämalaun.
Wässern. Pikroindigocarmin 5—10 Minuten.
Wasser. Aufsteigender Alkohol, bis keine
Farbwolken mehr abgehen. Öl. Balsam.

**195.** Krause (1911) färbt mit Safranin (S. 480
[19]) und danach mit Pikro-Indigo-Carmin (0,5 g
Indigocarmin gelöst in 200 ccm gesättigter wässeriger Pikrinsäure). Die
letztere Färbung muß sehr rasch vor sich
gehen, da das Pikro-Indigocarmin das Safranin
differenziert (vgl. S. 480). Karbol-Xylol muß
vermieden werden.

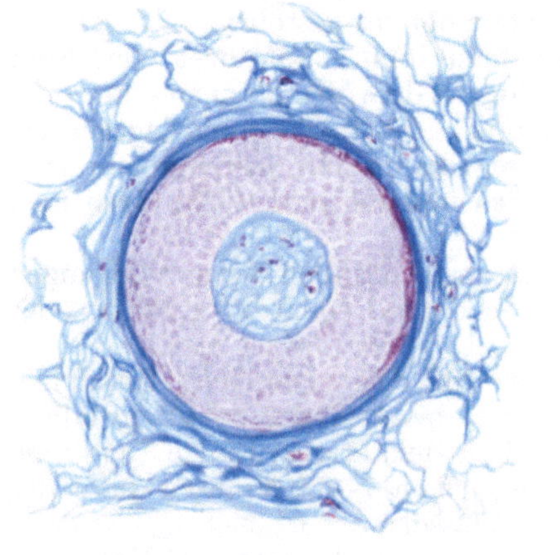

Abb. 48. Kopfhaut, Mensch. Fixierung Susa.
Paraffinschnitte senkrecht zum Haarschafte
in verschiedener Höhe. Mallory-Färbung.

### Äußere Wurzelscheide.

Die Epithelzellen der äußeren Wurzelscheide stammen von den Epithelien
der Epidermis ab. Sie zeigen deshalb
färberisch keinerlei Unterschiede gegenüber dem Stratum germinativum. Alle
dort genannten Färbungen, mögen sie sich
auf Kerne oder Kernveränderungen, Cytoplasma oder Epithelfasern erstrecken,
gelten in gleicher Weise für die äußere Wurzelscheide. Es sei deshalb nur darauf
hingewiesen.

### Innere Wurzelscheide.

Kaum ein anderer Bestandteil der Haut färbt sich so vielfach, mit sauren
sowohl wie mit basischen Farben, wie die innere Wurzelscheide, worunter an dieser
Stelle lediglich der völlig verhornte Teil der Scheide verstanden sei. Über die
Färbung der Trichohyalingranula in den proximalen Teilen der inneren Wurzelscheide, der Henleschen und Huxleyschen Schicht, wird unter „Trichohyalin"
berichtet.

Es gibt nur ganz wenige Färbungen, bei denen die innere Wurzelscheide
nicht deutlich gefärbt hervortritt. Prachtvolle Bilder liefert z. B. die Färbung
von Mallory (Abb. 48—51).

Ich führe hier nach Gavazzeni (1908) einige Farbstoffe an, die die innere
Wurzelscheide gut darstellen:

Sie färbt sich:

*gelb* mit Vesuvin, Pikrinsäure, Orange G. Pikro-Cochenille.

**196.** *rot* mit Fuchsin, Safranin, Pyronin, Eosin (schwach), Karbolfuchsin.
*blau* mit Methylenblau. Viktoriablau, Wasserblau, Indigocarmin.
*violett* mit Gentiana.

Die Reihe der Farbstoffe ist damit keineswegs erschöpft, es erübrigen sich
aber weitere Hinweise, da bei fast allen anderen Hautfärbungen auch eine
Darstellung der inneren Wurzelscheide stattfindet.

## Trichohyalin.

Das Trichohyalin findet sich im Haarmark und in der inneren Wurzelscheide
des Haares, und zwar in der HENLEschen wie in der HUXLEYschen Schicht

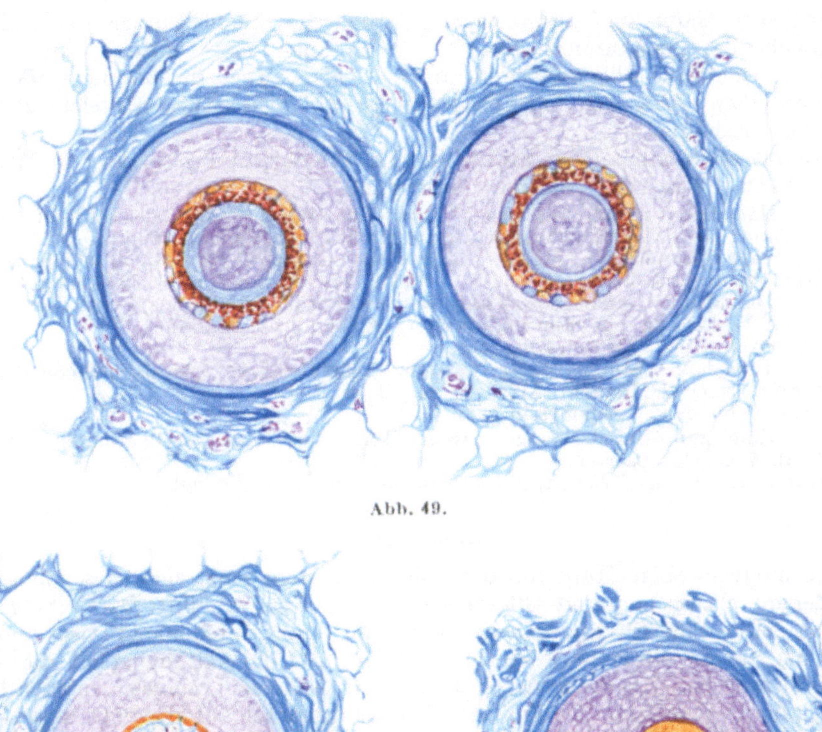

Abb. 49.

Abb. 50.  Abb. 51.

Abb. 49—51. Kopfhaut, Mensch. Fixierung Susa. Die Abb. 48—51 zeigen Paraffinschnitte
senkrecht zum Haarschaft in verschiedener Höhe. MALLORY-Färbung.

(Abb. 49). Nach den Mitteilungen VÖRNERS (1903) und GAVAZZENIS (1908) färbt es
sich am besten in ganz stark verdünnten Lösungen einiger basischer und saurer
Farbstoffe. Man gibt 1—2 Tropfen einer 1% wässerigen Lösung der unten genannten Farben auf ein Schälchen mit Aqua dest. und läßt darin die Schnitte
mindestens 12 Stunden liegen.

Trichohyalin färbt sich mit:

**197.**

| | | | |
|---|---|---|---|
| Fuchsin . . . . . . . hellrot | Eosin . . . . . . . leuchtend rot |
| Karbolfuchsin . . . . rot | Pikrinsäure . . . . . leuchtend gelb |
| Alauncarmin . . . . rot | Gentiana . . . . . . blauviolett |
| Lithioncarmin . . . . rot | Brillantgrün . . . . grün |
| Safranin . . . . . . leuchtend rot | Orange G . . . . . orange |

Die meisten dieser Farbstoffe stellen gleichzeitig die innere Wurzelscheide mit dar, wenn auch gewöhnlich blasser. Färbt man mit ganz stark verdünntem Eosin in der oben angegebenen Weise, dann bleibt die innere Wurzelscheide fast farblos. Nur Alaun- und Lithioncarmin färben die innere Wurzelscheide nicht.

Manche der genannten Farbstoffe stellen auch das Keratohyalin dar, so Safranin, Gentiana, Pikrinsäure, Orange G, Karbolfuchsin, Alauncarmin und Lithioncarmin. Aber der Farbton ist in jedem Falle etwas abweichend von dem des Trichohyalins.

Kommt es darauf an, Keratohyalin und Trichohyalin gesondert zu färben, so empfiehlt Gavazzeni folgende Verfahren:

**198.** Hämalaun 1 Stunde. Wässern. 2% wässerige Safraninlösung (oder Safranin-Anilin-Lösung) 5—10 Minuten. Wasser. Gesättigte wässerige Tanninlösung 15—30 Minuten. Wasser. Stark differenzieren, bis die Schnitte fast ganz entfärbt sind, in Alkohol.
Keratohyalin dunkelblau, Trichohyalin und innere Wurzelscheide leuchtend rot.

**199.** Hämalaun $^1/_2$—1 Stunde. Lange wässern. Eosin, 2 Tropfen auf eine Petrischale mit Wasser, 24—48 Stunden. Wasser. Alkohol. Öl. Balsam.
Keratohyalin blau, Trichohyalin rot.

**200.** Hämalaun 1 Stunde. Lange wässern. Alkohol. Gesättigte alkoholische Pikrinsäurelösung 2 Minuten. Alkohol. Öl. Balsam.
Keratohyalin blau, Trichohyalin gelb.

**201.** Hämalaun 1 Stunde. Lange wässern. Pikroindigo-Carmin 5—10 Minuten. Wasser. Alkohol. Öl. Balsam.
Keratohyalin braun, Trichohyalin und innere Wurzelscheide gelb.

## Haarbalg.

Die bindegewebige Hülle um das epitheliale Haar setzt sich zusammen aus kollagenen, elastischen und Gitterfasern. Es gelten für ihre Darstellung die auf den Seiten 503—513 angegebenen Verfahren. Eine anscheinend etwas andere Rolle als die Basalmembran zwischen Epidermis und Corium spielt die sog. Glashaut zwischen Haarbalg und äußerer Wurzelscheide. Indessen sei auch hier ganz besonders auf den Einfluß der Fixierungsmittel auf diese Grenzschicht hingewiesen. Patzelt (1926) färbte nach Fixierung mit Sublimat-Kochsalz mit Pikrofuchsin. Auch frühere Autoren [Merkel (1919) u. a.] haben mit Vorliebe zu ihrer Darstellung das van Giesonsche Gemisch (S. 487 [37]) benutzt, das ja aus Säurefuchsin und Pikrinsäure besteht. Ich füge dem hier noch ein Gemisch von Schaffer (1896, 1899) zu:

**202.**

| | |
|---|---|
| Gesättigte wässerige Pikrinsäure | 100 ccm |
| Patent-Säurerubin | 0,15 ccm |
| Eisessig | 2 Tropfen. |

Man färbt 1 Minute bis mehrere Stunden. Fixierung am besten Sublimat oder Alkohol. Vorfärbung mit Hämatoxylin. Die Schnitte kommen nach der Färbung unmittelbar in 95% Alkohol.

## Darstellung der Nägel.

Um die einzelnen Zellen des Nagels zu isolieren, kocht man ein Stückchen des abgeschnittenen Nagels im Reagensglas mit 25 ccm konzentrierter Kalilauge bis zum ersten Aufkochen. In Kalilauge bringt man das weich gewordene Stück auf das Deckglas und schabt ein wenig von ihm ab.

Im übrigen kann man die gleichen Verfahren wie beim Haare anwenden, muß die Flüssigkeiten aber längere Zeit einwirken lassen.

Von keinem Organ des Körpers lassen sich so schwer Schnitte herstellen, wie vom Nagel. MARTINOTTI befürwortet mit Recht das Gefrierverfahren nach Formolfixierung. Er spaltet die Fingerbeere, schält vorsichtig den Knochen vom Periost und trennt schließlich mit einem Scherenschnitt der Länge nach den Nagel. Gefrierschnitte gelingen in der Tat am leichtesten. Wenn man aber, um die Knochen und Nagel verbindenden Fasern darzustellen, die ganze Fingerkuppe schneiden will, bettet man am besten in Celloidin ein.

Man muß dann, nachdem fixiert und gehärtet ist, mit $5\%$ Salpetersäure entkalken. Außerdem kann man den Nagel dann noch mit Diaphanol etwas erweichen (S. 428). Paraffinschnitte gelangen selbst nach Behandlung mit Diaphanol nur äußerst schwer.

TEMPLETON (1926) bringt Nägel 5 Tage lang in $10\%$ Essigsäure[1]. Einbettung in Paraffin. Färbung mit Hämatoxylin-Eosin, polychromem Methylenblau, VAN GIESON, Safranin u. a.

Für die Färbung kommen die üblichen Flüssigkeiten in Betracht. Die Färbungen mit Hämatoxylin-Eosin und nach VAN GIESON geben ausgezeichnete Bilder. Da bei der Nagelbildung das Eleidin eine sehr starke Rolle spielt, können alle Reaktionen des Eleidins (S. 496) angewendet werden. Auch Keratohyalin kommt vor. Auf die Reaktionen und das Vorkommen der verschiedenen Keratine ist auf S. 397 hingewiesen worden.

# Färbung von Blutgefäßen und Blutkörperchen.

## 1. Blutgefäße.

Die Blutgefäße der menschlichen Haut lassen sich ausgezeichnet mit dem Capillarmikroskop beobachten[2]. Sie lassen sich durch Injektion sehr gut darstellen. Wenn man später das Gewebe nach SPALTEHOLZ durchsichtig macht, kann man alle Netze und Schlingen über große Flächen hin verfolgen. BELLOCQU (1925) hat Mennige und Terpentinöl in die Gefäße eingespritzt und stereoskopische Röntgenaufnahmen der Gefäße angefertigt. Viele Einzelheiten lassen sich an Zupfpräparaten erkennen (Abb. 3, S. 382). An solchen kann man auch die Grenzen der Endothelzellen kenntlich machen, wenn das dünn ausgebreitete, nicht fixierte Gewebe 12 Stunden im Dunkeln in $0,75\%$ Argent. nitr.-Lösung gestellt wird. Auch größere Hautgefäße lassen sich in Paraffin gut schneiden. Voraussetzung ist allerdings völlige Wasserfreiheit der Gewebe. Gerade an den Gefäßen haften oft die letzten Wasserspuren. Für die Färbung der Gefäße und ihrer einzelnen Bestandteile kommen neben den Übersichtsfärbungen (S. 486—489) die für Fibrocyten, kollagene und elastische Fasern und für Muskeln in Betracht.

MARTINOTTI fixiert Hautstücke in $10\%$ Formol mit Zusatz von 90 ccm gesättigten oder halbgesättigten wässerigen Lithiumcarbonat, oder auch in JORESscher Flüssig-**203.** keit. Gefrierschnitte. Wässern. 12—24 Stunden Chromierung in $10\%$ Kupfer-Lithium- oder Magnesium bichromat. Wässern. 12—24 Stunden $1\%$ wässerige Azocarmin-Lösung. Wässern. Gesättigte wässerige Lösung von Lithiumpikrat höchstens $1/2$ Minute. Waschen. Alkohol abs. Benzol. Xylol. Balsam.
Die Capillaren erscheinen als Ganzes rot auf gelbem Grund.

## 2. Färbung des Blutes.

### a) Der trockene Blutausstrich.

Nach den bisherigen Erfahrungen kommt für das Blut die Antrocknung in ausgebreiteter Schicht dem Ideal so nahe, daß diese Methode alle andern fast verdrängt hat [SCHILLING (1924)].

---

[1] Über Erweichung von Horn s. a. DRAHN: Berl. tierärztl. Wschr. **43** (1927).
[2] Vgl. VONWILLER und VANNOTTI: Handbuch der Biologischen Arbeitsmethoden, V. Teil, 2/3, 1929.

*Blutentnahme.* Am bekanntesten ist die Frankesche Nadel. Sie hat den Nachteil, daß sie schlecht zu desinfizieren ist. Skalpelle setzen zu große Wunden. Schilling empfiehlt Impffedern von Heintze - Blankertz mit scharfer doppelter Schneide. Alle Gläser müssen aufs beste mit Äther-Alkohol gesäubert werden.

Man bringt einen Blutstropfen am besten vom Ohrläppchen, auf ein geschliffenes Tragglas dicht an eine schmale Kante. Das Deckglas wird im Winkel von 45⁰ zum Tropfen angesetzt und dicht an den andern Tropfen herangeführt. Das Blut breitet sich sofort im Winkel zwischen Tragglas und Deckglas aus. Jetzt führt man das Deckglas mit dem von selbst folgenden Blut über das ganze Tragglas bis an die andere schmale Kante des Tragglases zurück. Die Schicht muß gleichmäßig dünn, aber nicht hauchartig sein (Schilling). Bezeichnet werden die Ausstriche ganz einfach dadurch, daß man den Namen mit einer Spitze in die getrocknete Blutschicht schreibt.

Ein zweites Verfahren besteht darin, daß man einen Blutstropfen auf der Mitte eines Deckglases auffängt. Ein zweites Deckglas wird übereck darauf gelegt, so daß sich der Blutstropfen zwischen den beiden Gläsern ausbreiten muß. Sodann faßt man jedes Deckglas mit einer Deckglaspinzette (ohne Zähne oder Riffel) an einer Ecke und zieht sie, das eine nach links, das andere nach rechts, voneinander weg. So gewonnene Blutausstriche müssen zunächst ganz trocken werden. Man kann sie getrost 24 Stunden trocknen lassen. Bei der Färbung von Ausstrichpräparaten und vor allen Dingen auch bei der Färbung mit Azur muß man außerordentlich sauber arbeiten. Alle Glasgefäße müssen gründlich gereinigt werden und dürfen keine Säure- oder Alkalispuren enthalten. Zweckmäßig ist es auch, nur Wasser zu verwenden, das eine Wasserstoffionenkonzentration von 6,8—7,0 hat. Auch muß das Wasser frei von Kohlensäure sein, die man am einfachsten dadurch entfernt, daß man das Wasser 5—10 Minuten lang im verschlossenen Jenenser Glas kochen läßt. Wasser von der richtigen Wasserstoffionenkonzentration stellt man sich am besten her, indem man 9,078 g von primärem Kaliumphosphat ($KH_2PO_4$) nach Sörensen, zu beziehen von Kahlbaum, mit 1000 ccm Aq. dest. im Maßkolben mischt, bei der auf dem Kolben angegebenen Eichtemperatur von 18—20⁰. Weiterhin löst man 11,876 g sekundäres Natriumphosphat ($Na_2\,HPO_4 \times {}_2H_2O$) nach Sörensen (zu beziehen von Kahlbaum) mit 1000 g Aq. dest. Dann schüttet man 4 Teile der primären mit 6 Teilen der sekundären Phosphatlösung zusammen und verdünnt dieses Gemisch mit der 10—20fachen Menge Aq. dest. Die Wasserstoffionenkonzentration dieses Wassers beträgt 6,98.

Die Färbung geschieht genau so, wie es früher (S. 383) für Ausstrichpräparate beschrieben wurde. Man legt ein Deckglas auf und setzt Farbflüssigkeit neben den Rand des Deckglases zu. Auf der anderen Seite kann man mit Fließpapier absaugen. Zur Färbung kann man eine dünne Lösung von

   Hämatoxylin-Eosin
   Azur II
   Methylenblau 1 : 500 (Sabrazès nach Schilling)
   Toluidinblau
   Säurefuchsin
   Neutralrot u. a.

benützen. Das Eindringen der Farbe kann man mit der Ölimmersion betrachten. Nach der Färbung kann man das Deckglas abheben, trocknen lassen oder mit Formol fixieren.

b) Man kann aber auch Blutausstriche fixieren, bevor man färbt. Nach Schilling (1924) ist das beste Fixierungsmittel der reine absolute Methylalkohol, den man 2—3 Minuten einwirken läßt. Daneben kommt in Betracht

Alkohol abs. mit Schwefeläther āā, 20—30 Minuten.

Osmiumdämpfe (WEIDENREICH). Auf den Boden einer Petrischale bringt man etwas Osmiumsäure, legt einige Glasstäbchen hinein und darauf den Blutausstrich 10 bis 30 Sekunden.

Dämpfe von einem Gemisch aus je 0,1 ccm Formol, Jodtinktur und $2\%$ Osmiumsäure (PAPPENHEIM).

Für besondere Kernstudien eignen sich auch die üblichen histologischen Fixierungsmittel.

Hitze (EHRLICH). Man zieht das Tragglas vorsichtig durch die Flamme.

Solche Präparate kann man in der verschiedensten Weise färben. Der Zweck wird immer der sein, Kern, Hämoglobinteile, acidophile und basophile Granula möglichst gleichmäßig gut zu färben. Schon mit einer Hämatoxylin-Eosinfärbung kann man recht gute Erfolge erreichen. Empfohlen werden

1. WEIGERTs Eisenhämatoxylin

| | | |
|---|---|---|
| Hämatox. pur. | 1,0 | |
| Alkohol abs. | 10,0 | |

davon nimmt man 10,0 und gießt 90,0 Alkohol. abs. dazu = Lösung I.

| | | |
|---|---|---|
| Liquor ferri sesquichlor. | 4,0 | |
| Aqua dest. | 95,0 | |
| Acid. hydrochlor. | 1,0 | = Lösung II. |

Gleiche Teile beider Lösungen werden zusammengegossen und darin 3—5 Minuten gefärbt.

2. DELAFIELDs Hämatoxylin (S. 478 [5]).
3. EHRLICHs Hämatoxylin (S. 478 [6]).
Nachfärben mit Eosin.

Auch Methylgrün-Pyronin (S. 482 [27]) ist ausgezeichent. An der Spitze aller dieser Färbungen aber steht die

4. GIEMSA-Färbung. Die GIEMSA-Lösung bezieht man am besten von Grübler. Sie muß in fest verschlossener Flasche aufbewahrt und jedesmal vor Gebrauch neu bereitet und verdünnt werden. Das Wasser muß einwandfrei sauber, alle Gefäße aufs beste gereinigt sein. Das Wasser wird auf seine Reinheit folgendermaßen geprüft (GIEMSA nach SCHILLING):

In ein Reagensglas, das einige Kubikzentimeter des zu prüfenden Wassers enthält, bringt man einige Körnchen Hämatoxylin, das man nicht mit der Hand, nur mit der Pinzette anfassen darf. Das Wasser färbt sich schwach gelb. Der Farbton darf nicht vor 1 Minute und nicht später als nach 5 Minuten in schwach violett umschlagen. Tritt der Umschlag später ein, so muß dem Wasser, das man nachher zur Färbung benutzen will, auf 50 ccm 1—3 Tropfen $1\%$ Natriumcarbonat zusetzen. Dies Verfahren ist aber ziemlich grob. Wirklich gute Erfolge erzielt man nur, wenn die Wasserstoffionenkonzentration 6,8—7,0 (vgl. S. 474) ist. Es sei hier auf die Arbeit MOMMSENs in der Klin. Wschr. 5, 1926 verwiesen, der den Einfluß der $p_H$ auf das Blutbild eingehend schildert.

Zur Färbung setzt man 1 Tropfen der Grüblerschen Stammlösung auf je ein ccm Aq. dest. das, wie oben erwähnt, geprüft wurde. Auf ein Tragglas tropft man also 15 ccm Aq. dest. + 15 Tropfen GIEMSA-Lösung. **204.** Nach 20 Minuten spült man ab mit Aq. dest., trocknet mit Fließpapier und setzt Balsam zu oder Immersionsöl.

Erythrocyten blaßrosa, Cytoplasma je nach dem Grade der Basophilie bläulichweiß bis blau, am blauesten in den Plasmazellen. Kerne purpurrot mit bläulichem Schimmer, Nucleolen rein blau. Eosinophile Granula rot, basophile tiefpurpurrot.

Will man die oxyphilen Bestandteile besonders lebhaft färben, so setzt man 50 ccm der Lösung 1 Tropfen $0,5\%$ Eisessig zu. Will man die basophilen Bestandteile besonders scharf hervortreten lassen, so setzt man auf 50 ccm der Lösung 1—2 Tropfen $1\%$ Na. carb. zu. Nach BALINT [1] sind bei einer $p_H$ des Wassers von 6,8—7,0 alle Granula sicher differenziert.

---

[1] BALINT: Klin. Wschr. 5 (1926).

### Pappenheims May-Grünwald-Giemsa-Färbung.

**205.** Man bringt unverdünnte Jenner- oder May-Grünwald-Lösung (s. u. Grübler) auf das Tragglas mit dem Blutausstrich 3, allerhöchstens 5 Minuten. Dann setzt man 5 bis 10 Minuten die gleiche Menge Aqua dest. zu. Abgießen der Lösung. Abspülen mit Aqua dest. Abtrocknen. Der Farbstoff kann in Lösung oder als Pulver bezogen werden. Vom Pulver löst man 0,25 g in 100 g reinsten Methylalkohols bei leichter Erwärmung im Wasserbad. Nach dem Abkühlen filtriert man.

Schließlich sie noch die Färbung nach Kardos erwähnt.

Man bringt auf das Tragglas mit dem Blutausstrich 3 Minuten May-Grünwald-Lösung (wie in [205]) und setzt dann die gleiche Menge Aqua dest. auf das Tragglas zu. Nach Abgießen der Farblösung wird gefärbt 15 Minuten mit

**206.**

| | |
|---|---|
| Panchrom-Lösung | 10 Tropfen (Grübler) |
| Methylgrün-Orange-Lösung | 5 ,, ,, |
| Aqua dest. | 15 ccm |

Abspülen in Aqua dest. Abtrocknen. Balsam.

Im übrigen sei noch auf die Methylgrün-Pyroninfärbung (S. 482) verwiesen und auf die Methylenblau-Fuchsinfärbung nach Unna-Ziehl.

**207.** Man gibt auf 10 ccm Aqua dest. 4 Tropfen Karbolfuchsin und 8 Tropfen polychromes Methylenblau und färbt damit einige Minuten.

**208.** 3. Zur färberischen Darstellung von *weißen Blutzellen* hat Sehrt (1927) verschiedene Verfahren angegeben. Er ist der Ansicht, daß die Granula der Leukocyten eine lipoide Substanz enthalten, und daß das fetale Blut und das des Neugeborenen normalerweise Fett in den Leukocyten enthält.

#### 1. Verfahren.

Gutes, gleichmäßiges Ausstrichpräparat, lufttrocken. Einlegen in 68% Alkohol (spez-Gewicht 0,8955), 1/2 Minute. Einlegen in ein Cuvette einer gesättigten Lösung von Sudan III in 68% Alkohol, 3—4 Stunden. (Die Sudanlösung wird so hergestellt, daß ein Überschuß von Sudan 1 Minute in 68% Alkohol gekocht wird. Man verwende von den ungleichmäßigen Grüblerschen Präparaten nur den tiefdunkelrotbraunen Farbstoff.) Alkohol 68%, 15 Sekunden. Anspülen in Wasser, 1—2 Minuten. Färben mit alter Delafieldscher Hämatoxylin-Lösung 1 Minute. Abspülen in Wasser. Einlegen in eine Petrischale mit 40 ccm Wasser und 5 Tropfen frischen Salmiakgeist, 1/2 Minute. Abspülen in Wasser. 68% Alkohol, 1/4 Minute. Einlegen in filtrierte Sudanlösung (68%) 3—4 Stunden (bis 6 Stunden). 68% Alkohol 1/4 Minute. Abspülen in Wasser. Nachfärben mit alter Delafieldscher Hämatoxylin-Lösung 3 Minuten. Einlegen in eine Petrischale mit 40 ccm Wasser und 5 Tropfen frischem Salmiakgeist 15 Sekunden. Abspülen in frischem Wasser. Einschließen in Glyceringelatine.

#### 2. Verfahren.

Gutes Ausstrichpräparat. Vorhärten in Alcohol abs.-Formalin 40% 10 Minuten. Lufttrocknen. Einlegen in eine 1%ige Naphthollösung 10 Minuten. Vorsichtiges Einlegen in Wasser (Aqua dest.). Einlegen in 68% Alkohol 1/2 Minute. Sodann wird weiterverfahren wie in 1.

#### 3. Verfahren. (Blutschleiermethode.)

Dieses Verfahren gestaltet sich im wesentlichen wie das zweite, nur daß nach dem Einlegen in Aqua dest. der Ausstrich mit einem feinen Hobel abgestreift wird. Auf diese Weise erhält man einen außerordentlich dünnen und feinen, gefrierschnittähnlichen Schleier. Die Weiterbehandlung dieses Schleiers geschieht dann wie bei 1, nur daß man hier nicht Cuvetten, aus denen sich der Schleier schwer mit der Nadel herausheben läßt, sondern Glasschälchen zur Färbung benützt.

#### 4. Verfahren.

Hier wird das Ausstrichpräparat, das gut lufttrocken ist, 4—5 Minuten in einem weiten Reagensglas in Aceton gekocht (Siedepunkt 56°). Sodann Weiterbehandlung des Präparates wie beim ersten Verfahren.

#### 5. Verfahren. (Nilblausulfat-Färbung.)

Gutes Ausstrichpräparat, lufttrocken. Alkohol 68% 2 Minuten. Abspülen in Wasser. Einlegen in eine Cuvette mit gesättigter wässeriger Lösung von Nilblausulfat 10—16 Stunden. Abspülen in Aq. dest. Differenzieren in 1%oo Essigsäure 2—3 Minuten. Abspülen in Aqua dest. 1—2 Minuten. Einschließen in Glyceringelatine.

## 6. *Verfahren.*

Gutes Ausstrichpräparat. Lufttrocken. Vorhärten in Alkohol abs.-Formalin 40%, 10 Minuten. Lufttrocken. Behandlung mit 1% $a$-Naphthollösung 10 Minuten. Vorsichtiges Einlegen in Aqua dest. 1—3 Minuten. Einlegen in Cuvette mit einer wässerigen Lösung von Nilblausulfat 10—15 Minuten bis 1 Stunde. Abspülen in Aqua dest. 3 Minuten. Differenzieren in Cuvette mit 1%/00 Essigsäure 3 Minuten. Abspülen in Aqua dest. 3 Minuten. Einschließen in Glyceringelatine.

### Blutfärbung in Paraffin- und Celloidinschnitten.

Alle Färbungen der roten und weißen Blutkörperchen gelingen innerhalb des Gewebes niemals so gut, wie im Ausstrichpräparat. Denn einwandfreie Fixierung ist wesentlich schwerer. Wenn es möglich ist, sollte man immer einen Blutausstrich neben einem Gewebsschnitt untersuchen.

Formolfixierung ist nicht günstig. Soweit nicht anderes besonders hervorgehoben wird, sind ZENKERsche, HELLYsche und MAXIMOWsche Flüssigkeit am geeignetsten. Hier werden nur Färbungen erwähnt, die möglichst alle Granulationen im Gewebe gleichzeitig färben. Färbungen von Mast- und Plasmazellen sind ja in früheren Abschnitten behandelt worden.

An erster Stelle steht auch hier die GIEMSA-*Färbung* die allerdings, wenn sie gut gelingen soll, Fixierung des Gewebes in Sublimatgemischen zur Voraussetzung hat. Von KUCZINSKY wird besonders Susa (S. 419) empfohlen, das in der Tat alle Blutkörperchen, und besonders gut die lymphoiden Bestandteile fixiert. Die Entfernung des Jods kann am Stück oder an den 4—7 $\mu$ dicken Schnitten geschehen (S. 417). Das Bleichen der Schnitte mit Natriumthiosulfat darf nicht unterbleiben. Die Traggläser kommen in die GIEMSA-Lösung, und zwar je 1 Tropfen auf das Kubikzentimeter neutralen Aq. dest.

Es wird 20—25 Minuten gefärbt. Die Farblösung kann gewechselt werden. Man muß an und unter dem Mikroskop prüfen und unterbrechen, sobald der rote Kernfarbton stark zu sehen ist.

### PAPPENHEIMs May-Grünwald-Giemsa-Färbung.

Fixierung mit ORTHscher oder HELLYscher Flüssigkeit (S. 418). Färbung in MAY-GRÜN-WALD- oder JENNERscher Lösung 1 : 4 Aqua dest. 20 Minuten in den Brutschrank. Die Schale muß bedeckt sein. Dann, ohne Abspülen, in Giemsalösung 15 Tropfen auf 10 ccm Aqua dest. 40 Minuten, wieder in bedeckter Schale. Abspülen. Differenzieren in 50 ccm Aqua dest. + 5 Tropfen Eisessig, bis keine Farbwolken mehr abgehen. **209.** Abtrocknen mit Fließpapier. Alkohol abs. + Aceton āā. Xylol. Einbetten in neutralen Canadabalsam + Xylol-Dammarlack āā.

SCHILLING (1924) läßt Paraffinschnitte, ohne ihr Paraffin zu entfernen, auf der GIEMSA-Lösung schwimmen. Erst dann werden sie aufgeklebt und kommen über Xylol in Balsam. Die Azurtöne sind infolgedessen besonders gut erhalten.

Nach HERXHEIMER-HERRMANN (1928) treten eosinophile Granula besonders schön hervor, wenn man in Formol fixierte Schnitte wie folgt behandelt:

1. 18—22 Stunden Giemsafärbung. 5 Sekunden mit käuflichem Synthol differenzieren (subkolloidale Lösung einer molekularen Verbindung von Dioxybenzolmonomethyl-äther und Trichlorsemiacetal in 33% Alkohol). **210.**

2. 10—15 Stunden Färben mit Giemsalösung. 15—30 Minuten differenzieren in 10% Chloralhydrat, in beiden Fällen 1—2 Sekunden 96% Alkohol, ebenso lange in Alkohol abs. **211.**

Chloralhydrat greift die Gewebsstruktur weniger an. Zellkerne blau, Erythrocyten rot, Cytoplasma hellblau bis rötlich violett.

Prachtvolle Bilder liefert die Azur II-Eosinfärbung von NOCHT (Abb. 47, S. 536).

UGRIUMOW (1928) hat dem Wasser, in dem die Farbstoffe gelöst werden, eine $p_H$ von 6,3—6,6 gegeben. Er hat die übliche Vorschrift (s. S. 535 [181]) dahin abgeändert, daß er 1,5 ccm der Eosinlösung zu 1 ccm der Azurlösung und 10 ccm Wasser gibt. Die **212.** Lösung wird am besten 2—3 mal gewechselt. Differenzierung mit Azeton. Sind die Schnitte mit Azur überfärbt, so setzt man auf 20 ccm Aceton 2—5 Tropfen Eisessig zu.

Kerne blau, Nucleoli bläulich, grau oder rötlich, Cytoplasma der Plasmazellen dunkelblau, eosinophile Granula leuchtend rot, neutrophile rötlich violett.

## Blutfärbung in Gefrierschnitten.

Schridde hat folgendes Verfahren angegeben:

**213.** 2—5 Minuten 20% Alkohol. Abspülen. 25—30 Minuten Giemsalösung (30 Tropfen auf 15 ccm Aq. dest., Abspülen. Die mit dem Tragglas aufgefangenen Schnitte werden mit Fließpapier abgetrocknet und 20 mal in mehrfach gewechselten Alkohol. abs. getaucht. Xylol. Balsam.

# Färbung von Drüsen.

Besonders große Schweißdrüsen finden sich in der Achselhöhle, an After,
Hand- und Fußsohlen. Besonders große Talgdrüsen in den Nasenflügeln. Alle
Drüsen müssen ganz frisch und lebenswarm fixiert werden, weil besonders in
den apokrinen Schweißdrüsen sehr schnell Veränderungen durch Ablösung des Epithels von der Basalmembran eintreten.

Als beste Fixierungsmittel kommen: Zenkersche, Orthsche, Hellysche, Maximowsche, Regaudsche, Flemmingsche Flüssigkeit und Susa in Betracht.

Formol ist, wenigstens für Schweißdrüsen, nicht übermäßig geeignet, für Talgdrüsen durchaus brauchbar. Für Gefrier-
schnitte muß natürlich mit Formol fixiert werden. Ich habe an den Drüsen der Achselhöhle ausgezeichnete Erfahrungen mit Alc. abs. gemacht.

Unna (1898) fixiert 24 Stunden bei 37° in 1% wässeriger Pikrinsäure + 1‰ Salpetersäure + 1% Gerbsäure (+ 5% Essigsäure), bringt rasch durch Alkohol und bettet in Celloidin ein. Dann erfolgt sekundäre Osmierung in 1% Osmiumsäure + 1% Alaun.

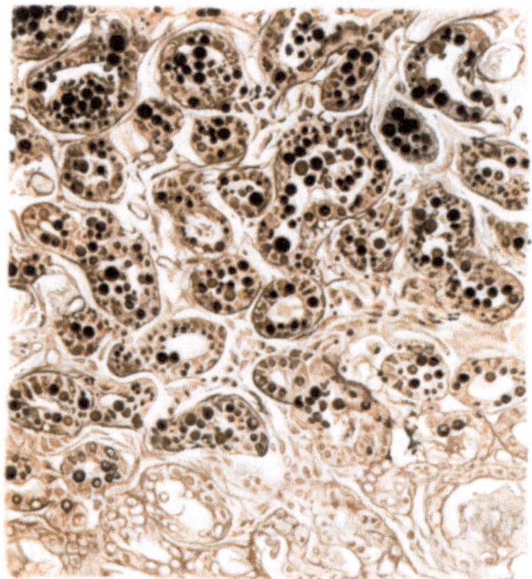

Abb. 52. Milchdrüse. Mensch. Fixierung 1% Osmiumsäure. Das Stück war zu groß. Die Milchtropfen sind
nur am Rande fixiert. Vergr. 200 fach.

Weiter wurden empfohlen: 70% Alkohol [Lunghetti (1907)], konzentrierte Sublimatlösung [Bauer (1894)], Alkohol. ab., besonders für Ohrschmalzdrüsen [Stöhr (1898)].

Die Isolierung von Drüsenabschnitten gelingt am besten mit verdünnter
Essigsäure, $^1/_4$—$^1/_2$%. Von Heynold ist hierfür andauerndes Kochen in 1%
Salzsäurealkohol (70%) empfohlen worden.

Neben der Übersichtsfärbung mit Hämatoxylin-Eosin kommt als schönste
Färbung die *Azan*färbung nach Heidenhain (S. 488 [40]) in Betracht, wobei die Epithelien rosa, die Kerne rot, das kollagene Bindegewebe blau erscheint. Besonders gut eignet sich diese Färbung für embryonale Drüsen. Das
Anilinblau zeigt gleichzeitig schleimige Massen durch blaue Färbung an.

Kitt- und Schlußleisten der Drüsen treten am besten mit Heidenhains
Eisenhämatoxylin hervor, ebenso Cytozentren.

Die Färbung mit *Säure-Alizarinblau,* nach Petersen, ist der Azanfärbung
von Heidenhain ziemlich ähnlich, ebenso die Abänderung der Azanfärbung
von Geidier.

Die Sekrettropfen in der Milchdrüse erhält man sehr gut nach Fixierung in Osmiumsäure oder ihren Gemischen. Man darf aber nur ganz kleine Stücke fixieren, da Osmiumsäure so außerordentlich langsam eindringt. Das in Abb. 52 wiedergegebene, nach der Fixierung in der Mitte durchschnittene Stück war mit 6 mm Seitenlänge schon zu groß. Die zu innerst gelegenen Sekrettropfen sind nicht geschwärzt.

Das Fett der Talgdrüsen tritt nach Sudan III (S. 517 [130]) am besten hervor. Schleim, Granula werden ausgezeichnet dargestellt mit Mucicarmin nach Fixierung in Alkoholformol (SCHAFFER) (Abb. 55, S. 554) die Ausführungsgänge der Schweißdrüsen innerhalb der Epidermis zeigen die meisten Besonderheiten an Gefrierschnitten, die nach MARTINOTTI auf Keratohyalin, Eleidin und seine Grenzschichten sowie auf Keratin gefärbt werden (Abb. 33, S. 486). Aber auch die Osmierung, Färbung auf Glykogen und mit Silber kommen in Frage.

## Die Darstellung des Binnengerüstes (Endopegma, Apparatoreticulare) und der Trophospongien.

Das Binnengerüst sezernierender Epithelien besteht nach KOPSCH (1926) aus 2 verschiedenen Substanzen einer osmiophilen (O-Substanz) und einer das Trophospongium bildenden (T-Substanz). Die O-Substanz wird durch saure Fixierungsflüssigkeiten nicht dargestellt, die T-Substanz erhält man durch Trichloressigsäure und Trichlormilchsäure und durch alle Flüssigkeiten, die Chromsäure oder chromsaure Salze neben Osmium Säure enthalten.

### 1. Die O-Substanz.

KOPSCH-KOLATSCHEW (1926) fixieren spätestens $4\frac{1}{2}$ Stunden post mortem kleine Stücke (3—5 mm Seitenlänge und 30—50 ccm Masse) 24 Stunden in

$2\%$ Osmiumsäure          2 ccm<br>
$1\%$ Chromsäure-Lösung      4 „<br>
$3\%$ Kalium-bichromat-Lösung 4 „

Dazu kommen 2—3 Tropfen einer $0,1\%$ Pyrogallussäure-Lösung. 24 Stunden Auswaschen in fließendem Wasser. 3—6 Tage bei 30—35° $1\%$ Osmiumsäure. Kurz Auswaschen. Aufsteigende Alkoholreihe. Kajeput-Öl. Xylol. Xylol-Paraffin. Paraffin.

Der Zusatz von Pyrogallussäure ist nicht unbedingt nötig. Bei etwaiger Überfärbung kann man abschwächen mit: 2 Tropfen der offizinellen (etwa $3\%$) Wasserstoffsuperoxydlösung auf 50 ccm Aq. dest. Meist genügen 15—60 Sekunden.

SJÖVALL (1905) fixiert 8 Stunden in säurefreiem Formol 1 : 3 Aq. dest. bei 5—7° im Dunkeln. 1 Stunde Auswaschen. 2 Tage bei 35° $2\%$ Osmiumsäure. Einbetten in Paraffin.

### 2. Die T-Substanz.

HOLMGREN (1902) fixiert 24 Stunden in 2,5—$5\%$ Trichlormilchsäure. Je 24 Stunden in 50, 60, 70, 80 und $96\%$ Alkohol. Xylol. Schwefelkohlenstoff. Paraffin. Schnittdicke 4—5 $\mu$. 24—48 Stunden färben in WEIGERTs Resorcin-Fuchsin (S. 511 [112]). Alkohol. abs. Xylol. Balsam. (Vgl. auch TSCHERNJACHIWSKY 1927.)

HIRSCHLER (1924) fixiert 6—24 Stunden in CHAMPYs Flüssigkeit, die er unter Umständen derartig abändert, daß er das Kalium bichrom. und die Chromsäure bis zur dreifachen Menge der Osmiumsäure bringt. 6—12 Stunden Auswaschen in fließendem Wasser, dann 1—2 Stunden in Aq. dest. Danach kommen die Schnitte 16—22 Tage bei 20—25° Wärme in $2\%$ Osmiumsäure.

## Darstellung von Fibrin [1].

Zwar färbt sich das Fibrin schon mit sehr vielen der üblichen Färbungen mit, z. B. mit VAN GIESON gelb, nach MALLORY rot, mit Safranin nach Fixierung mit FLEMMINGS Gemisch rot und schließlich mit sehr vielen sauren Anilinfarben. Aber in bestimmten Fällen sind doch besondere Färbungen erwünscht. An erster, von keinem anderen Verfahren bestrittener Stelle steht *das Verfahren*

---

[1] Vgl. auch S. 483 [28], S. 488 und 489 [40], S. 552 [220].

*von* Weigert. Es ist nur eine Abänderung des Gramschen Verfahrens und darauf beruht es, daß auch Bakterien gefärbt werden.

Fixierung: Alkohol, Formol, Sublimat, weniger gut chromhaltige Flüssigkeiten. Gefrierschnitte oder Paraffin-Einbettung, Celloidin-Einbettung weniger geeignet. Färben in Lithioncarmin 5—10 Minuten (vgl. S. 479 [11]). Wässern. Färben mit Anilinwasser. Methyl- (oder Gentianaviolett) 5—10 Minuten. Dazu braucht man 2 Stammlösungen:

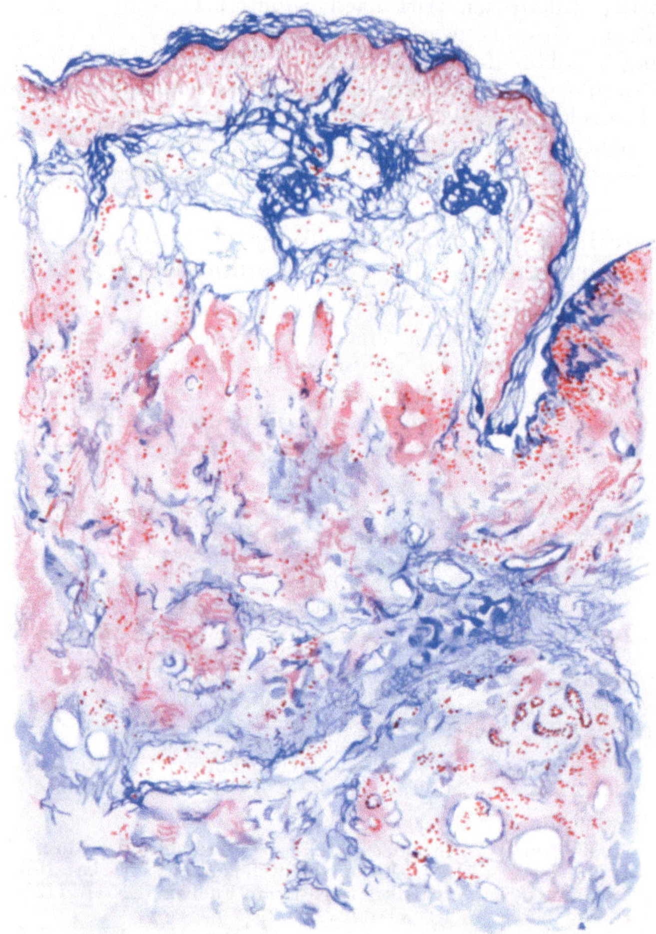

Abb. 53. Milzbrandkarbunkel (♂, 25 jähr., Unterarm, volar). Ödematöse Randzone. Abhebung der vakuolisierten Epidermis durch ein fibrinöses Exsudat, das sich auch auf das Corium erstreckt. Starke Erweiterung der zum Teil thrombosierten Gefäße. Mäßige Zellinfiltration. Weigerts Fibrinfärbung. O. 66 : 1; R. 60 : 1. (Nach O. Gans.)

I. Alkohol abs. 33 ccm, Anilinöl 9 ccm, Methylviolett im Überschuß.

II. Gesättigte wässerige Methylviolettlösung.

Zum Gebrauch mischt man 3 ccm von I. mit 27 ccm von II. Abspülen in Wasser oder 0,6% Kochsalzlösung. Abtrocknen mit Fließpapier. Dann werden einige Tropfen Jod-Jodkali-Lösung aufgeträufelt, höchstens $^1/_2$ Stunde (2 g Jodkali werden in 300 ccm Wasser gelöst und 1 g Jod zugefügt). Abtrocknen mit Fließpapier. Differenzieren in Anilin 2 und Xylol 1 auf dem Tragglas. Es müssen solange blaue Wolken abgehen, bis der **214.** Schnitt wieder die Farbe hat, die er nach der Carminfärbung hatte. Aufträufeln von Xylol und Abtrocknen mit Fließpapier, bis der Schnitt ganz durchsichtig ist. Balsam.

Kern rot, Fibrin hellblau, Bakterien dunkelblau. Schleim, Horn und Glykogen färben sich mit.

Hat man in chromsäurehaltigen Flüssigkeiten fixiert, so muß man die Schnitte vor der Färbung 10 Minuten bis 1 Stunde in eine wässerige Kaliumhypermanganicumlösung, die mit der doppelten Menge Wasser verdünnt wird, bringen. Dann spült man mit Wasser ab und überträgt nochmal 2—3 Stunden in 5% Oxalsäurelösung.

Fibrinfärbung nach KOCKEL (1899). Fixierung beliebig. Einbettung: Paraffin. 5 bis 10 Minuten Beizen mit 1% wässeriger Lösung von Chromsäure. 5—20 Sekunden auswaschen, bis die Schnitte blaßgelb sind. 15—20 Minuten Färben mit:

Hämatoxylin    1 g<br>
Alkohol. abs.    10 ccm     **215.**

Nach der Lösung setzt man 90 ccm Aq. dest. und 1 ccm Lithioncarbonatlösung zu. Abspülen in Wasser, dann 1 Minute in konzentrierte, wässerige Alaunlösung, bis die Schnitte dunkelblau sind. Wässern. Differenzieren 3—6 Minuten in

Borax    2 g<br>
Ferricyankalium    2,5 g<br>
Aq. dest.    100,0 ccm

Die Lösung wird mit der 3fachen Menge Wasser verdünnt. Den Stand der Färbung muß man unter dem Mikroskop prüfen. Das Fibrin muß schwarz auf grauem Grunde sein. Wässern. $^1/_4$—$^1/_2$ Stunde konzentrierte wässerige Alaunlösung, bis der Grund ganz entfärbt ist. Auswaschen. Jetzt kann man die Kerne mit Boraxcarmin färben. Alkohol. abs. Xylol. Balsam.

MARTINOTTI (1917) empfiehlt folgende zwei Färbungen:

Fixierung Formol, weniger gut Alkohol und Sublimat. Paraffin-Einbettung. Kernfärbung. Färbung 20—30 Minuten in Tannin-Heliotrop-Lösung. (50 g Tannin kommen in 80 ccm kochendes Wasser. Dazu 20 ccm 95% Alkohol und 20 ccm Glycerin.) **216.** Von dieser Lösung werden 10 ccm in Aqua dest. gegeben und damit gefärbt. Kurz abwaschen in Aqua dest. 30 Sekunden gesättigte wässerige Pikrinsäure. Kurz abspülen. Abtrocknen mit Fließpapier. Alkohol abs. Benzol. Xylol. Dammarharz.

Fixierung, Einbettung wie oben. Kernfärbung mit Lithioncarmin (beachte S. 479 [11]). Färbung 20—30 Minuten in einer wässerigen Lösung von Indazin. Kurz Abwaschen **217.** in Aqua dest. 30 Sekunden in konzentrierter wässerige Pikrinsäure. Abwaschen. Abtrocknen mit Fließpapier. Alkohol abs. Benzol. Xylol. Dammarharz.

Fibrinfärbung nach FRÄNKEL (1911). Fixierung: Alkohol. Einbettung: Celloidin. Kernfärbung mit Alaun oder Eisenhämatoxylin. Differenzieren in 1% Salzsäure-Alkohol. Wässern. Entfernung des Celloidins. Alkohol. abs. Absteigende Alkoholreihe. Wasser.

20 Stunden Färbung mit:    Carmin (Nacarate)    0,5 g<br>
Ammoniumchlorat.    1,0 g     **218.**<br>
Lithion carbonicum    0,25

die in kochendem Aq. dest. fein verrieben werden. Nach Erkalten fügt man 10 ccm Ammoniak zu und filtriert nach 24 Stunden. (Die Lösung ist gut verkorkt im Dunkeln lange haltbar.) Zum Gebrauch gibt man zu 6 ccm dieser Lösung 16 ccm Alkohol. abs. und 8 ccm Ammoniak.

Fibrin rot, aber auch Glykogen.

Färbung von SCHUENIROFF. Fixierung beliebig. Die Schnitte kommen in 3% $H_2O_2$-Lösung für 15—23 Stunden und werden dann sofort übertragen in

Hämatoxylin    1,75 g<br>
Aq. dest.    200 ccm<br>
Acid. carbol. cryst. 5 g     **219.**<br>
10% wässerige Phosphorwolframsäure 10 ccm.

Die Lösung muß 4—8 Wochen an der Sonne reifen. Abspülen in Wasser. Differenzieren in 5—10% Lösung von Phosphorwolframsäure. Glasnadeln! Gutes Auswaschen. Alkohol abs. Xylol. Balsam.

Kern violett. Fibrin dunkelblau. Horn dunkelblau.

## Färbungen des Glykogens.

In der Haut kommt Glykogen nur in sehr geringem Maße und in einer verhältnismäßig schwer löslichen Form vor (LUBARSCH). Reichlicher findet es sich in tuberkulösen und syphylitischen Neubildungen. Auf die Reaktion des Glykogens am frischen Gewebe war schon auf S. 384 hingewiesen worden. Über seine Fixierung und Erhaltung während der Einbettung verdanken wir MARTINOTTI sehr schöne Untersuchungen. Ich will darauf nicht näher eingehen und auch nicht die Mittel erwähnen, die nur teilweise das Glykogen lösen.

Erste Vorbedingung für die Darstellung des Glykogens ist die Fixierung kleiner und frischer Gewebsstücke. Einige Stunden nach dem Tode ist das Glykogen verschwunden.

Als Fixierungsflüssigkeit kommen $80\%$ bis absoluter Alkohol in Frage und Carnoysche Flüssigkeit. In $80\%$ Alkohol kann man das Gewebe lange aufheben. Bang und Sjörvall (1914) mischen Alkohol abs. und Formol zu gleichen Teilen und setzen Kochsalz bis zur Isotonie zu.

Das beste Einbettungsverfahren ist das Celloidin (oder Photoxylin). Martinotti weist aber darauf hin, daß auch Einbettung in Paraffin mit vollem Erfolge möglich ist, wenn man nur folgende Punkte beachtet:

Als Zwischenflüssigkeiten darf man nur — und auch nur kurze Zeit — verwenden: Benzol, Toluol, Aceton, Petroläther, *nicht* Chloroform, Anilinöl, Schwefel, Schwefelkohlenstoff, ätherische Öle. Nach genügender Durchtränkung überträgt man sofort in hartes Paraffin von 56—60°.

Auch gemischte Einbettung ist möglich [Lubarsch (1925)].

Die bei weitem beste Färbung die von Best (1901) (Abb. 54).

Fixierung am besten in Alkohol. abs. oder Carnoyscher Flüssigkeit. Einbettung wie eben besprochen. Man färbt mit:

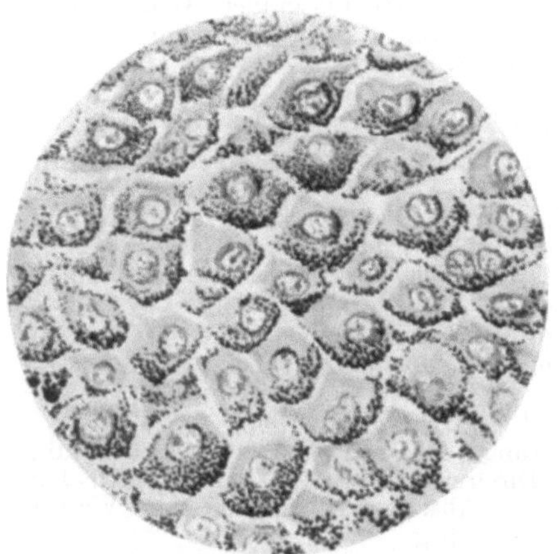

Abb. 54. Spitzes Condylom. Mensch. Fixierung Carnoys Gemisch. Einbettung Celloidin-Paraffin nach Peterfi. 10 $\mu$. Die im Präparat roten Glykogengranula sind hier schwarz gezeichnet. Durch Diffusionsströme sind die Granula fast überall nach einer Seite der Zelle gedrängt. Vergr. 400 fach. Auf $^2/_3$ verkleinert. Deshalb fixierte Präparate immer mit frischen Schnitten vergleichen! Jodprobe!

**220.**
| Carmin | 2 g |
| Kaliumcarbonat | 1 g |
| Chlorkalium | 5 g |
| Aq. dest. | 60 ccm. |

Nachdem man diese Mischung einige Minuten gekocht hat, setzt man nach dem Erkalten 20 ccm Ammoniak zu und filtriert. Länger als 1 Monat hält sich die Mischung nicht.

Zum Gebrauch mischt man 2 Teile dieses Gemisches mit je 3 Teilen Methylalkohol und Ammoniak. In dieser Farbe läßt man die Schnitte mindestens 10 Minuten, besser mehrere Stunden. Dann differenziert man in

| Alkohol. abs. | 10 Teile |
| Methylalkohol | 20 „ |
| Aq. dest. | 50 „ |

bis die Schnitte blau erscheinen. $80\%$ Alkohol. Abs. Alkohol. Xylol. Balsam.

Man färbt vorher am besten die Kerne mit einem der Hämatoxyline blau. Hat man in Paraffin eingebettet, muß man die Schnitte nach Entfernung des Paraffins mit einer ganz dünnen Celloidinlösung übergießen.

Das Glykogen ist kräftig rot gefärbt. Die Farbe ist aber nicht spezifisch für Glykogen, das ja an der Haut nur in geringem Maße — in der Umgebung der Schweißdrüsenausführungsgänge vorkommt. Es färben sich auch die Keratohyalingranula und das Keratohyalin rot (Patzelt). Fibrin und die Granula der Mastzellen färben sich gleichfalls rot. Zur einwandfreien Darstellung des Glykogens muß man also noch andere Verfahren anwenden.

Glykogen geht aus Celloidinschnitten selbst nach 20tägigem Aufenthalt in Wasser von 38° nur zu einem kleinen Teil heraus, im Speichel dagegen ist es schon nach einer Stunde ganz gelöst [Patzelt (1928)]. Die Speichelprobe ist deshalb besonders wichtig, weil sich auch Schleim, cuticulare Oberflächenbildungen, das Stratum lucidum und Fibrin mitfärben (Patzelt).

**221.** Lubarsch und Wolff (1926). Fixierung: Alkohol. abs. Einbettung: Celloidin. In Äther wird das Celloidin wieder gelöst und über Aceton-Xylol oder Chloroform-Paraffin in Paraffin eingebettet. Dann wird nach Best gefärbt. Das Ergebnis soll das gleiche sein.

Von mehreren Färbungen mit Jod sei hier nur die von Langerhans angegeben.

**222.** Fixierung Alkohol abs. Einbettung: Paraffin (Vorsichtsmaßregeln s. o.). Färbung in Lugolscher Lösung 5—10 Minuten. Entwässern in Alkohol. abs. 4 Teile und

1 Teil offizinelle Jodtinktur. Aufhellen und Untersuchen in Origanumöl. Man kann mit MAYERschem Carmin vorfärben. Das Deckglas wird umrandet.

Das Glykogen ist braun. Das Keratohyalin färbt sich nicht braun.

FISCHER (1905) fixiert in Alkohol abs. und bettet in Paraffin ein. Nach der Entfernung des Paraffins kamen die Schnitte aus Alkohol sofort in eine $10\%$ wässerige Lösung von Tannin 10—15 Minuten. Das Tannin wird mit einer $1\%$ Lösung von Kaliumbichromat abgespült. Dann kommen die Schnitte 10—15 Minuten in $10\%$ Kaliumbichromatlösung. Jetzt ist das Glykogen unlöslich in Wasser geworden und kann mit wässerigen Lösungen gefärbt werden. Am besten färbt man 10 Minuten mit Safranin-Anilin-Wasser oder mit Anilinwasser-Gentiana, wässerigem Methylenblau, Jodgrün. Abspülen mit Wasser. Alkohol. Xylol Balsam.

Die Färbung gelingt an pathologischen Objekten (FISCHER, SCHMORL).

Nur für Augenblicksdiagnosen, nicht für Dauerpräparate geeignet sind die Verfahren von

EHRLICH (1883). Man bringt Schnitte von frischem Gewebe auf dem Tragglas in einen Tropfen von dicker Gummi arab.-Lösung  100 Teile

        LUGOLsche Lösung  1 Teil

und legt das Deckglas auf, und

BARFURTH (1885). Er färbt in Glycerin, dem auf 2 Teile — 1 Teil LUGOLscher Lösung zugesetzt ist. Mit der Zeit löst das Glycerin das Glykogen.

## Die Darstellung von Schleim [1].

Das, was wir kurzweg Schleim nennen, ist sicher immer ein Gemisch verschiedener Mucine, deren es eine ganze Anzahl mit beträchtlichen Unterschieden gibt. Wo daher der Nachweis von Schleim besonders wichtig ist, sollte man sich nie mit *einer* Färbung begnügen. Bei weitem am brauchbarsten für die Darstellung ist *frisch bereitetes* Mucicarmin, das auch den Beginn der Schleimbildung nachweist. Als Schleim ist aber nur das anzusehen, was sich kräftig rot färbt, nicht der zuweilen auftretende rosarote Ton des Bindegewebes.

*Mucine* (Schleim) lösen sich nicht in Wasser, sie quellen vielmehr darin. In alkalischen Flüssigkeiten, z. B. Kalkwasser lösen sie sich rasch. Durch Essigsäure werden sie gefällt, was man unter dem Mikroskop leicht beobachten kann. Auch Alkohol fällt die Mucine, bei Wasserzusatz aber wird die Fällung wieder aufgehoben.

Bei den meisten Hämatoxylin-Färbungen, besonders schön bei der mit DELAFIELDschem Hämatoxylin nach Sublimatfixierung, färbt sich der Schleim leicht blau. Ebenso wird er bei der WEIGERTschen Fibrin- und Elastinfärbung mit dargestellt (S. 550 [214]). Weiterhin färbt er sich gut mit basischen Anilinfarben wie Methylenblau, Thionin, Methylviolett, Safranin, wobei eine Metachromasie auftritt. Nach Safranin z. B. sind die Kerne rot, der Schleim gelb. ZIMMERMANN (1927) löst etwas Safranin oder Methylenblau in $0,5\%$ Essigsäure und färbt viele Stunden. Sehr gut färbt Bismarckbraun in $1—3\%$ wässeriger Lösung, prachtvoll das Anilinblau in HEIDENHAINs Azanfärbung. Man löst den Farbstoff durch Kochen und filtriert nach dem Erkalten.

Zu seiner ausschließlichen Darstellung sind folgende Verfahren angegeben worden:

1. Färbung mit Muchämatin (MAYER).

Fixierung: Alkohol. abs. Einbettung in Paraffin. Zur Färbung sind von MAYER zwei Lösungen angegeben werden:

a) 0,2 g Hämatein werden mit 40 ccm Glycerin verrieben, dann wird 0,1 g Chloraluminium und 60 ccm Aq. dest. zugesetzt. Färbung 5—10 Minuten. Waschen. Alkohol. Xylol. Balsam.

b)

| | | |
|---|---|---|
| Hämatein | 0,2 g | |
| Chloraluminium | 0,1 g | **223.** |
| $70\%$ Alkohol | 70 ccm | |
| Salpetersäure | 1—2 Tropfen. | |

Färben 5—10 Minuten. Auswaschen. Alkohol. Xylol. Balsam. Der Schleim ist blau.

[1] Vgl. auch S. 480 [19 u. 20], S. 487 [37], S. 512 [112 u. 114], S. 550 [214].

### 2. Färbung mit Mucicarmin (Mayer (1896)].

**224.**

|  |  |
|---|---|
| Carmin | 1 g |
| Chloraluminium | 0,5 g |
| Aq. dest. | 2 ccm |

werden über einer kleinen Flamme etwa 2 Minuten, jedenfalls solange erhitzt, bis das Gemisch dunkelrot ist. Dann setzt man sofort 100 ccm 50% Alkohol zu. Nach 24 Stunden wird filtriert. Die Lösung hält sich lange.

Zum Gebrauch gibt man zu 1 Teil des Gemisches 10 Teile Leitungswasser. Färbedauer 5—10 Minuten. Wässern. Alkohol. Xylol. Balsam.

Der Schleim ist rot.

Man kann die Kerne vorher mit Hämatoxylin färben. Falls die Kerne sich rot mitfärben, enthält das Mucicarmin Säuren. Durch Zusatz einiger Tropfen einer 1% Natriumbicarbonatlösung werden sie neutralisiert.

**225.**   ### 3. Thioninfärbung nach Hoger (1890).

Fixierung: Konzentrierte wässerige Sublimatlösung 2—8 Stunden. Dann 96% Alkohol, Alkohol abs. Jod darf *nicht* zugesetzt werden. Einbettung in Paraffin (oder Celloïdin).

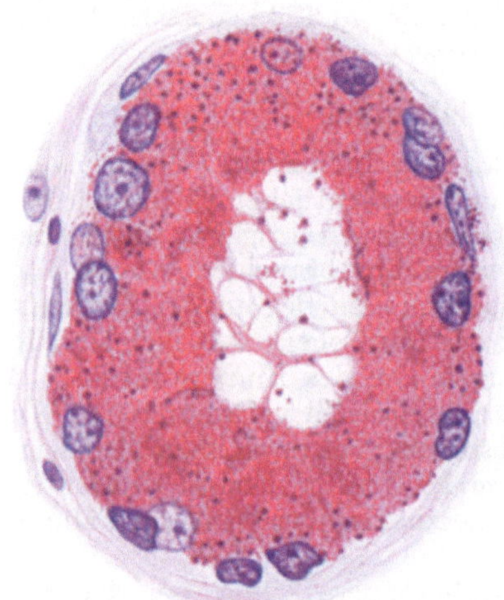

Abb. 55. Schlauchdurchschnitt aus einer exstirpierten Glandula vestibularis major vom Weibe. Alkohol-Formol. Färbung der Schleimkörnchen mit Mucicarmin (Hämalaun). (Nach J. Schaffer.)

3—5 Minuten kommen die Schnitte in 5% wässerige Sublimatlösung. Abspülen in Wasser oder Alkohol. Färben 5—15 Minuten in Thioninlösung: 2 Tropfen heißgesättigte wässerige Thioninlösung auf 5 ccm Aq. dest. Abwaschen in 96% Alkohol. Alkohol. abs. Xylol. Balsam.

Kerne blau. Schleim, Amyloid, Mastzellen-Granula rot.

Wenn man sich eine konzentrierte wässerige Thioninlösung verrätig halten will, setzt man zweckmäßig 10% Alkohol dazu.

Genau so wie Thionin kann man Toluidinblau verwenden. Beide Farbstoffe haben den Nachteil, daß das metachromatische Rot im Alkohol bald in Blau umschlägt. Deshalb kann man nach Krause (1895) die Schnitte nach der Färbung in konzentrierte wässerige Lösung von Ferrocyankalium fixieren, oder man bringt die Paraffinschnitte, ohne sie aufzukleben, als feine Schnitte auf die 40° warme Farblösung viele Stunden lang. Man hängt die Schnitte danach auf, läßt sie trocknen, entfernt das Paraffin mit Xylol und schließt in Balsam ein.

**226.**   ### 4. Unnas Färbung mit polychromem Methylenblau (1892).

Fixierung: Alkohol. Einbettung in Paraffin. 10 Minuten polychromes Methylenblau. Kurz Auswaschen in leicht angesäuertem Wasser. ½ Minute 10% Kaliumbichromatlösung. Wässern. Auffangen der Schnitte mit dem Tragglas. Trocknen mit Fließpapier. Differenzieren in Anilinöl, dem 1% Salzsäure zugefügt wurde, ¼—½ Minute. Alkohol. abs. Xylol. Balsam.

Kerne blau. Schleim und Amyloid rot.

5. Kreibich (1926) bettet in Paraffin ein. Die Schnitte werden, ohne daß das Paraffin vorher gelöst wird, auf eine wässerige Lösung von Methylgrün-Pyronin oder polychromem Methylenblau für viele Stunden gelegt. Alkohol darf den Flüssigkeiten nicht zugesetzt werden. Die Schnitte kommen dann auf ein Tragglas, werden mit Filtrierpapier, das in Alkohol. abs. getränkt ist, angedrückt und an der Luft getrocknet. Xylol. Balsam.

Mucin ist orange gefärbt.

**227.**   ### 6. Vanadium-Hämytoxylinfärbung nach Heidenhain.

Man stellt sich eine 0,5% wässerige Lösung von Hämatoxylin her und mischt sie mit der gleichen Menge einer 0,5% wässerigen Ammonium-Vanadat-Lösung. Die Lösung muß längere Zeit reifen, dabei unter Luftabschluß gehalten und täglich mehrmals gut geschüttelt werden. Fixierung am besten in Sublimat oder in Trichloressigsäure. Gefrier- oder Paraffinschnitte. Färbung in der Vanadium-Hämatoxylinlösung 5—10 Minuten. Gründliches Wässern. Aufsteigende Alkoholreihe. Xylol. Balsam.

Schleim, Bindegewebe und Knorpel-Grundsubstanz werden blau gefärbt.

7. **Schnelles Verfahren von LILLIE (1928).**

Fixierung: ZENKERSCHE Flüssigkeit. Alkohol. Formol. Gefrier- oder Paraffinschnitte. Die Schnitte kommen aus Wasser in 0,2 % wässerige Toluidinblaulösung für 1 Minute. Kurz abspülen mit Aqua dest. Aceton. Reines Aceton. Xylol. Neutraler Balsam. **228.**

Wenn sich in altem Formolmaterial ein rötlicher Niederschlag zeigen sollte, spült man nach dem Wässern kurz in 90 % Alkohol ab und fährt dann mit Aceton usw. fort.

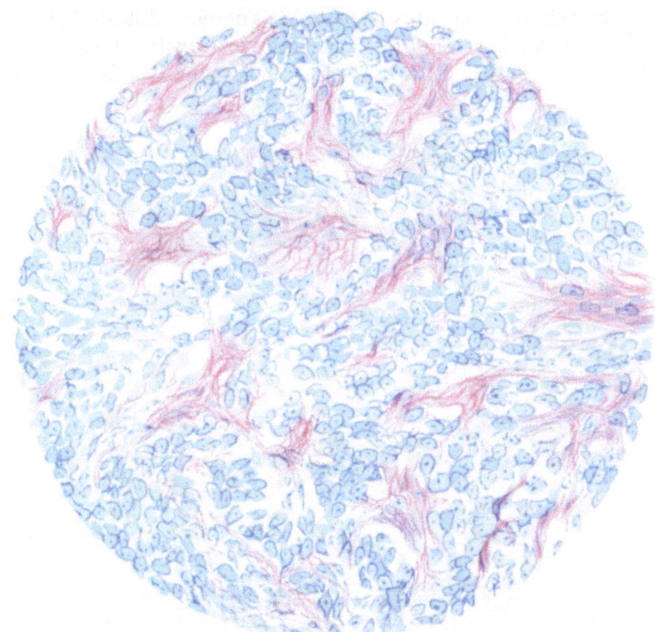

Abb. 56. Carcinoma basocellulare (♀, 61 jähr., Nacken). Mucinöse Degeneration (metachromatisch rot gefärbt) des Bindegewebes zwischen den Krebszügen. Polychromes Methylenblau. O. 560:1; R. 470:1. (Nach O. GANS.)

Schleim ist rotviolett gefärbt, Knorpel blauviolett, Kerne und Bakterien tiefblau, rote Blutkörperchen gelb oder grünlich gelb. Geronnenes Ödem ist hellblau, Amyloid und Hyalin grünlichblau, Fibrin farblos.

8. **MARTINOTTIs Verfahren (1925).**

Fixierung 20 % Formol, auch Alkohol. Über 80 % Alkohol Einbetten in Paraffin. Färben mit GIEMSA-Lösung: 1 Tropfen auf je 1 ccm Wasser 12—24 Stunden. Die Schnitte müssen senkrecht im Wasser stehen. Ganz kurz eintauchen in eine etwa 10 % Lösung von Kali-Alaun. Ganz kurz abwaschen in Leitungswasser. Abtrocknen mit Fließ- **229.** papier. Ganz rasch Alkohol. Xylol. Dammarharz.

Kerne blau, Mastzellen-Granula purpurn, eosinophile Granula rot, Schleim rot.

## Darstellung von Amyloid [1].

Das Amyloid, dessen Konstitution heute noch nicht genau bekannt ist, läßt sich an fixiertem Gewebe nur durch zwei Farbstoffe *sicher* nachweisen: durch Methylviolett und Kongorot. Es kommt hin und wieder auch im Epithel vor (Abb. 57). Daß an frischem Gewebe Amyloid durch die LUGOLsche Lösung mahagonibraun gefärbt wird, war schon auf S. 384 gesagt worden. Dieselbe Färbung des Amyloids erhält man auch an Stücken, die in Alkohol fixiert wurden. *Alkohol ist eigentlich das einzige, in Betracht kommende Fixierungsmittel,* allenfalls kann man noch Formol verwenden.

---

[1] Vgl. auch S. 519 [133], S. 554 [225].

Von so fixierten Stücken stellt man sich dünne Rasiermesser- oder Gefrierschnitte her, denen man auf dem Tragglas, nachdem sie mit Aqua. dest. ausgewaschen wurden, verdünnte *Jod- oder* Lugol*sche Lösung* zusetzt. Wenn die Schnitte im ganzen hellgelb aussehen, spült man kurz mit Aqua dest. ab und untersucht in Glycerin oder schließt in Glyceringelatine ein. Das Amyloid ist braunrot. Kernvorfärbung mit Carmin ist möglich.

Noch schöner erhält man das Amyloid an mit Alkohol vorbehandelten Schnitten, wenn man nach der Zellfärbung mit verdünnter Jod- oder Lugolscher Lösung ein Deckglas auf den Schnitt bringt und vom Rande her einen Tropfen

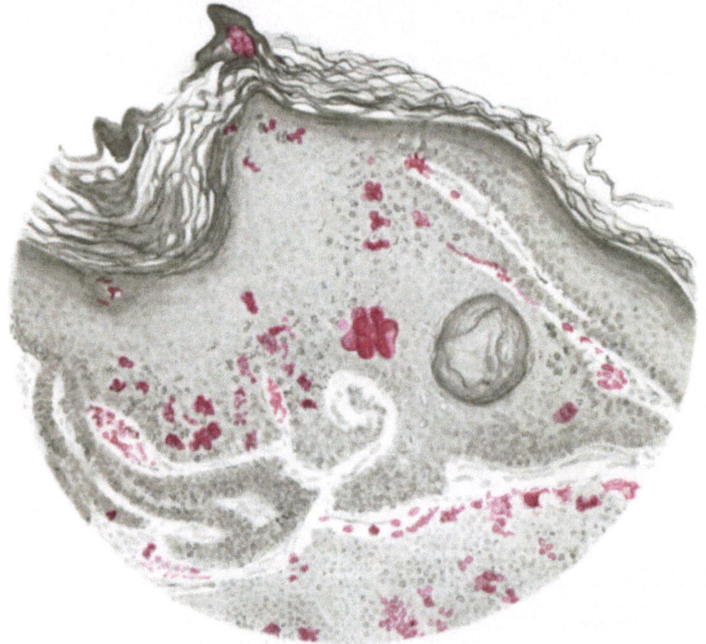

Abb. 57. Amyloidschollen in einer Verruca senilis faciei, vielfach zwischen den Epidermiszellen und im Stratum corneum liegend. Fixierung mit 70%igem Alkohol, Paraffineinbettung. Methylviolett-Färbung nach Schmorl. Glycerin-Gelatine. Vergr. 200 fach. (In der Reproduktion ist das Blau des Methylvioletts durch Grau wiedergegeben.) (Aus Freudenthal: Amyloid in der Haut. Arch. f. Derm. 1930.)

konz. Schwefelsäure zufließen läßt. Das Amyloid färbt sich dann blau oder violett.

Essigsäure bringt sowohl die Jod- wie die Jodschwefelsäure-Reaktion zum Schwinden.

Phosphorsäure dagegen beseitigt die Jod-, aber nicht die Jodschwefelsäure-Reaktion.

Viel sicherer ist die *Methylviolettreaktion* [Jürgens (1875)].

„Alle die Eingriffe, welche die Jod und Jodschwefelsäure-Reaktion beeinflüssen, berühren die Methylviolettreaktion nicht. Weder Säuren noch Oxydations- oder Reduktionsmittel vermögen die Metachromasie des Amyloid in irgendeiner Weise zu ändern" [Leupold (1925)]. Es nimmt bei dieser Färbung einen roten Farbton an. Äther, Alkohol, Xylol und Chloroform ändern nichts an der Färbung.

Nur unter der Einwirkung von Alkalien, wie Natron- oder Kalilauge, Ammoniak oder Barytwasser geht die Reaktion verloren (Leupold).

Gefrierschnitte von Alkohol oder Formolmaterial.

Färben in 1% wässeriger Methylviolett- oder Gentianaviolettlösung, die man noch bis zur Hälfte verdünnen kann, einige Minuten. Wässern. Differenzieren in 1 bis 2% Essigsäurelösung 1 bis mehrere Minuten. Wässern. Glycerin oder Glyceringelatine oder Lävulose. **230.**

Kern violett, Amyloid rot, das übrige Gewebe blaßblau.

BENNHOLD (1924) färbt Gefrierschnitte 5 Minuten lang mit Kongorotlösung 1 : 400. Einschließen in Glycerin. Umranden.

Die *Kongorot-Färbung* gelingt auch an Paraffinschnitten [BENNHOLD (1922)]. Allerdings färben sich die elastischen Fibrillen mit. Entfärbt man aber die Schnitte mit Lithiumcarbonat und 90% Alkohol, bleibt nur Amyloid gefärbt [BENNHOLD (1922)]. Die folgenden Färbungen sind nicht so **231.** sicher wie die bisherigen.

4. SCHMORL färbt Gefrierschnitte nach Formolfixierung in polychromem Methylenblau 10—15 Minuten. Wässern. Ganz kurz differenzieren in 0,5% Essigsäure. 2—5 Minuten gesättigte wässerige Alaunlösung, die mit der Hälfte Wassers verdünnt ist. Alkohol. abs. Xylol. Balsam.

Kerne blau. Amyloid hellrot.

5. HERXHEIMER (1903) färbt Fett und Amyloid — letzteres allerdings nicht ganz sicher — zugleich: Gefrierschnitte werden 1/2 bis mehrere Stunden bei 37° in gut geschlossenem Gefäß in folgender Lösung gefärbt:

Alkohol. abs.      70,0 g  
Wasser      10,0  
1% Natronlauge   20,0 ccm  
Scharlach R bis zur Sättigung

Ganz kurz durch Alkohol. Wässern. Kernfärbung in Alaunhämatoxylin. Wässern. Einschließen in Glyceringelatine.

Kerne hellblau, Amyloid hellrosarot, Fett und Lipoide dunkelrot.

6. BIRCH-HIRSCHFELD (1887) färbt Gefrier- oder Celloidinschnitte 5 Minuten in 2% wässeriger Bismarckbraunlösung. Abspülen in Alkohol abs. 10 Minuten oder länger Aq. dest. Färben in 0,5% Methylviolett- oder Gentianaviolettlösung 5 Minuten. Differenzieren in 1—2% Essigsäure, bis der Schnitt wieder braun wird. Gründlich Wässern. Einschließen in Lävulose, Glycerin oder Glyceringelatine.

Kern braun, Protoplasma hellbraun, Amyloid rot.

## Die Darstellung des Hyalins und der RUSSELschen Körperchen.

Zwischen Hyalin und Amyloid bestehen Übergänge [LEUPOLD (1925)]. Hyalin ist in Wasser, Alkohol, schwachen Säuren und Basen unlöslich. Deshalb kann man hyalinhaltige Gewebe mit allen üblichen Fixierungsmitteln fixieren, nur die Osmiumsäure ist ausgenommen. Es löst sich in starker Kalilauge und konzentrierter Salzsäure. Es tritt in Form von Kugeln, Schollen oder vielfach verästelten Balken auf. Es ist stark durchsichtig, glänzend und gleichförmig (LUBARSCH). Die Einbettung in Paraffin ist der in Celloidin vorzuziehen, weil sich das Celloidin bei den in Betracht kommenden Farben stark mitfärbt.

Hyalin färbt sich nach VAN GIESON (S. 487) rot bis orange,  
    mit der WEIGERTschen Fibrinfärbung (S. 550) blau bis violett,  
    mit Methylgrün-Pyronin nach PAPPENHEIM (S. 482) blau.

Es hat eine große Verwandtschaft zu sauren Teerfarbstoffen.

### Darstellung der RUSSELschen Körperchen.

Fixierung in MÜLLERscher Flüssigkeit. Auswaschen. Entwässern. Einbettung in Paraffin (oder Celloidin). Färbung in einer gesättigten Lösung von Fuchsin in 2% Karbolwasser mindestens 10 Minuten. Wässern. Alkohol. abs. 1/2 Minute. Gegenfärbung mit 1 g Jodgrün, in 100 ccm einer 2% wässerigen Karbolsäurelösung gelöst, 5 Minuten. Alkohol. abs. Xylol. Balsam.

Im übrigen färben sich die RUSSELschen Körperchen stark mit Eosin.

## Der Nachweis von Kalk [1].

Kalk kommt als kohlensaurer, oxalsaurer, phosphorsaurer und fettsaurer Kalk vor. Über die Reaktionen des Kalkes im frischen Gewebe ist auf S. 384 berichtet worden. Sie sind ohne Frage die zuverlässigsten und einfachsten. Der Nachweis von Kalk in fixiertem Gewebe ist insofern nicht ganz einfach, als er sich außerordentlich schwer schneidet, das Messer schartig macht und mit einer an Sicherheit grenzenden Wahrscheinlichkeit den Schnitt immer gerade an den Stellen zerreißt, die man betrachten will. Deshalb sind neben der Untersuchung frischer Schnitte die Verfahren zu bevorzugen, die den Kalk während oder nach der Fixierung entfernen. Es werden dann die Teile des Gewebes gefärbt, die den Kalk enthielten. Durch eine allerdings sehr lange Fixierung mit Formol- oder chromhaltigen Flüssigkeiten wird der Kalk gelöst, denn Formol spaltet, auch wenn es anfangs neutral war, fortdauernd etwas Ameisensäure ab. Das beste Entkalkungsmittel ist Salpetersäure, weniger gut Salzsäure in 5—10$\%$ Lösung. Bei zartem Gewebe ist die 10$\%$ Lösung zu stark. Wer in Celloidin einbettet, entkalkt am besten erst, natürlich entsprechend länger, das im Block eingeschlossene Gewebe. Dabei wird es am meisten geschont. Oxalsaurer Kalk ist leicht löslich in Essigsäure, schwefelsaurer Kalk in stark verdünnter Schwefelsäure [Kraus, zit. nach Doesseker (1921)]. Wo Kalk vorhanden ist, wird auffallend häufig auch Eisen vorgefunden. Kalkhaltige Gewebe reagieren oft sowohl auf Ferrocyansäure, Salzsäure, wie auch auf Schwefelammonium. Man muß allerdings ausschließen können, daß das Eisen aus Fixierungs- oder Härtungsflüssigkeiten absorbiert ist [Doesseker (1921)].

Antonow (1926) fixiert kalkhaltiges Gewebe in Zenkerscher Flüssigkeit und wäscht 24 Stunden in fließendem Wasser aus. Er entkalkt in 10$\%$ Salzsäure, die sich ihm hierbei besser als Salpetersäure bewährt hat, 24—48 Stunden. Aufsteigende Alkoholreihe. Einbettung in Paraffin. Die Schnitte werden 5—10 Minuten in gesättigter wässeriger Safraninlösung gefärbt. Abspülen in Aq. dest. Dann wird 5—10 Sekunden in Lichtgrün nachgefärbt, das in 96$\%$ Alkohol gesättigt ist. Abspülen in Aq. dest. Alkohol abs. Xylol. Balsam. Auch die kleinsten Stellen, die vorher Kalk enthielten, sind stark rot gefärbt, alle übrigen Teile grün.

Die nun folgenden Verfahren lösen den Kalk nicht auf.

In fixierten Präparaten färbt auch das gewöhnliche Hämatoxylin feinere Kalkbröckel. Aber dieser Nachweis ist nicht einwandfrei, weil auch Magnesiumsalze und Eisen gefärbt werden. Deshalb wird in dem

1. *Verfahren von* Roehl erst das Magnesium entfernt.

**232.** Fixierung: Alkohol. Einbettung: Celloidin. Die Schnitte kommen in konzentrierte, wässerige Oxalsäurelösung, die mit gleichen Teilen Aq. dest. verdünnt wird, $\frac{1}{4}$—$\frac{1}{2}$ Stunde bei 37°. In einem so behandelten Schnitt muß die Berlinerblau- und Schwefelammonium-Probe negativ reagieren. Auswaschen in Aq. dest. Färben mit 1$\%$ wässeriger Hämateinlösung 5—10 Minuten, der man einige Tropfen Ammoniak zusetzt. Die Lösung muß gereift sein. Wässern. Kernfärbung mit Safranin. Alkohol. abs. Xylol. Balsam.

Kern rot, Kalk dunkelviolett.

Statt Hämatein kann man eine Messerspitze voll 20$\%$ Alizarinpaste (Höchst) mit Wasser aufschwemmen und 3 Tropfen 33$\%$ Sodalösung zusetzen. Nach Filtrieren wird 5 Minuten gefärbt.

Auch zum Nachweis von phosphorsaurem Kalk hat Roehl ein Verfahren ausgearbeitet.

**233.** 2. Die Schnitte kommen in 1$\%$ salpetersaure Lösung von molybdänsaurem Ammonium. Auswaschen in mit Salpetersäure angesäuertem Wasser. Reduktion in einer Lösung von Zinnchlorür.

Der phosphorsaure Kalk ist dunkelblau.

---

[1] Vgl. hiermit das wahrscheinlich einwandfreiere Verfahren der Veraschung. Tschopp: Handbuch der mikroskopischen Anatomie (von Moellendorff I/1, 1929) und Henckel: Mikroveraschung in Handbuch der biologischen Arbeitsmethoden V, Teil 2/3. 1929.

Dies Verfahren ist das einzige unbedingt sichere für phosphorsauren Kalk (HERXHEIMER, SCHMORL). Es erübrigt sich daher, zumal unter Hinweis auf die Untersuchung frischen Gewebes, die Aufzählung anderer ROEHLscher Verfahren.

Zum Silber hat Kalk eine starke Affinität. Es sei wenigstens ein Silberverfahren angegeben, das auch der Darstellung phosphorsauren Kalkes dient, aber nicht einwandfrei ist.

3. KOSSA (1901) fixiert in Alkohol oder kurz in Formol. Gefrierschnitte oder Einbetten. Kernfärbung mit Alauncarmin. Wässern. 10 Minuten bis 1 Stunde $1-5\%$ Silbernitratlösung bei Tageslicht. Aq. dest. $5\%$ Lösung von unterschwefeligsaurem Natrium. Gründlich auswaschen. Alkohol. abs. Xylol. Balsam. **234.**

Der Kalk ist schwarz.

4. Fettsaurer Kalk kann durch die Fettfärbung von FISCHER nachgewiesen werden.

5. GANS und PAKHEISER (1924) und DÄHN (1926) benutzen zum Calciumnachweis ein Verfahren von MACALLUM.

Frisches, nicht fixiertes Gewebe wurde auf dem Gefriermikrotom mit gekühltem Messer geschnitten und kam für 20 Minuten in noch gefrorenem Zustande in $2\%$ Schwefelalkohol ($96\%$ Alkohol 98 ccm, Schwefelsäure 2 ccm). Auswaschen in Alkohol abs. 30 Minuten in Bleiacetatlösung, die frisch bereitet sein muß. Dann werden die Schnitte **235.** mit Ammoniumsulfid überschichtet, nochmal mit Salpetersäure ausgewaschen und in Glycerin betrachtet.

Das Calcium erscheint schwarz.

GANS und PACKHEISSER haben mit diesem Verfahren gesunde und kranke Haut, auch Leichenhaut untersucht. In normaler Epidermis waren im allgemeinen Niederschläge von Bleisulfid nicht nachweisbar. Gelegentlich war die Umgebung der Hautfollikel und der Schweißdrüsengänge von Granulis erfüllt. Im Bindegewebe findet sich immer eine Menge von Calcium, besonders im Papillarkörper und den kollagenen Fasern entlang angeordnet. Bei Carcinom, Ekzem usw. treten wesentliche Verschiebungen ein [GANS und PAKHEISER (1924)].

6. Verfahren von GRANDIS und MAININI (1900).

Fixierung: Alkohol. Einbettung: Paraffin oder Gefrierschnitte von frischem Gewebe. Färbung in gesättigter alkoholischer Lösung von Purpurin $5-10$ Minuten. Ausspülen in $0,75\%$ Kochsalzlösung. $70\%$ Alkohol, bis keine Farbe mehr abgeht. Alcohol. abs. **236.** Xylol. Balsam.

Calcium ist purpurrot gefärbt.

## Nachweis von Kalium.

Nach MACALLUM (1913) kommen Gefrierschnitte

| 20 Minuten in | | |
|---|---|---|
| Kobaltnitrit | 20 | g |
| Natriumnitrat | 35 | g |
| Eisessig | 10 | ccm |
| Aq. dest. | 65 | „ Kalt aufbewahren! |

Einige Stunden nach der Mischung wird filtriert und Aq. dest. auf 100 ccm nachgefüllt. Abwaschen in möglichst kaltem, mehrfach gewechseltem Wasser, bis keine Wolken mehr abgehen. Einbetten in ein Gemisch von gleichen Teilen Glycerin und gesättigter Lösung von Schwefelammonium.

Ob diese Reaktion einwandfrei ist, muß man nach LIESEGANGs Darstellungen (1914) bezweifeln. Es scheint nach diesen, die sich übrigens auch auf die Eisenreaktionen erstrecken, daß die Reaktion nicht im physiologischen Sitz des zu färbenden Stoffes stattfindet, weil er durch Diffusionsströme verlagert wird. Aus diesem Grunde fordert MACALLUM sogar das Schneiden mit unterkühltem Messer und das Einbringen der noch gefrorenen Schnitte in die Flüssigkeit.

DÄHN (1916) verfuhr nach den Vorschriften von HAMBURGER.

1. 50 g kryst. Kobalt werden in 100 ccm Aq. dest. gelöst. Dazu gibt man 25 ccm Eisessig
2. 50 g kaliumfreies $Na\,NO_2$ werden in 100 g Aq. dest. gelöst.

6 Teile von Lösung I und 10 Teile von Lösung II benutzt man zur Färbung. Unfixierte Gewebsstücke werden auf dem Gefriermikrotom geschnitten und kommen 10—15 Minuten in das Reagens. Nach 20 Minuten gründlichen Wässerns werden sie mit saurem Ammoniumsulfid zusammengebracht und unter Glycerin beobachtet.

Das Kalium ist braun.

Ein Mikroverfahren zur quantitativen Bestimmung des Ka- und Ca-Gehaltes der Haut haben Nathan und Stern (1928) angegeben.

## Darstellung des Eisens.

Eisen kommt in der Haut so gut wie gar nicht vor. Von Homma (1925) wurde es in den Epithelien der apokrinen Drüsen der Achselhaut festgestellt.

Der einwandfreie Nachweis von Eisen im Gewebe gelingt nur an ganz frisch fixiertem oder geschnittenem Gewebe. Man fixiert am besten in Alkohol. Will

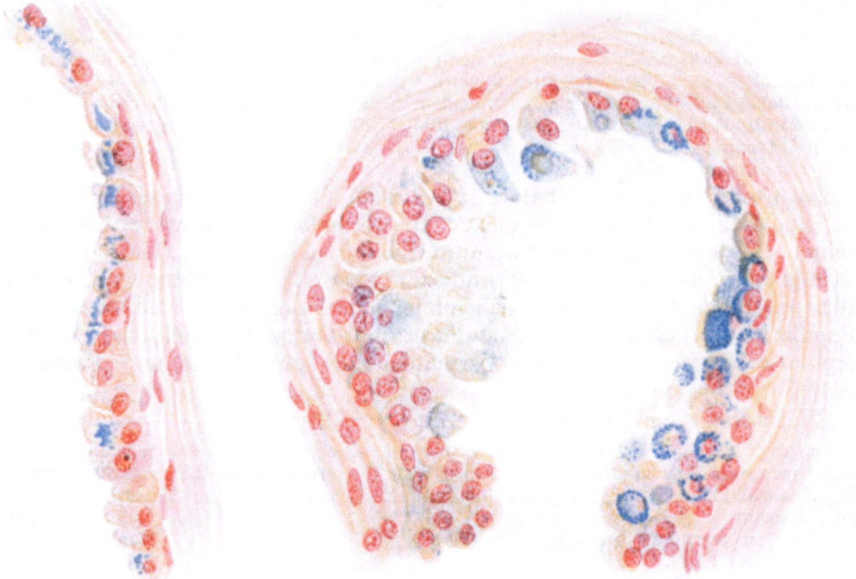

Abb. 58. Absonderung der apokrinen Drüsen. Rechts starke Absonderung. Eisenhaltige Zellen in beiden Abbildungen. (Nach Homma.)

man danach Gefrierschnitte anfertigen, so ist gegen eine kurze Nachbehandlung mit säurefreiem Formol nichts einzuwenden. Wie denn überhaupt säurefreies Formol [Hueck (1912)] oder Formolalkohol auch als Fixierungsmittel in Betracht kommen, wenn sie nur kurze Zeit einwirken. Chromhaltige und eisenhaltige Fixierungsmittel sind unangebracht, weil dabei Eisen in Lösung gehen kann. Nicht nur die Fixierungsflüssigkeiten selbst, sondern auch alles Wasser das als Lösungsmittel oder sonst irgendwie mit dem Gewebe in Berührung kommt, muß ganz eisenfrei sein. Deshalb darf man auch nur Glasnadeln benutzen und auch kein eisenhaltiges Fließpapier verwenden (Schmorl). Wenn man nicht Gefrierschnitte anfertigen will, ist die Celloidin-Einbettung am ehesten zu empfehlen.

Das bekannteste und einfachste Verfahren, aber nicht die sicherste Reaktion, ist die

*Berliner-Blau-Reaktion.*

**237.**      1. Die Schnitte kommen $^1/_2$—1 Stunde in 25 ccm einer $1^0/_0$ wässerigen Salzsäure, der 1—10 Tropfen einer $2^0/_0$ Lösung von Ferrocyankalium zugefügt sind.

Abspülen in Aq. dest. Kernfärbung mit Alauncarmin (nicht Lithioncarmin!). Wässern. Alkohol abs. Xylol. Balsam.

Die Kerne sind rot, Eisen tiefblau.

Nach HUECK (1912) ist die Färbung mit Turnbullblau die zuverlässigste.

2. Fixierung: Alkohol, nicht Carnoy. Einbettung: Celloidin oder Gefrierschnitte. Aq. dest. Einlegen in gelbe, konzentrierte, frisch bereitete — jedenfalls nicht älter als 3 Wochen — Lösung von Schwefelammonium 24 Stunden. Gründlich abspülen in Aq. dest. Übertragen in 20% Ferricyankaliumlösung, der vor dem Gebrauch die gleiche Menge 1% Salzsäure zugefügt wird, 10—15 Minuten. Gründlich wässern mit Aq. dest. Alkohol. abs. Xylol. Balsam.  **238.**

Unter dem Deckglas blaßt die Färbung im Canadabalsam rasch ab mit Ausnahme eines Streifens am Deckglasrand. Entfernt man das Deckglas und bringt man die Schnitte wieder einige Zeit in Xylol oder stark verdünntes $H_2O_2$, so tritt Blaufärbung wieder ein [A. GANS (1923)].

Eine Kernfärbung mit Alauncarmin kann man vor der Überführung in Alkohol einschalten. HERXHEIMER (1921) lehnt Lithiumcarmin ausdrücklich ab. HOMMA hat es benutzt, gibt aber zu, daß die rote Farbe stark abblaßte. Er hat im übrigen schon nach sehr viel kürzerer Behandlung mit Schwefelammonium und Ferricyankali das meiste Eisen in den Drüsenepithelien darstellen können.

LIESEGANG (1923) läßt die Salzsäure, die meist eisenhaltig ist, in Dampfform einwirken. Er behandelt die Schnitte erst mit Ferricyankalium und legt den Schnitt über ein Becherglas mit Salzsäure.

HALL hat diese beiden Reaktionen vereinigt:

Er fixiert in          Schwefelammonium 30 ccm<br>
                Alkohol. abs.      70 „       **239.**

24 Stunden. Aufsteigender Alkohol. Einbettung: Paraffin. Die Schnitte kommen für 20 Minuten in       Ferrocyankalium    1,5 g<br>
                 Salzsäure         0,5 g<br>
                 Aq. dest.        100 ccm.

Wässern. Alkohol. Xylol. Balsam.

Die Kerne kann man mit Lithioncarmin färben.

Unter „maskiertem Eisen" versteht man an Eiweißverbindungen gebundenes Eisen. Diese nachzuweisen, dient ein Verfahren von MACALLUM (1887), dessen Wert allerdings von HUECK und LIESEGANG (1914) bezweifelt wurde. Das Verfahren ist folgendes:

4. Fixierung: Alkohol. Die Schnitte kommen bei 56—60° 1—2 Stunden (oder bei 37° 8—10 Stunden) in     Alkohol 96%      85 Teile<br>
                 Salzsäure 25%    10    „<br>
danach in         Alkohol 96%      96 ccm     **240.**<br>
                 Schwefelsäure     4    „<br>
               (spez. Gew. $1/4$)

Abspülen in Alcohol. abs. Aq. dest. Färben in 1,5% frisch bereiteter Ferrocyankaliumlösung und $1/2$% Salzsäure, zu gleichen Teilen gemischt, 5 Minuten. Wässern. Unter Umständen Nachfärben. 3 Minuten in 1% Lösung von Eosin in 30% Alkohol oder 30 Minuten in 1% Lösung von Safranin in 30% Alkohol. Aufhellen in Cedernöl. Einschließen in Benzolbalsam.

Die Präparate müssen im Dunkeln aufbewahrt werden.

Fett und Eisen zugleich werden durch das Verfahren von VALLARD dargestellt. Es sei auch auf die Fettfärbungen S. 521 verwiesen, die dasselbe erreichen.

5. Man stellt sich drei Lösungen her:

I. Man kocht 10 ccm Aq. dest. mit 2 g Carmin und 8 Tropfen reiner Salzsäure zusammen auf und füllt 40 ccm abs. Alkohol zu. Nach Umrühren wird filtriert und Alkohol. abs. — 50 ccm — aufgefüllt.     **241.**

II. Eine in 80% Alkohol gesättigte Scharlach R-Lösung.

III. 1 g Ferrocyankalium wird in 20 ccm Aq. dest. unter Erwärmen gelöst.

Zum Gebrauch gießt man zusammen: Von Lösung I 2 ccm, von Lösung II 2 ccm, 2—3 Tropfen einer Salzsäure und dann von Lösung III 2 ccm.

Fixierung: Formol. Gefrierschnitte. Färben in dem beschriebenen Gemisch 3—15 Minuten. Differenzieren in 1% Salzsäure-Alkohol 1/2 Minute. Auswaschen. Einschließen in Glyceringelatine.

Kerne rot, Fett orangerot, Eisen grünschwarz.

## Die Darstellung von Arsen.

Das hier mitgeteilte Verfahren stammt von Brünauer (1921).

Fixierung möglichst dünner Gewebestücke 48 Stunden in 4% Formol. Auswaschen in fließendem Wasser 1/2 Stunde. Diese werden mit Schwefelwasserstofflösung bei 70 bis 80° 96 Stunden lang behandelt (s. u. ). Auswaschen in fließendem Wasser 6—12 Stunden. Aufsteigender Alkohol. Einbetten in Celloidin. Schneiden. Die Schnitte werden mit 10% alkoholischer (70%) Salzsäurelösung 20 Minuten behandelt. Auswaschen in 70% **242.** Alkohol. Färben mit Hämatoxylin-Eosin, Alauncarmin u. a. 95% Alkohol. Nelkenöl. Xylol. Balsam.

Die Behandlung mit Schwefelwasserstofflösung muß in einem Glasgefäß mit eingefettetem und festgebundenem Stöpsel vorgenommen werden. Die Lösung muß frisch sein, neutral reagieren und täglich erneuert werden. Die Hautstücke werden bei dieser Behandlung schmutzig grauweiß, weil sich Schwefeleisen bildet. Wenn man bei der Durchführung durch Alkohol etwas Äther zugießt, löst sich der Schwefel leichter.

Auch in der Salzsäure wird Schwefeleisen gelöst. Gleichzeitig bildet sich Arsentrisulfid, das den Schnitten eine gelbliche Färbung verleiht [Brünauer (1921)]. Enthielt die Haut Arsen, so erscheint das Str. spinosum gelbbraun, Schweißdrüsentubuli bräunlichviolett. Zwischen den Zellen des Str. corneum liegt ein feinkörniger, brauner Niederschlag. Das Str. lucidum ist ungefärbt.

## Darstellung des Carbamids.

Über die Hälfte der festen organischen Bestandteile des Schweißes bestehen aus Carbamid. Melczer (1926) hat es nachgewiesen, indem er einem Manne 0,02 g Pilocarpin subcutan einspritzte. Nachdem starkes Schwitzen eingetreten war, verabreichte er intravenös 50 ccm einer 4% wässerigen Carbamidlösung. Nach 20 Minuten wurde aus einer großen Zehe unter örtlicher Betäubung ein Stück Sohlenhaut herausgeschnitten und in einer Mercurinitrat-Lösung, die 20% Formaldehyd enthielt, fixiert.

Derselbe Versuch in etwas veränderter Anordnung wurde an Katzen ausgeführt. In den Schweißdrüsen und in den Saftkanälchen der Epidermis war das Carbamid in Form kleinster schwarzer Körnchen zu sehen.

Es wurden auf diese Weise gleichzeitig die Zellzwischenräume der Epidermis sichtbar gemacht (vgl. S. 495 [64]).

## Nachweis von Harnsäure.

Alle wasserhaltigen Fixierungsmittel müssen vermieden werden. Osmiumsäure oder Chrom-Osmiumgemische (Flemmingsche oder Champysche) Flüssigkeit fixieren Harnsäure oder harnsaure Salze nicht, schwärzen sie auch nicht. K-, Na- und $NH_3$ Urate lösen sich schon während der Fixierung [Melczer (1926)]. Es kommt nur daher Alkohol abs. und das Carnoysche Gemisch in Frage. Man kann in Paraffin oder in Celloidin einbetten.

Paraffinschnitte behandelt man zuerst mit 1% Ammoniak, danach mit 1% Silbernitrat Gründliches Auswaschen in Aqua dest. Die Schnitte kurz durch einen beliebigen photographischen Entwickler (am besten einen Hydrochinon haltigen) führen. Auswaschen. Nachfärben mit Häm.-Eosin. Harnsaures Silber tritt schwarz hervor. [Courmont und André (1904)].

Ciaccio (1908) bringt kleine Gewebsstücke in eine Lösung von Silber-Ammoniak (er gießt zu einer 1,5—2°/₀ Argent. nitr.-Lösung solange Ammoniak, bis sich der grauschwarze Niederschlag wieder löst. Nach dem Filtrieren werden dem Filtrat noch einige Tropfen Ammoniak zugesetzt. In dieser Lösung bleiben die Schnitte bei 37° in dunkler Flasche 1—5 Tage lang. Dann kommen sie 24 Stunden lang in 1°/₀ Ammoniak, das öfter gewechselt wird. Einige Minuten Aqua dest. Alkohol 80°/₀. Einbetten in Paraffin. Nachfärbung der Schnitte beliebig.

Die Harnsäurekrystalle treten im polarisierten Licht sehr gut hervor (Abb. 59).

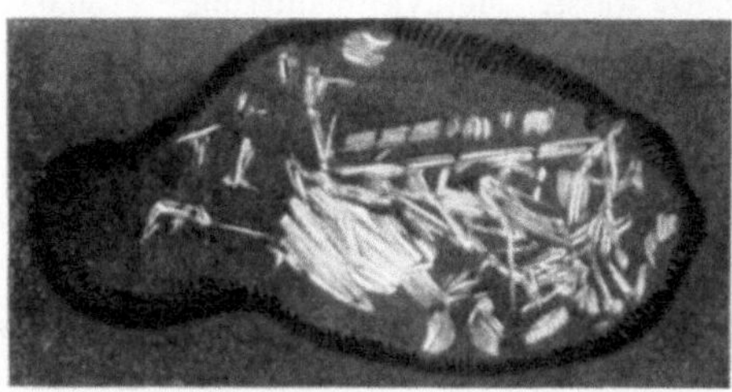

Abb. 59. Harnsäurekrystalle im polarisierten Licht bei gekreuzten Nicols. Doppelbrechung. Fixierung 70°/₀iger Alkohol, Paraffineinbettung. Unna-Pappenheim-Färbung. Vergr. 150fach. (Aus Freudenthal und Geserowa: Harnsäurekrystalle in Idrocystomen. Arch, f. Derm. 158. 1929.)

*Zelloidinschnitte* werden (St. Hilaire) einige Minuten in eine 5—10°/₀ Lösung von Kupfersulfat und sofort ohne Wässern 1—2 Minuten in eine gesättigte siedende Lösung von Na-Bisulfat gebracht. Gründliches Auswaschen. Dann in eine Lösung von Ferrocyankalium bringen. Harnsäure erscheint rot.

# Behandlung pflanzlicher Parasiten.
## Pilze [1].

Pflanzliche Parasiten finden sich häufig im Unterhautfettgewebe, an Haaren, Schuppen, Nägeln und im Eiter. Man kann sie meist gut in *frischem Zustand* erkennen.

1. Schuppen, Haare oder dünne Gewebsfetzen werden mit 15—20°/₀ Kalilauge [Steiner (1914)] oder 30°/₀ Kalilauge [Ledermann (1926)] betropft. Leichtes Erhitzen ist unter Umständen vorteilhaft. Nach Auflegen eines Deckglases betrachtet man das Präparat ohne Beleuchtungsapparat. Sporen erscheinen als stark lichtbrechende Körnchen, Mycelfäden erscheinen hell und doppelt begrenzt.

2. *Hefezellen* betrachte man am besten nach Zusatz von 1°/₀ Natronlauge [Steiner (1924)].

3. Haare, Nagelteile und auch Epidermis entfettet man zunächst 24 Stunden in Äther-Alc. abs. āā. Schuppen kann man zuvor mit Eiweißglycerin auf dem Tragglas festkleben und leicht erhitzen. Danach bringt man Tragglas oder Gewebsstücke 5 Stunden in Eisessig, den man alsdann hoch über der Flamme langsam verdunsten läßt.

4. Fraenkel zerzupft Pilzrasen in 50°/₀ Alkohol, dem einige Tropfen Ammoniak zugesetzt sind und untersucht in Glycerin.

„Undankbar und mühsam ist das Suchen nach Pilzelementen im Eiter. Am leichtesten findet man noch die schwefelgelben Körnchen des Aktinomyces. Schwieriger schon ist der Nachweis von Blastomyceten. Bei tiefen Trichophytien und bei Sporotrichose möchte ich direkt widerraten, lange nach Sporen zu fahnden. Denn selbst wenn man sie findet, sind sie schwer von Kerndetritus zu unterscheiden. Eine einwandfreie Diagnose ist aus dem mikroskopischen Präparat allein niemals zu stellen [Stein (1914)].

---

[1] Eine sehr große Reihe von Pilz- und Bakterienfärbungen findet sich auch in dem folgenden Beitrag von Unna [81—105].

### Färbung frischer Präparate.

Hierfür kommen hauptsächlich folgende Färbungen in Betracht:

1. *Methylenblau.*

a) HERXHEIMER pinselt die an Pityriasis versicolor erkrankten Hautstellen mit Methylenblau ein und entfernt nach $^1/_2$ Stunden einige Schüppchen. Die Pilze sind blau gefärbt.

b) Methylenblau nach LÖFFLER. Färben $^1/_4$ Stunde in

**243.**

| | |
|---|---|
| konz. wässer. Methylenblaulösung | 30,0 |
| Kalilauge | 0,01 |
| Aqua dest. | 100,0 |

Auswaschen in $1^0/_0$ Essigsäure. Alkohol. Xylol. Balsam.

c) Nach SAHLI Färben in

**244.**

| | | | |
|---|---|---|---|
| konz. wässer. Methylenblaulösung | 20,0 | oder | 1,0 |
| $5^0/_0$ Borax-Lösung | 16,0 | „ | 1,0 |
| Aqua dest. | 14,0 | „ | 100,0 |

Differenzieren in $^1/_2{}^0/_0$ Essigsäure. Wasser. Alkohol. Xylol. Balsam.

d) KÜHNE färbt in

**245.**

| | |
|---|---|
| Methylenblau | 1,5 |
| Alkohol abs. | 10,0 |
| $5^0/_0$ Carbolwasser | 100,0 |

Auswaschen in Wasser, dann in mit Essigsäure angesäuertem Wasser, bis das Präparat hellblau ist. Dann Wasser, dem einige Tropfen konzentrierter wässeriger Lithiumcarbonicum-Lösung zugesetzt sind. Wasser. Alkohol. Xylol. Balsam.

e) BOECK entfettet Schuppen mit Alkohol-Äther, färbt $^1/_2$—1 Minute in

**246.**

| | |
|---|---|
| $5^0/_0$ wässer. Boraxlösung | 16 Teile |
| konz. wässer. Methylenblaulösung | 20 „ |
| Aqua dest. | 40 „ |

Einlegen in Aqua dest., dem einige Körnchen Resorcin zugefügt werden, $^1/_2$—1 Minute. Differenzieren in $70^0/_0$ Alkohol einige Minuten bis 1 Stunde, oder falls das nicht wirksam ist, in schwacher $H_2O_2$-Lösung. Alkohol. Xylol. Balsam.

f) UNNA zerreibt mit Eisessig befeuchtete Hautschuppen zwischen zwei Traggläsern, trocknet dann den einen schnell in der Flamme und entfettet die Schuppen in Alkohol-Äther. Färben mit

**247.**

| | |
|---|---|
| Borax | 1 g |
| Methylenblau | 1 g |
| Aqua dest. | 100,0 |

$^1/_2$—5 Minuten. Differenzieren in dünnen Säuren. Wasser. Alkohol. Xylol. Balsam.

2. *Polychromes Methylenblau.*

**248.** UNNA färbt damit 2 Minuten und wäscht in Wasser aus. Differenzieren in Jodalkohol. Alkohol. Xylol. Balsam.

KELLOG (1895) färbt lebendige Hyphen und Sporen mit polychromem Methylenblau 10 Minuten. Abspülen in Wasser. Abtrocknen mit Fließpapier. Entfärben mit Anilinöl und $1^0/_{00}$ HCl. Anilin. Xylol. Balsam.

PELAGATTI (nach LEDERMANN) färbt Blastomyceten mit polychromem Methylenblau 10 Minuten. Wasser. $2^0/_0$ rotes Blutlaugensalz 5 Minuten. Wasser. Alkohol. Öl. Balsam.

Oder: Polychromes Methylenblau 10 Minuten. Wasser. Alkohol, dem auf ein Schälchen ein Jodkrystall zugesetzt ist, 5 Minuten. Alkohol. Öl. Balsam.

Oder: Polychromes Methylenblau 10 Minuten. Wasser. $33^0/_0$ wässer. Tannin-Lösung, mit einigen Körnchen Säure-Fuchsin portweinrot gefärbt 15 Minuten. Wasser. Alkohol. Öl. Balsam.

3. *Gentianaviolett.*

**249.** Färbung nach GRAM. Die Präparate kommen 1—5 Minuten in konz. Anilinwasser Gentiana-Violett, das man sich jedesmal frisch wie folgt herstellt (STEIN):

Eine Eprouvette wird bis zu zwei Drittel mit Aqua dest. gefüllt. Man fügt soviel Anilinöl zu, daß der Boden des Glases eben bedeckt ist. Dann wird durch kräftiges Schütteln gründlich durchmischt, durch ein feuchtes Filter filtriert und solange alkalische Gentianaviolettlösung zugetropft, bis das Gemisch völlig undurchsichtig ist.

Nach der Färbung werden die Präparate mit Filtrierpapier abgetrocknet. Nachdem kurz LUGOLsche Lösung (Jod 1, Kal.jodat. 2, Aq. dest. 200,0) und danach Alkohol aufgetropft ist, wird gewässert und mit alkoholischer Fuchsin- oder Safraninlösung nachgefärbt. Wässern. Abtrocknen. Xylol. Balsam.

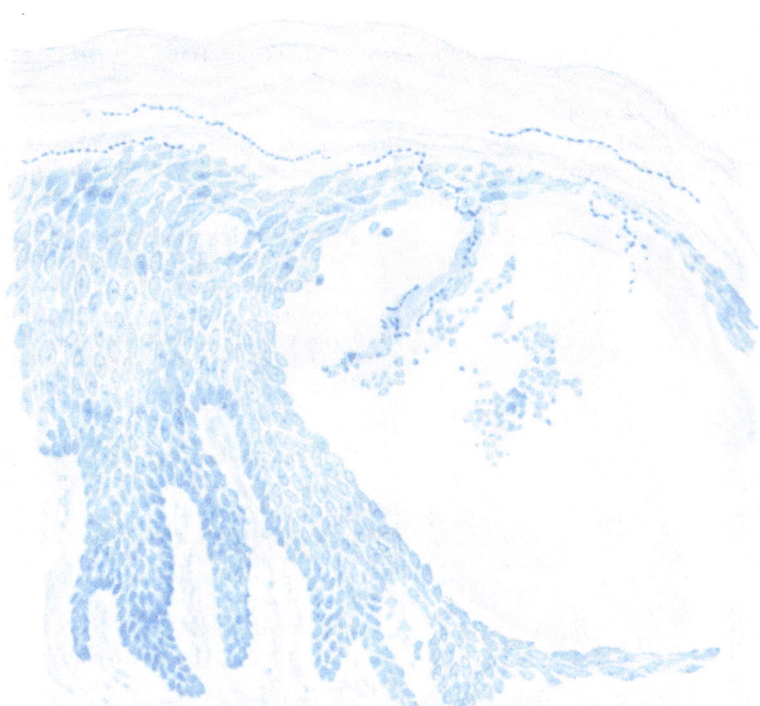

Abb. 60. Trichophytie. Dysidrosis mycotica. (♀, 16 jähr., Großzehe, Beugeseite.) Großes und kleines einkammeriges Bläschen, mäßiges Ödem der Stachelzellschicht. Der Pilz findet sich als septiertes (dunkelblaues) Mycel hauptsächlich in der Hornschicht, reicht jedoch durch das schmale Stratum granulosum in das Lumen des größren Bläschens hinein. Polychromes Methylenblau. O. 147:1; R. 120:1. (Nach O. Gans.)

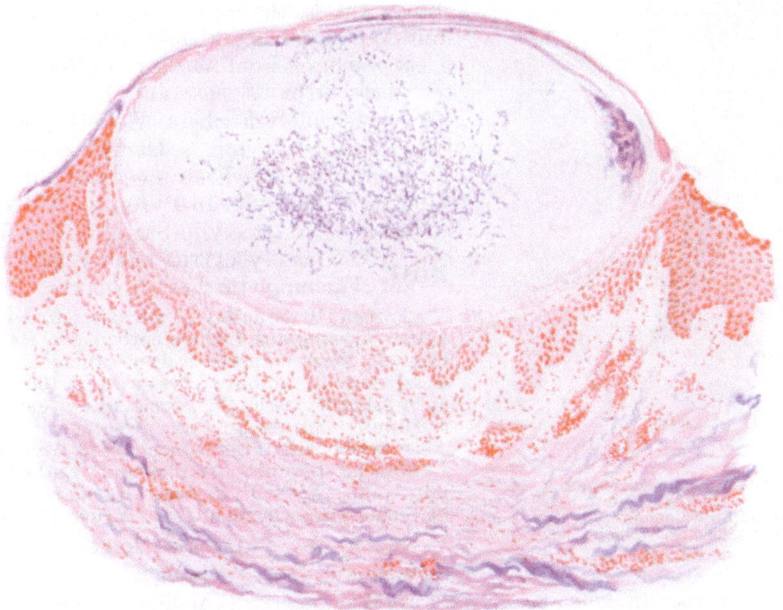

Abb. 61. Favus corporis; Scutulum. (♂, 68 jähr., Brusthaut.) Anfangsstadium. Bläschenartige, umschriebene Vorwölbung der Hornschicht. Im Innern dichtes Pilzgeflecht. Ödem der Stachelzellschicht und des Papillarkörpers; sonstige entzündliche Veränderungen nur gering. Gentianaviolett-Fuchsin. O. 66:1; R. 66:1. (Nach O. Gans.)

### 4. *Methylgrün-Pyronin.*

Heidegger (1928) kocht abgeschabte Brocken und Epidermisteile ohne Aufhellung und Entfettung in einem Blechschälchen kurz mit Methylgrün-Pyronin auf. 10 Minuten stehen lassen. Abspülen. Einschließen in Gly-cerin-Gelatine.

Herpessporen und Mycelien leuchtend rot-braun, Favussporen und Mycelien blauviolett.

### 5. *Methylenazur* (Kraus).

Pilzhaltige Schuppen oder Haare kommen nach Entfettung in Alkohol-Äther 5—10 Mi-nuten in Methylenblaulösung (Grübler). Wasser, bis keine Farbe mehr abgeht. Alko-hol, bis die Schuppen grün werden. Xylol. Balsam.

### 6. Giemsa-Lösung (Herxheimer).

Haare oder Schuppen werden nach Ent-fettung in Alkohol-Äther 5—10 Minuten in konz. Giemsalösung eingelegt. Abwaschen in Aqua dest. Entfärben mit $0{,}25\%$ Tannin-lösung. 5—10 Minuten Aqua dest. Alkohol. Xylol. Balsam.

*Schnittfärbung.*

Fixierung: Alkohol, Sublimat oder Formol.

In den meisten Fällen kann man am *Hämatoxylin-Eosin*-Präparat alle Einzel-heiten erkennen. Noch besser, beson-ders für Kolben ist die Färbung nach van Gieson (S. 487). Hervorragend ist Löfflers Methylenblau (S. 564 [243]), mit dem man 2 Stunden färben muß. Als Gegenfärbung kommt Eosin in Betracht.

Man färbt *Favus* am besten mit Gentianaviolett-Fuchsin (S. 564 [249]), *Blastomyceten* mit Gentianaviolett-Carmin, Sporotricheen ebenfalls damit oder mit Methylgrün-Pyronin, Aktino-myces mit Hämatoxylin-Safranin-Tannin.

**250.** Das Mycel tritt nach Weigert-Färbung am besten hervor.

Färben 10 Minuten in Carmin 5,0, konz. wässer. Lösung von Lithion carbonicum 100,0. Ohne in Wasser auszuwaschen, differenzieren in salzsaurem Alkohol (Salzsäure $1 + 100$ ccm $70\%$ Alkohol). Gründlich auswaschen. Färben 5 Minuten in Anilinwasser-Gentianaviolett. Abtrocknen mit Fließpapier. 2—3 Minuten Lugolsche Lösung. Abtrocknen. Entfärben mit Anilin: Xylol 1 : 1, dann 1 : 2, dann 1 : 3, bis keine Farbe mehr angeht. Xylol. Balsam.

Schmorl empfiehlt folgende Ab-änderung dieser Färbung:

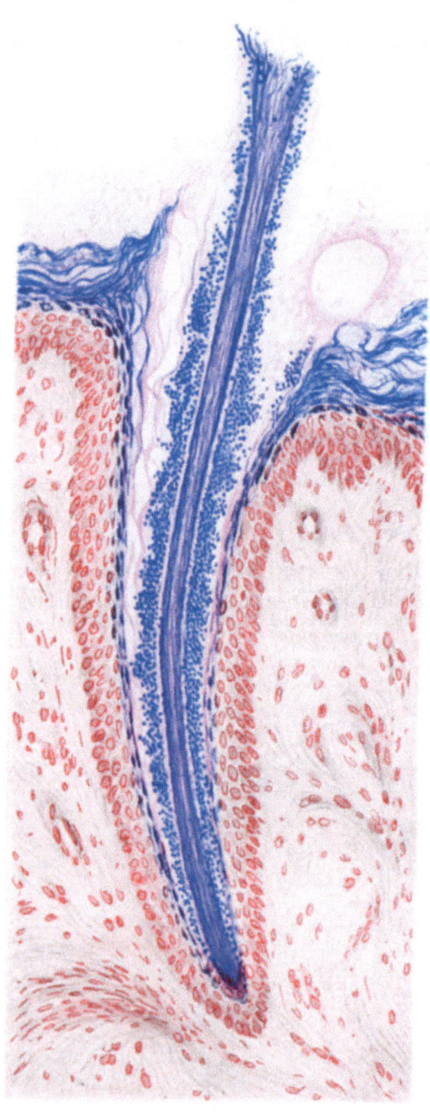

Abb. 62. Schnitt durch eine Mikrosporieplaque. Gram-Weigert-Färbung. Vergr. 210 fach. Die Mikrosporon-Conidien umschließen das Haar manschettenförmig. (Nach J. Kyrle.)

Färbung der entparaffinierten Schnitte wie bei Weigert [250] (Anilinwasser-Gentiana-violett, Jodieren, Anilinöl-Xylol [250]. Alkohol abs. 2—3 Minuten. Konz. wässer. Säure-fuchsin (3 Tropfen auf 15 ccm Aqua dest.) 3 Minuten. Wasser 2 Minuten. Alkohol abs. Xylol. Balsam.

Mycel dunkelblau, Kolben rot, Kerne ungefärbt. Sie sind aber nach Vorfärbung mit Bismarckbraun leicht darzustellen.

Für *Blastomyceten* wird außer der WEIGERTschen Färbung noch folgende
empfohlen: **251.**

Nach RUSSEL. Fixierung: Alkohol oder MÜLLERsche Flüssigkeit. Färben 15 Minuten
in konz. Lösung von Fuchsin in $2\%$ Karbolwasser. Auswaschen. Differenzieren $1/_2$ Minute
in Alkohol abs. Färben 5 Minuten in $1\%$ Jodgrünlösung in $2\%$ Karbolwasser. Alkohol.
Nelkenöl. Balsam.

Nach BUSSE. Färben mit Hämalaun. Wasser. Kurze Zeit Karbolfuchsinlösung
1 : 20 Aqua dest. $96\%$ Alkohol. Alkohol abs. Nelkenöl. Balsam.

Nach CURTIS. Färben mit alkal. Methylenblau 1 : 100. Differenzieren in wässer.
Pyrogallus-Säure 1 : 100.

### Färbung von Bakterien im Ausstrich und in Schnitten[1].

Um Bakterien in Gefrier-, Paraffin- oder Zelloidinschnitten gut darstellen
zu können, fixiert man am besten in Formolalkohol oder Sublimatgemischen.
Von chromsäurehaltigen Flüssigkeiten ist am besten das ORTHsche Gemisch,
(MÜLLERsche Flüssigkeit + Formol) zu verwenden.

Langes Liegen der Präparate in Alkohol muß aber vermieden werden. Will
man Gefrierschnitte herstellen, so läßt man die Schnitte vor der Färbung tunlichst kurze Zeit in Alkohol liegen. Im allgemeinen muß man etwas länger und
unter leichter Erwärmung färben, als sonst bei Färbungen der Gewebe üblich
ist. Karbolxylol und Nelkenöl dürfen nicht als Intermedien benutzt werden.
Man muß die Schnitte vom Alc. abs. unmittelbar in Xylol überführen. Als
Färbestoffe kommen im allgemeinen die basischen Anilinfarben in Betracht.
Es hat sich gezeigt, daß ein Zusatz von Kalilauge, Anilin oder Carbolsäure die
Färbekraft der Bakterien steigert. Im allgemeinen kann man zu Gefrierschnitten
nicht raten, da zu leicht Teile des Gewebes ausfallen können. Höchstens für
rasche Übersicht kommen sie in Betracht [JOANNOVIĆ (1923)].

Für Paraffin- und Celloidinschnitte sind zahllose Färbungen angegeben
worden, von denen die einfachsten Zellkerne und Bakterien in der gleichen
Farbe darstellen, während bei Doppelfärbungen sich beide im Farbton unterscheiden. Legt man den Hauptwert aber auf eine gute Färbung der Bakterien
und will man das Gewebe nur zur Übersicht färben, so empfehlen sich die hier
angegebenen Färbungen.

1. Die größte Bedeutung unter den Färbeverfahren hat die GRAMsche
Färbung erlangt. Sie leistet Hervorragendes, allerdings nicht für alle Bakterien.

Grampositiv sind: Bakterien des Rhinoskleroms, Leprabacillus, Mycel des
Aktinomyces, Staphylokokkus, Tetanusbacillus, Tuberkelbacillus.

Gramnegativ sind: Cholerabacillus, Gonokokkus, Pneumoniebacillus, Typhus-
und Rotzbacillus, Syphilisspirochäten.

Zur Fixierung der Gewebe kommen Alkohol, Formol, Sublimat, MÜLLERsche
und ORTHsche Flüssigkeit in Betracht. Eine Kernfärbung kann man der eigentlichen GRAM-Färbung voraus- oder nachschicken. Der dazu verwandte Farbstoff
muß natürlich frei von Bakterien sein. Deshalb bevorzugt man [JOANNOVIĆ
durch Kochen hergestellte Carminlösungen: Lithioncarmin, Alauncarmin (S.479].

Zur Nachfärbung kann man Karbolfuchsin 1:20 Aq. dest., Bismarckbraun
(2 g + 60 ccm Alk. + 40 ccm Aq. dest., aufkochen filtrieren) verwenden. Die
Nachfärbung mit Anilinfarben ist deshalb von besonderem Vorteil, weil sich
mit ihnen die gramnegativen Bakterien färben.

Sollte die eigentliche Gramfärbung nicht anschlagen, so bringt man die
Schnitte für 10 Minuten in eine $1\%$ wässerige Lösung von Ka. hypermanganicum,
das man mit 2 Volumen Aq. dest. verdünnt. Nachdem man in Wasser abgewaschen hat und mehrere Stunden in $5\%$ Oxalsäure zur Reduktion übertragen
hat, beginnt man mit der Färbung von Neuem.

[1] Vgl. auch S. 513 [120], S. 519 [134], S. 550 [214] u. S. 555 [228].

Unter Berücksichtigung aller dieser Punkte stellt sich die Färbung nach Gram folgendermaßen dar.

Kernfärbung mit Carmin. Wässern. Die Schnitte kommen in Gentiana-(Methyl)-Violettlösung 5 Minuten:

**252.**

Alkohol abs. 3,0
Anilin. pur. 7,0
Aqua dest. 30,0

werden kräftig geschüttelt und durch ein feuchtes Filter auf 5 ccm Gentianaviolett in Substanz gegossen.

Oder: Man hält sich zwei Stammlösungen vorrätig:

I. Alkohol abs. 33 ccm, Anilinöl 9 ccm. Gentianaviolett im Überschuß.

II. Gesättigte wässer. Gentianaviolettlösung. Man gießt zusammen 2 ccm von I + 27 ccm von II. Filtrieren.

Nach der Färbung Abspülen mit Aqua dest. ganz kurz. Lugolsche Lösung 1—2 Minuten höchstens. Differenzieren in 90%/0 Alkohol. Nachfärbung in Anilinfarben (s. oben). Wasser. Alkohol. Xylol. Balsam.

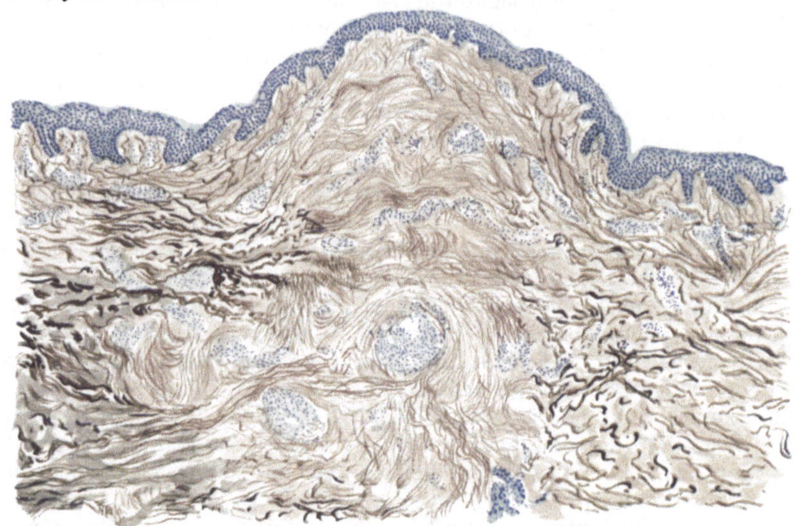

Abb. 63. Sclerodermia diffusa. (Sclerodermia tuberosa.) Brust ♀, 42 jähr. In der Mitte Neubildung des elastischen Gewebes. Homogenisierung des Kollagen (rechts und links in Cutis und Subcutis). Zerfall des Elastins. Links unten Basophilie des Kollagens. Fleckförmige, zum Teil perivasculäre Infiltrate. S. Orcein, polychromes Methylenblau. O. 77:1; R. 60:1. (Nach O. Gans.)

Wenn die Bakterien im Alkohol ihre Farbe wieder abgeben, dann bringt man die Schnitte nach Weigert aus der Lugolschen Lösung in Anilinöl: Xylol 2 : 1, dann 1 : 1, dann 1 : 2. Xylol. Balsam.

Empfehlenswert sind weiter:

Giemsalösung 1 Tropfen auf 1 ccm Aqua dest. 2—12 Stunden (auch länger). Differenzieren in Aceton 95 + Xylol 5, dann 70 + 50 Xylol.

Hervorragend ist weiterhin die Färbung mit

2. *Methylgrün-Pyronin* (S. 489), die die Kerne blaugrün, Bakterien rot darstellt.

3. Löfflersche *Methylenblaufärbung.*

Man mischt: Konz. alkohol. Methylenblaulösung — 30 ccm mit 0,01%/0 Kalilauge — 100 ccm. Die Lösung ist lange haltbar. Man färbt damit 5 Minuten bis $^1/_2$ Stunde, differenziert in 0,5—1%/0 Essigsäurelösung 10—30 Sekunden, auswaschen in 90%/0 Alkohol 2 bis 5 Minuten. Alkohol abs. Xylol. Balsam.

4. Löffler hat noch eine *Methyleosin*-Lösung empfohlen:

Man mischt:

Methyl 1 g
Borax 2,5
Aqua dest. 100,0

Dazu kommt eine Lösung von polychromem Methylblau 25 ccm
Bromeosin B extra (oder extra A.G.) 0,05
gelöst in Aqua dest. 125 ccm.
Nach der Färbung kommen die Schnitte in eine konzentrierte wässerige Lösung von:
Tropäolin 5 ccm
Eisessig 0,5 ccm
Aqua dest. 100,0 ccm.

### 5. *Färbung mit Methylviolett.*

Man färbt in 2 % wässeriger Lösung von Methyl- oder Gentiana-Violett 10—20 Sekunden. Abspülen in Wasser, differenzieren in 70 % Alkohol, bis die Schnitte hellblau erscheinen. Alkohol. Xylol. Balsam.

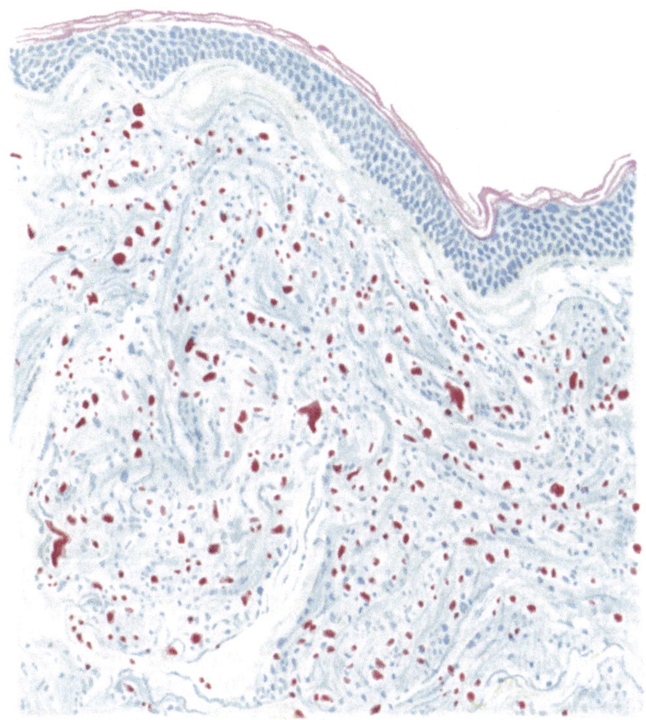

Abb. 64. Lepra tuberosa (♂, 31 jähr., Hirnhaut.) Bacillenfärbung (ZIEHL). Außerordentlicher Bacillenreichtum, geringe Gewebsreaktion. Bacillenfreier, subdermaler „Grenzstreifen". Bacillen zum Teil frei in den Lymphspalten des Gewebes, zum Teil in „Leprazellen" (Histiocyten). Erweiterte Blut- und Lymphgefäße. O. 147:1; R. 120:1. (Nach O. GANS.)

### 6. ZIELERsche *Färbung.*

Hierfür eignen sich am besten in ORTHscher Flüssigkeit fixierte Präparate.
Die Schnitte werden 8—24 Stunden gefärbt in:
Orcein D (GRÜBLER) 0,1
offiz. Salpetersäure 2,0
Alkohol 70 % 100,0
Differenzieren in Alkohol 70 %. Wässern. Färben in polychromem Methylenblau 10 Minuten bis 1 Stunde. Aqua dest. Differenzieren in Glycerinäther nach UNNA, bis der Schnitt hellblau ist und keine Farbwolken mehr abgeben. Aqua dest. Alkohol 70 %. Alkohol abs. Xylol. Balsam.

Kerne und Bakterien sind blau, Protoplasma graubraun, elastische Fasern rotbraun.
Die Färbung eignet sich am besten für Gonokokken und die UNNA-DUCREYschen Streptobacillen (Abb. 63).

Weiterhin wären noch zu nennen:
### 7. Die MAY-GRÜNWALDsche Färbung (S. 547).

## 8. *Die Karbolfuchsinfärbung nach* Pfeiffer (Abb. 64).

Man färbt in:            Aqua dest.    10 ccm
                   + Karbol-Fuchsin 3   ,,

$^1/_4$—$^1/_2$ Stunde. Differenzieren in Alkohol abs., dem 1 : 100 Salzsäure oder Essigsäure zugesetzt sind. Alkohol abs. Xylol. Balsam.

Das Karbol-Fuchsin wird nach Ziehl hergestellt: Zu 100 ccm 5°/₀ Karbolwasser gibt man 10 ccm Alkohol abs. und 1 g Fuchsin.

Bac. leprae färbt man nach Baumgarten in verdünnter Fuchsinlösung 5 Tropfen einer gesättigten alkalischen Lösung auf 5 ccm Aqua dest. 5—7 Minuten. Differenzieren in Salpetersäure + Alkohol abs. 1 : 10 $^1/_4$ Minute. Auswaschen. Färben mit verdünnter wässeriger Methylenblau-Lösung 15 Minuten. Abspülen. Abtrocknen. Xylol. Balsam.

## Literatur.

Achucarro: Z. Neur. 7 (1911). — Agduhr: Z. Mikrosk. 34 (1917). — Alagner: Z. Ohrenheilk. 61 (1910). — Alfieri: Monit. zool. ital. 8 (1897). — Antonow, A.: (a) Z. Mikrosk. 42 (1925). (b) Z. Mikrosk. 43 (1926). — Aputhy: (a) Z. Mikrosk. 5 (1888). (b) Z. Mikrosk. 6 (1889). (c) Z. Mikrosk. 9 (1913). — Argaud: C. r. Soc. Biol. Paris 89 (1926). Arndt, S. J.: Z. Mikrosk. 41 (1924). — Arnstein: Sitzgsber. Akad. Wiss. Wien 74 (1876). Balbanow: Z. Zellforschg 3 (1926). — Bang und Sjövall: Beitr. path. Anat. 62 (1916).— Barfurth: Arch. mikrosk. Anat. 25 (1885). — Barta: Z. Mikrosk. 40 (1923). — Bauer: Morphologische Arbeiten 3 (1894). — Bebris: Z. Mikrosk. 44 (1927). — Becher und Demoll: Einführung in die mikroskopische Technik. Leipzig: Quelle und Meyer 1913. — Becker: (a) Z. Mikrosk. 43 (1926). (b) Arch. of Dermat. 16 (1927). — Bellocqu: Strassbourg méd. 2 (1925). — Belloni und Magaton: Bull. Histol. appl. 3 (1926). — Benda: Arch. path. Anat. 161 (1900). — Benda, S.: (a) Berl. klin. Wschr. 27 (1911). (b) Anat. Anz. 29 (1906). Verh. anat. Ges. 15 (1901). (c) Zbl. Path. 6 (1895). — Bendien und Gans: Z. Mikrosk. 44 (1927). — Benians: Brit. J. exper. Path. 7 (1926). — Bennhold: (a) Dtsch. Arch. klin. Med. 142 (1924). (b) Münch. med. Wschr. 1922. — Benoit: C. r. Soc. Biol. Paris 86 (1922). Berg, W.: (a) Z. Mikrosk. 38 (1912). (b) Abschnitt Chromsäure in der Encyklopädie der mikroskopischen Technik von Krause. 3. Aufl. 1926. (c) Arch. mikrosk. Anat. 62 (1903). (d) Anat. Anz. 31 (1907). (e) Arch. mikrosk. Anat. 65 (1905). — Berge, ten: Z. Mikrosk. 42 (1925). — Best: Über Carminfärbung des Glykogens und der Kerne. Z. Mikrosk. 23 (1906). — Bethe: Anat. Anz. 12 (1896). — Bettmann: (a) Verh. med.-naturwiss. Ver. Heidelberg 1926. (b) Z. Anat. 85 (1928). (c) Klin. Wschr. 5 (1926). — Biasi, di: Z. Mikrosk. 43 (1926). — Bielschowsky: (a) Die Darstellung der Achsencylinder peripherischer Nervenfasern und der Achsencylinder zentraler markhaltiger Nervenfasern. Ein Nachtrag zu der von mir angegebenen Imprägnationsmethode der Neurofibrillen. J. f. Psychiatr. 4 (1905). (b) J. f. Psychiatr. 12 (1909). — Birch-Hirschfeld: Festschrift f. Wagner: Leipzig 1887. — Blanc: Zool. Anz. 6 (1883). — Bloch: Handbuch der Haut- und Geschlechtskrankheiten Bd. 1, S. 1. 1927. — Blum: Anat. Anz 11 (1895). Boas, L.: Über einen neuen Fettfarbstoff. Berl. klin. Wschr. 27 (1911). — Boewenstein: Verh. dtsch. path. Ges. 1908. — Bouin: Archives Anat. microsc. 1 (1897). — Bowen: Quart. J. microsc. Soc. 70 (1926). — Brandt und Kadanoff: Z. Anat. 66 (1922). — Breuning, F: Eine einfache Wässerungsvorrichtung. Z. Mikrosk. 31 (1914). — Brinkmann: Mitt. zool. Station Neapel 16 (1903). — Brunk: Münch. med. Wschr. 52 (1905). — Brünauer: Arch. f. Dermat. 129 (1921). — Burchardt: Cellule 12 (1897). — Busse: Z. Mikrosk. 8 (1892). — Buzzis (a) Mh. Dermat. 7 (1888). (b) Mh. Dermat. 8 (1889). (c) Mh. Dermat. 23 (1896). Calleja: Ref. Z. Mikrosk. 15 (1897). — Carl: Münch. med. Wschr. 1923 u. 1924. — Cederkreutz: Arch. f. Dermat. 128 (1921). — Ciaccio: (a) Anat. Anz. 33 (1908). (b) Zbl. Path. 20 (1909). (c) Virchows Arch. 199 (1910). (d) Beitr. path. Anat.. — 50 (1911). — Christeller: Zbl. Path. 17 (1916). — Clevenger, J. F.: The Ohio Naturalist Bd. 5. — Cole: Anat. Rec. 31 (1925). — Collier: Abderhaldens Handbuch der biologischen Arbeitsmethoden Bd. 217, Abt. VIII, Teil 2, H. 3. 1926. — Courmont und André: C. r. Soc. Biol. Paris 57 (1904). — Curtis, F.: C. r. Soc. ris 58 (1905); nachlesen 1906, 349. Dantschakoff: Z. Mikrosk. 25 (1908). — Dietrich: Verh. path. Ges. 14 (1910). — Dietrich und Kleeberg: Erg. Path. 20 (1924). — Doesseker: Arch. f. Dermat. 129 (1921). — Dogiel: (a) Z. Zool. 75 (1903). (b) Arch. mikrosk. Anat. 64 (1904). (c) Anat. Anz. 27 (1905). (d) Anat. Anz. 27 (1905). — Drahn, F.: Berl. tierärztl. Wschr. 38 (1922). Drastich: Z. Mikrosk. 40 (1923). — Dreysel und Oppler: Arch. f. Dermat. 30 (1895). Drooglerer Fortuyn-van Leyden: Verslg Akad. Wesensch. Amsterd., Wis-en natuurkd. Afd. 35 (1926). Ebner, v.: Wien 1907. Rektoratsrede. — Edinger: Z. Mikrosk. 1 (1884). — Eisenberg: Virchows Arch. 199 (1910). — Eisler: Z. Zellforschg 3 (1926). — Ehrlich: (a) Arch.

Anat. **12** (1876). (b) Z. klin. Med. **6** (1883). — EHRMANN: Wien. klin. Rdsch. **25** (1897). — EHRMANN und FICK: Einführung in das mikroskopische Studium der normalen und kranken Haut. Wien 1905. — EHRMANN und OPPENHEIM: Arch. f. Dermat. **65** (1903). — ELLINGER und HIRT: Verh. anat. Ges. Tübingen **1929**. — ELSCHNIG: Z. Mikrosk. **10** (1893). — EWALD, A.: Sitzgsber. Heidelberg. Akad. Wiss., Math.-naturwiss. Kl. Abt. B. Biol. Wiss. Jahrg. 1919, Abhdlg 16.

FAIRCHILD, D. G.: Z. Mikrosk. **12** (1896). — FARLAND, MC: J. of appl. Microsc. **2** (1899). FAVRE: C. r. Soc. Biol. Paris **93** (1925). — FENGER, M.: C. r. Soc. Biol. Paris **83** (1920). — FEULGEN, R. und K. VOIT: (a) I. Z. physiol. Chem. **135** (1924). (b) II. Z. physiol. Chem. **136** (1924). (c) Z. physiol. Chem. **137** (1924). — FEULGEN, R. und H. ROSSENBCEK: Z. physiol. Chem. **135** (1924). — FEULGEN-BRAUS, F.: Untersuchungen über die Nucealfärbung. Pflügers Arch. **203** (1924). — FISCHEL, R.: Zbl. Path. **16** (1905). — FISCHER: Anat. Anz. **26** (1905). — FISCHER, A.: (a) Arch. mikrosk. Anat. **12** (1876). (b) Arch. mikrosk. Anat. **13** (1877). (c) Anat. Anz. **10** (1895). (d) Fixierung, Färbung und Bau des Protoplasmas. Jena 1899. — FISCHER, B.: Zbl. Path. **13** (1902). — FISCHER, EUG.: Anthrop. Anz. **5** (1928). — FISCHER, O.: Z. Mikrosk. **42** (1925). — FISH: J. of appl. Microsc. **2** (1899). — FLEMMING: (a) Leipzig 1882. (b) Arch. mikrosk. Anat. **37** (1891). (c) Arch. mikrosk. Anat. **45** (1895). (d) Arch. f. Anat. **1897**. — FLINT, J. M.: Bull. Hopkins Hosp. **13** (1902). — FONTANA: Dermat. Wschr. **55** (1912) u. **56** (1913). — FOOT und STROEBELL: Biol. Bull. Wood's Hole **9** (1905). — FRÄNKEL: (a) Nach SCHMORL: Untersuchungsmethoden. (b) Virchows Arch. **204** (1911). — FRANKL: Z. Mikrosk. **13** (1897). — FREUDENBERG: Z. Mikrosk. **43** (1926). — FREUDENTHAL, W.: Arch.f. Dermat. **139** (1922). — FREY: Verh. anat. Ges. **1897**. — FRICKE: Z. Mikrosk. **45** (1928). — FRICKENHAUS: Mh. Dermat. **23** (1896). — FRIEDEMANN: Inaug.-Diss. Bern 1907. — FUJIWARA E KOJIMA: Dtsch. Z. gerichtl. Med. **3** (1923). — FROBOESE und SPRÖHNLE: Z. mikrosk. anat. Forschg **14** (1928).

GANS: Z. Mikrosk. **40** (1923). — GANS und LUTZ: Erg. Anat. **26** (1925). — GANS und PAKHEISER: Dermat. Wschr **1924**, Nr 78. — GANS und SCHLOSSMANN: Dermat. Wschr. **1925**, Nr 80. — GAVAZZENI: Mh. Dermat. **47** (1908). — GAULE: Z. Physiol. **1881**. GAZA, V.: (a) Dermat. Wschr. **1924**, Nr 78. (b) Klin. Wschr. **3** (1924). — GAZA, v. und SCHÄFER: Dermat. Wschr. **78** (1924). — GEIDIER: Mikrosk. Naturf. Berlin **5** (1927). — GERMER: Inaug.-Diss. Berlin 1893 u. Virchows Arch. **133** (1893). — GEROTA: Internat. Mschr. Anat. Physiol. **13** (1896). — GIERCKE: Erg. Path. **11** (1907). — GICKLHORN: Z. Zool. **127** (1926). — GIEMSA: Zbl. Bakter. I. Orig. **89** (1922). — GILL, MC: Anat. Anz. **35** (1909). — GOLDSCHEIDER: Arch. Physiol. **1886**. — GOLODETZ: Chem.-Ztg **1908**, Nr 14. — GRAM: Fortschr. Med. **1884**. — GOSSMANN: Virchows Arch. **265**. — GRAM: Fortschr. Med. **1884**. — GRÄPER, L.: Tropfapparat. Verh. anat. Ges. **1924**. — GREIL: Ein neuer Entwässerungsapparat. Z. Mikrosk. **23** (1906). — GRÄFF: (a) Beitr. path. Anat. **72** (1924). (b) Zbl. Path. **35** (1924). (c) Trans. jap. path. Soc. **14** (1924). (d) ABDERHALDENs Handbuch der biologischen Arbeitsmethoden. Lief. 78, Abt. IV, Teil 1/2, H. 1. — GRIESBACH: Münch. med. Wschr. **1924**. — GÜNTHER: Inaug.-Diss. Berlin 1895. — GUTSTEIN: Virchows Arch. **261** (1926). — GUTSTEIN, NEISSER und GAR: Zbl. Bakter. I Orig. **104** (1927).

HAGER-TOBLER: Das Mikroskop und seine Anwendung. 13. Aufl. Springer 1925. — HANSEN: Zool. Anz. **1895**. — HARDY: (a) J. of Physiol. **5** (1899). (b) Proceed. roy. Soc. London **66** (1909). — HART: Zbl. Path. **19** (1908). — HEIDEGGER: Dermat. Wschr. **1928**, Nr 87. — HEIDENHAIN: (a) Festschrift für KÖLLIKER. Leipzig 1892. (b) Z. Mikrosk. **20** (1903). (c) Z. Mikrosk. **25** (1908). (d) Z. Mikrosk. **33** (1916). (e) Arch. Entw. mechan. **49** (1921). (f) Färbungen. In R. KRAUSES Enzyklopädie der mikroskopischen Technik. 3. Aufl., 1. Bd. 1926. — HEIDENHAIN, M.: (a) Z. Mikrosk. **18** (1901). (b) Z. Mikrosk. **22** (1905). (c) Z. Mikrosk. **32** (1915). (d) Plasma und Zelle I. Jena 1907. (e) Z. Mikrosk. **25** (1908). (f) Z. Mikrosk. **33** (1917). — HEINDL: System und Praxis der Daktyloskopie und der sonstigen technischen Methoden der Kriminalpolizei. Berlin u. Leipzig: W. DE Gruyter u. Co. 1927. — HELLY: (a) Z. Mikrosk. **20** (1904). (b) Z. Mikrosk. **23** (1906). — HENKE und ZELLER: Zbl. Path. **16** (1905). — HERINGA und TEN BERGE: Z. Mikrosk. **40** (1923). — HERMANN: Arch. mikrosk. Anat. **19** (1881). — HERWERDEN: Protoplasma (Berl.) **1** (1927). — HERXHEIMER: (a) Arch. f. Dermat. **1889**. (b) Arch. mikrosk. Anat. **53** (1899). (c) Arch. mikrosk. Anat. **54** (1899). (d) Dtsch. med. Wschr. **1901**. (e) Virchows Arch. **174** (1903). (f) Zbl. Path. **14** (1903). (g) Beitr. path. Anat. **33** (1903). (h) Technik der pathologisch-histologischen Untersuchung. Wiesbaden: J. F. Bergmann 1912. (i) Dermat. Z. **31** (1915). (k) Berl. klin. Wschr. **1915**. (l) Dermat. Z. **32** (1916). (m) Arch. f. Dermat. **122** (1918). — HERXHEIMER-HERRMANN: Dermat. Z. **53** (1928). — HERXHEIMER und NATHAN: Arch.f. Dermat. **123** (1916). — HIRSCH und JAKOBS: Z. Zellforschg **3** (1926). — HIRSCHLER: C. r. Soc. Biol. Paris **90** (1924). — HÖBER: Physikalische Chemie der Zellen 4. Aufl. 1914. — HOEHL: Arch. f. Anat. **1897**. — HOEPKE: (a) Z. Anat. **75** (1925). (b) Handbuch der mikroskopischen Anatomie (v. MÖLLENDORFF) **3**, 1 (1927). (c) Z. Anat. **87** (1928). — HOFER: Arch. mikrosk. Anat. **85** (1914). — HOFFMANN:

(a) Zool. Anz. **7** (1884). (b) Zool. Anz. **56** (1923). — HOFHEINZ: Virchows Arch. **260**. HOLLÄNDER: Mastzellen. In R. KRAUSES Enzyklopädie der mikroskopischen Technik. 3. Aufl., Bd. 2. 1926. — HOLMGREN: (a) Anat. Anz. **20** (1902). (b) Anat. Anz. **21** (1902). HORNOWSKI: Zbl. Path. **24** (1913). — HOYER: Arch. mikrosk. Anat. **36** (1890). — HULISCH: Beitr. path. Anat. **60** (1915). — HUNCK: Z. Beitr. path. Anat. **54** (1912). — HÜTER: Zbl. Path. **22** (1911).

IMHOFER: Zbl. Path. **25** (1914).

JOANNOVIĆ: Methoden der Färbung von Mikroorganismen im Schnitt. In KRAUS und UHLENHUTH, Handbuch der mikrobiologischen Technik Bd. 1. 1923. — JORDAN: Z. Mikrosk. **17** (1900). — JUDIN: Mh. Dermat. **49** (1909). — JUNKIN, MC: Anat. Rec. **24** (1922). — JÜRGENSEN, F.: (a) Dtsch. Arch. klin. Med. **144** (1924). (b) Virchows Arch. **65** (1875).

KADANOFF: Z. Anat. **73** (1924). — KALLIUS: Enzyklopädie 3. Aufl. Bd. 1. 1926. Abschnitt „GOLGIsche Methoden". — KALWARYISKI: C. r. Soc. Biol. Paris **90** (1924). — KARDASEWITSCH, L.: Z. Mikrosk. **42** (1925). — KAWAMURA: Virchows Arch. **207**. — KURSCH: Z. Mikrosk. **29** (1913). — KAUFMANN und LEHMANN: (a) Virchows Arch. **261**. (b) Zbl. Path. **37** (1926). — KELLER: Die Elektrizität in der Zelle. 1925. — KELLOY: Mh. Dermat. **21** (1895). — KEMPF, R.: Allgemeine Laboratoriumstechnik. ABDERHALDENS Handbuch der biochemischen Arbeitsmethoden. Bd. 1. Berlin 1910. — KISSER: (a) Z. Mikrosk. **43** (1926). (b) Zentral-Z. Opt. u. Mechanik **47** (1926). (c) Z. Mikrosk. **45** (1928). — KITSCHENSKY: Beitr. path. Anat. **32** (1902). — KITTSTEINER: Z. Mikrosk. **26** (1909). — KLEEBERG: Virchows Arch. **244** (1923). — KLIEWE: Münch. med. Wschr. **1923**. — KLOPSTOCK und KOWARSKI: Prakt. der klinischen, chemischen, mikroskopischen und bakteriologischen Untersuchungsmethoden. 8. Aufl. Berlin: Urban u. Schwarzenberg 1927. KNIPPING, G. W.: Z. Mikrosk. **39** (1922). — KOCH, R.: Cohns Beitr. Biol. Pflanz. **2** (1876). KOCKEL: Zbl. Path. **10** (1899). — KOGOJ: Dermat. Z. **39** (1923). — KÖHLER, A.: Das Mikroskop und seine Anwendung. Handbuch der biologischen Arbeitsmethoden, herausgeg. v. ABDERHALDEN. Abt. II. Physik. Methoden. H. 2, Lief. 95. Wien u. Leipzig: Urban & Schwarzenberg 1923. — KOPSCH: (a) Z. mikrosk.-anat. Forschg **5** (1926). (b) Z. mikrosk.-anat. Forschg **12** (1928). — KOSSA: Beitr. path. Anat. **29** (1901). — KOVACS: Zbl. inn. Med. **43** (1922). — KRALLINGER: Z. Mikrosk. **45** (1928). — KRAUSE: (a) Arch. mikrosk. Anat. **45** (1895). (b) Kursus der normalen Histologie Berlin u. Wien 1911. — KRAUSPE, C.: Virchows Ach. **237** (1922). — KREIBICH: Arch. f. Dermat. **150** (1926). — KROMAYER: (a) Verh. dermat. Ges. **1890/91**. (b) Dermat. Z. **1897**. — KRUGENBERG und TIELEMANN: Z. Mikrosk. **34** (1917) u. **35** (1918). — KUHN: Z. Mikrosk. **41** (1924). — KULTSCHITZKY: Z. Mikrosk. **4** (1887). — KUTSCHERA-AICHBERGEN: Virchows Arch. **256**.

LANDAU: (a) Schweiz. Arch. Neur. **14** (1923/24). (b) Z. Mikrosk. **40** (1924). — LANDOIS: Arch. mikrosk. Anat. **25** (1885). — LANGERHANS: Virchows Arch. **44** (1868). — LANGHANS: Virchows Arch. **120** (1890). — LAUCHE, G.: Zbl. Path. **33** (1923). — LAUX: Zbl. Path. **38** (1926). — LEDERMANN: (a) Haut in KRAUSES Enzyklopädie der mikroskopischen Technik. 3. Aufl. 2. (1926). Die mikroskopische Technik mit besonderer Berücksichtigung der Färbetechnik. Wien 1903. (b) Kapitel Haut in Enzyklopädie der mikroskopischen Technik. Bd. 2. 1926. — LEHMANN: Die Wasserstoff-Ionen-Messung. Leipzig 1928. — LENTZE: Z. Mikrosk. **45** (1928). — LEPPER: Z. Zellforschg **2** (1925). — LEUPOLD: Erg. Path. **21** (1925). LEVADITI: C. r. Soc. Biol. Paris **59**. — LIESEGANG: Z. Mikrosk. **40** (1923) u. **31** (1914). — LIESEGANG, R.: Dermat. Wschr. **78** (1924). — LIESEGANG, R. F.: Z. Mikrosk. **41** (1924). LILLIE: Passed Assistant. Surg. U. S. publ. Health Service **1928**. — LIPSCHÜTZ: Arch. f. Dermat. **150** (1926). — LOELE: Zbl. Path. **30** (1920); Virchows Arch. **262** (1926). — LOMBARD, W. P.: Amer. J. Physiol. **29** (1912). — LORBEERBAUM und UNNA: Dermat. Wschr. **81** (1925). — LÖWENSTADT, S.: Z. exper. Med. **39** (1924). — LÖWIT: Sitzgsber. ksl. Akad. Wiss. Wien **71** (1875). — LUBARSCH: Enzyklopädie Bd. 2. 1926. — LUBARSCH und WOLFF: Glykogen In KRAUSES Enzyklopädie der Mikroskopischen Technik Bd. 1. 1926. LÜHRING: Z. Morph. u. Ökol. Tiere **11** (1928). — LUNGHETTI: Arch. mikrosk. Anat. **69** (1907).

MACALLUM: (a) J. of Physiol. **22** (1897). (b) Handbuch der biologischen Arbeitsmethoden von ABDERHALDEN. Bd. 5. 1912. (c) J. of Physiol. **86** (1913). — MALLORY: (a) Anat. Anz. **6** (1891). (b) Z. Mikrosk. **18** (1900). — MANGANOTTI: Sperimentale **82** (1928). — MANN: (a) Z. Mikrosk. **11** (1894). (b) Physological Histology. Methods and theory. Oxford 1902. MARCELLE LAMBERT e BALTHAZARD: Le poil de l'homme et des animaux. Paris 1910. MARESCH, R.: Zbl. Path. **16** (1905). — MARTINOTTI: (a) Pathologica (Genova) **9** (1907). (b) Bull. Sci. med. **89**, IX. s. **6**. Bologna 1918. (c) Monit. zool. ital. **31** (1920). (d) Z. Mikrosk. **41** (1924). (c) Arch. ital. Dermat. **1** (1925). — MATSUI: Beitr. path. Anat. **60** (1915). — MATSUURA: Fol. anat. jap. **3** (1925). — MAXIMOW: (a) Arch. mikr. Anat. **67** (1906). (b) Z. Mikrosk. **26** (1909). — MAYER: (a) Mitt. zool. Station Neapel **2** (1880). (b) Mitt. zool. Station Neapel **4** (1883). (c) Internat. Mschr. Anat. u. Physiol. **4** (1887). (d) Z. Mikrosk. **27** (1910). (e) Arch. Dermat. **131** (1921). — MAYER, P.: (a) Zoomikrotechnik. Berlin 1920. (b) Z. Mikrosk. **16** (1899). (c) Z. Mikrosk. **20** (1903).

(d) 24 (1907). (e) 26 (1909). (f) 32 (1915). (g) 33 (1916). (h) 34 (1917). (i) 35 (1918). (k) 36 (1919). (l) 37 (1920). (m) 38 (1921). (n) 39 (1922). — MELCZER: (a) Z. Mikrosk. 41 (1924). (b) Z. Mikrosk. 43 (1926). — MELCZER, N.: Dermat. Z. 47, 255 f. (1926). MELTON, H. D.: J. Labor. a. clin. Med. Washington 7 (1922). — MICHAELIS: Virchows Arch. 164 (1901). — MIGULA: Mikrosk. f. Naturfreunde 4 (1926). — MISLOWITZER: Die Bestimmung der Wasserstoff-Ionen-Konzentration von Flüssigkeiten. Berlin: Julius Springer 1927 u. 1928. — MÖLLENDORFF, v.: (a) Erg. Physiol. 18 (1920). (b) Dermat. Wschr. 1924. (b) Erg. Anat. 25 (1924). (c) Z. Zellforschg 2 (1925). — MÖLLENDORFF, M. v.: Z. Zellforschg 6 (1927). — MÖLLENDORFF, W. und M. v.: Z. Zellforschg 3 (1926). MÖLLENDORFF, v. und TOMITA: Z. Zellforschg 3 (1926). — MOMMSEN: Klin. Wschr. 5 (1926). — MOREL und DALOUS (zit. nach DE RONVILLE): Manuel de Technique micr. Paris 1907. — MOULIN, F. DE: Anat. Anz. 56 (1923). — MÜLLER: Lebendes und überlebendes Objekt. Enzyklopädie der mikroskopischen Technik von KRAUSE. 3. Aufl., Bd. 2 (1926). MYERS: Bull. Hopkins Hosp. 16 (1905).

NATHAN und STERN: Dermat. Z. 53 (1928). — NEUBERT, K.: Z. Anat. 66 (1922). — NEUMANN und HUEBER: Z. Mikrosk. 44 (1927). — NEUMAYER: Z. Mikrosk. 25 (1908). — NEUMAYER in KRAUSES Encyklopädie der mikroskopischen Technik. 3. Aufl. 1 (1926). NIKIFOROW: Z. Mikrosk. 5 (1888).

OBREGIA: Neur. Zbl. 9 (1890). — OELZE: Z. Mikrosk. 44 (1927). — OKAJIMA: Fol. anat. jap. 4 (1926). — OKAJIMA und KANAIZUKA: Fol. anat. jap. 7 (1929). — OVERTON: Z. Mikrosk. J. 1890.

PARRISIUS: Münch. med. Wschr. 68 (1921). — PASINI: (a) Mh. Dermat. 16 (1893). (b) Mh. Dermat. 40 (1905). — PATZELT: (a) Animale Histochemie. Fortschr. Mikrochem. Wien 1927. (b) Wien. klin. Wschr. 1928. — PEEZULSKI: C. r. Acad. Sci. Paris 162 (1918). — PETER: Z. Anat. 72 (1924). — PETERSEN: (a) Mikroskopie im gefärbten Licht. (b) Z. Mikrosk. 41 (1924). — PETERFI: Das mikrurgische Verfahren. In KRAUS und UHLENHUTH, Handbuch der mikrobiologischen Technik. Bd. 3. 1924. — PÉTERFI, J.: (a) Z. Mikrosk. 38 (1921). (b) Naturwiss. 11 (1923) u. Handbuch der mikrobiologischen Technik von KRAUS-UHLENHUTH 3. Bd. 1924. (c) Mikrurgische Methodik im Handbuch der biologischen Arbeitsmethoden von ABDERHALDEN. Abh. 5, Teil 2, H. 5. 1924. — PETROFF: Z. Beitr. path. Anat. 71 (1923). — PINKUS: Die normale Anatomie der Haut. Handbuch der Haut- und Geschlechtskrkh. herausg. von JADASSOHN Bd. I/1. Berlin: Julius Springer 1927. — PISCHINGER: Z. Zellforschg 3 (1926) u. 5 (1927). — PLECNIK: Z. Mikrosk. 19 (1902). — POLICARD: Bull. Hist. appl. 3 (1926). — POLITZER: Biochem. Z. 151 (1924). — POLITZER: Z. Zellenfehre 1 (1924). — POSO: Esperienze microtechnice Napoli 1910. Z. Mikrosk. 27 (1910).

RABL: Z. Mikrosk. 11 (1894). — RANKE: (a) Sitzgsber. Heidelberg. Akad. Wiss., math.-physik. Kl. Beil. Abt. B. 1913. (b) Z. Mikrosk. 45 (1928). — RANVIER: Traité technique d'Histologie. Paris 1889. — RAWITZ: Über den Einfluß der Osmiumsäure auf die Erhaltung der Kernstrukturen. Anat. Anz. 10 (1895). — REIMANN und UNNA: Med. Klin. 8 (1912). RENAUD: C. r. Soc. Biol. Paris 92. 1925. — RETTERER: J. Anat. et Physiol. 39 (1903). RIBBRET, G.: (a) Zbl. Path. 7 (1896). (b) Z. Mikrosk. 15 (1898). — RIO HORTEGA: Trab. Labor. Invest. biol. Univ. Madrid 14 (1916). ROEHL: Beitr. path. Anat. Festschr. s. ARNOLD. — ROMEIS: (a) Z. Anat. 80 (1926) (Festschrift MOLLIER). (b) Virchows Arch. 264 (1927). — ROMEIS, L.: (a) Z. Mikrosk. 31 (1914). (b) Naturwiss. 34 (1922). (c) Taschenbuch der mikroskopischen Technik. 11. Aufl. 1924. — RUBASCHKIN: Anat. Anz. 34 (1907). RUBENTHALER: Méthode générale de fixation ayant pour but de vestreindoe les artefacts. Z. Mikrosk. 24 (1907).

SACK: Arch. mikrosk. Anat. 46 (1895). — SAINT HILAIRE: Z. physiol. Chem. 26 (1898). SALAZAR, A. L.: Anat. Rec. 26 (1923). — SANNOMIYA: Fol. anat. jap. 4 (1926). — SATA: Beitr. path. Anat. 27 (1900). — SAPHIER: Arch. f. Dermat. 136 (1921). — SAUER: Dtsch. Z. gerichtl. Med. 1 (1922). — SCHAFFER: (a) Wien. klin. Wschr. 22 (1891). (b) Z. Mikrosk. 10 (1893). (c) Wien. klin. Wschr. 45 (1896). — (d) Z. Zool. 66 (1899). (e) Z. Mikrosk. 16 (1899). (f) Z. Mikrosk. 19 (1902). (g) Zbl. Physiol. 21 (1907). (h) Verh. anat. Ges. 1914. SCHARPFF: Z. Mikrosk. 43 (1926). — SCHARRER: Z. Mikrosk. 44 (1927). — SCHIEFFER-DECKER: Z. Mikrosk. 3 (1886). — SCHILLING: Abschnitt Mikroskopische Blutuntersuchungs-methoden. In KRAUS und UHLENHUTH, Handbuch der mikrobiolodischen Technik Bd. 3. 1924. — SCHMIDT, W. J.: (a) Z. Mikrosk. 35 (1918). (b) Die Bausteine des Körpers in polarisiertem Lichte. Bonn: F. Cohe 1924. (c) Z. Mikrosk. 41 (1924). — SCHNEIDER: Kernteilung. In KRAUSES Enzyklopädie der mikroskopischen Technik Bd. 3 (1926). — SCHRIDDE: (a) Zbl. path. Anat. 16 (1905). (b) Hämatologische Technik. 1. Aufl. Jena: Gustav Fischer 1910. (c) Z. Mikrosk. 27 (1910). (d) NÄGELI, Die hämatologische Tech-nik. Jena: Gustav Fischer 1910. — SCHUBERG: Einführung in die Technik des Zoologi-schen Laboratoriums. Leipzig 1910. — SCHUBERG, A.: Zoolog. Praktikum Bd. 1. Leipzig 1910. — SCHUBENKO-SCHUBIN: Dtsch. med. Wschr. 51, 1823 (1925). — SCHUENINOFF: Zbl. Path. 19 (1908). — SCHULTZ: (a) Zbl. Path. 1924/25. (b) Verh. dtsch. path. Ges. 1925. —

Schultze: Sitzgsber. physik. med.-Ges. Würzburg 1906. — Schultze, M.: (a) Virchows Arch. 30 (1864). (b) Arch. mikr. Anat. 1865 u. 1866 u. Z. Mikrosk. 1867 — Schulze, P.: Sitzgsber. Ges. naturf. Freunde 1922. — Schur, G.: Z. angew. Anat. 5 (1920). — Schwenter-Trachsler: Mh. Dermat. 43 (1906) u. 47 (1908). — Seemann: Zbl. Path. 38 (1926). — Shapiro: Quart. microsc. Soc. 68 (1924). — Siegel: Z. Path. 34 (1924). — Sjöbring: Anat. Anz. 17 (1900). — Sjövall: Anat. H. 30 (1905). — Siding: Z. Mikrosk. 22 (1905). — Sitsen: Zbl. Path. 16 (1905). — Smirnow: Internat. Mschr. Anat. 10 (1893). — Smith: J. Path. 13 (1908). — Solger: Gehirnmethoden. Enzyklopädie der mikroskopischen Technik von R. Krause. 3. Aufl., Bd. 2. 1926. — Spalteholz: (a) Mikroskopie und Mikrochemie. Leipzig 1904. b) Enzyklopädie der mikroskopischen Technik Bd. 3. 1927. — Spalteholz, W.: (a) Abschnitt Isolationsmethoden in der Enzyklopädie der mikroskopischen Technik von Krause. 3. Aufl., Bd. 2. 1926. (b) Macerationsmethoden. Ebenda. — Spatz: Verh. dtsch. path. Ges. 1923. — Spatz, J.: Verh. dtsch. path. Ges. 19. Tagg 1923. — Spöttel: Der Tierzüchter 4 (1925). — Spuler, A.: Abschnitt Sublimat in der Enzyklopädie der mikroskopischen Technik von Krause. 2. Aufl. 1910. — Staemmler: Virchows Arch. 253 (1924). — Steinach: Z. Mikrosk. 4 (1887). — Steiner: Die Fadenpilzerkrankungen des Menschen. München: J. F. Lehmann 1914. — Sternberg: Zbl. path. Anat. 16 (1905). — Stieve: Z. mikrosk.-anat. Forschg 6 (1926). — Stieve, S.: Arch. mikrosk. Anat. in Entw.mechan. 99 (1923). — Stoeltzner: Z. Mikrosk. 23 (1906). — Stöhr: (a) Anat. Anz. 54 (1921). (b) Z. Anat. 63 (1922). (c) Lehrbuch der Histologie. 8. Aufl. 1898. — Stöhr-v. Möllendorff: Lehrbuch der Histologie und der mikroskopischen Anatomie des Menschen mit Einschluß der mikroskopischen Technik. 20. Aufl. 1924. — Straub, W.: Münch. med. Wschr. 67 (1920). — Stricker: (a) Wien. med. Jb. 1871. (b) Handbuch Lehre von den Geweben. Leipzig 1871. — Strassburger: (a) Großes botanisches Praktikum. Jena 1897. (b) Befruchtung und Zellteilung. Jena 1878. — Studnicka: Z. Mikrosk. 23 (1906). — Sumiter: Virchows Arch. 200 (1910). — Szymonowisz: Arch. mikrosk. Anat. 45 (1895). — Szymonowisz, L.: Lehrbuch der Histologie und der mikroskopischen Anatomie mit besonderer Berücksichtigung des menschlichen Körpers einschließlich der mikroskopischen Technik. 5. Aufl. 1924.

Tello: Trab. Labor. Invest. biol. Univ. Madrid 12 (1915). — Tellyesniczky: (a) Arch. mikrosk. Anat. 52 (1898). (b) Erg. Anat. 1901. 11. (c) Fixation. Enzyklopädie der mikroskopischen Technik. 2. Aufl. 1910. — Thanhoffer: Das Mikroskop. Stuttgart 1880. — Thoma: Z. Mikrosk. 19 (1804.) — Templeton: Arch. of Dermat. 14 (1926). — Thuringer: (a) J. Labor. clin. Med. 11 (1925). (b) Anat. Rec. 28 (1925). — Tryb: Arch. f. Dermat. 143 (1923). — Tschernjachiwsky: (a) Z. Mikrosk. 42 (1925). (b) Z. Mikrosk. 44 (1927).

Ugriumow: Z. Mikrosk. 45 (1928). — Unna: (a) Arch. mikr. Anat. 30 (1887). (b) Mh. Dermat. 8 (1889). (c) Z. Mikrosk. 8 (1892). (d) Mh. Dermat. 19 (1894). (e) Mh. Dermat. 20 (1895). (f) Mh. Dermat. 24 (1897). (g) Dtsch. Medizinalztg 1898. (h) Mh. Dermat. 37 (1903). (i) Arbeiten aus Dr. Unnas Klinik. Hamburg 1909. (k) Dermat. Wschr. 79 (1924). — Unna und Golodetz: Mh. Dermat. 50 (1910). — Unna, P. G.: (a) Dermat. Wschr. 56 (1913). (b) Festschr. Eppendorfer Krankenhaus 1914. (c) Z. Mikroskop. 31 (1914). (d) Handbuch der biochemischen Arbeitsmethoden Abt. 5, Teil 2, S. 1. 1921. (e) Zbl. Bakter. I Orig. 88 (1922). (f) Elacin. Enzyklopädie der mikroskopischen Technik Bd. 1, S. 480—481. 1926. — Unna und Fezer: Virchows Arch. 246 (1923). — Unna und Schumacher: Lebensvorgänge in der Haut der Menschen und Tiere. Leipzig und Wien 1925. — Unna-Taenzer: Mh. Dermat. 19 (1894) u. 12 (1886).

Verocay: Verh. dtsch. Naturforsch. 80. Verslg 2 (1909). — Virchow, G.: Arch. mikr. Anat. 24 (1885). — Vodrazka: (a) Z. Mikrosk. 41 (1924). (b) Z. Mikrosk. 44 (1927). — Vogt: Verh. anat. Ges. 1923. — Vowiller: Verh. anat. Ges. 1923. — Vonviller, P.: (a) Schweiz. med. Wschr. 25 (1923) u. Path. 33 (1923). (b) Bull. Histol. 1 (1924). (c) Vjschr. naturf. Ges. Zürich 1924. (d) Z. Anat. 76 (1925). — Vörner: Dermat. Z. 10 (1903). — Voss: Verh. anat. Ges. 1925. — Vossler: Z. mikrosk. 7 (1891).

Waddington: J. roy. Microsc. Soc. London 3 (1883). — Walsem, van: (a) Z. Mikroskop. 31 (1914). (b) Z. Mikrosk. 38 (1921). (c) Z. Mikrosk. 40 (1923). (d) Z. Mikrosk. 41 (1924). (e) Z. Mikrosk. 42 (1925). (f) Z. Mikrosk. 43 (1926). (g) Z. Mikrosk. 44 (1927). (h) Z. Mikrosk. 45 (1928). — Walthard: Frankf. Z. Path. 33 (1925). — Wasielewsk, v.: Z. Mikrosk. 16 (1899). — Weidenreich: (a) Z. Mikrosk. 43 (1926). (b) Z. Anat. 79 (1926). — Weigert: (a) Z. Mikrosk. 2 (1885). (b) Zbl. Path. 9 (1898). — Weiss, F.: Dtsch. Arch. klin. Med. 119 (1916). — Wernecke: Arch. Entw.mechan. 42 (1916/17). — Weski, O.: Anat. H. 54 (1901). — Wieser, v.: Z. Mikrosk. 29 (1912). — Winkler, L. V.: Ber. dtsch. chem. Ges. 38 (1905). — Winiwarter und Sainmont: Z. Mikrosk. 25 (1908). — Wile: Mh. Dermat. 48 (1909). — Wolff: Z. Mikrosk. 31 (1914). — Wooley: Bull. Hopkins Hosp. 14 (1903).

Zenker: Münch. med. Wschr. 41 (1894). — Zimmermann: Handbuch der mikroskopischen Anatomie, herausgegeben v v. Möllendorff. Bd. 5, 1. 1927. — Zurhelle, F.: Dermat. Z. 35 (1922).

# P. G. Unnas Färbemethoden.

Von

P. G. Unna †-Hamburg und Paul Unna jun.-Hamburg.

## 1. Vorwort.

Es empfiehlt sich, den in dieser Abhandlung zusammengestellten Formeln einige historische Bemerkungen und Begriffserklärungen vorauszuschicken.

Es war ein großer Fortschritt der Färbetechnik, als uns Paul Ehrilch die *Säure-Basen-Affinität* zwischen saurem Kernchromatin und basischen Farben kennen lehrte. Diese Begriffe genügten, solange sich die Wissenschaft mit einfachen Kernfärbungen zufrieden gab, und sie reichten auch noch aus, als zwei neue, saure Substanzen neben den Nucleoproteiden des Kerns aufgefunden wurden, das *Globulin* der Kernkörperchen und die *Cytose* des Protoplasmas. Pappenheim entdeckte einen fundamentalen Unterschied unter den basischen Farben, indem Methylgrün nur den Kern der Lymphocyten, Pyronin nur deren Plasma färbte. Auf diesen Unterschied baute P. G. Unna seine Nuclein-Nucleolin-Methode auf (Pappenheim-Unna-Färbung), welche eine prächtige Farbenanalyse sämtlicher Gewebe zur Folge hatte.

Aber nun zeigte sich, daß doch noch nicht alle chemischen Gewebsdifferenzen selbst von dieser Färbungsmethode erfaßt wurden. Mit Kalipermanganat behandelte Schnitte lehrten, daß die Kerne viel weniger Sauerstoff *aus ihm* annehmen als das Plasma, und die Gewebe zerfielen jetzt in die Gruppen der *Reduktionsorte* und *Sauerstofforte*. Für die letzteren, mit einem Überschuß von Sauerstoff bedachten Formelemente fand sich auch ein spezifisches Färbemittel, das *Rongalitweiß*. Bei der Herausarbeitung der Sauerstofforte und Reduktionsorte aller Gewebe ergab sich nun eine neue, bisher ungeahnte Gesetzmäßigkeit, nämlich die Affinität zwischen sauerstoffarmen Geweben und sauerstoffreichen Färbungsmitteln einerseits und sauerstoffreichen Geweben (hauptsächlich Kernen und Mastzellen) und sauerstoffarmen Färbungsmitteln (Methylenweiß) andererseits. Ein zweites Gesetz der Affinität stellte sich neben das Ehrlichsche, die *oxypolare Affinität*.

In früherer Zeit, als die Ehrlichsche Theorie der chemischen Affinität zwischen Gewebselementen und Farben bereits Allgemeingut der Wissenschaft geworden war, hielt man es noch für möglich, daß ein und dasselbe Formelement ebensogut von basischen Farben, z. B. Methylenblau, wie von sauren, z. B. Eosin gefärbt werden könnte, eine für folgerichtiges Denken sehr unbehagliche Annahme. Diese konnte man endgültig fallen lassen, als die Fortschritte der Gewebslehre die Anschauung nötig machten, daß alle tierischen Gewebe mit wenigen Ausnahmen aus 2 (Plasma) oder 3 (Kern) Horizonten bestehen, für welche P. G. Unna den Namen: *Stockwerke* einführte. Dieselben sind chemisch verschieden, biologisch selbständig, aber fest miteinander verbunden. Das unterste Stockwerk ist ein basisches Eiweiß, nur färbbar mit sauren einfachen Farben und identisch mit dem *Plastin* von Reinke. Das obere enthält eines der sauren Eiweiße: Nucleoproteide, Globulin oder Cytose. Das mittlere, von P. G. Unna *Mesoplastin* genannt, schiebt sich zwischen das basische und das saure ein und läßt sich weder mit basischen noch mit sauren Farben färben, sondern nur mit der Beizfarbe: Hämatein + Alaun.

Es ergab sich also eine tinktorielle Grundverschiedenheit derjenigen Eiweiße, deren Komplexe erst die Formelemente des Gewebes zusammensetzen, und es lag der Gedanke nahe, diese Verschiedenheit zu benutzen, um sie einzeln durch Lösungsmittel dem Gewebe zu entziehen. Nach der Herauslösung mußte der Platz des betreffenden Gewebselementes leer bleiben und nicht mehr durch das spezifische Färbungsmittel darstellbar sein. Diese färberische Untersuchungsmethode der Gewebe vor und nach der Behandlung mit eiweißlösenden Mitteln bildet das Wesen der *Chromolyse*. Beispielsweise entzieht bei der Chromolyse des Kerns Kochsalzlösung das Globulin des Kernkörperchens, Alkali die Nucleoproteide, was bei Verwendung der Pappenheim-Unna-*Färbung* schlagend hervortritt.

## 2. Technische Einleitung.

Die hier folgenden Formeln, die im Register alphabetisch geordnet sind, stammen aus verschiedenen Epochen der Plasma-Kern-Färbungszeit. Bei ihr finden infolgedessen die alten Härtungs- und Fixierungsmethoden mit denaturierenden Flüssigkeiten noch Anwendung. Sehr gering ist die Denaturierung durch Alkohol bei der Celloidin- und Paraffineinbettung, da die kurze Behandlung mit absolutem Äthylalkohol den Schnitt hauptsächlich nur entwässert. Diese fällt ganz fort bei der *Gefriermethode,* welche daher das Ideal der neueren Methoden darstellt.

Die Formalinbehandlung der Gewebsstücke dagegen entzieht denselben in erheblichem Grade Sauerstoff und hat daher einen einseitig verändernden Einfluß auf manche wichtigen Färbungen. So macht sie die Gewebe ganz unbrauchbar für die Rongalitweiß- und die Neutralviolettfärbungen. In dieser Beziehung weniger schädlich ist die einfache Osmierung in den fettfärbenden Formeln. Die Alkoholfixierung hat sich für dermatologische Zwecke am meisten bewährt. Möglichst kleine kubische Hautstücke werden nach oberflächlichem Abspülen mit Leitungswasser in ein reines Glasgefäß gebracht, welches zur Hälfte mit Watte und ebenso hoch mit absolutem Alkohol gefüllt ist. Die Stücke, welche in der obersten und konzentriertesten Alkoholschicht entwässert und fixiert werden, bleiben hier unter mehrfachem Wechseln des absoluten Alkohols bis zur völligen Härtung und werden dann schnell durch Xylol in Paraffin, oder durch Alkohol-Äther in Celloidin übertragen.

Von anderen Fixierungen werden gebraucht die Formalin-, Osmium- und Sublimatfixierung.

Die Formalinfixierung ist besonders zu empfehlen zur Hervorhebung von Mikroorganismen (z. B. Streptobacillen) und zur Fixierung von Lipoiden.

Die Osmiumfixierung hat sich bewährt bei der Darstellung des Fetts und der Lipoide, sowie der Lepra- und Tuberkelbacillen.

Die Sublimatfixierung wird besonders für sehr leicht zerstörbare Elemente wie Amöben, Trypanosomen und Blutkörperchen angewandt.

Nach der Fixation kommen die Stücke nach gründlicher Wässerung wie bei der Alkoholfixierung möglichst schnell in die Einbettungsmedien, Celloidin oder Paraffin.

Die Celloidintechnik hat gegenüber der Paraffintechnik gewisse Vorzüge, aber auch Nachteile. Vorteilhaft ist die gute Konservierung der Schnitte und der Sauerstoffgehalt des Celloidins (durch $HNO_3$-Darstellung). Bei der Paraffinmethodik wird der Schnitt durch Alkohol-Xylolbehandlung zu stark ausgetrocknet; es treten Risse und Schrumpfungen auf, wodurch eventuell Ödem oder Lymphspalten vorgetäuscht werden können. Die Celloidintechnik läßt nur Schnitte bis zu 10 $\mu$ Dicke zu, während mit Paraffin Schnitte von 5 $\mu$ und darunter zu erzielen sind. Unseres Erachtens eignet sich die Haut infolge ihrer Inhomogenität (Keratin, Fettgewebe) besser für das Verfahren mit dem elastischen Celloidin. Auch kommt es bei der Haut nicht so sehr auf dünne Schnitte an, da es wichtiger ist, die Organe der Haut (Haarbälge, Knäuelgänge usw.) auf längere Strecken verfolgen zu können, was bei zu dünnen Schnitten unmöglich ist. Die hier zusammengestellten Färbemethoden geben so gut differenzierte Färbungen, daß auch in dickeren Schnitten alle Formelemente hervortreten. Wo ausnahmsweise sehr dünne Schnitte erforderlich sind, wie z. B. bei der Epithelfaserfärbung, wird besonders darauf hingewiesen.

Die Paraffin- und Celloidinblöcke werden mit dem Mikrotom geschnitten und die Schnitte im Schälchen gefärbt, im allgemeinen nicht aufgeklebt. Die angegebenen Färbezeiten beziehen sich nur auf freie, nicht auf angeklebte Schnitte. Zum Wässern der Schnitte genügt Leitungswasser; wo destilliertes Wasser erforderlich ist, wird dies im Text gesagt. Eine Berührung des Fixierungs-alkohols mit gerbsäurehaltigen Flaschenkorken oder mit Holzklötzchen ist zu vermeiden, weil durch gerbsäurehaltigen Alkohol einerseits Cytose ausgezogen, andererseits Kollagen gegerbt wird und infolgedessen die wichtigen Methyl-grün + Pyronin- und Polychromblau-Methoden völlig versagen. Korke und Klötz-chen sind vorher längere Zeit in Sodawasser auszukochen und die Korke vorher zu paraffinieren. Eine Verwendung von eingeschliffenen Glasstöpseln ist jedoch noch besser. Auch der Gebrauch von Eisennadeln kann bei den empfindlichen Granoplasma- und Sauerstoffmethoden schlechte Resultate herbeiführen; des-halb sind Glas-, Nickel- oder Platinnadeln und Hornpinzetten zu bevorzugen.

Die neuesten biochemischen Studien P. G. Unnas lehnen die erwähnten Fixierungsmethoden als überflüssig ab. In der Tat kann man, wenn man von der chemischen Färbungstheorie überzeugt ist, der Fixierung konsequenterweise völlig entbehren. Mit Gefrierschnitten und Rasiermesserschnitten lassen sich die Färbungen ebenso deutlich darstellen, und der Vorwurf, durch Fixierung mit denaturierenden Flüssigkeiten Kunstprodukte erzeugt zu haben, fällt fort. Färbemethoden, welche sich mit der Lebendfärbung beschäftigen (Nr. 5 bis Nr. 8) verlangen durchaus überlebendes Gewebe in frischem Zustande und verbieten jegliche Fixierung. Anders ist es schon bei der Permanganatmethode, welche auch noch an Alkoholpräparaten gelingt. Unsere Gefriertechnik weicht von der üblichen Methodik nicht ab.

Bei unseren vorstehenden Ausführungen haben wir eine allgemeine Kenntnis der üblichen Histotechnik bei unseren Lesern vorausgesetzt.

# 3. Darstellung der Reduktionsorte und Sauerstofforte der Haut.

Die Haut kann den relativen Mangel an Sauerstoffzufuhr (Anämie, Asphyxie) lange, einen *totalen* Sauerstoffmangel eine Zeitlang vertragen, wohingegen andere Organe (Großhirn, Netzhaut) verhältnismäßig rasch bei Sauerstoffmangel zu-grunde gehen. Die Haut ist auf relativen Sauerstoffmangel eingerichtet und benutzt zu diesem Zwecke ein System von *Sauerstofforten* (Sauerstoffquellen: Kerne, Mastzellen und Sauerstoffspeichern: Granoplasma, Globulin der Kern-körperchen, Knorpelgrundsubstanz).

Alle Sauerstofforte sind Orte mit Sauerstoffüberschuß.

*Die Reduktionsorte,* zu denen das Protoplasma der Oberhaut, der Drüsen-epithelien, Haare und Nägel, sowie Elastin, Muskeln und Nerven gehören, sind Sauerstoffzehrer.

Kollagen und subcutanes Fett stehen insofern in der Mitte, als sie weder freien Sauerstoff enthalten noch Sauerstoff in sich speichern; sie sind mit Sauerstoff abgesättigt.

## I. Die Reduktionsorte.

Zur Darstellung der Reduktionsorte benutzen wir drei Methoden:

### a) Kalipermanganat-Methode.

1. $1^0/_0$ige wässerige Lösung von Kalipermanganat
   $^1/_2$—1 Minute (bei Gefrierschnitten),
   5—10 Minuten (bei gehärtetem Material),
2. Abspülung in Leitungswasser,
3. Alkohol absol., Bergamottöl pur., Cedernöl.

**1.**

Bei der Färbung zersetzt sich die Permanganatlösung in der Weise, daß Sauerstoff, Kalilauge und Mangansuperoxyd abgeschieden werden:

$$2\,KMnO_4 + H_2O = 2\,MnO_2 + 2\,KHO + 3\,O.$$

Der freie Sauerstoff wird von den Sauerstofforten (Kerne, Mastzellen) aufgenommen, wie sich an der verstärkten Methylgrünfärbung der manganierten Kerne erkennen läßt. Das Mangansuperoxyd, $MnO_2$, welches freilich selbst ein Reduktionsprodukt des Kalipermanganats ist, aber doch noch überreichlich Sauerstoff enthält, verbindet sich *oxypolar* mit den Reduktionsorten (Hornschicht usw.) und färbt dieselben gelblich, bräunlich, braun bis braunschwarz.

Die abgeschiedene Kalilauge bewirkt eine momentane Quellung und Erweichung der Schnitte, wird jedoch aus denselben bei der Abspülung mit Wasser vollkommen beseitigt. Da aber bei der nachträglichen Entwässerung der Gefrierschnitte durch Alkohol solche vorher gequollenen Schnitte stärker schrumpfen als gewöhnlich, ist es ratsam, zwischen die Permanganatbehandlung von Gefrierschnitten und die Entwässerung eine Glycerinbehandlung einzuschieben. Die Schnitte werden nach der Abspülung auf dem Objektträger mit Fließpapier vom Wasser befreit, mit einem Tropfen Glycerin bedeckt und so 12 Stunden unter einem Deckglas belassen. Dann erst werden die Schnitte in einem Schälchen mit Wasser heruntergespült und können nun ohne Schrumpfen durch Alkohol in Bergamottöl und Cedernöl gebracht werden.

Die ganze Einwirkung des Permanganats ist als eine *Sauerstoffbereicherung des Schnittes* aufzufassen.

### b) Eisen + Cyan-Methode.

**2.** 1. Mischung von $1\%$igen Lösungen von Eisenchlorid und Ferricyankalium zu gleichen Teilen     5 Minuten,
2. Abspülung in Leitungswasser,
3. Alkohol absol., Öl, Canadabalsam.

In Berührung mit dieser Mischung reduzieren die Reduktionsorte das Ferri- zu Ferrocyankalium, das sich mit dem ebenfalls von ihnen aufgenommenen Eisenchlorid zu Berlinerblau verbindet, welches im Entstehungsmomente die Reduktionsorte blau färbt. Diese erscheinen in ähnlicher Abstufung gefärbt wie bei der Manganmethode.

### c) Tetranitrochrysophan-Methode.

**3.** 1. Lösung von $1\%$ Tetranitrochrysophansäure in Xylol     5 Minuten,
2. Xylol, Balsam.

Die Tetranitrochrysophansäure entsteht, wenn man zu einer Lösung von Chrysarobin in Eisessig rauchende Salpetersäure hinzufließen läßt. Sie ist nicht wasserlöslich, löst sich aber in allen organischen Lösungsmitteln, wie Chloroform, Xylol, mit gelber Farbe, die bei Berührung mit den Reduktionsorten in eine rote umschlägt. Die Schnitte kommen in eine solche Lösung aus absolutem Alkohol.

Diese beiden Ersatzmethoden der Manganfärbung bestätigen, was die Reduktionsorte des Gewebes angeht, sind aber nicht so universell brauchbar wie diese, da es Gewebe gibt, wo sie versagen.

Eine sehr praktische Verbesserung der Manganfärbung erzielt man durch eine Nachfärbung der Gefrierschnitte mit Methylgrün, da dieses überhaupt nur sauerstoffreiche und daher auch durch $KMnO_4$ oxydierte Gewebe kräftig anfärbt. Durch diese Doppelfärbung erhält man methylgrüne *Sauerstofforte* (Kerne, Mastzellen) neben gelben bis dunkelbraunen *Reduktionsorten* (Hornschicht, Wurzelscheide, Muskeln, Nerven, Tastkörperchen).

### d) Mangan — Methylgrün-Methode (MM.-Färbung).

Die Gefrierschnitte kommen in die

1. 1%ige Lösung von Kalipermanganat    1 Minute,
2. Ausspülen in Wasser, solange noch violette Farbwolken abgehen.
3. Mehrere Schnitte werden auf einen Objektträger aufgezogen, je mit einem Tropfen Glycerin versehen und mit einem zweiten Objektträger zugedeckt. Sie verbleiben so eine Nacht.
4. Abspülen in Wasser.
5. 1%oo wässerige Methylgrünlösung    10 Sekunden,
6. Wasser abspülen,
7. Alkohol absol., Bergamottöl pur., Cedernöl.

**4.**

Die Glycerinpassage bewirkt, wie bereits gesagt, ein Vermeiden übermäßigen Schrumpfens der Schnitte, außerdem einen schönen goldgelben Ton, speziell der Nerven, ferner unterstützt sie das Erhaltenbleiben der Methylgrünfärbung im eingebetteten Präparat.

Die Methylgrünlösung darf nur 1%oo sein, da durch eine 1%ige nach der Oxydation durch $KMnO_4$ eine grüne Überfärbung des ganzen Schnittes eintreten würde. Der Methylgrünerhaltung dient die Vermeidung des Xylols bei der Aufhellung in Bergamottöl, sowie der Ersatz des Canadabalsams durch Cedernöl.

Sehr gut kommt bei dieser Methode nicht nur der Gegensatz der braunen, stark reduzierenden Muskeln und grünen, sauerstoffreichen Kerne heraus, sondern auch der Kontrast der weniger stark reduzierenden, *gelben Nerven* zu dem einhüllenden, an grünen Kernen reichen Bindegewebe, insbesondere bei den Nerven der Tasthaare von Ratte und Maus. An Gefrierschnitten von der Fußsohle heben sich die hellbraunen Tastkörperchen gut ab von den grünen Kernen des Papillarkörpers; es ist geradezu die einfachste Darstellung der *Tastkörperchen* überhaupt.

## II. Die Sauerstofforte.

Mit dem Ausdruck *Sauerstofforte* (kurz: 0-Orte) bezeichnen wir diejenigen Teile des Gewebes, die einen *Überschuß von Sauerstoff* enthalten, den sie an ihre Umgebung oder an ein geeignetes Reagens abgeben können. Als ein solches hat sich das Rongalitweiß (kurz: RW.) bewährt, ein Gemisch von Rongalit und Methylenweiß; mit diesem tasten wir gleichsam die Gewebe ab, um ihre sauerstoffreichen Bestandteile kennen zu lernen.

Methylenweiß ist die farblose Unterstufe des Methylenblaus, die sich besonders leicht oxydieren läßt und mit dem sich dann bildenden basischen Methylenblau sämtliche sauren Bestandteile des Gewebes: Kerne, Kernkörperchen, Granoplasma usw. stark anfärbt. Um seine Färbung aber nur auf diejenigen sauren Eiweißkörper zu beschränken, die zugleich einen Überschuß von Sauerstoff besitzen, muß das Methylenweiß luftfest gemacht werden, so daß es an die Gewebe herangebracht werden kann, ohne schon vorher durch den Sauerstoff der Luft oxydiert zu werden. Dazu dient seine Mischung mit dem starken Reduktionsmittel: Rongalit. Dieses ist ein in der Praxis der Textilfärber viel gebrauchtes Reduktionsmittel, das durch Verkettung von zwei stark reduzierenden Substanzen entsteht, dem sulfoxylsauren Natron und dem Formaldehyd.

$$Na\,HSO — O — HCOH.$$

Aus der Formel ersieht man, daß beide Seiten des Rongalitmoleküls das Bestreben haben, Sauerstoff anzuziehen, die linke Seite, um schwefligsaures und schwefelsaures Natron, die rechte, um Ameisensäure zu bilden. An der Luft bildet auch das pulverige Rongalit beständig kleine Mengen von Schwefelsäure und Ameisensäure; noch mehr, wenn man es mit Methylenblau nach folgender Formel erwärmt, um das Rongalitweiß darzustellen:

Methylenblau   0,2
Rongalit       0,4
HCl 25 %     4 Tropfen
Aqua dest.   10,0

Diese Mischung wird bis zur Entfärbung des Methylenblaus erwärmt; sie wird filtriert, wenn sie sich beim Erkalten trübt. Durch den Zusatz von Salzsäure ist die Mischung stark sauer und dadurch ziemlich luftfest, so daß sie sich im geschlossenen Gefäß acht Tage unoxydiert erhält.

Aus der farblosen Base des Leukomethylenblaus (Methylenweiß)

$$NH<^{C_6H_3}_{C_6H_3}>S\begin{array}{c}-N(CH_3)_2\\-N(CH_3)_2\end{array}$$

entsteht Methylenblau:

$$N<^{C_6H_3}_{C_6H_3}>S\begin{array}{c}-N(CH_3)_2\\-N(CH_3)_2\end{array}$$
$$\underline{\phantom{XXXXXXXXXXXXXXXXXXXXXX}}\wedge Cl$$

dadurch, daß man HCl hinzufügt und gleichzeitig 2 H entzieht, von denen ein H aus dem NH des Methylenweiß und ein H aus der Salzsäure stammt. Dabei kondensiert sich das Molekül und ein vorher 3 wertiges N-Atom wird 5 wertig.

Das Methylenblau entsteht aus dem Methylenweiß also nicht durch Hinzufügung von O, sondern durch Entziehung von $H_2$, durch Dehydrierung.

Die *Bläuung der Sauerstofforte im Gewebe* durch Rongalitweiß geschieht also auch nicht durch Hinzufügung des Sauerstoffes aus dem Überschuß der Sauerstofforte zu dem Methylenweißmolekül, sondern durch die Abspaltung von $H_2$ aus dem vom Gewebe aufgenommenen Methylenweiß und Neutralisierung desselben durch den Überschuß von O der O-Orte, wobei sich $H_2O$ bildet. Dieses chemische Neutralisationsbestreben zwischen O der Gewebe und $H_2$ des Rongalitweiß ist die Grundlage der Rongalitweißfärbung, und ihre Resultate dürfen natürlich nicht dadurch gefährdet werden, daß die Gewebe in gewohnter Weise vor dem Zerlegen in Schnitte mit Fixatoren in Berührung gebracht und in unkontrollierbarer Weise verändert werden. Nicht bloß die Mineralisation durch Sublimat und Chromsalze ist ausgeschlossen, sondern auch das sehr beliebte Einlegen in Formalinlösung ist zu vermeiden, weil dadurch die Sauerstofforte reduziert und das Gewebe mit anderen Worten erstickt wird. Es bleiben als Material für Rongalitweiß nur die mit Kohlensäureschnee erzeugten Gefrierschnitte und einfachen Ausstriche von Gewebssaft.

Man untersucht die Sauerstofforte erst einen Tag nach dem Tode, nicht unmittelbar nach demselben. EHRLICH hat schon gezeigt, daß mit dem Tode ein maximaler Sauerstoffverbrauch im Gewebe einsetzt. Unsere Sauerstoffreagenzien zeigen genauer, daß derselbe in einer Sauerstoffwanderung von den Sauerstofforten, speziell den Kernen, zu den sauerstoffzehrenden Reduktionsorten: Plasma, Muskeln usw. besteht, ein Verlust, der sich aber in 24 Stunden an der Luft wieder ausgleicht, da die überlebenden Kerne dann neuen molekularen Sauerstoff aktiviert haben. Wir nennen diese vorübergehende Sauerstoffentziehung sowohl beim Tode wie am ausgeschnittenen Stück deshalb die „*agonale Schwankung*“. Man muß dieselbe erst vorübergehen lassen, ehe man mit Rongalitweiß färbt.

### a) Die Rongalitweiß-Methode.

Die Gefrierschnitte kommen

**5.**
    1. in die Rongalitweißlösung    2 Minuten,
    2. sehr sorgfältige Abspülung in drei Schälchen frisch abgekochten und wieder abgekühlten Wassers, bis das Rongalitweiß entfernt ist,
    3. Aufziehen auf den Objektträger und 4 Stunden bis eine Nacht der Luft aussetzen,
    4. Bergamottöl pur., Cedernöl.

Dann sind nur die Sauerstofforte methylenblau gefärbt. Diese Rongalitweißfärbung ist auch eine vortreffliche Methode zum Nachweis von sauerstoffhaltigen Organismen in sauerstofflosem Gewebe, z. B. der Streptobacillen in dem von ihnen nekrotisierten Gewebe des weichen Schankers.

Um mit einer Doppelfärbung die durch Rongalitweiß gefundenen *O-Orte* von den auch durch basische Farben darstellbaren *Säureorten* zu unterscheiden, brauchen wir:

### b) Die Rongalitweiß — Safranin - Methode.

Dieselbe beginnt ebenso wie die einfache RW Methode (1,2 u. 3), sodann kommen die Schnitte in

4. $1^0/_0$ige wässerige Lösung von Safranin O. (HOLLBORN)  $1^1/_2$ Minuten,  **6.**
 Abspülung in Wasser,
5. Gründliche Entwässerung in Alkohol absol.,
6. Bergamottöl pur., Cedernöl.

Es entsteht eine lehrreiche Kontrastfärbung zwischen *blauen Sauerstofforten* und *roten Säureorten*.

Die durch einen Überschuß von Sauerstoff charakterisierten Sauerstofforte zerfallen in 2 Gruppen, je nachdem sie außerdem noch das Sauerstofferment: *Peroxydase* enthalten oder nicht. Erstere nennen wir die *primären Sauerstofforte* oder *Sauerstoffspender,* da sie den von ihnen aktivierten Sauerstoff an ihre Umgebung abgeben (*Kerne, Mastzellen*).

In der Umgebung häufen sich diejenigen sauren Substanzen an, welche, ohne selbst Aktivatoren zu sein, eine starke Anziehungskraft für Sauerstoff besitzen und den von den Spendern gelieferten Sauerstoff beständig an sich reißen und aufspeichern. Zu diesen *sekundären Sauerstofforten* oder *Sauerstoffspeichern* gehört das *Granoplasma des Zelleibes,* besonders der Epithelien, im Bindegewebe das *Granoplasma der Plasmazellen,* das *Globulin der Kernkörperchen* und die *Knorpelgrundsubstanz.*

Während diese Sauerstoffspeicher immer gleichmäßig einen Vorrat von Sauerstoff enthalten, ist der Vorrat der primären Sauerstofforte höchst ungleich und von ihrer Umgebung abhängig. die ihnen fortdauernd Sauerstoff entzieht. Sie können daher zeitweise und stellenweise auch sauerstoffleer erscheinen wie die Kerne der Ganglien und Plasmazellen gewöhnlich.

Zum Verständnis des Sauerstoffgehalts der Gewebe gehört also ebenso notwendig ein Reagens auf den Peroxydasegehalt derselben. Als solches dient ein Gemisch einer $1^0/_0$igen spirituösen Lösung von *Benzidin* ($NH_2$—$C_6H_4$—$C_6H_4$—$NH_2$) und einer $3^0/_0$igen Lösung von *Wasserstoffsuperoxyd* zu gleichen Teilen.

### c) Benzidin + Wasserstoffsuperoxyd - Methode auf Peroxydase.

1. Die Gefrierschnitte werden auf dem Objektträger mit der Benzidin + $H_2O_2$-
 Mischung bedeckt und verbleiben darunter   einige Minuten,
2. Abspülen in Alkohol absol. + 1 Tropfen Eisessig,   **7.**
3. Alkohol absol., Öl, Balsam.

Bei Einwirkung des Peroxydase-Reagens auf die Gefrierschnitte entsteht sofort eine sehr starke Sauerstoffentwicklung, welche die Schnitte mit einem dicken Schaum bedeckt. Wischt man denselben nach einigen Minuten fort, so erblickt man darunter den blau gefärbten Schnitt und kann feststellen, daß die blaue Farbe an den *Kernen* und den *Mastzellen* haftet. In diesen Gewebselementen ist also *Peroxydase* enthalten.

Diese Blaufärbung der Kerne und Blauviolettfärbung der Mastzellen hält sich nur wenige Stunden.

### d) Neutralviolettfärbung der Sauerstofforte.

Die *Neutralviolettfärbung* (extra) verlangt ebenso wie die Rongalitweißfärbung *überlebendes* Material, also Ausstriche oder Gefrierschnitte. Wenn man
Alkoholcelloidin- oder Paraffinschnitte damit färbt, entsteht nur eine einfache
gleichmäßige violette Färbung aller Säureorte. Färbt man jedoch überlebendes
Material damit, so trennen sich die beiden darin enthaltenen Basichrome: *Neutralrot* und *Neublau*; ersteres ist ein *Azin*, letzteres ein *Oxazin*; beide gehören zu der
Gruppe der Azinfarbstoffe.

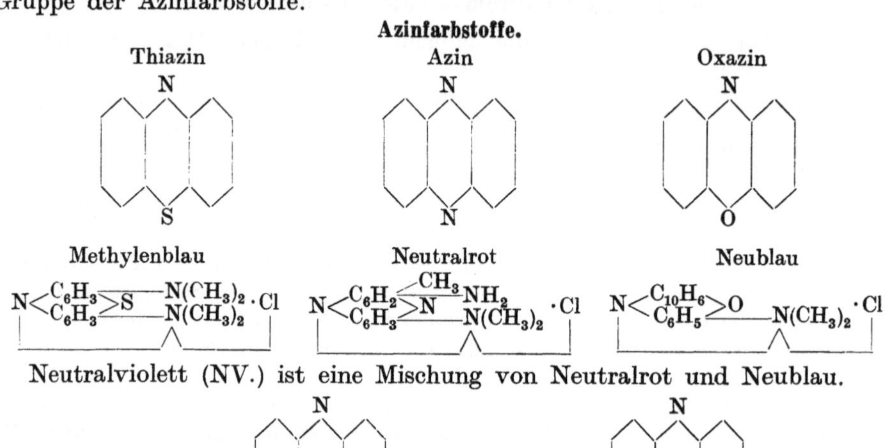

blau gehört, da sie alle nach dem Typus der Anthrazene gebaut sind. An
Stelle des Schwefels der Thiazine tragen die Azine aber ein N-Atom an der
Brücke, die Oxazine ein O-Atom. Das Neutralrot schließt sich auch in den
Seitenketten dem Methylenblau sehr nahe an, während im Oxazin eine Seiten-
kette ganz fortfällt und im Kern des Farbstoffes eine Benzolgruppe durch
eine Naphtholgruppe vertreten ist.

Vergleichende Versuche mit beiden Farben zeigen nun folgendes:

Färbt man mit Neutralrot alleine, so erhält man ein durchweg rotes, färbt
man mit Neublau, ein rein blaues Bild *aller Säureorte* des Gewebes. Färbt
man mit einem Gemisch dieser beiden Farben totes Gewebe, so nehmen alle
Säureorte ein gleichmäßiges Violett an; färbt man mit dem Gemisch aber
*Gefrierschnitte, die ihren Sauerstoff noch besitzen,* so erhält man eine schöne
und sehr genaue Doppelfärbung.

Die Methode gestaltet sich folgendermaßen:

**8.**
1. Stücke in Wasser von 80° C 2 Minuten eintauchen zur Gerinnung der flüssigen
   Eiweiße,
2. Stücke gefrierschneiden,
3. ½%iges Neutralviolett    5—10 Minuten,
4. Wasser kurz abspülen,
5. Alkohol absol. zur Entfärbung und Entwässerung (evtl. mit etwas HCl-Zusatz),
6. Öl, Balsam.

Die Mischfarbe teilt sich und jeder Komponent färbt nur diejenigen Bestandteile, zu denen er eine besonders große chemische Affinität besitzt. Und da zeigt sich, daß das Oxazin *Neublau mit dem O an der Brücke nur zu den reduzierenden sauren Eiweißen*: zu der Muskelsubstanz und dem Protoplasma an den Reduktionsorten, das Azin *Neutralrot zu den oxydierenden sauren Eiweißen an den O-Orten*: Kernen, Mastzellen, Knorpel eine hervorragende Verwandtschaft besitzt.

So erhalten wir an überlebenden Gefrierschnitten auf die einfachste Weise durch NV. eine Übersicht *über die Reduktions- und O-Orte des Schnittes,* welche wir früher allein durch Vergleich der Mangan- und Rongalitweißschnitte erhalten konnten.

# 4. Protoplasma.

Das Protoplasma jeder tierischen Zelle besteht aus der homogenen basischen Grundlage: *Spongioplasma* und einer verschieden großen Menge von saurem *Granoplasma,* einem amorph körnigen Eiweißkörper.

Das „*blaue Polychrom*" ist der beste und wichtigste Farbenindex zur Protoplasmafärbung; es ist eine alkalische Farbmischung, die durch gleichzeitiges Kochen der basischen Farben: Methylenblau und Toluidinblau mit Pottasche entsteht.

Man löst von beiden Farbstoffen je 0,5 g in wenig 75%igem Alkohol, gießt beide Lösungen zusammen in 100 ccm einer 1%igen Pottaschelösung und kocht diese Mischung unter beständigem Rühren 2 Minuten lang. Nach dem Erkalten wird die Mischung filtriert.

Für den praktischen Gebrauch genügt die einfache Entwässerung der mit blauem Polychrom gefärbten Schnitte nicht, da das an das Epithel angrenzende *Kollagen* durch den Alkohol nicht vollkommen entfärbt wird. Hierzu dient eine kurze Zwischenbehandlung mit dem sauerstoffreichen *Glycerinäther*:

$$\begin{matrix} C_3H_5—O \\ C_3H_5—O \end{matrix} \Big\rangle O,$$

in welchem das Kollagen quillt und nun vom Alkohol leicht und vollständig entbläut wird, so daß blaues Granoplasma an farbloses Kollagen grenzt.

## I. Darstellung des Granoplasma.
### (Alkoholfixierung.)

### a) Blaues Polychrom — Glycerinäther-Methode.

1. Blaues Polychrom     2 Minuten, Wasser,
2. Glycerinäther (10,0 mit 90,0 Aqua dest. verdünnt) ¼ bis 1 Minute
3. Gründliche Ausspülung in Wasser,
4. Alkohol absol., Öl, Balsam.

**9.**

Man hat dafür zu sorgen, daß nach der Entfärbung jeder Rest des Glycerinäthers durch längere Spülung mit Wasser entfernt wird, weil sonst noch im fertigen, im Balsam liegenden Präparat Entfärbung des Granoplasmas eintritt.

Fehler werden am meisten in der Richtung gemacht, daß nach Analogie mit anderen Entfärbern (Alkohol, saurem Alkohol, Anilin) die Behandlung mit Glycerinäther zu lange fortgesetzt oder die Mischung zu konzentriert gebraucht wird. Der Glycerinäther soll nur durch Quellung des Kollagens die Farbe auf demselben lockern und dadurch die Entfärbung in die richtige Bahn lenken, den Abschluß der Entfärbung aber dem absoluten Alkohol überlassen. Bei zarten Schnitten tut man daher gut, die auf das zehnfache verdünnte Mischung nur ½ bis ¾ Minute einwirken zu lassen. Oft genügt ein bloßes

Eintauchen in dieselbe, um die weitere Entfärbung des Kollagens in Alkohol zu erreichen.

Das blaue Polychrom färbt das Granoplasma intensiv blau, das Spongioplasma durch seinen Gehalt an *Methylenviolett* violett und die Granula der Mastzellen durch seinen Gehalt an basischem *Thiazinrot* (Unna) rot. Außer dem Protoplasma werden die sauren Nucleoproteide blau, alle Schleime und die Knorpelsubstanz rot gefärbt.

### b) Blaues Polychrom — Anilin + Alaun-Methode.

(Bei dieser Methode muß, wie bei allen Anilinentfärbungsmethoden, ausnahmsweise das Celloidin vor der Färbung entfernt werden. Die Methode paßt also nicht für sehr brüchige Schnitte.)

**10.**
1. Entfernung des Celloidins in Alkohol + Äther, Abspülung in Alkohol absol. und zuletzt in Wasser.
2. Blaues Polychrom     5 Minuten,     Wasser.
3. Auf dem Spatel mit Fließpapier gut abtrocknen.
4. Durch rasches Senken des Spatels den Schnitt in die Mitte einer Alkohol und Xylol-Mischung (2 Teile Alkohol auf 3 Teile Xylol) eintauchen, so daß er rasch fortgespült wird, und ihn bis zur Entwässerung darin lassen     etwa 1 Minute.
5. Differenzieren und Entfärben in der Anilin + Alaun-Mischung     5—10 Minuten.
6. Xylol, Balsam.

Die Anilin + Alaun-Mischung wird hergestellt, indem in ein Glas mit Anilinöl gepulverter Alaun 1—2 Fingerbreit hoch geschichtet wird. Das überstehende Anilinöl nimmt langsam Aluminiumsulfat auf und entfärbt um so stärker, je älter die Mischung ist. Letztere wird von Zeit zu Zeit durch Zugabe von frischem Anilinöl zu dem alten Anilin + Alaun erneuert. Zum Gebrauch wird etwas von der überstehenden Flüssigkeit in ein Schälchen abfiltriert.

Eine Überentfärbung wie bei der Behandlung wasserfeuchter Schnitte mit dieser Mischung tritt bei den entwässerten nicht ein, auch wenn man sie 15 Minuten und mehr in derselben verweilen läßt.

Das blaue Polychrom färbt alle sauren Eiweiße der Zelle maximal, also außer der Cytose des Zelleibes und dem Inhalt der Kernkörperchen auch die Nucleoproteide des Kernes, ist aber nicht dazu geeignet, die sauren Eiweiße des Kerns von den sauren Eiweißen des Plasmas tinktoriell zu trennen.

Diese Trennung erreichen wir aber zweckmäßig durch Verwendung des basischen Farbstoffes *Methylgrün,* welcher eine ganz beschränkte Affinität nur zu den Nucleinsäure enthaltenden Eiweißen besitzt.

Diese Auslese beruht auf dem Besitz einer *empfindlichen Chlormethylgruppe,* die durch Alkali und Reduktionsmittel geschädigt wird.

**Methylgrün.**

$$(CH_3)_2 \cdot NC_6H_4 - C \underset{C_6H_4 - N(CH_3)_2}{\overset{C_6H_4 - N(CH_3)_2 \cdot \boxed{CH_3Cl}}{<}}$$

$$\underbrace{\phantom{(CH_3)_2 \cdot NC_6H_4 - C <  C_6H_4 - N(CH_3)_2 \cdot CH_3Cl}}_{\text{Methylviolett}}$$

Bei der Färbung wird diese Chlormethylgruppe nur dort erhalten, wo die (reduzierenden) Eiweiße an die sehr saure Nucleinsäure gebunden sind, überall sonst geht sie verloren und damit wandelt sich das Methylgrün in ein Methylviolett um, das zu Kontrastfärbungen des Kerns gegen das Protoplasma unfähig ist.

Die wertvolle Eigenschaft des Methylgrüns, als Indikator der Nucleoproteide zu dienen, kommt erst völlig zur Geltung durch seine Kombination mit dem basischen *Pyronin,* die wir Pappenheim verdanken. Dieser Farbstoff ist im

Gegensatz zum Methylgrün sehr wenig empfindlich und färbt daher diejenigen sauren Eiweiße wahllos an, die von Methylgrün nicht gefärbt werden. Es gelang aber PAPPENHEIM nur, Lymphocyten mit einem Pyronin + Methylgrün-Gemisch befriedigend zu färben. Eine ideale Färbung gelang P. G. UNNA erst durch Veränderung des Mengenverhältnisses der beiden basischen Farben und Zusatz einer Phenolbeize. So entstand die für das Verhältnis der Nucleoproteide zu den übrigen sauren Eiweißen maßgebend gewordene „PAPPENHEIM-UNNA-*Färbung*".

Die gewöhnliche Farbmischung hierfür lautet:

| | |
|---|---|
| Methylgrün | 0,15 |
| Pyronin | 0,25 |
| Alkohol absol. | 2,5 |
| Glycerin | 20,0 |
| Carbolwasser $1/2 \%$ ad | 100,0 |

Dieselbe gilt für frisches Material (Gefrierschnitte) und solches, das *rasch* in absolutem Alkohol (auf einem kleinen Wattebausch liegend) gehärtet wurde (Celloidin- und Paraffin-Schnitte). Ist das Material durch langes Liegen in Alkohol oder durch Einlegen in Formalin für basische Färbungen geschädigt, so ist es gut, die Farblösung zu verstärken.

### c) Methylgrün + Pyronin + Carbol - Methode.
#### (PAPPENHEIM-UNNA-Methode.)

1. In der Farblösung    20 Minuten.      **11.**
2. Schnelle Abspülung in Wasser.
3. Schnelle und gründliche Differenzierung und Entwässerung in Alkohol absol.
4. Öl, Balsam.

| | |
|---|---|
| Kerne | blaugrün. |
| Kernkörperchen | rubinrot. |
| Cytose | rot. |

Material, welches durch bereits erwähnte Umstände für basische Färbungen geschädigt ist, läßt sich noch durch eine Kombination der blaues Polychrom- mit der PAPPENHEIM-UNNA-Methode gut darstellen.

### d) Blaues Polychrom — PAPPENHEIM-UNNA - Methode.

1. Blaues Polychrom    2 bis 5 Minuten, Wasser.      **12.**
2. Methylgrün + Pyronin + Carbol-Mischung   20 Minuten.
3. Schnelle und gründliche Differenzierung und Entwässerung in Alkohol absol.
4. Öl, Balsam.

| | |
|---|---|
| Kerne | blau-grün. |
| Kernkörperchen | rot. |
| Cytose | blau- bis rotviolett. |

Das *Spongioplasma* ist die basische Grundlage des Protoplasmas, die schaumige Ursubstanz aller pflanzlichen und tierischen Organismen, aus der sich die niederen Tiere zum größten Teile zusammensetzen. Von seiner Struktur kann man sich am besten einen Begriff machen durch das Studium der großzelligen Geschwülste, wie der Akanthome, spitzen Kondylome oder Carcinome.

Eine gute *Übersichtsfärbung,* welche über die Struktur des Protoplasmas und der Kerne schnell Aufschluß gibt, ist die Hämatein + Alaun — Bordo-Färbung, welche im UNNAschen Laboratorium die sonst übliche, weniger Details gebende Hämatoxylin — Eosin-Färbung ersetzt. Bei dieser Methode wird das Mesoplastin (nicht Nuclein) der Kerne und das Spongioplasma des Protoplasmas elektiv gefärbt. Besonders deutlich treten bei dieser Methode die Gefäßendothelien und Blutkörperchen hervor.

## II. Darstellung des Spongioplasma.

### A. Der Oberhaut:

#### a) Hämatein + Alaun — Bordo-Methode.

Die kurz mit „Bordo" bezeichnete saure Farbe ist das Bordeaux B, das sich vom Naphthalin ableitet und zu den Azofarben gehört.

**13.**
1. Hämatein + Alaun      längere Zeit, bis zur gesättigten Kernfärbung,   Wasser.
2. 1% HCl-Alkohol zur Differenzierung,      Wasser.
3. Über Alkohol absol. in Alkohol + $NH_3$ (auf 1 Schälchen Alkohol 3 Tropfen einer 5% $NH_3$-Lösung),      Wasser.
4. 1% wässeriges Bordo B      1—2 Minuten,      Wasser.
5. $NH_3$-Alkohol      10—20 Sekunden.
6. Alkohol, Öl, Balsam.

Diese beiden sauren Farben färben durchaus nicht eine und dieselbe Gewebs-schicht, was besonders an den Kernen deutlich hervortritt. Die leichter lösliche basische Mittelschicht, die schon durch 15%ige Salzsäure entfernt wird, ist die-jenige, welche sich spezifisch mit der Beizfarbe: Hämatein + Alaun färbt. Wenn man dieselbe durch 15%ige Salzsäure entfernt, erhält man kein Hämatein + Alaun-Bild mehr, wohl aber noch ein Kernbild mit Bordo, da die letzte Grundlage des Kernes, das Plastin, noch erhalten ist.

Diese *basische Grundlage* färbt sich mit Bordo, wie mit allen sauren Farben. Zwischen diese und die saure Schicht der Kerne, die Nucleoproteide, schiebt sich also als eine mittlere Kernschicht jene ein, die sich in 15%iger HCl löst und spezifisch mit Hämatein + Alaun färbt und die ich deshalb *Mesoplastin* der Kerne genannt habe. Alle mit Methylgrün färbbaren Nucleoproteide be-sitzen eine solche basische Zwischenlage von Mesoplastin.

Spongioplasma und Plastin      bordorot.
Mesoplastin      hämateinblau bis violett.

### B. Der Schaumzellen:

#### b) Blaues Polychrom — rotes Blutlaugensalz — HCl-Alkohol-Methode.

**14.**
1. Blaues Polychrom      5 Minuten,      Wasser.
2. 1%ige Lösung von rotem Blutlaugensalz      1—2 Minuten,      Wasser.
3. 1%iger HCl-Alkohol      1—2 Minuten,      Wasser.
4. Alkohol absol., Öl, Balsam.

#### c) Angesäuertes Orcein — Blaues Polychrom — Neutrales Orcein-Methode.

**15.**
1. Angesäuertes Orcein      eine Nacht.
2. Abspülen in Alkohol, Wasser.
3. Blaues Polychrom      5 Minuten, Wasser.
4. Neutrales Orcein      5 Minuten.
5. Alkohol absol., Öl, Balsam.

Spongioplasma      orceinrot.
Kerne      blau.
Elastin      dunkelbraun.
Kollagen orceinrot.

## 5. Feinere tinktorielle Differenzierung der basischen Grundsubstanzen

### durch die Wasserblau + Eosin + Phloxin (Wep)-Methode.

Die Schnitte kommen in eine Mischung von

**16.**
1. 1%igem Wasserblau      6 Tropfen
1%igem wässerigen Eosin      15   ,,
1%igem wässerigen Phloxin      15   ,,      3—5 Minuten, Wasser.
2. Alkohol, Öl, Balsam.

Kerngrundsubstanz     hell.
Saure Kerne     rot.
Kernhüllen     blau.
Protoplasma des Deckepithels     violett.
Keratin     rötlichgelb.
Feinere Kollagenfasern     blau.
Grobe Kollagenfasern     rot mit blauer Oberfläche.

Die für die feinere tinktorielle Differenzierung noch modifizierte WEPE-Methode, die Wasserblau + Eosin + Phloxin + Echtgelb (WEPE) und die Bencoreinblau + Eosin + Phloxin + Pikrinsäure (BEPI)-Methoden geben nicht wesentlich andere Bilder. Durch die WEPE-Methode wird die HERXHEIMERsche Grenzschicht sehr deutlich dargestellt.

(Näheres siehe: Handbuch der biologischen Arbeitsmethoden von ABDERHALDEN: *Chromolyse* von P. G. UNNA.)

# 6. Epithelfasern.

Das Deckepithel, eine im Gegensatz zur Cutis nur aus Zellen bestehende Schicht, bedarf zu seiner Festigung eines eigenen *Fasersystems,* welches unmittelbar über der Keimschicht beginnt, sich kontinuierlich bis in die Hornschicht fortsetzt und dadurch die Stachelschicht innig mit der Hornschicht verlötet. Es besteht wie das Plasma der Epithelien aus einer basischen Grundlage und einer sauren Deckschicht. Die erstere gibt, mit einer Mischung saurer Farben gefärbt, schon einen Begriff von dem Reichtum der Stachelschicht an Fasern, welche, die Epithelkerne umkreisend und von diesen radiär nach außen strahlend, in die benachbarten Epithelien eindringen. Dieser sauren Färbung dient die

### a) Wasserblau + Orcein + Eisessig + Eosin-Methode.

1. Die Schnitte kommen in eine Mischung von

<table>
<tr><td>1. Wasserblau</td><td>1,0</td><td></td></tr>
<tr><td>Orcein</td><td>1,0</td><td></td></tr>
<tr><td>Eisessig</td><td>5,0</td><td></td></tr>
<tr><td>Glycerin</td><td>20,0</td><td></td></tr>
<tr><td>Alkohol abs.</td><td>50,0</td><td></td></tr>
<tr><td>Aqua dest. ad</td><td>100,0</td><td>6 Tropfen</td></tr>
<tr><td>2. 1%iges alkohol. Eosin</td><td></td><td></td></tr>
<tr><td>(in Alkohol absol.)</td><td></td><td>54 Tropfen</td></tr>
</table>

**17.**

und verbleiben darin     10 Minuten,     Wasser.
2. Alkohol absol., Öl, Balsam.

Diese Faserdarstellung ist ziemlich schwach und zart, aber vollkommen gleichmäßig. Ganz anders stellt sich das Fasersystem dar, wenn man auf die saure Färbung eine basische folgen läßt, um die saure Deckschicht der Fasern darzustellen.

Hierzu dient eine 1%ige Lösung von Safranin mit nachfolgender Fixierung und Beizung in Kaliumbichromat.

Die Methode gestaltet sich wie folgt:

### b) Wasserblau + Orcein + Eisessig + Eosin — Safranin — Kalibichromat-Methode. (Chromfärbung der Epithelfasern).

1. Färben in vorstehender Mischung     10 Minuten, Wasser.
2. 1%iges wässeriges Safranin O. (HOLLBORN)     10 Minuten, Wasser.
3. 1%iges Kalibichromat     5—10 Minuten, Wasser.
4. Alkohol absol., Öl, Balsam.

**18.**

Nun ist auch die saure Deckschicht der Epithelfasern gefärbt, und zwar dunkelrot, und das Fasersystem erscheint prächtig gefärbt. Überdies verstärkt die Säure des doppeltchromsauren Salzes ganz einseitig nur die Wasserblau-komponente, nicht aber die Orcein- und Eosin-Komponenten der sauren Vor-färbung, und daher wechselt das Resultat je nach der Zeit des Verweilens in Kali bichromicum. Man erhält rote Fasern in hellviolettem Plasma, oder dunkel-violette Fasern in bläulich-violettem Plasma, oder blauviolette Fasern in hell-blauem Plasma.

Durch diese Methode werden auch die Unnaschen „X-Zellen", die beim spitzen Kondylom und besonders beim Carcinom vorkommen, gut dargestellt.

Den zweiten Teil der Epithelfaserfärbung, die Färbung ihrer Deckschicht, kann man auch mit anderen basischen Farben nebst Beize ausführen, so mit Carbolfuchsin oder Carbolgentianaviolett.

### c) Wasserblau + Orcein + Eisessig + Eosin — Carbolfuchsin-Methode.

**19.**
1. Färben in bereits angegebener Mischung    10 Minuten, Wasser.
2. Carbolfuchsin (Fuchsin B. 1 g + Alkohol absol. 10,0 + $2^1/_2 \%$iges Carbolwasser (ad 100,0)    5 Minuten, Wasser.
3. Alkohol, Öl, Balsam.

### d) Wasserblau + Orcein + Eisessig + Eosin — Carbolgentianaviolett - Methode.

**20.**
1. Färben in bereits angegebener Mischung    10 Minuten, Wasser.
2. Carbolgentianaviolett (Gentianaviolett 1 g + Alkohol absol. 10,0 + $2^1/_2 \%$iges Carbolwasser    ad 100,0)    10 Minuten,    Wasser.
3. Alkohol, Öl, Balsam.

In allen Fällen tritt das gesamte Fasersystem nebst Ranvierschen Knöt-chen und Herxheimers Spiralen gut gefärbt hervor, und in den Epithelien unterscheidet man deutlich das stärker gefärbte *Endoplasma* von dem schwach gefärbten *Ektoplasma,* welch letzteres Key und Retzius noch für substanz-leere Lymphräume hielten.

### e) Gentiana + Alaun — Jodkalium — Anilin + Xylol - Methode.
### (Jodfärbung der Epithelfasern.)

Die Celloidinschnitte kommen (statt in die Kromayersche Gentiana + Anilin-Mischung) in die von Unna angegebene Farbmischung.

**21.**
1. Gentiana + Alaun-Mischung
   (Gentiana        1,5
   Alaun            10,0
   Aqua dest.       100,0)     1 Stunde, Wasser.
2. $5\%$iges Jodkalium mit Zusatz von 1 Jodkrystall    einige Minuten, Wasser.
3. Die Schnitte werden auf den Objektträger gebracht und leicht abgetrocknet.
4. Entwässerung in einer Mischung von
   Anilin    10,0
   Xylol     40,0     $^1/_2$—1 Minute.
5. Entfärbung in einer Mischung von Anilin und Xylol zu gleichen Teilen etwa $^1/_2$ Minute.
6. Abspülen in Xylol, Kontrolle unterm Mikroskop, evtl., falls noch nicht genügend entfärbt, noch einige Sekunden differenzieren.
7. Xylol, Balsam.

Durch den Alaunzusatz wird alles Launische, das der Gentiana + Anilin-Mischung anhaftet, vermieden; die Fasern werden durch alle Schichten des Epithels, soweit sie überhaupt färbbar sind, in dicken und in dünnen Schnitten, in normaler und pathologisch veränderter Haut ganz gleichmäßig — allerdings nicht sehr intensiv — gefärbt.

Sehr wichtig ist sodann die *Trennung von Entwässerung und Entfärbung,* um sichere Resultate zu erhalten. Deshalb kommen die jodierten Schnitte zuerst in eine Anilin + Xylol-Mischung, die soviel Xylol enthält, daß sie gar nicht entfärbt, und zwar so lange, bis die Schnitte vollkommen entwässert sind. Dann folgt die Entfärbung mit der Mischung von genau gleichen *Gewichtsteilen* Anilin und Xylol.

Vorzüge dieser Methode:

1. *die einfache Manipulation,* wozu die Färbung und Jodierung in Schälchen gehört.
2. *Die Sicherheit des Erfolges.*
3. *Die Möglichkeit,* Gefrierschnitte, Celloidinschnitte, und noch dickere so zu behandeln, wodurch die Jodmethode allgemeinster Anwendbarkeit fähig wird.

Als gute Vorfärbung für diese Art der Jodmethode sind einfache oder starke Tinktionen mit Carmin (z. B. Alkohol + Carmin nach MAYER) oder Hämatoxylin zu empfehlen. Man sieht dann überall die blauen Epithelfasern an den Zellgrenzen in die rote bzw. violette Zellsubstanz eintreten.

# 7. Saure Kerne.

## Darstellung der sauren Kerne und der Lochkerne des Fettgewebes mittels der

### a) Hämatein — Safranin — Tannin + Pikrin-Methode.

Diese Methode ermöglicht gleichzeitig die saure Färbung des basischen Mesoplastins im mittleren Stockwerk und des Plastins im unteren mit der basischen des Globulins im oberen vermittels einer Beize. Sie ist daher nebenbei ein Beweis für die Richtigkeit der Stockwerktheorie.

Material: Condyloma acuminatum. Härtung in Alkohol, Celloidin- oder Paraffineinbettung.

1. Hämatein + Alaun    5 Minuten, Wasser.
2. Differenzieren in 1%igem HCl-Alkohol,    Wasser abspülen so lange, bis alle Kerne blau sind.
3. 1%iges wässeriges Safranin    10—20 Minuten, Wasser.
4. Differenzierung und Beizung in einer Mischung von konz. wässerigem Tannin mit einigen Tropfen konz. wässeriger Pikrinsäure    2—5 Minuten, Wasser.
5. Alkohol absol., Öl, Balsam.

    **22.**

> Saure Kerne und Kernkörperchen    gelbrot bis braunrot.
> Gewöhnliche Kerne    blauviolett.
> Keratohyalin    dunkelblauviolett.
> Fibrin, Muskeln und Keratin    safraninrot,
> ebenso die Hyalinkugeln des Bindegewebes.

Das hierzu verwendete Safranin O. (HOLLBORN) ist ein Gemisch von Tolu- und Phenosafranin und löst sich besser in Alkohol und Wasser als in Wasser allein. Man erwärmt 1 g Safranin O. mit 30 ccm 95%igem Alkohol in einem Kolben im Wasserbade, setzt 70 ccm Aqua dest. hinzu und filtriert.

### b) Neutrales Orcein — Gentiana + Alaun — Tannin-Methode.

1. Neutrales Orcein    10 Minuten.
2. Alkohol    5 Minuten,    Wasser.
3. Gentiana + Alaun-Mischung

    **23.**

> (Gentianaviolett    1,5
> Alaun    10,0
> Aqua dest.    100,0)    2 Minuten,    Wasser.

4. Spirituöse Tanninlösung

> (Tannin    25,0
> Alkohol absol.    50,0
> Aqua dest.    25,0)    20—30 Minuten,
> längere Zeit in Wasser abspülen.

5. Alkohol, Öl, Balsam.

> Normale Kerne schwach violett.
> In den sauren Kernen: Grundsubstanz dunkelviolett.
> In den chromatoliptischen Kernen hell.
> Kollagen und Blutgefäße gelblich grau.

# 8. Cholesterin.

## Färbung nach Moleschott-Golodetz.

Die Gefrierschnitte kommen in

**24.**
1. Schwefelsäure-Formalin-Mischung
   (konz. Schwefelsäure     5 Teile
   30%iges Formalin   2 Teile)     längere Zeit.
2. Wasser, Alkohol, Öl, Balsam.

Durch die Schwefelsäure + Formalin-Mischung werden die Gefrierschnitte, die für den Nachweis des *Cholesterins* notwendig sind, nicht so stark angegriffen wie durch die konzentrierte Schwefelsäure der Moleschott-Reaktion, während die Färbung des Cholesterins dieselbe bleibt, ja sogar dunkler, braunschwarz, wird.

# 9. Keratohyalin.

Die Körnerschicht ist eine vorübergehende Begleiterscheinung des Verhornungsprozesses der Oberhaut, aber ganz unabhängig von der Verhornung selbst, die hauptsächlich an der Oberfläche der Epithelzellen stattfindet. Die Bildung der Keratohyalinkörner findet nur im Innern der Epithelzellen statt, wenn ihren Kernen der Sauerstoff zu mangeln beginnt. Dann zerfällt das Nucleoproteid, das die Epithelkerne einhüllt, und aus seinem Zerfall entsteht das *Keratohyalin,* indem sich nun das hauptsächliche Zerfallsprodukt, das basische Mesoplastin, mit dem freigewordenen sauren Globulin des Kernkörperchens und der sauren Cytose des Zelleibes zu einem neuen, festen Eiweißkomplex verbinden kann. Nach dieser chemischen Zusammensetzung zerfallen die *Färbungen des Keratohyalins* in Mesoplastinfärbungen einerseits und in eine Globulin- und Cytosefärbung andererseits.

### a) Hämatein + Alaun — Kalipermanganat-Methode (Mesoplastinfärbung).

**25.**
1. Überfärbung mit Hämatein + Alaun, Wasser.
2. $^{1}/_{2}{}^{0}/_{00}$ Lösung von $KMnO_4$   10—30 Sekunden, Wasser.
3. Alkohol absol., Bergamottöl, Cedernöl.

Die Oxydation der Hämatein gefärbten Schnitte mit Kalipermanganat (oder auch mit Chromsäure, Wasserstoffsuperoxyd) verstärkt das Bild des Keratohyalins.

Keratohyalin     blauschwarz.
Kerne der Keimschicht     blau.

### b) Hämatein + Alaun — Eisensulfat-Methode.

**26.**
1. Überfärbung in Hämatein + Alaun,     Wasser.
2. 33%iges Eisensulfat     10 Minuten,     Wasser.
3. Alkohol, Öl, Balsam.
   Keratohyalin     grauschwarz.

### c) Hämatein + Alaun — Safranin — Tannin — Pikrin — Pikrin-Methode.

**27.**
1. Hämatein + Alaun     10 Minuten, Wasser.
2. 1%iges wässeriges Safranin     10 Minuten, Wasser.
3. Gesättigtes wässeriges Tannin     $^{1}/_{2}$ Minute, Wasser.
4. konz. wässerige Pikrinsäure     2 Minuten.
5. konz. alkohol. Pikrinsäure     2 Minuten, Wasser.
6. Alkohol, Öl, Balsam.

Keratohyalin     blau.
Kerne     rot.
Protoplasma     gelb.

**d) Pappenheim-Unna-Methode (Globulin- und Cytose-Färbung).**
Ebenso wie Formel Nr. 11.

Keratohyalin    rot.
Kerne           blaugrün.

# 10. Eleidin.

Mit Ranviers Pikrocarminfärbung beginnt die wissenschaftliche Erforschung der *Hornschicht*. Heute wissen wir, daß der Sinn dieser Methode in der glücklichen Verbindung zweier saurer Farben lag, die in einfachster Weise die beiden Eiweißkomponenten, das saure Keratin und das basische Eleidin zu trennen erlaubten. Dabei hat die Verbindung des basischen Eleidins mit dem sauren Carmin nichts Auffallendes, wohl aber die Färbung des sauren Keratins mit der ebenfalls stark sauren Pikrinsäure. Dies zu verstehen hat uns erst die Entdeckung der *oxypolaren Affinität* gelehrt, vermöge deren die stark reduzierende Hornschicht aus dem Pikrocarmin die hoch oxydierte Pikrinsäure wählt und den sauren Carmin dem basischen Eleidin überläßt.

Heutzutage erst hat die Pikrocarminfärbung einen Konkurrenten bekommen, in der Pikro — Nigrosin-Färbung, welche durch den stärkeren Kontrast des blauschwarzen Nigrosins gegen die gelbe Pikrinsäure für die Chromolyse der Hornschicht noch besser geeignet ist als Ranviers Pikrocarmin.

### Pikro — Nigrosin-Methode.

Die Gefrierschnitte werden etwa fünf Minuten in Alkohol entwässert, sodann eine halbe Stunde bei 37° in Chloroform entfettet. Abspülen in Alkohol, Wasser.

1. Gesättigte wässerige Pikrinsäure    $\frac{1}{2}$—1 Minute,    Wasser.
2. $1\frac{1}{2}\%$iges wässeriges Nigrosin    1 Minute,    Wasser.
3. Alkohol, Öl, Balsam.

**28.**

Keratin      gelb
Eleidin      blauschwarz.

Nach neueren Untersuchungen ist das Eleidin mit den makrochemisch hergestellten Hornalbumosen identisch und stellt eine chemische Verbindung von Histon und Cholesterinestern dar.

# 11. Glykogen.

### a) Viktoriablau — Carmin-Methode.

Fixierung in Alkohol oder Flemmings Lösung 12 Stunden.
Nach rascher Entwässerung, um Glykogenverluste zu vermeiden,
Einbettung in Celloidin oder Paraffin. Entfernung des Celloidins.

1. 1%iges Viktoriablau in Spiritus dil.    1 Minute, Wasser.
2. Bests ammoniakalische Carminlösung    10—30 Minuten, Wasser.
3. Alkohol, Öl, Balsam.

**29.**

Die Vorfärbung mit Viktoriablau dient dazu, die Umgebung der *Glykogenzellen* zu präokkupieren, so daß an dieser die Carminfärbung weniger gut haftet als an den Glykogenzellen der infrabasalen Hornschicht selbst und diese daher gut hervortreten. Bei langem Verweilen in der Bestschen Carminlösung färbt sich das Glykogen immer mehr, während das Eleidin, das sich auch mit Carmin färbt, durch das $NH_3$ der Farbmischung aufgelöst wird.

### b) Bests Carmin — Nigrosin-Methode.

Fixierung in Flemmings Lösung 12 Stunden,
3 Stunden Auswaschen in fließendem Wasser,
Alkohol, Paraffineinbettung.

**30.**
1. Bests ammoniakalische Carminlösung    1 Stunde.      Abspülen in Spiritus
   dilutus,    Wasser.
2. 1%iges wässeriges Nigrosin    10 Minuten,    Wasser.
3. Alkohol, Öl, Balsam.

Die Fixierung in Flemmings Lösung bewirkt eine Osmiumschwärzung der basalen Hornschicht („Schwarzer Rahmen"), also eine scharfe Begrenzung der infrabasalen Hornschicht nach außen.

Die Nachfärbung mit Nigrosin bezweckt die Abgrenzung der infrabasalen Hornschicht nach innen.

Mithin erscheint durch die Methode:

Basale Hornschicht    schwarz.
Glykogenhaltige, infrabasale Hornschicht    dunkelrot.
Körnerschicht    dunkelviolett.

## 12. Keratin.

Durch die Untersuchungen von P. G. Unna und Golodetz (1907) wurde festgestellt, daß die Hornsubstanzen chemisch und anatomisch keine einheitlichen Stoffe sind, sondern aus ungleichartigen Stoffen bestehen, welche sich gegen Verdauungs-, Lösungs- und Färbemittel verschieden verhalten.

P. G. Unna und Golodetz unterscheiden in den Hornzellen drei Keratine: Keratin A, Keratin B und Keratin C (vom Nagel) sowie die Hornalbumosen.

Je nach dem Gehalt der Hornzellen an Keratin B und Albumosen unterscheiden die Autoren keratinreiche, aber albumosenarme — sog. „H"-Zellen und keratinarme, albumosenreiche — sog. „A"-Zellen. Zu ihrer Darstellung empfehlen sich folgende 2 Färbemethoden:

**a) Rauschsche Methode. Blaues Polychrom — Essigsäure — rotes Blutlaugensalz.**

**31.**
1. Blaues Polychrom    ¹/₂ Minute.
2. Abspülen in mit Essigsäure angesäuertem Wasser    1 Minute,    Wasser.
3. 1%ige Lösung von rotem Blutlaugensalz    2 Minuten.
4. Abspülen in angesäuertem Wasser,    Wasser.
5. Alkohol, Öl, Balsam.

Albumosen (A-Zellen)    blauviolett.
Hornzellen (H-Zellen)    rot.
Kerne der Stachelschicht    dunkelblau.
Hornalbumosengranula    dunkelviolett.

**b) Eisen — Tannin-Methode.**

Alkohol-Celloidin- oder Paraffinschnitte der Fußsohle.

**32.**
1. Liq. ferri sesquichlorati conc.    5 Sekunden,    Wasser.
2. konz. wässeriges Tannin    5 Sekunden,
3. In Wasser Abspülen    1 Stunde oder länger.    Wasser noch ein- oder
   zweimal erneuern, bis zu 6 Stunden abspülen.
4. Alkohol, Öl, Balsam.

Hornzellen der *Täler* dunkelviolett (Keratinfärbung).
Hornzellen der *Berge* braunrot.

## 13. Ölsäure.

In der untersten Hornschicht erscheint unmittelbar nach Vollendung des Verhornungsprozesses *Ölsäure,* nachdem in einer darunterliegenden Epithelschicht Glykogen aufgetreten ist. Legt man Oberhautstückchen von der Fußsohle in Osmiumsäure und färbt die Schnitte mit Ranviers Pikrocarmin, so folgt auf die carminrot gefärbte Körnerschicht die ungefärbte, glykogenhaltige infrabasale Hornschicht und darauf die ölsäurehaltige, schwarz gefärbte basale Hornschicht.

Mit letzterer beginnt erst der historisch wichtige, schwarze Osmiumrahmen der Hornschicht. Die Osmiumschwärzung durchzieht die ganze dicke Hornschicht der Fußsohle, da die hier vorhandenen Reste des Cholesterins sich mit der Ölsäure zu *Cholesterinestern* verbindet, die ebenfalls von der Osmiumsäure geschwärzt werden.

### Osmium — Pikrocarmin-Methode.

Material: Fußsohle.

1. $2^0/_0$ige Osmiumsäure      12—24 Stunden.
2. Gründliches Entwässern,      Alkohol-Fixierung, Paraffineinbettung.
3. Pikrocarmin      10—30 Minuten
4. Wasser, Alkohol, Öl, Balsam.

**33.**

# 14. Trichohyalin.

Das Trichohyalin der Wurzelscheide ähnelt dem Keratohyalin in seinem plötzlichen Auftreten in einer verhornenden Epithelzelle, seinem Glanze und seiner starken Affinität zum Carmin des Pikrocarmins. Dagegen ist es von flüssiger Konsistenz und sehr wechselnder Form. Der größte Unterschied aber ist seine Unabhängigkeit vom Kern der Epithelzelle, der erhalten bleibt und nicht zerfällt. Die sich um ihn bildenden Trichohyalintropfen nehmen daher kein Mesoplastin in sich auf und färben sich demgemäß auch nicht mit Hämatein + Alaun.

### a) Pikro — Bordo-Methode.

1. $1^0/_0$iges wässeriges Bordo      $1/_2$ Minute, Wasser.
2. konz. alkohol. Pikrinsäure      1 Minute, Wasser bis kein Pikringelb mehr abgeht.
3. Alkohol absol. + 3 Tropfen einer $3^0/_0$igen Ammoniaklösung, durch welche die Trichohyalintropfen isoliert werden.
4. Alkohol, Öl, Balsam.

**34.**

Trichohyalin      rot.

Zwischen 3 und 4 kann man zweckmäßigerweise eine Hämatein + Alaun-Färbung einschalten zur Blaufärbung der Kerne in den Mutterzellen der Wurzelscheide (keine HCl-Alkohol-Differenzierung). Man hat dann einen guten Kontrast zwischen Trichohyalin und Mesoplastin.

### b) Die Methylgrün — Bordo-Methode

gibt dagegen einen tinktoriellen Gegensatz zwischen Trichohyalin und den Nucleoproteiden.

1. $1/_4{}^0/_0$iges Methylgrün      10 Sekunden, Wasser.
2. Ammoniakalische Bordolösung
   ($1^0/_0$iges wässeriges Bordo  4 Teile
   $3^0/_0$iges $NH_3$      $2^1/_2$ Teile)      $1/_2$ Minute, Wasser.
3. Zweite Färbung mit $1/_4{}^0/_0$igem Methylgrün      30 Sekunden, Wasser.
4. Ammoniakalischer Alkohol (auf ein Schälchen Alkohol absol. 3 Tropfen $3^0/_0$iges $NH_3$), bis der Schnitt nur noch schwach rot ist.
5. Zweimal Alkohol absol. bis zur vollständigen Entwässerung, wobei der Schnitt noch rot bleibt.
6. Bergamottöl, worin der Schnitt wieder ergrünt, Balsam.

**35.**

Der (neue) Zusatz von $NH_3$ zur Bordolösung hat einmal den Zweck, die Bordofärbung auf das basische Trichohyalin zu beschränken, sodann aber auch den, die sauren Eiweiße (Nucleoproteide und Wurzelscheide) in ihrem Säuregrad abzuschwächen. Dadurch wird erreicht, daß die Kernfärbung hinter der Trichohyalinfärbung zurücktritt. Allerdings wird die grüne Wurzelscheiden-

färbung durch die ammoniakalische Bordofärbung so sehr abgeschwächt, daß
sie durch eine zweite Nachfärbung mit Methylgrün wieder verstärkt werden muß.

   Mit dem Übergange der trichohyalinhaltigen in die verhornten Zellen der
Wurzelscheide ändert sich der chemische Charakter und damit ihr Färbever-
mögen plötzlich vollständig. Die verhornten Plättchen der Henleschen und
Huxleyschen Scheide nehmen in hervorragender Weise alle basischen Farben
auf, dagegen keine sauren wie das Trichohyalin. Trichohyalin und verhornte
Wurzelscheide sind daher gut in Kontrastfarben darstellbar, so z. B. durch die

### c) Methylviolett — Bordo-Methode.

**36.**
1. 1%iges wässeriges Methylviolett     2 Minuten, Wasser.
2. 1%iges Bordo     1 Minute, Wasser.
3. Ammoniakalischer Alkohol. (Vgl. 35/4.)
4. Alkohol, Öl, Balsam.

   Auf Längsschnitten von Papillenhaaren, die die Grenze zwischen Henles
und Huxleys Scheide getroffen haben, erhält man durch sukzessive Färbung
mit dem basischen Nilblau und dem sauren Bordo zierliche Bilder, auf denen
die roten Trichohyalintropfen der Huxley-Scheide durch die Fenster der blauen
Henle-Scheide hindurchschauen:

### d) Nilblau — Bordo-Methode.

**37.**
1. 1%iges wässeriges Nilblau     5 Minuten, Wasser.
2. 1%iges Bordo     1 Minute, Wasser.
3. Ammoniakalischer Alkohol. (Vgl. 34/3.)
4. Alkohol, Öl, Balsam.

### e) Neutralrot — Nilblau-Methode.

   Neutralrot ist ein Eurhodin und Nilblau ein schwächer basisches Sulfat
eines Oxazins.

**38.**
1. 1%iges wässeriges Neutralrot     5 Minuten, Wasser.
2. Alkohol absol. + 1 Tropfen HCl 5%     30 Sekunden, Wasser.
3. 1%iges wässeriges Nilblau     $^1/_2$ Minute, Wasser.
4. Alkohol, Öl, Balsam.

   Es gelingt hierdurch, die an Trichohyalin reichen Zellen der Huxley-Scheide
neutralrot, die an Trichohyalin armen der Henle-Scheide nilblau zu färben,
also in der anscheinend einheitlichen Wurzelscheide chemische Differenzen
aufzudecken.

   Alle diese basischen Färbungen eignen sich auch zu einer tinktoriellen Isolierung der verhornten Wurzelscheide. Dazu legt man den Schnitt vorher erst
einen Tag in eine Verdauungsflüssigkeit von Trypsin und Soda, welche das
Trichohyalin auflöst; dieses gibt auch die beste isolierte Darstellung von Henles
gefensterter Membran.

# 15. Pigment.

   Das Pigment im Bindegewebe bei den Pigmenterkrankungen der Haut zu
färben, erscheint auf den ersten Blick paradox und überflüssig, weil bestenfalls
nur eine Pigmentfarbe durch eine andere ersetzt wird.

   Es ist aber wichtig zu wissen, daß eine künstliche Färbung des Pigments
sowohl mit sauren wie mit basischen Farben möglich ist. Davon kann man in
solchen Fällen Gebrauch machen, wo nur sehr wenig Pigment vorhanden ist.
Da wir die Färbung beliebig lange ausdehnen können, haben wir es in der Hand,
auch die kleinsten Mengen von Pigment aus ihrer Umgebung kräftig heraus-
treten zu lassen.

   Am meisten haben sich zu diesem Zwecke bewährt:

### a) Blaues Polychrom + Alaun - Methode (sog. Mastzellen-Färbung).

1. Blaues Polychrom + 1 Messerspitze Alaun    einige Stunden bis eine Nacht, Wasser.
2. Alkohol, Öl, Balsam.    **39.**

Pigment    grünlichblau.
Kerne, Hornschicht    blau.

### b) Safranin — Tannin + Wasserblau - Methode.

1. $1\,^0/_0$ wässeriges Safranin 0    5 Minuten, Wasser.
2. konz. wässeriges Tannin + 5—6 Tropfen $1\,^0/_0$ Wasserblau    5 Minnten, Wasser.
3. Alkohol, Öl, Balsam.    **40.**

Pigment    blauschwarz.
Kerne, Hornschicht    rot.

Bei ersterer wird die natürliche Pigmentfarbe durch Aufnahme des basischen Methylenblaus, bei letzterer durch Aufnahme des sauren Wasserblaus verdunkelt.

Auch in natürlicher Farbe hebt sich das Pigment besonders gut dann ab, wenn man das Kollagen der Umgebung durch eine helle saure Farbe, Orange, anfärbt. Die Methoden hierfür sind folgende:

### c) Blaues Polychrom — Tannin + Orange - Methode.

1. Blaues Polychrom    5 Minuten, Wasser.
2. konz. wässeriges Tannin + 5—6 Tropfen $1\,^0/_0$ wässeriges Orange G.    5 Minuten, Wasser.
3. Alkohol, Öl, Balsam.    **41.**

Pigment    braun.
Kollagen    orange.
Kerne, Hornschicht, Elacin    blau.

### d) Safranin — Tannin + Orange-Methode.

1. $1\,^0/_0$ wässeriges Safranin 0    5 Minuten, Wasser.
2. konz. wässeriges Tannin + 5—6 Tropfen Orange    5 Minuten, Wasser.
3. Alkohol, Öl, Balsam.    **42.**

Pigment    braun,
Kollagen    orange.
Kerne, Hornschicht, Elacin    rot.

Statt Safranin kann auch Carbolfuchsin verwendet werden.


# 16. Kollagen.

## I. Die sulfosauren Salze (Säurefuchsin) als Kollagenfärber.

Schon die ersten Kollagenfärbungen: RANVIERS Pikrocarmin und VAN GIESONS Pikro-Säurefuchsin, benutzten den Gegensatz zwischen einfach sauren Farben und der hoch oxydierten Pikrinsäure, um das nicht reduzierende Kollagen von dem wesensverwandten, aber reduzierenden Spongioplasma der Epithelien scharf zu trennen. Besonders die VAN GIESON-Färbung ist sehr beliebt geworden und hat zu zahlreichen Modifikationen Anlaß gegeben. P. G. UNNAS Vorschrift für dieses Dioxychrom lautet:

Säurefuchsin    0,25
Pikrinsäure    1,50
Salpetersäure    1,50
Glycerin    10,00
Aqua dest. ad 100,0.

Die Pikrinsäure wird in heißem Wasser gelöst, hierin erst das Säurefuchsin aufgelöst, das Glycerin hinzugefügt, sodann tropfenweise die Salpetersäure. Oder auch:

Säurefuchsin    0,25
Pikrinsäure    1,50
Essigsäure    2,50
Glycerin    10,00
Aqua dest. ad  100,0.

Säurefuchsin und Pikrinsäure werden in kochendem Wasser gelöst, sodann Glycerin und zuletzt die Essigsäure hinzugefügt.

Gefärbt wird wie folgt:

### a) Einzeitige Säurefuchsin + Pikrin-Methode (von Unna modifizierte van Gieson-Methode).

**43.**
1. Färben der Schnitte in einer der vorstehenden Farbmischungen      5—10 Minuten.
2. Kurzes Abspülen in Wasser.
3. Alkohol, Öl, Balsam.

Es resultiert eine sehr scharfe Rotfärbung des Kollagens, während Protoplasma, Muskeln und Elastin sich gelb oder orange färben.

Es fehlen aber die Bilder aller sauren Formelemente. Die Kerne pflegt man daher mit Hilfe einer starken Hämatein + Alaun-Vorfärbung des Mesoplastins stark hervorzuheben.

### b) Zweizeitige Säurefuchsin — Pikrin-Methode.

**44.**
1. 1%iges wässeriges Säurefuchsin      10 Minuten, dest. Wasser.
2. 1%ige wässerige Pikrinsäure      1—2 Minuten.
3. 5%ige alkohol. Pikrinsäure      1—2 Minuten.
4. Alkohol, Öl, Balsam.

Im Gegensatz zu der einzeitigen liefert diese Methode in den meisten Fällen eine weniger bedeutende Farbendifferenz als jene, nämlich zwischen dem Rot bis Gelbrot des Kollagens und dem Orange des Protoplasmas usw. Während diese Eigenschaft des geringeren Farbenkontrastes als ein Nachteil zu betrachten ist, hat sie vor der einseitigen Doppelfärbung in vielen Fällen den Vorteil, gleichzeitig eine Kernfärbung (rot) und eine sehr intensive Färbung der roten Blutkörperchen neben der des Kollagens zu geben.

## II. Orcein-Färbung des Kollagens.

Taenzer fand im Unnaschen Laboratorium, daß die angesäuerte Orceinlösung ein spezifisches Färbemittel für Elastin ist. Dabei tritt auch stets eine orceinrote Färbung des Kollagens auf, deren Stärke dem Säuregehalt der Lösung umgekehrt proportional ist. Diese Beobachtung führte mich (1894) zur Orceinfärbung des Kollagens. Das Orcein bildet ein carminrotes, krystallinisches Pulver, das sich nicht in Wasser, wohl aber in Alkohol löst. Mittels einer 1%igen alkoholischen Lösung (d. h. 1 g Orcein und 100 ccm 70% Alkohol) erhält man in den mit blauem Polychrom vorgefärbten Hautschnitten neben *orceinrotem Kollagen* und *Spongioplasma blaue Nucleoproteide, blaues Granoplasma* und *thiazinrote Mastzellenkörnung,* die einen blauen Mastzellenkern umgibt. Da ein Säurezusatz fehlt, hebt sich bei dieser Methode das Elastin vom nicht quellenden Kollagen nicht ab, wie bei der angesäuerten Orceinlösung. Die glatten und quergestreiften Muskeln dagegen unterscheiden sich vom roten Kollagen durch ihre bläulichrote Farbe. Dieselbe rührt nicht vom blauen Polychrom her, sondern vom Orcein selbst, das sich mit Alkalien blauviolett verfärbt. Diese Färbung ist daher ein Indikator für überlebende Muskelsubstanz.

Die Ausführung dieser Methode kann auf zweierlei Weise geschehen. Entweder schickt man die Orceinfärbung voran und entfärbt das darauffolgende blaue Polychrom mit Glycerinäther, oder man läßt auf das blaue Polychrom die Orceinfärbung folgen, welche dann gleichzeitig das Kollagen anfärbt und die Blaufärbung der sauren Eiweiße differenziert und begrenzt.

### c) Neutrales Orcein — Blaues Polychrom — Glycerinäther-Methode.

1. 1%iges alkohol. Orcein (ohne Säurezusatz)    15 Minuten.
2. Kurzes Abspülen in Spiritus dilutus, Wasser.
3. Blaues Polychrom    2—5 Minuten, Wasser
4. Verdünnte Glycerinäthermischung    $1/2$—$1^1/_2$ Minuten, Wasser.
5. Alkohol, Öl, Balsam.

**45.**

Diese Methode gibt natürlich fast dieselben Resultate wie die folgende. Da hier aber die Schnitte im blauen Polychrom zuletzt gefärbt werden, zeigen sie im Gegensatz zur folgenden Methode eine intensive Blaufärbung der feinen Protoplasmaausläufer zwischen dem roten kollagenen Gewebe.

### d) Blaues Polychrom — Neutrales Orcein-Methode.

1. Blaues Polychrom    5—10 Minuten, Wasser.
2. 1%iges alkohol. Orcein    5—10 Minuten.
3. Alkohol, Öl, Balsam.

**46.**

Die Methode gibt einen schönen Kontrast zwischen orceinrotem Kollagen und blauem Protoplasma und Muskeln.

Diese ebenso einfache wie kontrastreiche Färbung ist bei uns die Hauptmethode für die Kollagendarstellung.

## III. Methoden für den feineren Aufbau des Kollagens.

### e) Wasserblau + Säurefuchsin + Pikrin + Essigsäure-Methode.

1. Färben der Schnitte in einer Mischung von
$1/_2$%igem Wasserblau    2 Tropfen und
Säurefuchsin + Pikrin + Essigsäure
(modif. VAN GIESON)    50 Tropfen    3—5 Minuten, Wasser abspülen.
2. Alkohol, Öl, Balsam.

**47.**

Diese prächtige Methode ergibt nicht bloß schöne Farbkontraste zwischen Kollagen, Plasma, Muskeln und Kernen, sondern differenziert innerhalb des Kollagens noch auf das schärfste blaue Einzelfibrillen von den dunkelweinroten Fibrillenbündeln und dickeren kollagenen Balken.

### f) Wasserblau + Eosin + Phloxin - Methode (WEP-Färbung).

Ebenso wie Methode Nr. 16.

Auch bei dieser Färbung heben sich die Einzelfibrillen durch ihre blaue Farbe von den roten Fibrillenbündeln und dickeren kollagenen Balken ab. Außerdem ist es vielleicht die beste Methode zur Darstellung der HERXHEIMER-schen Grenzschicht des Papillarkörpers. Im Epithel unterscheiden sich die gewöhnlichen Kerne mit blauem Kerngerüst und roten Kernkörperchen von den sauren Kernen mit rotem Inhalt und blauer Hülle. Das Plasma ist in beiden Fällen schwach blauviolett gefärbt.

### g) Hämatein + Alaun — Bordo - Methode.

Ebenso wie Methode Nr. 13.

Kollagen    rot.
Kerne    blau.

Diese Methode ersetzt in unserem Laboratorium die vielgebrauchte Hämatein + Alaun — Eosin-Methode, weil sie kontrastreichere Bilder gibt.

# 17. Elastin.

Die beiden jetzt gebräuchlichsten Färbungen, die nach Weigert und die nach Taenzer-Unna fußen auf der Reduktionskraft des Elastins neben seiner sauren Beschaffenheit. Bei der Weigertschen Färbung vereinigt sich die Säure-Basen-Affinität zum Fuchsin mit der oxypolaren zum Eisenchlorid. Aus letzterem wird bei der Färbung Salzsäure frei, wodurch das Kollagen quillt und dem Elastin gegenüber an Tinktionskraft einbüßt.

Die angesäuerte Orceinlösung nach Taenzer-Unna ist eine saure Farbe, die sich mit dem sauren Elastin nur oxypolar verbinden kann. Das saure reduzierende Elastin hat starke oxypolare Verwandtschaft zu dem ebenfalls sauren, aber hoch oxydierten Orcein; deshalb ist Orcein die einfachste Elastinfärbung, die die oxydierende Beize der Weigert-Färbung entbehren kann. Es bedarf nur zur Quellung und Ausschaltung des Kollagens eines Säurezusatzes (HCl, HNO$_3$).

### a) Angesäuertes Orcein-Methode (Färbung nach Taenzer-Unna).

**48.**
1. Angesäuertes Orcein     (Orcein                    0,2
                            konz. HNO$_3$              2,0
                            Spiritus dilutus ad    100,0)    12—24 Stunden.
2. Abspülen in Alkohol.
3. Alkohol, Öl, Balsam.

    Elastin        dunkelbraun.
    Das ganze übrige Gewebe entfärbt.

Die Weigertsche Elastinfärbung paßt nach Krzysztalowicz, Schenk und Austerlitz nur für normales Elastin, nicht für das physiologisch gealterte und stark sauer gewordene, dem Unna den Namen: *Elacin* gegeben hat und das in der Haut des Gesichtes und Halses auch schon bei jüngeren Personen vorwaltet. Dieses färbt sich dagegen gut mit basischen Farben.

### b) Elastin-Schnellfärbung.

Was für wässerige Lösungen basischer Farbstoffe der Zusatz von basischen Substanzen, für wässerige Lösungen saurer Farbstoffe der Zusatz von Säuren, das ist für spirituöse Lösungen die Abdunstung des Spiritus während der Färbung.

Für eine solche Beschleunigung, die sog. „Unnasche Schwebefällung" durch Konzentration der spirituösen Lösung paßt die angesäuerte Orceinlösung.

Man bringt die Schnitte in ein Schälchen, übergießt sie mit

**49.**
1. angesäuertem Orcein     (Orcein               1,0
                            HCl konz.             1,0
                            Alkohol abs.       100,0),
bis sie von der Lösung bedeckt sind. Sodann kommt das Schälchen offen an einen warmen Ort. In Ermangelung eines warmen Ofens oder eines Inkubators zündet man etwa eine Handbreit unter dem auf einem Stativ ruhenden Schälchen eine kleine Spiritusflamme an. Die Wärme, welche das Schälchen selbst annimmt, darf höchstens einige 30° betragen. Je nach der Menge der Farblösung und der Wärme des Ortes ist in etwa 10—15 Minuten die Farblösung so weit abgedampft, daß sie als eine schwer bewegliche, aber noch durchaus flüssige Masse die Schnitte einhüllt. Dieses ist der Zeitpunkt, in welchem die Prozedur unterbrochen werden muß; eintrocknen dürfen die Schnitte selbstverständlich nicht. Dann ist aber alles Elastin in maximaler und höchst dauerhafter Weise spezifisch gefärbt.
2. Abspülen in Alkohol, Wasser.
3. Alkohol, Öl, Balsam.

**c) Angesäuertes Orcein — Blaues Polychrom — Glycerinäther-Methode.**

1. Angesäuertes Orcein (siehe unter a)     12—24 Stunden.
2. Alkohol, Wasser.
3. Blaues Polychrom     2 Minuten, Wasser.
4. Verdünnte Glycerinäthermischung     $^1/_4$—1 Minute, Wasser.
5. Alkohol, Öl, Balsam.

**50.**

    Elastinfasern     braun-schwarz.
    Kerne und Protoplasma     blau.
    Mastzellen     rot.

Diese Methode ist die beste zur Hervorhebung und Verfolgung der feinsten Elastinfasern des Papillarkörpers und wird von keiner anderen übertroffen.

## 18. Elastin und Kollagen.

### a) Einzeitige Orcein + Säurefuchsin-Methode.

Die Schnitte kommen

1. in die Orcein + Säurefuchsin-Mischung

    (Orcein     1,0
    Säurefuchsin     0,1
    $HNO_3$     2,0
    Alkohol abs.     60,0
    Aqua dest. ad 100,0)     eine Nacht.

**51.**

2. Alkohol absol., Öl, Balsam.

Die hier angegebene Methode beruht auf dem Umstand, daß die Orceinsäure in saurer Lösung wenig Affinität zum Kollagen, während das Säurefuchsin gar keine Verwandtschaft zum Elastin, jedoch eine sehr starke zum Kollagen, vorzüglich in saurer Lösung, besitzt.

Diese Färbemethode ist auf Gewebe aus allen möglichen Fixationsflüssigkeiten anwendbar. Man erhält außer einer schön *braunen Elastinfärbung* die anderen oxyphilen Substanzen (Muskeln, Protoplasma) in verschiedenem Grade säurefuchsinrot mitgefärbt. Eine zu starke Säurefuchsinfärbung schwächt man momentan ab durch Eintauchen in alkalisches Wasser (Wasser + $NH_3$-Zusatz) oder schwache Sodalösung. Jedoch muß man dann die Schnitte vor dem Einbetten in sauren Alkohol bringen. Man erhält dann unter Umständen feinere Abstufungen des Säurefuchsinrots auf den oxyphilen Substanzen.

### b) Einzeitige Orcein + Wasserblau-Methode.

Die Schnitte kommen

1. in die Orcein + Wasserblau-Mischung

    (Orcein     1,0
    Wasserblau     0,25
    Glycerin     10,0
    Alkohol abs.     60,0
    Aqua dest. ad 100,0)     eine Nacht.

**52.**

2. Alkohol, Öl, Balsam.

Diese Mischung gibt eine vorzügliche Darstellung aller Bindesubstanzen und Epithelien in fein abgestuften Nuancen in der Weise, daß das *Kollagen* das Wasserblau, das *Elastin* das Orcein, die *Muskeln* aber, sowie das *Protoplasma* Mischungen beider Farben bevorzugen. Entwässert man die Schnitte mit einfachem Alkohol, so wiegt die Orceinfärbung in roten und violetten Tönen vor. Entwässert man durch sauren Alkohol, so bleiben diese Orceintöne den Muskeln, dem Protoplasma und dem Elastin größtenteils erhalten, während das Kollagen sich rein blau umfärbt.

### c) Angesäuertes Orcein + Säurefuchsin + Pikrin-Methode.

Die Schnitte kommen:

1. in die Orcein + Säurefuchsin + Pikrin-Mischung

**53.**

    (Orcein            1,0
    Säurefuchsin      0,1
    Pikrinsäure       0,5
    $HNO_3$            1,0
    Spiritus dil. ad 100,0)     eine Nacht.

2. Abspülen in Alkohol.
3. Alkohol absol., Öl, Balsam.

    Elastin       braun.
    Muskeln, Protoplasma     gelb
    Kollagen, Keratin, Kerne     rot.

Ist eine gute Kernfärbung wünschenswert, so verfährt man nach folgender Methode:

### d) Angesäuertes Orcein — Hämatein — Säurefuchsin — Pikrin-Methode.

**54.**

1. Angesäuertes Orcein     12—24 Stunden, Spiritus dil., Wasser.
2. Starke Hämatein + Alaun-Färbung     10 Minuten, Wasser.
3. Kurzes Differenzieren in 1%igem HCl-Alkohol, Wasser.
4. 2%ige Säurefuchsinlösung     5 Minuten, Wasser.
5. konz. wässerige Pikrinsäure     2 Minuten.
6. konz. alkohol. Pikrinsäure     2 Minuten.
7. Alkohol absol., Öl, Balsam.

    Elastin       braun.
    Muskeln und Protoplasma     gelb.
    Kollagen     rot.
    Kerne     grauviolett.

# 19. Elacin.

Das Orcein in saurer Lösung ist ein so vortreffliches Färbungsmittel des elastischen Gewebes, daß es auch noch dann eine, allerdings schwächere Verbindung mit ihm eingeht, wenn dasselbe einen Teil seiner Eigenschaften eingebüßt hat; wenn beispielsweise sein chemischer Charakter derart verändert ist, daß die Fasern jetzt auch basische Farbstoffe aus alkalischer Lösung aufzunehmen vermögen. Das so veränderte Elastin heißt *Elacin*. Das Elacin färbt sich sehr gut nach folgenden Methoden:

### a) Blaues Polychrom — Tannin-Methode.

**55.**

1. Blaues Polychrom     5 Minuten, Wasser.
2. konz. wässeriges Tannin     5 Minuten, Wasser.
3. Alkohol, Öl, Balsam.

    Elacin       dunkelblau.
    Kerne, Hornschicht     blau.

### b) Safranin — Tannin-Methode.

**56.**

1. 1%iges wässeriges Safranin O     5 Minuten, Wasser.
2. konz. wässeriges Tannin     5 Minuten, Wasser.
3. Alkohol, Öl, Balsam.

Statt Safranin kann auch Carbolfuchsin verwendet werden, man färbt darin jedoch nur 2 Minuten.

    Elacin     rot.
    Kerne, Hornschicht     rot.

## 20. Elacin und Kollagen.

### a) Blaues Polychrom — Tannin + Orange - Methode.

Ebenso wie Formel Nr. 41.

   Elacin  blau.
   Kollagen  orange.
   Kerne, Hornschicht  blau.

### b) Blaues Polychrom — Tannin + Säurefuchsin - Methode.

1. Blaues Polychrom  5—10 Minuten, Wasser.
2. konz. wässeriges Tannin + 5—6 Tropfen $1\%$iges Säurefuchsin
          5—10 Minuten, Wasser.
3. Alkohol, Öl, Balsam.

   Elacin  blau.
   Kollagen  rot.
   Kerne, Hornschicht  blau.

**57.**

### c) Safranin — Tannin + Orange - Methode.

Ebenso wie Formel Nr. 42.

   Elacin  rot.
   Kollagen  orange.
   Kerne, Hornschicht  rot.

### d) Safranin — Tannin + Wasserblau - Methode.

Ebenso wie Formel Nr. 40.

   Elacin  rot.
   Kollagen  blau.
   Kerne, Hornschicht  rot.

## 21. Elastin und Elacin.

### a) Angesäuertes Orcein — Blaues Polychrom — Tannin - Methode.

1. Angesäuertes Orcein  12—24 Stunden, Alkohol, Wasser.
2. Blaues Polychrom  5 Minuten, Wasser.
3. konz. wässeriges Tannin  5 Minuten, Wasser.
4. Alkohol, Öl, Balsam.

   Elastin  braun.
   Elacin  blau.
   Kerne, Hornschicht  blau.

**58.**

### b) Angesäuertes Orcein — Safranin — Tannin - Methode.

1. Angesäuertes Orcein  12—24 Stunden, Alkohol, Wasser.
2. $1\%$ wässeriges Safranin  5 Minuten, Wasser.
3. Alkohol, Öl, Balsam.

   Elastin  braun.
   Elacin  rot.
   Kerne, Hornschicht  rot.

**59.**

## 22. Elastin, Elacin und Kollagen.

### a) Angesäuertes Orcein — Blaues Polychrom — Tannin + Orange - Methode.

1. Angesäuertes Orcein  12—24 Stunden, Alkohol, Wasser.
2. Blaues Polychrom  5 Minuten, Wasser.
3. konz. wässeriges Tannin + 5—6 Tropfen Orange G ($1\%$ wässerige Lösung)
   5 Minuten, Wasser.
4. Alkohol, Öl, Balsam.

   Elastin  braun.
   Elacin blau.
   Kollagen  orange.
   Kerne, Hornschicht  blau.

**60.**

**b) Angesäuertes Orcein — Blaues Polychrom — Tannin + Säurefuchsin-Methode.**

**61.**
1. Angesäuertes Orcein      12—24 Stunden, Alkohol, Wasser.
2. Blaues Polychrom      5 Minuten, Wasser.
3. konz. wässeriges Tannin + 5—6 Tropfen Säurefuchsin ($^1/_2$ $^0/_0$ wässerige Lösung) 5 Minuten, Wasser.
4. Alkohol, Öl, Balsam.

> Elastin      braun.
> Elacin      blau.
> Kollagen      rot.
> Kerne, Hornschicht      blau.

**c) Angesäuertes Orcein — Safranin — Tannin + Wasserblau-Methode.**

**62.**
1. Angesäuertes Orcein      12—24 Stunden, Alkohol, Wasser.
2. 1$^0/_0$iges wässeriges Safranin 0      5 Minuten, Wasser.
3. konz. wässeriges Tannin + 5—6 Tropfen Wasserblau (1$^0/_0$ wässerige Lösung) 5 Minuten, Wasser.
4. Alkohol, Öl, Balsam.

> Elastin      braun.
> Elacin      rot.
> Kollagen      blau.
> Kerne, Hornschicht      rot.

## 23. Kollastin, Elastin und Kollagen.

*Kollastin* heißt eine Substanz, welche sich tinktoriell wie Elastin verhält und speziell die hervorragende Affinität des Elastins für angesäuertes Orcein teilt, der Struktur nach aber dem kollagenen Gewebe gleicht oder seine Herkunft aus demselben durch analoge Struktur oder stofflichen Zusammenhang mit demselben dokumentiert.

Diese Substanz findet sich bei der senilen und kolloiden Degeneration der Haut, sowie beim Myxödem.

### Angesäuertes Orcein — Säurefuchsin — Pikrinsäure-Methode.

**63.**
1. Angesäuertes Orcein      12—24 Stunden, Alkohol, Wasser.
2. 2$^0/_0$iges wässeriges Säurefuchsin      2—5 Minuten,      Auswaschen in schwach angesäuertem Wasser.
3. konz. wässerige Pikrinsäure      $^1/_2$ Minute.
4. konz. alkoholische Pikrinsäure      1 Minute.
5. Alkohol, Öl, Balsam.

> Kollastin      braun.
> Elastin      braun
> Kollagen      rot.

## 24. Kollacin, Elacin und Elastin.

*Kollacin* heißt diejenige Substanz, welche zwar die Tingibilität des Elacins (schwache Färbung mit saurem Orcein, starke mit basischen Farben), dabei jedoch einen stofflichen Zusammenhang mit präexistenten kollagenen Faserbündeln aufweist.

### a) Blaues Polychrom — Tannin — Säurefuchsin-Methode.

**64.**
1. Blaues Polychrom      10 Minuten, Wasser.
2. konz. wässeriges Tannin      5 Minuten, Wasser.
3. 2$^0/_0$iges wässeriges Säurefuchsin      2 Minuten.
4. 1$^0/_0$ HCl-Alkohol      10 Sekunden.
5. Alkohol, Öl, Balsam.

> Elacin, Kollacin, Kerne      blau.
> Kollagen      rot.

**b) Angesäuertes Orcein — Carbolfuchsin — Tannin — Wasserblau - Methode.**

1. Angesäuertes Orcein    12—24 Stunden, Alkohol, Wasser.
2. Carbolfuchsin    5 Minuten, Wasser.
3. konz. wässeriges Tannin    5—10 Minuten, Wasser.
4. 1 %iges Wasserblau.    1 Minute.
5. 1 %iger HCl-Alkohol    10 Sekunden.
6. Alkohol, Öl, Balsam.

**65.**

Elastin und Kollastin    braun.
Elacin, Kollacin und Kerne    rot.
Kollagen    blau.

## 25. Basophiles und metabasophiles Kollagen.

Ebenso leicht wie das basische Kollagen die sauren Farben (Orcein, Säurefuchsin) aufnimmt und festhält, verbindet es sich auch mit den leicht löslichen sauren Eiweißen des anliegenden Gewebes, wenn diese durch die Lymphe ausgewaschen und dem Kollagen zugeführt werden. Es sind das vor allem die *Cytose* und die Substanz der *Mastzellenkörnung*. In der Umgebung sehr cytosereichen Epithels sowie der von Cytose strotzenden Plasmazellen findet unausgesetzt eine langsame Ausschwemmung von Cytose und Aufnahme derselben durch das benachbarte Kollagen statt. Dieses erhält damit auch die tinktoriellen Eigenschaften der Cytose, eine starke Affinität zum blauen Polychrom und zum Pyronin; es verwandelt sich dadurch auf weite Strecken hin in *basophiles Kollagen.* Ein ähnlicher Prozeß spielt sich im Bindegewebe dort ab, wo eine starke Neubildung und Anhäufung von *Mastzellen* stattfindet, so ganz besonders in der Nachbarschaft von Carcinomen. Auch die gelöste saure Mastzellenkörnung verbindet sich fest mit dem basischen Kollagen und verleiht demselben ihre spezifische Metachromasie. Wir sprechen dann von *metabasophilem Kollagen.*

## 26. Mastzellen.

Die besondere Säurefestigkeit der Mastzellen begründet ihre leichte Darstellung durch Zusätze von Säuren (Essigsäure, EHRLICH) und sauren Salzen (Alaun, UNNA) zu basischen Farben (Dahlia, EHRLICH), blauem Polychrom (UNNA). Der Zusatz von Alaun zum blauen Polychrom ergibt sofort eine Doppelfärbung (blaue Plasmazellen neben roten Mastzellen: UNNAs Mastzellenfärbung).

Entweder man färbt langsam in abgeschwächten Lösungen oder entfärbt die überfärbten Schnitte in Glycerinäther oder Mineralsäuren.

### a) Blaues Polychrom + Alaun - Methode.

Ebenso wie Methode Nr. 39.

Mastzellenkörnung    dunkelkirschrot.
Kerne    schwach grünblau.
Hornschicht    hellblau.
Protoplasma, Kollagen, Elastin    ungefärbt.

### b) Schnellfärbung der Mastzellen (Methode für Gefrierschnitte).

1. Blaues Polychrom + Alaun    $\frac{1}{2}$—1 Minute, Wasser.
2. Alkohol    5 Minuten
3. Öl, Balsam.

**66.**

Mastzellenkörnung    dunkelrotviolett.
Kerne derselben    dunkelblau.
Übrige Kerne    schwach grün.

### c) Blaues Polychrom — Neutrales Orcein - Methode.

Ebenso wie Methode Nr. 46.

Ein scharfer und schöner Kontrast zwischen roten Mastzellen, blauen Kernen und Plasmazellen und orceinrotem Kollagen.

## 27. Mucin der Schleimdrüsen (Lippe, Zunge) und der Nabelschnur.

Lange Zeit hielt man die Mastzellenkörner für Mucin, weil sie dessen Metachromasie teilen, übrigens ebenso wie der Knorpel. Genauere Untersuchungen deckten jedoch zwischen beiden Substanzen wesentliche Unterschiede auf.

### Blaues Polychrom — Kalibichromat — Anilin + Salzsäure - Methode.

**67.**
1. Blaues Polychrom    5 Minuten, Abspülen in angesäuertem Wasser.
2. 10%iges Kalibichromat    ½ Minute, Wasser.
3. Schnitt auf dem Objektträger antrocknen und
4. mit Anilin + 1 Tropfen Salzsäure entfärben.
5. Bergamottöl, Balsam.

> Mucin    rot.
> Kollagen, Kerne, Protoplasma    blau.

## 28. Fibrin.

### a) Blaues Polychrom — Tannin - Methode.

Ebenso wie Methode Nr. 55.

> Fibrin    blau.

### b) Blaues Polychrom — Jod - Methode.

**68.**
1. Blaues Polychrom    15 Minuten, Wasser.
2. 5%ige Jodkaliumlösung + 1 Jodkrystall    1 Minute.
3. Schnitte auf dem Objektträger antrocknen.
4. Entwässern und Entfärben in Anilin und Xylol āā.
5. Xylol, Balsam.

> Fibrin    dunkelblau.

### c) Carbolfuchsin — Tannin - Methode.

**69.**
1. Carbolfuchsin    2 Minuten, Wasser.
2. konz. wässeriges Tannin    1 Minute, Wasser.
3. Alkohol, Öl, Balsam.

> Fibrin    rot.

### d) Eosin — Gentiana — Jod + Wasserstoffsuperoxyd — Anilin + Orange-Methode (modifizierte Weigertsche Fibrinfärbung).

**70.**
1. 1%iges wässeriges Eosin (oder Pikrocochenille)    1 Minute, Wasser.
2. Gentiana + Alaun-Mischung
> (Gentiana    1,5
> Alaun    10,0
> Aqua dest. ad 100,0)    10 Minuten, Wasser.
3. Jodkalium + Wasserstoffsuperoxyd    1 Minute.
4. Auf dem Objektträger mit Fließpapier abtrocknen.
5. Anilin + Orange-Mischung
> (Anilin + Orange    25,0
> Xylol    25,0)    1—2 Minuten.
6. Xylol, Balsam.

> Körniges und fädiges Fibrin    blauviolett.
> Kollagen, Keratin    orange.

Diese Methode hat den großen Vorteil, daß sich die jodfesten Bakterien und das jodfeste Fibrin auch in der Hornschicht und in den Schuppen nachweisen lassen. Außerdem arbeitet sie sauber und schnell.

## 29. Hautblutungen.

### a) Blaues Polychrom — Tannin + Orange-Methode.

Ebenso wie Methode Nr. 41.

Basophile Erythrocyten     im Zentrum bläulich.
Normale Erythrocyten der Peripherie     rosa-orange (isabellfarbig).
Basophiles Kollagen im Zentrum     schwach violett.
Normales Kollagen in der Peripherie     gelblich.

### b) Safranin — Wasserblau — Anilin-Methode.

1. 1%ige wässerige Safraninlösung     5 Minuten, Wasser.
2. 1%iges wässeriges Wasserblau     5 Minuten, Wasser.
3. Alkohol absol.     $^{1}/_{2}$ Minute.
4. Anilin + 1 Tropfen HCl bis zur Rotfärbung der Blutung.
5. Alkohol absol., Öl, Balsam.

**71.**

Erythrocyten innen     orangerot.
Erythrocyten außen     bräunlich bis grünlichgelb.
Kollagen     innen rot.
Kollagen     außen blau.

### c) Hämatein + Alaun — Safranin — Pikrin-Methode.

1. Hämatein + Alaun     15 Minuten, Wasser.
2. 1%iges wässeriges Safranin     2 Minuten, Wasser.
3. 1%ige alkohol. Pikrinsäure     $^{1}/_{2}$ Minute.
4. Alkohol, Öl, Balsam.

**72.**

Erythrocyten innen     safraninrot.
Erythrocyten außen     rötlich.
Kollagen innen     rosaviolett.
Kollagen außen     gelblich.
Kerne     violett.

## 30. Hyalin.

### I. Bindegewebshyalin.

Die hyalinen Zellen, die einzeln aus den Plasmazellen aller infektiösen Geschwülste und malignen Neubildungen als sog. „Russelkörper" entstehen, aber beim Rhinosclerom, dem Madurafuß, und der Aktinomycose massenhaft vorkommen, können leicht mit Mikroorganismen verwechselt werden. Die allgemeine Formel zu ihrer Darstellung ist immer die Färbung mit einer basischen Farbe und nachfolgender Beizung und Gegenfärbung mit einer sauren Farbe. In zweiter Linie kommen erst die Hyalinfärbungen mittels saurer Farben in Betracht.

Von den zahlreichen von P. G. Unna angegebenen Methoden werden in unserem Laboratorium in erster Linie folgende gebraucht:

Hämatein + Alaun — Safranin — Tannin.
Blaues Polychrom — Tannin + Orange.
Blaues Polychrom — Tannin + Säurefuchsin.
Safranin — Tannin + Wasserblau.

### A. Celluläres Hyalin:

#### a) Hämatein + Alaun — Safranin — Tannin-Methode.

1. Hämatein-Alaun bis zur gesättigten Kernfärbung,     Wasser.
2. 1%iges wässeriges Safranin     10 Minuten, Wasser.
3. konz. wässeriges Tannin     30 Sekunden, Wasser.
4. Alkohol, Öl, Balsam.

**73.**

Hyalin     tomatenrot.
Kerne, Protoplasma, Kollagen     violett.

### b) Blaues Polychrom — Tannin + Orange-Methode.

Ebenso wie Methode Nr. 41.

### c) Blaues Polychrom — Tannin + Säurefuchsin - Methode.

Ebenso wie Methode Nr. 57.

### d) Safranin — Tannin + Wasserblau - Methode.

Ebenso wie Methode Nr. 40.

Weiterhin haben sich auch noch folgende Methoden bewährt:

### e) Hämatein + Alaun + Säurefuchsin - Methode.

**74.**
1. Hämatein + Säurefuchsin-Lösung
      (Hämatein + Alaun       100,0
      Säurefuchsin in pulv.       0,1)       1 Stunde, Wasser.
2. Alkohol, Öl, Balsam.

      Hyalin und Keratin       leuchtend karminfarben.
      Protoplasma       violett.
      Kollagen       blaurot.

### f) Wasserblau — Carbolfuchsin — Jod - Methode.

**75.**
1. 1%iges Wasserblau       30 Sekunden, Wasser.
2. Carbolfuchsin       1—2 Minuten, Wasser.
3. Alkohol + 1 Jodkrystall.
4. Alkohol, Öl, Balsam.

Große Hyalinkugeln, Kerne und Keratin       kirschrot.
Kleine Hyalinkugeln, Protoplasma und Kollagen       blau.

### g) Zweizeitige Säurefuchsin — Pikrin - Methode.

Ebenso wie Methode Nr. 44.

      Hyalin und Kollagen       rot.
      Protoplasma       gelb.

Schwierigkeiten entstehen nur beim *Rhinosklerom,* wo die verschleimten
Bacillen, die sog. Kapseln der Rhinosklerombacillen, die gleiche Färbung wie die
Hyalinzellen annehmen. Um trotzdem jede Hyalinzelle von verschleimten
Bacillen zu unterscheiden, kann man sich folgender zwei Methoden bedienen:

## B. Celluläres und bacilläres Hyalin des Rhinoskleroms:

### h) Blaues Polychrom — rotes Blutlaugensalz - Methode.

Ebenso wie Methode Nr. 14.

Diese Methode zeigt den ganzen Schnitt schwach grauviolett gefärbt, also
nahezu entfärbt. Nur Hyalin und Bacillen treten intensiver gefärbt hervor,
und zwar mit einer *Randfärbung,* die der Beizung mit rotem Blutlaugensalz
eigentümlich ist. Das Hyalinklümpchen zeigt einen dunkelvioletten feinen
Rand, einen ebenso gefärbten Kern und dazwischen eine bei weiterer Entfärbung sich verbreiternde, ungefärbte Mittelzone. Die Bacillen des Rhinoskleroms zeigen einen hellroten Saum.

### i) Blaues Polychrom + Safranin — Anilin + Alaun + Orange - Methode.

Bei in Celloidin eingebettetem Material vorher das Celloidin entfernen.
Die Schnitte kommen in eine

1. Blaues Polychrom + Safranin-Mischung
    (Blaues Polychrom        70,0
    $1^0/_0$iges wässeriges Safranin 30,0)    20 Minuten, Wasser.
2. Schnitte auf dem Spatel mit Fließpapier vom Wasserüberschuß befreien.
3. Mischung von Alkohol und Xylol zu gleichen Teilen 1—2 Minuten.   **76.**
4. Xylol    1 Minute zur Entfernung des Alkohols.
5. Anilin + Alaun + Orange-Mischung. (Auf einen Wattebausch im Trichter eine
    Messerspitze Orange und Anilin + Alaun-Mischung hindurchfiltrieren, bis das
    Filtrat dunkelbraun.)    20 Minuten.
6. Xylol, Balsam.

Der ganze Schnitt sieht schwach violett gefärbt aus; die Zellen aller Art
treten noch deutlich, wenn auch schwach gefärbt, hervor. Alles Hyalin hat
ein helles, durchsichtiges Safraninrot angenommen, ebenso — nur etwas dunkler
— alle Schleimhüllen der Rhinosklerombacillen. Und doch sind die letzteren
auf den ersten Blick kenntlich und von Hyalinklümpchen zu unterscheiden
durch den dunkelvioletten, bacillären Achsenfaden, der sie alle konstant durchzieht.

## II. Epithelhyalin.

### A. Epithelioma contagiosum:

**a) Hämatein + Alaun — Säurefuchsin — Pikrin — Pikrin-Methode.**

1. Hämatein + Alaun    1 Stunde, Wasser.       **77.**
2. $2^0/_0$iges Säurefuchsin    5 Minuten.
3. konz. wässerige Pikrinsäure    2 Minuten.
4. konz. alkohol. Pikrinsäure    2 Minuten.
5. Alkohol, Öl, Balsam.

    Hyalin       orangerot.
    Protoplasma    gelb.
    Kerne       blauviolett.
    Kollagen    bläulichrot.

**b) Hämatein + Alaun + Säurefuchsin-Methode.**

Ebenso wie Methode Nr. 74.

    Hyalin       carminrot.
    Protoplasma und Kerne    violett.
    Kollagen    bläulichrot.

**c) Blaues Polychrom — Tannin-Methode.**

Ebenso wie Methode Nr. 55.

    Hyalin       violett.
    Protoplasma und Kerne    blau.

### B. Carcinomhyalin:

**d) Hämatein + Alaun — Säurefuchsin — Anilin + HCl-Methode.**

1. Hämatein + Alaun    15 Minuten, Wasser.       **78.**
2. $2^0/_0$iges Säurefuchsin    5 Minuten.
3. Entwässern in Alkohol absol.
4. Entfärben in Anilin + 1 Tropfen HCl    1—2 Minuten.
5. Xylol, Balsam.

    Hyalin       carminrot.
    Protoplasma und Kerne    blauviolett.
    Kollagen    bläulichviolett.

**e) Hämatein + Alaun — Safranin — Tannin + Pikrin-Methode.**

Ebenso wie Methode Nr. 22.

    Hyalin       orangerot.
    Protoplasma    graugelb.
    Kerne       violett.
    Kollagen    blau.

### f) Neutrales Orcein — Blaues Polychrom — HCl-Alkohol-Methode.

**79.**
1. Neutrales Orcein      1 Nacht, Spiritus dilutus, Wasser.
2. Blaues Polychrom      5 Minuten, Wasser.
3. 1%iger HCl-Alkohol      etwa 1 Minute.
4. Alkohol, Öl, Balsam.

> Hyalin      dunkelbraun.
> Protoplasma      bräunlich
> Kerne      blau.

### g) Eosin — Gentiana — Jod-Methode.

**80.**
1. 1%iges wässeriges Eosin      10 Minuten, Wasser.
2. Gentiana + Alaun-Lösung      1—2 Stunden, Wasser.
3. Jodkaliumlösung + $H_2O_2$,      Wasser.
4. Abtrocknen auf dem Objektträger.
5. Anilin + Xylol zu gleichen Teilen.
6. Xylol, Balsam.

Hyalin rot, mit eingeschlossener blauer Epithelfaserung.

# 31. Bakterien.

## I. Hornbakterien (Kokken, Acnecomedonen) in Quetschpräparaten von Hornschuppen.

Bei diesen Gebilden kommt es hauptsächlich auf eine Differenzierung von den sich ebenfalls stark färbenden Hornzellen an.  Dieselbe erreichen wir durch Entfärbung der Hornschicht nach folgenden Methoden:

### a) Borax + Methylenblau — Glycerinäther-Methode.

**81.**
1. Borax + Methylenblau (Borax      1,0
      Methylenblau      1,0
      Aqua dest.      ad 100,0)      2 Minuten, Wasser.
2. Glycerinäthermischung 1 : 10 verdünnt      2 Minuten, Wasser.
3. Trocknen über der Flamme.
4. Balsam.

### b) Borax + Methylenblau — Säure-Methode.

**82.**
1. Borax + Methylenblau      5 Minuten, Wasser.
2. 1%ige Essigsäure (Citronensäure, Oxalsäure, Arsensäure)      5 Sekunden, Wasser.
3. Trocknen über der Flamme.
4. Balsam.

### c) Borax + Methylenblau — Seifen-Methode.

**83.**
1. Borax + Methylenblau      2 Minuten, Wasser.
2. 1%ige neutrale wässerige Seifenlösung      5 Sekunden, Wasser.
3. Alkohol.
4. Trocknen über der Flamme.
5. Balsam.

### d) Borax + Methylenblau — Kochsalz — Wasserstoffsuperoxyd-Methode.

**84.**
1. Borax + Methylenblau      5 Minuten, Wasser.
2. 1%iges Kochsalz      5 Sekunden, Wasser.
3. Alkohol.
4. 1%iges Wasserstoffsuperoxyd      5 Sekunden.
5. Alkohol.
6. Trocknen über der Flamme.
7. Balsam.

### e) Borax + Methylenblau — Resorcin-Methode.

**85.**
1. Borax + Methylenblau      5 Minuten, Wasser.
2. 5%iges wässeriges Resorcin oder Hydrochinon      10 Sekunden.
3. Glycerinäthermischung 1 : 10 verdünnt oder 1%ige Oxalsäure      10—20 Sekunden
4. Alkohol.
5. Trocknen über der Flamme.
6. Balsam.

## II. Spaltpilze in Hautschnitten.
## (Milzbrand, Rotz, Erysipel, Furunkel, weicher Schanker usw.)

### a) Pikrocochenille — Gentiana + Anilin — KJ + $H_2O_2$-Methode.

1. Pikrocochenillelösung  (Cochenille 3,0
   Alaun 5,0
   Pikrinsäure 0,5
   Aqua dest. 200,0)  30 Minuten, Wasser.  **86.**
   Von nun an immer auf dem Objektträger
2. konz. Gentiana+Anilin-Lösung  2 Minuten, Wasser,  Trocknen mit Fließpapier.
3. Lösung von 1 Jodkalium-Krystall und $H_2O_2$  1 Minute, Wasser, Abtrocknen.
4. Anilinöl  5 Minuten.
5. Xylol, Balsam.

Für Staphylo- und Strephtokokken, Lepra- und Milzbrandbacillen.

### b) Gentiana + Anilin — KJ + Jod + Eosin — Anilin-Methode.

1. konz. Gentiana + Anilinlösung  5 Minuten, Abtrocknen.
2. 5%iges wässeriges Jodkalium + Jod 0,5% + Eosin 0,1%  2 Minuten,  Abtrocknen.
3. Entfärbung und Entwässerung in Anilin + salzsaurem 1%igen Anilin  2 Minuten
4. Anilin, Xylol, Balsam.  **87.**

Für Staphylo- und Erysipelkokken.
Für Spaltpilze in Kernen und fibrinreichen Krusten.
Für Spaltpilze in der Cutis.

### c) Carbolfuchsin — Tannin + Orange-Methode.

1. Carbolfuchsin  1 Minute, Wasser.
2. konz. wässeriges Tannin + 5 Tropfen Orange G.  2 Minuten, Wasser.  **88.**
3. Alkohol, Öl, Balsam.

Für Erysipelkokken, Milzbrand- und Leprabacillen.

### d) Carbolfuchsin — Tannin + Wasserblau-Methode.

1. Carbolfuchsin  1 Minute, Wasser.
2. konz. wässeriges Tannin + 5 Tropfen Wasserblau  5 Minuten, Wasser.  **89.**
3. Alkohol, Öl, Balsam.

Für Erysipelkokken, Milzbrand- und Leprabacillen.

### e) Hämatein + Alaun — Carbolfuchsin — Tannin + Orange-Methode.

1. Hämatein + Alaun  10 Minuten, Wasser.  **90.**
2. Carbolfuchsin  1 Minute, Wasser.
3. konz. wässeriges Tannin + 5 Tropfen Orange G.  2 Minuten, Wasser.
4. Alkohol, Öl, Balsam.

Für Erysipelkokken und Leprabacillen.

### f) Blaues Polychrom — Jod + Eosin-Methode.

1. Blaues Polychrom  2 Minuten, Wasser.
2. Alkohol absol. + Jod 0,2% + Eosin 0,1%  2 Minuten, Wasser.  **91.**
3. Alkohol, Öl, Balsam.

Für Staphylo- und Erysipelkokken und Milzbrandbacillen.

### g) Blaues Polychrom — Tannin-Methode.

Ebenso wie Methode Nr. 55.

Für Erysipelkokken, Strepto-, Milzbrand- und Leprabacillen.

### h) Blaues Polychrom — Tannin + Orange-Methode.

Ebenso wie Methode Nr. 41.

Für Erysipelkokken, Strepto-, Milzbrand- und Leprabacillen.

### i) Blaues Polychrom — Tannin + Säurefuchsin-Methode.

Ebenso wie Methode Nr. 57.

Für Milzbrandbacillen und Erysipelkokken.

### k) Blaues Polychrom — Anilin + HNO$_3$ + Tannin + Eosin - Methode.

**92.**
1. Blaues Polychrom    2 Minuten, Abtrocknen.
2. Anilin + HNO$_3$ 1°/$_{00}$ + Tannin 1°/$_0$ + Eosin 1°/$_{00}$    5—8 Minuten.
3. Anilin, Xylol, Balsam.

Für Spaltpilze in serösen Krusten.
Für Staphylo- und Erysipelkokken und für Milzbrandbacillen.

### l) Blaues Polychrom — rotes Blutlaugensalz — Anilin + HCl - Methode.

**93.**
1. Blaues Polychrom    5 Minuten, Wasser.
2. 1°/$_0$iges rotes Blutlaugensalz    1 Minute, Wasser.
3. Alkohol absol. bis zur Entwässerung.
4. Anilin + 1 Tropfen HCl    1 Minute.
5. Xylol, Balsam.

Für Staphylo- und Erysipelkokken und für Milzbrandbacillen.

### m) Blaues Polychrom — Glycerinäther - Methode.

**94.**
1. Blaues Polychrom    2 Minuten, Wasser.
2. Glycerinäther 1 : 10 verdünnt    2 Minuten, Wasser.
3. Alkohol, Öl, Balsam.

Für Streptobacillen.

### n) Pappenheim-Unna-Färbung.

Ebenso wie Methode Nr. 11.
Für Streptobacillen.

### o) Blaues Polychrom — Anilin + Kochsalz - Methode.

**95.**
1. Blaues Polychrom    1—2 Minuten, Wasser,    Abtrocknen.
2. Anilin + Kochsalz im Überschuß    2—5 Minuten.
3. Anilin, Xylol, Balsam.

Rapide Färbung der Spaltpilze auf epilierten, sonst gesunden ganzen Haaren.

## III. Lepraorganismen.

## A: Darstellung in Form von Bacillen:

### a) Carbolfuchsin — Salpetersäure - Methode.

**96.**
1. Carbolfuchsin    1 Stunde, Wasser.
2. 5°/$_0$ Salpetersäure    5—10 Sekunden.
3. Alkohol absol.    10—15 Minuten.
4. Alkohol, Öl, Balsam.
        Bacillen    rot.

### b) Schnellfärbung.

Der mit Sekret- oder Hackausstrich versehene, dann getrocknete und mit Filtrierpapier bedeckte Objektträger wird

**97.**
1. mit Carbolfuchsin bedeckt;
2. Erhitzen über der Flamme bis zum Dampfen, Abkühlen lassen, dann wie oben 2, 3 und 4.

        Bacillen dunkelrote, glatte Stäbchen.

### c) Thymen + Viktoriablau — Kochsalz - Methode.

**98.**
1. Thymen + Viktoriablau (2 Tropfen Thymen auf 100,0 Aqua dest., schütteln, filtrieren, Viktoriablau 1,0 auflösen)    1 Nacht, Wasser.
2. konz. Kochsalzlösung    5 Minuten, Wasser.
3. Alkohol, Öl, Balsam.

        Bacillen glatte blaue Stäbchen.

## B. Darstellung als Coccothrix:

Die zuerst von LUTZ mittels *rauchender* Salpetersäure erzeugten Bilder des *Coccothrix Leprae*, d. h. eines Körnerfadens an Stelle des Bacillus, konnten von UNNA viel einfacher durch nascierendes Jod (Jodkalium $+ H_2O_2$) hervorgerufen werden, ohne alle Anwendung von Säuren. Der dazu notwendige Farbstoff war Gentianaviolett, ein *Pararosanilin*, der eine äußerst starke Verwandtschaft zum Jod hat, und es stellte sich heraus, daß diese Färbung des Lepraorganismus nicht auch durch Rosaniline, z. B. Fuchsin hervorgerufen werden kann, da deren Jodverbindung locker ist und schon bei der Entfärbung gespalten wird.

### d) Fuchsin + Gentiana — Jod-Methode.

1. Fuchsin + Gentiana-Mischung
              (Fuchsin B.        2,0                 **99.**
              Gentianaviolett    2,0
              Alkohol absol.    100,0,
        hiervon 10 Tropfen auf ein Schälchen Anilinwasser)
        10 Minuten, Wasser.
2. $3\%$iges $H_2O_2 +$ einige Jodkaliumkrystalle    10 Minuten, Wasser.
3. Alkohol, Öl, Balsam.

Der Aufenthalt der Schnitte in Alkohol richtet sich nach dem Bilde, welches man zu erreichen wünscht und kann beliebig, bis zu 24 Stunden, ausgedehnt werden. Der Alkohol entfärbt nicht die blauvioletten Körner, sondern nur die fuchsinroten Stäbchen, wodurch das Coccothrixbild noch an Klarheit gewinnt.

Sollte die Jodierung zu schwach ausgefallen sein, so kann man sie an dem schon zum Körnchen aufgeschlossenen Präparat noch beliebig oft wiederholen.

## C. Differenzierung zwischen überlebenden und abgestorbenen Bacillen (am frisch ausgeschnittenen Knoten).

### e) Thymen + Viktoriablau — Safranin-Methode.

1. Thymen + Viktoriablau    1 Nacht, Wasser.
2. $5\%$ige Salpetersäure    5 Sekunden.         **100.**
3. Alkohol absol., bis keine Farbwolken mehr abgehen,    Wasser.
4. $1\%$iges wässeriges Safranin    10 Minuten, Wasser.
5. $5\%$ige Salpetersäure    nur Eintauchen, Wasser.
6. Alkohol, Öl, Balsam.

Lebende Leprabacillen    dunkelblau, abgestorbene    gelb, seltener gelbrot.

## D. Darstellung der Bacillen und Kerne:

### f) Thymen + Viktoriablau — Safranin — Tannin-Methode.

1. Thymen + Viktoriablau    1 Nacht, Wasser.
2. $1\%$iger HCl-Alkohol    5 Sekunden.         **101.**
3. Alkohol absol. zur Entfärbung,    Wasser.
4. $1\%$iges wässeriges Safranin 0.    5 Minuten, Wasser.
5. konz. wässeriges Tannin    5 Minuten, Wasser.
6. Alkohol, Öl, Balsam.

Bacillen    blau.
Hornschicht und Keratohyalin    dunkelrot.
Knäueldrüsenkörner    hellblau.
Kernkörperchen    rot.
Chromatinnetz    rot.
Kernhülle    rot.
Kerngrundsubstanz der Kerne    blau.
Kerngrundsubstanz der sauren Kerne    rot.
Kerngrundsubstanz der chromatoliptischen Kerne    ungefärbt.
Kollagen und Protoplasma    ungefärbt.

## E. Darstellung der Bacillen, des Fettes und der Kernmitosen:

Fixation in Flemmings Osmium + Chromsäure + Eisessig-Mischung 24 bis 48 Stunden je nach der Größe des Stückes.

Längeres Auswaschen in fließendem Wasser, Alkohol-Paraffin-Einbettung.

### g) Osmium — Safranin-Methode.

**102.**

1. $1^0/_0$iges wässeriges Safranin 0.      $^1/_2$ Stunde, Wasser.
2. Alkohol absol. zur Entwässerung.
3. Anilin $+ 1^0/_0$ Pyrogallol      1 Nacht.
4. Anilin, Xylol, Balsam.

Bacillen      braunschwarz.
Abgestorbene Bacillen      gelb bis braun.
Kerne      rot.
Mitosen gut erhalten,      dunkelrot.
Fett der Talgdrüsen, Knäueldrüsen und Subcutis      schwarz.
Hornschicht      schwarz.
Kollagen      rötlichgrau.

## 32. Fadenpilze in Schuppen und Haaren.

Die Schuppen (von Ekzemen, Trichophytien, Pityriasis versicolor, Erythrasma usw.) werden mit Leukoplaststücken beklebt.      Beim Abziehen bleiben die sekundären Krankheitsprodukte an den Pflastern kleben, schwimmen in einem Schälchen Benzin davon und werden in salzsaurem Alkohol von Zinkoxydresten befreit.      Sie kommen dann in Wasser, wo sie aufquellen.      Auf einem Objektträger werden sie nach folgenden Methoden gefärbt:

### a) Gentiana — KJ + H₂O₂ — Anilin + Pikrin-Methode.

**103.**

1. konz. alkohol. Gentianaviolett      20 Tropfen
   Anilinwasser                  10 Tropfen      15 Minuten oder länger.
2. Mit Fließpapier abtrocknen und mit
3. $5^0/_0$igem Jodkalium $+ H_2O_2$ bedecken,
4. Abtrocknen und dann in
5. Anilin 10 $+$ Pikrinsäure $1^0/_{00}$ oder
   Anilin 10 $+$ Eosin $1^0/_0$      zur Entfärbung und Kontrastfärbung.
6. Anilin, Öl, Balsam.

Evtl. vorher Kernfärbung mit Hämatein + Alaun oder Carmin.

### b) Blaues Polychrom — Anilin + Jod + Tannin-Methode.

**104.**

1. Blaues Polychrom      2 Minuten, Wasser, abtrocknen.
2. Anilin $+$ Jod $1^0/_{00}$ $+$ Tannin $1^0/_0$      1 Minute.
3. Anilin, Xylol, Balsam.

Für Agar-Kulturschnitte der Fadenpilze.

### c) Blaues Polychrom — Anilin + Eosin + NaCl-Methode.

**105.**

1. Blaues Polychrom      5 Minuten, Wasser, Abtrocknen.
2. Anilin $+$ Eosin $1^0/_{00}$ $+$ Na Cl im Überschuß      30 Minuten.
3. Anilin, Xylol. Balsam.

Für Favus-Scutula.

### d) Gentiana + Anilin — KJ + Jod + Eosin — Anilin-Methode.

Ebenso wie Methode Nr. 87.

# Schriften von P. G. Unna über Färbetechnik.

## I. Bücher.


**1883.** *Entwicklungsgeschichte und Anatomie der Haut.* Handbuch spez. Path. u. Ther. (Ziemssen). 114 S., 19, teils farb. Abb.

**1910.** *Histotechnik der leprösen Haut.* Leipzig: Leop. Voss. 48 S., 3 Taf. mit 32 farb. Abb.

**1912.** *Die Bedeutung des Sauerstoffs in der Färberei.* Dermat. Stud. Leipzig: Leop. Voss. 128 S.

**1913.** *Biochemie der Haut.* Jena: Gustav Fischer. 105 S.

**1921.** *Chromolyse. Sauerstofforte und Reduktionsorte.* Handbuch biologischer Arbeitsmethoden (Abderhalden). Berlin u. Wien: Urban u. Schwarzenberg.

**1925.** *Lebensvorgänge in der Haut der Menschen und der Tiere.* Wien: Franz Deuticke. 106 S., tinkt.-chem. Zellschema.

**1927.** *Histochemie der Haut.* Wien: Franz Deuticke. 163 S., 69 farb. Abb. und 3 farbige Schemata.

**1926.** Für Encyklopädie mikroskopischer Technik, 3. Aufl.: *Chromolyse. — Kollagen. — Elacin und Collastin. — Glycerinäther. — Granoplasma. — Plasmazellen. — Sauerstofforte und Reduktionsorte.* Berlin u. Wien: Urban u. Schwarzenberg.


## II. Aufsätze in Zeitschriften.


**1876.** 1. *Beiträge zur Histologie und Entwicklungsgeschichte der menschlichen Oberhaut und ihrer Anhangsgebilde.* Diss. Straßburg. Arch. mikrosk. Anat. **12**, 79 S., 2 Taf. mit 28, meist farb. Abb.

**1883.** 2. *Histologische Verwendung des Wasserstoffsuperoxyds.* Mh. Dermat. 2 S.

**1885.** 3. *Zur Färbung der Leprabacillen.* Lepra-Stud. Leipzig: Leopold Voss.

**1886.** 4. *(Zur Histotechnik) Glastrichter zum Auswaschen.* Mh. Dermat. p. 126. 1 S.

5. *(Zur Histotechnik). Zerstreuende Diaphragmen.* Mh. Dermat. p. 192. 2 S.

6. *Die feinere Struktur des Leprabacillus.* Mh. Dermat. **5**, 404. 5 S.

7. *Eine neue Darstellungsmethode des elastischen Gewebes der Haut.* Mh. Dermat. Nr 6. 4 S.

8. *Eine alte, aber noch nicht veröffentlichte Vorschrift zu einer guten Carminlösung.* Mh. Dermat. Nr 7. 2 S.

**1887.** 9. *Über Erzeugung von Vesuvin im Gewebe und über Metaphenylendiamin als Kernfärbemittel.* Ein klinischer Beitrag zur Theorie der Färbung. Mh. Dermat. Nr 2. 5 S. u. p. 243 Anm. 2 S.

10. *Über weitere Versuche, Farben auf dem Gewebe zu erzeugen und die chemische Theorie der Färbung.* Arch. mikrosk. Anat. **30**, 38—48. 11 S.

11. *Die Rosaniline und Pararosaniline.* Eine bakteriologische Farbenstudie. Dermat. Stud. I. H. 4. 73 S.

12. *Berichtigung zu der Besprechung obiger Arbeit in der Chemiker-Zeitung.* Chem.-Ztg **11**, 24. Juli. 1 S.

**1888.** 13. *Entwicklung der Bakterienfärbung.* Eine historisch-kritische Übersicht. Zbl. Bakter. **3.** 80 S.

**1889.** 14. *Einige Bemerkungen über die tinktoriellen Verhältnisse der Leprabacillen.* Fortschr. Med. Nr 20. 3 S.

**1890.** 15. *Über die Tänzersche Färbung des elastischen Gewebes.* Verslg. dtsch. Naturforsch. Bremen u. Ref. Mh. Dermat. **11.** 2 S.

**1891.** 16. *Notiz betreffend die Tänzersche Orceinfärbung des elastischen Gewebes.* Mh. Dermat. **12**, 394. 3 S.

17. *(Mit v. d. Spek) Zur Kenntnis der Waldeyerschen Plasmazellen und Ehrlichschen Mastzellen.* Mh. Dermat. **13**, 364. 9 S.

18. *Die Färbung der Mikroorganismen im Horngewebe.* Mh. Dermat. **13**, 225—237 u. 286—311. 39 S.

19. *Eine neue Färbemethode für Lepra- und Tuberkelbacillen.* Mh. Dermat. **12**, 477. 6 S.

20. *Dauerpräparate von Stärke in Schnitten von Pflanzenzellen, die mit Gentianajod gefärbt sind.* Bot. Sekt. naturwiss. Ver. Hamburg.

21. *Über die Reifung unserer Farbstoffe.* Z. Mikrosk. **8**, 475—487. 13 S.

**1892.** 22. *Der Streptobacillus des weichen Schankers.* Mh. Dermat. **14**, 485. 6 S.

**1893.** 23. *Eine neue, einzeitige Doppelfärbung für Lepra- und Tuberkelbacillen.* Mh. Dermat. **16**, 399. 5 S.

24. *A New One-Stroke Double Tinction for Lepra and Tubercle Bacilli.* Sheffield med. J. April. 6 S.

25. *Zum Nachweise des Fibrins in den Geweben, speziell in der Haut.* Mh. Dermat. **16,** 351. 9 S.
26. *Zur Färbung der Rotzbacillen in Hautknoten und überhaupt schwierig färbbarer Bacillen, welche weder jod- noch säurefest sind.* Mh. Dermat. **16,** 109. 4 S.
1894. 27. *Über mucinartige Bestandteile der Neurofibrome und des Zentralnervensystems.* Mh. Dermat. **18,** 57. 12 S. (Auch Ärztl. Ver. Hamburg.)
28. *Natürliche Reinkulturen der Oberhautpilze.* Mh. Dermat. **18,** 257. 11 S., 1 Doppelt. mit 6 farb. Abb.
29. *Die spezifische Färbung des Kollagens.* Mh. Dermat. **18,** 509. 12 S.
30. *Die Färbung der Epithelfasern.* Mh. Dermat. **19.** 10 S.
31. *Über Protoplasmafärbung nebst Bemerkungen über die Bindegewebszellen der Cutis.* Mh. Dermat. **19,** 225. 13 S.
32. *Die spezifische Färbung des Epithelprotoplasmas.* Mh. Dermat. **19,** 277. 7 S.
33. *Die spezifische Färbung der Mastzellenkörnung.* Mh. Dermat. **19,** 367. 5 S.
34. *Elastin und Elacin.* Mh. Dermat. **19,** 397. 6 S.
35. *Basophiles Kollagen, Kollastin und Kollacin.* Mh. Dermat. **19,** 465. 11 S.
36. *Die spezifische Färbung der glatten Muskelfasern.* Mh. Dermat. **19,** 533. 5 S.
37. *Hyalin und Kolloid im bindegewebigen Abschnitt der Haut.* Mh. Dermat. **19,** 595. 21 S.
38. *Die Darstellung des Hyalins in der Oberhaut.* Mh. Dermat. **19,** 663. 12 S.
1895. 39. *Keratohyalin.* Mh. Dermat. **20,** 69. 10 S.
40. *Die Darstellung des Fibrins.* Mh. Dermat. **20,** 140. 3 S.
41. *Über spezifische Färbung des Mucins.* Mh. Dermat. **20,** 365. 11 S.
42. *Zur Kenntnis der Kerne.* Mh. Dermat. **20,** 597. 11 S.
43. *Zur Färbung der roten Blutkörperchen und des Pigments.* Mh. Dermat. **21.** 9 S.
44. *Über Verwendung von Anilinmischungen zur tinktoriellen Isolierung von Gewebselementen.* Mh. Dermat. **21.** 23 S.
45. *Färbung der Mikroorganismen in der Haut (mit Ausschluß der Hornorganismen).* Mh. Dermat. **21,** 533. 15 S.
46. *Tinktorielle Präokkupation und subtraktive Tinktion.* Z. Mikrosk. **12,** 454—457. 4 S.
1898. 47. *Der Nachweis des Fettes in der Haut durch sekundäre Osmierung.* Mh. Dermat. **26,** 601. 13 S., 1 Doppeltafel mit 5 Abb.
1901. 48. *Über spontanen und künstlichen Transport von Zellsubstanzen und über Kochsalz als mikrochemisches Reagens.* Mh. Dermat. **33,** 342. 11 S.
1902. 49. *Plasmazellen.* Biol. Abt. d. Ärztl. Ver. Hamburg 11. März. Münch. med. Wschr. Nr 19. 1 S.
50. *Einiges über unsere Färberezepte.* Mh. Dermat. **34,** 437. 5 S.
51. *Neue Untersuchungen über Kollagenfärbung.* Mh. Dermat. **34,** 359. 42 S.
52. *Eine Modifikation der Pappenheimschen Färbung auf Granoplasma.* Mh. Dermat. **35,** 76. 5 S. (Auch Ärztl. Ver. Hamburg. 3 S.)
53. *Anwendungskreis und Resultate der neuen, von mir modifizierten Pappenheimschen Färbungsmethode (Methylgrün + Pyronin-Methode).* Dtsch. Med.-Ztg **69.** 8 S. (Auch Ärztl. Ver. Hamburg. 3 S.)
54. *Die Almkvistschen Plasmazellen.* Mh. Dermat. **34,** 297. 4 S.
55. *Antwort auf vorstehende Bemerkungen.* Mh. Dermat. **34,** 620. 1 S.
1903. 56. *Plasmazellen.* Enzyklopädie der mikroskopischen Technik von Ehrlich und Krause. 6 S.
57. *Kollagen.* Enzyklopädie der mikro kopischen Technik von Ehrlich und Krause. 10 S.
58. *Eine neue Darstellung der Epithelfasern und die Membran der Stachelzellen.* Mh. Dermat. **37,** 18 S., 1 farb. Tafel mit 7 Abb.
59. *Die Geschichte und Bedeutung der Epithelfaserung.* Ärztl. Ver. Hamburg 3. Feb. 2 S.
60. *Über Epithelfaserung.* Biol. Ver. Hamburg, 24. Feb. 2 S. Münch. med. Wschr. Nr 15. 4 S.
61. *Die Färbung des Spongioplasmas und der Schaumzellen.* Mh. Dermat. **36.** 5 S.
62. *Zur Differentialdiagnose zwischen Hyalin und Bacillenhüllen im Rhinoskleromgewebe.* Mh. Dermat. **36,** 76. 4 S.
63. *Bemerkung zu obigem Artikel* (Krzysztalowicz, eine Notiz über die Anwendung der Pappenheim-Unnaschen Protoplasmafärbung bei der Färbung der Gonokokken.) Mh. Dermat. **36.** 1/8 S.
64. *Glycerinäther, Glycerinäthermischung.* Enzyklopädie der mikroskopischen Technik von Ehrlich und Krause. p. 438. 2 S.

**1904.** 65. *Die wirksamen Bestandteile der polychromen Methylenblaulösung und eine Verbesserung der Spongioplasmafärbung.* Mh. Dermat. **38,** 119. 13 S. (Auch Ärztl. Ver. Hamburg 1903. 2 S.

66. *Die X-Zellen des spitzen Kondyloms.* Mh. Dermat. **38.**

**1908.** 67. *Die Darstellung der sauren Kerne in normalem und pathologischem Gewebe.* Mh. Dermat. **41,** 353. 10 S.

**1909.** 68. *Die Unterscheidung lebender und toter Leprabacillen durch Doppelfärbung.* Med. Klin. Nr 31. 8 S.

69. (Mit Golodetz.) *Über Eisenreaktionen der Hautelemente und über chemische Differenzen unter den Hornzellen.* Mh. Dermat. **49,** 95. 12 S.

**1910.** 70. *Granoplasma.* Enzyklopädie der mikroskopischen Technik von Ehrlich und Krause I. p. 588. 3 S.

71. *Spongioplasma.* Ebenda II. p. 508. 3 S.

**1911.** 72. *Die Reduktionsorte und Sauerstofforte des tierischen Gewebes.* Arch. mikrosk. Anat. **78.** 73 S. Festschrift Waldeyer.

**1912.** 73. *Die Sauerstofforte im tierischen Gewebe.* Umsch. Nr 7. 4 S., 3 Abb.

74. *Die Darstellung der Sauerstofforte im tierischen Gewebe.* Med. Klin. Nr 23, 951. 6 S.

75. (Mit Reimann:) *Die Verbesserung der Färbungen durch Fixierung des Gewebes mit Chlorzink.* Med. Klin. Nr 33. 7 S.

**1913.** 76. *Die Herkunft der Plasmazellen.* Virchows Arch. **214,** 320—339. 20 S., 4 Tafeln mit 12 farb. Abb.

**1914.** 77. *Eine gute Doppelfärbung für gewöhnliche und saure Kerne.* Z. Mikrosk. **31,** 289 bis 295. 7 S., 1 Tafel mit 8 farb. Abb.

**1915.** 78. *Die Sauerstofforte und Reduktionsorte.* Eine histochemische Studie. Arch. mikrosk. Anat. **87** I, 96—150. 55 S., 6 Doppeltafeln mit 54 farb. Abb.

**1917.** 79. (Mit Golodetz.) *Neutralviolett extra.* Arch. mikrosk. Anat. **90** I, 69—97. 9 S., 1 Doppeltafel mit 8 farb. Abb.

80. *Die Rosaniline und Pararosaniline.* Dermat. Wschr. p. 409—419, 480.

**1918.** 81. *Vergleichende Tot-Lebendfärbung.* Dermat. Wschr. 703—707. 5 S.

82. (Mit Krugenberg und Tielemann.) *Eine neue Färbung für basische Eiweiße, die Wasserblau + Eosin + Phloxin-Färbung.* Z. Mikrosk. **34,** 234.

**1919.** 83. (Mit Baudisch.) *Thiazinrot.* Dermat. Wschr. p. 49—59, 68—76, 81—91, 97—102. 37 S.

84. *Eine verbesserte Darstellung des Streptobacillus des weichen Schankers.* Dermat. Wschr. p. 683. 2 S., 1 Taf. mit 3 farb. Abb.

**1921.** 85. (Mit Fein.) *Zur Chromolyse des pflanzlichen Kernkörperchens.* Biol. Zbl. **41,** Nr 11, 495.

**1922.** 86. *Wesen der Giemsa-Färbung.* Zbl. Bakter. **88,** 169—170. 2 S.

87. *Zwei Bemerkungen zum Aufsatz Giemsa: Das „Wesen der Giemsa-Färbung"* in diesem Bande S. 99. Zbl. Bakter. **89,** 223—224. 2 S.

**1923.** 88. (Mit Fezer.) *Zur Färbung der Nervenfasern am frischen Gewebe.* Virchows Arch. **246,** 183—193. 11 S., 2 farb. Abb.

89. *Gefärbte Strukturen in fixierten Präparaten.* Dermat. Wschr. 1424—1428, 1431 bis 1433. 8 S.

**1924.** 90. *Noch einmal die Schaumzellen.* Dermat. Wschr. 1564. 3 S., 1 Abb.

**1925.** 91. (Mit Lorberbaum.) *Das Eleidin. Eine chromolytische Studie.* Dermat. Wschr. p. 1519. 12 S.

# Alphabetisches Verzeichnis von P. G. Unnas Färbemethoden [1].

(Die Ziffern bezeichnen die Nummern der Färbemethoden.)

Benzidin + Wasserstoffsuperoxyd 7.
Blaues Polychrom + Alaun 39 und 66 (Pigment und Mastzellen).
Blaues Polychrom — Anilin + Alaun 10.
Blaues Polychrom — Anilin + Eosin + NaCl 105.
Blaues Polychrom — Anilin + Jod + Tannin 104.
Blaues Polychrom — Anilin + Kochsalz 95.
Blaues Polychrom — Anilin + Salpetersäure + Tannin + Eosin 92.
Blaues Polychrom — Essigsäure — rotes Blutlaugensalz 31.
Blaues Polychrom — Glycerinäthermischung (für Granoplasma) 9.
Blaues Polychrom — Glycerinäther (für Spaltpilze) 94.
Blaues Polychrom — Jod 68.
Blaues Polychrom — Jod + Eosin 91.
Blaues Polychrom — Kalibichromat — Anilin + Salzsäure 67.
Blaues Polychrom — Methylgrün + Pyromin 12.
Blaues Polychrom — n. Orcein 46.
Blaues Polychrom — r. Blutlaugensalz — Anilin + Salzsäure 93.
Blaues Polychrom — r. Blutaugensalz — salzs. Alkohol (Schaumzellen, ebenso für Cellu-
    läres und bacilläres Hyalin) 14.
Blaues Polychrom + Sarfanin — Anilin + Alaun + Orange 76.
Blaues Polychrom — Tannin (Elacin, ebenso für Epithelhyalin, Spaltpilze) 55.
Blaues Polychrom — Tannin + Orange (Pigment, ebenso für Elacin und Kollagen, Haut-
    blutungen, celluläres Hyalin, Spaltpilze) 41.
Blaues Polychrom — Tannin — Säurefuchsin 64.
Blaues Polychrom — Tannin + Säurefuchsin (Elacin und Kollagen, ebenso für celluläres
    Hyalin, Spaltpilze) 57.
Borax + Methylenblau — Glycerinäther 81.
Borax + Methylenblau — Kochsalz — Wasserstoffsuperoxyd 84.
Borax + Methylenblau — Resorcin 85.
Borax + Methylenblau — Säure 82.
Borax + Methylenblau — Seife 83.

Carbolfuchsin — Salpetersäure 96 u. 97.
Carbolfuchsin — Tannin 69.
Carbolfuchsin — Tannin + Orange 88.
Carbolfuchsin — Tannin + Wasserblau 89.
Carmin Best — Nigrosin 30.

Eisen-Cyan 2.
Eisen — Tannin 32.
Eosin — Gentiana — Jod 80.
Eosin — Gentiana — Jod + Wasserstoffsuperoxyd — Anilin + Orange 70.

Fuchsin + Gentiana — Jod 99.

Gentiana + Alaun — Jodkalium — Anilin + Xylol 21.
Gentiana + Anilin — KJ + J + Eosin — Anilin 87.
Gentiana — KJ + $H_2O_2$ — Anilin + Pikrin 103.

Hämatein + Alaun — Bordo 13.
    (Spongioplasma, ebenso für Kollagen.)
Hämatein + Alaun — Eisensulfat 26.
Hämatein + Alaun — Kalipermanganat 25.
Hämatein + Alaun — Carbolfuchsin — Tannin + Orange 90.
Hämatein + Alaun + Säurefuchsin 74.
    (Bindegewebshyalin, ebenso für Epitelhyalin.)
Hämatein + Alaun — Säurefuchsin — Anilin + Salzsäure 78.
Hämatein + Alaun — Säurefuchsin — Pikrin 77.
Hämatein + Alaun — Safranin — Pikrin 72.
Hämatein + Alaun — Safranin — Tannin 73.

---

[1] Ein vollständiges alphabetisches Sachverzeichnis des Beitrags Unna findet sich
S. 657/658.

Hämatein + Alaun — Safranin — Tannin — Pikrin — Pikrin 27.
Hämatein + Alaun — Safranin — Tannin + Pikrin 22.
    (Saure Kerne, Lochkerne, ebenso für Epithelhyalin.)

Kalipermanganat 1.

Mangan — Methylgrün 4.
Methylgrün — Bordo 35.
Methylgrün + Pyronin + Carbol 11.
    (Granoplasma, ebenso für Keratohyalin und für Spaltpilze.)
Methylviolett — Bordo. 36.

Neutralrot — Nilblau 38.
Neutralviolett 8.
Nilblau — Bordo 37.

Orcein — Blaues Polychrom — Glycerinäther 45.
Orcein — Blaues Polychrom — saurer Alkohol 79.
Orcein — Gentiana + Alaun — Tannin 23.
Orcein + Säurefuchsin 51.
Orcein + Wasserblau 52.
Orcein mit Säurezusatz 48 und 49.
Orcein mit Säurezusatz — Blaues Polychrom — Glycerinäther 50.
Orcein mit Säurezusatz — Blaues Polychrom — Orcein *ohne* Säurezusatz 15.
Orcein mit Säurezusatz — Blaues Polychrom — Tannin 58.
Orcein mit Säurezusatz — Blaues Polychrom — Tannin + Orange 60.
Orcein mit Säurezusatz — Blaues Polychrom — Tannin + Säurefuchsin 61.
Orcein mit Säurezusatz — Carbolfuchsin — Tannin — Wasserblau 65.
Orcein mit Säurezusatz — Haematein + Alaun — Säurefuchsin — Pikrin 54.
Orcein mit Säurezusatz — Säurefuchsin — Pikrinsäure 63.
Orcein mit Säurezusatz + Säurefuchsin + Pikrin 53.
Orcein mit Säurezusatz — Safranin — Tannin 59.
Orcein mit Säurezusatz — Safranin — Tannin + Wasserblau 62.
Osmium — Pikrocarmin 33.
Osmium — Safranin 102.

Pikro-Bordo 34.
Pikrocochenille — Gentiana + Anilin — KJ + $H_2O_2$ 86.
Pikronigrosin 28.

Rongalitweiß 5.
Rongalitweiß — Safranin 6.

Säurefuchsin + Pikrin 43.
Säurefuchsin — Pikrin 44.
    (Kollagen, ebenso für celluläres Hyalin.)
Safranin — Wasserblau — Anilin 71.
Safranin — Tannin 56.
Safranin — Tannin + Orange 42.
    (Pigment, ebenso für Elacin und Kollagen.)
Safranin — Tannin + Wasserblau 40.
    (Pigment, ebenso für Elacin und Kollagen und für celluläres Hyalin.)
Schwefelsäure + Formalin 24.

Tetranitrochrysophansäure 3.
Thymen + Viktoriablau — Kochsalz 98.
Thymen + Viktoriablau — Safranin 100.
Thymen + Viktoriablau — Safranin — Tannin 101.

Viktoriablau — Carmin 29.

Wasserblau + Eosin + Phloxin (WEP) 16.
    (Basische Grundsubstanzen, ebenso für Kollagen.)
Wasserblau — Carbolfuchsin — Jod 75.
Wasserblau + Orcein + Eisessig + Eosin 17.
Wasserblau + Orcein + Eisessig + Eosin — Carbolfuchsin 19.
Wasserblau + Orcein + Eisessig + Eosin — Carbolgentianaviolett 20.
Wasserblau + Orcein + Eisessig + Eosin — Safranin — Kalibichromat 18.
Wasserblau + Säurefuchsin + Pikrin + Essigsäure 47.

# Namenverzeichnis
## des gesamten Bandes I/2.

(Die schrägen Zahlen verweisen auf die Literaturverzeichnisse.)

# Sachverzeichnis [1]

zu „Physiologie der Haut" und „Chemie der Haut".



---


[1] Sachverzeichnis zu „Histologische Technik" s. S. 650; Sachverzeichnis zu „P. G. Unnas Färbemethoden" s. S. 657.

Schmelzpunkt der Hautfette 235; des subcutanen Fettes 266.

Schmerzempfindlichkeit der Cornea 144.

Schmerzempfindung:
— Genitalien s. d.
— Hornhaut s. d.
— sekundäre 141.

Schmerzen:
— dumpfe 154.
— helle 140; nach elektrischer Reizung 140; durch mechanische Reize 143; nach thermischer Reizung 151; nach chemischer Reizung 153.
— — Rezeptoren für 149.
— Raumschwellen 158.
— seelische 139; sinnliche 139.
— Unterschiedsschwellen 156.

Schmerzgefühl, Leitungsbahnen des 24, 33.

Schmerzpunkte 144.
— Dichte und Schwellen der 145.
— elektrische Heizschlinge zur thermischen Erregung der 157.
— Elektrode zum Aufsuchen der 141.
— Stachelborste zur Aufsuchung und Schwellenbestimmung der 143.

Schmerzschwellen der Cornea 148, 149.

Schmerzsinn 139.
— Simultan- und Sukzessivschwellen des, bei thermischer Reizung 158.

Schuppen:
— Epidermis- s. d.
— Haut- s. d.
— Ichthyosis- s. d.
— Psoriasis- s. d.

Schwefel:
— Ausscheidung mit dem Schweiß 323.
— Bindung des, im Keratin 177.

Schwefelgehalt:
— Elastin 222.
— Haare 167.
— Haut 309.
— Keratin s. d.
— Keratingebilde, menschliche und tierische 168, 170.
— Keratingebilde, tierische s. d.

Schwefelsäure, Einwirkung auf Keratin 180; s. Keratin-Hydrolyse.

Schwefelwasserstoff s. Keratin, Salzsäurespaltung 173.

Schweineborsten:
— Aschengehalt 169.
— Hydrolyse, partielle 181.
— Schwefelgehalt 170.
— Wassergehalt 169.

Schweiß 35, 287.
— Aceton im 243.
— aktuelle Reaktion des 328, 329.
— Aminosäuren im 231.
— Ammoniakgehalt 229.
— Ammoniakkonzentration im 229.
— aromatische Verbindungen im 242.
— Aschenbestandteile 321.
— blauer nach Einnahme von Methylenblau 243.
— bläulichgrüner bei Kupfervergiftung 243.
— Calcium im 300.
— Cholingehalt bei Menstruation 253.
— Cystin im 231.
— Eiweißspuren im 231; Eiweißgehalt im Pferdeschweiß 231.
— Gefrierpunktserniedrigung 39.
— Guanin im 231.
— Harnsäuregehalt 230.
— Harnsäurenachweis in 230.
— Harnstoffgehalt 229.
— Harnstoff-N-Konzentration im 229.
— Indolderivate s. d.
— Indoxyl s. d.
— Kaliumverlust durch 300.
— Kochsalzgehalt 39, 297; tägliche Menge des Kochsalzes im Schweiß 299.
— Konzentrationsänderungen 39.
— Kreatinin im 231.
— menschlicher, Cholin ein normaler Bestandteil des 253.
— Natrium im 300.
— osmotische Arbeitsleistung 39.
— Serin im 231.
— Stickstoffgehalt 227; bei Dermatosen 231.
— Stickstoffkonzentration 228; bei Nierenkrankheiten 228.
— Traubenzuckergehalt 274.
— Verfärbung durch Bildung von Indigo 243.
— Verhältnis von Stickstoff, Schwefel und Phosphor in 323.

Schweißabsonderung 293.

Schweißabsonderung:
— allgemeine, als Mittel zur Aufrechterhaltung der Körpertemperatur 38.
— Atropin und 5.
— Gemütsbewegungen und 39, 40.
— Kohlensäureabgabe bei 348.
— Menge der 35.
— mikroskopische Beobachtung der 290.
— Nervensystem und 35.
— pharmakologische Beeinflussung 39.
— profuse, Verarmung an Chloriden infolge 299.
— Unabhängigkeit von der Blutbeschaffenheit 297.

Schweißdrüsen 34.
— Beteiligung an der insensiblen Wasserabgabe 288.
— Carotin s. d.
— Fehlen der 36.
— Fettabscheidung der 232.
— Innervation der 37.
— Speicherungsfähigkeit für Cholin 253.
— Stickstoffausscheidung durch 227.
— Wasserabgabe der 287.
— Zahl der 35.

Schweißdrüsenreaktion:
— psychogalvanischer Hautreflex als 77.

Schweißdrüsensekret, Fettgehalt des 232.

Schweißdrüsentätigkeit, Herabsetzung der, bei Niereninsuffizienz 228.

Schweißdrüsenzellen, sezernierende, Glykogen in 271.

Schweißfett 263.

Schweißgeruch 241.

Schweißnerven, Ursprünge der 37.

Schwellenbestimmung der Druckempfindung 120; mittlere Punktschwelle 121.

Schwellenbestimmung der Schmerzpunkte, Stachelborste zur 143.

Schwermetalle, Ausscheidung durch den Schweiß 324.

Schwingungsfrequenzen, Unterschiedsempfindlichkeit für 137.

Schwirren s. Drucksinn.

Schwitzbehandlung der Nephritis 228.

Schwitzen:
— örtliches 37.
— reflektorisches 38.

Sclerema neonatorum 265.

# Sachverzeichnis [1]
### zu Hoepke: „Histologische Technik".



---

[1] Sachverzeichnis zu „P. G. Unnas Färbemethoden" s. S. 657.

# Sachverzeichnis

## zu „P. G. Unnas Färbemethoden".

(Die Seitenzahlen der Hauptstellen sind fett gedruckt.)